ATUALIDADES EM
NEFROLOGIA
— 16 —

ATUALIDADES EM NEFROLOGIA 16

Coordenadores
Jenner Cruz
Helga Maria Mazzarolo Cruz (*in memoriam*)
Gianna Mastroianni Kirsztajn
Rodrigo Bueno de Oliveira
Rui Toledo Barros

Revisão
Maria Ofélia da Costa

Impressão/Acabamento
Digitop Gráfica Editora

Direitos Reservados
Nenhuma parte pode ser duplicada ou
reproduzida sem expressa autorização do Editor

sarvier

Sarvier Editora de Livros Médicos Ltda.
Rua dos Chanés 320 – Indianópolis
04087-031 – São Paulo – Brasil
Telefone (11) 5093-6966
sarvier@sarvier.com.br
www.sarvier.com.br

Dados Internacionais de Catalogação na Publicação (CIP)
(Câmara Brasileira do Livro, SP, Brasil)

Atualidades em nefrologia 16 / coordenação
 Jenner Cruz ... [et al.]. -- 1. ed. -- São Paulo :
 Sarvier, 2020.

 Outros coordenadores: Helga Maria Mazzarolo
Cruz, Gianna Mastroianni Kirsztajn, Rodrigo
Bueno de Oliveira, Rui Toledo Barros

 Vários colaboradores.
 Bibliografia.
 ISBN 978-65-5686-006-0

 1. Nefrologia 2. Rins – Doenças I. Cruz, Jenner.
II. Helga Maria Mazzarolo. III. Kirsztajn, Gianna
Mastroianni. IV. Oliveira, Rodrigo Bueno de. V.
Barros, Rui Toledo.

	CDD-616.61
20-45576	NLM-WJ-300

Índices para catálogo sistemático:

1. Doenças renais : Medicina 616.61
2. Nefrologia : Medicina 616.61
3. Rins : Doenças : Medicina 616.61

Maria Alice Ferreira – Bibliotecária – CRB-8/7964

Sarvier, 1ª edição, 2020

ATUALIDADES EM
NEFROLOGIA
— 16 —

Coordenadores

JENNER CRUZ

HELGA MARIA MAZZAROLO CRUZ *(in memoriam)*

GIANNA MASTROIANNI KIRSZTAJN

RODRIGO BUENO DE OLIVEIRA

RUI TOLEDO BARROS

Comissão Editorial

Irenede Lourdes Noronha

José de Resende Barros Neto

Jenner Cruz

Leda Aparecida Daud Lotaif

Maria Izabel Neves de Holanda

Mary Carla Estevez Diz

Nathalia da Fonseca Pestana

◆

sarvier

COLABORADORES

◆

Adalberto Alves Martins Neto – Doutor em Ciências (Oncologia) pela Universidade de São Paulo (USP). Pós-Doutorado pelo programa CAPES-Cofecub (Brasil-França) pelo Instituto de Ciências Biomédicas – USP/Institut des Maladies Génétiques – INSERM.

Ana Catharina de Seixas Santos Nastri – Graduação em Medicina pela Faculdade de Medicina da Universidade de São Paulo (FMUSP). Doutorado em Ciências em Gastroenterologia pela FMUSP. Médica do Centro de Referência e Treinamento em Doenças Sexualmente Transmissíveis/Síndrome da Imunodeficiência Adquirida (DST/AIDS) do Estado de São Paulo e do Ambulatório de Hepatites da Disciplina de Doenças Infecciosas do Hospital das Clínicas da FMUSP.

Ana Flavia Moura – Médica. Residência em Nefrologia pela Universidade Estadual do Rio de Janeiro (UERJ). Título de Especialista em Nefrologia pela Sociedade Brasileira de Nefrologia (SBN). Mestrado em Medicina pela Escola Bahiana de Medicina e MBA (*Master in Business Administration*) pela Pontifícia Universidade Católica do Rio Grande do Sul (PUCRS). Responsável Técnica da Unidade CSB (Clínica Senhor do Bonfim) Monte Serrat, Salvador. Desde 2019 é Coordenadora Médica da Unidade CSB, Rio Vermelho, Salvador.

Anna Beatriz de Araújo – Médica pela Universidade Estadual de Campinas (UNICAMP), Campinas.

Artur Quintiliano Bezerra da Silva – Nefrologista, Mestre e Doutor pela Universidade Federal de São Paulo (UNIFESP). Professor da Universidade Federal do Rio Grande do Norte.

Benedito Jorge Pereira – Doutor em Ciências pela Faculdade de Medicina da Universidade de São Paulo (FMUSP). Médico Assistente do Serviço de Hemodiálise do Hospital das Clínicas da FMUSP e do Instituto de Assistência Médica do Servidor Público Estadual (IAMSPE). Docente do Curso de Medicina da Universidade Nove de Julho.

Bruno Ghirotto – Laboratório de Imunobiologia de Transplantes do Departamento de Imunologia do Instituto de Ciências Biomédicas da Universidade de São Paulo.

Camila Barbosa Lyra de Oliveira – Preceptora da Residência Médica de Nefrologia do Hospital das Clínicas da Universidade Federal de Pernambuco (UFPE). Mestre em Ciências da Saúde pela UFPE. Doutoranda do Programa de Pós-Graduação em Biologia Aplicada à Saúde (LIKA/UFPE).

Cassiano Augusto Braga Silva – Graduação em Medicina pela Universidade de Ribeirão Preto (UNAERP). Residência Médica em Nefrologia pelo Serviço de Nefrologia de Ribeirão Preto (SENERP). Título de Especialista em Nefrologia pela Sociedade Brasileira de Nefrologia (SBN). Preceptor da Residência Médica e do Estágio em Nefrologia da Clínica Senhor do Bonfim na Bahia (BA). Mestre em Medicina pela Escola Bahiana de Medicina e de Saúde Pública. Membro do Comitê de Ciências Raras da SBN.

Cássio Slompo Ramos – Médico Endocrinologista. Professor de Medicina da Pontifícia Universidade Católica do Paraná (PUC-PR). Mestrado em Medicina Interna pela Universidade Federal do Paraná.

Clévia dos Santos Passos – Mestre e Doutora em Ciências pelo Programa de Pós-Graduação em Medicina (Nefrologia) da Universidade Federal de São Paulo (UNIFESP). Pós-Doutorado em Cardiopneumatologia pelo Instituto do Coração da Faculdade de Medicina da Universidade de São Paulo (InCor/FMUSP).

Cristiane Bitencourt Dias – Médica Assistente Doutora da Disciplina de Nefrologia do Hospital das Clínicas da Faculdade de Medicina da Universidade de São Paulo (HCFMUSP). Médica Preceptora do Serviço de Clínica Médica do Hospital do Servidor Público Estadual (HSPE).

Cristianne da Silva Alexandre – Doutora em Nefrologia pela Faculdade de Medicina da Universidade de São Paulo (FMUSP). Médica Nefrologista do Hospital Universitário Lauro Wanderley da Universidade Federal da Paraíba (HULW-UFPB).

Danilo Euclides Fernandes – Fonoaudiólogo e Mestre em Saúde da Comunicação Humana pela Santa Casa de São Paulo. Doutorado em Medicina (Nefrologia) da Universidade Federal de São Paulo (UNIFESP).

Denise Maria do Nascimento Costa – Preceptora da Residência Médica de Nefrologia do Hospital das Clínicas da Universidade Federal de Pernambuco (UFPE) e do IMIP. Mestre em Ciências da Saúde pela UFPE. Doutoranda do Programa de Pós-Graduação de Medicina Tropical da UFPE.

Diego Ennes Gonzales – Graduado pela Faculdade de Medicina de Marília (FAMEMA). Especialista em Clínica Médica pela Universidade Estadual de Campinas (UNICAMP) e em Nefrologia pela Escola Paulista de Medicina da Universidade Federal de São Paulo (UNIFESP/EPM).

Diogo Buarque Cordeiro Cabral – Mestre em Nefrologia pela Universidade Federal de São Paulo (UNIFESP). Médico Nefrologista da Unidade de Transplante Renal do Real Hospital Português de Pernambuco e do Hospital das Clínicas – EBSERH/UFPE.

Edison Régio de Moraes Souza – Professor Adjunto de Nefrologia da Universidade do Estado do Rio de Janeiro (UERJ).

Elizabeth De Francesco Daher – Doutora em Nefrologia pela Universidade de São Paulo. Professora Titular do Departamento de Medicina Clínica da Faculdade de Medicina da Universidade Federal do Ceará (UFC). Chefe do Serviço de Medicina do Hospital Universitário Walter Cantídio da UFC. Orientadora da Liga de Nefrologia da UFC. Professora de Pós-Graduação em Ciências Médicas da UFC. Pró-Reitora de Extensão da UFC. Bolsista de Produtividade em Pesquisa do CNPq-IB.

Elizete Keitel – Professora Associada do Departamento de Clínica Médica, Disciplina de Nefrologia e Programa de Pós-Graduação em Patologia da Universidade Federal de Ciências da Saúde de Porto Alegre (UFCSPA). Médica Assistente da Equipe de Nefrologia e Transplante Renal da Santa Casa de Misericórdia de Porto Alegre (ISCMPA). Mestre e Doutora em Medicina pela Universidade Federal do Rio Grande do Sul (UFRGS).

Emiliana Holanda Pedrosa Junqueira – Enfermeira do Setor de Transplantes do Hospital Universitário Walter Cantídio. Mestranda do Mestrado Profissional em Transplantes da Universidade Estadual do Ceará (UECE).

Fernanda Badiani Roberto – Médica Nefrologista formada pela Escola Paulista de Medicina da Universidade Federal de São Paulo (UNIFESP-EPM). Mestranda do Programa de Pós-Graduação em Nefrologia da UNIFESP.

Flavio Menezes de Paula – Membro Titular da Sociedade Brasileira de Nefrologia. Mestre em Nefrologia pela Universidade do Estado do Rio de Janeiro (UERJ). Nefrologista do Hospital Universitário Antonio Pedro (HUAP) da Universidade Federal Fluminense.

Gabriel Teixeira Montezuma Sales – Médico Nefrologista dos Serviços de Glomerulopatia e de Interconsulta da Universidade Federal de São Paulo (UNIFESP). Nefrologista Assistente do Serviço de Agudos do Hospital das Clínicas da Universidade de São Paulo (USP). Mestrando do Programa de Pós-Graduação em Nefrologia da UNIFESP.

Gdayllon Cavalcante Meneses – Doutor em Farmacologia pela Faculdade de Medicina da Universidade Federal do Ceará. Pós-Doutorado em Ciências Médicas do Departamento de Pós-Graduação em Ciências Médicas da Faculdade de Medicina da Universidade Federal do Ceará.

Geraldo Bezerra da Silva Junior – Médico Nefrologista. Graduado pela Faculdade de Medicina da Universidade Federal do Ceará (UFC). Residência em Clínica Médica pelo Hospital Geral César Cals, Fortaleza-CE. Residência em Nefrologia no Hospital Universitário Walter Cantídio da UFC. Título de Especialista pela Sociedade Brasileira de Nefrologia (SBN)/Associação Médica Brasileira (AMB). Mestrado e Doutorado em Ciências Médicas pela UFC. Pós-Doutorado em Saúde Coletiva (Epidemiologia) pela Universidade Federal da Bahia (UFBA). Professor Adjunto do Curso de Medicina e dos Programas de Pós-Graduação em Ciências Médicas e Saúde Coletiva da Universidade de Fortaleza (UNIFOR). Membro da Sociedade Brasileira de Nefrologia, Sociedade Latinoamericana de Nefrologia e Hipertensão e International Society of Nephrology. Coordenador do Comitê de Ligas Estudantis de Apoio à Nefrologia da Sociedade Brasileira de Nefrologia. Bolsista de Produtividade do Conselho Nacional de Desenvolvimento Científico e Tecnológico (CNPq/), PQ-2.

Géssica Sabrina Braga Barbosa – Médica Residente do Programa de Nefrologia do Hospital das Clínicas da Faculdade de Medicina da Universidade de São Paulo (HC-FMUSP).

Gianna Mastroianni Kirsztajn – Médica Nefrologista e Professora Associada Livre-Docente do Departamento de Medicina (Nefrologia) da Escola Paulista de Medicina da Universidade Federal de São Paulo (UNIFESP-EPM). Coordenadora do Setor de Glomerulopatias da Disciplina de Nefrologia da UNIFESP-EPM.

Giovana Mariani – Residência Médica em Nefrologia pela Universidade de Campinas (UNICAMP). Mestrado em Clínica Médica pela UNICAMP. Médica Assistente da Nefrologia do Hospital das Clínicas da UNICAMP.

Gisane Cavalcanti Rodrigues – Médica Geriatra. Mestre em Ciências da Saúde e Doutoranda do Programa de Pós-Graduação em Nefrologia da Universidade Federal de São Paulo (UNIFESP). Professora do Curso de Medicina do Centro Universitário São Camilo, São Paulo-SP.

Gisele Meinerz – Médica Assistente da Equipe de Nefrologia e Transplante Renal da Santa Casa de Misericórdia de Porto Alegre (ISCMPA). Mestre em Patologia pela Universidade Federal de Ciências da Saúde de Porto Alegre (UFCSPA). Aluna de Doutorado no Programa de Pós-Graduação em Patologia da Universidade Federal de Ciências da Saúde de Porto Alegre (UFCSPA).

Giselle Vajgel Fernandes – Médica Preceptora do Serviço de Nefrologia do Hospital das Clínicas da Universidade Federal de Pernambuco. Researcher Fellow, Royal Free Hospital.

Guilherme Palhares Aversa Santos – Médico Assistente. Mestre em Nefrologia da Faculdade de Medicina de Botucatu, da Universidade Estadual Paulista (UNESP).

Helga Maria Mazzarolo Cruz – Livre-Docente e Professora Associada aposentada da Disciplina de Nefrologia da Faculdade de Medicina da Universidade de São Paulo. Membro Emérito da Academia de Medicina de São Paulo.

Hugo Abensur – Professor Livre-Docente de Nefrologia da Faculdade de Medicina da Universidade de São Paulo (FMUSP). Coordenador do Programa de Diálise Peritoneal do Hospital das Clínicas da FMUSP e Membro do Corpo Clínico do Hospital Beneficência Portuguesa de São Paulo.

Ingrid Kazue Mizuno Watanabe – Graduada em Ciências Biomédicas pela Universidade Federal de São Paulo (UNIFESP). Doutora em Ciências pelo Programa de Pós-Graduação em Nefrologia da UNIFESP. Pós-Doutora em Imunologia pela Universidade de São Paulo.

Jacqueline Costa Teixeira Caramori – Doutora em Nefrologia. Professora Associada do Departamento de Clínica Médica da Faculdade de Medicina de Botucatu da Universidade Estadual Paulista (FMB/UNESP).

Jenner Cruz – Livre-Docente e Professor Titular, aposentado, do Curso de Medicina da Universidade de Mogi das Cruzes. Membro Emérito da Academia de Medicina de São Paulo.

José Adilson Camargo de Souza – Professor da Faculdade de Medicina de Taubaté (UNITAU). Diretor Clínico e Responsável Técnico do Instituto de Nefrologia de Taubaté.

José Andrade Moura Neto – Médico. Residência em Nefrologia e Transplante Renal pela Universidade Federal do Rio de Janeiro (UERJ). Título de especialista em Nefrologia pela Sociedade Brasileira de Nefrologia (SBN). Mestre em Administração pela Escola Brasileira de Administração Pública e de Empresas (EBAPE) da Fundação Getúlio Vargas (FGV) e MBA (Master in Business Administration) em Saúde pela Fundação Getúlio Vargas do Rio de Janeiro (FGV-RJ). Membro das Jovens Lideranças da Academia Nacional de Medicina. Editor de Visual Abstracts do Jornal Brasileiro de Nefrologia e Vice-Diretor do Departamento de Diálise da SBN. Nefrologista e Diretor de Qualidade do Grupo CSB (Clínica Senhor do Bonfim) em Salvador.

José Osmar Medina de Abreu Pestana – Professor Titular de Nefrologia da Universidade Federal da São Paulo (UNIFESP).

Juliana Gomes Ramalho de Oliveira – Enfermeira, especialista em Nefrologia pela Universidade Estadual do Ceará. Mestre em Saúde Coletiva pela Universidade de Fortaleza (UNIFOR). Aluna de Doutorado em Saúde Coletiva da UNIFOR.

Karina de Jesus Antonio – Nutricionista pela Universidade Estadual Paulista (UNESP). Mestre em Fisiopatologia em Clínica Médica pela Faculdade de Medicina de Botucatu (FMB-UNESP). Aluna de Pós-Graduação em Psicologia, Nutrição e Transtornos Alimentares (UNIARA).

Lecticia Barbosa Jorge – Graduação em Medicina da Universidade Federal Fluminense. Residência Médica em Clínica Médica pelo Hospital das Clínicas da Faculdade de Medicina da Universidade de São Paulo (HCFMUSP). Residência Médica em Nefrologia do HCFMUSP. Preceptoria de Nefrologia do HCFMUSP. Doutorado em Nefrologia do HCFMUSP. Médica Assistente de Nefrologia do HCFMUSP.

Ligia Costa Battaini – Doutoranda em Nefrologia pela Faculdade de Medicina da Universidade de São Paulo (FMUSP). Médica Assistente da Nefrologia do Instituto do Coração (INCOR).

Lucas de J. Pereira – Enfermeiro do Serviço de Pós-Graduação da Disciplina de Nefrologia da Faculdade de Medicina da Universidade de São Paulo (FMUSP).

Lucila Maria Valente – Professora Adjunta da Disciplina de Nefrologia da Faculdade de Medicina da Universidade Federal de Pernambuco. Doutora em Nefrologia pela Universidade Federal de São Paulo (UNIFESP).

Luis Cuadrado Martins – Professor Associado, Livre-Docente em Nefrologia da Faculdade de Medicina de Botucatu da Universidade Estadual Paulista (UNESP).

Luis Yu – Professor Livre-Docente da Disciplina de Nefrologia da Faculdade de Medicina da Universidade de São Paulo (FMUSP). Professor Associado do Departamento de Clínica Médica da FMUSP.

Luiz Paulo José Marques – Professor Titular de Clínica Médica/Nefrologia da Escola de Medicina e Cirurgia da Universidade Federal do Estado do Rio de Janeiro (UNIRIO). Assistant Étranger de la Faculté de Médicine Necker – Enfants Maladex de l'Université René Descartes-Paris V.

Luiz Roberto de Sousa Ulisses – Nefrologista pela Universidade Estadual de Campinas (UNICAMP). Residência em Transplante Renal pela UNICAMP. Mestre em Nefrologia pela Faculdade de Medicina da Universidade de São Paulo (FMUSP).

Magaiver Andrade Silva – Doutor em Ciências (Imunologia e Farmacologia). Laboratório de Imunologia Clínica e Experimental da Disciplina de Nefrologia, do Departamento de Medicina da Universidade Federal de São Paulo (UNIFESP).

Manuel Carlos Martins de Castro – Mestre e Doutor em Nefrologia pela Faculdade de Medicina da Universidade de São Paulo (FMUSP). Coordenador da Área Médica e da Comissão de Infecção do Instituto de Nefrologia de Taubaté.

Marcelo Perosa de Miranda – Cirurgião. Coordenador do Programa de Transplantes de Pâncreas do Grupo Hepato e Hospital Leforte, São Paulo.

Marcel Rodrigues Gurgel Praxedes – Nefrologista pela Universidade de São Paulo. Nefrologista do Hospital Monsenhor Walfrido Gurgel.

Marcella Cipelli – Graduada em Ciências Biológicas pela Universidade de São Paulo. Doutoranda em Ciências pelo Programa de Imunologia da Universidade de São Paulo.

Maria Almerinda Vieira Fernandes Ribeiro Alves – Residência Médica em Nefrologia pela Universidade Federal de São Paulo (UNIFESP). Doutorado em Medicina (Nefrologia) pela UNIFESP. Docente da Disciplina de Nefrologia do Departamento de Clínica Médica da Faculdade de Ciências Médicas da Universidade de Campinas (UNICAMP).

Maria Clara Teixeira Piraciaba – Nefrologista pela Universidade de São Paulo. Doutoranda da Pós-Graduação em Nefrologia do Hospital das Clínicas da Faculdade de Medicina da Universidade de São Paulo (HCFMUSP).

Maria Cristina Ribeiro de Castro – Doutora em Nefrologia pela Faculdade de Medicina da Universidade de São Paulo (FMUSP). Médica Assistente do Serviço de Transplante Renal da FMUSP e do Hospital Samaritano.

Maria Goretti Moreira Guimarães Penido – Chefe da Unidade de Nefrologia Pediátrica do Serviço de Nefrologia da Santa Casa de Belo Horizonte. Diretora do Departamento de Nefrologia Pediátrica da Sociedade Brasileira de Nefrologia. Professora Associada Aposentada do Departamento de Pediatria da Faculdade de Medicina da Universidade Federal de Minas Gerais. Mestrado em Pediatria, Área de Concentração Nefrologia Pediátrica, pela Universidade Federal de Minas Gerais. Doutorado em Pediatria, Área de Concentração Nefrologia Pediátrica pela Universidade Federal de Minas Gerais. Pós-Doutorado em Metabolismo Mineral Ósseo no Bone and Mineral Disorders Clinic and Research Laboratory, Section of Pediatric Nephrology, The Childrens Mercy Hospitals and Clinics, University of Missouri, Kansas City, School of Medicine, Estados Unidos da América.

Maria Luiza Almeida Bastos – Médica Graduada pela Universidade Federal do Ceará (UFC). Especialista em Medicina do Trabalho pela Associação Médica Brasileira AMB/Associação Nacional de Medicina do Trabalho. Especialista em Epidemiologia em Saúde do Trabalhador pela Universidade Federal da Bahia (UFBA). Mestre em Saúde Coletiva pela Universidade de Fortaleza (UNIFOR). Doutoranda em Saúde Pública pela UFC. Médica do Trabalho do Ministério da Saúde (Superintendência Estadual – Ceará) e do Instituto Federal de Educação, Ciência e Tecnologia do Ceará (IFCE).

Mariana Gomes Moreira – Médica Residente de Nefrologia do Hospital do Servidor Público Municipal de São Paulo. Médica Especialista em Clínica Médica pelo Hospital Municipal do Tatuapé.

Mariana Pigozzi Veloso – Médica nefrologista. Pós-graduanda do Serviço de Nefrologia do Hospital das Clínicas da Faculdade de Medicina da Universidade de São Paulo (HC/FMUSP).

Marina da Silva Telles Naegeli – Professora do Instituto de Nutrição da Universidade do Estado do Rio de Janeiro (UERJ). Doutorado em Fisiologia e Fisiopatologia Experimental da UERJ. Mestre em Nefrologia pela UERJ.

Mary Carla Esteves Diz – Mestre em Nefrologia pela Escola Paulista de Medicina da Universidade Federal de São Paulo (UNIFESP/EPM). Coordenadora do Serviço de Nefrologia do Hospital do Servidor Público Municipal de São Paulo.

Maryanne Zilli Canedo da Silva – Graduada em Nutrição pela Universidade Norte do Paraná (UNOPAR). Especialista em Nutrição Clínica e Alimentos Funcionais pela Universidade Estadual de Londrina (UEL). Especialização em Saúde do Adulto e Idoso pela Residência Multiprofissional em Atenção Hospitalar do Hospital das Clínicas da Universidade Estadual do Paraná (HC-UFPR). Mestrado em Fisiologia em Clínica Médica na Universidade Estadual Paulista (UNIFESP).

Mateus Justi Luvizotto – Graduação em Medicina pela Pontifícia Universidade Católica do Paraná. Residência Médica em Clínica Médica do Hospital Santa Casa de Misericórdia de Curitiba. Mestre em Ciências da Saúde pela Pontifícia Universidade Católica do Paraná. Residência Médica em Nefrologia pelo Hospital das Clínicas da Faculdade de Medicina da Universidade de São Paulo (HCFMUSP).

Mauricio Younes Ibrahim – Professor Associado do Departamento de Medicina Interna da Universidade do Estado do Rio de Janeiro (UERJ). Coordenador do Curso de Pós-Graduação em Nefrologia da Pontifícia Universidade Católica do Rio de Janeiro (PUC-RIO). Doutor em Ciências pela Universidade Paris VI. Professor do Curso de Fisiologia e Fisiopatologia Experimental da UERJ. Membro Titular da Academia Nacional de Medicina.

Michele Tiveron Passos Riguetti – Farmacêutica. Pós-Doutora pela Universidade Federal de São Paulo (UNIFESP). Setor de Glomerulopatias, Laboratório de Glomerulopatias e Imunopatologia Renal.

Myrthes Anna Maragna Toledo Barros – Doutora em Imunologia pela Universidade Federal de São Paulo (UNIFESP). Médica Supervisora do Serviço de Imunologia Clínica e Alergia do Hospital das Clínicas da Faculdade de Medicina da Universidade de São Paulo (FMUSP).

Nayanne Aguiar Mendonça Barnese – Médica Residente do Serviço de Nefrologia do Hospital Universitário Gaffrée e Guinle da Universidade Federal do Estado do Rio de Janeiro (UNIRIO).

Niels Olsen Saraiva Câmara – Graduado em Medicina pela Universidade Federal do Ceará. Mestre e Doutor em Medicina (Nefrologia) pela Universidade Federal de São Paulo (UNIFESP). Pós-Doutorado pelo Imperial College London. Livre-Docente pela UNIFESP. Professor Titular do Departamento de Imunologia da Universidade de São Paulo.

Omar Alberto Dominguez Amorocho – Doutorando em Imunologia, Laboratório de Imunologia de Transplantes, Departamento de Imunologia. Instituto de Ciências Biomédicas (ICB IV), Universidade de São Paulo.

Orestes Foresto Neto – Graduado em Ciências Biológicas pela Universidade Presbiteriana Mackenzie. Doutor em Ciências pelo Programa de Nefrologia da Faculdade de Medicina da Universidade de São Paulo (FMUSP). Pós-Doutor em Imunologia pela Universidade de São Paulo.

Osvaldo Merege Vieira Neto – Graduado em Medicina, Residência Médica em Clínica Médica e Nefrologia e Doutorado em Ciências Médicas pela Faculdade de Medicina de Ribeirão Preto da Universidade de São Paulo (FMRP/USP). Atualmente Médico Assistente e Coordenador da Enfermaria de Nefrologia do Hospital das Clínicas da FMRP/USP, atuando também como Professor da Graduação na área de Nefrologia da FNRP/USP. Diretor, Coordenador de Ensino e Preceptor do Programa de Residência Médica em Nefrologia do Serviço de Nefrologia de Ribeirão Preto (SENERP) e Docente de Nefrologia e Preceptor do Internato em Clínica Médica da Faculdade de Medicina da UNIARA (Centro Universitário de Araraquara). Ex-Presidente da Sociedade de Nefrologia do Estado de São Paulo (SONESP) no biênio 2015-2016 e atual Vice-Presidente para a Região Sudeste da Sociedade Brasileira de Nefrologia.

Pablo Ferraz – Doutor em Ciências pelo Programa de Pós-Graduação em Nefrologia da Escola Paulista de Medicina da Universidade Federal de São Paulo (UNIFESP-EPM).

Pablo Rodrigues Costa Alves – Professor de Nefrologia do Departamento de Medicina Interna da Universidade Federal da Paraíba (DMI/UFPB). Residência Médica em Nefrologia pela Universidade Estadual do Rio de Janeiro, no Hospital Universitário Pedro Ernesto (UERJ/HUPE). Residência Médica em Medicina Interna pela Universidade Federal da Paraíba, no Hospital Universitário Lauro Wanderley (UFPB/HULW).

Pedro Tulio Rocha – Nefrologista. Coordenador do Programa de Transplante de Pâncreas do Hospital São Lucas Copacabana, Rio de Janeiro.

Rafaela Hoffmann Miranda – Médica Residente do Serviço de Nefrologia da Santa Casa de Misericórdia de Porto Alegre da Universidade Federal da Ciências da Saúde de Porto Alegre.

Rejane de Paula Bernardes – Nefrologista Pediátrica. Diretora da Clínica Nefrokids de Curitiba.

Renata de Cássia Zen – Médica Nefrologista da Irmandade da Santa Casa de Misericórdia da São Paulo e do Hospital do Servidor Público Municipal. Pós-Graduanda da Faculdade de Medicina da Universidade de São Paulo (FMUSP).

Renato Demarchi Foresto – Nefrologista pela Universidade Federal de São Paulo (UNIFESP). Mestrando do Programa de Pós-Graduação em Nefrologia da UNIFESP.

Rodrigo Bueno de Oliveira – Professor de Medicina do Departamento de Clínica Médica (Nefrologia), da Faculdade de Ciências Médicas da Universidade Estadual de Campinas (UNICAMP). Médico Especialista em Clínica Médica pela Irmandade da Santa Casa de Misericórdia de São Paulo e em Nefrologia pela Universidade de São Paulo (USP). Doutor em Ciências pela USP. Pós-Doutorado na *Université da Picardie Jules Verne*, Amiens, França.

Rodrigo Hagermann – Médico Nefrologista do CHC da Universidade Federal do Paraná. Doutor e Mestre em Fisiopatologia em Clínica Médica pela Universidade Estadual Paulista (UNESP), Faculdade de Medicina de Botucatu.

Rosilene Motta Elias – Professora Livre-Docente pela Universidade de São Paulo. Nefrologista Assistente do Hospital das Clínicas da Faculdade de Medicina da Universidade de São Paulo (HCFMUSP). Professora de Pós-Graduação da Universidade Nove de Julho (UNINOVE).

Rui Toledo Barros – Docente do Departamento de Clínica Médica da Faculdade de Medicina da Universidade de São Paulo (FMUSP).

Tainá Veras de Sandes Freitas – Professora Adjunta de Nefrologia da Universidade Federal do Ceará (UFC). Docente do Programa de Pós-Graduação em Ciências Médicas da UFC. Docente do Mestrado Profissional em Transplantes da Universidade Estadual do Ceará (UECE).

Tâmisa Seeko Bandeira Honda – Graduada em Biomedicina pela Universidade Federal do Piauí. Mestre em Ciências pelo Programa de Ciências Biológicas (Biologia Molecular) da Universidade Federal de São Paulo (UNIFESP). Doutoranda em Imunologia pela Universidade de São Paulo.

Thyago Proença de Moraes – Médico Nefrologista. Professor de Medicina do Programa de Pós-Graduação em Ciências da Saúde da Pontifícia Universidade Católica do Paraná. Coordenador da Residência em Nefrologia da Santa Casa de Misericórdia de Curitiba.

Valéria Regina de Cristo Alvares – Nefrologista. Mestre em Ciências pelo Serviço de Nefrologia do Hospital das Clínicas da Faculdade de Medicina da Universidade de São Paulo (HCFMUSP).

Valter Duro Garcia – Diretor de Serviço de Transplante Renal da Santa Casa de Misericórdia de Porto Alegre. Doutor em Medicina (Nefrologia) pela Universidade de São Paulo (USP).

Vanessa dos Santos Silva – Médica Nefrologista. Doutora em Fisiopatologia em Clínica Médica pela Universidade Estadual Paulista (UNESP), Faculdade de Medicina de Botucatu. Responsável pelo Ambulatório de Glomerulopatias do Hospital das Clínicas da Faculdade de Medicina de Botucatu.

Viktoria Woronik – Doutorado em Nefrologia e Professora Sênior de Nefrologia pela Faculdade de Medicina da Universidade de São Paulo (FMUSP).

PREFÁCIO

◆

Como Presidente da Sociedade Brasileira de Nefrologia, algumas tarefas são extremamente recompensadoras e, certamente, uma delas é de ter o privilégio de prefaciar o ATUALIDADES EM NEFROLOGIA 16, editado pelos (as) colegas e Professores (as): Gianna Mastroianni Kirsztajn, Rodrigo Bueno de Oliveira, Rui Toledo Barros e sob a incansável liderança do Professor Jenner Cruz e, lamentavelmente, dessa vez sem a presença da Insubstituível Professora Helga Maria Mazzarolo Cruz (*in memorian*), o que faz que recompensa e orgulho, pela excelência científica desta obra, misture-se a um sentimento de comoção pelo caráter emotivo que permeia a elaboração deste livro.

O que falar do novo Atualidades em Nefrologia 16. Como nefrologista, venho acompanhando, desde a época de minha residência médica, o ATUALIDADES, que funciona, na verdade, como projeto catalisador, da comunidade nefrológica brasileira. Ao percorrer seu índice, deparo-me com capítulos que trazem tópicos dos mais interessantes e atuais, que abrangem desde a pesquisa básica até assuntos do dia a dia da nefrologia, o que faz com que a obra, além de servir como uma ferramenta inquestionável de atualização, torne-se um espaço para a apresentação de novos pesquisadores e colegas, que se juntam aos seus mestres e tutores, formando um ciclo de continuidade e de trabalho coletivo que só a confecção de uma obra científica, deste porte, pode oferecer e que só vem a fortalecer e consolidar a nossa especialidade.

Obviamente, este ATUALIDADES EM NEFROLOGIA 16 é diferente de todos os outros, sendo, inevitavelmente, muito especial a todos nós, mas, muito mais, ao Professor Jenner pela intensa carga emocional que todo processo de construção desta obra traz à tona a seu principal idealizador, pois o ATUALIDADES 16 é uma entre as inúmeras obras e projetos que fazem parte de sua história pessoal de sua longa colaboração e trabalho com sua esposa e companheira, protagonista em todas as edições anteriores, o que faz com que ao folhearmos esta edição, de certa maneira, sejamos as privilegiadas testemunhas deste belo caso de amor, perpetuado e eternizado nesta obra e em outras tantas, fruto de uma longa jornada de cumplicidade e de mútuo afeto.

Tenham todos uma excelente leitura de mais um ATUALIDADES EM NEFROLOGIA que, como as edições anteriores, já se coloca como uma de nossas fontes de referência e de atualização a todos e todas nefrologistas de nosso país.

APRESENTAÇÃO

◆

Dessa vez, nossa Apresentação será dedicada exclusivamente a nossa companheira de tantas jornadas – Helga Maria Mazzarolo Cruz.

Conheci a minha esposa quando vim para São Paulo fazer o curso colegial, no Colégio Estadual Franklin Delano Roosevelt. Esse curso não existia ainda em Mogi das Cruzes, onde eu morava. No primeiro ano fiquei numa classe só de jovens do sexo masculino, mas, no segundo ano, fui para uma classe mista onde a maior parte dos alunos era do sexo feminino. Nosso primeiro contato foi após eu ter apresentado, na lousa, a solução de um problema complexo, de matemática. No dia seguinte ela provou que eu estava errado e que a solução era outra.

Ambos queríamos ser médicos. No terceiro ano entramos para um curso noturno, Preparatório para a Faculdade, no centro de São Paulo, na rua da Quitanda. Após as aulas, ao redor das 23 horas, eu costumava acompanhá-la até a Praça João Mendes, onde ela pegava um ônibus para a casa de sua família, no Cambuci. Numa dessas noites, em 20 de outubro de 1947, um dia após o seu aniversário, fiquei, oficialmente, seu namorado.

Entramos na Faculdade de Medicina da Universidade de São Paulo, na primeira tentativa, sendo ela em segundo lugar e eu em 40º. Eu não respondera uma questão de Biologia e outra de Química, que não havia estudado. Entrei por que tirei a maior nota de Física (9,875).

Logo soubemos que, naquele tempo, o curso de Internato e de Residência, da Faculdade de Medicina, era feito após a formatura, no 7º e no 8º ano, e que os alunos para serem admitidos tinham de ser solteiros. Dessa forma, casamos somente em 25 de abril de 1957, formados, empregados e com residência própria, como ela queria.

Foram 10 anos de namoro e mais de 67 anos de casados!

Viajamos muito. Conhecemos toda a Europa Ocidental, grande parte da Alemanha e todas as Américas, desde o norte até o sul. Visitamos várias vezes Portugal e Itália.

Na primeira visita à Itália, fomos procurar a certidão de nascimento de seu avô Valentim. Ele nascera em Salara, na província de Rovigo. Chegamos de ônibus a essa pequena cidade, quase uma vila. Seu ponto final era numa grande praça, onde ficava o gabinete do Síndaco (Prefeito para nós). Fomos muito bem recebidos e, sabendo do ano de sua morte, contou que sua certidão deveria estar na Igreja, para onde fez questão de nos conduzir. Fomos apresentados ao padre, que mandou trazer os imensos livros de registro. O avô da Helga, ao morrer, era 10 anos mais velho que sua família supunha. Com essa certidão, ao voltar ao Brasil, ela e os seus puderam obter a dupla cidadania, brasileira e italiana. Hoje, em casa, todos, filhos e netos têm dupla cidadania, menos eu.

Havíamos feito o Internato e a Residência pela 1ª Clínica Médica da Faculdade de Medicina da Universidade de São Paulo. Após a formatura fomos convidados a permanecer nessa clínica como Auxiliares de Ensino, onde ela foi brilhante. Defendeu tese de Doutorado em 1963 e, em 1971, tornou-se a primeira mulher a obter o título de Livre-Docente em Clínica Médica dessa Faculdade.

Como Livre-Docente tornou-se Professora Adjunta em 1986 e Professora Associada da Disciplina de Nefrologia em 1988.

Tendo-se especializado em funções tubulares renais, criou na 1ª Clínica Médica um laboratório experimental para dosagem dos componentes do equilíbrio acidobásico.

Com o nascimento dos filhos, fechou seu consultório médico particular, podendo ampliar seus conhecimentos humanísticos.

Quando jovem era poetisa e escrevia lindas poesias.

Seguindo sua origem, obteve o diploma da língua italiana no Instituto Italiano de Cultura, em 20 de março de 1992. Entrou em um curso de Educação Artística da Faculdade Marcelo Tupinambá, colando grau em 12 de julho de 1993 e, por fim, obteve o diploma de língua italiana, da Faculdade de Filosofia, Letras e Ciências Humanas, da Universidade de São Paulo, para a qual entrou, após exame vestibular, em 1994. Não satisfeita, completou seus estudos num curso de pós-graduação em italiano, na mesma Universidade. Defendeu tese de dissertação de mestrado da língua e literatura italiana sobre Giorgio Vasari, em 1999, aos 70 anos de idade.

A Helga também frequentava reuniões com um grupo de pintores amadores. Nossa casa, apartamentos de praia e casas de amigos e parentes estão repletos de suas obras, algumas premiadas. Seus relógios, montados em pratos pintados à mão, também abundam nesses lugares.

Como médica frequentou 80 cursos de aperfeiçoamento, no Brasil e no exterior, desde o tempo de estudante de medicina. Frequentou ativamente 164 congressos médicos, no Brasil ou no exterior, tem 251 publicações médicas em congressos médicos, a maior parte como primeira autora.

Traduziu, do italiano para o português, a grande obra do Prof. Ruggero Tagliavini: Novo Atlas Prático de Dermatologia e Venereologia, para a Editora Santos.

Coordenou, com seu esposo, 19 livros de Nefrologia. Possui 29 capítulos publicados em livros médicos editados no Brasil.

Foi sócia de 11 sociedades médicas, sendo 4 do exterior.

Ganhou 4 prêmios científicos, o primeiro quando ainda era estudante, o segundo quando trabalhava como berçarista da Legião Brasileira de Assistência, o terceiro, prêmio Alvarenga de 1962, distribuído pela Academia Nacional de Medicina, e o quarto, da Associação Paulista de Medicina, em 1973, recebido pelas mãos do então Governador do Estado de São Paulo: Dr. Adhemar Pereira de Barros.

Sempre tive uma vida maravilhosa ao seu lado. Para tudo que escrevia, sempre tinha ela para corrigir e aperfeiçoar. Nunca tivemos uma discussão, muito menos uma briga. Nossos pareceres contrários, sempre eram resolvidos, à noite, no quarto.

Eu, um eterno sonhador, sempre tive uma poetisa para me inspirar.

Obrigado Helga, muito obrigado, meu amor!

CONTEÚDO

◆

Seção 1

Ensino da Nefrologia

1. PÓS-GRADUAÇÃO EM NEFROLOGIA DA UNIFESP E DO BRASIL 3
   Pablo Ferraz
   Gianna Mastroianni Kirsztajn

Seção 2

Ciências Básicas em Nefrologia

2. ALTERAÇÕES METABÓLICAS E A IMPORTÂNCIA DO EIXO INTESTINO-RIM NA FISIOPATOLOGIA DA DOENÇA RENAL CRÔNICA 11
   Marcella Cipelli
   Niels Olsen Saraiva Câmara

3. REGULAÇÃO DA DINÂMICA MITOCONDRIAL EM DOENÇAS RENAIS: ABORDAGENS E PERSPECTIVAS 18
   Bruno Ghirotto
   Niels Olsen Saraiva Câmara

4. IMPACTO DA MICROBIOTA INTESTINAL SOBRE O RIM: MECANISMOS DE INTERAÇÃO E OPORTUNIDADES TERAPÊUTICAS.... 26
   Ingrid Kazue Mizuno Watanabe
   Niels Olsen Saraiva Câmara

5. NEFROPATIA POR CRISTAIS: NOVOS ASPECTOS CELULARES E MOLECULARES DA LESÃO RENAL 33
   Orestes Foresto Neto
   Niels Olsen Saraiva Câmara

6. NOVAS FACES DO ÁCIDO ÚRICO NA DOENÇA RENAL 40
   Magaiver Andrade Silva
   Niels Olsen Saraiva Câmara

7. IMUNOMETABOLISMO E AS DOENÇAS RENAIS: IMPLICAÇÕES FISIOPATOLÓGICAS E PERSPECTIVAS PARA TRATAMENTO 46
   Omar Alberto Dominguez Amorocho
   Niels Olsen Saraiva Câmara

8. PAPEL DOS PERICITOS NA HOMEOSTASIA E FISIOPATOLOGIA DAS DOENÇAS RENAIS 58
   Tâmisa Seeko Bandeira Honda
   Niels Olsen Saraiva Câmara

Seção 3

Nefrologia Clínica

9. O QUE PENSO. DIVERGÊNCIAS EM NEFROLOGIA E EM CLÍNICA MÉDICA.. 67
   Jenner Cruz
   Helga Maria Mazzarolo Cruz

10. USO DE NOVOS BIOMARCADORES NA DETECÇÃO PRECOCE DE LESÃO RENAL NA LEPTOSPIROSE E HANSENÍASE.................... 78

Gdayllon Cavalcante Meneses
Elizabeth De Francesco Daher

11. PREVENÇÃO DO CÂNCER RENAL: FATORES DE RISCO, TRATAMENTO E ESTILO DE VIDA 86

Clévia dos Santos Passos
Adalberto Alves Martins Neto

12. AVANÇOS NO MANEJO DA NEFROPATIA DIABÉTICA.................... 95

Thyago Proença de Moraes
Cássio Slompo Ramos

13. O NEFROLOGISTA E A PLASMAFÉRESE.................... 102

Cristianne da Silva Alexandre
Pablo Rodrigues Costa Alves

14. ACOMETIMENTO RENAL NA INFECÇÃO PELO VÍRUS CHIKUNGUNYA 113

Geraldo Bezerra da Silva Junior
Elizabeth De Francesco Daher

15. MANIFESTAÇÕES RENAIS DA DOENÇA DE FABRY 119

Cassiano Augusto Braga Silva
Osvaldo Merege Vieira Neto

16. NEFROPATIA ASSOCIADA À *APOL1* 126

Giselle Vajgel Fernandes
Lucila Maria Valente

17. PERDA AUDITIVA E NEFROLOGIA: SÍNDROMES GENÉTICAS E OTOTOXICIDADE 132

Danilo Euclides Fernandes
Gianna Mastroianni Kirsztajn

Seção 4

Glomerulopatias

18. BIOMARCADORES SÉRICOS E GLOMERULARES NO DIAGNÓSTICO DA NEFROPATIA MEMBRANOSA PRIMÁRIA.................... 141

Giovana Mariani
Maria Almerinda Vieira Fernandes Ribeiro Alves

19. ANÁLISE DE *CLUSTER*: UM AUXÍLIO PARA IDENTIFICAR QUAIS PACIENTES COM GLOMERULOPATIA PRIMÁRIA APRESENTAM MAIOR RISCO CARDIOVASCULAR 148

Rodrigo Hagemann
Vanessa dos Santos Silva

20. BIOMARCADORES PARA O DIAGNÓSTICO DE DOENÇA DE LESÃO MÍNIMA E GLOMERULOSCLEROSE SEGMENTAR E FOCAL.................... 155

Renata de Cássia Zen
Cristiane Bitencourt Dias

21. MUTAÇÕES DO GENE ACTN4 EM GLOMERULOSCLEROSE SEGMENTAR E FOCAL.................... 160

Michelle Tiveron Passos Riguetti
Gianna Mastroianni Kirsztajn

22. GLOMERULOPATIA COLAPSANTE 163

Lecticia Barbosa Jorge
Mateus Justi Luvizotto

23. NEFROPATIA MEMBRANOSA: NOVA ABORDAGEM DIAGNÓSTICA E TERAPÊUTICA.................... 168

Ligia Costa Battaini
Luis Yu

24. GLOMERULONEFRITE MEMBRANOPROLIFERATIVA NO IDOSO 173

Gisane Cavalcanti Rodrigues
Gianna Mastroianni Kirsztajn

25. O RIM E AS A INFECÇÕES VIRAIS NEGLIGENCIADAS E REEMERGENTES 177

Diego Ennes Gonzalez
Gianna Mastroianni Kirsztajn

26. GLOMERULOPATIA ASSOCIADA À ESQUISTOSSOMOSE MANSÔNICA..... 181

Cristiane Bitencourt Dias
Viktoria Woronik

27. GLOMERULOPATIAS NÃO DIABÉTICAS NO PACIENTE DIABÉTICO.................... 185

Fernanda Badiani Roberto
Gianna Mastroianni Kirsztajn

28. GLOMERULOPATIAS POR C3 APÓS TRANSPLANTE RENAL 190

Diogo Buarque Cordeiro Cabral
Gianna Mastroianni Kirsztajn

29. CONTROVÉRSIAS NO TRATAMENTO IMUNOSSUPRESSOR DA NEFROPATIA DA IgA...... 196

Rui Toledo Barros
Myrthes Anna Maragna Toledo Barros

30. RITUXIMABE NAS GLOMERULOPATIAS SECUNDÁRIAS... 201

Gabriel Teixeira Montezuma Sales
Gianna Mastroianni Kirsztajn

31. QUANDO REBIOPSIAR PACIENTES COM NEFRITE LÚPICA? 208

Camila Barbosa Lyra de Oliveira
Denise Maria do Nascimento Costa

SEÇÃO 5
INFECÇÕES URINÁRIAS

32. INFECÇÕES DO TRATO GENITAL E URINÁRIO NAS IDOSAS COM DIABETES TIPO 2: IMPACTO DA GLICOSÚRIA INDUZIDA FARMACOLOGICAMENTE 217

Luiz Paulo José Marques
Nayanne Aguiar Mendonça Barnese

SEÇÃO 6
NEFROLOGIA PEDIÁTRICA

33. PREVENÇÃO DE DOENÇA RENAL – DA VIDA INTRAUTERINA ATÉ A ADOLESCÊNCIA 227

Rejane de Paula Bernardes
Maria Goretti Moreira Guimarães Penido

SEÇÃO 7
LESÃO RENAL AGUDA

34. ASPECTOS ATUAIS DA LESÃO RENAL AGUDA PÓS-CONTRASTE: O QUE HÁ DE NOVO? 239

Artur Quintiliano Bezerra da Silva
Marcel Rodrigues Gurgel Praxedes

SEÇÃO 8
DOENÇA RENAL CRÔNICA

35. SARCOPENIA E DOENÇA RENAL CRÔNICA 249

Anna Beatriz de Araújo
Rodrigo Bueno de Oliveira

36. DOENÇA RENAL CRÔNICA DE CAUSA INDETERMINADA NO BRASIL: PAPEL DA DOENÇA OCUPACIONAL E SEMELHANÇA COM A NEFROPATIA MESOAMERICANA 257

Maria Luiza Almeida Bastos
Geraldo Bezerra da Silva Junior

37. NOVAS ESTRATÉGIAS DE LETRAMENTO EM SAÚDE NA DOENÇA RENAL CRÔNICA NA ERA DIGITAL 264

Juliana Gomes Ramalho de Oliveira
Geraldo Bezerra da Silva Junior

38. TRATAMENTO DA HEPATITE C EM PACIENTES COM DOENÇA RENAL CRÔNICA DIALÍTICA: NOVAS DROGAS E PERSPECTIVAS 272

Benedito Jorge Pereira.
Ana Catharina de Seixas Santos Nastri

SEÇÃO 9
NEFROINTERVENÇÃO E MANOBRAS DIALÍTICAS

39. NEFROLOGIA INTERVENCIONISTA: OS PROCEDIMENTOS REALIZADOS, O IMPACTO ECONÔMICO E A EXPERIÊNCIA DA REALIZAÇÃO DE IMPLANTES DE CATETERES DE DUPLO LÚMEN E BIÓPSIAS RENAIS PELO NEFROLOGISTA 279

Mariana Gomes Moreira
Mary Carla Estevez Diz

40. NEFROINTERVENÇÃO E ACESSOS VASCULARES "ALTERNATIVOS" PARA HEMODIÁLISE: TRANSLOMBAR E TRANS-HEPÁTICO 289

Artur Quintiliano Bezerra da Silva
Marcel Rodrigues Gurgel Praxedes

41. NEFROLOGISTA CIRURGIÃO DE ACESSO VASCULAR PARA HEMODIÁLISE: UMA EXPERIÊNCIA COM 1.798 CIRURGIAS – SOLUÇÃO FUTURA PARA UM PROBLEMA ATUAL 294

Flavio Menezes de Paula
Edison Régio de Moraes Souza

42. DIÁLISE SUSTENTÁVEL – ENTRE A TEORIA E A PRÁTICA 304

José Andrade Moura Neto
Cassiano Augusto Braga Silva

43. G DECISÃO DE INICIAR TERAPIA DIALÍTICA NO IDOSO: PRÓS E CONTRAS 317

Mariana Pigozzi Veloso
Rosilene Motta Elias

44. RECONHECIMENTO DE FENÓTIPOS EM HEMODIÁLISE: CARACTERIZAÇÃO E INFLUÊNCIA NA EVOLUÇÃO CLÍNICA 322

Karina de Jesus Antonio
Jacqueline Costa Teixeira Caramori

45. DOSE DE DIÁLISE PERITONEAL: UM MESMO Kt/V É IDEAL PARA TODOS OS PACIENTES? 328

Géssica Sabrine Braga Barbosa
Rosilene Motta Elias

46. AVALIAÇÃO SIMPLIFICADA DA DOSE E INTEGRIDADE DA MEMBRANA PERITONEAL EM DIÁLISE PERITONEAL 334

Lucas de J. Pereira
Hugo Abensur

47. IMPORTÂNCIA DO CONTEÚDO DE CÁLCIO NO DIALISATO NA DIÁLISE PERITONEAL 337

Maria Clara Teixeira Piraciaba
Rosilene Motta Elias

48. RETIRADA DE FÓSFORO PELA DIÁLISE: TEMPO OU FREQUÊNCIA? ... 342

Valeria Regina de Cristo Alvares
Rosilene Motta Elias

49. CINÉTICAS DE FÓSFORO INTRA E EXTRACELULAR EM PACIENTES COM DOENÇA RENAL CRÔNICA DURANTE A HEMODIÁLISE 347

Marina da Silva Telles Naegeli
Mauricio Younes Ibrahim

50. ALTERAÇÕES NO ESTADO NUTRICIONAL APÓS INÍCIO DE DIÁLISE 352

Maryanne Zilli Canedo da Silva
Jacqueline Costa Teixeira Caramori

SEÇÃO 10
TRANSPLANTE RENAL

51. SITUAÇÃO DO TRANSPLANTE RENAL NO BRASIL 361

Renato Demarchi Foresto
José Osmar Medina de Abreu Pestana

52. TRANSPLANTE RENAL COM DOADOR VIVO APÓS DESSENSIBILIZAÇÃO COM IMUNOGLOBULINAS POLIVALENTES 366

Luiz Roberto de Sousa Ulisses
Maria Cristina Ribeiro de Castro

53. SÍNDROME DA FRAGILIDADE EM CANDIDATOS A RECEPTORES DE TRANSPLANTE RENAL 374

Tainá Veras de Sandes Freitas
Emiliana Holanda Pedrosa Junqueira

54. IMUNOSSUPRESSORES MAIS UTILIZADOS NO TRANSPLANTE RENAL 380

Renato Demarchi Foresto
José Osmar Medina de Abreu Pestana

55. NOVO PERFIL DA INFECÇÃO URINÁRIA NO TRANSPLANTE RENAL: GERMES MULTIRRESISTENTES 385

Valter Duro Garcia
Rafaela Hoffmann Miranda

56. DIAGNÓSTICO SOROLÓGICO E MANEJO DA TUBERCULOSE LATENTE NO PRÉ E PÓS-TRANSPLANTE RENAL 396

Gisele Meinerz
Elizete Keitel

57. ATUALIZAÇÃO EM TRANSPLANTE DE PÂNCREAS-RIM E PÂNCREAS APÓS RIM 403

Marcelo Perosa de Miranda
Pedro Tulio Rocha

SEÇÃO 11
HIPERTENSÃO ARTERIAL

58. FISIOPATOLOGIA DA HIPERTENSÃO ARTERIAL INTRADIALÍTICA 411

Manuel Carlos Martins de Castro
José Adilson Camargo de Souza

59. HIPERTENSÃO ARTERIAL
RESISTENTE: DO TRATAMENTO
CONSERVADOR À DIÁLISE................... 418
Ana Flavia Moura
José Andrade Moura Neto

60. COEXISTÊNCIA DA NEFROPATIA E
DISAUTONOMIA DO DIABETES:
IMPORTÂNCIA DA DETECÇÃO E
TRATAMENTO DA HIPERTENSÃO
SUPINA 426
Guilherme Palhares Aversa Santos
Luis Cuadrado Martin

ÍNDICE REMISSIVO 433

SEÇÃO 1

Ensino da Nefrologia

◆

1

PÓS-GRADUAÇÃO EM NEFROLOGIA DA UNIFESP E DO BRASIL

Pablo Ferraz

Gianna Mastroianni Kirsztajn

◆

PÓS-GRADUAÇÃO NO BRASIL

A pós-graduação no Brasil, nos moldes como é conhecida atualmente, foi regulamentada em 1965 a partir do Parecer do Conselho Federal de Educação (CFE) nº 977/55, conhecido como Parecer Sucupira, de autoria dos membros da Comissão de Educação Superior, solicitado pelo Ministério da Educação diante da necessidade de se desenvolver no País um sistema de ensino destinado à formação de pesquisadores e docentes para cursos superiores, e que, por isso, não seria apenas focado na transmissão do saber adquirido (graduação), mas também voltado "para a elaboração de novos conhecimentos mediante a atividade de pesquisa criadora"[1,2].

O modelo seguido para a implantação dos cursos de pós-graduação no Brasil foi o dos EUA, com dois ciclos sucessivos equivalentes aos títulos de *master* e *doctor*. Este, por sua vez, havia sido inspirado no sistema alemão, em um momento em que a universidade "deixa de ser uma instituição apenas ensinante e formadora de profissionais para dedicar-se às atividades de pesquisa científica e tecnológica"[1]. Assim, em 1965, foram criados no Brasil 27 cursos de mestrado e 11 de doutorado, totalizando 38 em todo o País[3].

Em 1998, 33 anos após a criação dos primeiros cursos, existiam 1.259 programas de pós-graduação, incluindo 22 de mestrado profissional. Após significativa expansão nas duas décadas seguintes, o número de programas de pós-graduação cresceu 112%, chegando a 4.291 em 2018[4].

No que diz respeito à formação do corpo docente de nossas universidades, em 2009, de um total de 359.089 mil professores, 36% deles possuíam título de mestrado e 26% de doutorado. A proporção de mestres e doutores no corpo docente das instituições era maior entre as públicas (74%) do que entre as privadas (55%). Nas públicas, 46,1% dos professores eram doutores, enquanto nas particulares a maior concentração era de mestres, com 41%[6].

Dez anos depois, dados de 2018 do último Censo do Ensino Superior realizado pelo Instituto Nacional de Estudos e Pesquisas Educacionais Anísio Teixeira (INEp) revelaram que o número de docentes no ensino superior no País cresceu 7%, chegando a 384.474. Nas universidades públicas, o percentual de professores com doutorado subiu para 63%, enquanto representavam apenas 26% dos docentes nas instituições privadas, onde os mestres eram maioria, correspondendo a 50% do corpo docente[6].

A grande área das ciências da saúde, na qual está inserida a Nefrologia, tem grande tradição na pós-graduação do Brasil e até 2015 possuía o maior número de programas de pós-graduação, 622, que representava 15% do total. Não obstante o aumento do número de programas da área, que em 2018 chegou a 682 (16%), o crescimento acentuado dos programas da grande área Multidisciplinar nos últimos anos lhe rendeu a primeira posição, com 716 programas, que equivalem a 17% do total[4].

Um ponto em relação aos cursos de mestrado da área merece atenção, embora a área das ciências da saúde tenha diminuído sua participação relativa em relação ao total do número de programas no país entre 1996 e 2014, de 23,3% para 15,7%, respectivamente, o número de programas de mestrado profissional apresentou crescimento importante, passando a representar 10,6% do total de cursos da área[5].

Também no doutorado, as ciências da saúde representam a maior parte dos programas de pós-graduação do País, mas, assim como no mestrado, observou-se sua participação relativa diminuir, ao passo que outras áreas cresceram no período de maior expansão de nosso sistema de pós-graduação. Se em 1996 eram responsáveis por 28,1% dos programas, quinze anos depois essa participação caiu para 18,9%, mas ainda assim ostentando o primeiro lugar entre todas as áreas[5].

Detentora do maior número de programas tanto de mestrado quanto de doutorado, a área de ciências da saúde obviamente foi a que mais formou mestres e doutores no País, mas, diferentemente do que ocorreu com o número de programas, a participação da área na concessão de títulos sofreu pequena alteração, principalmente no doutorado, no período de maior expansão da pós-graduação brasileira, passando de 19,3% em 1996 a 18,3% em 2014[7]. Também no mestrado a participação das ciências da saúde, que era de 19,6% em 1996, caiu para 16% na concessão de títulos de mestrado em 2014[5].

Um estudo do Centro de Gestão e Estudos Estratégicos (CGEE) sobre a formação de mestres e doutores no Brasil utilizou a Relação Anual de Informações Sociais (RAIS) como base de informações para avaliar o mercado de trabalho dos pós-graduandos no Brasil[7]. Por meio da RAIS, o estudo do CGEE revelou, por exemplo, que os doutores da área de ciências da saúde estavam entre os que recebiam a mais baixa remuneração, tendo ao final de 2009 a segunda menor renda média, com R$ 7.033,00. É provável que essa baixa remuneração dos doutores da área das ciências da saúde estivesse relacionada com o fato de que possivelmente muitos doutores dessa área complementavam sua remuneração com rendimentos recebidos por serviços prestados como profissionais liberais ou autônomos[5].

O baixo valor médio da remuneração dos doutores da área de ciências da saúde chama mais a atenção quando comparado ao valor médio dos mestres da mesma área, R$ 6.321,55. A diferença de apenas 10% entre o rendimento médio do doutor em relação ao mestre em ciências da saúde reforça a impressão de que parte dos rendimentos dos doutores dessa área advinha de atividades liberais ou autônomas[6].

Hoje, o avanço da formação de mestres e doutores no País, assim como a crescente necessidade do emprego de mestres e doutores em outras atividades econômicas, torna cada vez menos funcional a prática de empregá-los quase que exclusivamente nas universidades. O enorme potencial de contribuição desses profissionais altamente qualificados pode não se realizar inteiramente, caso eles não encontrem emprego em atividades apropriadas ou caso sua formação não corresponda aos requisitos demandados pela dinâmica do processo de desenvolvimento da economia e da sociedade em geral e, em particular, do processo de produção de conhecimentos e inovações. Por isso, é essencial, nesse novo contexto de amadurecimento da pós-graduação brasileira, poder contar com dados e informações sobre a formação e, principalmente, o mercado de trabalho dos mestres e doutores brasileiros[7-9].

PÓS-GRADUAÇÃO EM NEFROLOGIA

Considerando a área de avaliação da Capes, Medicina I, atualmente há dois programas de pós-graduação em nefrologia no País, o da Universidade Federal de São Paulo – Escola Paulista de Medicina e o da Faculdade de Medicina da Universidade de São Paulo (USP).

O programa de nefrologia da USP, criado em 1980, conta com 27 orientadores e teve 74 dissertações de mestrado e 168 teses de doutorado concluídas até 2018[8].

A seguir, apresentaremos alguns aspectos da Pós-graduação *stricto sensu* em nosso país, interpretados por meio da análise de dados coletados com a contribuição dos alunos egressos da Pós-Graduação em Nefrologia da Unifesp.

PÓS-GRADUAÇÃO EM NEFROLOGIA DA UNIFESP-EPM

Criada em 1933, a Escola Paulista de Medicina (EPM) foi reconhecida oficialmente em 1938 e federalizada em 1956. A pós-graduação associada à pesquisa esteve presente desde os primeiros anos de funcionamento da EPM, com a primeira tese de doutorado sendo defendida em 1939. Os primeiros programas de pós-graduação formais (Biologia Molecular, Farmacologia, Histologia, Microbiologia e Imunologia) foram credenciados pela Capes no início dos anos 1970. Em 1994, a EPM passou a fazer parte da Universidade Federal de São Paulo (Unifesp), que atualmente possui 51 programas de pós-graduação reconhecidos pela Capes.

O Programa de Pós-Graduação em Nefrologia foi criado e credenciado pelo MEC para mestrado e doutorado em 1973, sendo o primeiro curso na área regulamentado no Brasil. A partir daí, houve grande desenvolvimento na área da pesquisa, tornando-se um dos programas de maior prestígio no País.

Em seus primeiros 20 anos de história, o programa titulou mestres e doutores formados exclusivamente em medicina, oriundos de escolas médicas e universidades espalhadas pelas cinco regiões do País. Tal característica nos tornou um programa de reconhecida importância na formação de professores e pesquisadores médicos que passaram a atuar em suas universidades de origem, em outras instituições de ensino superior do País ou em nossa própria instituição, após a absorção desses profissionais.

A partir de 1992, diante da necessidade de incorporação cada vez mais abrangente de novas tecnologias, incluindo as biologias celular e molecular, o programa passou a atrair profissionais formados em áreas afins, como biomedicina, biologia, enfermagem, farmácia e bioquímica, fisioterapia, entre outras. Em um primeiro momento, formávamos mestres e doutores em Nefrologia Clínica ou Básica de acordo com sua graduação. No entanto, desde 2004, todos os pós-graduandos formados na Universidade Federal de São Paulo passaram a receber o título de Mestre ou de Doutor em Ciências.

Em estudo concluído em 2018, traçamos o perfil dos 518 alunos formados no Programa de Pós-Graduação em Nefrologia entre 1976 e 2015, bem como avaliamos as informações referentes às teses e às dissertações concluídas. Para tanto, utilizamos as informações do banco de dados atualizado pelo Programa de Pós-Graduação em Nefrologia em cruzamento com o banco de dados do Setor de Cientometria e Bibliometria da universidade[9].

Em um segundo momento, por meio de um questionário composto por 59 questões enviado aos egressos, buscamos identificar a atuação deles no meio acadêmico e no mercado de trabalho[9].

Das 664 teses concluídas entre 1976 e 2015, 261 foram de alunos que realizaram apenas o mestrado, 111 que concluíram unicamente o doutorado e 292 de alunos que realizaram tanto o mestrado quanto o doutorado no Programa de Pós-Graduação em Nefrologia, o que significa que o programa formou 518 pós-graduandos no período analisado[9].

Diante das significativas alterações socioeconômicas e demográficas e do avanço tecnológico dos últimos 50 anos no País e no mundo, e levando em conta o período de 40 anos compreendido no estudo, os egressos foram divididos em três coortes. Para que a primeira coorte apresentasse frequência mais próxima à das demais, foi necessário considerar um intervalo maior de tempo, tendo o primeiro período 21 anos, e os outros dois, 9: Grupo 1 – 1976 a 1997 (N = 190); Grupo 2 – 1998 a 2006 (N = 207); Grupo 3 – 2007 a 2015 (N = 267)[9].

Além disso, levamos em conta, para a determinação dos períodos e grupos, as mudanças nas regras de avaliação da Capes, que a partir de 1997 passaram a ser mais rígidas, tendo impacto direto na produção científica dos programas e no tempo de titulação das teses[9].

Inicialmente, analisamos as informações do perfil do alunato que ingressou no programa em relação a determinadas características: sexo, formação na graduação, tipo de instituição de ensino superior (IES) de origem e região federativa/país da IES.

Em relação ao perfil do aluno do programa, na análise geral, um dos primeiros aspectos a destacar são a peculiar distribuição de gênero e as mudanças que ocorreram com o passar dos anos. Verificamos que as mulheres são maioria, responsáveis por 59% das teses concluídas, sendo 64% de mestrado e 51% de doutorado. Ao analisarmos apenas o primeiro período, percebemos que, enquanto no mestrado tiveram participação em 49% das teses, no doutorado foram apenas 30% dos concluintes. No período mais recente, as mulheres assumem o protagonismo com 71% das teses de mestrado e 61% das de doutorado, perfazendo 67% nos dois níveis[9].

Outra característica que muda de forma interessante com o tempo é o curso de graduação de que proveem os alunos. O programa, que tem origem em uma disciplina clínica, começa como uma pós-graduação quase exclusivamente voltada para médicos e, no terceiro período, teve somente 33% dos seus pós-graduandos formados em medicina. Visto pelo outro lado, se no primeiro período eram apenas 6% os formados em outras áreas, eles passam a 51% no segundo e a 67% no terceiro período[9].

No total, alunos formados em 14 cursos de graduação de oito diferentes grandes áreas do conhecimento realizaram pós-graduação no programa, com destaque para as Ciências Biológicas (área Ciências Biológicas) e Biomedicina (área "Outros"), que juntas responderam por 23,4% (121) dos alunos. Excluindo medicina com 53,7%, os seis cursos da grande área Ciências da Saúde (Educação Física, Enfermagem, Farmácia e Bioquímica, Fisioterapia, Nutrição e Odontologia) somados responderam por 21% dos alunos formados no programa. Os outros cinco cursos (4,2%) são de áreas diferentes entre si, Medicina Veterinária (Ciências Agrárias), Psicologia (Ciências Humanas), Química (Ciências Exatas e da Terra) e dois trabalhos de conclusão oriundos de projetos isolados de alunos formados em Letras (Linguística, Letras e Artes) e em Materiais, Processos e Componentes Eletrônicos (Engenharia Elétrica) (Tabela 1.1).

No Brasil, tem-se aventado que a busca pelo retorno financeiro logo após a conclusão da residência médica é uma das explicações para a redução de médicos como alunos de programas de pós-graduação[10]. Nos EUA, Rosenberg relata um conjunto de fatores que afastam o jovem médico da carreira de pesquisador, como o ônus da dívida pelo financiamento do curso de medicina, a disparidade de rendimentos entre os que estão na prática médica e o pesquisador, além do longo período de formação[11].

No que diz respeito à instituição de origem dos pós-graduandos, ao levarmos em conta todo o período, 51% dos alunos são oriundos de instituições privadas. Ao partirmos para a análise dos grupos, verificamos que no primeiro período 67% dos alunos eram provenientes de IES públicas. No segundo período, os alunos das IES privadas já eram maioria, com 52%. No último período, os alunos das IES privadas consolidaram a supremacia com 63% das matrículas. Esses achados provavelmente refletem a mudança ocorrida no País como um todo, já

Tabela 1.1 – Cursos de graduação dos alunos formados no Programa de Pós-Graduação em Nefrologia.

	G1		G2		G3		Total	
Biomedicina	1	0,5%	10	4,8%	44	16,5%	55	8,3%
Ciências Biológicas	4	2,1%	49	23,7%	48	18,0%	101	15,2%
Educação Física			6	2,9%	18	6,7%	24	3,6%
Enfermagem	4	2,1%	16	7,7%	20	7,5%	40	6,0%
Farmácia e Bioquímica	1	0,5%	8	3,9%	18	6,7%	27	4,1%
Fisioterapia			4	1,9%	7	2,6%	11	1,7%
Letras					1	0,4%	1	0,2%
Materiais, Processos e CE					1	0,4%	1	0,2%
Medicina	178	93,7%	101	48,8%	88	33,0%	367	55,3%
Medicina Veterinária			2	1,0%	3	1,1%	5	0,8%
Nutrição	1	0,5%	1	0,5%	8	3,0%	10	1,5%
Odontologia					1	0,4%	1	0,2%
Psicologia			8	3,9%	7	2,6%	15	2,3%
Química	1	0,5%	2	1,0%	3	1,1%	6	0,9%
Total	190	100,0%	207	100,0%	267	100,0%	664	100,0%

CE = Componentes eletrônicos.

que se observou redução gradativa no percentual de alunos nas IES públicas em relação às privadas a partir do final dos anos 1960, época em que as universidades públicas tinham 58,6% do total das matrículas no ensino superior. Com a Reforma Universitária de 1968, que beneficiou as universidades do setor privado, majoritariamente confessionais e comunitárias, com a renúncia fiscal sobre impostos, patrimônio e serviços, além do acesso a recursos federais, as IES privadas passaram a ter 50,5% das matrículas em 1970, e 64,3% em 1980. Ao final dessa década houve pequeno recuo e o setor privado chegou a 62,4% das matrículas. Se por um lado a promulgação da Lei de Diretrizes e Bases da Educação Nacional (LDB), em 1996, estabeleceu requisitos para a diferenciação entre as instituições não lucrativas e as empresas educacionais, por outro a desregulamentação do setor no que se refere à facilitação dos processos de autorização, reconhecimento e credenciamento de cursos permitiu o *boom* expansionista do setor entre 1997 e 2003, com crescimento de 132% das matrículas em IES privadas, que passaram a representar 67,1% do total de matrículas. Em ritmo menor, embora com maior acesso a bolsas e incentivos para os alunos, o setor privado continuou a crescer e atingiu, em 2018, 75,4% das matrículas do ensino[6,12,13].

Em toda sua história, o programa recebeu alunos formados em IES das cinco regiões do País e do exterior. Predominaram alunos originários da Região Sudeste, que corresponderam a 76%. Entre os oriundos de IES do exterior, formamos três alunos: um da República Dominicana, outro do Equador e o terceiro da Colômbia (Figura 1.1).

A raça predominante declarada pelos egressos foi branca, correspondendo à raça de 80% dos alunos. Nota-se que, mesmo predominando, sua frequência diminuiu nos últimos dois grupos (Tabela 1.2).

Constata-se diferença expressiva entre a representação das raças no País, já que brancos correspondem a menos da metade da população do Brasil. Tal diferença também se estende ao percentual de pardos e negros na pós-graduação brasileira[14].

Entre os motivos do egresso para a escolha da Nefrologia na Unifesp, três despontam como mais citados: *tradição/prestígio da instituição* (27%), *interesse em trabalhar com determinado orientador* (24%) ou em uma *linha de pesquisa específica* (24%). Observamos que, no primeiro grupo, *tradição/prestígio da instituição* foi apontado como principal motivo de escolha para 51% dos egressos.

Apesar da restrição de recursos e problemas estruturais nos anos 1980/1990, as universidades federais se mantiveram atrativas, devido à existência de recursos humanos altamente qualificados, aliada à expansão da pesquisa e pós-graduação no País no início dos anos 2000[13,14].

Quanto ao destino dos egressos após a conclusão da pós-graduação, é interessante notar que a maioria dos

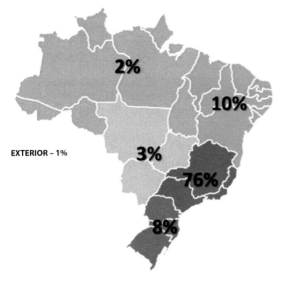

Figura 1.1 – Distribuição de acordo com a região do Brasil ou país onde se localizava a universidade de origem do egresso.

egressos teve seu emprego principal em IES, com 57%. No mestrado, 47% estão empregados em IES, enquanto no doutorado são 66%. O vínculo com universidades públicas foi o predominante, principalmente para os egressos do doutorado.

Dos 283 egressos que responderam ao questionário, 19% migraram para outros estados do País, sendo que 96% deles informaram estar envolvidos com atividades relacionadas à docência e à pesquisa, e 45% formaram mestres e/ou doutores durante a carreira (Figura 1.2).

A parcela expressiva de egressos do doutorado envolvidos em atividades de docência e pesquisa demonstra o êxito do programa no que tange ao principal objetivo da pós-graduação. A formação de recursos humanos qualificados e a disseminação do conhecimento gerado na academia consistem no produto final a ser oferecido como contrapartida à sociedade, tendo em vista toda a estrutura e os recursos empregados na universidade[15]. Além disso, demonstra como o Brasil, no que se refere à

Tabela 1.2 – Raça declarada pelos egressos de Mestrado e Doutorado que responderam ao questionário.

	G1 N	G1 %	G2 N	G2 %	G3 N	G3 %	Total N	Total %	p
Amarela	1	2%	3	4%	12	7%	16	6%	
Branca	39	91%	64	88%	123	74%	226	80%	
Indígena	0	0%	1	1%	2	1%	3	1%	< 0,182*
Parda	3	7%	4	5%	28	17%	35	12%	
Preta	0	0%	1	1%	2	1%	3	1%	
Total	43	100%	73	100%	167	100%	283	100%	

*Qui-quadrado de Pearson.

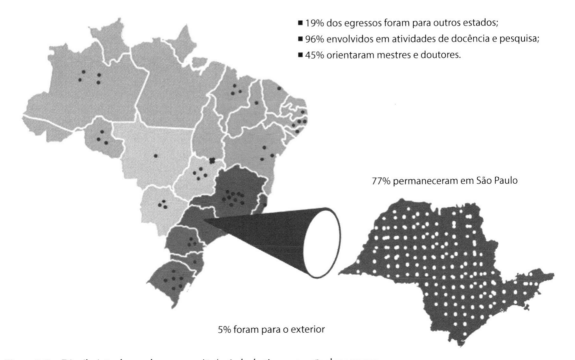

Figura 1.2 – Distribuição de acordo com a região/país de destino e atuação dos egressos.

formação de doutores, não só é um dos expoentes dos chamados BRICs, como também se aproxima das taxas dos países desenvolvidos[16].

Consideramos que conhecer o perfil e o destino dos egressos é particularmente importante neste momento da nossa história, porque se nota que a pós-graduação no Brasil precisa, ao menos em parte, redefinir suas metas, e essas deveriam atender às demandas do País.

Agradecimentos

Os autores homenageiam aqui o Dr. Nestor Schor, por sua grande contribuição à Pós-Graduação no Brasil e em particular à Pós-Graduação em Nefrologia.

REFERÊNCIAS BIBLIOGRÁFICAS

1. Martins CB, Assad ALD. A pós-graduação e a formação de recursos humanos para inovação. *RBPG* 2008; **5**: 322-352.
2. Arbix G. Mecanismos Sutis: Tecnologia e crescimento econômico. Novos estudos. *CEBRAP* 2007; **77**: 37-46.
3. Fernandes S, Garcia N, Cruz P. Desenvolvimento desigual na era do conhecimento: a participação dos BRICS na produção científica e tecnológica mundial. *Contexto int* 2015; **37**: 215-253.
4. Capes: Sistema de Informações Georreferenciadas. Disponível em: http://geocapes.capes.gov.br/geocapes2/. Acessado em 20/12/2019.
5. Centro de Gestão e Estudos Estratégicos – CGEE. Mestres e doutores 2015 – Estudos da demografia da base técnico-científica brasileira. Brasília, DF. 2016. 348p.
6. Censo da Educação Superior. Disponível em: http://portal.inep. gov.br/web/guest/censo-da-educacao-superior. Acessado em 20/12/2019.
7. Centro de Gestão e Estudos Estratégicos – CGEE. Mestres 2012: Estudos da demografia da base técnico-científica brasileira - Brasília, DF: Centro de Gestão e Estudos Estratégicos. 2012. 428p.
8. Proposta do Programa: Nefrologia-USP Disponível em: https://sucupira.capes.gov.br/sucupira/public/consultas/coleta/propostaPrograma/listaProposta.jsf. Acessado em 20/12/019.
9. Ferraz P. Perfil e destino dos egressos do Programa de Pós-Graduação em Nefrologia da Universidade Federal de São Paulo – Escola Paulista de Medicina. 2018. 92 f. Tese (Doutorado em Ciências) – Universidade Federal de São Paulo. Escola Paulista de Medicina, São Paulo, 2018.
10. Schanaider AO. Sistema de mapeamento dos egressos. *Rev Col Bras Cir* 2015; **42**: 413-417.
11. Rosenberg L. Physician-scientists-Endangered and Essential. *Science* 1999; **283(5400)**: 331-332.
12. Corbucci PRK, Meira LC, Barbosa AP. Evolução da educação superior privada no Brasil: da reforma universitária de 1968 à década de 2010. *Radar* 2016; **46**: 7-12.
13. Carvalho C. A mercantilização da educação superior brasileira e as estratégias de mercado das instituições lucrativas. *Rev Bras Edu* 2013; **18**: 761-801.
14. Paixão M, Rossetto I, Montovanele F, Carvano L (eds). *Relatório Anual das Desigualdades Raciais no Brasil.* Garamond: Rio de Janeiro-Brasil, 2010, 292p.
15. Soares PC. Contradições na pesquisa e pós-graduação no Brasil. *Estudos Avançados* 2018; **32**: 289-313.
16. Marchelli PS. Formação de doutores no Brasil e no mundo: algumas comparações. *RBPG* 2005; **2**: 7-29.

SEÇÃO 2

Ciências Básicas Em Nefrologia

◆

2

ALTERAÇÕES METABÓLICAS E A IMPORTÂNCIA DO EIXO INTESTINO-RIM NA FISIOPATOLOGIA DA DOENÇA RENAL CRÔNICA

Marcella Cipelli
Niels Olsen Saraiva Câmara

◆

MICROBIOTA E METABOLISMO

O trato gastrintestinal humano, e especialmente o intestino grosso, é colonizado por trilhões de microrganismos que coletivamente compõem a microbiota, a qual contribui substancialmente para o fenótipo metabólico do organismo. A composição da microbiota de um indivíduo se inicia no nascimento e é indiferenciada nos vários sítios corporais. Uma variedade de fatores, incluindo método de parto (isto é, vaginal *versus* cesariana), amamentação e desmame, influencia a microbiota infantil. Mudanças na diversidade microbiana também ocorrem durante a vida adulta. Fatores ambientais e de estilo de vida extrínsecos (como uso de antibióticos, dieta, estresse, doenças e lesões) influenciam continuamente a diversidade e a função da microbiota intestinal, o que gera implicações para a saúde humana[1]. Entre os fatores do estilo de vida, a dieta está sendo cada vez mais reconhecida como um regulador-chave da microbiota intestinal e de sua atividade[2-4].

O metabolismo microbiano compreende a síntese de vitaminas e a fermentação de carboidratos, lipídios, proteínas e ácidos biliares. Por exemplo, os carboidratos (CHO) da dieta resistentes à digestão no intestino delgado, componentes que denominamos como fibras, são a principal fonte de carboidrato para o cólon. Os CHOs são fermentados em ácidos graxos de cadeia curta (AGCCs), que desempenham papel importante na manutenção da homeostase energética e da integridade epitelial intestinal[5]. O nitrogênio é fornecido ao intestino grosso por proteínas da dieta que "escapam" da digestão no intestino delgado, por proteínas endógenas (secreções pancreáticas e intestinais, células epiteliais descamadas) e pela ureia presente no sangue. O destino do nitrogênio α–-amino no cólon (aminoácidos e intermediários) depende, em grande parte, da quantidade de energia disponível para o crescimento bacteriano e a divisão celular. A principal fonte de energia é o CHO fermentável, e em excesso, o nitrogênio α-amino é predominantemente incorporado na biomassa bacteriana e, por outro lado, no caso de privação de CHO, o nitrogênio α-amino será predominantemente fermentado[6] em fenóis, indoles, aminas, entre outros produtos finais. Acredita-se que a gordura não atinja a microbiota do cólon em quantidades significativas, pois é principalmente digerida e absorvida no intestino delgado. A gordura da dieta pode ter um efeito indireto no microambiente do cólon, uma vez que os ácidos biliares, que são excretados no intestino delgado para ajudar na digestão da gordura, podem atingir o cólon e ser convertidos pela microbiota. Ainda, os alimentos ricos em gorduras geralmente são ricos em nutrientes da dieta como fosfatidilcolina (lecitina), colina e carnitina, que podem ser usadas pela microbiota intestinal como fonte de carbono. Embora os mamíferos não possuam a enzima que pode separar a ligação C-N desses nutrientes, os microrganismos intestinais possuem a enzima liase de trimetilamina (TMA), a qual catalisa essa reação, liberando a porção TMA como produto residual[7].

EIXO INTESTINO-RIM

A interação hospedeiro-microbiota tem sido foco de crescente interesse nos últimos anos. Tornou-se claro que essa interação é essencial para muitos aspectos da fisiologia normal dos mamíferos, desde os aspectos nutricionais até à homeostase do sistema imunológico. A perturbação da flora intestinal (denominada "disbiose intestinal") pode contribuir para uma infinidade de doenças, desde doença inflamatória intestinal até doenças complexas que residem em órgãos fora do intestino[8]. A noção de que a microbiota pode pressagiar doenças não é nova, já que Hipócrates, em 400 a.C., foi citado como tendo dito: "a morte está no intestino e a má digestão é a raiz de todo o mal".

Recentemente, pesquisadores avaliaram pacientes urêmicos em hemodiálise e não encontraram diferença significativa no número total de bactérias entre o grupo de pacientes e os controles saudáveis[9]. No entanto, em termos de espécies individuais, eles observaram várias mudanças quantitativas e qualitativas. Mais especificamente, o número de bactérias aeróbias, como enterobactérias, foi cerca de 100 vezes maior nos pacientes que tinham dano renal do que nos controles saudáveis, assim como o número de espécies de anaeróbios *Bifidobacteria* e *Clostridium perfringens* foi significativamente menor e maior, respectivamente[9]. Em outro estudo, a composição microbiana de pacientes em diálise peritoneal foi analisada por PCR em tempo real e encontraram níveis mais baixos de espécies de *Bifidobacteria* e *Klebsiella pneumoniae*[10]. Ainda, para isolar o efeito da uremia de variações interindividuais, condições comórbidas e intervenções dietéticas e medicinais (especialmente antibióticos), outro grupo avaliou ratos 8 semanas após nefrectomia e após cirurgia placebo[11]. Esses autores encontraram uma diferença significativa na abundância de 175 OTUs (*operational taxonomic units)* bacterianas entre os animais urêmicos e de controle, das quais as reduções em Lactobacillaceae foram as mais notáveis[11]. Estudos adicionais demonstraram que pacientes com DRC estágio 5D tinham aumentado número de bactérias que possuem enzimas formadoras de urease, uricase, p-cresol e indoxil sulfato e número reduzido de bactérias que possuem enzimas formadoras de AGCCs[12]. Outros achados em relação à composição microbiana desses pacientes são destacados no quadro 2.1. Assim, esse conjunto de dados indica que a uremia altera profundamente a composição do microbioma intestinal e, ainda, é possível que, além de alterações na disponibilidade de nutrientes, o aumento no pH luminal secundário a aumento na concentração de amônia possa ser também responsável pela disbiose induzida pela doença renal[13]. Contudo, existem evidências crescentes de que existe interferência bidirecional intensa e fisiopatologicamente relevante entre a microbiota e o hospedeiro: por um lado, a uremia afeta a composição e o metabolismo da microbiota e, por outro,

Quadro 2.1 – Alterações na composição da microbiota associadas à doença renal crônica.

Bactérias	Alterações
Actinobactéria	
Bifidobacterium	Diminui (humanos e ratos)
Bacteroidetes	
Bacteroides	Diminui (humanos e ratos)
Prevotella	Diminui (humanos)
Parabacteroides	Aumenta (humanos)
Firmicutes	
Lactobacillus	Diminui (humanos e ratos)
Ruminococcaceae	Diminui (humanos)
Roseburia	Diminui (humanos)
Enterococcus	Aumenta (humanos)
Faecalibacterium	Diminui (humanos)
Proteobactéria	
Enterobacteriaceae	Aumenta (humanos)
Klebsiella	Aumenta (humanos)

importantes toxinas urêmicas se originam exclusivamente do metabolismo microbiano, o que indica uma relação mais estreita do que se imaginava entre os órgãos intestino e rim.

A comunicação que respalda a interação intestino-rim é principalmente regulada pelo metabolismo e pelo sistema imune. A via metabólica consiste na regulação das funções fisiológicas do organismo a partir dos efeitos locais e sistêmicos gerados por metabólitos produzidos pela microbiota intestinal, enquanto a regulação imunológica envolvida nesse eixo está associada principalmente com a modulação de células do sistema imune pela microbiota e os efeitos sobre a imunidade sistêmica. Mais detalhes do mecanismo de cada tipo de regulação serão descritos neste capítulo. Ainda, a interação entre as duas vias tem um importante papel na manutenção do equilíbrio do eixo intestino-rim, assunto que também será explorado em seções posteriores.

VIA DEPENDENTE DO METABOLISMO

A dieta tem sido cada vez mais reconhecida como um regulador fundamental do microbioma intestinal. As fibras fermentáveis da dieta, e não as proteínas, são a principal fonte de energia para as células epiteliais intestinais. Com suprimento suficiente de fibras alimentares, o nitrogênio α-amino derivado de proteínas é quase totalmente incorporado à biomassa fecal. Por outro lado, a falta das fibras ou proteína em excesso ou gorduras animais leva à superacumulação de nitrogênio α-amino, que pode ser convertido em toxinas urêmicas pela microbiota intestinal[14]. Pesquisadores mostraram que pacientes em hemodiálise que tinham a estrutura do cólon intacta apresentaram níveis significativamente mais altos de p-cresil sulfato e indoxil sulfato do que aqueles que passaram por colectomia, indicando importante contribuição dos microrganismos residentes do cólon para a produção de toxinas urêmicas[15]. Esses achados vão de encontro com dados de um estudo feito com animais, no qual foram comparados o plasma de camundongos *germ-free* com camundongos que possuíam uma microbiota complexa, por meio de análises metabolômicas[16]. Nesse estudo, foram capazes de identificar mais de 150 compostos, incluindo sulfato de p-cresil e indoxil sulfatos, que eram particulares aos animais que tinham microbiota. Ainda, outro estudo demonstrou a origem microbiana do composto N-óxido de trimetilamina (TMAO) utilizando antibióticos de amplo espectro em animais que possuíam a flora intestinal complexa e saudável, uma vez que após o tratamento observaram o desaparecimento plasmático desse composto[17]. A lista de toxinas urêmicas, incluindo aquelas provenientes do metabolismo microbiano, está se expandindo principalmente como reflexo de técnicas analíticas cada vez mais aprimoradas. Atualmente, p-cresil sulfato, indoxil sulfato e TMAO são os metabólitos com maior destaque como toxinas associadas a doenças renovasculares[18]. O p-cresol é um metabólito gerado a partir da degradação da tirosina, enquanto o indol é gerado pela fermentação do triptofano. Após a absorção, a maioria do p-cresol e indol é metabolizada e conjugada para formar p-cresil sulfato e indoxil sulfato, respectivamente. Tanto o p-cresil sulfato como o indoxil sulfato circulam firmemente ligados à albumina[18] e são eliminados pelos rins, principalmente por meio da secreção tubular. As concentrações desses metabólitos sulfato aumentam concomitantemente com a progressão da doença renal crônica (DRC)[19,20] e, ainda, pacientes com doença renal terminal atingem concentrações dessas toxinas 10 a 50 vezes maiores do que o observado em indivíduos saudáveis[21]. Dada sua forte ligação à albumina[22], distribuição sistêmica[23] e dependência da secreção tubular, a eliminação de p-cresil sulfato e indoxil sulfato pela hemodiálise convencional é limitada, levando a um acúmulo considerável nesses pacientes[24]. Havendo transplante renal bem-sucedido, as concentrações desses metabólitos caem rapidamente[25].

Os efeitos tóxicos de p-cresil sulfato e indoxil sulfato são mediados principalmente pelo aumento do estresse oxidativo intracelular e ativação da via de sinalização da MAPK (*mitogen-protein activated kinase*), associada principalmente à fibrose via produção e ativação de TGF-β por exemplo[26]. Indoxil sulfato também pode exercer seus efeitos tóxicos por meio da ativação da via de sinalização do receptor de aril hidrocarboneto (AhR)[27]. Além do envolvimento com a progressão da DRC, esses metabólitos, especialmente o indoxil sulfato, são capazes de suprimir a eritropoietina (EPO) dependente do fator induzível de hipóxia (HIF), o que sugere que esse composto ainda contribui para a progressão da anemia renal.

No núcleo, tanto a subunidade HIF-1α quanto o AhR são capazes de se ligar à proteína ARNT, formando um complexo heterodimérico. Recentemente, vários estudos demonstraram que a ligação entre HIF-1α e ARNT é inibida devido ao aumento da translocação nuclear do AhR, promovida pelas altas concentrações de indoxil sulfato. Como consequência, o complexo não é formado, o que impede a ativação transcricional de HIF e a subsequente produção de EPO[27]. Ainda, estudos clínicos demonstraram correlações consistentes entre os níveis desses metabólitos e a progressão e morbidade entre pacientes com diversos graus de disfunção renal.

O metabólito TMAO é gerado por meio da metabolização da colina e carnitina pelo metabolismo microbiano[28]. Como primeiro passo, a trimetilamina é transportada através da circulação portal do fígado e lá várias enzimas hepáticas a oxidam rapidamente, formando o TMAO. Estudos recentes demonstraram que a concentração de TMAO é cerca de 20 vezes maior em pacientes com insuficiência renal em relação a indivíduos saudáveis[29]. Consequentemente, TMAO pode aumentar o risco de desenvolvimento de aterosclerose[29], aumenta a hiper-reatividade plaquetária e o potencial de trombose[30], além de promover uma fibrose tubulointersticial renal progressiva[31]. O TMAO está cada vez mais sendo reconhecido como preditor de doença cardiovascular, na população em geral e em pacientes com DRC[29]. Entretanto, os mecanismos por trás das correlações observadas na clínica ainda não foram completamente elucidados.

VIA IMUNOLÓGICA

Outro caminho que liga a microbiota intestinal e o rim é mediado pelo sistema imunológico. A relação comensal entre o microbioma e o organismo está ativamente envolvida na regulação da imunidade local e sistêmica: qualquer perturbação desse complexo ecossistema, como no caso da disbiose associada à DRC, pode produzir efeitos negativos relevantes no estado de saúde do paciente. Para manter o equilíbrio entre o hospedeiro e sua flora microbiana, bem como sua própria função como órgão digestivo, no trato gastrintestinal existe a indução constante de diferentes respostas imunorreguladoras e a modulação contínua de sinais antagônicos (ou seja, pró e anti-inflamatórios) impulsionadas pela relação simbiótica hospedeiro-micorganismo[32].

De fato, a microbiota intestinal participa da homeostase imune e da proteção contra infecções desde o período de colonização pós-natal do intestino, contribuindo para a formação e maturação do sistema imunológico, não apenas no nível local, como, por exemplo, no tecido linfoide associado ao intestino (GALT) e nas placas de Peyer, mas também nos tecidos linfoides extraintestinais[33]. Muitos mecanismos diferentes estão envolvidos nesse "efeito modelador" do sistema imunológico[34] pela microbiota intestinal: desenvolvimento da estrutura linfoide secundária, promoção da estrutura epitelial/vascular, estímulos para a produção da camada de muco e de peptídeos antimicrobianos[32]. Além disso, a modulação do sistema imune local no intestino também prepara o hospedeiro para a relação simbiótica com sua microbiota intestinal.

A resposta imune inata é capaz de identificar microrganismos por meio de receptores de reconhecimento de padrões (PRRs), que reconhecem seus componentes estruturais (como o LPS) e produtos moleculares, denominados padrões moleculares associados a patógenos (PAMPs)[35]. Nesse sentido, os receptores semelhantes a Toll (TLRs) são a família-chave de PRR, e sua ativação controlada é considerada o principal mecanismo de tolerância a espécies microbianas comensais no lúmen intestinal[32]. Os mecanismos efetores finais originam-se por meio das vias de sinalização decorrentes da ativação dos TLRs, levando à produção de proteínas antimicrobianas e citocinas pró-inflamatórias pela ativação da via NF-κB[32]. No intestino, a exposição contínua ao LPS está associada à dessensibilização das células epiteliais[36]. Sua resposta aos antígenos dos microrganismos comensais é atenuada por diferentes mecanismos, como a regulação negativa mediada por LPS da quinase 1 associada ao receptor de IL-1β (o ativador proximal da cascata de NF-κB)[36], indução mediada por LPS de indução de peroxissomo ativada por proliferador receptor-gama (PPARγ), que pode desviar NF-κB do núcleo e consequentemente da sua ativação[36], e inibição da polubiquitinação mediada por espécies reativas de oxigênio (ROS) derivadas de bactérias comensais, inibindo a degradação de IkkB, inibidor de NF-κB[37]. Assim, um equilíbrio dinâmico no intestino é estabelecido e mantido, uma vez que a ativação de baixo grau e persistente dos componentes inatos do sistema imune induzem uma série de mecanismos imunorreguladores coordenados que suprimem parcialmente a resposta sistêmica[5]. Além disso, a estimulação de TLR pode contribuir para a preservação e reparo rigorosos da integridade das junções intercelulares[36].

No entanto, na presença dadisbiose e crescimento de patobiontes (microrganismos comensais que se tornam patogênicos em excesso), a perda da integridade da barreira intestinal com a subsequente translocação de bactérias e seus componentes pode prejudicar a tolerância, desencadeando uma resposta pró-inflamatória tanto intestinal quanto sistêmica potencialmente prejudicial[5,19]. Nessa resposta, ocorre a secreção de IL-1β e IL-6 pelas células epiteliais intestinais, ativação de respostas Th1 e Th17 pelas células dendríticas (DCs) e macrófagos e a produção de níveis mais altos de IgG (específica aos comensais) pelas células B[32]. Ainda nesse contexto, a ligação do LPS aos TLRs de macrófagos resulta em uma produção exacerbada de citocinas pró-inflamatórias, como IFN-β, IFN-γ, IL-1β, IL-6, TNF-α e IL-12[32]. Esses mecanismos responsáveis por um cenário de inflamação crônica têm sido cada vez mais correlacionados

como possíveis causas da patogênese e progressão da DRC e da insuficiência renal, bem como outras complicações cardiovasculares[3]. Foi demonstrado, por exemplo, que camundongos *germ-free* com insuficiência renal induzida por adenina apresentaram níveis significativamente mais baixos de toxinas urêmicas do que aqueles mantidos em condições de SPF (*specific pathogen free*)[39], o que sugere uma comunicação direta entre a regulação do sistema imune decorrente da colonização da microbiota comensal e a suscetibilidade à doença renal.

Além de ser um estado inflamatório sistêmico crônico, a disfunção renal também pode representar um estado de imunodeficiência adquirida, uma vez que há aumento significativo da incidência de infecções nesse cenário clínico[32]. Dentro dessa estrutura conceitual, é provável que também na DRC a estimulação crônica dos TLRs por LPS e outros componentes bacterianos possa ser seguida por um estado refratário, um fenômeno bem conhecido no caso da síndrome da sepse e referido como "síndrome anti-inflamatória compensatória" devido à tolerância à endotoxina[38]. Com essas evidências teóricas, após uma fase inflamatória inicial e forte, um aumento de mediadores anti-inflamatórios pode levar à supressão da imunidade inata e adaptativa, dando ao paciente um *status* de imunodeficiência adquirida, defesa do hospedeiro prejudicada e aumento do risco de infecções secundárias[32,38].

DESREGULAÇÃO METABÓLICA E IMUNOLÓGICA NO EIXO INTESTINO-RIM

Como já mencionado, os níveis de p-cresil sulfato e indoxil sulfato aumentam com a progressão da DRC, sendo esse aumento atribuído à diminuição da filtração renal e à disbiose[39]. Toxinas urêmicas derivadas da microbiota intestinal induzem uma inflamação no trato gastrintestinal, como evidenciado pelo aumento da permeabilidade intestinal em pacientes e animais com uremia[40], aumento da penetração de bactérias através da parede intestinal em camundongos urêmicos[41] e a detecção de endotoxemia em pacientes com doença renal terminal[42]. Além disso, altas concentrações de toxinas urêmicas no plasma devido à DRC levam a concentrações aumentadas dessas toxinas no trato gastrintestinal, onde elas afetam a composição do microbioma intestinal[43]. A disbiose resultante e a desregulação do sistema imunológico local levam a respostas inflamatórias que induzem a perda da função renal, o acúmulo de resíduos metabólicos e alterações no estado metabólico em um ciclo de retroalimentação positiva (Figura 2.1).

INTERVENÇÕES TERAPÊUTICAS

Intervenções alimentares e nutricionais são uma estratégia lógica para restabelecer o equilíbrio microbiano e suprimir a circulação de níveis elevados de p-cresil sulfato, indoxil sulfato e TMAO. Medidas dietéticas para

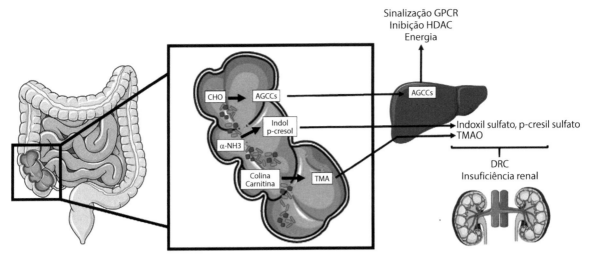

Figura 2.1 – Eixo intestino-rim. As toxinas urêmicas produzidas pelos microrganismos comensais do cólon são metabolizadas pelo fígado e distribuídas sistemicamente através da corrente sanguínea, chegando aos rins, onde, por sua vez, causam danos no processo de filtração (induzem fibrose tubular, por exemplo) por meio de uma inflamação crônica intensificada com a disbiose.

restringir a ingestão de alimentos ricos em colina ou carnitina podem ser úteis para diminuir a exposição ao TMAO[44]. Quando os metabólitos da fermentação proteica são o alvo terapêutico, tanto a restrição de proteínas na dieta e na suplementação de fibra alimentar também pode ser considerada.

Limitar a proteína da dieta, embora eficaz na limitação da proteína e fermentação, como explicado anteriormente nesta revisão, pode ser desaconselhado devido aos riscos associados à desnutrição proteica, especialmente em indivíduos mais suscetíveis. Uma alternativa valiosa e segura à restrição de proteínas na dieta é a suplementação de fibra alimentar, como também já explicado anteriormente. Estudo mostrou que a ingestão de fibras na dieta é significativamente menor em pacientes com DRC (15g/dia), em comparação com indivíduos sem a doença (17g/dia), embora essa observação não seja inesperada, uma vez que itens alimentares ricos em fibras alimentares como frutas e vegetais são geralmente restritos em pacientes com DRC avançada, com a finalidade de prevenir ou corrigir hipercalemia e hiperfosfatemia[45].

Nesses pacientes, a prescrição de prebióticos pode ser considerada uma alternativa valiosa e uma fonte segura de fibra alimentar. Os prebióticos são geralmente definidos como ingredientes fermentados seletivamente que resultam em alterações específicas na composição e/ou atividade da microbiota do trato gastrintestinal (principalmente *Bifidobacteria*), conferindo benefícios sobre a saúde do hospedeiro[46]. Em estudo piloto em pacientes em hemodiálise (n = 22), pesquisadores demonstraram redução significativa no p-cresil sulfato sérico, mas não no indoxil sulfato, após ingestão de inulina enriquecida em oligofrutose (um tipo de prebiótico)[47]. Em outro estudo, também com pacientes em hemodiálise (n = 56, controlado por placebo), os pesquisadores observaram que o consumo de amido resistente à digestão (fibra de trigo integral, por exemplo) levou a uma diminuição significativa tanto do indoxil sulfato sérico quanto do p-cresil sulfato[48]. Entretanto, outras pesquisas continuam sendo necessárias para elucidar com mais detalhe o papel da terapia prebiótica na DRC.

Outra abordagem é reduzir a disponibilidade de metabólitos microbianos por adsorção desses compostos por moléculas de alta afinidade. AST-120 (Kremezin®; Kureha Chemical Industry Co., Ltd., Tóquio, Japão) é um medicamento administrado por via oral e consiste em um adsorvente constituído por partículas de carbono esféricas com diâmetro de 0,2-0,4mm[49]. É capaz de adsorver quantidades significativas de vários compostos orgânicos no cólon, incluindo indol e p-cresol. Assim, foi demonstrada alta eficácia do AST-120 na diminuição dos níveis circulantes de indoxil sulfato e na prevenção de danos renais, vasculares e ósseos. Melhor compreensão do eixo intestino-rim indubitavelmente melhorará o atendimento de pacientes com DRC e doença renal progressiva. Como já amplamente discutido neste capítulo, evidências crescentes indicam que a disbiose intestinal confere altos riscos de ocorrência da disfunção renal e, dessa forma, a terapia nutricional tem sido o mais atraente dos tratamentos, uma vez que cada vez mais pilotos têm apresentado resultados promissores, embora ainda sejam necessários mais estudos com a finalidade de atestar a consistência dos achados. Ainda, produtos farmacêuticos podem ter efeitos colaterais inesperados no microbioma intestinal e consequentemente no metabolismo. Isso pode se aplicar a medicamentos comumente utilizados no tratamento de pacientes renais, como fosfatoaglutinantes, inibidores da bomba de prótons e imunossupressores, entre outros[44]. Um conjunto de informações sobre a origem das principais toxinas urêmicas, juntamente com seus efeitos e tratamentos atuais, está sintetizado no quadro 2.2.

Portanto, pesquisadores e clínicos devem estar cientes dos potenciais efeitos indesejados da terapia medicamentosa com relação ao ecossistema intestinal e novas terapias ainda devem ser elaboradas levando em conta os

conhecimentos sobre o eixo intestino-rim. O conhecimento está se acumulando rapidamente, mas permanece fragmentário. São necessários esforços adicionais para desvendar os fatores que modulam a composição microbiológica e o metabolismo microbiano, bem como os mecanismos fisiopatológicos subjacentes, o que, por sua vez, pode abrir novos caminhos também para a terapia preventiva.

Quadro 2.2 – Toxinas urêmicas, seus efeitos e os tratamentos atuais.

	Fisiopatologia		Tratamentos		
	Origem	Toxicidade	Dieta	Prebióticos, probióticos e simbióticos	Adsorventes
Fenóis	Tirosina e fenilalanina	Disfunção endotelial vascular, calcificação, trombose, fibrilação atrial, fibrose renal	Dieta pobre em proteínas e rica em fibras está associada à menor exposição à toxina	Dieta pobre em proteínas e rica em fibras está associada à menor exposição à toxina	Dieta mediterrânea está associada à baixa exposição a TMAO
Indoles	Triptofano	Disfunção endotelial vascular, calcificação, trombose, fibrilação atrial, fibrose renal	Estudos em pacientes têm sido promissores, porém com resultados nem sempre consistentes	Estudos em pacientes têm sido promissores, porém com resultados nem sempre consistentes	Sem dados
TMAO	Colina e carnitina	Aterosclerose, trombose, fibrose renal	Sem dados	Amplos ensaios clínicos randomizados não obtiveram os mesmos resultados promissores da clínica experimental e piloto	Sem dados

REFERÊNCIAS

1. Nicholson JK, Holmes E, Kinross J *et al.* Host-gut microbiota metabolic interactions. *Science* 2012; **336**: 1262-1267.
2. Lozupone CA, Stombaugh JI, Gordon JI *et al.* Diversity, stability and resilience of the human gut microbiota. *Nature* 2012; **489**: 220-230.
3. Wu GD, Chen J, Hoffmann C *et al.* Linking long-term dietary patterns with gut microbial enterotypes. *Science* 2011; **334**: 105-108.
4. David LA, Maurice CF, Carmody RN *et al.* Diet rapidly and reproducibly alters the human gut microbiome. *Nature* 2014; **505**: 559-563.
5. Macia L, Tan J, Vieira AT *et al.* Metabolite-sensing receptors GPR43 and GPR109A facilitate dietary fibre-induced gut homeostasis through regulation of the inflammasome. *Nat Commun* 2015; **6**: 6734.
6. Evenepoel P, Meijers BKI, Bammens BRM, Verbeke K. Uremic toxins originating from colonic microbial metabolism. *Kidney Int* 2009; **76**: S12-S19.
7. Brown JM, Hazen SL. The gut microbial endocrine organ: bacterially derived signals driving cardiometabolic diseases. *Annu Rev Med* 2015; **66**: 343-359.
8. Turnbaugh PJ, Ley RE, Hamady M *et al.* The human microbiome project. *Nature* 2007; **449**: 804-810.
9. Hida M, Aiba Y, Sawamura S *et al.* Inhibition of the accumulation of uremic toxins in the blood and their precursors in the feces after oral administration of Lebenin, a lactic acid bacteria preparation, to uremic patients undergoing hemodialysis. *Nephron* 1996; **74**: 349-355.

10. Wang IK, Lai HC, Yu CJ *et al.* Real-time PCR analysis of the intestinal microbiotas in peritoneal dialysis patients. *Appl Environ Microbiol* 2012; **78**: 1107-1112.
11. Yoshifuji A, Wakino S, Irie J *et al.* Gut Lactobacillus protects against the progression of renal damage by modulating the gut environment in rats. *Nephrol Dial Transplant* 2016; **31**: 401-412.
12. Wong J, Piceno YM, Desantis TZ *et al.* Expansion of urease- and uricase-containing, indoleand p-cresol-forming and contraction of short-chain fatty acid producing intestinal microbiota in ESRD. *Am J Nephrol* 2014; **39**: 230-237.
13. Vaziri ND, Wong J, Pahl M *et al.* Chronic kidney disease alters intestinal microbial flora. *Kidney Int* 2013; **83**: 308-315.
14. Sirich TL, Plummer NS, Gardner CD *et al.* Effect of increasing dietary fiber on plasma levels of colon- derived solutes in hemodialysis patients. *Clin J Am Soc Nephrol* 2014; **9**: 1603-1610.
15. Aronov PA, Luo FJ, Plummer NS *et al.* Colonic contribution to uremic solutes. *J Am Soc Nephrol* 2011; **22**: 1769-1776.
16. Wikoff WR, Anfora AT, Liu J *et al.* Metabolomics analysis reveals large effects of gut microflora on mammalian blood metabolites. *Proc Natl Acad Sci USA* 2009; **106**: 3698-3703.
17. Tang WH, Wang Z, Levison BS *et al.* Intestinal microbial metabolism of phosphatidylcholine and cardiovascular risk. *N Engl J Med* 2013; **368**: 1575-1584.
18. Tanaka H, Sirich TL, Plummer NS *et al.* An enlarged profile of uremic solutes. *PLoS One* 2015; **10**: e0135657.
19. Meijers BKI, Claes K, Bammens B *et al.* p-Cresol and cardiovascular risk in mild-to-moderate kidney disease. *Clin J Am Soc Nephrol* 2010; **5**: 1182-1189.

20. Barreto FC, Barreto DV, Liabeuf S *et al.* Serum indoxylsulphate is associated with vascular disease and mortality in chronic kidney disease patients. *Clin J Am Soc Nephrol* 2009; **4**: 1551-1558.

21. Poesen R, Viaene L, Verbeke K *et al.* Renal clearance and intestinal generation of p-cresylsulphate and indoxylsulphate in CKD. *Clin J Am Soc Nephrol* 2013; **8**: 1508-1514.

22. Viaene L, Annaert P, de Loor H *et al.* Albumin is the main plasma binding protein for indoxylsulphate and p-cresylsulphate. *Biopharm Drug Dispos* 2013; **34**: 165-175.

23. Cornelis T, Eloot S, Vanholder R *et al.* Protein-bound uraemic toxins, dicarbonyl stress and advanced glycation end products in conventional and extended haemodialysis and haemodiafiltration. *Nephrol Dial Transplant* 2015; **30**: 1395-1402.

24. Meyer TW, Peattie JW, Miller JD *et al.* Increasing the clearance of protein-bound solutes by addition of a sorbent to the dialysate. *J Am Soc Nephrol* 2007; **18**: 867-874.

25. Poesen R, Evenepoel P, de Loor H *et al.* The influence of renal transplantation on retained microbial-human co-metabolites. *Nephrol Dial Transplant* 2016; **31**: 1721-1729.

26. Luo F, Shi J, Shi Q *et al.* Mitogen-activated protein kinases and hypoxic/ischemic nephropathy. *Cell Physiol Biochem* 2016; **39**: 1051-1067.

27. Asai H, Hirata J, Hirano A *et al.* Activation of aryl hydrocarbon receptor mediates suppression of hypoxia-inducible factor-dependent erythropoietin expression by indoxylsulphate. *Am J Physiol Cell Physiol* 2016; **310**: C142-C150.

28. Koeth RA, Wang Z, Levison BS *et al.* Intestinal microbiota metabolism of L-carnitine, a nutrient in red meat, promotes atherosclerosis. *Nat Med* 2013; **19**: 576-585.

29. Stubbs JR, House JA, Ocque AJ *et al.* Serum trimethylamine-N-oxide is elevated in CKD and correlates with coronary atherosclerosis burden. *J Am Soc Nephrol* 2016; **27**: 305-313.

30. Zhu W, Gregory JC, Org E *et al.* Gut microbial metabolite TMAO enhances platelet hyperreactivity and thrombosis risk. *Cell* 2016; **165**: 111-124.

31. Tang WH, Wang Z, Kennedy DJ *et al.* Gut microbiota-dependent trimethylamine N-oxide (TMAO) pathway contributes to both development of renal insufficiency and mortality risk in chronic kidney disease. *Circ Res* 2015; **116**: 448-455.

32. Anders HJ, Andersen K, Stecher B. The intestinal microbiota, a leaky gut and abnormal immunity in kidney disease. *Kidney Int* 2013; **83**: 1010-1016.

33. Cerf-Bensussan N, Eberi G. The dialog between microbiota and the immune system: shaping the partners through development and evolution. *Semin Immunol* 2012; **24**: 1-2.

34. Molloy MJ, Bouladoux N, Belkaid Y. Intestinal microbiota: shaping local and systemic immune responses. *Sem Immunol* 2012; **24**: 58-66.

35. Baumgart DC, Dignass AU. Intestinal barrier function. *Curr Opin Clin Nutr Metab Care* 2002; **5**: 685-694.

36. Lotz M, Guthe D, Walther S *et al.* Postnatal acquisition of endotoxin tolerance in intestinal epithelial cells. *J Exp Med* 2006; **203**: 973-984.

37. Kumar A, Wu H, Collier-Hyams LS. Commensal bacteria modulate cell independent signaling via generation of reactive oxygen species. *EMBO J* 2007; **26**: 4457-4466.

38. Sabatino A, Regolisti G, Brusasco I *et al.* Alterations of intestinal barrier and microbiota in chronic kidney disease. *Nephrol Dial Transplant* 2014; **30**: 924-933.

39. Yang T, Richards EM, Pepine CJ, Raizada MK. The gut microbiota and the brain-gut-kidney axis in hypertension and chronic kidney disease. *Nat Rev Nephrol* 2018; **14**: 442-456.

40. Magnusson M, Magnusson KE, Sundqvist T, Denneberg T. Increased intestinal permeability to differently sized polyethylene glycols in uremic rats: effects of low- and high- protein diets. *Nephron* 1990; **56**: 306-311.

41. Almeida Duarte JB, Aguilar-Nascimento JE, Nascimento M, Nochi RJ. Bacterial translocation in experimental uremia. *Urol Res* 2004; **32**: 266-270.

42. Wang F, Jiang H, Shi K *et al.* Gut bacterial translocation is associated with microinflammation in end- stage renal disease patients. *Nephrology* 2012; **17**: 733-738.

43. Kikuchi M, Ueno M, Itoh Y *et al.* Uremic toxin- producing gut microbiota in rats with chronic kidney disease. *Nephron* 2017; **135**: 51-60.

44. Evenepoel P, Poesen R, Meijers B. The gut–kidney axis. *Pediatr Nephrol* 2017; **11**: 2005-2014.

45. Evenepoel P, Meijers BK. Dietary fiber and protein: nutritional therapy in chronic kidney disease and beyond. *Kidney Int* 2012; **81**: 227-229.

46. Roberfroid M, Gibson GR, Hoyles L *et al.* Prebiotic effects: metabolic and health benefits. *Br J Nutr* 2010; **104**: S1-S63.

47. Meijers BK, De Preter V, Verbeke K *et al.* p-Cresylsulphate serum concentrations in haemodialysis patients are reduced by the prebiotic oligofructose-enriched inulin. *Nephrol Dial Transplant* 2010; **25**: 219-224.

48. Sirich TL, Plummer NS, Gardner CD *et al.* Effect of increasing dietary fiber on plasma levels of colonderived solutes in hemodialysis patients. *Clin J Am Soc Nephrol* 2014; **9**: 1603-1610.

49. Marier JF, Guilbaud R, Kambhampati SRP *et al.* The effect of AST-120 on the single-dose pharmacokinetics of losartan and losartan acid (E-3174) in health subjects. *J Clin Pharmacol* 2006; **46**: 310-320.

3

REGULAÇÃO DA DINÂMICA MITOCONDRIAL EM DOENÇAS RENAIS: ABORDAGENS E PERSPECTIVAS

Bruno Ghirotto
Niels Olsen Saraiva Câmara

◆

A participação das mitocôndrias na fisiopatologia das doenças renais vem se evidenciando ao longo dos estudos realizados nos últimos anos. No entanto, pouca ênfase foi atribuída ao processo de dinâmica mitocondrial e sua importância na regulação dos processos inflamatórios e de estresse oxidativo que acometem os rins dos pacientes afetados por essas comorbidades. Sabe-se hoje em dia que as mitocôndrias são organelas totalmente dinâmicas, alterando suas morfologias de acordo com as necessidades bioenergéticas das células, o que leva a uma alteração de suas funções, podendo ser benéfico ou prejudicial à funcionalidade dos órgãos. Dada a importância do fenômeno em diversas doenças já descritas, sobretudo nas neurodegenerativas, este capítulo busca trazer uma atualização sobre a regulação da dinâmica mitocondrial no campo da nefrologia, trazendo uma breve introdução sobre o tema e, posteriormente, detalhando como esse processo pode interferir na patologia das doenças renais, utilizando como referência estudos bastante relevantes de literatura científica, que podem trazer futuras aplicações clínicas aos nefrologistas.

INTRODUÇÃO

As mitocôndrias são organelas com uma arquitetura altamente organizada, apresentando alto grau de compartimentalização que é essencial para sua função. A mitocôndria é composta por duas membranas, uma externa e outra interna, esta última onde está localizada a cadeia de transporte de elétrons. O principal papel das mitocôndrias nas células é o acoplamento da oxidação de substratos pelo ciclo do ácido tricarboxílico (TCA) à fosforilação oxidativa (OXPHOS), o que resulta em alta taxa de produção de ATP (até 36 moléculas de ATP para cada molécula de glicose) pela cadeia de elétrons. Além disso, outro papel importante dessas organelas é a utilização de intermediários do ciclo do TCA em reações anabólicas ou regulatórias. Não obstante, a atividade metabólica mitocondrial também culmina na produção de ROS mitocondriais (mtROS), que podem funcionar tanto como sinalizadores celulares como promover dano celular, principalmente por meio de lesões no DNA[1].

Ao contrário do que se pensava, as mitocôndrias não são organelas estáticas, mas sim altamente dinâmicas, modificando seus padrões bioenergéticos de acordo com as necessidades metabólicas das células. As mudanças nos padrões de arquitetura mitocondrial são divididas em dois processos-chave, a fusão e a fissão. Elas garantem a segregação efetiva do DNA mitocondrial bem como regulam os níveis de produção de mtROS, a homeostase de cálcio e a OXPHOS.

A fusão mitocondrial é um processo ainda pouco compreendido, mas sabe-se que ocorre em duas etapas: primeiramente, a fusão da membrana externa é regulada pela interação entre duas proteínas chamadas mitofusinas 1 e 2 (Mfn1 e Mfn2), enquanto a fusão da membrana interna depende de uma outra proteína, a L-Opa1. A fissão mitocondrial é, por sua vez, induzida em locais marcados por actina ou pelo retículo endoplasmático, com atuação da proteína adaptadora Mff, que recruta outra proteína, a Drp1, e a interação entre essas proteínas forma espirais que fragmentam a estrutura da mitocôndria[1].

A dinâmica mitocondrial apresenta um papel essencial na regulação fisiológica das células, sendo os processos de fusão e fissão capazes de modificar uma série de fenômenos biológicos importantes. A fusão das mitocôndrias permite a manutenção da integridade do DNA mitocondrial, além de aumentar a eficiência respiratória das organelas, equilibrar o potencial de membrana mitocondrial, assim como regular a apoptose e vias de sinalização como a de cálcio. A fissão mitocondrial, por sua vez, é capaz de alterar a motilidade das mitocôndrias, além de sinalizar mitocôndrias danificadas para o processo de mitofagia, permitindo uma reciclagem das organelas na célula. Ainda, a fragmentação das mitocôndrias é necessária para a replicação do DNA mitocondrial e a distribuição das organelas para novas células nos processos de divisão celular. Assim, a dinâmica mitocondrial regula não só a qualidade das organelas, como também participa diretamente de uma infinidade de funções dentro das células[2].

A maior parte dos impactos gerados pela dinâmica mitocondrial está relacionada às vias não canônicas mitocondriais, não necessariamente correlacionadas com as funções bioenergéticas da organela. Primeiramente, mitocôndrias estão diretamente associadas ao retículo endoplasmático por meio de estruturas de adesão denominadas membranas associadas à mitocôndria, as quais possibilitam o influxo de cálcio mitocondrial. O pareamento mais próximo das mitocôndrias ao retículo endoplasmático possibilita o aumento no fluxo de cálcio, podendo desencadear um processo de apoptose ou mesmo aumentar o metabolismo oxidativo por meio do aumento na atividade da enzima piruvato desidrogenase. Essa conexão entre o retículo e as mitocôndrias é diretamente regulada pela mesma proteína que media a fusão das membranas externas mitocondriais, a Mfn2, apresentando, portanto, uma regulação dependente de dinâmica mitocondrial. Em segundo lugar, o fator PGC-1α (do inglês *Peroxisome-Proliferator-Activated Receptor γ Coactivator 1α*), um coativador transcricional da mitofusina 2, apresenta papel-chave na regulação dos processos da biogênese mitocondrial, os quais são induzidos nas células com alta demanda bioenergética (Figura 3.1). Em terceiro lugar, conforme previamente mencionado, existe um mecanismo de reciclagem de mitocôndrias danificadas e despolarizadas nas células denominado mitofagia, que engloba essas organelas em vacúolos autofágicos destinados à degradação pelos lisossomos. O processo de fissão mitocondrial regula a eficiência da mitofagia por meio do isolamento das mitocôndrias despolarizadas para a degradação e do impedimento do surgimento de novas redes integradas de mitocôndrias, por meio de uma espécie de *feedback* negativo com a fusão mitocondrial, em que um aumento na expressão de proteínas que promovem a fragmentação mitocondrial bloqueia a atuação das proteínas que induzem a fusão das mitocôndrias, sobretudo as mitofusinas. Ainda, existe relação entre a dinâmica mitocondrial e as proteínas motoras cinesina e dineína, de modo que a cinesina

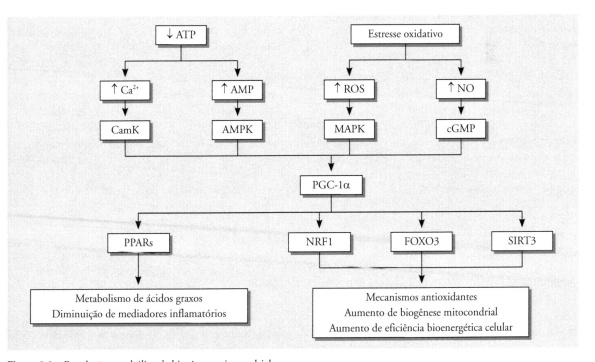

Figura 3.1 – Regulação metabólica da biogênese mitocondrial.

KIF5B atua em conjunto com as mitofusinas[3], promovendo a formação de uma rede de mitocôndrias alongadas e interconectadas, ao passo que as dineínas já foram associadas à regulação da fragmentação mitocondrial nas células. Por fim, a dinâmica mitocondrial faz parte de um mecanismo de sinalização redox que atua na regulação da atividade de enzimas, canais iônicos e fatores de transcrição, ampliando seu papel regulatório para além dos processos bioenergéticos celulares[4].

Existem alguns fármacos capazes de modular a dinâmica mitocondrial, destacando-se o Mdivi-1 (do inglês *Mitochondrial division inhibitor),* que inibe seletivamente a fissão mitocondrial, diminuindo a expressão das proteínas Drp1 e Fis1 e aumentando a expressão de Mfn1, Mfn2 e Opa1, promovendo o aumento na eficiência respiratória e na biogênese das mitocôndrias[5]; o promotor de fusão mitocondrial M1, uma molécula capaz de inibir a morte celular induzida por excesso de fragmentação mitocondrial, induzindo a formação de redes tubulares de mitocôndrias e consequentemente aumentando a eficiência bioenergética das células[6] e, por fim, um composto chamado P110, o qual também se mostrou um inibidor da fissão mitocondrial por meio do bloqueio na interação das proteínas Drp1 e Fis1 em condições de estresse oxidativo celular, melhorando a integridade e funcionalidade das mitocôndrias[7]. Uma falha nos mecanismos de regulação dos processos de dinâmica mitocondrial pode resultar em disfunções nas mitocôndrias, associadas a processos patológicos, como câncer, doenças neurodegenerativas e disfunções endócrinas e cardiovasculares. Um desbalanço nos processos de fusão e fissão mitocondrial em doenças está usualmente associado a aumento na proliferação celular e resistência à apoptose. Pouco se sabe até o momento a respeito da modulação da dinâmica mitocondrial em doenças humanas, o quanto esses inibidores seriam eficazes e em que dose eles poderiam induzir um equilíbrio nos processos de dinâmica mitocondrial, sem causar uma série de efeitos colaterais à saúde dos indivíduos.

As mitocôndrias participam da regulação da resposta inflamatória em diversos contextos, sendo um dos principais a via de ativação do inflamassomo NLRP3, um complexo de alto peso molecular cuja principal função é a produção das citocinas pró-inflamatórias IL-1β e IL-18, a qual se encontra hiperativada em diversas doenças. Nesse contexto, um escape de DNA mitocondrial para o citosol em condições de estresse celular atuaria como um DAMP (do inglês *Damage Associated Molecular Patterns),* que é um dos principais mecanismos capazes de levar à oligomerização do inflamassomo, ativando uma resposta inflamatória local que, quando desregulada, pode levar a dano tecidual excessivo. Outro meio pelo qual as mitocôndrias conseguem ativar a via do inflamassomo NLRP3 se contextualiza em casos de respostas imunes antivirais, em que receptores citosólicos do tipo RIG reconhecem ácidos nucleicos virais, ativando

uma proteína na membrana externa da mitocôndria conhecida como MAVS (do inglês *Mitochondrial Antiviral Signaling Protein),* que induz à oligomerização das moléculas de NLRP3 e induzem o aumento nas vias de sinalização pró-inflamatória por meio da ativação dos fatores de transcrição NF-kB (do inglês *Nuclear Factor Kappa B)* e IRFs (do inglês *Interferon Regulatory Factors)*[8,9].

Outro mecanismo pelos quais as mitocôndrias podem aumentar a inflamação nas células é por meio da produção exacerbada de espécies reativas de oxigênio mitocondriais (mtROS). Essas moléculas usualmente são produzidas em condições de disfunção mitocondrial, tais como fragmentação excessiva das mitocôndrias, induzida por uma hiperativação da proteína Drp1. As duas maiores fontes da produção de mtROS são os complexos I e III da cadeia de transporte de elétrons mitocondrial em um processo denominado transporte de elétrons reverso, que é induzido em situações em que há hiperpolarização da membrana mitocondrial, o que ocorre durante uma resposta inflamatória por exemplo[9]. A estimulação de uma célula com lipopolissacarídeo bacteriano, por exemplo, induz o aumento no potencial de membrana mitocondrial que leva ao acúmulo de succinato. Esse succinato começa a ser oxidado pela enzima succinato desidrogenase, levando a uma produção excessiva de mtROS pelo complexo I da cadeia de elétrons mitocondrial, os quais, por sua vez, estabilizam o fator de transcrição HIF-1α, que atua induzindo o aumento no metabolismo glicolítico aliado à maior expressão de citocinas pró-inflamatórias como a IL-1β, ao mesmo tempo que reprime a transcrição de citocinas com papel na regulação da resposta imune, como a IL-10[9]. Esse fenômeno já foi observado em condições clínicas relevantes, como na lesão de isquemia e reperfusão, em que foi reportada uma atividade prolongada da enzima succinato desidrogenase, levando ao acúmulo de mtROS e resposta hiperinflamatória[10]. Acredita-se que a dinâmica mitocondrial apresente relação importante com a geração de mtROS e, ainda que os mecanismos não tenham sido completamente elucidados, alguns estudos já reportaram um aumento na produção de mtROS concomitante com a indução da fissão ou fragmentação mitocondrial, em que também ocorre aumento da resposta inflamatória (Figuras 3.1 e 3.2).

Além de regularem a resposta inflamatória por meio da produção de mtROS, as mitocôndrias também apresentam papel-chave na regulação do metabolismo de cálcio nas células. As organelas têm a capacidade de captar uma enorme quantidade de cálcio, ainda que com uma afinidade menor do que aquela apresentada pelo retículo endoplasmático, atuando como tampões em casos de acúmulo do íon no citosol, que é extremamente prejudicial às células. A captação de cálcio mitocondrial ocorre por meio de um transportador conhecido como MCU (do inglês *Mitochondrial Calcium Uniporter),* um processo que também é regulado pelo potencial de mem-

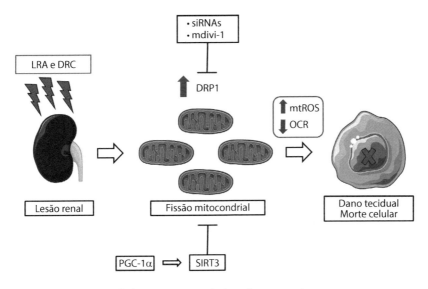

Figura 3.2 – Regulação da dinâmica mitocondrial em doenças renais.

brana mitocondrial. No entanto, o acúmulo excessivo de cálcio nas mitocôndrias é extremamente prejudicial às células, uma vez que induz um fenômeno conhecido como transição de permeabilidade mitocondrial, levando à perda da impermeabilidade da membrana interna das mitocôndrias aliada à abertura de um poro nessas conhecido como mtPTP (do inglês *Mitochondrial Permeability Transition Pore*), que leva a um extravasamento do conteúdo das organelas para o citosol, culminando em morte celular exacerbada. Esse fenômeno já foi relatado em diversas doenças, como no acidente vascular cerebral (AVC) e em casos de inflamação hepática. A dinâmica mitocondrial apresenta papel-chave na manutenção do transporte de cálcio mitocondrial, de modo que a proteína MFN2 medeia a interação entre as mitocôndrias e o retículo endoplasmático, regula a mitofagia e é capaz de aumentar a eficiência bioenergética das células. Ainda, mudanças na morfologia das mitocôndrias foram associadas diretamente com a capacidade de captação de cálcio celular, de modo que aumento na fusão de mitocôndrias, originando organelas mais alongadas por meio de um aumento na expressão de MFN2, eleva a eficiência das organelas em captar cálcio. Por outro lado, a fissão mitocondrial induziu uma diminuição nos níveis basais de cálcio bem como diminuição da retenção de cálcio pelo retículo endoplasmático[11].

MITOCÔNDRIAS, METABOLISMO CELULAR E DOENÇAS RENAIS

As doenças renais, incluindo a lesão renal aguda (LRA) e a doença renal crônica (DRC) são caracterizadas por intenso dano tecidual aos rins acompanhado de perda de função dos órgãos. Em ambas as doenças, já foi descrita a participação patológica das mitocôndrias. Trabalhos recentes mostram que há também uma participação importante da dinâmica mitocondrial em modelos de LRA e DRC, incluindo lesão de isquemia e reperfusão renal, lesão renal induzida por hiperglicemia e nefrotoxicidade. Nessas condições, ocorre aumento de fragmentação mitocondrial nas células renais, aumentando o dano tecidual e a morte celular, apontando para um papel patogênico da fissão mitocondrial nessas doenças (Figura 3.2)[12].

A LRA é uma síndrome bastante comum associada a vários mecanismos fisiopatológicos, que culminam em danos à função dos rins, além de ocasionarem uma resposta inflamatória que pode afetar os órgãos distantes. Nesses pacientes, é incomum observar uma recuperação total da função dos rins, piorando sua qualidade de vida no longo prazo e aumentando seu risco de morte. A etiologia e a incidência da LRA variam de acordo com os índices socioeconômicos dos países, de modo que em locais onde a concentração de renda é maior a doença é menos prevalente na população, dadas as melhores condições de saneamento básico e a menor incidência de doenças endêmicas, tais como malária, fatores que contribuem negativamente na progressão do quadro clínico dos pacientes[13]. Pesquisas indicam que a LRA no longo prazo pode levar a um quadro de DRC progressiva, além de ser precedida por um quadro de dano nas células tubulares renais.

Há muito tempo se reconhece a contribuição de danos mitocondriais na patogênese da LRA, no entanto, apenas *a posteriori* demonstrou-se a relevância dos processos de dinâmica mitocondrial no desenvolvimento do quadro clínico da doença, tendo sido caracterizado aumento na fragmentação mitocondrial concomitante com a translocação da proteína Drp1 para as mitocôndrias logo no início da lesão das células tubulares renais. Nesse modelo, a inibição da Drp1 por meio de RNAs silenciadores ou com o uso de uma forma dominante negativa da proteína foi capaz de inibir a apoptose das células, sugerindo que a fragmentação mitocondrial mediada pela atuação da proteína Drp1 é essencial na fisiopatologia da doença (ver Figura 3.2). Ainda, em modelos murinos de LRA, induzida por cisplatina ou por lesão de isquemia e reperfusão, foi demonstrada por microscopia eletrônica a ocorrência de fragmentação mitocondrial, a qual pode ser inibida com o uso do fármaco mdivi-1, que bloqueia a atuação da proteína Drp1, protegendo os rins da indução do quadro de LRA (ver Figura 3.2)[12,14]. Interessantemente, outro estudo utilizando um modelo de camundongos com *knockout* condicional do gene Mfn2 em células epiteliais renais demonstrou que, apesar de os animais apresentarem um número reduzido de néfrons, a função renal *per se* não se encontrava prejudicada, mas células tubulares renais isoladas deles apresentaram aumento significativo na fragmentação mitocondrial, liberação de citocromo c e apoptose após depleção de ATP, sugerindo que de fato a dinâmica mitocondrial estaria intimamente atrelada ao desenvolvimento da LRA[15].

A DRC é caracterizada por uma perda na funcionalidade dos néfrons, com anormalidades na urina e na morfologia e função excretora dos rins, estando a maioria dos pacientes sujeita a maior risco de desenvolver complicações cardíacas e morte. Um dos maiores problemas associados à DRC é que em estágios mais avançados da doença existem muitos pacientes que não conseguem ter acesso a terapias de reposição renais. Fatores de risco para o desenvolvimento da doença incluem condições genéticas e ambientais que comprometam a funcionalidade dos néfrons, incluindo-se entre as primeiras menor número de néfrons ao nascimento e entre as segundas a obesidade e o diabetes tipo 2. Estratégias terapêuticas adotadas incluem o controle da pressão arterial e a inibição do sistema renina-angiotensina, que melhoram a qualidade de vida dos pacientes ainda que não tenha sido desenvolvida uma cura para a doença[16]. Sempre se suspeitou que existe uma relação entre disfunção mitocondrial e o desenvolvimento da DRC, tendo sido elaboradas inúmeras teorias para a ocorrência desse fenômeno, entre elas destacando-se a que estabelece uma correlação entre o quadro clínico de diabetes e a DRC, de modo que nos pacientes diabéticos ocorreria uma produção exacerbada de espécies reativas de oxigênio mitocondriais que levaria a um quadro de disfunção mitocondrial nos rins, em um quadro conhecido como nefropatia diabética e que poderia evoluir para a DRC. Atualmente, sabe-se que as mitocôndrias têm um papel-chave na modulação da DRC, tendo sido observado que em células tubulares renais de modelos da doença ocorre aumento na fragmentação mitocondrial, assim como também observado em modelos de LRA[17,18]. Ademais, em modelos murinos em que a proteína Drp1 foi deletada especificamente em podócitos renais, quando cruzados com animais *db/db*, modelo de estudo para diabetes, foi observado que nesses animais havia proteção à nefropatia diabética, dado que houve diminuição na albuminúria, na expansão da matriz mesangial e maior normalidade morfológica nos pseudópodes dos podócitos em comparação aos camundongos Drp1 selvagens. Essas mudanças foram associadas à melhora funcional em parâmetros bioenergéticos mitocondriais nos podócitos, incluindo promoção de fusão mitocondrial desencadeando aumento na eficiência respiratória das células, dado o aumento nos níveis de consumo de oxigênio (OCR). Ainda, a inibição farmacológica da Drp1 com o uso de mdivi-1 nos podócitos foi capaz de proteger as células contra o desenvolvimento de um fenótipo de nefropatia diabética, aumentando sua eficiência bioenergética (ver Figura 3.2)[19]. Assim, a modulação da dinâmica mitocondrial em modelos de DRC surge como uma estratégia terapêutica interessante para modular a progressão da doença, ainda que muitos estudos no campo devam ainda ser realizados para a melhor compreensão do papel desses processos na fisiopatologia de tais doenças[20].

Existem dois processos essenciais na regulação bioenergética das células que envolvem diretamente as mitocôndrias, a biogênese mitocondrial e a mitofagia, os quais permitem uma manutenção da funcionalidade das organelas nas células. A biogênese mitocondrial caracteriza-se pelo surgimento de mitocôndrias a partir de organelas preexistentes, em um complexo processo de divisão celular, o qual envolve transcrição e tradução de DNA mitocondrial, tradução de transcritos provenientes do núcleo celular, recrutamento de proteínas e lipídios recém-sintetizados e expansão da rede de mitocôndrias nas células. O controle molecular desse processo é mediado majoritariamente por um fator de transcrição-chave na regulação do metabolismo energético mitocondrial conhecido como PGC-1α (do inglês *peroxisome proliferator-activated receptor gamma co-activator 1-alpha*), o qual controla a atividade de outros inúmeros fatores de transcrição relacionados com o controle da biogênese mitocondrial, como os NRFs (do inglês *nuclear respiratory factors*) e os receptores relacionados a estrógeno α, β e γ (ERR-α, β e γ) (ver Figura 3.2). Além de as mitocôndrias possuírem um papel-chave no metabolismo energético das células, elas também podem provocar dano celular e tecidual por meio de produção excessiva de espécies reativas de oxigênio mitocondriais, por exemplo. Nesse sentido, as células dos organismos eucarióticos desenvolveram um mecanismo por meio do qual mitocôndrias disfuncionais são selecionadas e fagocitadas em vesículas conhecidas como autofagossomos, sendo destinadas à destruição em lisossomos em um processo denominado mitofagia, utilizada pelas células para regular o tamanho e a qualidade funcional de suas mitocôndrias em resposta a diferentes padrões de demanda bioenergética[21]. Ademais, existe participação importante da dinâmica mitocondrial na regulação dos processos de biogênese de mitocôndrias e mitofagia, de modo que o fator de transcrição PGC-1α promove aumento da fusão mitocondrial por meio da maior expressão de Mfn2, ao mesmo tempo que aumenta a biogênese de novas organelas, facilitando assim a troca de DNA mitocondrial e a síntese de novas proteínas[22,23], ao passo que a fissão mitocondrial mediada pela proteína Drp1 facilita a seleção das mitocôndrias disfuncionais para o processo de mitofagia[24,25].

Já se demonstrou que o fator de transcrição PGC-1α atua como protetor na LRA induzida por lesão de isquemia e reperfusão por meio da regulação da biossíntese do dinucleotídeo de nicotinamida e adenina (NAD), de modo que após a isquemia renal os camundongos *knockout* para PGC-1α apresentaram deficiência no precursor do NAD (conhecido como niacinamida ou NAM), acúmulo de gordura e falha em restabelecer a normalidade das funções renais. Desse modo, os autores demonstraram que o PGC-1α aumenta a expressão de enzimas associadas à biossíntese de NAD e sua deficiência durante a LRA inibe a via *de novo* da biossíntese de NAD a partir de precursores, sobretudo o NAM[26].

Uma das formas mais usuais de mitofagia é a mediada pelas proteínas PINK1 e PARKIN, já reportada como protetora em modelos de LRA e de DRC[27,28]. Nesse processo, quando há danos nas mitocôndrias, a proteína PINK1 se acumula na membrana mitocondrial externa, induzindo a fosforilação da ubiquitina e da proteína PARKIN, uma ligase de ubiquitina-E3. A proteína PARKIN fosforilada promove o direcionamento das mitocôndrias ubiquitinadas para o autofagossomo por meio da atuação de duas proteínas conhecidas, como MAP1L-C3B (do inglês *microtubule-associated proteins 1 light chain 3 beta*) e SQSTM1 (do inglês *sequestosome 1*), resultando na mitofagia e remoção de mitocôndrias danificadas por uma maquinaria autofágica. Estudo mostrou que em um modelo de LRA induzida por contraste iodado, que é observado em mais de 30% dos pacientes na clínica, a mitofagia mediada pelas proteínas PINK1 e PARKIN é induzida em células tubulares renais como um mecanismo protetor que induz a morte de mitocôndrias danificadas, de modo que o silenciamento dessas proteínas resultou em inibição do processo[29]. Ainda, os autores demonstraram que essa via de mitofagia atua inibindo a produção exacerbada de espécies reativas de oxigênio mitocondriais e consequente ativação do inflamassomo NLRP3. Ademais, a indução da doença também modificou a dinâmica mitocondrial nas células tubulares renais, aumentando a expressão de Drp1 e diminuindo a de Mfn1, promovendo, portanto, um aumento na fragmentação mitocondrial[29]. Dessa forma, pode haver, nesse caso, uma participação da proteína Drp1 na regulação do processo de mitofagia mediado por PINK1 e PARKIN, ainda que essa relação não tenha sido demonstrada pelos autores, devendo ser mais bem investigada nesse contexto.

Recentemente, vem sendo estudada uma família de proteínas conhecidas como sirtuínas, as quais são importantes reguladoras do metabolismo, ativando ou inibindo vias de sinalização associadas com proliferação e regulação energética nas células. Elas são classificadas em SIRT1-7, cada uma associada a distintas funções, sendo muitas delas ainda muito pouco descritas na literatura, ainda que todas atuem como deacetilases de histonas cuja atividade é dependente de NAD⁺. Entre essas proteínas, existe uma conhecida como SIRT3 que é encontrada majoritariamente nas mitocôndrias, apresentando um papel importante na regulação funcional da atividade da organela, e apresentando uma interação física com o complexo I da cadeia de transporte de elétrons mitocondrial, atuando na manutenção da produção dos níveis de adenosina trifosfato (ATP) basais nas células. Usando um modelo de LRA induzida por cisplatina, um grupo demonstrou que o estresse oxidativo e as disfunções mitocondriais observadas se deviam a uma diminuição na expressão de SIRT3, de modo que camundongos deficientes nessa proteína apresentaram uma doença mais grave em comparação com os controles. Ainda, em células tubulares renais humanas em cultura, a adição de cisplatina acarretou uma diminuição na expressão de sirtuína 3, associada a aumento na fragmentação das mitocôndrias, com aumento na atividade de Drp1, a qual foi reduzida com a transfecção de um plasmídeo contendo SIRT3 funcional nas células[30]. Interessantemente, a SIRT3 é alvo direto da regulação pelo fator de transcrição PGC-1α, mediando seus efeitos protetores por meio da regulação da produção de oxidantes mitocondriais, bem como da dinâmica mitocondrial nas células-alvo (ver Figura 3.2) [31].

Em suma, a constatação de que a fragmentação mitocondrial é um fenômeno onipresente e patológico em diversas doenças renais, contribuindo substancialmente para a morte celular e disfunção dos órgãos, abre portas para que novas estratégias terapêuticas que visem modificar os processos de dinâmica mitocondrial, para promover melhora na eficiência bioenergética das organelas, sejam investigadas. O fármaco Mdivi-1, que atua bloqueando a proteína Drp1 e, portanto, diminuindo a fragmentação das mitocôndrias, mostrou efeito positivo em modelos de LRA induzida por lesão de isquemia e reperfusão renal ou por cisplatina, sendo capaz de preservar a função dos rins e evitar dano tecidual aos órgãos (ver Figura 3.2). Ainda, em modelos de DRC, como na nefropatia diabética, mostrou-se que existe aumento de fragmentação mitocondrial nas células renais, o qual também pode ser revertido com o uso do Mdivi-1. No entanto, já se demonstrou que os efeitos do Mdivi-1 não são altamente específicos da proteína Drp1, uma vez que o fármaco atua bloqueando o consumo de oxigênio pelo complexo I da cadeia de transporte de elétrons mitocondrial, além de diminuir a produção de espécies reativas de oxigênio mitocondriais geradas pelo transporte reverso de elétrons[32]. Nesse sentido, futuros estudos clínicos em pacientes com doenças renais devem levar esses efeitos *off-target* do fármaco em consideração, uma vez levando-se em conta que eles podem ser danosos nas células dos indivíduos tratados. Assim, melhor compreensão dos efeitos de moduladores da dinâmica mitocondrial em estudos envolvendo doenças renais é necessária para que possam ser iniciados ensaios clínicos com esses fármacos. O uso de promotor de fusão mitocondrial M1 e o do inibidor de fissão P110, por exemplo, seriam alternativas terapêuticas importantes para serem investigadas em modelos de LRA ou de DRC, dados os menores efeitos colaterais envolvidos. Por fim, a dinâmica mitocondrial é um processo ainda pouco compreendido, mas que vem sendo bastante estudado nos últimos anos, sobretudo em doenças neurodegenerativas como a doença de Alzheimer, sendo, portanto, um campo de pesquisa bastante promissor, uma vez que o controle bioenergético das células é diretamente regulado por alterações morfológicas nas mitocôndrias. Nesse sentido, estudos utilizando células-tronco pluripotentes induzidas de pacientes com doenças renais podem ser a chave para melhor entendimento da dinâmica mitocondrial nas células dos rins, buscando compreender como sua modulação pode melhorar os quadros clínicos das doenças.

Em doenças renais ocorre diminuição na eficiência bioenergética das células, com diminuição na produção de ATP e aumento do estresse oxidativo (ver Figura 3.2). A diminuição na síntese de ATP leva a acúmulo de AMP e de cálcio nas células, ativando as proteínas AMPK e CamK, respectivamente, que vão culminar na ativação do fator de transcrição PGC-1α. Ainda, o acúmulo de espécies reativas de oxigênio e nitrogênio nas células induzirão, respectivamente, a ativação das proteínas MAPK e cGMP, as quais também levarão à ativação de PGC-1α. O fator de transcrição PGC-1α é um regulador metabólico chave nas células, induzindo a ativação de uma série de sinalizadores, incluindo os PPARs, que modulam o metabolismo de ácidos graxos e a resposta inflamatória nas células, além de ativar NRF1, FOXO3 e SIRT3, que, em conjunto, promovem mecanismos antioxidantes nas células, além de aumentar a biogênese mitocondrial, com maior produção de ATP e menor produção de ROS. ATP = adenosina trifosfato; Ca = cálcio; AMP = adenosina monofosfato; AMPK = proteína quinase ativada por AMP; ROS = espécies reativas de oxigênio; NO = óxido nítrico; CamK = proteína quinase dependente de cálcio e calmodulina; MAPK = proteína quinase ativada por mitógeno; cGMP = guanosina monofosfato cíclica; PGC-1α = ativador-1 alfa do receptor ativado pelo proliferador do peroxissomo; PPARs = receptores ativados pelo proliferador do peroxissomo; NRF1 = fator respiratório nuclear 1; SIRT3 = sirtuína 3; FOXO3 = Forkhead Box O3.

Nas doenças renais, sobretudo na LRA e na DCR, ocorre aumento na fragmentação mitocondrial das células dos rins, induzido pela elevação na atividade da proteína Drp1 (ver Figura 3.1). Esse aumento na fissão das mitocôndrias leva a acúmulo de espécies reativas de oxigênio e diminuição na capacidade respiratória nas células, induzindo o aumento na morte celular e no dano tecidual nos órgãos. Moléculas de RNA silenciadoras ou o fármaco mdivi-1 são capazes de reduzir a atividade da Drp1 e, com isso, diminuir o dano aos rins. Ainda, o fator de transcrição PGC-1α se mostrou protetor em estudos de doenças renais, aumentando a atividade da sirtuína 3 e promovendo biogênese mitocondrial. LRA = lesão renal aguda; DRC = doença renal crônica; DRP1 = proteína relacionada à dinamina-1; mdivi-1 = inibidor de divisão mitocondrial 1; siRNAs = RNAs silenciadores; PGC-1α = ativador-1 alfa do receptor ativado pelo proliferador do peroxissomo; SIRT3 = sirtuína 3; mtROS = espécies reativas de oxigênio mitocondriais; OCR = taxa de consumo de oxigênio.

REFERÊNCIAS BIBLIOGRÁFICAS

1. Rambold AS, Pearce EL. Mitochondrial dynamics at the interface of immune cell metabolism and function. *Trends Immunol* 2018; **39**(1): 6-18.
2. Eisner V, Picard M, Hajnóczky G. Mitochondrial dynamics in adaptive and maladaptive cellular stress responses. *Nat Cell Biol* 2018; **20**: 755-765.
3. Wang C, Du W, Su Q *et al*. Dynamic tubulation of mitochondria drives mitochondrial network formation. *Cell Res* 2015; **25**: 1108-1120.
4. Archer SL. Mitochondrial dynamics – mitochondrial fission and fusion in human diseases. *N Engl J Med* 2013; **369**: 2236-2251.
5. Manczak M, Kandimalla R, Yin X, Reddy PH. Mitochondrialdivisioninhibitor 1 reducesdynamin-related protein 1 and mitochondrial fission activity. *Human Mol Genetics* 2019; **28**: 177-199.
6. Wang D, Wang J, Bonamy GM *et al*. A small molecule promotes mitochondrial fusion in mammalian cells. *Angew Chem Int* 2012; **51**: 9302-9305.
7. Qi X, Qvit N, Su YC, Mochly-Rosen D. A novel Drp1 inhibitor diminishes aberrant mitochondrial fission and neurotoxicity. *J Cell Sci* 2013; **126**(Pt 3): 789-802.
8. Breda CNS, Davanzo GG, Basso PJ *et al*. Mitochondria as central hub of the immune system. *Redox Biology* 2019; **26**: 2213-2317.
9. Mills EL, Kelly B, O'Neill LAJ. Mitochondria are the powerhouses of immunity. *Nature Immunology* 2017; **18**(5): 488-498.
10. Chouchani ET, Pell VR, Gaude E *et al*. Ischaemic accumulation of succinate controls reperfusion injury through mitochondrial ROS. *Nature* 2014; **515**: 431-435.
11. Kowaltowski AJ, Menezes-Filho SL, Assali EA *et al*. Mitochondrial morphology regulates organellar Ca^{2+} uptake and changes cellular Ca^{2+} homeostasis. *FASEB Journal* 2019; **33**: 1-13.
12. Zhan M, Brooks C, Liu F *et al*. Mitochondrial dynamics: regulatory mechanisms and emerging role in renal pathophysiology. *Kidney Int* 2013; **83**: 568-581.
13. Hoste EAJ, Kellum JA, Selby NM *et al*. Global epidemiology and outcomes of acute kidney injury. *Nat Rev Nephrol* 2018; **14**: 607-625.
14. Brooks C, Wei Q, Cho SG, Dong Z. Regulation of mitochondrial dynamics in acute kidney injury in cell culture and rodent models. *The Journal of clinical investigation* 2009; **119**: 1275-1285.
15. Gall JM, Wang Z, Liesa M *et al*. Role of mitofusin 2 in the renal stress response. *PLoS One* 2012; **7**(1): e31074.
16. Romagnani P, Remuzzi G, Glassock R *et al*. Chronic kidney disease. *Nat Rev Dis Primers* 2017; **3**: 17088.
17. Galloway CA, Lee H, Nejjar S *et al*. Transgenic control of mitochondrial fission induces mitochondrial uncoupling and relieves diabetic oxidative stress. *Diabetes* 2012; **61**: 2093-2104.

18. Zhan M, Usman IM, Sun L *et al.* Disruption of renal tubular mitochondrial quality control by myo-inositol oxygenase in diabetic kidney disease. *J Am Soc Nephrol* 2015; **26**: 1304-1321.

19. Ayanga BA, Badal SS, Wang Y *et al.* Dynamin-related protein 1 deficiency improves mitochondrial fitness and protects against progression of diabetic nephropathy. *J Am Soc Nephrol* 2016; **27**: 2733-2747.

20. Galvan DL, Green NH, Danesh FR. The hallmarks of mitochondrial dysfunction in chronic kidney disease. *Kidney Int* 2017; **92**: 1051-1057.

21. Palikaras K, Lionaki E, Tavernarakis N. Balancing mitochondrial biogenesis and mitophagy to maintain energy metabolism homeostasis. *Cell Death Differ* 2015; **22**: 1399-1401.

22. Pich S, Bach D, Briones P *et al.* The Charcot-Marie-Tooth type 2A gene product, Mfn2, up-regulates fuel oxidation through expression of OXPHOS system. *Hum Mol Genet* 2005; **14**: 1405-1415.

23. Wu Z, Puigserver P, Andersson U *et al.* Mechanisms controlling mitochondrial biogenesis and respiration through the thermogenic coactivator PGC-1. *Cell* 1999; **98**: 115-124.

24. Frank M, Duvezin-Caubet S, Koob S *et al.* Mitophagy is triggered by mild oxidative stress in a mitochondrial fission dependent manner. *Biochim Biophys Acta* 2012; **1823**: 2297-2310.

25. Burman JL, Pickles S, Wang C *et al.* Mitochondrial fission facilitates the selective mitophagy of protein aggregates. *J Cell Biol* 2017; **216**: 3231-3247.

26. Tran M, Zsengeller Z, Berg A *et al.* PGC1α drives NAD biosynthesis linking oxidative metabolism to renal protection. *Nature* 2016; **531**: 528-532.

27. Tang C, Han H, Yan M *et al.* PINK1-PRKN/PARK2 pathway of mitophagy is activated to protect against renal ischemia-reperfusion injury. *Autophagy* 2018; **14**: 880-897.

28. Zhao C, Chen Z, Xu X *et al.* Pink1/Parkin-mediated mitophagy play a protective role in cisplatin induced renal tubular epithelial cells injury. *Exp Cell Res* 2017; **350**: 390-397.

29. Lin Q, Li S, Jiang N *et al.* PINK1-parkin pathway of mitophagy protects against contrast-induced acute kidney injury via decreasing mitochondrial ROS and NLRP3 inflammasome activation. *Redox Biol* 2019; **26**: 101254.

30. Morigi M, Perico L, Rota C *et al.* Sirtuin 3-dependent mitochondrial dynamic improvements protect against acute kidney injury. *J Clin Invest* 2015; **125**: 715-726.

31. Kong X, Wang R, Xue Y *et al.* Sirtuin 3, a new target of PGC-1alpha, plays an important role in the suppression of ROS and mitochondrial biogenesis. *PLoS One* 2010; **5**: e11707.

32. Bordt EA, Clerc P, Roelofs BA *et al.* The putative Drp1 inhibitor mdivi-1 is a reversible mitochondrial complex I inhibitor that modulates reactive oxygen species. *Dev Cell* 2017; **40**: 583-594.

4

IMPACTO DA MICROBIOTA INTESTINAL SOBRE O RIM: MECANISMOS DE INTERAÇÃO E OPORTUNIDADES TERAPÊUTICAS

Ingrid Kazue Mizuno Watanabe
Niels Olsen Saraiva Câmara

◆

ASPECTOS GERAIS DA MICROBIOTA HUMANA

O corpo humano abriga diversas comunidades comensais de micróbios, principalmente em órgãos expostos ao meio ambiente, incluindo cavidade nasal, trato gastrintestinal, pulmões e pele. Tais comunidades de microrganismos, a microbiota, são formadas por fungos, vírus e, principalmente, bactérias. Estima-se que a razão do número de bactérias em relação à quantidade de células humanas é de 1:1[1], sendo sua grande maioria residente no intestino. Recentemente, a presença de microrganismos foi detectada, em condições fisiológicas, em tecidos e fluidos como a urina[2], que, até então, eram considerados estéreis, reforçando a importância da existência da microbiota.

A presença de microrganismos no corpo humano é descrita como uma relação simbiótica, na qual o homem fornece um ambiente adequado para a sobrevivência das populações microbianas, enquanto a microbiota exerce funções essenciais no desenvolvimento e manutenção da fisiologia humana, influenciando os sistemas nervoso[3], imunológico, cardiovascular[4] e o metabolismo. No intestino, a microbiota oferece inúmeros benefícios ao homem e participa ativamente na manutenção da homeostase, regulando o sistema imunológico e conferindo proteção contra patógenos, e nos processos de absorção,

metabolismo e armazenamento de nutrientes. A presença da microbiota intestinal é essencial para o desenvolvimento e função do intestino. Estudos experimentais utilizando animais *germfree* revelaram que a ausência de microrganismos acarreta a formação de vilosidades intestinais finas, uma rede vascular intestinal menos complexa, uma camada de muco menos espessa e presença de placas de Peyer e linfonodos mesentéricos imaturos, além de secreção reduzida de imunoglobulina A (IgA) e peptídeos antimicrobianos[5]. A microbiota intestinal também regula o repertório de células do sistema imunológico, regulando a migração e a função de neutrófilos[6] e direcionando a diferenciação das células T auxiliares em Th1, Th2, Th17 e T reguladoras e, consequentemente, a resposta imune e o *status* inflamatório[7]. A integridade da barreira intestinal ainda conta a produção de citocinas inflamatórias pelas células epiteliais intestinais por meio de receptores de reconhecimento de padrões microbianos[8,9] e a presença de junções intercelulares especializadas (*tight junctions*) entre as células epiteliais intestinais e a produção de citocinas inflamatórias que são reguladas pela presença de microrganismos comensais[10].

A microbiota intestinal é um componente essencial do metabolismo humano, uma vez que expressa enzimas que não são codificadas pelo genoma humano e são necessárias para a síntese de vitaminas e metabolização de polissacarídeos, e polifenóis. A fermentação de carboidratos, que não são digeridos pelo trato gastrintestinal do homem, gera inúmeros metabólitos benéficos, principalmente os denominados ácidos graxos de cadeia curta (AGCC). Os principais AGCC encontrados nas fezes humanas (acetato, propionato e butirato) exercem funções distintas igualmente importantes para o corpo humano. O acetato, além de ser essencial para o crescimento de outras bactérias comensais[11], participa na lipogênese, no metabolismo do colesterol e parece regular o apetite[12]. O butirato é a principal fonte de energia para os colonócitos e enterócitos humanos[13] e, aparentemente, possui efeitos benéficos sobre o metabolismo da glicose e geração de energia por meio da gliconeogênese intestinal[14]. O propionato participa da gliconeogênese hepática e intestinal[14] e da sinalização da saciedade por meio da ativação de seus receptores no intestino[15]. Outros metabólitos essenciais são gerados pela microbiota, incluindo vitaminas dos grupos B e K. Tais compostos são críticos para o próprio metabolismo microbiano, mas também possuem valor biológico para a fisiologia humana. Estima-se que a microbiota intestinal é responsável pela geração de mais de 25% da quantidade diária recomendada de vitaminas da família B, incluindo B_3, B_7, B_9 e B_{12}[16]. A lista de metabólitos ainda inclui os fitoquímicos, presentes em vegetais e com atividade antioxidante e antineoplásica[17], que são extraídos e ativados metabolicamente pela microbiota intestinal[18].

FATORES QUE INFLUENCIAM NA COMPOSIÇÃO DA MICROBIOTA INTESTINAL

O conceito de esterilidade do meio intrauterino foi debatido por muitos anos e atestado em consenso a partir da segunda metade do século passado[19]. De acordo com tal concepção, o útero seria um ambiente estéril e a colonização do corpo humano se iniciaria a partir do nascimento e se complementaria com a exposição ao meio ambiente e contato com outros seres vivos. Recentemente, com o emprego de modernas tecnologias de sequenciamento, inúmeros estudos contestaram tal visão de esterilidade intrauterina, demonstrando a presença de bactérias em regiões placentárias de gestações pré-termo e a termo[20] e de DNA bacteriano em fluido amniótico e mecônio[21], o que seria indicativo de que o processo de formação da microbiota se inicia antes do nascimento.

A microbiota intestinal é basicamente formada até os 3 anos de idade[22] e influenciada por inúmeros aspectos, incluindo forma de nascimento[23], uso de medicamentos[24], dieta[25] e fatores ambientais. A primeira exposição massiva a microrganismos ocorre no momento do nascimento e o perfil de micróbios a que o recém-nascido é exposto depende essencialmente da forma de nascimento. O parto vaginal favorece a colonização da pele, trato gastrintestinal e mucosas oronasais por bactérias *Lacto-*

bacillus, *Prevotella*e, *Sneathia* spp., perfil semelhante à microbiota vaginal. Já o parto cirúrgico favorece a colonização por bactérias dos gêneros *Staphylococcus*, *Corynebacterium* e *Propionibacterium* spp. encontradas na pele[23]. A formação da microbiota intestinal também é fortemente influenciada pelo tipo de amamentação nos primeiros meses de vida. O leite materno, além de ser rico em defensinas e imunoglobulinas A (IgA), pode conter até 10 milhões de bactérias/800mL, incluindo *Bifidobacterium*[26], *Lactobacillus*[27], *Staphylococcus* e *Streptococcus*[28], servindo de inóculo para o recém-nascido. Recentemente, grande estudo multicêntrico constatou que o aleitamento materno é o fator determinante para a composição da microbiota intestinal no início da vida e sua suspensão acelera a maturação da microbiota, processo caracterizado pela predominância do filo Firmicutes[29] e que coincide com a introdução de alimentos sólidos na dieta[30].

Ao longo da vida, a microbiota intestinal pode ser alterada por outros fatores como prática de exercício físico[31], processo de envelhecimento[32], doenças[33], entre outros. Entre eles, a dieta é um dos principais determinantes da composição da microbiota intestinal. Crianças residentes da zona rural da África, com dieta rica em fibras, apresentam microbiota intestinal com predominância do filo Bacteroidetes e abundância de bactérias do gênero *Prevotella* e *Xylanibacter* capazes de digerir polissacarídeos complexos de origem vegetal. Já crianças residentes da área de Florença (Itália), consumidoras de dieta ocidentalizada rica em alimentos industrializados, apresentam predominância de bactérias pertencentes ao filo Firmicutes concomitante à diminuição de representantes do filo Bacteroidetes, indicativo de dieta altamente calórica[34]. O aumento da proporção Firmicutes/Bacteroidetes é observado em indivíduos obesos e sua diminuição é constatada em casos de perda de peso oriunda de dieta hipocalórica[35]. A restrição calórica em casos de obesidade e sobrepeso também aumenta a diversidade de genes microbianos que está correlacionada à melhora de parâmetros metabólicos, incluindo PCR ultrassensível, índice HOMA e níveis de triglicérides[36]. A ocidentalização da dieta está intimamente relacionada à extinção de inúmeras espécies de bactérias e à consequente redução da diversidade da microbiota intestinal[37]. A baixa ingestão de fibras acarreta a diminuição de bactérias capazes de metabolizar carboidratos complexos e o alto consumo de alimentos industrializados leva a aumento de bactérias envolvidas no metabolismo xenobiótico de substâncias presentes em conservantes alimentares e substâncias petroquímicas[38].

Outra consequência desastrosa da modernização da sociedade sobre a microbiota intestinal é a utilização excessiva de substâncias antimicrobianas na Agropecuária e na Medicina, principalmente o consumo de antibióticos. A redução da diversidade da microbiota intestinal nos Estados Unidos ocorreu simultaneamente com a introdução de medidas de sanitização, como o consumo de água filtrada e clorada, e o uso precoce de antibióticos, cujos efeitos parecem ser acumulador e progressivo[39]. Inúmeros estudos demonstraram os efeitos deletérios dos antibióticos sobre a composição e funcionalidade da microbiota intestinal[40], a homeostasia intestinal e o metabolismo da glicose[41] e de lipídios[42]. As alterações da microbiota intestinal decorrentes do uso de antibióticos parecem ser semelhantes às encontradas em condições patológicas. O tratamento com antibióticos betalactâmicos acarreta alterações composicionais e funcionais na microbiota intestinal relacionadas ao metabolismo de glicose similares às observadas em indivíduos obesos[43]. Além disso, o uso de antibióticos pode aumentar a suscetibilidade a infecções intestinais causadas por patógenos oportunistas adquiridos ou pelo crescimento excessivo de espécies já residentes da microbiota. Estudos experimentais observaram que a perda da diversidade da microbiota intestinal pode acarretar um quadro crônico de infecção por *Clostridium difficile*[44,45]. Outro aspecto alarmante decorrente do excesso de consumo de antibióticos é a crescente resistência aos medicamentos existentes no mercado. A microbiota intestinal humana é considerada um reservatório de resistência aos antibióticos[46]. A análise de genes microbianos relacionados à resistência (resistoma), a partir de 252 amostras fecais provenientes de diversos países, revelou a existência de genes resistentes a 50 medicamentos de 68 classes e subclasses de antibióticos[47].

DISBIOSE

Apesar de ser constantemente exposta a inúmeros desafios ambientais, principalmente por meio de alterações na dieta e uso de antibióticos, a microbiota intestinal é um complexo ecossistema dinâmico com capacidade de preservar o equilíbrio homeostático entre as comunidades microbianas e o ser humano. Sua resiliência e resistência são capazes de conservar, de acordo com o tipo e o período de desafio, sua composição e funcionalidade diante de perturbações endógenas e exógenas. A resiliência da microbiota baseia-se em fatores ligados ao hospedeiro e fatores intrínsecos da comunidade microbiana. O homem contribui ativamente na manutenção da microbiota por meio de mecanismos que protegem contra a colonização por patógenos e favorece o crescimento de uma microbiota benéfica. Nesse contexto, o controle de agentes patogênicos é realizado por meio da secreção de peptídeos antimicrobianos[48], imunoglobulinas e ácidos biliares, e outras propriedades físico-químicas do trato intestinal, como o pH e a concentração de oxigênio, e o próprio movimento peristáltico[49]. Além disso, a camada de muco intestinal influencia na composição da microbiota, uma vez que é substrato para adesão de determinadas bactérias que expressam adesinas[50]. Já os mecanismos da própria microbiota para o controle e a seleção de seus componentes envolvem a competição e a cooperação por recursos, incluindo os AGCC que são essenciais para a sobrevivência de algumas espécies de bactérias[11], e a produção de substâncias com atividade antibacteriana (bacteriocinas[51] e antibióticos) e pequenas moléculas sinalizadoras difusas (*quorum sensing*)[52], para controlar o crescimento de populações competidoras.

Alterações na composição da microbiota com seu comprometimento funcional caracterizam o estado de disbiose e estão relacionadas a inúmeras doenças. Tais modificações podem acarretar o crescimento excessivo de populações patogênicas (patobiontes) e/ou a perda da diversidade e/ou a diminuição de comensais e seus efeitos benéficos. Foram propostos quatro tipos de associações entre a disbiose e as doenças: (1) alterações na microbiota podem preceder a doença e acarretar o seu desenvolvimento; (2) um terceiro fator pode causar tanto a doença quanto a disbiose, não havendo associação direta entre ambos; (3) a doença *per se* pode causar alterações na microbiota, o que pode (4) influenciar na gravidade e duração da doença[53]. Além de quadros de infecções entéricas, a disbiose encontra-se associada a processos inflamatórios envolvidos em inúmeras doenças crônicas, incluindo aterosclerose[54], diabetes[55] e obesidade[56]. Apesar da alta taxa de variação na composição da microbiota intestinal, a hipótese mais plausível até o momento é de que a diminuição dessa variabilidade aumenta o risco de desenvolvimento de doenças crônicas[57]. A disbiose pode ser causada por fatores endógenos, exógenos ou a combinação deles, que podem agir diretamente sobre a integridade da barreira intestinal por ação direta ou indireta sobre a microbiota. O comprometimento da barreira intestinal pode aumentar a permeabilidade do epitélio intestinal e, consequentemente, a translocação e o transporte paracelular de moléculas pró-inflamatórias que podem resultar na ativação do sistema imunológico e em inflamação. Esse fenômeno é observado em uma variedade de alterações gastrintestinais[58], diabetes[59,60] e alergias a alimentos[61].

INFLUÊNCIA DA MICROBIOTA INTESTINAL SOBRE O RIM

A microbiota intestinal é responsável pela geração de grande parte das toxinas urêmicas, a partir do metabolismo de aminoácidos, entre outros, que, em condições fisiológicas, são eliminadas pelo rim. O deterioramento da capacidade de *clearance* do rim acarreta o aumento excessivo de ureia e outras toxinas urêmicas na corrente sanguínea e, consequentemente, no intestino, na tentativa de se eliminar tal acúmulo. A prova irrefutável da importância da microbiota intestinal no contexto da doença renal é que pacientes renais crônicos submetidos à colectomia total apresentam baixas concentrações plasmáticas ou ausência de mais de 30 compostos em comparação a pacientes renais crônicos com cólon intacto[62]. Apesar de não haver entendimento pleno sobre os mecanismos envolvidos no acúmulo das toxinas urêmicas na doença renal, mais de 100 compostos já foram identificados e alguns estão intimamente relacionados à progressão de doenças cardiovasculares[63].

As altas concentrações de ureia aumentam as populações de bactérias que expressam urease capaz de converter ureia em amônia, que pode danificar a barreira intestinal[64]. Outras vias de metabolização são desviadas para o intestino em casos de falência renal grave, incluindo a do ácido úrico e do oxalato[65]. As alterações na composição da microbiota intestinal da doença renal parecem não se limitar a enzimas capazes de metabolizar toxinas, uma vez que incluem o aumento de populações formadoras de indol e p-cresol[66]. Pacientes renais crônicos apresentam aumento expressivo nas concentrações séricas de p-cresol e sulfato de indoxil (produto da metabolização do indol pelo fígado), mesmo após a hemodiálise[67]. Os efeitos deletérios dessas toxinas incluem ativação leucocitária, disfunção endotelial, hipertrofia e fibrose cardíaca e resistência à insulina[68], considerados fatores de risco cardiovascular na doença renal crônica (DRC)[69]. No rim, as toxinas acarretam lesão tubular renal[70], transição epitélio-mesenquimal[71], inflamação tubulointersticial e fibrose[72]. Além disso, o sulfato de indoxil e o p-cresol parecem exercer forte impacto negativo sobre a massa óssea no quadro da doença renal. Pacientes renais crônicos frequentemente apresentam quadro de osteoporose[73], que pode estar relacionado à capacidade de o sulfato de indoxil inibir a diferenciação e a função de osteoblastos[74] e osteoclastos[75] e diminuir a ação do hormônio da paratireoide sobre os ossos[76].

As alterações na microbiota intestinal são exacerbadas pela dieta com baixa ingestão de potássio e fósforo adotada pelos pacientes renais crônicos, que limita a ingestão de fibras vegetais, fonte amido resistente utilizado na geração de AGCC. A análise de amostras fecais de pacientes em diálise mostrou diminuição de bactérias geradoras de butirato[66], o que seria um fator agravante para o comprometimento da integridade da barreira intestinal, visto que tal AGCC é a principal fonte de energia dos colonócitos. Atualmente, há evidências que indicam que a barreira intestinal se encontra comprometida na DRC. Altas concentrações de sulfato de indoxil e p-cresol estão associadas a níveis elevados de marcadores inflamatórios (IL-6 e glutationa peroxidase) em pacientes renais crônicos[77]. Além disso, foi observada a presença de polímeros de diferentes tamanhos moleculares, administrados por via oral, na urina[78] e de DNA de bactérias de origem intestinal no plasma[79] de pacientes renais crônicos. O reconhecimento da presença da disbiose e alterações na homeostase intestinal como contribuidores pró-inflamatórios indicam a necessidade de se conduzir terapias complementares para atenuar os efeitos deletérios da disbiose na doença renal.

MANIPULAÇÃO TERAPÊUTICA DA MICROBIOTA INTESTINAL

A dieta é um dos aspectos mais determinantes da composição e funcionalidade da microbiota intestinal. Dessa forma, ela se apresenta como uma oportunidade única de se manipular a microbiota intestinal a favor da saúde e bem-estar do indivíduo. A dieta pode ser manipulada pela inclusão de nutrientes, prebióticos, probióticos e simbióticos.

A dieta tradicional indicada ao paciente renal crônico restringe a ingestão de alimentos ricos em potássio e fósforo, limitando o consumo de fibras vegetais. Além de prejudicar a geração de AGCC, o baixo consumo de fibras aliado à diminuição da ingestão de água e outros fatores, diminui o trânsito intestinal, podendo acarretar um quadro de constipação grave que está correlacionado a um declínio acentuado do ritmo de filtração glomerular[80]. Apesar de não haver indicação específica de consumo de fibras para pacientes renais crônicos, alguns estudos observaram os benefícios da inclusão de fibras na dieta renal crônica. Em teoria, a inclusão controlada de fibras vegetais, acrescida de alimentos simbióticos como queijo, iogurte e quelante de fósforo e potássio, poderia resultar em uma microbiota mais balanceada e em melhora de parâmetros inflamatórios e da função renal. A metanálise de 14 estudos clínicos reunindo 143 pacientes renais crônicos observou que a ingestão de fibras reduziu os níveis séricos de ureia e, de forma dose-dependente, de creatinina[81]. Outro estudo baseado em um banco de dados com 14.000 participantes observou associação entre o aumento da ingestão de fibras e a diminuição dos níveis de proteína C-reativa e na mortalidade na população renal crônica[82]. Apesar dos possíveis efeitos deletérios do aumento dos níveis de fósforo e potássio na DRC, a inclusão controlada de fibras na dieta renal crônica deve ser considerada como parte da terapêutica a ser adotada. Uma das principais causas de mortalidade nessa população são as complicações cardiovasculares[83] e a ingestão de fibras está associada a melhor controle de riscos cardiovasculares como glicemia, níveis de colesterol e pressão sanguínea[84]. Outras alternativas terapêuticas estão sendo avaliadas no contexto da doença renal.

Os prebióticos são definidos como ingredientes alimentícios não digeríveis pelo homem capazes de estimular o crescimento ou atividade de bactérias com efeitos benéficos à saúde. Dados experimentais demonstraram que a suplementação dietética com prebióticos atenua a produção de toxinas urêmicas pela microbiota intestinal[85,86]. Além disso, estudos intervencionais observaram que pacientes em hemodiálise submetidos à suplementação dietética com inulina enriquecida com oligofrutose apresentaram baixos níveis séricos de sulfato de indoxil e p-cresol[87]. De modo similar, a ingestão de amido resistente diminuiu os níveis séricos de toxinas urêmicas em pacientes em hemodiálise[88]. Apesar de

29

inúmeros resultados positivos observados com a utilização de prebióticos, alguns estudos clínicos não observaram efeitos benéficos sobre os níveis de toxinas urêmicas[89,90]. Tal inconsistência de resultados pode ser atribuída à dieta que, na maior parte dos estudos, não foi monitorada, e à própria microbiota intestinal do paciente renal crônico, incapaz de responder aos prebióticos.

Outra ferramenta dietética disponível são os probióticos definidos como microrganismos vivos, que, quando administrados em quantidades adequadas, geram benefícios à saúde do hospedeiro[91]. Os mecanismos de ação dos probióticos baseiam-se na modulação da resposta imune, manutenção da integridade da barreira intestinal, produção de substâncias antibacterianas e competição por nutrientes, entre outros[92]. Estudos experimentais observaram que a suplementação com probióticos levou a uma redução dos níveis sanguíneos de ureia nitrogenada[93], toxinas urêmicas e mediadores inflamatórios (LPS, IL-6 e proteína C- reativa)[94]. Estudos clínicos também demonstraram efeitos benéficos dos probióticos sobre a função renal. A administração oral de *Bifidobacterium longum* reduz os níveis séricos de homocisteína e sulfato de indoxil em pacientes em hemodiálise[95,96]. A suplementação por 6 meses com uma combinação de *Lactobacillus acidophilus*, *Bifidobacterium longum* e *Streptococcus thermophilus* reduziu os níveis sanguíneos de ureia nitrogenada e melhorou a qualidade de vida de 46 pacientes em estágios 3 e 4 da DRC[97]. De modo similar, a administração oral de *Lactobacillus casei Shirota* durante oito semanas diminuiu os níveis séricos de ureia de pacientes sem alterar a creatinina em estágios 3 e 4[98]. Infelizmente, assim como observado nos estudos com prebióticos, até o momento, a suplementação com probióticos parece amenizar apenas alguns aspectos da DRC. As limitações dos estudos devem-se, em parte, ao número reduzido de pacientes e ao curto período de administração do probiótico. Além disso, o ambiente intestinal renal crônico, rico em amônia e outras toxinas urêmicas, desfavorece o processo de recuperação da microbiota[99].

A combinação de prebióticos e probióticos (sinbióticos) foi proposta para aumentar a sobrevivência dos probióticos no trato gastrintestinal, podendo estimular seletivamente sua proliferação e seus efeitos benéficos. Acredita-se que os benefícios dos simbióticos são superiores aos dos pre e probióticos. Porém, até o momento, não há dados de estudo clínicos comparando seus efeitos. O uso de simbióticos parece reduzir os níveis sanguíneos de ureia nitrogenada[100] e retardar o declínio do ritmo de filtração glomerular[101] em pacientes renais crônicos em fase não dialítica. Outros estudos também indicam que os simbióticos diminuem os níveis circulantes de p-cresol na DRC[102,103]. Além disso, a administração de simbióticos acarreta alterações benéficas na composição da microbiota intestinal por meio de um enriquecimento de bifidobactéria[102,104].

Os estudos conduzidos até o momento, realizados para avaliar o efeito de terapias dietéticas utilizando fibras, pre, pro e simbióticos na DRC, indicam que tais intervenções podem atenuar alguns efeitos deletérios do eixo microbiota intestinal e rim. No entanto, para o sucesso dessas terapias, alguns aspectos devem ser considerados, incluindo a dieta como um dos principais moduladores da microbiota intestinal e a variabilidade da própria microbiota que pode ou não ser capaz de responder a tais tratamentos.

REFERÊNCIAS BIBLIOGRÁFICAS

1. Sender R, Fuchs S, Milo R. Revised estimates for the number of human and bacteria cells in the body. *PLoS Biol* 2016; **14**: e1002533.
2. Wolfe AJ, Brubaker L. Urobiome updates: advances in urinary microbiome research. *Nat Rev Urol* 2019; **16**: 73-74.
3. Sherwin E, Bordenstein SR, Quinn JL *et al.* Microbiota and the social brain. *Science* 2019; **366**: 587.
4. Brown JM, Hazen SL. Microbial modulation of cardiovascular disease. *Nat Rev Microbiol* 2018; **16**: 171-181.
5. Sommer F, Backhed F. The gut microbiota--masters of host development and physiology. *Nat Rev Microbiol* 2013; **11**: 227-238.
6. Zhang DC, Frenette PS. Cross talk between neutrophils and the microbiota. *Blood* 2019; **133**: 2168-2177.
7. Lee N, Kim WU. Microbiota in T-cell homeostasis and inflammatory diseases. *Exp Mol Med* 2017; **49**: e340.
8. Allaire JM, Crowley SM, Law HT *et al.* The intestinal epithelium: central coordinator of mucosal immunity. *Trends Immunol* 2018; **39**: 677-696.
9. Lei-Leston AC, Murphy AG, Maloy KJ. Epithelial cell inflammasomes in intestinal immunity and inflammation. *Frontiers Immunol* 2017; **8**: 1168.
10. Castoldi A, de Aguiar CF, Moraes-Vieira PM *et al.* They must hold tight: junction proteins, microbiota and immunity in intestinal mucosa. *Curr Protein Pept Sci* 2015; **16**: 655-671.
11. Duncan SH, Holtrop G, Lobley GE *et al.* Contribution of acetate to butyrate formation by human faecal bacteria. *Br J Nutr* 2004; **91**: 915-923.
12. Frost G, Sleeth ML, Sahuri-Arisoylu M *et al.* The short-chain fatty acid acetate reduces appetite via a central homeostatic mechanism. *Nat Commun* 2014; **5**: 3611.
13. Donohoe DR, Garge N, Zhang XX *et al.* The microbiome and butyrate regulate energy metabolism and autophagy in the mammalian colon. *Cell Metab* 2011; **13**: 517-526.
14. De Vadder F, Kovatcheva-Datchary P, Goncalves D *et al.* Microbiota-generated metabolites promote metabolic benefits via gut-brain neural circuits. *Cell* 2014; **156**: 84-96.
15. Chambers ES, Viardot A, Psichas A *et al.* Effects of targeted delivery of propionate to the human colon on appetite regulation, body weight maintenance and adiposity in overweight adults. *Gut* 2015; **64**: 1744-1754.
16. Magnusdottir S, Ravcheev D, de Crecy-Lagard V *et al.* Systematic genome assessment of B-vitamin biosynthesis suggests cooperation among gut microbes. *Front Genet* 2015; **6**: 148.
17. Scharlau D, Borowicki A, Habermann N *et al.* Mechanisms of primary cancer prevention by butyrate and other products formed during gut flora-mediated fermentation of dietary fibre. *Mutation Res* 2009; **682**: 39-53.
18. Bowey E, Adlercreutz H, Rowland I. Metabolism of isoflavones and lignans by the gut microflora: a study in germ-free and human flora associated rats. *Food Chem Toxicol* 2003; **41**: 631-636.

19. Escherich T. The intestinal bacteria of the neonate and breast-fed infant. *Rev Infect Dis* 1988; **10**: 1220-1225.

20. Stout MJ, Conlon B, Landeau M *et al.* Identification of intracellular bacteria in the basal plate of the human placenta in term and preterm gestations. *Am J Obstet Gynecol* 2013; **208**: 226.e1-7.

21. Rautava S, Luoto R, Salminen S *et al.* Microbial contact during pregnancy, intestinal colonization and human disease. *Nat Rev Gastroenterol Hepatol* 2012; **9**: 565-576.

22. Yatsunenko T, Rey FE, Manary MJ *et al.* Human gut microbiome viewed across age and geography. *Nature* 2012; **486**: 222-227.

23. Dominguez-Bello MG, Costello EK, Contreras M *et al.* Delivery mode shapes the acquisition and structure of the initial microbiota across multiple body habitats in newborns. *Proc Nat Acad Sci USA* 2010; **107**: 11971-11975.

24. Greenwood C, Morrow AL, Lagomarcino AJ *et al.* Early empiric antibiotic use in preterm infants is associated with lower bacterial diversity and higher relative abundance of Enterobacter. *J Pediatr* 2014; **165**: 23-29.

25. Gueimonde M, Laitinen K, Salminen S *et al.* Breast milk: a source of bifidobacteria for infant gut development and maturation? *Neonatology* 2007; **92**: 64-66.

26. Yoshioka H, Iseki K, Fujita K. Development and differences of intestinal flora in the neonatal period in breast-fed and bottle-fed infants. *Pediatrics* 1983; **72**: 317-321.

27. Martin R, Langa S, Reviriego C *et al.* Human milk is a source of lactic acid bacteria for the infant gut. *J Pediatr* 2003; **143**: 754-758.

28. Heikkila MP, Saris PE: Inhibition of *Staphylococcus aureus* by the commensal bacteria of human milk. *J Appl Microbiol* 2003; **95**: 471-478.

29. Stewart CJ, Ajami NJ, O'Brien JL *et al.* Temporal development of the gut microbiome in early childhood from the TEDDY study. *Nature* 2018; **562**: 583-588.

30. Bergstrom A, Skov TH, Bahl MI *et al.* Establishment of intestinal microbiota during early life: a longitudinal, explorative study of a large cohort of Danish infants. *Appl Environ Microbiol* 2014; **80**: 2889-2900.

31. Barton W, Penney NC, Cronin O *et al.* The microbiome of professional athletes differs from that of more sedentary subjects in composition and particularly at the functional metabolic level. *Gut* 2018; **67**: 625-633.

32. Odamaki T, Kato K, Sugahara H *et al.* Age-related changes in gut microbiota composition from newborn to centenarian: a cross-sectional study. *BMC Microbiol* 2016; **16**: 90.

33. Chang JY, Antonopoulos DA, Kalra A *et al.* Decreased diversity of the fecal Microbiome in recurrent Clostridium difficile-associated diarrhea. *J Infect Dis* 2008; **197**: 435-438.

34. De Filippo C, Cavalieri D, Di Paola M *et al.* Impact of diet in shaping gut microbiota revealed by a comparative study in children from Europe and rural Africa. *Proc Nat Acad Sci USA* 2010; **107**: 14691-14696.

35. Ley RE, Turnbaugh PJ, Klein S *et al.* Microbial ecology: human gut microbes associated with obesity. *Nature* 2006; **444**: 1022-1023.

36. Cotillard A, Kennedy SP, Kong LC *et al.* Dietary intervention impact on gut microbial gene richness. *Nature* 2013; **500**: 585-588.

37. Segata N. Gut Microbiome: Westernization and the disappearance of intestinal diversity. *Curr Biol* 2015; **25**: R611-R613.

38. Rampelli S, Schnorr SL, Consolandi C *et al.* Metagenome sequencing of the hadza hunter-gatherer gut microbiota. *Curr Biol* 2015; **25**: 1682-1693.

39. Blaser MJ. Antibiotic use and its consequences for the normal microbiome. *Science* 2016; **352**: 544-545.

40. Ferrer M, Mendez-Garcia C, Rojo D *et al.* Antibiotic use and microbiome function. *Biochem Pharmacol* 2017; **134**: 114-126.

41. Zarrinpar A, Chaix A, Xu ZZ *et al.* Antibiotic-induced microbiome depletion alters metabolic homeostasis by affecting gut signaling and colonic metabolism. *Nat Commun* 2018; **9**: 2872.

42. Kuno T, Hirayama-Kurogi M, Ito S *et al.* Reduction in hepatic secondary bile acids caused by short-term antibiotic-induced dysbiosis decreases mouse serum glucose and triglyceride levels. *Scient Reports* 2018; **8**: 1253.

43. Hernandez E, Bargiela R, Diez MS *et al.* Functional consequences of microbial shifts in the human gastrointestinal tract linked to antibiotic treatment and obesity. *Gut Microbes* 2013; **4**: 306-315.

44. Lawley TD, Clare S, Walker AW *et al.* Antibiotic treatment of clostridium difficile carrier mice triggers a supershedder state, spore-mediated transmission, and severe disease in immunocompromised hosts. *Infect Immun* 2009; **77**: 3661-3669.

45. Buffie CG, Jarchum I, Equinda M *et al.* Profound alterations of intestinal microbiota following a single dose of clindamycin results in sustained susceptibility to Clostridium difficile-induced colitis. *Infect Immun* 2012; **80**: 62-73.

46. Sommer MOA, Dantas G, Church GM. Functional characterization of the antibiotic resistance reservoir in the human microflora. *Science* 2009; **325**: 1128-1131.

47. Forslund K, Sunagawa S, Kultima JR *et al.* Country-specific antibiotic use practices impact the human gut resistome. *Genome Res* 2013; **23**: 1163-1169.

48. Salzman NH, Hung K, Haribhai D *et al.* Enteric defensins are essential regulators of intestinal microbial ecology. *Nat Immunol* 2010; **11**: 76-83.

49. Hadizadeh F, Walter S, Belheouane M *et al.* Stool frequency is associated with gut microbiota composition. *Gut* 2017; **66**: 559-560.

50. Juge N. Microbial adhesins to gastrointestinal mucus. *Trends Microbiol* 2012; **20**: 30-39.

51. Garcia-Gutierrez E, Mayer MJ, Cotter PD *et al.* Gut microbiota as a source of novel antimicrobials. *Gut Microbes* 2019; **10**: 1-21.

52. LaSarre B, Federle MJ. Exploiting quorum sensing to confuse bacterial pathogens. *Microbiol Mol Biol Rev* 2013; **77**: 73-111.

53. Frank DN, Zhu W, Sartor RB *et al.* Investigating the biological and clinical significance of human dysbioses. *Trends Microbiol* 2011; **19**: 427-434.

54. Jie Z, Xia H, Zhong SL *et al.* The gut microbiome in atherosclerotic cardiovascular disease. *Nat Commun* 2017; **8**: 845.

55. Sircana A, Framarin L, Leone N *et al.* Altered gut microbiota in Type 2 diabetes: just a coincidence? *Curr Diab Reports* 2018; **18**: 98.

56. Muscogiuri G, Cantone E, Cassarano S *et al.* Gut microbiota: a new path to treat obesity. *Int J Obes Suppl* 2019; **9**: 10-19.

57. Wilkins LJ, Monga M, Miller AW. Defining dysbiosis for a cluster of chronic diseases. *Scient Reports* 2019; **9**: 12918.

58. Camilleri M. Leaky gut: mechanisms, measurement and clinical implications in humans. *Gut* 2019; **68**: 1516-1526.

59. Sapone A, de Magistris L, Pietzak M *et al.* Zonulin upregulation is associated with increased gut permeability in subjects with type 1 diabetes and their relatives. *Diabetes* 2006; **55**: 1443-1449.

60. Jayashree B, Bibin YS, Prabhu D *et al.* Increased circulatory levels of lipopolysaccharide (LPS) and zonulin signify novel biomarkers of proinflammation in patients with type 2 diabetes. *Mol Cell Biochem* 2014; **388**: 203-210.

61. Perrier C, Corthesy B. Gut permeability and food allergies. *Clin Exp Allergy* 2011; **41**: 20-28.

62. Aronov PA, Luo FJG, Plummer NS *et al.* Colonic contribution to uremic solutes. *J Am Soc Nephrol* 2011; **22**: 1769-1776.

63. Jovanovich A, Isakova T, Stubbs J. Microbiome and cardiovascular disease in CKD. *Clin J Am Soc Nephrol* 2018; **13**: 1598-1604.

64. Vaziri ND, Yuan J, Norris K. Role of Urea in intestinal barrier dysfunction and disruption of epithelial tight junction in chronic kidney disease. *Am J Nephrol* 2013; **37**: 1-6.

65. Vaziri ND, Wong J, Pahl M *et al.* Chronic kidney disease alters intestinal microbial flora. *Kidney Int* 2013; **83**: 308-315.

66. Wong J, Piceno YM, DeSantis TZ *et al.* Expansion of urease- and uricase-containing, indole- and p-cresol-forming and contraction of short-chain fatty acid-producing intestinal microbiota in ESRD. *Am J Nephrol* 2014; **39**: 230-237.

67. Kalim S, Wald R, Yan AT *et al.* Extended duration nocturnal hemodialysis and changes in plasma metabolite profiles. *Clin J Am Soc Nephrol* 2018; **13**: 436-444.

68. Vanholder R, Schepers E, Pletinck A *et al.* The uremic toxicity of indoxyl sulfate and p-cresyl sulfate: asystematic review. *J Am Soc Nephrol* 2014; **25**: 1897-1907.

69. Chronic Kidney Disease Prognosis Consortium, Matsushita K, van der Velde M *et al.* Association of estimated glomerular filtration rate and albuminuria with all-cause and cardiovascular mortality in general population cohorts: a collaborative meta-analysis. *Lancet* 2010; **375**: 2073-2081.

70. Watanabe H, Miyamoto Y, Honda D *et al.* p-Cresyl sulfate causes renal tubular cell damage by inducing oxidative stress by activation of NADPH oxidase. *Kidney Int* 2013; **83**: 582-592.

71. Sun CY, Chang SC, Wu MS. Uremic toxins induce kidney fibrosis by activating intrarenal renin-angiotensin-aldosterone system associated epithelial-to-mesenchymal transition. *PloS One* 2012; **7**: e34026.

72. Mutsaers HAM, Stribos EGD, Glorieux G *et al.* Chronic kidney disease and fibrosis: the role of uremic retention solutes. *Front Med* 2015; **2**: 60.

73. West SL, Patel P, Jamal SA. How to predict and treat increased fracture risk in chronic kidney disease. *J Intern Med* 2015; **278**: 19-28.

74. Kim YH, Kwak KA, Gil HW *et al.* Indoxyl sulfate promotes apoptosis in cultured osteoblast cells. *BMC Pharmacol Toxicol* 2013; **14**: 60.

75. Mozar A, Louvet L, Godin C *et al.* Indoxyl sulphate inhibits osteoclast differentiation and function. *Nephrol Dial Transpl* 2012; **27**: 2176-2181.

76. Iwasaki Y, Yamato H, Nii-Kono T *et al.* Insufficiency of PTH action on bone in uremia. *Kidney Int* 2006; **70**: S34-S36.

77. Rossi M, Campbell KL, Johnson DW *et al.* Protein-bound uremic toxins, inflammation and oxidative stress: across-sectional study in stage 3-4 chronic kidney disease. *Arch Med Res* 2014; **45**: 309-317.

78. Magnusson M, Magnusson KE, Sundqvist T *et al.* Impaired intestinal barrier function measured by differently sized polyethylene glycols in patients with chronic-renal-failure. *Gut* 1991; **32**: 754-759.

79. Shi KH, Wang FQ, Jiang HL *et al.* Gut bacterial translocation may aggravate microinflammation in hemodialysis patients. *Digest Dis Sci* 2014; **59**: 2109-2117.

80. Sumida K, Molnar MZ, Potukuchi PK *et al.* Constipation and incident CKD. *J Am Soc Nephrol* 2017; **28**: 1248-1258.

81. Chiavaroli L, Mirrahimi A, Sievenpiper JL *et al.* Dietary fiber effects in chronic kidney disease: a systematic review and meta-analysis of controlled feeding trials. *Eur J Clin Nutr* 2015; **69**: 761-768.

82. Krishnamurthy VMR, Wei G, Baird BC *et al.* High dietary fiber intake is associated with decreased inflammation and all-cause mortality in patients with chronic kidney disease. *Kidney Int* 2012; **81**: 300-306.

83. Thompson S, James M, Wiebe N *et al.* Cause of death in patients with reduced kidney function. *J Am Soc Nephrol* 2015; **26**: 2504-2511.

84. Reynolds A, Mann J, Cummings J *et al.* Carbohydrate quality and human health: a series of systematic reviews and meta-analyses. *Lancet* 2019; **393**: 434-445.

85. Kieffer DA, Piccolo BD, Vaziri ND *et al.* Resistant starch alters gut microbiome and metabolomic profiles concurrent with amelioration of chronic kidney disease in rats. *Am J Physiol Renal Physiol* 2016; **310**: F857-F871.

86. Furuse SU, Ohse T, Jo-Watanabe A *et al.* Galacto-oligosaccharides attenuate renal injury with microbiota modification. *Physiol Reports* 2014; **2**: e12029.

87. Meijers BKI, De Preter V, Verbeke K *et al.* p-Cresyl sulfate serum concentrations in haemodialysis patients are reduced by the prebiotic oligofructose-enriched inulin. *Nephrol Dial Transpl* 2010; **25**: 219-224.

88. Sirich TL, Plummer NS, Gardner CD *et al.* Effect of increasing dietary fiber on plasma levels of colon-derived solutes in hemodialysis patients. *Clin J Am Soc Nephrol* 2014; **9**: 1603-1610.

89. Elamin S, Alkhawaja MJ, Bukhamsin AY *et al.* Gum arabic reduces C-reactive protein in chronic kidney disease patients without affecting urea or indoxyl sulfate levels. *Int J Nephrol* 2017; **2017**: 9501470.

90. Poesen R, Evenepoel P, de Loor H *et al.* The influence of prebiotic arabinoxylan oligosaccharides on microbiota derived uremic retention solutes in patients with chronic kidney disease: arandomized controlled trial. *PloS One* 2016; **11**: e0153893.

91. Hill C, Guarner F, Reid G *et al.* Expert consensus document. The International Scientific Association for Probiotics and Prebiotics consensus statement on the scope and appropriate use of the term probiotic. *NatRev Gastroenterol Hepatol* 2014; **11**: 506-514.

92. Siciliano RA, Mazzeo MF. Molecular mechanisms of probiotic action: a proteomic perspective. *Curr Opin Microbiol* 2012; **15**: 390-396.

93. Ranganathan N, Patel B, Ranganathan P *et al.* Probiotic amelioration of azotemia in 5/6th nephrectomized Sprague-Dawley rats. *Scient World J* 2005; **5**: 652-660.

94. Yoshifuji A, Wakino S, Irie J *et al.* Gut Lactobacillus protects against the progression of renal damage by modulating the gut environment in rats. *Nephrol Dial Transplant* 2016; **31**: 401-412.

95. Takayama F, Taki K, Niwa T. Bifidobacterium in gastro-resistant seamless capsule reduces serum levels of indoxyl sulfate in patients on hemodialysis. *Am J Kidney Dis* 2003; **41**: S142-S145.

96. Taki K, Takayama F, Niwa T. Beneficial effects of Bifidobacteria in a gastroresistant seamless capsule on hyperhomocysteinemia in hemodialysis patients. *J Renal Nutr* 2005; **15**: 77-80.

97. Ranganathan N, Ranganathan P, Friedman EA *et al.* Pilot study of probiotic dietary supplementation for promoting healthy kidney function in patients with chronic kidney disease. *Adv Ther* 2010; **27**: 634-647.

98. Miranda Alatriste PV, Urbina Arronte R, Gomez Espinosa CO *et al.* Effect of probiotics on human blood urea levels in patients with chronic renal failure. *Nutr Hosp* 2014; **29**: 582-590.

99. Vaziri ND. Effect of Synbiotic Therapy on gut-derived uremic toxins and the intestinal microbiome in patients with CKD. *Clin J Am Soc Nephrol* 2016; **11**: 199-201.

100. Dehghani H, Heidari F, Mozaffari-Khosravi H *et al.* Synbiotic supplementations for azotemia in patients with chronic kidney disease: a randomized controlled trial. *Iran J Kidney Dis* 2016; **10**: 351-357.

101. Pavan M. Influence of prebiotic and probiotic supplementation on the progression of chronic kidney disease. *Minerva Urol Nefrol* 2016; **68**: 222-226.

102. Rossi M, Johnson DW, Morrison M *et al.* Synbiotics easing renal failure by improving gut microbiology (SYNERGY): arandomized trial. *Clin J Am Soc Nephrol* 2016; **11**: 223-231.

103. Guida B, Germano R, Trio R *et al.* Effect of short-term synbiotic treatment on plasma p-cresol levels in patients with chronic renal failure: a randomized clinical trial. *Nutr Metabol Cardiov Dis* 2014; **24**: 1043-1049.

104. Cruz-Mora J, Martinez-Hernandez NE, Martin del Campo-Lopez F *et al.* Effects of a symbiotic on gut microbiota in Mexican patients with end-stage renal disease. *J Ren Nutr* 2014; **24**: 330-335.

5

NEFROPATIA POR CRISTAIS: NOVOS ASPECTOS CELULARES E MOLECULARES DA LESÃO RENAL

Orestes Foresto Neto
Niels Olsen Saraiva Câmara

◆

INTRODUÇÃO

Os rins são suscetíveis à formação de cristais, pois a secreção mineral e a concentração da urina favorecem a supersaturação e a cristalização, podendo resultar no desenvolvimento de diferentes tipos de nefropatia por cristais e litíase renal. A nefropatia resultante não depende apenas das propriedades físico-químicas do cristal, mas também de vias de sinalização acionadas pelos cristais, que culminam em diferentes tipos de lesão renal. Nos túbulos, o depósito de cristais depende da presença ou ausência de inibidores de cristalização e da presença de proteínas que facilitam a adesão do cristal às membranas de celulares tubulares[1]. O ultrafiltrado glomerular supersaturado por minerais, proteínas ou metabólitos pode promover a repentina formação de cristais, levando a episódios de lesão renal aguda (LRA), com lesão de células tubulares, inflamação renal e comprometimento da função renal. Por outro lado, a supersaturação contínua pode promover a formação de cristais por longos períodos, com obstrução dos túbulos e remodelação do tecido renal, resultando em doença renal crônica (DRC)[1,2]. Embora não seja uma das principais causas de doença renal em estágio terminal, a formação de cristais nos rins é um fator contribuinte importante para o aumento do número de pacientes com necessidade de terapias de reposição renal[3].

Neste capítulo, abordaremos os aspectos celulares e moleculares das doenças renais que envolvem a formação de cristais nos túbulos renais como elemento causador predominante da inflamação e lesão tecidual. Esperamos que os dados da literatura apresentados aumentem a compreensão da patogênese da doença, estimulando o surgimento de pesquisas mais amplas, levando à identificação de novos alvos moleculares e ao desenvolvimento de tratamentos inovadores para os pacientes afetados pela doença.

INFLAMAÇÃO E FIBROSE RENAL INDUZIDAS POR CRISTAIS

Cristais de diferentes composições e formas podem ser reconhecidos por receptores em células do sistema imune e em células do parênquima renal, desencadeando cascatas inflamatórias que culminam com a inflamação renal[1]. A imunidade inata é uma primeira linha de reconhecimento e sinalização do nosso organismo contra o dano causado por patógenos ou mesmo moléculas endógenas resultantes de lesão tecidual. O sistema imune inato conta com extensa rede de mecanismos de receptores e vias de sinalização, envolvidos no reconhecimento de agentes agressores[4].

Os *Toll-Like Receptors* (TLRs) são receptores inatos e na membrana celular se encontram unidos a proteínas de membrana ou intracelulares, como a *myeloid differentiation primary response 88* (MyD88), promovendo, quando ativados por padrões moleculares associados ao dano celular (conhecidos como *DAMPs*) ou outras moléculas, a ativação de fatores de transcrição, como o *nuclear factor-kappa B* (NF-κB). A ativação do sistema NF-κB pode ocorrer também por ação de espécies reativas de oxigênio, promovendo o aumento de transcrição de genes envolvidos no processo inflamatório, como, por exemplo, as pró-interleucinas-1β e 18. Essas citocinas apresentam ação inflamatória quando ativadas por complexos proteicos conhecidos como inflamassomas.

O inflamassoma *nucleotide-binding oligomerization domain, leucine-rich repeat and pyrin domain containing-3* (inflamassomo NLRP3) é um dos responsáveis por esse processo de clivagem e ativação das interleucinas ativas. Ele pode ser acionado pelos próprios *DAMPs* ou por espécies reativas de oxigênio, promovendo a mudança na conformação da pró-caspase 1 em caspase-1 ativa e a maturação dessas pró-interleucinas em IL-1β e IL-18 clivadas e ativas[4]. Esse ambiente inflamatório leva ao recrutamento de células imunes, como macrófagos e linfócitos, e a ativação da via TLR4/NF-κB e a do inflamassoma NLRP3 estão envolvidas em lesões tubulointersticiais de diferentes etiologias[5,6], incluindo as causadas por alguns tipos de cristais[1,7].

Cristais são reconhecidos pelo TLR4 em células tubulares e em células imunes residentes no tecido renal e promovem a ativação do sistema NF-κB via MyD88 e o aumento de citocinas[1]. Utilizando o modelo de nefrite tubulointersticial por cristais de 2,8-di-hidroxiadenina (2,8-DHA) pelo excesso de adenina na dieta, foi demonstrado que camundongos *knockout* para os genes que expressam TLR2, TLR4 e MyD88 são protegidos contra a inflamação renal quando comparados aos animais *wildtype*[7]. Mais tarde, utilizando ratos submetidos ao mesmo modelo de lesão renal por cristais de 2,8-DHA, a inibição do NF-κB com uma droga sintética também resultou em melhora da inflamação tubulointersticial, confirmando a importância da via TLR4/MyD88/NF-κB na doença renal por cristais de 2,8-DHA. Recentemente foi demonstrado que a suplementação da dieta com óleo de peixe, que é rico em ácidos graxos ômega-3, tais como o docosa-hexaenoico (DHA), resulta em redução da produção de citocinas pró-inflamatórias resultantes dessa via, tais como IL-1β e IL-6, e melhora da inflamação renal em camundongos submetidos ao modelo de sobrecarga de adenina na dieta[8]. Contudo, ainda não se sabe ao certo como esse reconhecimento cristal-TLR4 ocorre, sendo um tema importante para novas pesquisas.

O inflamassoma NLRP3 pode ser ativado por cristais em células imunes residentes no interstício renal, resultando no aumento da produção de IL-1β e IL-18[1], e essa ativação pode-se dar de diferentes formas. Cristais de urato monossódico (MSU) em contato com a membrana plasmática de macrófagos favorecem o efluxo de íons K[+] e ativação do inflamassoma NLRP3, com aumento da produção de IL-1β[9]. O cálcio liberado dos cristais amorfos de fosfato de cálcio nos fagolisossomos também é capaz de ativar o inflamassoma NLRP3[10].

Outros cristais, quando fagocitados por células imunes, desestabilizam a membrana dos lisossomos e provocam a liberação de catepsina B no citosol, o que resulta em ativação do inflamassoma NLRP3 e produção de IL-1β. A interação da IL-1β com seus receptores nas células tubulares renais promove inflamação. Os receptores de IL-1β, quando ativados, promovem a ativação do sistema NF-κB, aumentando a expressão de pro-IL-1. As *DAMPs*, liberadas por células tubulares ativadas e em necrose, podem ativar esses receptores em outras células tubulares ou em células imunes, desencadeando uma resposta exacerbada que promove a amplificação do processo de inflamação/morte celular conhecido como "necroinflamação"[1].

Já foi demonstrado que a deficiência de NLRP3 reduziu a inflamação renal e a progressão da DRC induzida pela formação de cristais de oxalato de cálcio (CaOx) intratubulares em camundongos[11]. A administração de CP-456773 (um inibidor específico de NLRP3) atenuou o desenvolvimento de inflamação e de fibrose renal induzida por cristais de adenina e de oxalato em camundongos[12].

Os mecanismos responsáveis pelo desenvolvimento de fibrose a partir de um insulto que promove lesão/inflamação tubular ainda não foram totalmente elucidados. Na transição fenotípica de células epiteliais para um fenótipo mesenquimal, com perda de adesão célula-célula, reorganização do citoesqueleto de actina, aumento da síntese de proteínas da matriz extracelular e invasividade, um mecanismo conhecido como transição epitélio-mesenquimal (TEM) pode estar envolvido nesse processo[13,14]. Recentemente, foi demonstrado que células de epitélio tubular proximal humano em cultura com CaOx apresentaram perda da expressão de marcadores de células epiteliais e passaram a expressar marcadores de células mesenquimais, um fenômeno característico da TEM, e essa alteração fenotípica foi associada ao aumento da expressão de *transforming growth factor beta* (TGF-β), um fator pró-fibrótico, por essas células. Ao tratar essas células tubulares expostas ao CaOx com *bone morphogenic protein-7* (BMP-7), uma citocina com efeito antifibrótico por inibir a expressão de TGF-β, a TEM foi bloqueada[15]. Além disso, já foi demonstrado *in vitro* que, na presença de CaOx, macrófagos também secretam TGF-β e promovem a TEM de células tubulares renais[16], ressaltando ainda mais o papel da TEM no processo que culmina com a fibrose renal pela presença de cristais nos túbulos renais.

Além da via de sinalização clássica, o NLRP3 pode apresentar um papel relacionado à via do TGF-β, mas independente da formação do complexo inflamassoma, na DRC por cristais de CaOx. Em camundongos, a inibição do NLRP3 com um precursor do β-hidroxibutirato resultou em melhora da inflamação e da fibrose renal, não por interferir na ativação do inflamassoma e na produção de IL-1β, mas por inibir a sinalização do receptor de TGF-β e por reduzir a polarização de macrófagos para o fenótipo pró-inflamatório no tecido renal[17]. Dessa forma, independente das vias de sinalização por ele ativadas, o NLRP3 também apresenta um papel relevante na fibrose renal induzida por cristais e pode tornar-se importante alvo terapêutico no tratamento da doença.

FORMAÇÃO DE GRANULOMAS E LESÃO INTERSTICIAL NA DRC INDUZIDA POR CRISTAIS

A elevada concentração urinária de oxalato[17], ácido úrico[18], cistina[19] e adenina[20] pode resultar em cristalização nos rins e desenvolvimento de DRC. Os cristais associados à DRC podem depositar-se em diferentes seguimentos dos néfrons[1]. Por ser uma porção que reabsorve grande parte do filtrado glomerular, o túbulo proximal está mais exposto à formação de cristais de minerais, metabólitos e proteínas. O ramo ascendente da alça de Henle secreta uromodulina, que pode formar agregados nos túbulos distais. Nos túbulos distais também podem-se acumular cristais com cálcio em sua composição ou de ácido úrico. Entretanto, o ácido úrico, preferencialmente, precipita-se e forma cristais nos ductos coletores.

Os cristais presentes nos túbulos renais podem translocar-se para o interstício renal, onde promovem inflamação tubulointersticial e fibrose renal. Esse processo de "extratubulação" foi demonstrado sequencialmente no modelo experimental de DRC por sobrecarga de adenina na dieta[20]. De forma semelhante à que ocorre nos indivíduos com deficiência da enzima responsável por metabolizar a adenina (adenina fosforribosiltransferase, APRT), o excesso de adenina na dieta resultou em formação de cristais de 2,8-DHA nos túbulos renais dos animais[21]. Células possivelmente de origem epitelial tubular (por expressarem moléculas desse tipo celular, como a E-caderina) encapsulam então os agregados de cristais do lúmen tubular, formando um "neoepitélio" ao redor do agregado. A maior parte dessas estruturas encontra-se nos túbulos proximais e, em paralelo à sua formação, macrófagos infiltram essa região e circundam os cristais. Em seguida, ocorre ruptura da membrana basal tubular, abrindo caminho para a translocação do cristal para o interstício renal, com a conseguinte reconstrução do epitélio tubular e membrana basal. O cristal, já segregado do túbulo e dentro do interstício, é rodeado por macrófagos e fibroblastos. Esses muitos macrófagos, que tentam insistentemente fagocitar e combater os grandes aglomerados de cristais, frequentemente se fundem, dando origem às células gigantes multinucleadas[20]. Essa estrutura formada pelos cristais e células imunes é conhecida como granuloma e sua formação já foi demonstrada por diversos estudos anteriores utilizando esse mesmo modelo de DRC por cristais[21,22]. A presença de cristais de 2,8-DHA e granulomas no interstício renal perpetua a inflamação e a lesão renal.

Pacientes com hiperuricemia de longa data também podem apresentar depósito de cristais de urato e desenvolver lesão tubulointersticial e DRC. Os cristais geralmente estão localizados nos ductos coletores, túbulos e/ou no interstício renal e geralmente formam granulomas contendo leucócitos e células gigantes[18,23]. A formação do granuloma por esses cristais é em parte resultado do aumento na produção da molécula *macrophage migration inhibitory factor* (MIF) pelo epitélio tubular, uma molécula que estimula células T e macrófagos no tecido renal[1]. A falha dessas células em limpar os agregados de cristal de ácido úrico mantém uma resposta inflamatória local no centro do granuloma, que é semelhante à resposta desencadeada por granulomas causados por organismos infecciosos. Já a resposta imune na periferia do granuloma se assemelha bastante à resposta de cicatrização de feridas, caracterizada pela ativação de células mesenquimais que promovem fibrose tecidual. Esse padrão de resposta é muito evidente nos granulomas por cristais de ácido úrico da medula renal[1].

CITOTOXICIDADE DIRETA POR CRISTAIS NOS TÚBULOS RENAIS

Os cristais também apresentam efeito citotóxico direto sobre as células renais. Células tubulares podem engolfar cristais de diferentes tipos, e os fagolisossomos formados se fundem com os lisossomos, na tentativa de digerir esses cristais com suas enzimas proteolíticas[1]. Cristais contendo cálcio liberam cálcio no citosol e, assim, ativam vias de necrose celular mediadas por calpaínas e IL-1α[24]. Cristais maiores não digeríveis, como os de CaOxe de MSU, podem sobrecarregar os fagolisossomos, rompendo-os e liberando enzimas proteolíticas, como a catepsina B, que clivam o receptor citosólico *receptor-interacting serine/threonine-protein kinase* 1 (RIPK1). A degradação do RIPK1 leva à formação de um complexo formado por duas diferentes proteínas, o receptor RIPK3 e a pseudoquinase *mixed lineage kinase domain-like* (MLKL), conhecido como o necrossomo. Esse complexo RIPK3-MLKL promove a morte da célula tubular por uma forma regulada de necrose chamada de necroptose[1,25]. A ativação da via RIPK3-MLKL é um dos principais mecanismos de citotoxicidade direta causados por cristais nos túbulos renais.

Além disso, cristais de CaOx também podem induzir a ferroptose de células tubulares *in vivo*, resultando em LRA[26]. Ferroptose é uma forma de necrose celular em que o estresse oxidativo originado pelo metabolismo alterado do ferro promove a peroxidação lipídica na célula, resultando em morte celular[27]. Entretanto, os mecanismos pelos quais os cristais de CaOx promovem a ferroptose das células tubulares ainda são desconhecidos, sendo necessários mais estudos *in vitro* para elucidar essa questão.

A participação de células não pertencentes ao parênquima renal vem sendo cada vez mais estudada nas nefropatias por cristais. O dano renal causado por cristais pode envolver a participação de neutrófilos e outras células imunes. Os neutrófilos são fagócitos muito abundantes no sangue e que patrulham todos os tecidos para reconhecer bactérias e engolfar detritos celulares ou outras micropartículas. Ao encontrarem essas partículas, os neutrófilos podem expulsar o DNA nuclear e mitocondrial, com liberação de histonas e proteases citoplasmáticas, formando uma espécie de "rede" que envolve a partícula para que os macrófagos façam a posterior remoção fagocítica. Esse processo é chamado de "armadilha extracelular de neutrófilos" (*neutrophil extracellular trap*, NET)[28]. A liberação de NETs por neutrófilos pode ou não envolver a morte celular, já alguns estímulos desencadeiam a liberação de NETs a partir de neutrófilos com a membrana celular intacta e ainda apresentando funções fagocíticas residuais[29]. As NETs estão envolvidas não apenas em doenças infecciosas, mas também em várias formas de lesões estéreis dos tecidos, incluindo necrose tecidual, autoinflamação e autoimunidade[30].

Na LRA experimental por isquemia/reperfusão, os neutrófilos infiltrados no tecido renal sofrem NETose, ou seja, produzem NETs, com liberação de *DAMPs*, como as histonas, que são citotóxicos quando liberados e exacerbam a lesão das células epiteliais tubulares da isquemia/reperfusão. A necrose pós-isquêmica das células tubulares resulta também na liberação de DAMPs, promovendo a formação de NETs como um segundo evento, processo que exacerba ainda mais a lesão renal[31]. Essas evidências sugerem que a formação de NETs pode exercer um papel patogênico na LRA por cristais.

Já foi demonstrado *in vitro* que cristais de diversos tamanhos e formas, incluindo cristais de CaOx e de MSU, podem induzir a necrose de neutrófilos seguida pela formação de NETs, e que esse processo de morte celular é regulado pela via RIPK1-RIPK3-MLKL[32]. Entretanto, ainda não existem experimentos *in vivo* que esclareçam se as NETs atuam no tecido renal danificado por cristais. Além disso, existem relatos de que as "armadilhas extracelulares" também são liberadas por outras células imunes, como macrófagos[33,34]. Esses achados também levantam a possibilidade de que esse fenômeno ocorra com os macrófagos atraídos pelos cristais nos rins. Contudo, o papel das NETs na lesão tubular das nefropatias por cristais ainda representa um *gap* de conhecimento, sendo uma oportunidade para novas pesquisas.

A necrose celular induzida pela citotoxicidade dos cristais promove a liberação de DAMPs, como histonas, DNA mitocondrial, DNA de fita dupla, a proteína *high mobility group protein 1* (HMGB1), ATP e ácido úrico e citocinas pró-inflamatórias da célula para o compartimento extracelular[2,35]. Essas moléculas podem interagir com TLR4 e o inflamassoma NLRP3 em células inflamatórias ou em células tubulares, ativando vias que promovem a ativação e/ou necrose dessas outras células. Por sua vez, essas novas células em necrose também liberam citocinas e outros DAMPs que se ligam aos receptores de outras células e promovem sua necrose, resultando em necroinflamação[35].

COMPONENTES DO METABOLISMO CELULAR NA LESÃO RENAL AGUDA INDUZIDA POR CRISTAIS

O metabolismo celular é o conjunto de diversas reações químicas orquestradas por enzimas que resulta em síntese e degradação de moléculas e gera energia para as células desempenharem suas funções. Mudanças no metabolismo das células podem refletir em fenótipos e funcionalidades diferentes, podendo até resultar em morte celular. Como exemplo clássico, subtipos distintos de células T demonstram diferenças no metabolismo que se correlacionam com suas funções imunológicas especializadas. Nas doenças, as células T com função imune prejudicada parecem ser igualmente metabolicamente comprometidas[36]. Recentemente, tem sido demonstrado que alterações do metabolismo em células epiteliais tubulares também estão envolvidas nos mecanismos que resultam em lesão renal[37,38]. Assim, é possível que alterações em componentes do metabolismo celular possam estar envolvidas no processo de lesão renal por cristais.

Em um recente estudo[39], foi demonstrado que a necrose de células tubulares e fibroblastos em cultura induzida por cristais de CaOx ou por MSU envolvia disfunção mitocondrial. Os cristais são fagocitados pelas células tubulares e ocorre ruptura dos fagolisossomos, com liberação de catepsinas e aumento da atividade da peptidilprolilisomerase F (PPIF), uma proteína que promove a abertura de poros de membrana mitocondrial[40,41], resultando em transição de permeabilidade mitocondrial, com perda de potencial de membrana, influxo de água e perda das cristas mitocondriais. Esse processo, por sua vez, aumenta o estresse oxidativo, que ativa a via RIPK3-MLKL e aumenta a toxicidade celular pelos cristais. Nesse mesmo estudo[39], a lesão tubular resultante da indução de nefropatia por cristais de CaOx foi menor em camundongos deficientes para os genes que expressam PPIF e MLKL, quando comparada à lesão tubular de camundongos que expressam ambas as proteínas ou uma delas. Entretanto, a função renal do grupo de animais com deficiência para ambos os genes foi semelhante à função renal dos grupos de animais com deficiência para PPIF e MLKL separadamente. Além disso, o tratamento com um inibidor da transição de permeabilidade mitocondrial somado a um inibidor de necroptose não foi mais eficiente do que os tratamentos individuais. Em um contraponto em humanos, pacientes com LRA induzida por oxalato, a imunocoloração do tecido renal revelou positividade tubular difusa para PPIF e positividade focal para MLKL em células tubulares lesadas[39].

Diante desses achados, a transição de permeabilidade mitocondrial e a necroptose parecem atuar de forma redundante no processo que resulta em morte de células tubulares na LRA por oxalato. É de se ressaltar também que a inibição de ambos os promotores de necrose não protegeu completamente os rins, sugerindo que outras vias podem atuar na patogênese da nefropatia por CaOx.

Alterações no metabolismo energético de macrófagos renais têm sido associadas à patogênese da doença renal[42]. Camundongos submetidos ao modelo de DRC por obstrução unilateral do ureter (UUO) apresentaram aumento na expressão da ezima piruvato quinase M2 (PKM2) no tecido renal, que foi associado com alteração de metabolismo celular e desenvolvimento de fibrose renal nesses animais[43]. A PKM2 catalisa uma etapa crítica da glicólise, transferindo um grupo fosfato do fosfoenolpiruvato para a molécula ADP, levando à geração de piruvato e ATP. Ao contrário da respiração mitocondrial, a geração de energia pela PKM2 é independente do suprimento de oxigênio e ocorre em condições hipóxicas[44,45]. Diante dessas evidências, é possível que alterações do metabolismo energético de células imunes ou não imunes estejam também envolvidas na LRA por cristais.

Em um estudo em andamento em nosso laboratório (dados não publicados), observamos no modelo de nefropatia por cristais de CaOx (Figura 5.1) que camundongos geneticamente modificados por meio do sistema Cre-lox para não expressarem PKM2 em monócitos e macrófagos maduros (animais LysMcre-PKM2[fl]) apresentam redução nos níveis séricos de creatinina quando comparados aos animais que expressam normalmente PKM2, sugerindo uma proteção contra a perda de função renal pela regulação do PKM2 nesses tipos celulares.

É conhecido que macrófagos polarizados para o subtipo M1 (caráter pró-inflamatório) apresentam metabolismo preferencialmente glicolítico, enquanto macrófagos polarizados para o subtipo M2 (caráter anti-inflamatório) são dependentes do metabolismo oxidativo[46]. Dessa forma, nossos achados sugerem que a ausência de uma enzima envolvida na via glicolítica, a PKM2, impede a polarização de macrófagos para o subtipo M1 pró-inflamatório, atenuando a perda de função renal em animais expostos aos cristais de CaOx. Contudo, mais estudos são necessários para desvendar o papel das alterações de metabolismo energético de células imunes nas nefropatias por cristais. Além disso, ainda não é claro se as células tubulares também sofrem alterações de metabolismo pela presença dos cristais no tecido renal e se essas alterações exercem algum papel na citotoxicidade e na patogênese da LRA.

Em conjunto, esses estudos sugerem que combinações de terapias para diferentes alvos moleculares podem apresentar efeitos aditivos na citotoxicidade e lesão renal por cristais. Contudo, esses alvos terapêuticos ainda precisam ser explorados em nefropatias por outros tipos de cristais além dos cristais de CaOx.

CONCLUSÕES

A supersaturação de minerais, metabólitos ou proteínas em nosso corpo pode resultar em cristalização no interior dos túbulos renais. Diversos fatores, como genéticos[47,48] e hábitos alimentares[49,50], podem estar associados à formação de cristais renais. Os cristais podem causar obstrução tubular e lesão/necrose das células epiteliais tubulares, resultante em inflamação e lesão renal. Diversas vias de sinalização estão envolvidas na patogênese das doenças renais causadas pelos cristais. A ativação do necrossoma e do NLRP3 pelos cristais, bem como alterações em componentes do metabolismo celular, em células imunes ou renais, são importantes eventos que

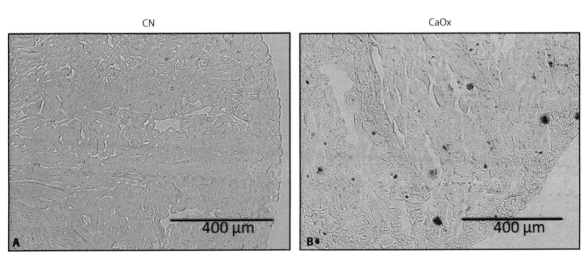

Figura 5.1 – Secções de rins de camundongos submetidas à coloração de Pizzolato. **A)** Tecido renal de um animal saudável. **B)** Presença de cristais intratubulares (coloração preta) nos animais expostos ao modelo de nefropatia por oxalato de cálcio (CaOx).

podem culminar em inflamação e, eventualmente, em fibrose renal. Contudo, os mecanismos moleculares envolvidos no *link* entre os processos de formação dos cristais nos túbulos renais, morte celular, inflamação e fibrose renal ainda não foram totalmente elucidados. Melhor compreensão da fisiopatologia das nefropatias por cristais pode ajudar a melhorar os resultados obtidos na clínica, definindo novos alvos celulares e moleculares para limitar a perda de função renal dos pacientes.

REFERÊNCIAS BIBLIOGRÁFICAS

1. Mulay SR, Anders HJ. Crystal nephropathies: mechanisms of crystal-induced kidney injury. *Nat Rev Nephrol* 2017; **13**: 226-240.
2. Mulay SR, Shi C, Ma X, *et al*. Novel insights into crystal-induced kidney injury. *Kidney Dis (Basel)* 2018; **4**: 49-57.
3. Rule AD, Krambeck AE, Lieske JC. Chronic kidney disease in kidney stone formers. *Clin J Am Soc Nephrol* 2011; **6**: 2069-2075.
4. Andrade-Oliveira V, Foresto-Neto O, Watanabe IKM, *et al*. Inflammation in renal diseases: new and old players. *Front Pharmacol* 2019; **10**: 1192.
5. Lee JW, Kim SC, Ko YS, *et al*. Renoprotective effect of paricalcitol via a modulation of the TLR4-NF-κB pathway in ischemia/reperfusion-induced acute kidney injury. *Biochem Biophys Res Commun* 2014; **444**: 121-127.
6. Foresto-Neto O, Ávila VF, Arias SCA, *et al*. NLRP3 inflammasome inhibition ameliorates tubulointerstitial injury in the remnant kidney model. *Lab Invest* 2018; **98**: 773-782.
7. Correa-Costa M, Braga TT, Semedo P, *et al*. Pivotal role of Toll-like receptors 2 and 4, its adaptor molecule MyD88, and inflammasome complex in experimental tubule-interstitial nephritis. *PLoS One* 2011; **6**: e29004.
8. Henao Agudelo JS, Baia LC, Ormanji MS, *et al*. Fish oil supplementation reduces inflammation but does not restore renal function and Klotho expression in an adenine-Induced CKD model. *Nutrients* 2018; **10**: pii: E1283.
9. Hari A, Zhang Y, Tu Z, *et al*. Activation of NLRP3 inflammasome by crystalline structures via cell surface contact. *Sci Rep* 2014; **4**: 7281.
10. Mulay SR, Anders HJ. Crystallopathies. *N Engl J Med* 2016; **374**: 2465-2476.
11. Knauf F, Asplin JR, Granja I, *et al*. NALP3-mediated inflammation is a principal cause of progressive renal failure in oxalate nephropathy. *Kidney Int* 2013; **84**: 895-901.
12. Ludwig-Portugall I, Bartok E, Dhana E, *et al*. An NLRP3-specific inflammasome inhibitor attenuates crystal-induced kidney fibrosis in mice. *Kidney Int* 2016; **90**: 525-539.
13. Zeisberg M, Kalluri R. The role of epithelial-to-mesenchymal transition in renal fibrosis. *J Mol Med (Berl)* 2004; **82**: 175-181.
14. Kalluri R, Neilson EG. Epithelial-mesenchymal transition and its implications for fibrosis. *J Clin Invest* 2003; **112**: 1776-1784.
15. Convento MB, Pessoa EA, Cruz E, *et al*. Calcium oxalate crystals and oxalate induce an epithelial-to-mesenchymal transition in the proximal tubular epithelial cells: Contribution to oxalate kidney injury. *Sci Rep* 2017; **7**: 45740.
16. Kanlaya R, Sintiprungrat K, Thongboonkerd V. Secreted products of macrophages exposed to calcium oxalate crystals induce epithelial mesenchymal transition of renal tubular cells via RhoA-dependent TGF-β1 pathway. *Cell Biochem Biophys* 2013; **67**: 1207-1215.
17. Anders HJ, Suarez-Alvarez B, Grigorescu M, *et al*. The macrophage phenotype and inflammasome component NLRP3 contributes to nephrocalcinosis-related chronic kidney disease independent from IL-1-mediated tissue injury. *Kidney Int* 2018; **93**: 656-669.
18. Kim YG, Huang XR, Suga S, *et al*. Involvement of macrophage migration inhibitory factor (MIF) in experimental uric acid nephropathy. *Mol Med* 2000; **6**: 837-848.
19. Prencipe G, Caiello I, Cherqui S, *et al*. Inflammasome activation by cystine crystals: implications for the pathogenesis of cystinosis. *J Am Soc Nephrol* 2014; **25**: 1163-1169.
20. Okabe C, Borges RL, de Almeida DC, *et al*. NF-κB activation mediates crystal translocation and interstitial inflammation in adenine overload nephropathy. *Am J Physiol Renal Physiol* 2013; **305**: F155-163.
21. Yokozawa T, Zheng PD, Oura H, *et al*. Animal model of adenine-induced chronic renal failure in rats. *Nephron* 1986; **44**: 230-234.
22. Oyama Y, Hashiguchi T, Taniguchi N, *et al*. High-mobility group box-1 protein promotes granulomatous nephritis in adenine-induced nephropathy. *Lab Invest* 2010; **90**: 853-866.
23. Emmerson BT, Row PG. Editorial: an evaluation of the pathogenesis of gouty kidney. *Kidney Int* 1975; **8**: 65-71.
24. Gross O, Yazdi AS, Thomas CJ, *et al*. Inflammasome activators induce interleukin-1α secretion via distinct pathways with differential requirement for the protease function of caspase-1. *Immunity* 2012; **36**: 388-400.
25. Honarpisheh M, Foresto-Neto O, Desai J, *et al*. Phagocytosis of environmental or metabolic crystalline particles induces cytotoxicity by triggering necroptosis across a broad range of particle size and shape. *Sci Rep* 2017; **7**: 15523.
26. Linkermann A, Skouta R, Himmerkus N, *et al*. Synchronized renal tubular cell death involves ferroptosis. *Proc Natl Acad Sci U S A* 2014; **111**: 16836-16841.
27. Xie Y, Hou W, Song X, *et al*. Ferroptosis: process and function. *Cell Death Differ* 2016; **23**: 369-379.
28. Brinkmann V, Reichard U, Goosmann C, *et al*. Neutrophil extracellular traps kill bacteria. *Science* 2004; **303**: 1532-1535.
29. Nakazawa D, Marschner JA, Platen L, *et al*. Extracellular traps in kidney disease. *Kidney Int* 2018; **94**: 1087-1098.
30. Jorch SK, Kubes P. An emerging role for neutrophil extracellular traps in noninfectious disease. *Nat Med* 2017; **23**: 279-287.
31. Nakazawa D, Kumar SV, Marschner J, *et al*. Histones and Neutrophil Extracellular Traps Enhance Tubular Necrosis and Remote Organ Injury in Ischemic AKI. *J Am Soc Nephrol* 2017; **28**: 1753-1768.
32. Desai J, Foresto-Neto O, Honarpisheh M, *et al*. Particles of different sizes and shapes induce neutrophil necroptosis followed by the release of neutrophil extracellular trap-like chromatin. *Sci Rep* 2017; **7**: 15003.
33. Okubo K, Kurosawa M, Kamiya M, *et al*. Macrophage extracellular trap formation promoted by platelet activation is a key mediator of rhabdomyolysis-induced acute kidney injury. *Nat Med* 2018; **24**: 232-238.
34. Oda M, Kurosawa M, Yamamoto H, *et al*. Sulfated vizantin induces formation of macrophage extracellular traps. *Microbiol Immunol* 2018; **62**: 310-316.
35. Mulay SR, Linkermann A, Anders HJ. Necroinflammation in Kidney Disease. *J Am Soc Nephrol* 2016; **27**: 27-39.
36. Munford H, Dimeloe S. Intrinsic and extrinsic determinants of T cell metabolism in health and disease. *Front Mol Biosci* 2019; **6**: 118.
37. Kang HM, Ahn SH, Choi P, *et al*. Defective fatty acid oxidation in renal tubular epithelial cells has a key role in kidney fibrosis development. *Nat Med* 2015; **21**: 37-46.
38. Han SH, Malaga-Dieguez L, Chinga F, *et al*. Deletion of Lkb1 in renal tubular epithelial cells leads to CKD by altering metabolism. *J Am Soc Nephrol* 2016; **27**: 439-453.
39. Mulay SR, Honarpisheh MM, Foresto-Neto O, *et al*. Mitochondria permeability transition versus necroptosis in oxalate-induced AKI. *J Am Soc Nephrol* 2019; **30**: 1857-1869.

40. Nakagawa T, Shimizu S, Watanabe T, *et al.* Cyclophilin D-dependent mitochondrial permeability transition regulates some necrotic but not apoptotic cell death. *Nature* 2005; **434**: 652-658.

41. Baines CP, Kaiser RA, Purcell NH, *et al.* Loss of cyclophilin D reveals a critical role for mitochondrial permeability transition in cell death. *Nature* 2005; **434**: 658-662.

42. Chen G, Chen H, Wang C, *et al.* Rapamycin ameliorates kidney fibrosis by inhibiting the activation of mTOR signaling in interstitial macrophages and myofibroblasts. *PLoS One* 2012; **7**: e33626.

43. Yin XN, Wang J, Cui LF, *et al.* Enhanced glycolysis in the process of renal fibrosis aggravated the development of chronic kidney disease. *Eur Rev Med Pharmacol Sci* 2018; **22**: 4243-4251.

44. Israelsen WJ, Vander Heiden MG. Pyruvate kinase: function, regulation and role in cancer. *Semin Cell Dev Biol* 2015; **43**: 43-51.

45. Alquraishi M, Puckett DL, Alani DS, *et al.* Pyruvate kinase M2: A simple molecule with complex functions. *Free Radic Biol Med* 2019; **143**: 176-192.

46. Viola A, Munari F, Sánchez-Rodríguez R, *et al.* The metabolic signature of macrophage responses. *Front Immunol* 2019; **10**: 1462.

47. Nishiura JL, Neves RF, Eloi SR, *et al.* Evaluation of nephrolithiasis in autosomal dominant polycystic kidney disease patients. *Clin J Am Soc Nephrol* 2009; **4**: 838-844.

48. Ferreira LG, Pereira AC, Heilberg IP. Vitamin D receptor and calcium-sensing receptor gene polymorphisms in hypercalciuric stone-forming patients. *Nephron Clin Pract* 2010; **114**: c135-144.

49. Hattori CM, Tiselius HG, Heilberg IP. Whey protein and albumin effects upon urinary risk factors for stone formation. *Urolithiasis* 2017; **45**: 421-428.

50. Martini LA, Cuppari L, Cunha MA, *et al.* Potassium and sodium intake and excretion in calcium stone forming patients. *J Ren Nutr* 1998; **8**: 127-131.

6

NOVAS FACES DO ÁCIDO ÚRICO NA DOENÇA RENAL

Magaiver Andrade Silva
Niels Olsen Saraiva Câmara

INTRODUÇÃO

O ácido úrico (AU) é o produto final do metabolismo das purinas. A elevação dos níveis séricos de AU leva a um quadro de hiperuricemia, que comumente está associado com a patogênese da gota e urolitíase, devido à formação e depósito teciduais do AU na forma de cristais de urato monossódico (MSU)[1]. Na maioria dos mamíferos, o AU é convertido pela enzima uricase em alantoína, o que permite a redução dos níveis plasmáticos desse metabólito[2]. Em humanos, o gene da uricase não é funcional decorrente de mutação genética ao longo do processo evolutivo das espécies, resultando em níveis séricos mais altos do que em outros mamíferos. Embora tenha sido proposto que essa mutação no gene da uricase seja uma vantagem evolutiva sobre outros primatas[3], devido à ação antioxidante do AU, os altos níveis de AU (hiperuricemia) é associada à patogênese de diversas doenças, como hipertensão, diabetes, doenças cardiovasculares e renal[4-6].

Em relação à doença renal, foco deste capítulo, estudo prospectivo realizado em um período de 12 anos demonstrou que aproximadamente 20 a 60% de pacientes com gota desenvolveram disfunção renal[7]. Em outro estudo, 18 a 30% da população investigada com gota (análise *post-mortem*) morreu decorrente do estágio final da doença renal crônica (DRC)[8]. Embora fossem claras as evidências da associação entre gota e doença renal, no passado, os altos níveis de AU em pacientes não eram considerados um fator importante na patogênese ou progressão da doença renal. Acreditava-se que os níveis elevados de AU seria consequência de um quadro hipertensivo ou devido ao declínio da função renal, acarretando a redução da excreção do AU e consequente aumento das concentrações plasmáticas. Nesse contexto, o tratamento da hiperuricemia era recomendado a pacientes renais que apresentassem gota ou cálculos renais formados a partir da precipitação do AU[9].

Posteriormente, estudos em que o AU, *per se*, poderia predizer o desenvolvimento da doença renal em indivíduos saudáveis ou com função renal comprometida evidenciou que o AU é um fator de risco independente para a redução da função renal[10-12]. Ainda, indicaram que a diminuição das concentrações plasmáticas de AU retardou o desenvolvimento da DRC, o que denotou o potencial deletério do AU para o rim[13,14].

Classicamente, os efeitos deletérios do AU foram atribuídos a seu depósito na forma de cristais no rim, onde atuam estimulando ativação da resposta inflamatória e provocando o dano tecidual[15,16]. Entretanto, estudos em humanos e experimentais demonstraram que mesmo em um quadro de hiperuricemia leve, sem o depósito dos cristais no tecido, é possível observar arteriolopatia renal, dano tubular e fibrose tubulointersticial, hipertrofia glomerular e glomerulosclerose[17-19]. O fato de se observar nesses estudos a presença de lesão na ausência do depósito de cristais de AU indicou que o AU na sua forma solúvel (AUs) também estaria envolvido no desenvolvimento e progressão da doença renal. Ainda, estudos *in vitro* demonstraram a ação direta do AUs sobre células renais e imunes, revelando seu potencial inflamatório e pró-fibrótico.

Neste capítulo abordaremos os efeitos do AU, especialmente da sua forma solúvel, e os novos mecanismos que orquestram os eventos patológicos que levam à progressão ou ao desenvolvimento da DRC, como a fibrose renal. Ainda discutiremos a possibilidade do AU em modular o metabolismo de células renais e, dessa forma, contribuir para o desenvolvimento da doença renal.

FIBROSE RENAL E INFLAMAÇÃO: UMA BREVE ABORDAGEM

A fibrose renal inicia-se como uma resposta benéfica à lesão, no entanto a persistência da condição prejudicial induz a uma fibrose patológica resultando em glomerulosclerose, atrofia e dilatação tubular, rarefação dos capilares glomerulares e peritubulares e fibrose tubulointersticial[20,21]. Esses eventos são resultados de um processo inflamatório complexo dividido em vários estágios, com infiltração de células inflamatórias (neutrófilos e macrófagos), ativação de células mesangiais e fibroblastos, transição fenotípica de células endoteliais e epiteliais, apoptose celular e depósito de proteínas da matriz extracelular que é orquestrada por citocinas e quimiocinas, fatores de crescimento, moléculas de adesão e vias de sinalização intracelular[22]. Número crescente de trabalhos demonstra o potencial do AU em deflagrar a resposta inflamatória renal e modular diferentes mecanismos celulares e moleculares.

Pesquisas utilizando ratos com hiperuricemia leve demonstraram a presença de infiltrado inflamatório no glomérulo e células inflamatórias no interstício renal[19,23]. Além disso, esses animais apresentaram aumento na produção de citocinas e quimiocinas inflamatórias[24,25]. Esses estudos destacam que o processo inflamatório desempenha um papel fundamental no desenvolvimento da lesão renal induzida por AU, sendo esse um dos principais eventos pelo qual o AU pode contribuir para o desenvolvimento da fibrose renal. Atualmente, novas evidências têm esclarecido os mecanismos pelos quais o AU causa inflamação e leva à fibrose renal.

ÁCIDO ÚRICO SOLÚVEL E MECANISMOS INFLAMATÓRIOS

O AUs é regulado no meio intracelular através de transportadores que controlam sua entrada e excreção fisiológica, esses são divididos em duas categorias: 1. transportadores que medeiam a reabsorção de urato, incluindo o transportador de ânion urato 1 (URAT1), transportador de ânion orgânico 4 (OAT4) e transportador de glicose 9 (GLUT9); e 2. transportadores que medeiam a excreção de urato, como os transportadores de ânions orgânicos (OAT), incluindo OAT1 e OAT3, transportador de urato (UAT), proteína de resistência multidrogas 4 (MRP4/ABCC4), transportadores de cassetes de ligação à ATP G2 (ABCG-2) e a proteína de transporte de fosfato dependente de sódio[26].

Uma vez no meio intracelular, seja pela captação extracelular, seja pela síntese no interior das células, o AUs é capaz de induzir estresse oxidativo, um dos primeiros eventos deletérios causados pelo AU, sendo um evento comum em diferentes tipos celulares, como células endoteliais, mesangiais, epitelial tubular e macrófagos[27-29]. Recentemente, foi demonstrado que o estresse oxidativo gerado por ação do AUs induz apoptose em células renais tubulares proximais por ativar NADPH oxidase e por causar alterações no potencial de membrana mitocondrial e na expressão de Bax (uma proteína pró-apoptótica que interage com membrana da mitocôndria permitindo a abertura dos canais iônicos dependentes de voltagem). O AUs é capaz de aumentar expressivamente os níveis de Bax em mais de 60% e reduzir a expressão de proteína inibidora da apoptose ligada ao X, levando assim à ativação da caspase-9[30]. Essas ações dependem em grande parte do transportador URAT1 (que permite a entrada do AUs no meio intracelular), uma vez que a inibição desse transportador foi capaz de reverter parcialmente a apoptose celular induzida pelo AUs[2,3].

O estresse oxidativo, além de induzir apoptose, ativa diferentes vias de sinalização intracelular, como MAPKs, PI3K/Akt, fatores transcricionais, como fator nuclear kappa B (NF-κB), os quais estão associadas à inflamação. Estudos recentes demonstram que a hiperuricemia induz o acúmulo de linfócitos T e macrófagos no rim, acompanhado pelo aumento na expressão de fator de necrose tumoral-alfa (TNF-α), proteína quimioatraente de monócito-1 (MCP-1) e a quimiocina regulada por ativação, normal T expressa e secretada (RANTES/CCL5)[31]. Células epiteliais tubulares proximais são capazes de produzir esses mediadores inflamatórios quando estimuladas diretamente com AUs via NF-κB. Esses achados revelam o potencial das células tubulares em contribuir para amplificação do processo inflamatório por induzir o recrutamento de células inflamatórias em consequência da ação das citocinas e quimiocinas liberadas pelo estímulo do AUs[31].

Os macrófagos têm sido comumente associados ao desenvolvimento da fibrose renal e apresentam papel fundamental na progressão da nefropatia hiperuricêmica[32,33]. No estudo de Braga *et al*, a ativação de macrófagos induzida por AUs culminou na produção de interleucina-1 beta (IL-1β). Além disso, no rim de animais submetidos ao modelo experimental de obstrução unilateral do ureter (UUO), ocorreu aumento dos níveis

AU e IL-1β, este último possivelmente produzido por macrófagos que são recrutados para o tecido durante a lesão renal. O tratamento dos animais com alopurinol (inibidor da síntese de AU) reduziu os níveis de AU eIL-1β[34], sugerindo que o AUs leva à ativação de macrófagos e, como consequência, à produção de IL-1β. Outros estudos, em modelos experimentais de hiperuricemia leve, demonstram que os animais apresentaram aumento das citocinas inflamatórias, TNF, IL-1β, IL-6, IL-18 e também de componentes do inflamassoma, como a proteína NLRP3, proteína adaptadora ASC e caspase-1[35,36].

Nos últimos anos, um número crescente de trabalhos tem associado o inflamassoma NLRP3 na lesão epitelial tubular e fibrose renal, sendo este implicado na patogênese de uma variedade de condições experimentais de lesão renal[37-40]. O AU, tanto na forma de cristais quanto solúvel, ativa o NLRP3, potencializando o processo inflamatório, e contribui para o desenvolvimento da fibrose renal. O estímulo induzido por AUs em células mesangiais, as quais compartilham propriedades similares a células apresentadoras de antígeno (como macrófagos), aumentou a expressão de NLRP3 e IL-1β dependente do receptor tipo Toll (TLR) 4[41]. Resultados similares também foram observados em células epiteliais tubulares proximais ativadas com AUs[42,43]. É importante destacar que a ativação do inflamassoma NLRP3 é realizada em duas etapas, em que a primeira necessita de um estímulo que induza a ativação do NF-κB via TLRs, condição necessária para as células expressarem os componentes do inflamassoma, como pró-IL-1β, pró-IL-18, e o NLRP3[44]. Após a ativação, o NLRP3 recruta, via interações moleculares, a proteína adaptadora ASC e a protease caspase-1 para formar o complexo multiproteico, levando ao processamento da pró-IL-1β e pró-IL-18 em suas formas ativas[44]. A ativação efetivamente ocorre na presença de um segundo sinal, realizado por produtos do metabolismo celular, como o AU. Com base nesses estudos, é possível sugerir que o AUs seja um agente comum na ativação dos dois sinais necessários para a ativação do inflamassoma NLRP3, uma vez que é sugerido ativar a vias de sinalização do TLR4.

De maneira oposta aos estudos apresentados acima, estudo inicial demonstrou que o AUs pode atuar como mediador solúvel do fenótipo funcional de monócitos em pacientes com doença renal crônica. Nesse estudo, os autores demonstram que monócitos ativados por cristais de urato monossódico apresentaram redução de marcadores inflamatórios na presença do AUs[45]. Os autores não demonstraram os mecanismos pelos quais o AUs leva à inibição dos marcadores inflamatórios. Os efeitos protetores do AU são conhecidos, apresentam atividade antioxidante e exerce efeitos neuroprotetores na isquemia cerebral, bem como outras doenças do sistema nervoso central[46]. Assim, AUs parece apresentar ações distintas, dependendo do tipo celular.

PAPEL DO ÁCIDO ÚRICO SOLÚVEL NA FIBROSE TUBULOINTERSTICIAL

A incidência de nefropatia causada pelos altos níveis séricos de AU vem aumentando ao longo dos últimos anos, o que tem despertado o interesse de vários grupos de pesquisa na busca pelo entendimento das ações do AUs na patogênese da doença renal. Os estudos têm associado a nefropatia hiperuricêmica à transição epitélio--mesenquimal (TEM), que éidentificada como um iniciador da fibrose tubulointersticial[47,48].

Durante a TEM, as células epiteliais tubulares (CETS) perdem seu fenótipo epitelial e adquirem características fenotípicas de células mesenquimais, incluindo o aumento da capacidade migratória e a alta produção de componentes da matriz extracelular (ECM)[49-51]. A TEM é caracterizada pela perda da E-caderina (caderina epitelial), ocludinas e citoqueratina (marcadores da superfície de células epiteliais), e concomitante aumento da expressão de vimentina, alfa-actina de músculo liso (α-SMA), FSP-1, e componentes da matriz intersticial, como fibronectina e colágenos dos tipos I e III[52,53]. Várias vias de sinalização intracelular, como fator de crescimento transformador-beta (TGF-β)/Smads[54-56], proteína quinase ativada por mitógeno (MAPK), Wnt/β-catenina, Notch1/Jagged-1 e PI3K/Akt estão envolvidas no desenvolvimento da TEM[57,58].

A ação do AUs sobre células epiteliais tubulares proximais tem demonstrado reduzir a expressão de marcadores epiteliais, como E-caderina, concomitante com o aumento de α-SMA[47]. No estudo de Ryu et al, os autores demonstraram que o AUs é capaz de ativar os fatores transcricionais, Snail e Slug, os quais estão associados à redução da síntese de E-caderina. Além disso, AUs é capaz de degradar a E-caderina por um processo chamado de ubiquitinação (refere-se à degradação por meio de uma proteína chamada de ubiquitina que marca as proteínas indesejadas para que sejam degradadas por um complexo multiproteico denominado proteassoma)[47].

As ações do AUs na TEM estão associadas à ativação de diferentes vias de sinalização. Foi demonstrado que o aumento intracelular do AUs induz à fosforilação da quinase regulada por sinal extracelular (ERK1/2) acompanhado por grave glomerulosclerose e fibrose tubulointersticial[59]. Em contrapartida, o tratamento dos animais com o inibidor de ERK1/2 suprimiu a xantina oxidase, uma enzima que medeia a produção de AU, e reduziu a expressão do transportador URAT1, que promove a reabsorção do AU, e preservou a expressão dos transportadores OAT1 e OAT3, que aceleram a excreção do AU. Ainda, a inibição dessa via foi capaz de reduzir a fosforilação de Smad3, o qual integra a via do TGF-β1, considerada uma das principais sinalizações que leva ao desenvolvimento da fibrose renal[59]. Em estudo posterior, o bloqueio da ERK1/2 inibiu a TEM por interferir em diferentes vias como a Notch1/Jagged-1 e Wnt/B-catenin[60]. Complementar a esses achados, os efeitos pró-fibróticos desencadeados pelo AUs via ERK1/2 em CETs podem estar associados à ação da histona metiltransferase, EZH2 (*enhancer of zeste homolog 2*). O bloqueio de EZH2 com 3-DZNeP (inibidor seletivo de EZH2) ou por reduzir sua expressão gênica (por técnicas moleculares de silenciamento gênico) diminuiu a fosforilação de ERK1/2 em fibroblastos do interstício renal tratados com AUs e a ativação da via de sinalização, TGF-β/Smads[61]. Outras vias alternativas, como a sinalização da bomba de sódio-potássio ATPase (Na⁺-K⁺-ATPase), têm sido relatadas modular a nefropatia hiperuricêmica. No estudo de Xiao *et al*, foi demonstrado que o bloqueio da sinalização da bomba de Na⁺-K⁺-ATPase em células renais tubulares proximais contribuiu para a lesão renal induzida pelo AUs, possivelmente por aumentar a atividade do inflamassoma NLRP3[62].

Estudos mais recentes sugerem que a transição fenotípica também ocorre em células endoteliais como mecanismos envolvidos no desenvolvimento da doença renal[21]. A transição endotélio-mesenquimal (EndoMT) foi observada em modelos de nefropatia diabética e UUO, ambos os modelos apresentam um quadro de fibrose renal[63,64]. Em modelo animal de hiperuricemia causada por ácido oxônico e em células tubulares, foi demonstrado o potencial de AUs em induzir a EndoMT. No estudo de Ko *et al*, os autores demonstraram que AUs induziu EndoMT em células endoteliais derivadas da veia umbilical (HUVECs), evidenciado pela redução na expressão de VE-caderina (caderina vascular endotelial), e aumento dos níveis de α-SMA. Nesse estudo, o AUs induziu a geração de espécies reativas de oxigênio por meio da ativação da NADPH oxidase, causou estresse oxidativo mitocondrial e degradação de matriz extracelular[65].

ÁCIDO ÚRICO E METABOLISMO CELULAR: POSSIBILIDADES DE NOVOS MECANISMOS NA DOENÇA RENAL

Nos últimos anos, os estudos demonstraram que alterações no metabolismo celular são importantes mecanismos na patogênese da doença renal. Nesse contexto, as células epiteliais tubulares têm recebido atenção especial, já que são consideradas o epicentro da lesão renal. Estudos *in vivo* e *in vitro* demonstraram que durante a lesão ocorre reprogramação metabólica que representa um ponto crítico para indução da fibrose e desenvolvimento da DRC.

Em amostras de rins humanos e de modelos experimentais de fibrose tubulointersticial há menor expressão das principais enzimas reguladoras da oxidação de ácidos graxos (OAG) e maior depósito lipídico intracelular em comparação aos controles. Estudos *in vitro* indicaram que a inibição da OAG nas células epiteliais tubulares causou depleção de ATP, morte celular, desdiferenciação e depósito lipídico intracelular que são fenótipos comumente observados na fibrose renal. Ainda, fatores relacionados a biogênese mitocondrial, como PGC-1 e PPARα, tiveram

sua expressão reduzida[66]. Estudos posteriores revelaram que durante a lesão ocorre comprometimento da ação da quinase B1 do fígado (LKB1 – *liver kinase B1*), uma proteína que atua diretamente na fosforilação da proteína quinase ativada por AMP (AMPK). AMPK é um sensor de alterações metabólicas em todos os procariotos que regula o metabolismo glicolítico e lipídico em resposta às alterações do metabolismo energético intracelular[67]. Ainda, no estudo de Han *et al* foi evidenciado que a inibição dessa via, LBK1-AMPK, causa lipotoxicidade e reduz a metabolismo glicolítico em células tubulares proximais, evidenciando o importante papel dessa via no metabolismo renal.

Embora ainda não tenha sido esclarecido, o AUs pode desempenhar suas ações por alterar o metabolismo energético de células renais e assim contribuir para o dano renal, e estudo prévio tem sido relacionado o AU com diferentes eventos metabólicos. Estudo clínico envolvendo 3.528 pacientes com idades entre 21 e 85 anos mostrou que os níveis de AU sérico eram associados com o aumento do triacilglicerol, lipoproteína de alta densidade (HDL) e esteatose hepática[68]. Além disso, outro estudo prospectivo mostrou que pacientes com hiperuricemia desenvolveram *diabetes mellitus* tipo 2 muito mais rápido do que os indivíduos que apresentavam hiperuricemia normal[69]. O AU altera o metabolismo de diferentes tipos celulares, como hepatócitos, adipócitos, macrófagos e células epiteliais. Em hepatócitos, concentrações crescentes de AUs alteram a função mitocondrial e induzem acúmulo lipídico intracelular[70]. Grande parte dessas ações pode ser devido à capacidade de o AUs inibir a fosforilação de AMPK em hepatócitos. O AMPK estimula a oxidação de ácidos graxos por meio de diferentes mecanismos como inibição de enzima acetil-CoA carboxilase (ACC1), que atua na síntese de ácidos graxos e estimula os receptores ativados por proliferadores de peroxissomo tipo gama (PPPAα)[71]. Em adipócitos maduros, AUs induz o aumento da produção de espécies reativas de oxigênio e atividade NADPH oxidase[35]. Estudos anteriores demonstraram que a administração de agentes uricosúricos reduz a hiperglicemia, hipertrigliceridemia e hiperinsulinemia em ratos tratados com frutose (um modelo que leva à hiperuricemia)[72,73]. Esses estudos sugerem o papel do AUs como modulador do metabolismo lipídico e glicolítico.

Recentemente, uma análise transcriptômica de células epiteliais tubulares proximais estimuladas com AUs revelou que a via LKB1/AMPK/mTOR foi a mais expressa, o que indica que de fato o AUs pode alterar o metabolismo das células renais. Os resultados desse estudo demonstraram que AUs induz o aumento na expressão das proteínas LKB1 e AMPK, e a estimulação sustentada dessas vias por metformina e AICAR (estimulador da atividade de AMPK) reduziu o dano renal. Assim, os autores concluem que ativação do AMPK é um fator que atenua o dano causado pelo AUs[74].

Outras evidências relacionam o AU com o metabolismo celular. Como descrito acima, o AU, tanto na forma solúvel, quanto na forma de cristais, ativa a plataforma inflamatória NLRP3. É demonstrado que alterações no metabolismo glicolítico levam à ativação do inflamassoma NLRP3 em células imunes[75,76]. Assim, a ativação do NLRP3 por AUs pode ser um evento mediado por mudanças metabolismo celular. No entanto, se AUs pode alterar o metabolismo celular e ativar o inflamassoma NLRP3 ainda necessita de investigações.

CONCLUSÕES E PERSPECTIVAS

No passado, o papel do AU sérico foi negligenciado como um mediador da patogênese da doença renal. Nos últimos anos, um conjunto substancial de evidências, experimentais e clínicas, tem vinculado diretamente a ação do AU sérico à progressão e ao desenvolvimento da lesão renal, destacando principalmente seus efeitos na inflamação e fibrogênese. Esses trabalhos mostram com clareza que os altos níveis séricos de AU impactam negativamente a função renal e que esses efeitos podem ser desenvolvidos por diferentes mecanismos celulares e moleculares. Assim, terapias de redução dos níveis de AU sérico, assim como agentes moduladores das vias intracelulares afetadas pela ação do AU, apresentam uma oportunidade para o desenvolvimento de estratégias terapêuticas para prevenir e/ou atenuar a progressão da nefropatia hiperuricêmica. Ainda, estudos que possam esclarecer a ação do AUs solúvel em vias do metabolismo celular poderão revelar novos mecanismos pelos quais o AUs pode contribuir para o desenvolvimento da DRC.

REFERÊNCIAS BIBLIOGRÁFICAS

1. So AK, Martinon F. Inflammation in gout: mechanisms and therapeutic targets. *Nat Rev Rheumatol* 2017; **13**: 639-647.
2. Wu XW, Muzny DM, Lee CC, Caskey CT. Two independent mutational events in the loss of urate oxidase during hominoid evolution. *J Mol Evol* 1992; **34**: 78-84.
3. Kratzer JT, Lanaspa MA, Murphy MN *et al*. Evolutionary history and metabolic insights of ancient mammalian uricases. *Proc Natl Acad Sci U S A* 2014; **111**: 3763-3768.
4. Yoo TW, Sung KC, Shin HS *et al*. Relationship between serum uric acid concentration and insulin resistance and metabolic syndrome. *Circ J* 2005; **69**: 928-933.
5. Feig DI, Kang DH, Johnson RJ. Uric acid and cardiovascular risk. *N Engl J Med* 2008; **359**: 1811-1821.
6. Ryoo JH, Choi JM, Oh CM, Kim MG. The association between uric acid and chronic kidney disease in Korean men: a 4-year follow-up study. *J Korean Med Sci* 2013; **28**: 855-860.
7. Berger L, Yü TF. Renal function in gout. IV. An analysis of 524 gouty subjects including long-term follow-up studies. *Am J Med* 1975; **59**: 605-613.
8. Talbott JH, Terplan KL. The kidney in gout. *Medicine* 1960; **39**: 469-526.
9. Duffy WB, Senekjian HO, Knight TF, Weinman EJ. Management of asymptomatic hyperuricemia. *JAMA* 1981; **246**: 2215-2216.
10. Bellomo G, Venanzi S, Verdura C *et al*. Association of uric acid with change in kidney function in healthy normotensive individuals. *Am J Kidney Dis* 2010; **56**: 264-272.
11. Rosolowsky ET, Ficociello LH, Maselli NJ *et al*. High-normal serum uric acid is associated with impaired glomerular filtration rate in nonproteinuric patients with type 1 diabetes. *Clin J Am Soc Nephrol* 2008; **3**: 706-713.
12. Weiner DE, Tighiouart H, Elsayed EF *et al*. Uric acid and incident kidney disease in the community. *J Am Soc Nephrol* 2008; **19**: 1204-1211.
13. Siu YP, Leung KT, Tong MK, Kwan TH. Use of allopurinol in slowing the progression of renal disease through its ability to lower serum uric acid level. *Am J Kidney Dis* 2006; **47**: 51-59.
14. Goicoechea M, de Vinuesa SG, Verdalles U *et al*. Effect of allopurinol in chronic kidney disease progression and cardiovascular risk. *Clin J Am Soc Nephrol* 2010; **5**: 1388-1393.
15. Rock KL, Kataoka H, Lai JJ. Uric acid as a danger signal in gout and its comorbidities. *Nat Rev Rheumatol* 2013; **9**: 13-23.
16. Rosin DL, Okusa MD. Dangers within: DAMP responses to damage and cell death in kidney disease. *J Am Soc Nephrol* 2011; **22**: 416-425.
17. Kohagura K, Kochi M, Miyagi T *et al*. An association between uric acid levels and renal arteriolopathy in chronic kidney disease: a biopsy-based study. *Hypertens Res* 2013; **36**: 43-49.
18. Nakagawa T, Mazzali M, Kang DH *et al*. Hyperuricemia causes glomerular hypertrophy in the rat. *Am J Nephrol* 2003; **23**: 2-7.
19. Kang DH, Nakagawa T. Uric acid and chronic renal disease: possible implication of hyperuricemia on progression of renal disease. *Semin Nephrol* 2005; **25**: 43-49.
20. Liu Y. Cellular and molecular mechanisms of renal fibrosis. *Nat Rev Nephrol* 2011; **7**: 684-696.
21. Liu Y. Renal fibrosis: new insights into the pathogenesis and therapeutics. *Kidney Int* 2006; **69**: 213-217.
22. Lv W, Booz GW, Wang Y *et al*. Inflammation and renal fibrosis: Recent developments on key signaling molecules as potential therapeutic targets. *Eur J Pharmacol* 2018; **820**: 65-76.
23. Mazzali M, Hughes J, Kim YG *et al*. Elevated uric acid increases blood pressure in the rat by a novel crystal-independent mechanism. *Hypertension* 2001; **38**: 1101-1106.
24. Wang M, Zhao J, Zhang N, Chen J. Astilbin improves potassium oxonate-induced hyperuricemia and kidney injury through regulating oxidative stress and inflammation response in mice. *Biomed Pharmacother* 2016;**83**: 975-988.
25. Wang ZY, Wang P, Bjorling DE. Activation of cannabinoid receptor 2 inhibits experimental cystitis. *Am J Physiol Regul Integr Comp Physiol* 2013; **304**: R846-R853.
26. Xu L, Shi Y, Zhuang S, Liu N. Recent advances on uric acid transporters. *Oncotarget* 2017; **8**: 100852-100862.
27. Sánchez-Lozada LG, Lanaspa MA, Cristóbal-García M *et al*. Uric acid-induced endothelial dysfunction is associated with mitochondrial alterations and decreased intracellular ATP concentrations. *Nephron Exp Nephrol* 2012; **121**: e71-e78.
28. Sautin YY, Nakagawa T, Zharikov S, Johnson RJ. Adverse effects of the classic antioxidant uric acid in adipocytes: NADPH oxidase-mediated oxidative/nitrosative stress. *Am J Physiol Cell Physiol* 2007; **293**: C584-C596.
29. Cristóbal-García M, García-Arroyo FE, Tapia E *et al*. Renal oxidative stress induced by long-term hyperuricemia alters mitochondrial function and maintains systemic hypertension. *Oxid Med Cell Longev* 2015; **2015**: 535686.
30. Verzola D, Ratto E, Villaggio B *et al*. Uric acid promotes apoptosis in human proximal tubule cells by oxidative stress and the activation of NADPH oxidase NOX 4. *PLoS One* 2014; **9**: e115210.
31. Zhou Y, Fang L, Jiang L *et al*. Uric acid induces renal inflammation via activating tubular NF-κB signaling pathway. *PLoS One* 2012; **7**: e39738.
32. Li J, Tang Y, Tang PMK *et al*. Blocking macrophage migration inhibitory factor protects against cisplatin-induced acute kidney injury in mice. *Mol Ther* 2018; **26**: 2523-2532.
33. Lee S, Huen S, Nishio H *et al*. Distinct macrophage phenotypes contribute to kidney injury and repair. *J Am Soc Nephrol* 2011; **22**: 317-326.

34. Braga TT, Forni MF, Correa-Costa M *et al*. Soluble uric acid activates the NLRP3 inflammasome. *Sci Rep* 2017; **7**: 39884.

35. Chen L, Lan Z. Polydatin attenuates potassium oxonate-induced hyperuricemia and kidney inflammation by inhibiting NF-κB/NLRP3 inflammasome activation via the AMPK/SIRT1 pathway. *Food Funct* 2017; **8**: 1785-1792.

36. Wu Y, He F, Li Y *et al*. Effects of shizhifang on NLRP3 inflammasome activation and renal tubular injury in hyperuricemic rats. *Evid Based Complement Alternat Med* 2017; **2017**: 7674240.

37. Bakker PJ, Butter LM, Claessen N *et al*. A tissue-specific role for Nlrp3 in tubular epithelial repair after renal ischemia/reperfusion. *Am J Pathol* 2014; **184**: 2013-2022.

38. Vilaysane A, Chun J, Seamone ME *et al*. The NLRP3 inflammasome promotes renal inflammation and contributes to CKD. *J Am Soc Nephrol* 2010; **21**: 1732-1744.

39. Mulay SR, Kulkarni OP, Rupanagudi KV *et al*. Calcium oxalate crystals induce renal inflammation by NLRP3-mediated IL-1β secretion. *J Clin Invest* 2013; **123**: 236-246.

40. Zhang C, Boini KM, Xia M *et al*. Activation of Nod-like receptor protein 3 inflammasomes turns on podocyte injury and glomerular sclerosis in hyperhomocysteinemia. *Hypertension* 2012; **60**: 154-162.

41. Xiao J, Fu C, Zhang X *et al*. Soluble monosodium urate, but not its crystal, induces toll like receptor 4-dependent immune activation in renal mesangial cells. *Mol Immunol* 2015; **66**: 310-318.

42. Romero CA, Remor A, Latini A *et al*. Uric acid activates NRLP3 inflammasome in an in-vivo model of epithelial to mesenchymal transition in the kidney. *J Mol Histol* 2017; **48**: 209-218.

43. Xiao J, Zhang XL, Fu C *et al*. Soluble uric acid increases NALP3 inflammasome and interleukin-1β expression in human primary renal proximal tubule epithelial cells through the Toll-like receptor 4-mediated pathway. *Int J Mol Med* 2015; **35**: 1347-1354.

44. Bauernfeind FG, Horvath G, Stutz A *et al*. Cutting edge: NF-kappaB activating pattern recognition and cytokine receptors license NLRP3 inflammasome activation by regulating NLRP3 expression. *J Immunol* 2009; **183**: 787-791.

45. Steiger S, Ma Q, Lindenmeyer M *et al*. FP300Uric acid acts as a soluble mediator on the functional phenotype of monocytes in chronic kidney disease patients. *Nephrol Dial Transplant* 2018; **33**(Suppl1): i132-i133.

46. Schwarzschild MA, Macklin EA, Ascherio A, Investigators PSGS-P. Urate and neuroprotection trials. *Lancet Neurol* 2014; **13**: 758.

47. Ryu ES, Kim MJ, Shin HS *et al*. Uric acid-induced phenotypic transition of renal tubular cells as a novel mechanism of chronic kidney disease. *Am J Physiol Renal Physiol* 2013; **304**: F471-F480.

48. Liu H, Xiong J, He T *et al*. High uric acid-induced epithelial-mesenchymal transition of renal tubular epithelial cells via the TLR4/NF-kB signaling pathway. *Am J Nephrol* 2017; **46**: 333-342.

49. Kalluri R, Neilson EG. Epithelial-mesenchymal transition and its implications for fibrosis. *J Clin Invest* 2003; **112**: 1776-1784.

50. Liu Y. Epithelial to mesenchymal transition in renal fibrogenesis: pathologic significance, molecular mechanism, and therapeutic intervention. *J Am Soc Nephrol* 2004; **15**: 1-12.

51. Lovisa S, LeBleu VS, Tampe B *et al*. Epithelial-to-mesenchymal transition induces cell cycle arrest and parenchymal damage in renal fibrosis. *Nat Med* 2015; **21**: 998-1009.

52. Kriz W, Kaissling B, Le Hir M. Epithelial-mesenchymal transition (EMT) in kidney fibrosis: fact or fantasy? *J Clin Invest* 2011; **121**: 468-474.

53. Grgic I, Duffield JS, Humphreys BD. The origin of interstitial myofibroblasts in chronic kidney disease. *Pediatr Nephrol* 2012; **27**: 183-193.

54. Okada T, Sinha S, Esposito I *et al*. The Rho GTPase Rnd1 suppresses mammary tumorigenesis and EMT by restraining Ras-MAPK signalling. *Nat Cell Biol* 2015; **17**: 81-94.

55. Qi J, Yu Y, Akilli Öztürk Ö *et al*. New Wnt/β-catenin target genes promote experimental metastasis and migration of colorectal cancer cells through different signals. *Gut* 2016; **65**: 1690-1701.

56. Zhu S, Li HB, Flavell RA. Resemble and Inhibit: when RLR meets TGF-β. *Mol Cell* 2014; **56**: 719-720.

57. Xiong XY, Bai L, Bai SJ *et al*. Uric acid induced epithelial-mesenchymal transition of renal tubular cells through PI3K/p-Akt signaling pathway. *J Cell Physiol* 2019 (Epud ahead of print).

58. Zhu FQ, Chen MJ, Zhu M *et al*. Curcumin suppresses epithelial-mesenchymal transition of renal tubular epithelial cells through the inhibition of Akt/mTOR pathway. *Biol Pharm Bull* 2017; **40**: 17-24.

59. Liu N, Xu L, Shi Y *et al*. Pharmacologic targeting ERK1/2 attenuates the development and progression of hyperuricemic nephropathy in rats. *Oncotarget* 2017; **8**: 33807-33826.

60. Tao M, Shi Y, Tang L *et al*. Blockade of ERK1/2 by U0126 alleviates uric acid-induced EMT and tubular cell injury in rats with hyperuricemic nephropathy. *Am J Physiol Renal Physiol* 2019; **316**: F660-F673.

61. Shi Y, Xu L, Tao M *et al*. Blockade of enhancer of zeste homolog 2 alleviates renal injury associated with hyperuricemia. *Am J Physiol Renal Physiol* 2019; **316**: F488-F505.

62. Xiao J, Zhang X, Fu C *et al*. Impaired Na⁺-K⁺-ATPase signaling in renal proximal tubule contributes to hyperuricemia-induced renal tubular injury. *Exp Mol Med* 2018; **50**: e452.

63. Li J, Qu X, Bertram JF. Endothelial-myofibroblast transition contributes to the early development of diabetic renal interstitial fibrosis in streptozotocin-induced diabetic mice. *Am J Pathol* 2009; **175**: 1380-1388.

64. Xavier S, Vasko R, Matsumoto K *et al*. Curtailing endothelial TGF-β signaling is sufficient to reduce endothelial-mesenchymal transition and fibrosis in CKD. *J Am Soc Nephrol* 2015; **26**: 817-829.

65. Ko J, Kang HJ, Kim DA *et al*. Uric acid induced the phenotype transition of vascular endothelial cells. *FASEB J* 2019; **33**: 13334-13345.

66. Kang HM, Ahn SH, Choi P *et al*. Defective fatty acid oxidation in renal tubular epithelial cells has a key role in kidney fibrosis development. *Nat Med* 2015; **21**: 37-46.

67. Han SH, Malaga-Dieguez L, Chinga F *et al*. Deletion of Lkb1 in renal tubular epithelial cells leads to CKD by altering metabolism. *J Am Soc Nephrol* 2016; **27**: 439-453.

68. Keenan T, Blaha MJ, Nasir K *et al*. Relation of uric acid to serum levels of high-sensitivity C-reactive protein, triglycerides, and high-density lipoprotein cholesterol and to hepatic steatosis. *Am J Cardiol* 2012; **110**: 1787-1792.

69. Rathmann W, Funkhouser E, Dyer AR, Roseman JM. Relations of hyperuricemia with the various components of the insulin resistance syndrome in young black and white adults: the CARDIA study. Coronary Artery Risk Development in Young Adults. *Ann Epidemiol* 1998; **8**: 250-261.

70. Lanaspa MA, Sanchez-Lozada LG, Choi YJ *et al*. Uric acid induces hepatic steatosis by generation of mitochondrial oxidative stress: potential role in fructose-dependent and-independent fatty liver. *J Biol Chem* 2012; **287**: 40732-40744.

71. Hardie DG, Corton J, Ching YP *et al*. Regulation of lipid metabolism by the AMP-activated protein kinase. *Biochem Soc Trans* 1997; **25**: 1229-1231.

72. Nakagawa T, Hu H, Zharikov S *et al*. A causal role for uric acid in fructose-induced metabolic syndrome. *Am J Physiol Renal Physiol* 2006; **290**: F625-F631.

73. Gresser U, Gathof BS, Gross M. Benzbromarone and fenofibrate are lipid lowering and uricosuric: a possible key to metabolic syndrome? *Adv Exp Med Biol* 1994; **370**: 87-90.

74. Xiao J, Zhu S, Guan H *et al*. AMPK alleviates high uric acid-induced Na. *Exp Mol Med* 2019; **51**: 57.

75. Xie M, Yu Y, Kang R *et al*. PKM2-dependent glycolysis promotes NLRP3 and AIM2 inflammasome activation. *Nat Commun* 2016; **7**: 13280.

76. Próchnicki T, Latz E. Inflammasomes on the crossroads of innate immune recognition and metabolic control. *Cell Metab* 2017; **26**: 71-93.

7

IMUNOMETABOLISMO E AS DOENÇAS RENAIS: IMPLICAÇÕES FISIOPATOLÓGICAS E PERSPECTIVAS PARA TRATAMENTO

Omar Alberto Dominguez Amorocho
Niels Olsen Saraiva Câmara

◆

INTRODUÇÃO

Apesar de os rins não serem considerados alvos principais da sinalização metabólica, evidências sugerem que vias metabólicas específicas regulam a função renal em vários níveis. Sabe-se que as condições de alimentação e o resultante estresse metabólico estão associados à inflamação adiposa visceral[1] e ao comprometimento da função das células β-pancreáticas[2], os quais contribuem para o desenvolvimento da resistência à insulina e ao aumento da inflamação sistêmica e complicações metabólicas[3].

Análises metabólicas da urina e do soro de pacientes com doença renal crônica (DRC) revelaram comprometimentos das enzimas antioxidantes celulares, do ciclo do ácido tricarboxílico (ATC) e de intermediários glicolíticos, bem como metabólitos mitocondriais[4-6]. Esses dados apoiam o desequilíbrio energético celular, geralmente associado ao desperdício de proteína-energia e caquexia, e marcam profunda reprogramação imunometabólica pró-inflamatória.

Além disso, recentemente se descobriu que a reprogramação metabólica afeta o desenvolvimento e a função celulares e pode ser um determinante essencial no resultado da DRC. Essa reprogramação metabólica celular pode ser desencadeada em resposta às necessidades de energia para a síntese ou decomposição de componentes celulares, produção de fatores solúveis como citocinas, diferenciação e sobrevivência celular, fatores que poderiam condicionar inclusas as propriedades efetoras ou reguladoras das células imunes[7].

Compreender o impacto do metabolismo celular sobre a função das células envolvidas na lesão renal é importante para definir os mecanismos, identificar alvos e desenvolver terapias eficazes para prevenir, reduzir ou tratar as doenças renais. Algumas das características e vias metabólicas descritas nas diversas células que formam parte do processo renal oferecem oportunidades promissoras para a regulação seletiva dos fenômenos que acontecem no rim e serão discutidas neste capítulo.

BREVE DESCRIÇÃO DO METABOLISMO CELULAR

Vários fatores são importantes para determinar quais e como as diferentes vias metabólicas são ativadas, por exemplo, o nível de fatores de crescimento e a disponibilidade de nutrientes, o equilíbrio de metabólitos internos, as espécies reativas de oxigênio (ERO) e os substratos redutores e oxidantes[7,8]. O conceito de metabolismo energético e detecção de nutrientes sugere que, após a decomposição dos alimentos, os nutrientes são diretamente metabolizados no trifosfato de adenosina (ATP) ou armazenados como lipídios, glicogênio ou proteínas e posteriormente metabolizados no ATP por processos catabólicos com alta demanda energética[9,10]. Para simplificar, como se mostra na figura 7.1, geralmente são consideradas seis vias metabólicas: 1. via metabólica glicolítica; 2. via das pentoses fosfato; 3. ciclo do ácido tricarboxílico (TCA); 4. oxidação de ácidos graxos; 5. síntese de ácidos graxos; e 6. metabolismo dos aminoácidos.

A via glicolítica, também chamada glicólise, inicia-se com o transporte de glicose do espaço extracelular por transportadores especializados (como Glut 1), para finalmente gerar piruvato e outros produtos após uma série de reações enzimáticas. Após entrar na célula, a glicose é fosforilada pelo ATP para formar glicose-6-fosfato (G6P) em uma reação catalisada pela hexoquinase. Uma série de reações enzimáticas degrada G6P em frutose-6-fosfato, seguida por frutose-1,6-bifosfato e finalmente em gliceraldeído-3-fosfato, que, por sua vez, é convertido em piruvato no citosol[11]. O piruvato é importado para as mitocôndrias e, consequentemente, convertido em acetil-CoA, entrando no TCA para produzir NADH e FADH2 e assim gerar ATP na cadeia de transporte de elétrons (CTE). Alternativamente, o piruvato também pode ser convertido em lactato no citosol pela enzima lactato desidrogenase (LDH), regenerando o NAD+ consumido durante a geração de piruvato a partir da glicose[11]. Sob condições hipóxicas, as células podem produzir ATP pela degradação da glicose via glicólise, com o piruvato sendo desviado principalmente para o lactato, em vez de acetil-CoA. Em alguns casos, as células usam preferencialmente glicólise para a geração de ATP, mesmo quando o oxigênio não é limitado, processo conhecido como glicólise aeróbia ou efeito Warburg[12].

A via da pentose fosfato (VPF) é paralela à glicólise e importante para manter a homeostase do carbono, fornecendo precursores para a biossíntese de nucleotídeos e aminoácidos, reduzindo moléculas (por exemplo, NADPH) para anabolismo e para impedir o estresse oxidativo. As reações da VPF dividem-se em um ramo oxidativo e não oxidativo. O ramo oxidativo converte glicose 6-fosfato em ribulose 5-fosfato, dióxido de carbono e NADPH (crítico para manter o equilíbrio redox em situações de estresse). O ramo não oxidativo metaboliza os intermediários glicolíticos frutose 6-fosfato e gliceraldeído 3-fosfato, produzindo 5-fosfato de ribose para a síntese de ácidos nucleicos e precursores de fosfato de açúcar para a síntese de aminoácidos[13].

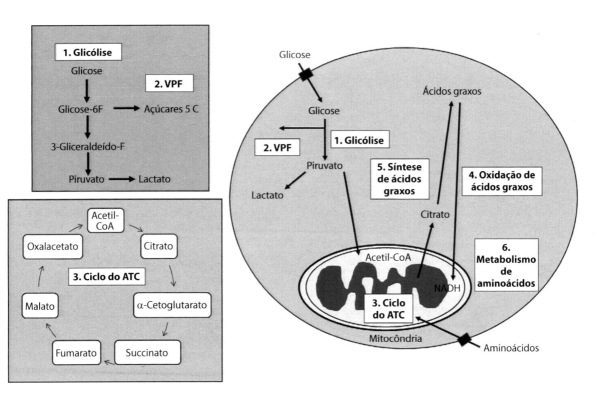

Figura 7.1 – Vias metabólicas relevantes para a função celular. (1) A glicólise, processo que ocorre no citoplasma, envolve a conversão de glicose em piruvato, que, por sua vez, pode ser convertido em lactato ou entrar no ciclo do ácido tricarboxílico (ATC) (3) para a geração de ATP. A via da pentose fosfato (VPF) (2) é uma via paralela à glicólise e gera ribose para nucleotídeos, aminoácidos e nicotinamida adenina dinucleotídeo fosfato (NADPH), importante para a síntese de ácidos graxos e produção de lipídios. A oxidação de ácidos graxos (4) é um processo aeróbio dependente da mitocôndria, que consiste em decompor os ácidos graxos em unidades de acetil-CoA, gerando NADH e FADH2 e impulsionando a produção de ATP a partir da cadeia de transporte de elétrons. A síntese de ácidos graxos (5) requer produtos gerados de várias outras vias metabólicas, como glicólise, citrato do ciclo ACT e VPF. O metabolismo dos aminoácidos (6) é um mecanismo importante para o crescimento celular e a biossíntese de proteínas.

A via de oxidação de ácidos graxos permite a conversão mitocondrial de ácidos graxos em inúmeros produtos que a célula ainda pode usar para gerar energia, incluindo acetil-CoA, NADH e FADH2. A oxidação de ácidos graxos é composta por duas etapas: a ativação do ácido graxo no citosol por meio de uma reação mediada por enzima com ATP para gerar eventualmente um ácido graxo acil-CoA, seguido por um mecanismo subsequente de oxidação de ácidos graxos para entrar nas mitocôndrias. Nesse estágio, a β-oxidação do ácido graxo acil-CoA começa produzindo grandes quantidades de acetil-CoA, NADH e FADH2 que são posteriormente usadas no ciclo do ATC e na cadeia de transporte de elétrons para gerar ATP[10]. Como mecanismo complementar, a via de síntese de ácidos graxos (SAG) permite que as células gerem lipídios necessários para o crescimento celular e de precursores derivados de outras vias metabólicas intrínsecas das células e a produção de membranas celulares e outras estruturas essenciais de lipídios necessárias para a proliferação, que depende da disponibilidade de produtos intermediários da via glicolítica e do metabolismo do ciclo do ATC[14].

Nas mitocôndrias, a condensação de acetil-CoA com oxalacetato gera citrato, que pode ser exportado para o citosol, onde ocorre a reação reversa e a reconversão em acetil-CoA. O acetil-CoA citosólico é convertido em malonil-CoA e, pelo efeito da sintase de ácidos graxos no palmitato, esse último produto pode ser usado posteriormente como precursor para formar outros ácidos graxos, lipídios mais complexos, como fosfolipídios ou substrato para a acilação de proteínas e síntese de colesterol, que podem ser incorporadas às membranas celulares[11,15].

ALTERAÇÕES NO METABOLISMO SISTÊMICO E DOENÇA RENAL

A DRC está associada a uma série de alterações deletérias complexas nas funções fisiológicas e metabólicas[16-23]. Durante o desenvolvimento e a patogênese da DRC ocorrem respostas imunológica, fisiológica, sistêmica e local ao estresse e a ativação de uma resposta de fase aguda[24-26].

A lesão renal aguda (LRA) corresponde à redução aguda da função renal em horas ou dias. Refere-se, principalmente, à diminuição do ritmo de filtração glomerular, porém ocorrem também disfunções no controle dos equilíbrios hidroeletrolítico e acidobásico[27]. A DRC refere-se a um diagnóstico sindrômico de perda progressiva e geralmente irreversível da função renal de depuração, ou seja, da filtração glomerular. É uma síndrome clínica causada pela perda progressiva e irreversível das funções renais. Caracteriza-se pela deterioração das funções bioquímicas e fisiológicas de todos os sistemas do organismo, secundária a acúmulo de catabólitos (toxinas urêmicas), alterações dos equilíbrios hidroeletrolítico e acidobásico, acidose metabólica, hipovolemia, hiperca-

lemia, hiperfosfatemia, anemia e distúrbio hormonal, hiperparatireoidismo, infertilidade, retardo no crescimento, entre outros[28].

METABOLISMO DA GLICOSE E A DOENÇA RENAL

O rim geralmente não é considerado um órgão metabólico importante, embora contribua para o metabolismo da glicose via gliconeogênese, filtragem, reabsorção e utilização da glicose[29]. O rim é responsável aproximadamente por 10% de toda a glicose utilizada pelo corpo em condições normais[30] e a gliconeogênese no rim contribui com até 25% dos níveis sistêmicos de glicose em condições normais[31].

A nefropatia diabética, a principal causa de doença renal em estágio terminal (DRET) no mundo ocidental, geralmente é uma consequência da diabetes tipo 2 como resultante da crescente prevalência de obesidade e síndrome metabólica, hipertensão arterial e hiperuricemia. A progressão da obesidade, um fator que pode levar à nefropatia[32-34], é considerada a lesão patogênica inicial, pois leva à resistência periférica à insulina com maior demanda dos níveis basais de insulina para manter a homeostase da glicose no sangue.

A ligação da insulina ao seu receptor induz um sinal intracelular que é processado por meio da via fosfoinositol-3 (PI3K), MAPK, AKT, mTOR e o fator de transcrição FoxO. No glomérulo, os podócitos parecem ser altamente responsivos aos eventos de sinalização da insulina, mostrando uma translocação rápida dos transportadores de glicose GLUT1 e GLUT4 para a membrana plasmática em resposta à insulina[35]. A relação da expressão dos transportadores de glicose e a DRC tem sido demonstrada em alguns estudos, os quais mostram que a depleção genética de GLUT4 nos podócitos atua como fator protetivo no início de nefropatia diabética[36]. Da mesma forma, camundongos nocautes para receptores de insulina específicos dos podócitos desenvolveram albuminúria e, pelo menos em partes, sinais histológicos de nefropatia diabética às 8 semanas de idade, incluindo esclerose glomerular e acúmulo de colágeno tipo IV[37].

A sinalização da insulina exerce sua função reguladora nos níveis transcricionais por meio da translocação do grupo de proteínas O (FoxO) após a ativação do AKT. O FoxO atua como principal alvo da sinalização da insulina, induzindo uma variedade de processos biológicos que contribuem para a homeostase metabólica e energética[38]. Características patogênicas, como uma taxa de apoptose aumentada dos podócitos *in vivo* e *in vitro*, poderiam ser melhoradas por meio da regulação positiva do FoxO1, demonstrando que a sinalização aprimorada de insulina contribui diretamente para a patogênese da nefropatia diabética.

Uma das moléculas centrais na via de sinalização do receptor de insulina é a serina/treonina proteína quinase

B (nome do gene AKT1-3). Existem três isoformas de AKT, das quais AKT2 é predominantemente expressa em podócitos, enquanto AKT1 é preferencialmente expresso em células epiteliais tubulares[39]. O AKT é ativado pelo PDK1, como consequência da ativação do PI3K, ou por meio do complexo de sinalização mTORC2 sensível à insulina[40,41]. Após a fosforilação, o AKT participa da regulação de múltiplas funções celulares, incluindo organização citoesquelética, proliferação e sobrevivência[41-43]. No caso do compromisso da função resultante do transplante, os pacientes exibiram aumento da ativação do eixo mTORC2-AKT2 em comparação com aqueles com função preservada após o transplante[44].

Em condições hiperglicêmicas, o fluxo metabólico de glicose pode ser alterado da oxidação completa nas mitocôndrias para a via glicolítica. Os efeitos deletérios da hiperglicemia são considerados devidos principalmente ao aumento da atividade de cinco vias diferentes: da pentose fosfato[45], sorbitol/poliol [6], produtos finais de glicosilação avançada[47,48], da proteína quinase C[49] e da hexosamina[50,51]. A ativação das vias mencionadas anteriormente tem sido associada a complicações diabéticas, causando estresse oxidativo, inflamação, fibrose, dano ao DNA e alterações vasculares ou resultando em expressão patológica de genes[52]. A superprodução de superóxido nas mitocôndrias pode desempenhar um papel unificador para a ativação das vias metabólicas mencionadas acima[53]. Novas evidências indicam que vias alternativas, como a oxidação aprimorada de ácidos graxos nas mitocôndrias, estão envolvidas em complicações diabéticas[53,54].

Estudos ômicos recentes em diabetes e doenças renais secundárias ao diabetes forneceram evidências parciais de que tanto a disfunção mitocondrial quanto o efeito Warburg desempenham papéis essenciais no desenvolvimento da DRC[54-56]. Usando abordagens de transcriptômica e metabolômica, alguns autores relataram aumento significativo de intermediários glicolíticos e enzimas no córtex renal, juntamente com uma redução significativa na função mitocondrial em modelo de camundongo diabético tipo 2[54]. Curiosamente, outro estudo mostrou que a atividade aumentada da piruvato quinase II (PKM2) pode preservar a função mitocondrial aumentando o fluxo de glicose por meio da glicólise nos podócitos e aliviar a progressão da DRC em pacientes com diabetes[56].

As vias de detecção de nutrientes no rim podem afetar diretamente a energia mitocondrial em resposta a estímulos externos, como hipóxia, estresse oxidativo e esgotamento de energia. Duas vias de sinalização, em particular, foram extensivamente exploradas no rim, a saber, o alvo mecanicista da rapamicina (mTOR) e as vias de sinalização da proteína quinase ativada por AMP (AMPK)[57,58]. As duas vias de sinalização também têm papel na regulação da biogênese mitocondrial, ou seja, na produção de novas mitocôndrias funcionais. O mTOR é um complexo serina/treonina quinase que compreende várias proteínas. Existem dois complexos mTOR distintos: o complexo mTOR 1 (mTORC1) e o mTORC2, cada um dos quais contém suas próprias subunidades e substratos exclusivos. O mTORC1, que é um complexo de mTOR, a proteína reguladora do mTOR (Raptor) e várias outras proteínas, regula o crescimento e a proliferação celular e inibe a autofagia, estimulando processos anabólicos. O mTORC2, que é um complexo do mTOR, a proteína insensível à rapamicina do mTOR (Rictor) e várias outras proteínas, regula os níveis de potássio e sódio no rim[59,60]. O mTORC1 é considerado um sensor de nutrientes, pois pode ser ativado por fatores de crescimento, nutrientes como aminoácidos e glicose e estresse oxidativo, desencadeando vias que levam à síntese de proteínas, síntese de nucleotídeos, síntese de lipídios e biogênese mitocondrial[57,61]. No caso da biogênese mitocondrial, a ativação do regulador mestre da biogênese mitocondrial – PGC1α – resulta na transcrição dos genes mitocondriais[61]. A deficiência de mTORC1, especificamente nos túbulos renais proximais de camundongos, tem mostrado diminuição nos níveis de proteína de PGC1α *in vivo*[62].

O mTORC1 foi estudado e tem sido demonstrado que promove o anabolismo celular, estimulando a síntese de proteínas, lipídios e nucleotídeos e bloqueando os processos catabólicos. A ativação inadequada de mTORC1 na DRC inibe a autofagia[63,64] e promove a resistência à insulina, acúmulo lipídico ectópico, lipotoxicidade e recrutamento pró-inflamatório de monócitos no fígado e nos rins[65,66]. Consistentemente, a inibição do mTORC1 reverteu anormalidades metabólicas e atenuou o acúmulo de lipídios, inflamação e fibrose em diversos modelos de DRC[67,68] e pode representar uma opção terapêutica para a DRC[69].

Os alvos *downstream* do mTORC2 são SGK1, envolvido na sobrevivência e metabolismo celular[70], PKCα, envolvido na reorganização citoesquelética[71], e AKT.

A maioria das doenças renais que levam à DRET começa no glomérulo, as unidades de filtração renal. Em consequência da capacidade muito limitada dos glomérulos para a regeneração e limitada de podócitos glomerulares terminais diferenciados para autorrenovação[72], a sinalização mTOR atua como regulador crítico do controle do tamanho celular[73-76]. Enquanto isso, também foi demonstrada atividade aumentada de mTORC1 em podócitos para outras doenças glomerulares, incluindo doença glomerular por lesão mínima[76,77] e glomerulonefrites membranosa[78] e crescente[79].

A proteína quinase ativada por monofosfato de adenosina (AMP) (AMPK) é um importante sensor de energia celular e ativada no estado de depleção calórica (por exemplo, baixo ATP/alto AMP)[80], atuando como um sensor de nutrientes no rim que estimula os processos catabólicos. A redução da oxidação da glicose na diabetes deveria conduzir à diminuição do ATP e ao aumento da atividade do AMP e AMPK. No entanto, uma redução na atividade renal de AMPK foi relatada em DRC humana e em modelos de camundongos com DRC e em ratos alimentados com dieta rica em gordura[81,82].

Quando a relação AMP:ATP na célula é alta na presença de baixos níveis de oxigênio, a AMPK é ativada[83]. A AMPK tem como alvo várias proteínas, cuja fosforilação leva à produção de enzimas antioxidantes, indução da biogênese mitocondrial e aumento do fluxo glicolítico, oxidação de ácidos graxos e transporte de glicose; todos esses eventos contribuem para o crescimento celular e para o aumento do metabolismo celular[84].

A AMPK pode induzir a biogênese mitocondrial estimulando a transcrição do gene que codifica PGC1α (PPARGC1A) e fosforilando PGC1α em Thr177 e Ser539 para aumentar sua atividade[85]. A AMPK estimula a produção de energia e inibe as vias que consomem energia, inibindo o mTORC1. Sob condições de privação de nutrientes, existe interação entre mTORC1 e AMPK, de modo que a AMPK possa inibir a mTORC1 enquanto ativa a autofagia, fosforilando a serina/treonina-proteína quinase ULK1[86]. Devido à presença de alvos de AMPK nas células renais, a AMPK é um novo alvo de drogas para várias doenças renais.

A AMPK é uma quinase que preserva a sobrevivência celular sob restrição calórica ou alta demanda de energia[87]. Em resposta à depleção celular de ATP ou ao aumento da razão AMP/ATP, a ativação da AMPK aumenta a oxidação do substrato e possui efeitos antioxidantes, anti-inflamatórios e antifibróticos[87-89].

Algumas das vias metabólicas importantes na nefropatia diabética estão resumidas na figura 7.2.

METABOLISMO DOS LIPÍDIOS, OBESIDADE E DOENÇA RENAL

A oxidação de ácidos graxos (OAG) é a fonte de energia preferida nos túbulos proximais, porque os ácidos graxos (AG) geram mais ATP do que a glicose em uma concentração molar igual durante a oxidação. De fato, o córtex renal possui baixa capacidade de fosforilação da glicose, com altos níveis de enzimas oxidativas, sustentando que o córtex renal utiliza ácidos graxos livres (AGLs) e não a glicose como principal fonte de energia[90].

A DRC é caracterizada por acúmulo lipídico tóxico ectópico, que é determinado por extenso distúrbio no metabolismo lipídico hepático e renal, e desencadeia estresse lipoperoxidativo, apoptose celular, inflamação e fibrose[91-93]. Subjacente a essas anormalidades está uma extensa desregulação dos fatores de transcrição nucleares que regulam o metabolismo lipídico, a inflamação e a fibrogênese, incluindo o receptor ativado por proliferador de peroxissomo (PPAR)-α, PPAR-δ e PPAR-γ; SREBP-2; e receptor farnesoide X (FXR), que representa um alvo atraente para o tratamento da DRC[94,95].

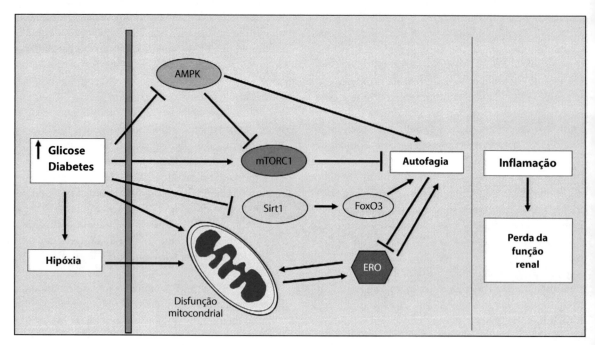

Figura 7.2 – Visão geral das vias metabólicas na patogênese da nefropatia diabética. AMPK e mTORC1 regulam os mecanismos envolvidos na indução da autofagia. A sirtuína 1 (Sirt1) interage com componentes essenciais do mecanismo de autofagia, como o fator de transcrição FOXO3 convergindo em mecanismos que condicionam a indução da autofagia. A diabetes também induz alterações no metabolismo da mitocôndria, gerando aumento das espécies reativas de oxigênio (ERO) e estresse do retículo endoplasmático, modulando a atividade autofágica, e contribui para o desenvolvimento da DR. O comprometimento da atividade de autofagia leva a respostas de lesões celulares, incluindo apoptose e inflamação, resultando na progressão da DR com o desenvolvimento de albuminúria, declínio no ritmo de filtração glomerular e perda da função renal.

O PGC-1α e o receptor α (PPARα) são importantes no metabolismo da glicose e atuam como reguladores principais do metabolismo lipídico, regulando os genes relacionados à oxidação de ácidos graxos mitocondrial e peroxissômica[96]. O PGC-1α desempenha papel central na regulação do metabolismo. Pertence à família PGC-1 composta por PGC-1a, PGC-1β e coativador relacionado à PGC[97].

O papel da AMPK, um regulador reconhecido da PGC-1α, na doença renal e no envelhecimento tem sido extensivamente revisado[97-100].

Em resumo, a AMPK é inibida em condições patológicas como inflamação, diabetes e envelhecimento. Amostras de rim de pacientes com DRC mostram diminuição da expressão de PGC-1α[101,102]. A PGC-1α é diminuída em vários modelos de DRC, incluindo fibrose induzida por obstrução ureteral unilateral[101] e camundongos diabéticos db/db[102-106].

Entre as várias espécies lipotóxicas que se acumulam na DRC, acredita-se que o colesterol livre desempenhe um papel patogênico essencial nas lesões hepáticas e renais[107,108]. O acúmulo ectópico de colesterol é impulsionado por uma regulação negativa inapropriada do fator de transcrição SREBP-2, com consequente aumento da síntese, influxo e retenção de colesterol e redução da excreção de colesterol pelo fígado e pelas células renais[107,108].

A obesidade em si, indubitavelmente associada a alterações metabólicas sistêmicas, também pode levar à nefropatia. Semelhante à diabetes, a nefropatia induzida pela obesidade é caracterizada por hipertrofia glomerular, expansão da matriz mesangial, glomerulosclerose segmentar focal, densidade reduzida de podócitos, fibrose tubulointersticial, aumento da taxa de apoptose no aparelho tubular e glomérulos e proteinúria[32,34].

Em estados de captação celular excessiva de ácidos graxos livres, a fosforilação dos nutrientes e a quinase AMPK são fortemente inibidas[109,110]. Isso leva à inibição da ß-oxidação dos ácidos graxos mitocondriais e à estimulação da lipogênese. À medida que o processamento de lipídios para o ATP equivalente em energia é diminuído, o excesso de lipídios se esterifica e é depositado na célula, levando ao aumento do estresse oxidativo[111]. Por sua vez, o aumento do estresse oxidativo leva à oxidação de fosfolipídios na membrana mitocondrial interna, onde ocorre a fosforilação oxidativa, induzindo a fragmentação mitocondrial e a diminuição adicional no conteúdo celular de ATP, como mostrado em camundongos ob/ob[112].

A lipoproteína lipase e o CD36 são duas moléculas importantes para a captação dos ácidos graxos (AG). Os AG citosólicos podem ser fornecidos por síntese citosólica in situ ou pela desacilação de fosfolipídios celulares por meio da ação da fosfolipase A2[113]. Os AG são então transportados do citosol para as respectivas organelas (mitocôndrias e peroxissomos) a serem oxidadas para fornecer células com ATP. O sistema transportador mitocondrial consiste em dois componentes: palmitoiltransferases de carnitina (CPT1 e CPT2) e uma translocase de carnitina-acilcarnitina. O sistema transportador de peroxissomo requer três proteínas da subfamília D do transportador de cassetes de ligação a ATP: ABCD1, ABCD2 e ABCD3[114]. Amostras de rim humano com nefropatia diabética mostram acúmulo de lipídios nos glomérulos e tubulointerstício juntamente com a regulação positiva de CD36[115,116].

Uma via defeituosa da oxidação dos ácidos graxos induz o acúmulo de lipídios, resultando em lipotoxicidade, que contribui para o desenvolvimento da DRC em humanos e roedores[117,118].

PAPEL DOS SENSORES DE ENERGIA CELULAR, OXIGÊNIO E NUTRIENTES

Nos mamíferos, o metabolismo celular é finamente orquestrado por sensores moleculares de energia, nutrientes e *status* de oxigênio para se adaptar às mudanças na disponibilidade do substrato. A desregulação de alguns desses sensores, incluindo AMPK, fator indutor de hipóxia (HIF)-1α e mTOR, tem sido implicada na patogênese da DRC e pode ser direcionada para seu tratamento.

O HIF-1α é uma proteína sensível ao oxigênio que regula a transcrição de genes envolvidos na adaptação metabólica, conservação de energia, angiogênese e sobrevivência celular em resposta à hipóxia celular e estímulos não hipóxicos, como a sobrecarga de colesterol[119].

Tem sido demonstrado que a ativação inadequada de HIF-1α após estímulos como hipóxia crônica intermitente e sobrecarga de colesterol está envolvida na patogênese da DRC, enquanto hipóxia crônica tem sido implicada em lesão renal na DRC diabética e relacionada à obesidade[120,121]. Nessa base, inibidores sintéticos de HIF-1α de moléculas pequenas, incluindo YC-1, foram desenvolvidos e mostram propriedades antifibróticas potentes em modelos experimentais de DRC[122]. No entanto, vários problemas permanecem. Em alguns estudos, a ativação do HIF-1α protegeu contra lesão renal[123], sugerindo que o HIF-1α pode não ser o único ou o melhor alvo terapêutico para reverter os efeitos celulares da hipóxia na DRC.

Algumas das vias metabólicas envolvidas na doença renal induzida pela obesidade são mostradas na figura 7.3.

MECANISMOS EPIGENÉTICOS E SUA RELAÇÃO COM A DRC

Em mamíferos, sete sirtuínas (SIRT1-SIRT7) constituem uma família de enzimas evolutivamente conservadas envolvidas em diversos processos fisiológicos, ainda que inter-relacionados, com atividade enzimática muito mais ampla que as desacetilases, como ADP-ribosiltransferases, desmalonilase e desuccinilase, que exigem acoplamento com NAD+. As sirtuínas emergiram como moduladores

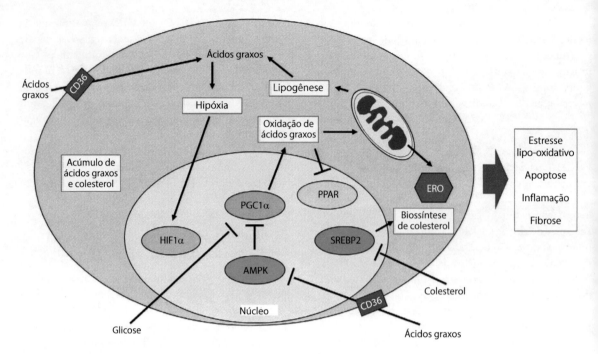

Figura 7.3 – Mecanismos potenciais de disfunção *metabólica relacionados à* lipotoxicidade em obesidade e doença renal. Os ácidos graxos entram na célula através de transportadores como o CD36, tendo um efeito na geração de condições de hipóxia, com ativação do HIF1α e na supressão da expressão e atividade de fatores como o AMPK e PGC1α, condicionando a β-oxidação dos ácidos graxos, a indução de disfunção mitocondrial e a supressão da atividade de fatores de transcrição como os da família PPAR. O colesterol derivado da dieta tem efeitos na supressão do fator SREBP2 responsável do controle da biossíntese de colesterol endógeno. Os efeitos da alteração do metabolismo do colesterol e dos ácidos graxos geram acúmulo dessas moléculas no interior da célula, mantendo e potenciando o efeito dos lipídios exógenos.

críticos das respostas metabólicas adaptativas ao estresse e suas atividades foram associadas a várias doenças, incluindo anormalidades metabólicas, distúrbios neurodegenerativos, doenças cardiovasculares e câncer. O rim, juntamente com o coração e o cérebro, é um dos principais órgãos suscetíveis a doenças relacionadas à idade, traduzindo-se em maior vulnerabilidade à DRC na população idosa[124].

A dependência das sirtuínas nos níveis celulares da coenzima NAD+ liga a atividade das sirtuínas ao metabolismo energético[125]. O NAD+ é produzido por duas vias biologicamente distintas. A síntese *de novo* usa o aminoácido essencial triptofano, fornecido pela ingestão alimentar, que é metabolizado para formar precursores biossintéticos gerando NAD+. Esse cofator também é reciclado pela via de recuperação, onde o NAD+ é ressintetizado da nicotinamida pela nicotinamida fosforibosiltransferase (NAMPT) e é o precursor do NADP+ e NADPH, que preservam as células das espécies reativas de oxigênio (ERO)[125]. Como tem sido descrito[125], após estresse oxidativo persistente a superativação de ADP--ribosiltransferases (também denominadas PARP) consome NAD+ para promover o reparo das lesões de DNA induzidas pelas ERO[126], reduzindo finalmente a atividade de sirtuínas[127,128]. Da mesma forma, a biodisponibilidade do NAD+ também pode ser afetada por outras enzimas, como a ADP-ribosilciclase, que hidrolisam o NAD+ em ADP-ribose e nicotinamida[129].

Grande corpo de literatura descreve os efeitos protetores renais da sirtuína 1 (SIRT1) na lesão renal aguda (LRA), principalmente por causa de sua atividade na função mitocondrial[130,131]. A superexpressão de SIRT1 direcionada a células tubulares protege os camundongos da LRA induzida por cisplatina, melhorando a acil-CoA desidrogenase de cadeia média. Por outro lado, a depleção genética de um alelo de Sirt1 agrava significativamente o declínio da função renal, bem como o dano tubular e a apoptose em um modelo de LRA induzido por lesão de isquemia-reperfusão[132]. Estudos adicionais mostram que a SIRT1 ativa PGC-1α, um importante fator de renoproteção na LRA[133], que leva ao reparo proximal dos túbulos, ativando a biogênese mitocondrial e a respiração via fosforilação oxidativa[134].

Além da SIRT1, estudos recentes também destacaram a atividade renoprotetora da sirtuína 3 (SIRT3) na luta contra a disfunção mitocondrial na LRA[135]. Camundongos com LRA induzida por cisplatina apresentam danos mitocondriais graves associados ao estresse oxidativo e níveis reduzidos da SIRT3 no compartimento tubular proximal[135].

METABOLISMO MITOCONDRIAL E DOENÇA RENAL

Papéis detalhados das mitocôndrias na DRC têm sido revisados previamente[136-138].

As mitocôndrias são organelas indispensáveis para a homeostase e o metabolismo da energia celular. Além da geração de ATP por fosforilação oxidativa na membrana mitocondrial interna, as mitocôndrias também estão envolvidas na sinalização celular, diferenciação celular e controle do crescimento celular e do ciclo celular[139].

Como consequência direta, quaisquer perturbações na geração de ATP ou mitocôndrias danificadas resultam em níveis mais altos de ERO, levando à diminuição da expressão de proteínas do diafragma da fenda nefrina e podocina, ambas necessárias para manter a barreira externa do filtro glomerular[140]. Tanto a nefrina quanto a podocina também servem como centros de sinalização de AKT direcionado a podócitos, levando à fosforilação e à inativação da proteína pró-apoptótica da família Bcl2[141]. Assim, a maquinaria sensível de produção de energia mitocondrial exibe um calcanhar de Aquiles na homeostase dos podócitos.

IMPLICAÇÕES DO METABOLISMO CELULAR NO TRANSPLANTE RENAL

Como as alterações metabólicas representam um estado de respostas celulares imediatas ao estresse, as medidas metabolômicas têm sido sugeridas como uma estratégia para avaliação rápida da função e rejeição do enxerto. Por exemplo, EROs e metabólitos como N-óxido de trimetilamina (TMAO) são normalmente produzidos durante lesão de isquemia/reperfusão[142]. Além disso, estudos de perfil metabólico do soro após o transplante renal revelaram que o intermediário do metabolismo do triptofano, a quinurenina, é alterado durante rejeição aguda[142]. Agora, com o surgimento do campo do imunometabolismo e o avanço das técnicas metabolômicas, atenção crescente está sendo dada ao uso dessas abordagens não apenas para identificar novos alvos de medicamentos, mas também para definir os principais nós metabólicos que podem servir como biomarcadores prognósticos para monitorar os receptores em estado imunológico durante o transplante.

As evidências do potencial da manipulação metabólica para condições imunomediadas começaram a emergir primeiro em modelos de alergia e doenças autoimunes. Por exemplo, a administração do ativador AMPK metformina, que bloqueia a lipogênese e ativa a oxidação dos ácidos graxos, aumentou a frequência e o número de células T reguladoras (Tregs) em um modelo de asma em camundongos[143]. Além disso, o uso experimental de outro ativador AMPK, AICAR, demonstrou suprimir a produção de IFN-γ pelas células T efetoras[144]. Bloqueando a via glicolítica-lipogênica na encefalite autoimune experimental (EAE) usando inibidores como o 2DG (que bloqueia a glicólise por inibição da hexoquinase – HK) e o sorafeno (que inibe a lipogênese glicolítica ao bloquear a acetil-coA carboxilase (ACC), mostrou diminuição da polarição das célula Th17 e promoção recíproca de Tregs[145]. Além disso, o duplo bloqueio da glicólise pelo 2DG e do metabolismo mitocondrial pela metformina normalizou o metabolismo geral das células T CD4+ e diminuiu os sintomas no modelo murino do lúpus eritematoso sistêmico (LES)[146].

Curiosamente, estratégias semelhantes em modelos de transplante produziram resultados promissores. Por exemplo, terapia combinada de 2DG + inibição do metabolismo da glutamina e metformina atrasou ou impediu a rejeição em experimentos de transplante de coração e pele totalmente incompatíveis em camundongos[147]. Além disso, em modelo de doença enxerto *versus* hospedeiro (DEVH), as moléculas BZ423 que bloqueiam a respiração mitocondrial ou o etomoxir que bloqueia a oxidação dos ácidos graxos melhoraram os sintomas da DEVH, bloqueando as células T reativas do doador. Curiosamente, o bloqueio da glicólise usando PKF15 (que bloqueia a enzima glicolítica-chave PFKFB3) também bloqueou as células T reativas dos doadores e melhorou os sintomas em um modelo diferente de DECH[148]. As demandas básicas de uma população de células em rápida proliferação, como na DECH, exigem o uso ideal de todas as vias metabólicas. Como descrito anteriormente, a glicólise é necessária para a indução ideal de Foxp3 em iTregs humanos, sugerindo que estratégias que podem melhorar a glicólise nessas células podem ser úteis[149,150]. Nesse contexto, UK5099, um inibidor do transportador mitocondrial de piruvato (MPC), recentemente tem demonstrado prejudicar o metabolismo do piruvato e melhorar a glicólise aeróbia, resultando na reprogramação metabólica de células cancerígenas em direção a células-tronco, e poderia servir como uma abordagem potencial para aumentar a glicólise e melhorar a expressão de Foxp3 em iTregs humanos[151,152].

REFERÊNCIAS BIBLIOGRÁFICAS

1. Shulman GI. Ectopic fat in insulin resistance, dyslipidemia, and cardiometabolic disease. *N Engl J Med* 2014; **371**: 2237-2238.
2. Malin SK, Finnegan S, Fealy CE *et al.* Beta-cell dysfunction is associated with metabolic syndrome severity in adults. *Metab Syndr Relat Disord* 2014; **12**: 79-85.
3. Cerf ME. Beta cell dysfunction and insulin resistance. *Front Endocrinol* 2013; **4**: 37.
4. Sharma K, Karl B, Mathew AV *et al.* Metabolomics reveals signature of mitochondrial dysfunction in diabetic kidney disease. *J Am Soc Nephrol* 2013; **24**: 1901-1912.
5. Yu B, Zheng Y, Nettleton JA *et al.* Serum metabolomic profiling and incident CKD among African Americans. *Clin J Am Soc Nephrol* 2014; **9**: 1410-1417.
6. Darshi M, Van Espen B, Sharma K. Metabolomics in diabetic kidney disease: unraveling the biochemistry of a silent killer. *Am J Nephrol* 2016; **44**:92-103.

7. Domblides C, Lartigue L, Faustin B. Metabolics stress in the immune function of T cells, macrophages and dendritic cells. *Cells* 2018; 7: 68.

8. Buck MD, Sowell RT, Kaech SM *et al.* Metabolic instruction of immunity. *Cell* 2017; **169**: 570-586.

9. Iyer A, Brown L, Whitehead JP *et al.* Nutrient and immune sensing are obligate pathways in metabolism, immunity, and disease. *FASEB J* 2015; **29**: 3612-3625.

10. O'Neill LA, Kishton RJ, Rathmell J. A guide to immunometabolism for immunologists. *Nat Rev Immunol* 2016; **16**: 553-565.

11. Palmer CS, Ostrowski M, Balderson B *et al.* Glucose metabolism regulates T cell activation, differentiation, and functions. *Front Immunol* 2015; **6**: 1.

12. Almeida L, Lochner M, Berod L *et al.* Metabolic pathways in T cell activation and lineage differentiation. *Semin Immunol* 2016; **28**: 514-524.

13. Pearce EL, Pearce EJ. Metabolic pathways in immune cell activation and quiescence. *Immunity* 2013; **38**: 633-643.

14. Stincone A, Prigione A, Cramer T *et al.* The return of metabolism: biochemistry and physiology of the pentose phosphate pathway. *Biol Rev Camb Philos Soc* 2015; **90**: 927-963.

15. Weinberg SE, Sena LA, Chandel NS. Mitochondria in the regulation of innate and adaptive immunity. *Immunity* 2015; **42**(3): 406-417.

16. Locatelli F, Pozzoni P, Tentori F *et al.* Epidemiology of cardiovascular risk in patients with chronic kidney disease. *Nephrol Dial Transplant* 2003;18 (Suppl 7): vii2-vii9.

17. Pelletier S, Chapurlat R. Optimizing bone health in chronic kidney disease. *Maturitas* 2010; **65**: 325-333.

18. Moe S, Drüeke T, Cunningham J. Definition, evaluation, and classification of renal osteodystrophy: a position statement from kidney disease: improving global outcomes (KDIGO). *Kidney Int* 2006; **69**: 1945-1953.

19. Mitch WE. Mechanisms causing loss of lean body mass in kidney disease. *Am J Clin Nutr* 1998; **67**: 359-366.

20. Adams GR, Vaziri ND. Skeletal muscle dysfunction in chronic renal failure: effects of exercise. *Am J Physiol Renal Physiol* 2006; **290**: 753-761.

21. Vaziri ND. Dyslipidemia of chronic renal failure: the nature, mechanisms, and potential consequences. *Am J Physiol Renal Physiol*. 2006; **290**: 262-272.

22. Siew ED, Ikizler TA. Insulin resistance and protein energy metabolism in patients with advanced chronic kidney disease. *Semin Dial* 2010; **23**: 378-382.

23. Prichard SS. Impact of dyslipidemia in end-stage renal disease. *J Am Soc Nephrol* 2003;14: 315-320.

24. Anker SD, Coats AJS. Cardiac cachexia a syndrome with impaired survival and immune and neuroendocrine activation. *Chest* 1999; **115**: 836-847.

25. Ingenbleek Y, Bernstein L. The stressful condition as a nutritionally dependent adaptive dichotomy. *Nutrition* 1999; **15**: 305-320.

26. Gruys E, Toussaint MJM, Niewold TA *et al.* Acute phase reaction and acute phase proteins. *J Zheijang Univ Sci* 2005; **6B**: 1045-1056.

27. Ribeiro RC, Serra Alves G, Fávaro D *et al.* Caracterização e etiologia da insuficiência renal crônica em unidade de nefrologia do interior do Estado de São Paulo. *Acta Paul Enferm* 2008; **21**(spe): 207-211.

28. Levey A, Coresh J. Chronic kidney disease. *Lancet* 2012; **379**: 165-180.

29. Alsahli M, Gerich JE. Renal glucose metabolism in normal physiological conditions and in diabetes. *Diab Res Clin Pract* 2017; **133**: 1-9.

30. Gerich JE. Role of the kidney in normal glucose homeostasis and in the hyperglycaemia of diabetes mellitus. *Therimplic Diab Med* 2010; **27**: 136-142.

31. Mather A, Pollock C. Glucose handling by the kidney. *Kidney Int* 2011; **79**(Suppl 120): S1-S6.

32. Chen HM, Liu ZH, Zeng CH *et al.* Podocyte lesions in patients with obesity-related glomerulopathy. *Am J Kidney Dis* 2009; **48**: 772-779.

33. Munusamy S, do Carmo JM, Hosler JP *et al.* Obesity-induced changes in kidney mitochondria and endoplasmic reticulum in the presence or absence of leptin. *Am J Physiol Renal Physiol* 2015; **309**: F731-743.

34. de Vries APJ, Ruggenenti P, Ruan XZ *et al.* Fatty kidney: emerging role of ectopic lipid in obesity-related renal disease. *Lancet Diabetes Endocrinol* 2014; **2**: 417-426.

35. Coward RJM, Welsh GI, Yang J *et al.* The human glomerular podocyte is a novel target for insulin action. *Diabetes* 2005; **54**: 3095-3102.

36. Guzman J, Jauregui AN, Merscher-Gomez S *et al.* Podocyte-specific GLUT4-deficient mice have fewer and larger podocytes and are protected from diabetic nephropathy. *Diabetes* 2014; **63**: 701-714.

37. Welsh GI, Hale LJ, Eremina V *et al.* Insulin signaling to the glomerular podocyte is critical for normal kidney function. *Cell Metab* 2010; **12**: 329-340.

38. Nakae J, Cao Y, Hakuno F *et al.* Novel repressor regulates insulin sensitivity through interaction with Foxo1. *EMBO J* 2012; **31**: 2275-2295.

39. Canaud G, Bienaimé F, Viau A *et al.* AKT2 is essential to maintain podocyte viability and function during chronic kidney disease. *Nat Med* 2013; **19**: 1288-1296.

40. Cho H, Mu J, Kim JK *et al.* Insulin resistance and a diabetes mellitus-like syndrome in mice lacking the protein kinase Akt2 (PKB beta). *Science* 2011; **292**: 1728-1731.

41. Manning BD, Cantley LC. AKT/PKB signaling: navigating downstream. *Cell* 2007; **129**: 1261-1274.

42. Ceci M, Ross J, Condorelli G. Molecular determinants of the physiological adaptation to stress in the cardiomyocyte: a focus on AKT. *J Mol Cell Cardiol* 2004; **37**: 905-912.

43. Franke TF. Intracellular signaling by Akt: bound to be specific. *Sci Signal* 2008; **1**: 29.

44. Canaud G, Bienaimé F, Viau A *et al.* AKT2 is essential to maintain podocyte viability and function during chronic kidney disease. *Nat Med* 2013; **19**: 1288-1296.

45. Forbes JM, Coughlan MT, Cooper ME. Oxidative stress as a major culprit in kidney disease in diabetes. *Diabetes* 2008; **57**: 1446-1454.

46. Lee AYW, Chung SSM. Contributions of polyol pathway to oxidative stress in diabetic cataract. *FASEB J* 1999; **13**: 23-30.

47. Nguyen AH, Bhavsar SB, Riley EM *et al.* Association of high mobility group BOX-1 and receptor for advanced glycation end products with clinicopathological features of haematological malignancies: a systematic review. *Contemp Oncol (Pozn)* 2016; **20**: 425-429.

48. Nowotny K, Jung T, Hohn A *et al.* Advanced glycation end products and oxidative stress in type 2 diabetes mellitus. *Biomolecules* 2015; **5**: 194-222.

49. Koya D, King GL. Protein kinase C activation and the development of diabetic complications. *Diabetes* 1998; **47**: 859-866.

50. Brownlee M. Biochemistry and molecular cell biology of diabetic complications. *Nature* 2001; **414**: 813-820.

51. Naudi A, Jove M, Ayala V *et al.* Cellular dysfunction in diabetes as maladaptive response to mitochondrial oxidative stress. *Exp Diabetes Res* 2012; **2012**: 696215.

52. Hallan S, Sharma K. The role of mitochondria in diabetic kidney disease. *Curr Diab Rep* 2016; **16**: 61.

53. Brownlee M. The pathobiology of diabetic complications – a unifying mechanism. *Diabetes* 2005; **54**: 1615-1625.

54. Sas KM, Kayampilly P, Byun J *et al.* Tissue-specific metabolic reprogramming drives nutrient flux in diabetic complications. *JCI Insight* 2016; **1**: e86976.

55. Sharma K, Karl B, Mathew AV *et al*. Metabolomics reveals signature of mitochondrial dysfunction in diabetic kidney disease. *J Am Soc Nephrol* 2013; **24**: 1901-1912.

56. Qi W, Keenan HA, Li Q *et al*. Pyruvate kinase M2 activation may protect against the progression of diabetic glomerular pathology and mitochondrial dysfunction. *Nat Med* 2017; **23**: 753-762.

57. Fantus D, Rogers NM, Grahammer F *et al*. Roles of mTOR complexes in the kidney: implications for renal disease and transplantation. *Nat Rev Nephrol* 2016; **12**: 587-609.

58. Kim Y, Park CW. Adenosine monophosphate-activated protein kinase in diabetic nephropathy. *Kidney Res Clin Pract* 2016; **35**: 69-77.

59. Grahammer F, Nesterov V, Ahmed A *et al*. mTORC2 critically regulates renal potassium handling. *J Clin Invest* 2016; **126**: 1773-1782.

60. Gleason CE, Frindt G, Cheng CJ *et al*. mTORC2 regulates renal tubule sodium uptake by promoting ENaC activity. *J Clin Invest* 2015; **125**: 117-128.

61. Cunningham JT, Rodgers JT, Arlow DH *et al*. mTOR controls mitochondrial oxidative function through a YY1-PGC-1α transcriptional complex. *Nature* 2007; **450**: 736-740.

62. Grahammer F, Haenisch N, Steinhardt F *et al*. mTORC1 maintains renal tubular homeostasis and is essential in response to ischemic stress. *Proc Natl Acad Sci U S A* 2014; **111**: E2817-E2826.

63. Kim YC, Guan KL. mTOR: a pharmacologic target for autophagy regulation. *J Clin Invest* 2015; **125**: 25-32.

64. Xu Y, Liu L, Xin W *et al*. The renoprotective role of autophagy activation in proximal tubular epithelial cells in diabetic nephropathy. *J Diabetes Complications* 2015; **29**: 976-983.

65. Sapp V, Gaffney L, EauClaire SF *et al*. Fructose leads to hepatic steatosis in zebrafish that is reversed by mechanistic target of rapamycin (mTOR) inhibition. *Hepatology* 2014; **60**: 1581-1592.

66. Chen H, Zhu J, Liu Y *et al*. Lipopolysaccharide induces chronic kidney injury and fibrosis through activation of mTOR signaling in macrophages. *Am J Nephrol* 2015; **42**: 305-317.

67. Jiang H, Westerterp M, Wang C *et al*. Macrophage mTORC1 disruption reduces inflammation and insulin resistance in obese mice. *Diabetologia* 2014; **57**: 2393-2404.

68. Wang L, Liu X, Nie J *et al*. ALCAT1 controls mitochondrial etiology of fatty liver diseases, linking defective mitophagy to steatosis. *Hepatology* 2015; **61**: 486-496.

69. Torricelli C, Daveri E, Salvadori S *et al*. Phosphorylation-independent mTORC1 inhibition by the autophagy inducer Rottlerin. *Cancer Lett* 2015; **360**: 17-27.

70. García-Martínez JM, Alessi DR. mTOR complex 2 (mTORC2) controls hydrophobic motif phosphorylation and activation of serum- and glucocorticoid-induced protein kinase 1 (SGK1). *Biochem J* 2008; **416**: 375-385.

71. Jacinto E, Facchinetti V, Liu D *et al*. SIN1/MIP1 maintains rictor-mTOR complex integrity and regulates Akt phosphorylation and substrate specificity. *Cell* 2006; **127**: 125-137.

72. Grahammer F, Wanner N, Huber TB. Podocyte regeneration: who can become a podocyte? *Am J Pathol* 2013; **183**: 333-335.

73. Fukuda A, Chowdhury MA, Venkatareddy MP *et al*. Growth-dependent podocyte failure causes glomerulosclerosis. *Am Soc Nephrol* 2012; **23**: 1351-1363.

74. Gödel M, Hartleben B, Herbach N *et al*. Role of mTOR in podocyte function and diabetic nephropathy in humans and mice. *J Clin Invest* 2011; **121**: 2197-2209.

75. Inoki K, Mori H, Wang J *et al*. mTORC1 activation in podocytes is a critical step in the development of diabetic nephropathy in mice. *J Clin Invest* 2011; **121**: 2181-2196.

76. Ito N, Nishibori Y, Ito Y *et al*. mTORC1 activation triggers the unfolded protein response in podocytes and leads to nephrotic syndrome. *Lab Investig J Tech Methods Pathol* 2011; **91**: 1584-1595.

77. Rangan GK, Coombes JD. Renoprotective effects of sirolimus in non-immune initiated focal segmental glomerulosclerosis. *Nephrol Dial Transplant* 2007; **22**: 2175-2182.

78. Bonegio RGB, Fuhro R, Wang Z *et al*. Rapamycin ameliorates proteinuria-associated tubulointerstitial inflammation and fibrosis in experimental membranous nephropathy. *J Am Soc Nephrol* 2005; **16**: 2063-2072.

79. Naumovic R, Jovovic D, Basta-Jovanovic G *et al*. Effects of rapamycin on active Heymann nephritis. *Am J Nephrol* 2007; **27**: 379-389.

80. Hardie DG. AMP-activated protein kinase-an energy sensor that regulates all aspects of cell function. *Gene Dev* 2011; **25**: 1895-908.

81. Dugan LL, You YH, Ali SS *et al*. AMPK dysregulation promotes diabetes-related reduction of superoxide and mitochondrial function. *J Clin Invest* 2013; **123**: 4888-4899.

82. Kidokoro K, Satoh M, Channon KM *et al*. Maintenance of endothelial guanosine triphosphate cyclohydrolase I ameliorates diabetic nephropathy. *J Am Soc Nephrol* 2013; **24**: 1139-1150.

83. Hardie DG. AMP-activated protein kinase: an energy sensor that regulates all aspects of cell function. *Genes Dev* 2011; **25**: 1895-1908.

84. Mihaylova MM, Shaw RJ. The AMP-activated protein kinase (AMPK) signaling pathway coordinates cell growth, autophagy and metabolism. *Nat Cell Biol* 2011; **13**: 1016-1023.

85. Jager S, Handschin C, St-Pierre J *et al*. AMP-activated protein kinase (AMPK) action in skeletal muscle via direct phosphorylation of PGC-1α. *Proc Natl Acad Sci U S A* 2007; **104**: 12017-12022.

86. Melser S, Chatelain EH, Lavie J *et al*. Rheb regulates mitophagy induced by mitochondrial energetic status. *Cell Metab* 2013; **17**: 719-730.

87. Musso G, Gambino R, Cassader M. Emerging molecular targets for the treatment of nonalcoholic fatty liver disease. *Annu Rev Med* 2010; **61**: 375-392.

88. Soetikno V, Sari FR, Sukumaran V *et al*. Curcumin decreases renal triglyceride accumulation through AMPK-SREBP signaling pathway in streptozotocin-induced type 1 diabetic rats. *J Nutr Biochem* 2013; **24**: 796-802.

89. Hsu WH, Chen TH, Lee BH *et al*. Monascin and ankaflavin act as natural AMPK activators with PPARα agonist activity to downregulate nonalcoholic steatohepatitis in high-fat diet-fed C57BL/6 mice. *Food Chem Toxicol* 2014; **64**: 94-103.

90. Gerich JE. Role of the kidney in normal glucose homeostasis and in the hyperglycaemia of diabetes mellitus: therapeutic implications. *Diab Med* 2010; **27**: 136-142.

91. Xu Y, Huang J, Xin W, *et al*. Lipid accumulation is ahead of epithelial-to-mesenchymal transition and therapeutic intervention by acetyl-CoA carboxylase 2 silence in diabetic nephropathy. *Metabolism* 2014; **63**: 716-726.

92. Xin W, Zhao X, Liu L *et al*. Acetyl-CoA carboxylase 2 suppression rescues human proximal tubular cells from palmitic acid induced lipotoxicity via autophagy. *Biochem Biophys Res Commun* 2015; **463**: 364-369.

93. Herman-Edelstein M, Scherzer P, Tobar A *et al*. Altered renal lipid metabolism and renal lipid accumulation in human diabetic nephropathy. *J Lipid Res* 2014; **55**: 561-572.

94. Souza-Mello V. Peroxisome proliferator-activated receptors as targets to treat non-alcoholic fatty liver disease. *World J Hepatol* 2015; **7**: 1012-1101.

95. Pawlak M, Baugé E, Bourguet W *et al*. The transrepressive activity of peroxisome proliferator-activated receptor alpha is necessary and sufficient to prevent liver fibrosis in mice. *Hepatology* 2014; **60**: 1593-1606.

96. Chung KW, Lee EK, Lee MK *et al*. Impairment of PPAR alpha and the fatty acid oxidation pathway aggravates renal fibrosis during aging. *J Am S Nephrol* 2018; **29**: 1223-1237.

97. Lynch MR, Tran MT, Parikh SM. PGC1 alpha in the kidney. *Am J Physiol* 2018; **314**: F1-F8.

98. Casalena G, Daehn I, Bottinger E. Transforming growth factor-β, bioenergetics, and mitochondria in renal disease. *Sem Nephrol* 2012; **32**: 295-303.

99. Kume S, Thomas MC, Koya D. Nutrient sensing, autophagy, and diabetic nephropathy. *Diabetes* 2012; **61**: 23-29.

100. Sharma K. Mitochondrial hormesis and diabetic complications. *Diabetes* 2015; **64**: 663-672.

101. Han SH, Wu MY, Nam BY *et al*. PGC-1α protects from Notch-induced kidney fibrosis development. *J Am Soc Nephrol* 2017; **28**: 3312-3322.

102. Sharma K, Karl B, Mathew AV *et al*. Metabolomics reveals signature of mitochondrial dysfunction in diabetic kidney disease. *J Am Soc of Nephrol* 2013; **24**: 1901-1912.

103. Hong YA, Lim JH, Kim MY *et al*. Fenofibrate improves renal lipotoxicity through activation of AMPK-PGC-1α in db/db mice. *PLoS ONE* 2014; **9**: e96147.

104. Kim HW, Lee JE, Cha JJ *et al*. Fibroblast growth factor 21 improves insulin resistance and ameliorates renal injury in db/db mice. *Endocrinology* 2013; **154**: 3366-3376.

105. Long J, Badal SS, Ye Z *et al*. Long noncoding RNA Tug1 regulates mitochondrial bioenergetics in diabetic nephropathy. *J Clin Invest* 2016; **126**: 4205-4218.

106. Zhang L, Liu J, Zhou F *et al*. PGC--1α ameliorates kidney fibrosis in mice with diabetic kidney disease through an antioxidative mechanism. *Mol Med Rep* 2018; **17**: 4490-4498.

107. Kandasamy N, Ashokkumar N. Renoprotective effect of myricetin restrains dyslipidemia and renal mesangial cell proliferation by the suppression of sterol regulatory element binding proteins in an experimental model of diabetic nephropathy. *Eur J Pharmacol* 2014; **743**: 53-62.

108. Musso G, Gambino R, Cassader M. Cholesterol metabolism and the pathogenesis of non-alcoholic steatohepatitis. *Prog Lipid Res* 2013; **52**: 175-191.

109. Declèves AE, Mathew AV, Cunard R *et al*. AMPK mediates the initiation of kidney disease induced by a high-fat diet. *J Am Soc Nephrol* 2011; **22**: 1846-1855.

110. Lindholm CR, Ertel RL, Bauwens JD *et al*. A high-fat diet decreases AMPK activity in multiple tissues in the absence of hyperglycemia or systemic inflammation in rats. *J Physiol Biochem* 2013; **69**:165-175.

111. Ruggiero C, Ehrenshaft M, Cleland E *et al*. High-fat diet induces an initial adaptation of mitochondrial bioenergetics in the kidney despite evident oxidative stress and mitochondrial ROS production. *Am J Physiol Endocrinol Metab* 2011; **300**: E1047-1058.

112. Munusamy S, do Carmo JM, Hosler JP *et al*. Obesity-induced changes in kidney mitochondria and endoplasmic reticulum in the presence or absence of leptin. *Am J Physiol Renal Physiol* 2015; **309**: F731-743.

113. Simon N, Hertig A. Alteration of fatty acid oxidation in tubular epithelial cells: From acute kidney injury to renal fibrogenesis. *Front Med* 2015; **2**: 52.

114. Wanders RJ. Peroxisomes in human health and disease: metabolic pathways, metabolite transport, interplay with other organelles and signal transduction. *Sub Biochem* 2013; **69**: 23-44.

115. Herman-Edelstein M, Scherzer P, Tobar A *et al*. Altered renal lipid metabolism and renal lipid accumulation in human diabetic nephropathy. *J Lipid Res* 2014; **55**: 561-572.

116. Hua W, Huang HZ, Tan LT *et al*. CD36 mediated fatty acid-induced podocyte apoptosis via oxidative stress. *PLoS ONE* 2015; **10**: e0127507.

117. Chung KW, Lee EK, Lee MK *et al*. Impairment of PPAR alpha and the fatty acid oxidation pathway aggravates renal fibrosis during aging. *J Am Soc Nephrol* 2018; **29**: 1223-1237.

118. Hager MR, Narla AD, Tannock LR. Dyslipidemia in patients with chronic kidney disease. *Rev Endoc Met Disord* 2017; **18**: 29-40.

119. Anavi S, Hahn-Obercyger M, Madar Z *et al*. Mechanism for HIF-1 activation by cholesterol under normoxia: a redox signaling pathway for liver damage. *Free Radic Biol Med* 2014; **71**: 61-69.

120. Shoji K, Tanaka T, Nangaku M. Role of hypoxia in progressive chronic kidney disease and implications for therapy. *Curr Opin Nephrol Hypertens* 2014; **23**: 161-168.

121. Luo R, Zhang W, Zhao C *et al*. Elevated endothelial hypoxia-inducible factor-1α contributes to glomerular injury and promotes hypertensive chronic kidney disease. *Hypertension* 2015; **66**: 75-84.

122. Xiao J, Jin C, Liu Z *et al*. The design, synthesis, and biological evaluation of novel YC-1 derivatives as potent anti-hepatic fibrosis agents. *Org Biomol Chem* 2015; **13**: 7257-7264.

123. Nordquist L, Friederich-Persson M, Fasching A *et al*. Activation of hypoxia-inducible factors prevents diabetic nephropathy. *J Am Soc Nephrol* 2015; **26**: 328-338.

124. Shiels PG, McGuinness D, Eriksson M *et al*. The role of epigenetics in renal ageing. *Nat Rev Nephrol* 2017; **13**: 471-482.

125. Hershberger KA, Martin AS, Hirschey MD. Role of NAD+ and mitochondrial sirtuins in cardiac and renal diseases. *Nat Rev Nephrol* 2017; **13**: 213-225.

126. Rouleau M, Patel A, Hendzel MJ *et al*. PARP inhibition: PARP1 and beyond. *Nat Rev Cancer* 2010; **10**: 293-301.

127. Bai P, Cantó C, Oudart H *et al*. PARP-1 inhibition increases mitochondrial metabolism through SIRT1 activation. *Cell Metab* 2011; **13**: 461-468.

128. Cantó C, Sauve AA, Bai P. Crosstalk between poly(ADP-ribose) polymerase and sirtuin enzymes. *Mol Aspects Med* 2013; **34**: 1168-1201.

129. Graeff R, Liu Q, Kriksunov IA *et al*. Mechanism of cyclizing NAD to cyclic ADP-ribose by ADP-ribosyl cyclase and CD38. *J Biol Chem* 2009; **284**: 27629-27636.

130. Dong YJ, Liu N, Xiao Z *et al*. Renal protective effect of sirtuin 1. *J Diabetes Res* 2014; **2014**: 843786.

131. Guan Y, Hao CM. SIRT1 and kidney function. *Kidney Dis* 2016; **1**: 258-265.

132. Fan H, Yang HC, You L *et al*.The histone deacetylase, SIRT1, contributes to the resistance of young mice to ischemia/reperfusion-induced acute kidney injury. *Kidney Int* 2013; **83**: 404-413.

133. Tran MT, Zsengeller ZK, Berg AH *et al*. PGC1α drives NAD biosynthesis linking oxidative metabolism to renal protection. *Nature* 2016; **531**: 528-532.

134. Funk JA, Schnellmann RG. Accelerated recovery of renal mitochondrial and tubule homeostasis with SIRT1/PGC-1α activation following ischemia-reperfusion injury. *Toxicol Appl Pharmacol* 2013; **273**: 345-354.

135. Morigi M, Perico L, Rota C *et al*. Sirtuin 3-dependent mitochondrial dynamic improvements protect against acute kidney injury. *J Clin Invest* 2015; **125**: 715-726.

136. Hallan S, Sharma K. The role of mitochondria in diabetic kidney disease. *Curr Diab Rep* 2016; **16**: 61.

137. Sharma K. Mitochondrial dysfunction in the diabetic kidney. *Adv Exp Med Biol* 2017; **982**: 553-562.

138. Bhargava P, Schnellmann RG. Mitochondrial energetics in the kidney. *Nat Rev Nephrol* 2017; **13**: 629-646.

139. Butow RA, Avadhani NG. Mitochondrial signaling: the retrograde response. *Mol Cell* 2004; **14**: 1-15.

140. Kim EY, Anderson M, Dryer SE. Sustained activation of N-methyl-D-aspartate receptors in podocytes leads to oxidative stress, mobilization of transient receptor potential canonical 6 channels, nuclear factor of activated T cells activation, and apoptotic cell death. *Mol Pharmacol* 2012; **82**: 728-737.

141. Huber TB, Hartleben B, Kim J *et al*. Nephrin and CD2AP associate with phosphoinositide 3-OH kinase and stimulate AKT-dependent signaling. *Mol Cell Biol* 2003; **23**: 4917-4928.

142. Bonneau E, Tétreault N, Robitaille R *et al*. Metabolomics: Perspectives on potential biomarkers in organ transplantation and immunosuppressant toxicity. *Clin Biochem* 2016; **49**: 377-384.

143. Michalek RD, Gerriets VA, Jacobs SR *et al*. Cutting edge: distinct glycolytic and lipid oxidative metabolic programs are essential for effector and regulatory CD4+ T cell subsets. *J Immunol* 2011; **186**: 3299-3303.

144. Blagih J, Coulombe F, Vincent EE *et al*. The energy sensor AMPK regulates T cell metabolic adaptation and effector responses in vivo. *Immunity* 2015; **42**: 41-54.

145. Berod L, Friedrich C, Nandan A *et al*. De novo fatty acid synthesis controls the fate between regulatory T and T helper 17 cells. *Nat Med* 2014; **20**: 1327-1333.

146. Yin Y, Choi SC, Xu Z *et al*. Normalization of CD4+ T cell metabolism reverses lupus. *Sci Transl Med* 2015; **7**: 274ra218.

147. Lee CF, Lo YC, Cheng CH *et al*. Preventing Allograft Rejection by Targeting Immune Metabolism. *Cell Rep* 2015; **13**: 760-770.

148. Nguyen HD, Chatterjee S, Haarberg KM *et al*. Metabolic reprogramming of alloantigen-activated T cells after hematopoietic cell transplantation. *J Clin Invest* 2016; **126**: 1337-1352.

149. Procaccini C, Carbone F, Di Silvestre D *et al*. The proteomic landscape of human ex vivo regulatory and conventional T cells reveals specific metabolic requirements. *Immunity* 2016; **44**: 406-421.

150. De Rosa V, Galgani M, Porcellini A *et al*. Glycolysis controls the induction of human regulatory T cells by modulating the expression of FOXP3 exon 2 splicing variants. *Nat Immunol* 2015; **16** :1174-1184.

151. Schell JC, Olson KA, Jiang L *et al*. A role for the mitochondrial pyruvate carrier as a repressor of the Warburg effect and colon cancer cell growth. *Mol Cell* 2014; **56**: 400-413.

152. Zhong Y, Li X, Yu D *et al*. Application of mitochondrial pyruvate carrier blocker UK5099 creates metabolic reprogram and greater stem-like properties in LnCap prostate cancer cells in vitro. *Oncotarget* 2015; **6**: 37758-37769.

8

PAPEL DOS PERICITOS NA HOMEOSTASIA E FISIOPATOLOGIA DAS DOENÇAS RENAIS

Tâmisa Seeko Bandeira Honda
Niels Olsen Saraiva Câmara

◆

INTRODUÇÃO

Os pericitos são, por definição, células contráteis ancoradas na membrana basal (MB) dos capilares e vênulas pós-capilares[1]. Por conta de sua localização estratégica entre o fluxo sanguíneo e o espaço intersticial, os pericitos foram inicialmente imputados como capazes de fornecer suporte mecânico para os vasos sanguíneos, assim como de regular o fluxo de sangue. Todavia, além das funções clássicas desempenhadas pelos pericitos no controle da homeostase vascular, eles são apontados por atuarem ativamente na hematopoiese[2], reparo e cicatrização tecidual[3,4]. De forma geral, muito do que se sabe hoje sobre pericitos vem de estudo em modelos de doenças vasculares e também do seu papel na neurogênese.

Devido à grande presença de capilares e vasos sanguíneos no rim, os pericitos renais organizam-se em nichos que possuem necessidades de manutenção homeostáticas. Entre a gama de funções desempenhadas pelos pericitos na fisiologia renal, destacam-se manutenção do gradiente osmótico, produção de renina e regulação da pressão arterial e da fibrose[5-8]. Assim, recentemente os pericitos renais têm sido foco de estudos na fisiologia renal.

Considerando o aumento de estudos descrevendo a importância dos pericitos no sistema renal, neste capítulo iremos abordar o que se conhece sobre o papel dessa célula na homeostase renal e suas especializações dentro do rim. Será dada atenção especial à importância dos pericitos durante o desenvolvimento das doenças renais crônicas, fibrose, proteinúria por disfunção da barreira glomerular e reparo tecidual.

PERICITOS RENAIS E HOMEOSTASE VASCULAR

Como mencionado anteriormente, os pericitos são células que se encontram presentes em todos os tecidos vascularizados, nos quais atuam principalmente fornecendo suporte mecânico para a formação vascular[9].

Estudos *in vivo* demonstraram que, morfologicamente, os pericitos são diferentes de acordo com o tecido em que residem[1-10], assim como a frequência em relação às células endoteliais e funções alternativas desempenhadas[11].

Análises morfológicas por meio de microscopia eletrônica de varredura (MEV) demonstraram que, no sistema nervoso (SNC), os pericitos apresentam-se comumente com longos prolongamentos celulares contínuos[12], propiciando elevada cobertura vascular para o cérebro. A grande presença dos pericitos no SNC traz consigo o possível papel dessas células na formação e manutenção da barreira hematoencefálica[13].

Por sua vez, os pericitos que se localizam nos vasos e artérias coronarianas apresentam processos citoplasmáticos extremamente longos, delicados e bem ramificados[14].

Nos rins, os pericitos apresentam algumas variações morfológicas de acordo com os leitos vasculares nos quais repousam[15]. Os pericitos encontrados na medula externa apresentam corpos celulares arredondados e longos prolongamentos, o que torna possível que eles se enrolem nos vasos sanguíneos. Já os pericitos que se localizam na medula interna se apresentam de forma mais alongada e com curtos prolongamentos celulares, capazes de circundar parcialmente a circunferência capilar[16], como podemos ver na figura 8.1.

Independente das diferenças morfológicas, espacialmente, os pericitos renais localizam-se preferencialmente nos pontos de ramificação da microvasculatura renal[9], onde a força de cisalhamento tende a ser maior. Esse posicionamento pode ser decorrente de um mecanismo estratégico, visto que os pericitos, por serem células contráteis, são capazes de regular o diâmetro vascular e o fluxo sanguíneo quando expostos a estímulos vasoativos[17,18].

Devido à elevada vascularização, os rins apresentam elevada frequência relativa de pericitos por células endoteliais (1:2,5), enquanto a frequência desses no cérebro e retina são de 1:1[19]. Todavia, devemos ter em mente que tais frequências podem ser alteradas diante dos processos patológicos, como é o caso da isquemia, na qual as baixas tensões de oxigênio atuam como gatilho para a angiogênese e a proliferação dos pericitos, assunto abordado mais adiante.

Além dos processos patológicos, o envelhecimento também resulta na redução do número de pericitos renais. Se considerarmos um indivíduo saudável, ou seja, sem nenhuma doença de base, naturalmente com o aumento da idade há redução das funções renais, devido ao menor número de néfrons, glomérulos e capilares[20-22].

Com a redução da densidade de capilares renais, também é observada redução no número das células que os compõem. Estudo desenvolvido por Stefanska *et al*[23] observaram que camundongos com 27 meses idade, correspondente aos 75 anos humanos[24], apresentavam fisiologicamente redução de 31-33% no número de células endoteliais/capilares no córtex e medula renal, assim como aumento da fibrose intersticial. Interessantemente, quando avaliado o número de pericitos nos animais de idade mais avançada, foi observada redução de 45% no número dessas células, o que é mais proeminente do que a observada nas células endoteliais[23].

Essa redução no número de pericitos renais pode ser um dos mecanismos envolvidos com a relação causal associada à menor capacidade reparativa renal em indivíduos e animais de idade mais avançada[23], tornando-os mais suscetíveis a lesões causadas pela isquemia, infamação crônica e estresse oxidativo[25].

PERICITOS COMO REGULADORES DA PRESSÃO ARTERIAL

O papel dos pericitos durante a formação dos vasos, desenvolvimento, manutenção e integridade vascular já é bem conhecido[26-28]. No entanto, estudos vêm demonstrando que, além de atuarem na homeostase vascular, os pericitos são capazes de responder a agentes vasoativos[18,29], controlando diretamente o diâmetro do lúmen vascular e, consequentemente, a pressão arterial[17,29].

Recentemente, foi descrita a existência de uma população de pericitos justaglomerulares (JG) que se localizam na arteríola proximal aferente, sendo capazes de sintetizar, armazenar e secretar renina, quando em condições de estresse fisiológico[8]. A renina armazenada e produzida pelos pericitos JG encontra-se enzimaticamente ativa. Dessa forma, ela é capaz de catalisar a conversão da angiotensina I em angiotensina II (AngII), potente vasoconstritor que, por meio do reconhecimento e ligação específica aos seus receptores (AT_1 e AT_2), irá desencadear respostas fisiológicas. Entre as respostas evocadas pelo complexo AngII-AT_1, está a liberação de aldosterona pelas glândulas adrenais, o que leva à retenção de sódio pelos rins e, consequentemente, ao aumento da volemia sanguínea, tônus vascular e, por fim, aumento da pressão arterial[30].

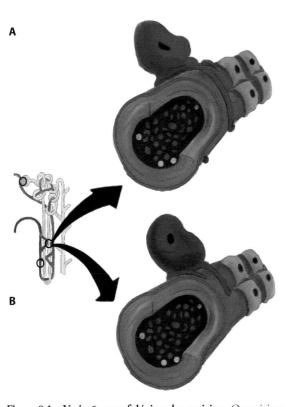

Figura 8.1 – Variações morfológicas dos pericitos. Os pericitos (em azul) são células contráteis que se localizam sobre as células endoteliais (em laranja). Ambos são separados por uma fina membrana basal. A depender de onde se localizam no néfron, os pericitos apresentam diferenças morfológicas que resultam em funções diferentes. **A)** Os pericitos na medula renal externa apresentam o corpo celular mais uniforme e longos prolongamentos, que permitem que eles se enrolem nos leitos vasculares. **B)** Pericitos presentes na porção mais interna da medula renal apresentam corpos celulares pouco arredondados e com formato disforme e prolongamentos citoplasmáticos curtos.

Análises de *fate-tracking* (destino celular) demonstraram que, durante o desenvolvimento embrionário, células da linhagem renina (CoRL)[8], ou seja, células produtoras de renina, diferenciam-se nas células intersticiais, mesangiais e arteriolares[31-33]. Segundo estudo desenvolvido por Sequeira-López *et al* (2004), tais células atuam como reserva, de forma que, quando há alteração na homeostase, essas podem restaurar seu estágio de memória prévio, desdiferenciar e restaurar os níveis normais de renina[34].

Essa redundância biológica, no que diz respeito às células capazes de produzir renina, pode ser entendida como uma vantagem evolutiva diante das alterações do microambiente, para a manutenção da homeostase[34].

Um exemplo prático do que foi descrito até o momento é o fato de que os pericitos isolados dos rins de embriões humanos com 14 semanas produzem renina funcional, ou seja, enzimaticamente ativa[8]. Após o nascimento, os pericitos produtores de renina reduzem-se drasticamente em número a partir da 45ª semana de pós-nascimento[35]. Todavia, alguns estresses fisiológicos podem atuar como gatilho para a desdiferenciação dos pericitos e de outras células da CoRL e restauração dos níveis de renina produzida. Entre os estresses apontados por Serqueira-López *et al* (2004) estão: dieta pobre em NaCl e/ou tratamento com inibidores da enzima conversora de angiotensina (ECA).

Dessa maneira, os estudos apresentados corroboram o papel dos pericitos JG na produção de renina e, consequentemente, no controle da pressão arterial. Outro mecanismo pelo qual os pericitos agem na pressão arterial é por meio do controle do fluxo de solutos na medula renal. A capacidade contrátil dos pericitos os torna hábeis para controlar o fluxo de solutos na *vasa recta*, o que desencadeia diretamente alterações no balanço de sais.

Quando localizados na *vasa recta*, os pericitos agrupam-se em feixes vasculares que se distribuem diferentemente ao longo da porção ascendente ou venosa (AVR) e descendente ou arterial (DVR) da *vasa recta*[16]. Na DVR, os pericitos dispõem-se em intervalos de 14-20μm, onde formam uma malha contínua com as células endoteliais, que repousam sobre a membrana basal. Seus longos filamentos fazem com que os pericitos se enrolem ao redor dos vasos sanguíneos, expondo numerosas cavéolas na porção intersticial e inúmeros filamentos de actina na porção em contato com o vaso sanguíneo[16,36]. A organização dos filamentos de actina faz com que os pericitos sejam capazes de se contrair na presença de estímulos vasoativos[37], como será abordado mais adiante.

Assim como na DVR, os pericitos também se localizam na porção AVR, porém se distribuem em pequenos grupos, de forma dispersa, em intervalos 0,3-3μm[16,36]. Os pericitos localizados na DVR, quando estimulados pela AngII[18], respondem inibindo o fluxo de K⁺, ao mesmo tempo que induzem a abertura dos canais de Ca⁺² e, consequentemente, ativam os canais de cloro e cálcio dependentes[38,39]. Todos esses eventos combinados causam a despolarização da membrana plasmática dos pericitos, provocando a constrição vascular[40].

Como demonstrado até aqui, a AngII tem um papel fundamental no influxo de Ca⁺² nos pericitos e, por consequência, a capacidade contrátil e regulatória desses. No entanto, vale ressaltar que os pericitos atuam na regulação do fluxo sanguíneo por um mecanismo, deveras, dependente de outros agentes vasoativos, entre eles se destacam o óxido nítrico (NO) e as prostaglandinas (PGs)[18].

Um mecanismo capaz de explicar o efeito do NO sobre os pericitos veio do estudo desenvolvido por Dickhout *et al*[18], no qual foi possível observar um efeito "tamponante" do NO produzido pelas células tubulares, diante das elevadas concentrações de AngII.

Essas observações, juntamente com os achados de Pallone *et al*[38,40], sugerem que a contração da porção descendente da *vasa recta* seja dependente do influxo de Ca⁺² nos pericitos. Porém, para evitar excessiva vasoconstrição dependente de AngII, as células epiteliais tubulares aumentam a expressão de óxido nítrico sintase (NOS) e, consequente, NO[18]. O NO produzido pelos elementos tubulares difunde-se para as adjacências da porção descendente da *vasa recta*, reduzindo assim o efeito vasoconstritor da AngII. Todos esses achados, quando combinados, sugerem um mecanismo de comunicação tubular capaz de regular de forma ampla o fluxo e a pressão sanguínea[18].

PERICITOS, NEUROPILINA-1 E PROTEÇÃO GLOMERULAR

Atualmente, a participação na homeostase do sistema vascular é um dos principais papéis protagonizados pelos pericitos[41,42]. Seu extremo contato com as membranas basais das vênulas pós-capilares faz com que os pericitos sejam uma das principais células, juntamente com as células endoteliais, a serem responsáveis pela manutenção da integridade vascular.

Recentemente, estudo clínico de fase I, que tinha como objetivo o tratamento de metástases e tumores sólidos com o anticorpo monoclonal anti-Nrp1 (neuropilina-1), observou que 58% dos pacientes que recebiam o tratamento desenvolviam algum grau de proteinúria[43]. Biologicamente, Nrp1 é muito expressa no glomérulo[44], principalmente, durante o desenvolvimento embrionário, no qual, juntamente com as células endoteliais, contribuem para a angiogênese e a manutenção dos capilares glomerulares.

Funcionalmente, a Nrp1 corresponde a uma proteína transmembrana da família das tirosinas quinase[45], capaz de reconhecer e responder ao fator de crescimento do endotélio vascular (VEGF)[46], por meio da regulação do receptor 2 do fator de crescimento do endotélio vascular (VEGFR2)[47].

Estudos prévios mostraram que a Nrp1 é bastante expressa nos pericitos renais[48], assim como nas células-

-tronco mesenquimais (MSCs), isoladas da medula óssea[49-50], nas quais age regulando a expressão do fator de crescimento derivado de plaquetas (PDGF) e assim estimulando a angiogênese[51]. Além das funções descritas acima, a Nrp1 é apontada por agir juntamente com o PDGF, estimulando a transição mesenquimal-pericito em condições de cultivo celular[52].

Voltando para o contexto renal, estudo desenvolvido por Wnuk *et al*[48] observou que animais que possuíam pericitos *knockout* para Nrp1 apresentavam hematúria acentuada, assim como espessamento da membrana basal glomerular (MGB) e aumento do ritmo de filtração glomerular.

Como alterações funcionais e morfológicas da MBG, assim como seu espessamento são considerados marcadores de lesão renal[53-55], alterações na expressão de Nrp1 poderiam estar diretamente relacionadas a esse fenótipo.

Se olharmos para os achados clínicos presentes nos pacientes e em modelos animais de nefropatia diabética[53,56], iremos observar que ambos apresentam aumento no ritmo de filtração glomerular e espessamento da MBG. Interessantemente, também apresentam redução na expressão glomerular de Nrp1[57].

Esses fatos, quando juntos, sugerem que a Nrp1 apresente papel relevante na manutenção da morfologia glomerular e que essa função também possa ser oriunda da participação dos pericitos, que são a principal fonte de Nrp1 em animais adultos[48].

FIBROSE RENAL

Biologicamente, a fibrose renal é caracterizada por acúmulo e depósito de tecido conjuntivo nos espaços glomerular e tubulointersticial[58]. A gravidade do processo fibrótico, muitas vezes, é considerada determinante no prognóstico das doenças renais, estando presente, principalmente, nos estágios patológicos finais da doença[59].

Atualmente, encontramos um paradoxo sobre a origem da fibrose renal[60-62]. Pois, mesmo se tratando de um evento bastante comum, pouco se conhece sobre quais tipos celulares estão envolvidos com a ativação e expansão dos miofibroblastos renais. Entre as células apontadas por contribuírem, significantemente, para a formação do tecido cicatricial renal estão: a epitelial renal, a endotelial, os fibroblastos circulantes, os macrófagos e os pericitos[63,64].

Uma das primeiras observações que sugeriram a participação das células perivasculares durante o processo de fibrose renal veio de um modelo de lesão renal secundária à hipertensão arterial. Porém, devido às limitações técnicas da época, o estudo não pôde determinar totalmente a origem da fibrose, visto que também foi observada significante proliferação das células tubulares que circundavam os vasos lesionados[65].

Com o passar dos anos e a evolução das técnicas de rastreamento celular, alguns grupos de pesquisa observaram que as células perivasculares teciduais poderiam sim contribuir para a fibrose renal[66]. Todavia, não eliminavam a participação das MSCs infiltrantes como origem dessas células perivasculares e, consequentemente, como fonte dos fibroblastos encontrados no rim[66,67].

Contudo, esse panorama vem sendo alterado desde 2008, ano em que Lin *et al*[61], utilizando camundongos *reporter* para o gene do colágeno tipo 1 (*Coll1a1-GFP*), observaram que a expressão do principal marcador celular dos pericitos (NG2) aumentava progressivamente após a indução da obstrução unilateral do ureter (UUO). Além disso, esse estudo ainda foi capaz de determinar que, 96 horas após a lesão renal, 100% das células produtoras de colágeno do tipo 1 apresentavam-se também positivas para NG2. Interessantemente, após a avaliação no longo prazo, ou seja, 7 dias após a indução do UUO, 98% de todas as células NG2+ passaram a expressar αSMA, sendo, portanto, consideradas miofibroblastos[61]. Porém esse estudo também observa pequena participação de células inflamatórias, especificamente os macrófagos, como fonte ativa do depósito de colágeno tipo 1.

Na tentativa de esclarecer o papel dos macrófagos na manutenção do estado fibrótico renal, estudo recente publicado por Kramann *et al*[68] observou que esses contribuem com menos de 10% para o *pool* de miofibroblastos renais.

Esse estudo, juntamente como desenvolvido por Lin *et al*[61], aponta que durante a lesão renal os pericitos são os principais responsáveis pelo depósito de colágeno e formação da fibrose. Entretanto, os monócitos infiltrantes contribuem secretando fatores parácrinos que são capazes de ativar esses pericitos e estimular a expansão dos miofibroblastos renais.

Como forma de comprovar que os pericitos renais e os fibroblastos perivasculares apresentam papel importante na manutenção do estado fibrótico, independente do modelo de lesão utilizado, Humphreys *et al*[60] concluíram, em modelo de lesão causada por isquemia-reperfusão (IR), que os pericitos são a principal fonte de miofibroblastos e não outro elemento vascular, como as células endoteliais. Recentemente, novo estudo agregou mais importância ao papel funcional dos pericitos renais como fonte de fibrose. Nesse, os autores puderam identificar *in vivo* uma população de células Gli+ (células perivasculares semelhantes às MSCs) que possuem origem tecidual, ou seja, que não são oriundas de MSCs circulantes e que passam a expressar NG2 após expostas a lesão e reparo tecidual[69].

Dessa forma, os trabalhos apresentados até aqui sugerem fortemente que os pericitos renais são majoritariamente os responsáveis pela fibrose renal e expansão dos miofibroblastos. No entanto, esses não atuam sozinhos na manutenção do estado fibrótico; outras células, a exemplo dos macrófagos e fibroblastos perivasculares, contribuem em menor número e atuam secretando fatores parácrinos que são capazes de ativar os pericitos.

CONCLUSÃO

Os pericitos, também conhecidos como células murais ou células de Rouget, em homenagem ao seu descobridor, são células de distribuição ubíqua no organismo que repousam sobre a membrana basal dos capilares e vênulas pós-capilares[1]. Devido a essa localização, os pericitos mantêm contato com diversos tipos celulares que, de forma transitória ou não, ancoram naquela região.

Todavia, além das características clássicas descritas acima, os pericitos apresentam propriedades divergentes, de acordo com o tecido e leito vascular em que estão inseridos[1,16]. Devido à extensa rede de vasos sanguíneos, os rins apresentam-se como um dos órgãos com maior abundância de pericitos[19], os quais apresentam funções específicas a depender do nicho em que estão inseridos nesse órgão[39], como pode ser visto no quadro 8.1.

Entre as funções fisiológicas desempenhadas pelos pericitos renais estão a manutenção da arquitetura glomerular, a regulação da pressão sanguínea e a produção de renina[8,35,48,71]. Todavia, os pericitos também apresentam importante papel no desenvolvimento e após a instauração do processo patológico, nos quais atuam majoritariamente como fonte de fibrose renal[61,69], por meio da sua diferenciação em miofibroblastos[60,69].

Se fizermos um paralelo entre a quantidade de literatura médica e científica que aborda o papel dos pericitos e aqueles que trazem como temática principal as MSCs, nos deparamos com uma lacuna no que diz respeito à compreensão da biologia e à função dos pericitos.

No entanto, quando nos questionamos sobre a razão para talhiato, trazemos à tona o grande número de marcadores celulares compartilhados entre pericitos e MSCs, assim como a capacidade de os pericitos se diferenciarem em células-tronco, quando mantidos *in vitro*, fazendo com que, erroneamente, esses sejam classificados, muitas vezes, como MSCs ou MSCs-*like*. Assim, alguns marcadores celulares estão sendo utilizados para diferenciar os pericitos de outros tipos celulares que algumas vezes podem ser confundidos, como pode-se ver no quadro 8.2.

Entre todos os achados apresentados neste capítulo, encontramo-nos em um momento de transição, no qual

Quadro 8.1 – Funções e mecanismos de ação dos pericitos renais.

Funções	Mecanismos	Referências
Indução da fibrose	• Nos modelos de UUO e IR foram observados aumentos nos números dos pericitos renais e expansão de células produtoras de colágeno tipo 1	Lin et al[61] Humpreys et al[60] Kramann et al[69]
Diferenciação em miofibroblastos	• Durante a fase inicial da lesão por IR ocorrem ativação dos pericitos pelo C5a do complemento e diferenciação em miofibroblastos	Castellano et al[70]
Manutenção da membrana basal glomerular	• Por meio da expressão de Nrp1, os pericitos regulam a integridade da MBG e o ritmo de filtração glomerular por meio da expressão da Nrp1	Wnuk et al[48]
Regulação do fluxo sanguíneo	• Após a ativação pela angiotensina II, os pericitos da porção DVR apresentam rápido influxo de Ca^{+2}, dependente de K^+ • Produção de renina na forma ativa	Zhang et al[71] Crawford et al[6] Stefanska et al[8]
Manutenção da microvasculatura renal	• Os pericitos atuam na manutenção da homeostase tubular, produção de estímulos e recrutamento de células inflamatórias após lesão renal aguda	Lemos et al[9]

UUO = Obstrução unilateral do Ureter; IR = isquemia-reperfusão; Nrp1 = neuropilina-1; C5a = fragmento da clivagem do componente C5, DVR = descendente *vasa recta*; MGB = membrana basal glomerular.

Quadro 8.2 – Marcadores celulares utilizados para a diferenciação dos pericitos.

Descrição	Codinome	Pericito	Célula endotelial	Fibroblasto
Neural/*glial antigen 2*	NG2	+	–	–
Filamento intermediário do tipo IV	Nestin	+	–	–
Molécula de adesão de melanoma	CD146 ou MCAM	+	–	–
Receptor beta do fator de crescimento derivado de plaquetas	PDGRFβ	+	–	–
Forkhead box D1	FOXD1	+	–	–
Filamento intermediário do tipo III	Desmina	+	–	–
Molécula de adesão celular endotelial plaquetária	CD31	–	+	–
Actina de músculo liso	αSMA	+	–	+

+ = Positivo; – = negativo.

o aperfeiçoamento de técnicas de estudos *in vivo* e o rastreamento celular emanam como uma luz para o melhor entendimento da biologia e função dos pericitos. Entretanto, devemos ter em mente que os estudos aqui apresentados foram, majoritariamente, oriundos de modelos animais.

Logo, é essencial que sejam realizadas pesquisas com células e tecidos de origem humana, visando avaliar melhor seu papel durante o desenvolvimento do processo saúde-doença. Dessa forma, os resultados dessas pesquisas poderiam abrir horizontes e influir diretamente na geração de novos modelos terapêuticos.

REFERÊNCIAS BIBLIOGRÁFICAS

1. Diaz-Flores L, Gutierrez R, Varela H *et al*. Microvascular pericytes: a review of their morphological and functional characteristics. *Histol Histopathol* 1991; **6**: 269-286.

2. Corselli M, Chin CJ, Parekh C *et al*. Perivascular support of human hematopoietic stem/progenitor cells. *Blood* 2013; **121**: 2891-2901.

3. Murray IR, Gonzalez ZN, Batly J *et al*. αv integrins on mesenchymal cells regulate skeletal and cardiac muscle fibrosis. *Nat Commun* 2017; **8**: 1118.

4. Morikawa S, Iribar H, Gutiérrez-Rivera A *et al*. Pericytes in Cutaneous Wound Healing. *Advances in Experimental Medicine and Biology* 2019; **1147**: 301-313.

5. Crisan M, Yap S, Castella L *et al*. A perivascular origin for mesenchymal stem cells in multiple human organs. *Cell Stem Cel* 2008; **3**: 301-313.

6. Crawford C, Wildman SSP, Kelly MC *et al*. Sympathetic nerve-derived ATP regulates renal medullary vasa recta diameter via pericyte cells: a role for regulating medullary blood flow? *Front Physiol* 2013; **4**: 307.

7. Chang YT, Yang CC, Pan SY *et al*. DNA methyltransferase inhibition restores erythropoietin production in fibrotic murine kidneys. *J Clin Invest* 2016; **126**: 721-731.

8. Stefanska A, Kenyon C, Christian HC *et al*. Human kidney pericytes produce renin. *Kidney Int* 2016; **90**: 1251-1261.

9. Lemos DR, Marsh G, Huang A *et al*. Maintenance of vascular integrity by pericytes is essential for normal kidney function. *Am J Physiol Renal Physiol* 2016; **311**: F1230-F1242.

10. Díaz-Flores L, Gutiérrez R, Madrid JF *et al*. Pericytes. Morphofunction, interactions and pathology in a quiescent and activated mesenchymal cell niche. *Histol Histopathol* 2009; **24**: 909-969.

11. Smith SW, Chand S, Savage CO. Biology of the renal pericyte. *Nephrol Dial Transplant* 2012; **27**: 2149-2155.

12. Dore-Duffy P, Cleary K. Morphology and properties of pericytes. *Methods Mol Biol* 2011; **686**: 49-68.

13. Ushiwata I, Ushiki T. Cytoarchitecture of the smooth muscles and pericytes of rat cerebral blood vessels. A scanning electron microscopic study. *J Neurosurg* 1990; **73**: 82-90.

14. Nees S, Weiss DR, Senftl A *et al*. Isolation, bulk cultivation, and characterization of coronary microvascular pericytes: the second most frequent myocardial cell type in vitro. *Am J Physiol Heart Cir Physiol* 2012; **303**: H69-H84.

15. Shepro D, Morel NML. Pericyte physiology. *FASEB J* 1993; **7**: 1031-1038.

16. Takahashi-Iwanaga H. The three-dimensional cytoarchitecture of the interstitial tissue in the rat kidney. *Cell Tissue Res* 1991; **264**: 269-281.

17. Kawamura H, Kobayashi M, Li Q *et al*. Effects of angiotensin II on the pericyte-containing microvasculature of the rat retina. *J Physiol* 2004; **561 (Pt3)**: 671-683.

18. Dickhout JG, Mori T, Cowley AM Jr *et al*. Tubulovascular nitric oxide crosstalk: Buffering of angiotensin II-induced medullary vasoconstriction. *Cir Res* 2002; **91**: 487-493.

19. Armulik A, Abramsson A, Betsholtz C. Endothelial/pericyte interactions. *Circ Res* 2005; 97: 512-523.

20. Nyengaard JR, Bendtsen TF. Glomerular number and size in relation to age, kidney weight, and body surface in normal man. *The Anatomical Record* 1992; **232**: 194-201.

21. Denic A, Lieske JC, Chakkera HA *et al*. The substantial loss of nephrons in healthy human kidneys with aging. *J Am SocNephrol* 2017; **28**: 313-320.

22. Kang DH, Anderson S, Kim YG *et al*. Impaired angiogenesis in the aging kidney: Vascular endothelial growth factor and thrombospondin-1 in renal disease. *Am J Kidney Dis* 2001; **37**: 601-611.

23. Stefanska A, Eng D, Kaverina N *et al*. Interstitial pericytes decrease in aged mouse kidneys. *Aging* 2015; **7**: 370-382.

24. Andreollo NA, Santos EF, Araújo MR, Lopes LR. Idade dos ratos versus idade humana: qual é a relação? *ABCD. Arquivos Brasileiros de Cirurgia Digestiva (São Paulo)* 2012; **25**: 49-51.

25. Wang X, Bonventre JV, Parrish AR. The aging kidney: increased susceptibility to nephrotoxicity. *Int J Mol Sci* 2014; **15**: 15358-15376.

26. Abramsson A, Lindblom P, Betsholtz C *et al*. Endothelial and nonendothelial sources of PDGF-B regulate pericyte recruitment and influence vascular pattern formation in tumors. *J Clin Invest* 2003; **112**: 1142-1151.

27. Hamilton NB. Pericyte-mediated regulation of capillary diameter: a component of neurovascular coupling in health and disease. *Front Neuroenergetics* 2010; **2**: 5.

28. Korn C, Augustin HG. Mechanisms of vessel pruning and regression. *Developmental Cell* 2015; **34**: 5-17.

29. Špiranec K, Chen W, Werner F *et al*. Endothelial C-type natriuretic peptide acts on pericytes to regulate microcirculatory flow and blood pressure. *Circulation* 2018; **138**: 494-508.

30. Kim S, Iwao H. Molecular and cellular mechanisms of angiotensin II-mediated cardiovascular and renal diseases. *Pharmacol Rev* 2000; **52**: 1134.

31. El-Dahr SS, Gomez RA, Gray MS *et al*. In situ localization of renin and its mRNA in neonatal ureteral obstruction. *Am J Physiol* 1990; **258 (4Pt 2)**: F854-F862.

32. Starke C, Betz H, Hickmann L *et al*. Renin lineage cells repopulate the glomerular mesangium after injury. *J Am Soc Nephrol* 2015; **26**: 48-54.

33. Kaverina NV, Kadoya H, Eng DG *et al*. Tracking the stochastic fate of cells of the renin lineage after podocyte depletion using multicolor reporters and intravital imaging. *PLoS ONE* 2017; **12**: e0173891.

34. Sequeira López MLS, Pentz ES, Nomasa T *et al*. Renin cells are precursors for multiple cell types that switch to the renin phenotype when homeostasis is threatened. *Dev Cell* 2004; **6**: 719-728.

35. Berg AC. Pericytes synthesize renin. *World J Nephrol* 2013; **2**: 11-16.

36. Shaw I, Rider S, Mullins J *et al*. Pericytes in the renal vasculature: Roles in health and disease. *Nat Rev Nephrol* 2018; **14**: 521-534.

37. Zhang Z, Lin H, Can C *et al*. Descending vasa recta endothelial cells and pericytes form mural syncytia. *Am J Renal Physiol* 2014; **306**: F761-F763.

38. Zhang Z, Rhinehart K, Pallone TL *et al*. Membrane potential controls calcium entry into descending vasa recta pericytes. *Am J Physiol Regul Integr Comp Physiol* 2002; **283**: R949-R957.

39. Lin H, PalloneTL, Cao C. Murine vasa recta pericyte chloride conductance is controlled by calcium, depolarization, and kinase activity. *Am J Physiol Regul Integr Comp Physiol* 2010; **299**: R1317-R1325.

40. Pallone TL, Huang JMC. Control of descending vasa recta pericyte membrane potential by angiotensin II. *Am J Physiol Renal Physiol* 2002; **282**: F1064-F1074.

41. Birbrair A, Zhang T, Wang ZM *et al*. Type-2 pericytes participate in normal and tumoral angiogenesis. *Am J Physiol Cell Physiol* 2014; **307**: C25-C38.

42. Khan JA, Mendelson A, Kunisaki Y *et al*. Fetal liver hematopoietic stem cell niches associate with portal vessels. *Science* 2016; **351**: 176-180.

43. Patnaik A, Lo Russo PM, Messersmith WA *et al*. A phase Ib study evaluating MNRP1685A, a fully human anti-NRP1 monoclonal antibody, in combination with bevacizumab and paclitaxel in patients with advanced solid tumors. *Cancer Chemotherapy and Pharmacology* 2014; **73**: 951-960.

44. Robert B, Zhao X, Abrahamson DR *et al*. Coexpression of neuropilin-1, Flk1, and VEGF164 in developing and mature mouse kidney glomeruli. *Am J Physiol Renal Physiol* 2000; **279**: F275-F282.

45. Herzog B, Pellet-Many C, Britton G *et al*. VEGF binding to NRP1 is essential for VEGF stimulation of endothelial cell migration, complex formation between NRP1 and VEGFR2, and signaling via FAK Tyr407 phosphorylation. *Mol Biol Cell* 2011; **22**: 2766-2776.

46. Mehta V, Fields L, Evans JM *et al*. VEGF (vascular endothelial growth factor) induces NRP1 (neuropilin-1) cleavage via ADAMs (a disintegrin and metalloproteinase) 9 and 10 to generate novel carboxy-terminal NRP1 fragments that regulate angiogenic signaling. *Arterioscler Thromb Vasc Biol* 2018; **38**: 1845-1858.

47. Gelfand MV, Hagan N, Tata A *et al*. Neuropilin-1 functions as a VEGFR2 co-receptor to guide developmental angiogenesis independent of ligand binding. *eLife* 2014; **3**: e03720.

48. Wnuk M, Anderegg MA, Graber WA *et al*. Neuropilin1 regulates glomerular function and basement membrane composition through pericytes in the mouse kidney. *Kidney International* 2017; **91**: 868-879.

49. Ball SG, Shuttleworth CA, Kielty CM. Vascular endothelial growth factor can signal through platelet-derived growth factor receptors. *J Cell Biol* 2007; **177**: 489-500.

50. Banerjee S, Sengupta K, Dhar K *et al*. Breast cancer cells secreted platelet-derived growth factor-induced motility of vascular smooth muscle cells is mediated through neuropilin-1. *Mol Carcinog* 2006; **45**: 871-880.

51. Ball SG, Bayley C, Shuttleworth CA, Kielty CM. Neuropilin-1 regulates platelet-derived growth factor receptor signalling in mesenchymal stem cells. *Biochem J* 2010; **427**: 2040.

52. Dhar K, Dhar G, Majumder M *et al*. Tumor cell-derived PDGF-B potentiates mouse mesenchymal stem cells-pericytes transition and recruitment through an interaction with NRP-1. *Mol Cancer* 2010; **9**: 209.

53. Hebert LA, Parikh S, Prosek J *et al*. Differential diagnosis of glomerular disease: a systematic and inclusive approach. *Am J Nephrol* 2013; **38**: 253-266.

54. Chobanian AV, Bakris GL, Black HR *et al*. Seventh report of the Joint National Committee on Prevention, Detection, Evaluation, and Treatment of High Blood Pressure. *Hypertension* 2002; **42**: 1206-1252.

55. Lopes TG, de Souza ML, da Silva VD *et al*. Markers of renal fibrosis: How do they correlate with podocyte damage in glomerular diseases? *PLoS ONE* 2019; **14**: e0217585.

56. Uil M, Scantlebery AML, Butler LM *et al*. Combining streptozotocin and unilateral nephrectomy is an effective method for inducing experimental diabetic nephropathy in the "resistant" C57Bl/6J mouse strain. *Scientific Reports* 2019; **9**: 3425.

57. Bondeva T, Rüster C, Franke S *et al*. Advanced glycation endproducts suppress neuropilin-1 expression in podocytes. *Kidney International* 2009; **75**: 605-616.

58. Genovese F, Manresa AA, Leeming DJ *et al*. The extracellular matrix in the kidney: a source of novel non-invasive biomarkers of kidney fibrosis? *Fibrogenesis Tissue Repair* 2014; **7**: 4.

59. Menn-Josephy H, Lee CS, Nolin A *et al*. Renal interstitial fibrosis: an imperfect predictor of kidney disease progression in some patient cohorts. *Am J Nephrol* 2016; **44**: 289-299.

60. Humphreys BD, Lin SL, Kobayashi A *et al*. Fate tracing reveals the pericyte and not epithelial origin of myofibroblasts in kidney fibrosis. *Am J Pathol* 2010; **176**: 85-97.

61. Lin SL, Kisseleva T, Brenner DA *et al*. Pericytes and perivascular fibroblasts are the primary source of collagen-producing cells in obstructive fibrosis of the kidney. *Am J Pathol* 2008; **173**: 1617-1627.

62. Lebleu VS, Taduri G, O'Connell J *et al*. Origin and function of myofibroblasts in kidney fibrosis. *Nat Med* 2013; **19**: 1047-1053.

63. Barnes JL, Hastings RR, De La Garza MA *et al*. Sequential expression of cellular fibronectin by platelets, macrophages, and mesangial cells in proliferative glomerulonephritis. *Am J Pathol* 1994; **145**: 585-586.

64. Lloyd CM, Minto AW, Dorf ME *et al*. RANTES and monocyte chemoattractant protein-1 (MCP-1) play an important role in the inflammatory phase of crescentic nephritis, but only MCP-1 is involved in crescent formation and interstitial fibrosis. *J Exp Med* 1997; **185**: 1371-1380.

65. Johnson RJ, Alpers CE, Yoshimura A *et al*. Renal injury from angiotensin II-mediated hypertension. *Hypertension* 1992; **19**: 464-474.

66. Barnes VL, Musa J, Mitchell RJ, Barnes JL. Expression of embryonic fibronectin isoform EIIIA parallels α-smooth muscle actin in maturing and diseased kidney. *J Histochem Cytochem* 1999; **47**: 787-798.

67. Faulkner JL, Szczykalski LM, Springer F, Barnes JL. Origin of interstitial fibroblasts in an accelerated model of angiotensin II-induced renal fibrosis. *Am J Pathol* 2005; **167**: 1193-1205.

68. Kramann R, Machado F, Wu H *et al*. Parabiosis and single-cell RNA sequencing reveal a limited contribution of monocytes to myofibroblasts in kidney fibrosis. *JCI Insight* 2018; **3**: e99561.

69. Kramann R, Schneider RK, DiRocco DP *et al*. Perivascular Gli1+ progenitors are key contributors to injury-induced organ fibrosis. *Cell Stem Cell* 2015; **16**: 51-66.

70. Castellano G, Franzin R, Stasi A *et al*. Complement activation during ischemia/reperfusion injury induces pericyte-to-myofibroblast transdifferentiation regulating peritubular capillary lumen reduction through pERK signaling. *Front Immunol* 2018; **9**: 1002.

71. Zhang Q, Cao C, Zhang Z *et al*. Membrane current oscillations in descending vasa recta pericytes. *Am J Physiol Renal Physiol* 2008; **294**: F656-F666.

SEÇÃO 3

Nefrologia Clínica

◆

9

O QUE PENSO. DIVERGÊNCIAS EM NEFROLOGIA E EM CLÍNICA MÉDICA

Jenner Cruz
Helga Maria Mazzarolo Cruz

◆

Tenho alguns conceitos relacionados à Medicina um pouco diferentes daqueles mais tradicionais. Vou relatar aqueles que considero mais importantes.

O que penso sobre:

HIPERTENSÃO ARTERIAL

Em1948, Ambard e Beaujard escreveram que o sal de cozinha seria a causa da hipertensão arterial[1] e que dietas pobres em sal deveriam ser usadas para o tratamento da hipertensão arterial.

A partir dessa grande constatação iniciou-se uma série de trabalhos e publicações sobre qual seria a pressão arterial normal. Em 1939, Robinson e Brucer[2], após estudarem 11.383 indivíduos considerados sadios, estipularam que pressão arterial normal estaria dentro dos limites entre 90/60 a 120/80mmHg. Confirmando essa ideia, Fishberg escreveria, em 1954[3], que indivíduos com pressão arterial de 120/80mmHg seriam os mais normais.

Porém, em 1945, Perera[4] ensinaria que o limite de 140/90mmHg, entre hipertensão e normotensão, proposto empiricamente em 1920, fora consolidado na década de 1930. Confirmando essa hipótese, ainda não provada, Master *et al*[5], em 1950, com um trabalho realizado com base estatística, considerada muito moderna para sua época, após examinarem 74.000 civis, que trabalhavam em 16 fábricas das forças aéreas dos Estados

Unidos, separaram, tabularam e analisaram os dados de 7.984 mulheres e 7.722 homens, com idades entre 16 e 64 anos, concluindo que a pressão arterial normal ficaria entre os limites de 140-150 e 90-95mmHg. Informaram também, pela primeira vez na literatura médica, que a pressão arterial aumentava, em ambos os sexos, mais em mulheres do que em homens, à medida que os indivíduos envelheciam. Em seu estudo, Master *et al*[5] não informaram quantas pessoas tinham sempre pressão arterial inferior a 120/80mmHg.

Eu e minha esposa Helga Maria nos graduamos pela Faculdade de Medicina da Universidade de São Paulo (FMUSP) em 1953. Fizemos, em seguida, internato e residência, em Clínica Médica, pela 1ª Clínica Médica do Hospital das Clínicas da FMUSP. Desde o 6º e último ano de estudo passamos a frequentar o ambulatório atendendo pacientes com hipertensão arterial. Nossos superiores, Prof. Dr. Emílio Mattar e Dr. Sylvio Soares de Almeida, ensinavam-nos a considerar pressão arterial como normal até o nível de 140/90mmHg.

Em 1958, a *World Health Organization*[6] definiria hipertensão arterial como uma única medida da pressão arterial, na posição sentada ou em repouso, superior a 140/90mmHg, sem especificar a idade. Em 1962[7], informaram que esses resultados, obtidos em indivíduos com idade inferior a 30 anos, sem especificar o sexo, deveriam ser considerados suspeitos.

Continuamos na 1ª Clínica Médica do Hospital das Clínicas da FMUSP, desde nossa formatura, até a aposentadoria, obrigatória, aos 70 anos de idade. Lentamente fui observando que as pessoas que tinham pressão arterial de 90/60mmHg, em qualquer hora do dia, que eram denominados portadores de hipotensão essencial, atingiam facilmente os 90 anos de idade, lúcidos, sem hipertensão sistólica, ingerindo comida salgada, embora nem sempre muito ativos. Não estou de acordo com quem diz que hipotensos essenciais são aqueles que ingerem menos sal, pois aqueles que acompanhei não faziam dieta, nem de sal, nem de açúcar e nem de comidas gordurosas. Eles se comportavam como se fossem imunes ao sal que ingeriam. Porém, posso acreditar que muitos hipotensos tenham pressão arterial sempre baixa por hereditariedade[8-10]. Aprendi que, quando um jovem, de qualquer sexo, tem pressão arterial normal, ao redor de 100-120/70-80mmHg, ele pode ser sensível ao sal que ingere e, lentamente, após número variável de anos começa a ficar hipertenso. Mais de 90% da população se enquadra nesse grupo. Como de Wardener[11-12] nos ensinou, em 1981, durante o XX Congresso Internacional de Nefrologia, em Atenas, na Grécia, quando o sódio, componente do sal de cozinha, aumenta de 1 a 3mEq/L no corpo ele começa a invadi-lo. Quando tenta entrar no interior dos vasos, um mecanismo de defesa impede sua entrada, trocando o Na^+ pelo Ca^{++}. Ao entrar nos vasos arteriais, o cálcio, como vasoconstritor que é, produz vasoconstrição arteriolar, ou seja, hipertensão arterial. Por esse motivo, os bloqueadores de canais de cálcio são bons hipotensores.

Ao redor da segunda metade do século XX, apareceram vários estudos internacionais provando que baixar muito a pressão arterial seria perigoso, provocando muitos efeitos indesejáveis, inclusive morte. Alguns estudos que li, misturavam hipertensos de diagnóstico tardio com outros de diagnóstico mais recente. Pelo noticiário dos jornais, as Sociedades Brasileira de Cardiologia e de Hipertensão, bem como a *American Society of Cardiology* contraindicavam deixar a pressão arterial abaixo de 140/90mmHg, bem como o uso de diuréticos tiazídicos.

Vários médicos norte-americanos, que não estavam de acordo com essas ideias, passaram a se reunir periodicamente nos Estados Unidos, a partir de 1976, para estabelecerem as bases do tratamento da hipertensão arterial. Assim foi criado o *National High Blood Pressure Education Program*, com os famosos *Joints* (*Joint National Committee on Prevention. Detection, Evaluation, and Treatment of High Blood Pressure*)[13-19].

Lentamente, de *Joint* em *Joint*, estava ficando claro que seria muito mais saudável baixar o limiar de hipertensão arterial de 140/90mmHg. Em 2003, surgiu o 7º *Joint*[20], assinado por 76 médicos, representando 46 Academias, Sociedades, Universidades ou Centros de Estudo, chefiados pelo Prof. Aram V. Chobanian, da Universidade de Boston, o qual concluiu que a relação entre hipertensão arterial e eventos cardiovasculares era contínua, consistente e independente de outros fatores. Quanto mais alta era a pressão arterial, maior era o risco de ataque cardíaco, insuficiência cardíaca, acidente vascular cerebral e doença renal crônica.

Porém alguns facultativos ainda não estavam de acordo e, em 2014, Paul A. James e Suzanne Oparil conseguiram reunir 15 colegas, editando o que chamaram 8º *Joint* (*Eight Joint National Committee*)[21], concluindo que o limite para o tratamento da pressão arterial deveria continuar a ser 140/90mmHg.

Essa publicação ocasionou outra reação, 19 hipertensólogos foram instruídos a rever todos os estudos já publicados, o que redundou, em 16 de novembro de 2017, uma quinta-feira, durante as reuniões científicas da *American Heart Associação* (AHA)[22], com a presença de outras sociedades, incluindo a *American College of Cardiology*, mas não da *American Society of Cardiology*, sob a Presidência do Prof. Paul Whelton, uma importante conclusão: que a pressão arterial normal deveria estar abaixo de 120/80mmHg, que pressão arterial acima de 120/80mmHg já deveria ser considerada elevada e que pressão arterial acima de 140/90mmHg deveria ser considerada o segundo estágio de hipertensão arterial.

RESTRIÇÃO DO SÓDIO NA DIETA

Atualmente vários alimentos enlatados passaram a ser vendidos com menos sódio, redução média de 30%, o que não aprovamos. Porque diminuir o sabor de nossa alimentação se temos os diuréticos tiazídicos: hidroclorotiazida[23] e clortalidona[24]? A hidroclorotiazida, 25mg por comprimido, é fornecida gratuitamente pelo governo federal, nas farmácias populares. Como sua ação média é de 6 a 8 horas[23], em muitos casos há necessidade de ingeri-la duas vezes ao dia. A clortalidona[24], 12,5mg por comprimido, tem ação por 48 horas, de modo que, ingerindo um por dia, produz proteção total contra alimentos preparados com sal de cozinha. Em meus pacientes constatei que meio comprimido, 6,25mg, costuma ter ação semelhante. Não há necessidade de fazermos dieta com restrição de sódio.

Com o estudo feito por Oliver *et al*[25], em 1975, no norte do Brasil, na fronteira com a Venezuela, com os índios ianomâmis, que ingeriam alimentos totalmente sem sal, descobriu-se que comer sem sal, excretando até menos de 1mEq de sódio por dia, é prejudicial à saúde. Embora esses índios tivessem pressão baixa e desconhecessem qualquer doença relacionada à hipertensão arterial, morriam cedo, ao redor de 70 anos de idade, com as dosagens de renina e aldosterona, determinadas por esses médicos, em níveis altíssimos, nunca vistos. A medida da angiotensina II não estava disponível, mas deveria estar também muito elevada. Os índios idosos apresentavam atero-arteriosclerose generalizada e prematura. Dietas muito rígidas em sódio podem ser perigosas.

PLACAS DE ATEROMAS, POR QUE DEVEMOS MANTER A PRESSÃO ARTERIAL SEMPRE ABAIXO DE 120/80mmHg?

Por que é importante manter a pressão arterial sempre abaixo de 120/80mmHg? Porque a pressão alta, provavelmente a partir desses números, costuma provocar pequenas lesões nas artérias, de qualquer tamanho. Essas lesões são tamponadas pelo colesterol existente no sangue, quer ele esteja em níveis normais, 40% dos casos, quer elevados, formando placas de ateroma[26].

Ateromas são placas compostas, principalmente por lipídios e tecido fibroso, que podem formar-se na parede dos vasos sanguíneos. Levam progressivamente à diminuição do calibre do vaso, podendo chegar à obstrução total e provocar isquemias teciduais[27]. Colesterol alto é a principal causa de calcificação dessas placas, principalmente na aorta[28].

Eu e os defensores de pressão arterial sempre inferior a 120/80mmHg acreditamos que, mantendo-a sempre em níveis baixos, as placas de ateroma não se formam, reduzindo, drasticamente, o aparecimento de infarto agudo do miocárdio, acidente vascular cerebral, aterosclerose cerebral e doença vascular periférica.

CÉLULAS REGENERADORAS

O estudo das células-tronco começou há mais de 50 anos, com Leroy Stevens[29].

Células-tronco ou células-mãe são células indiferenciadas ou não, especializadas, com duas propriedades peculiares: autorrenovação e potencial de diferenciação.

Autorrenovação é a capacidade que as células-tronco possuem de determinar a proliferação de grandes células idênticas à original. Potencial de diferenciação é a capacidade que essas células possuem de gerar células especializadas e diferentes tipos de tecidos.

Elas são classificadas em três níveis diferentes: células totipotentes, células pluripotentes e células multipotentes.

Células totipotentes são as únicas capazes de gerar um organismo completo, porque possuem a capacidade de gerar todos os tipos de células, todos os tecidos do corpo, incluindo tecidos embrionários e extraembrionários como a placenta. O óvulo fecundado (zigoto) e as células provenientes do zigoto, até a fase de 16 células, são o único exemplo que possuímos.

As células pluripotentes são capazes de gerar células dos três folhetos embrionários: ectoderma, mesoderma e endoderma, que gerarão todos os tecidos do organismo. Elas não podem originar um indivíduo completo[29].

As células pluripotentes induzidas, desenvolvidas pelo pesquisador Shinya Yamanaka[30], inicialmente em camundongos, em 2006 e após em humanos, em 2007, foram obtidas de uma forma revolucionária, através de reprogramação genética de células adultas. Elas são semelhantes às células *stem* embrionárias, apresentando as mesmas características de auto-renovação e potencial de diferenciação.

As células multipotentes possuem a capacidade de gerar um número limitado de células especializadas. São encontradas em quase todo corpo, sendo capazes de gerar células do tecido de qual são provenientes. São responsáveis pela constante renovação celular que ocorre em nossos órgãos[29].

Os seres humanos também possuem alta capacidade de regeneração. Cortes na pele logo curam e a cicatriz, que ficou, pode desaparecer completamente. O fígado também possui alta capacidade de regeneração[31]. Parte de um fígado pode ser doada para transplante, quando necessário, e os dois órgãos, do doador e do receptor, em pouco tempo readquirem todas suas antigas funções. Há pouco tempo se descobriu que o neurônio, célula nervosa do cérebro, também pode regenerar-se, o que antes se pensava ser impossível[32].

Vamos para nossa área: os rins. Não existe um remédio específico para os rins, mas, quando deixamos tudo funcionando corretamente no organismo, normalizamos a pressão arterial, corrigimos a hiperglicemia, medicamos o hipotireoidismo e a hiperuricemia, reduzimos a ingestão de carne, porque o metabolismo da carne é feito pelos rins com muito gasto de energia, e tomamos outras medidas variáveis, conforme o caso, muitas lesões renais diminuem e muito tecido renal se regenera. Seguimos muitos portadores de doença renal crônica pré-dialítica, quase terminal, nos quais, com tratamento clínico das alterações encontradas e diminuição constante da pressão arterial, a doença estacionou e muitas vezes regrediu. Costumamos tornar pacientes hipertensos em hipotensos, porque acreditamos que, de todas as medidas que tomamos, a mais importante é o controle rigoroso da pressão arterial.

Constatamos também que os portadores de rim policístico, quando têm sua pressão arterial diminuída, para níveis inferiores a 120/80mmHg, apresentam estabilização ou diminuição de sua insuficiência renal, apesar de seus rins continuarem a crescer.

Como é feita essa regeneração? Em quase todos os órgãos e também na pele há sangue circulante. Seriam os linfócitos (células T) das células hematopoiéticas, as células multipotentes, que patrocinariam a regeneração? Nos rins costumamos ver que as lesões glomerulares de uma glomerulonefrite pós-infecciosa podem regredir completamente, mas os glomérulos são ricos de sangue. Nas biópsias observamos que hemácias, neutrófilos, eosinófilos, macrófagos e outros elementos do sangue estavam presentes na fase aguda. Seriam eles responsáveis pela regeneração dos glomérulos? As lesões tubulares de uma necrose tubular aguda também costumam regredir. No início, após ter ocorrido necrose, os túbulos ficam destruídos, dilatados e suas células achatadas, muitas delas anucleadas. Após vários dias, essas células tubulares aumentam, seu citoplasma regenera, ficando semelhante ao que era antes, mas algumas células estão anucleadas. O núcleo de uma célula vizinha entra em mitose e um desses núcleos migra para a célula que estava anucleada. Em algum tempo os túbulos recuperam quase todas suas funções. Durante todo o processo de regeneração as células hematopoiéticas não são visíveis, embora devessem estar presentes. Será que todas as células possuem capacidade regenerativa?

O cérebro coordena todas as ações do organismo, perguntamos: quem é responsável pela regeneração? Todas as células, as células T do sangue circulante, ou o cérebro?

Os rins são enervados por ramos de fontes distintas: o plexo celíaco, os nervos esplâncnicos lombares e os plexos intermesentérico e hipogástrico superior. Mas, na realidade, entram no parênquima renal somente os nervos do sistema nervoso simpático e do nervo craniano vago (parassimpático). Não há nenhuma dúvida que as fibras sensitivas não entram nos rins, ficando apenas na cápsula, na pelve e nos ureteres. O interior dos rins não dói. No interior dos rins entram as fibras simpáticas, aferentes e eferentes. As aferentes enviam instruções do cérebro para o bom funcionamento dos rins e as eferentes informam ao cérebro como elas foram cumpridas. As fibras parassimpáticas aparentemente não agem no parênquima renal, pois seu estímulo não altera as funções renais. Elas entram apenas na pelve e nos ureteres[33-35]. Como as fibras simpáticas estão presentes em todos os tecidos, tornamos a perguntar: seria o cérebro, através do sistema nervoso simpático, o responsável pela regeneração nos homens e provavelmente, também, em outros animais?

DIURÉTICOS E POTÁSSIO

Muitos médicos têm medo de usar diuréticos tiazídicos, principalmente os cardiologistas, pela hipocalemia que eles podem produzir. Na fase inicial de seu uso há maior excreção renal de água e eletrólitos (Na, Cl, K e Mg), menor filtração glomerular e menor excreção de ácido úrico. Por isso há maior diurese, diminuição plasmática de Na, Cl, K, Mg e aumento discreto do ácido úrico em pacientes sem herança para gota[36]. Normalmente, as alterações da calemia não trazem maiores preocupações, uma vez que o cérebro é o responsável pelo controle sanguíneo dos eletrólitos.

O cérebro, por meio de bombas Na^+-K^+-ATPase, localizadas em túbulos renais, controla os níveis plasmáticos do K, aumentando ou diminuindo sua excreção renal, conforme a necessidade. O nível de K pode descer um pouco no plasma, após a administração de um diurético, mas logo volta a seus níveis normais[36], graças à ação do nervo simpático. Portanto, o médico não deve ter medo de usar diurético tiazídico para tratamento no hipertenso.

Alguns pacientes podem apresentar câimbras discretas, de curta duração, mesmo após meses de tratamento, de fácil controle clínico e decorrentes de diminuição do volume plasmático, sem nenhuma relação com os níveis de potássio.

DIABETES MELLITUS TIPO 2 E AÇÚCAR

Os jornais e outros meios de divulgação insistem em proclamar que a ingestão de açúcar é causa importante na gênese do *diabetes mellitus*. Eu gosto e como diariamente vários tipos de doces. Que eu saiba não tenho antecedentes diabéticos e, apesar de já estar com 90 anos de idade, minha dosagem de hemoglobina glicosilada costuma estar ao redor de 5,4%, ou seja, normal. Minhas glicemias, quando eu era jovem, estavam sempre ao redor de 70mg/dL e atualmente estão ao redor de 100mg/dL. Em alguns pacientes idosos que acompanhei, observei que, com a idade, a glicemia pode ficar mais alta, mesmo até acima de 126mg/dL. Sempre interpretei que essas elevações deviam ocorrer por diminuição da produção de insulina por atero-arteriosclerose benigna do pâncreas, em decorrência da idade. Naquele tempo, a sulfonilureia utilizada para tratamento de diabéticos era a clorpropamida, 250mg por comprimido. Quando a glicemia ficava mais alta, eu receitava meio comprimido dessa substância/dia e a glicemia voltava ao normal. No Brasil, atualmente, utiliza-se uma sulfonilureia de 2ª geração, a glibenclamida, fornecida gratuitamente pelo governo federal em lugar da clorpropamida. Como o comprimido tem dosagem menor, 5mg, pode-se usar um inteiro com a mesma finalidade.

Não acredito que a ingestão constante de açúcar produza diabetes em um indivíduo sem hereditariedade para tal. Sei que o consumo abusivo de açúcar é causa importante de obesidade, que pode chegar até à obesidade mórbida (com índice de massa corporal maior ou igual a $40kg/m^2$) acompanhar-se de glicemias em níveis diabéticos.

DISLIPIDEMIA

Os níveis ideais de colesterol total e frações, HDL e LDL, considerados recomendados para a saúde, ficaram inalterados entre 2008 e 2016 pelo tratado médico americano do Cecil[37-38]:

Colesterol total
Recomendado < 200mg/dL.
Risco moderado 200 a 239mg/dL.
Alto risco ≥ 240mg/dL.

Fração HDL-colesterol
Sexo masculino > 29mg/dL.
Sexo feminino > 35mg/dL.

O mesmo não aconteceu com os níveis de triglicérides, cujos valores recomendados sofreram forte redução:

Triglicérides
Recomendado < 250mg/dL, em 2008[37].
Recomendado < 150mg/dL, em 2016[38].

O Consenso Brasileiro para a Normatização da Determinação Laboratorial do Perfil Lipídico, de 10 de dezembro de 2016, é mais rigoroso em seus níveis recomendados[39] (Quadro 9.1).

Não estou totalmente de acordo. Penso que esses valores devem ser aplicáveis a determinados pacientes, como diabéticos, portadores de síndrome nefrótica, portadores de lúpus e várias outras doenças imunológicas, bem como hipertensos essenciais, cuja pressão arterial não foi normalizada com o uso de diuréticos e outros hipotensores, quando necessário. Tive alguns pacientes que, apesar de terem muitas vezes colesterol total e frações em valores limítrofes, não se comportavam como portadores de dislipidemia.

Aprendi, com o terceiro chefe do famoso estudo de Framingham, nos Estados Unidos, Prof. William Peter Castelli[40,41], que dividindo a fração LDL (o colesterol ruim) pela fração HDL (o colesterol bom), encontrando-se até o valor numérico 3,4, o colesterol bom bloqueia os efeitos maléficos do colesterol ruim.

Alguns pacientes têm colesterol bom muito alto, até acima de 100mg/dL. Nesses pacientes é comum o colesterol total estar acima de 200mg/dL, que, como vimos, é um valor não recomendado.

Outro problema é o valor da fração HDL-colesterol, acima de 40mg/dL para o Consenso Brasileiro[39] e acima de 29mg/dL (para homens) ou acima de 35mg/dL (para mulheres) pelo tratado americano do Cecil[37,38].

Tenho 90 anos, sem sintomas senis de dislipidemia, fração HDL-colesterol muitas vezes abaixo de 35mg/dL, mas relação LDL-HDL sempre inferior a 3,4. Não tomo estatinas, medicamento mais utilizado para tratar dislipidemias. Também não tomo 100mg de ácido acetilsalicílico, por dia, nem esporadicamente.

Acredito que do mesmo modo que a glicemia de um diabético pouco se eleva após receber uma sobrecarga de açúcar e que essa elevação logo volte a seus níveis normais ou geralmente inferiores, devido ao aumento da insulinemia, existem indivíduos resistentes à ingestão de lipídios, pois seus níveis de colesterol e de triglicérides pouco se elevam após a ingestão de comidas gordurosas.

Finalizando, tenho observado muitas vezes que vários colegas procuram seguir o Consenso Brasileiro, receitando estatina, mas errando na quantidade do medicamento utilizado. É comum vermos um paciente com pequena dislipidemia recebendo 40mg de atorvastatina por dia, quando deveria receber apenas 10mg. As estatinas têm efeitos colaterais[42], não se deve tratar um desvio laboratorial produzindo outros, até maiores.

DOENÇA DE ALZHEIMER

Aloysius Alzheimerera um neurologista da Baviera. Nasceu em 14 de junho de 1864, em Marktbreit, na Alemanha, e faleceu aos 52 anos de idade, de insuficiência cardiorrenal, três anos após ter contraído grave tonsilite, em 19 de dezembro de 1915, em Breslau[43,44].

O que o tornou famoso foi a apresentação do caso da senhora Auguste Deter, de 51 anos de idade, em um congresso médico, em novembro de 1906. Essa senhora era sua paciente desde 1901, quando foi levada ao seu consultório por apresentar graves problemas de memória e de relacionamento. Com a evolução do caso, passou a apresentar dificuldade para falar e para entender o que se dizia. Seus sintomas pioraram rapidamente, teve de ficar acamada e veio a falecer na primavera de 1906[43]. Aloysius, julgando tratar-se de um caso de uma doença desconhecida, conseguiu da família permissão para fazer necropsia[44].

Nesse cérebro ele encontrou um encolhimento dramático, principalmente no córtex, na camada externa relacionada à memória, ao pensamento, à fala e ao julgamento. À microscopia viu depósitos de gordura espalhados dentro e ao redor de pequenos vasos sanguíneos e neurônios mortos ou em deterioração. Seu trabalho foi publicado em 1907[44]. Em 1910, Emil Kraepelin propôs que se desse o nome de doença de Alzheimer a essa enfermidade, uma forma atípica de demência senil[44].

Quadro 9.1 – Perfil lipídico para adultos com mais de 20 anos de idade[39].

Lipídios	Com jejum	Sem jejum	Categoria
Colesterol total	< 190mg/dL	< 190kg/dL	Desejável
HDL-colesterol	> 40mg/dL	> 40mg/dL	Desejável
Triglicérides	< 150mg/dL	< 175mg/dL	Desejável
			Categoria de risco
LDL-colesterol	< 130mg/dL	< 139mg/dL	Baixo
LDL-colesterol	< 100mg/dL	< 100mg/dL	Intermediário
LDL-colesterol	< 70mg/dL	< 70mg/dL	Alto
LDL-colesterol	< 50mg/dL	< 50mg/dL	Muito alto

Desde a Grécia antiga os médicos sabiam que com o envelhecimento o cérebro diminui de tamanho e começaríamos a perder a memória recente, embora continuássemos a conservar a memória antiga, que, ao contrário, costuma crescer, o que é denominado amnésia anterógrada ou criptomnésia.

Muitas vezes recebemos uma informação sem prestar atenção. Nesse caso pode ser que ela não fique armazenada no cérebro, mesmo em um indivíduo jovem e sadio. Vários idosos, mesmo prestando atenção, não conseguem reter, nem sequer entender, a maior parte do que está sendo dito. Os idosos que mantêm sua pressão sempre abaixo de 120/80mmHg, como no meu caso, continuam, não só com boa memória, quase normal, como esta aumenta, pois passam a recordar, também,de fatos remotos e esquecidos.

O cérebro é alimentado por uma das redes de vasos sanguíneos mais ricas do corpo humano, tendo cerca de 100 bilhões de células nervosas ou neurônios, que possuem ramificações que se conectam em mais de 100 trilhões de pontos. Essa rede, densa e ramificada, é denominada "floresta de neurônios"[45].

A doença descrita por Alzheimer inicia-se cedo, ao redor de 60 anos de idade ou menos, sendo uma moléstia condicionada por um de três genes diferentes[46], localizados nos cromossomos 21, 14 e 1, transmitidos de forma autossômica dominante. Ela é causada por uma mutação do gene da proteína precursora de substância amiloide, sendo uma forma hereditária de amiloidose cerebral (A), diferente da amiloidose por infecção crônica (AA)[28].

Como não há em vida um exame laboratorial para diferenciar a doença de Alzheimer da arteriosclerose cerebral e de outras formas de demência, resolveram chamar de doença de Alzheimer 60 a 80% de toda demência que ocorre em idosos[47], do que discordo. Acredito, por experiência própria, que a doença que Alzheimer descreveu é rara, causada por um tipo hereditário de amiloidose. Costuma iniciar-se cedo, e até o momento não tem cura, sendo mortal, enquanto a arteriosclerose senil se instala mais tarde, geralmente após os 80 anos de idade, sendo comum nos portadores de placas de ateroma, por hipertensão arterial tratada insuficientemente, *diabetes mellitus*e dislipidemia de várias causas. Com medicação adequada, principalmente em casos de hipertensão arterial, a doença de Alzheimer pode ser estabilizada e até melhorada[47], pois sabemos hoje que a célula nervosa, o neurônio, pode regenerar-se[33].

Outras doenças cerebrais podem simular Alzheimer, como os tumores cerebrais, cujos sintomas podem variar um pouco, conforme sua localização, as lesões traumáticas e algumas formas de demência, como a dos corpúsculos de Lewy, a doença de Creutzfeldt-Jakob, a doença de Parkinson, algumas desordens do sono e a demência frontoparietal ou de Pick, o que pode mascarar o diagnóstico e dificultar o tratamento[32].

CÂNCER DE PRÓSTATA

Esse câncer, desde 1984[48], é considerado o mais comum em homens nos Estados Unidos, com altíssima mortalidade. O mesmo deve estar ocorrendo em outras partes do mundo, inclusive no Brasil.

Nas reuniões científicas da Disciplina de Nefrologia do Hospital das Clínicas da Faculdade de Medicina da Universidade de São Paulo (FMUSP), a que continuo assistindo, sempre que posso, observei que os residentes que estão terminando o estágio, bem como vários outros médicos, não sabem interpretar um exame de dosagem sanguínea do PSA, antígeno específico da próstata.

Tive um tio que faleceu de infarto agudo do coração, com câncer de próstata, poucos meses após esse diagnóstico, enquanto aguardava a melhor conduta terapêutica para sua doença. Por esse motivo, após os 50 anos, comecei a fazer exames para me proteger. Fazia o PSA, mais ou menos anualmente e fiz também ultrassonografia da próstata. Em 1998, o Laboratório Central do Hospital das Clínicas da FMUSP, demonstrando sua conhecida eficiência, passou a enviar, junto com o resultado do PSA total, que fora solicitado, o resultado do PSA livre e a relação PSA livre/PSA total. Em 11 de janeiro de 2001 tive uma grande surpresa, meu PSA total estava 3,6ng/mL, um crescimento de quase 50% em 6 meses, embora ainda menor que o normal de 4ng/mL, mas a relação PSA livre/PSA total estava 17%, bem inferior ao limite normal de 25%, o que faria o diagnóstico de câncer da próstata. Como nefrologista do Hospital das Clínicas, imediatamente procurei a Serviço de Urologia, ao lado. Fui consultar-me com o assistente de urologia, que costumava operar a próstata de nossos pacientes. Ele fez um toque retal. Não havia câncer. Ignorou os exames. Questionou porque eu queria fazer uma prostatectomia radical? Ficar impotente e com "urina solta"?

Nova ultrassonografia revelou apenas leve aumento da próstata, tomei doxazocina (Unoprost®) para diminuí-la. Segundo Christensson*et al*[49], esse medicamento diminui o PSA total e o PSA livre. Em 20 de novembro de 2001 o PSA total havia diminuído para 3,4ng/mL e a relação também, 12%, nível que considerei muito perigoso. Voltei à Urologia, novo médico, novo toque retal negativo, sem câncer. Devo confessar que, como muitos pacientes, não gosto desse exame urológico e não devo ter facilitado sua realização.

Repeti o PSA em 29 de janeiro, 5 de abril, 5 de julho e 4 de outubro de 2002. O PSA total foi inferior a 4ng/mL nas duas primeiras vezes, mas 4,2 e 4,4ng/mL nas duas últimas, mas a relação era sempre muito baixa, confirmando o diagnóstico 14%, 16%, 12% e 10%, respectivamente. Entrei em pânico. Meu urologista, que não estava repetindo o toque retal, também resolveu agir. Pediu uma biópsia da próstata, feita em 11 de novembro de 2002. Câncer, Gleason, estágio 6 (3 + 3). Felizmente, operado de prostatectomia radical dois dias após, em 13 de novembro de 2002. Curado. Pós-operatório rápido, sem impotência e sem urina solta. PSA total, após a cirurgia < 0,04ng//dL e assim até hoje, com vida ativa, intensa e com excelente qualidade de vida.

O exame PSA total foi instituído em 1979 por Wang et al[50], após descobertas de Ablin et al[51] e de Hara et al[52,53]. O exame PSA livre começou a ser pesquisado após 1993[49]. Em 10 anos, de 1993 a 2003, com o uso do PSA, a mortalidade por câncer reduziu 32,5% nos Estados Unidos e, segundo o American Cancer Society, em 2008, o risco de doença caiu 16,72% e o risco de morte 2,57%. Nesse país, a mortalidade de tal tumor é muito mais comum em afro-descendentes e muito rara nos nativos do Alasca[54].

Até hoje não entendo porque a relação PSA livre/ PSA total < 25% continue sendo ignorada como o melhor método de diagnóstico para câncer da próstata. Talvez porque, até a 10ª edição do famoso tratado de Urologia de Campbell e Walsh, de 2012, cite-se, mas não se dê muita relevância a essa relação. Por que continuar insistindo no toque retal, tão odiado pela maioria dos pacientes, que foi falho em meu caso? O PSA é um exame de sangue realizado por todos os laboratórios que consultei, que pode ser repetido facilmente, ao contrário dos exames de imagem e da própria biópsia da próstata. É verdade que a prostatectomia radical pode causar disfunção erétil, incontinência urinária, estreitamento uretral e hérnia inguinal. É verdade que é um tumor de crescimento lento e que existem outras formas de tratamento como a radioterapia e a quimioterapia, porém mais caras, com mais sofrimento e pequena recompensa. Estou curado há 18 anos e com excelente qualidade de vida.

A famosa revista Seleções, de dezembro de 2018, por incrível que pareça, informava:

"A Força-Tarefa dos Serviços Preventivos dos EUA aconselha que homens de 70 anos ou mais evitem o exame de antígeno específico da próstata (PSA). O câncer da próstata cresce devagar, e o tratamento pode afetar a qualidade de vida. Caso for afro-americano ou tiver um irmão ou filho que tenha tido câncer da próstata antes dos 65 anos, converse com o seu médico a partir dos 45".

O problema decorrente do câncer da próstata é universal. Consta que o ex-imperador do Japão, Akihito, 125º da lista dos imperadores, que completou 85 anos, em 22 de dezembro de 2018, iniciou seu reinado em 7 de janeiro de 1989 e terminou em 30 de abril de 2019, quando abdicou do trono do Crisântemo em favor de seu filho mais velho, Naruhito, o que ocorreu pela primeira vez em 200 anos[55], por estar em tratamento de câncer da próstata[56]. Será que seus médicos também ignoravam o PSA?

Penso que os homens, com ou sem herança, deveriam fazer, a partir dos 45 anos, dosagem, inicialmente anual, da relação PSA livre/PSA total. Se o exame revelasse alguma anomalia, ele deveria ser repetido. Sendo confir-

mada uma relação inferior a 25%, talvez até em laboratório diferente, o paciente deveria ser encaminhado a um urologista com o diagnóstico de câncer da próstata.

HIPERURICEMIA

O "Atualidades em Nefrologia 9" publicou em 2006 uma revisão bem completa do tratamento da hiperuricemia com uricosúricos e complicações[57]. Neste capítulo abordaremos outros fatos importantes.

Os pacientes normouricêmicos, que são a maioria, ao entrarem em doença renal crônica só começam a apresentar elevação da uricemia se os valores sanguíneos da ureia e da creatinina estiverem claramente elevados e o clearance de creatinina estiver inferior a 30mL/min[58]. Portanto, quando o ácido úrico estiver elevado no sangue em pacientes com clearance de creatinina em níveis superiores a 30mL/min, assim como em indivíduos normais, é porque eles têm geneticamente hiperuricemia.

Gota ou doença de depósitos de cristais de ácido úrico é uma síndrome clínica caracterizada por hiperuricemia e ataques recorrentes, sintomáticos, de artrite inflamatória aguda, causada por acúmulo de cristais de urato, formando depósitos tofáceos de urato monossódico e urolitíase por ácido úrico, que pode preceder a artrite ou ocorrer durante o curso da gota e da nefropatia[59]. A litíase pode ocorrer sem outros sintomas[57]. A artrite pode ser discreta e recidivante ou progredir para uma forma crônica debilitante[60]. A maior parte dos indivíduos hiperuricêmicos não reúne condições suficientes para desenvolver o quadro clínico da gota[59], principalmente após o uso do alopurinol.

A definição de hiperuricemia é baseada na distribuição estatística dos níveis de urato na população, estando presente quando os níveis de urato circulante excederem 7mg/ dL no homem ou 6mg/dL na mulher, quando medidos pelo método enzimático da urease[59-61]. Na realidade, a hiperuricemia parece ter origem multifatorial, reunindo fatores genéticos e não genéticos, como etnia, educação, idade, sexo, peso e superfície corporal[60]. Os diuréticos podem elevar a uricemia, bem como produzir hipocalemia e hiperglicemia[62], mas julgo que nunca deveremos restringir o uso de diuréticos em virtude desses fatos, pois temos medicamentos e outras medidas para normalizá-los.

A gota está frequentemente associada a obesidade[63], hiperlipidemia[64], hipertensão arterial[65], aterosclerose[66,67], abuso de álcool[68], síndrome de hiperinsulinemia[59] e resistência à insulina[59], embora não existam evidências de que a hiperuricemia teve algum papel nessas alterações.

TRATAMENTO

O tratamento da hiperuricemia deve ser feito com alopurinol, que é uma pirazolopirimidlna, inibidor da enzima xantina oxidase. Esse medicamento foi utilizado inicialmente por Elion et al[69], para elevar a potência antitumoral da 6-mercaptopurina. Rundles et al[70], tomando conhecimento de que a xantina oxidase era a enzima que convertia a hipoxantina e a xantina em ácido úrico, resolveram testá-la, com sucesso, em pacientes hiperuricêmicos, visando diminuir o ácido úrico sérico.

Os efeitos colaterais da xantina oxidase, como reações de sensibilidade à droga[71], com febre, exantema, necrólise epidérmica, dermatite esfoliativa[72], agranulocitose com depressão da medula[73], hepatite com e sem icterícia[74], xantinúria, cálculos de xantina, depósitos musculares de xantina e cristalúria[75,76], tornavam seu uso perigoso, o que possibilitou o uso de uricosúricos, substâncias que aumentavam a eliminação urinária de ácido úrico, diminuindo a uricemia.

A benzobromarona, um antiuricosúrico, age no túbulo proximal, inibindo reversivelmente as trocas de uratos por ânions[77]. Ela é o medicamento preferido no Brasil e em vários países da Europa, embora não seja utilizado nos Estados Unidos[57].

Como já publicamos em 2006[57], os uricosúricos, no longo prazo, podem produzir insuficiência renal progressiva por depósito de sais de urato no parênquima renal.

Nossa experiência demonstrou que os efeitos indesejáveis do alopurinol são raros, não devemos ter medo de seu uso, embora devamos estar cientes da possibilidade de ocorrerem.

Embora esses depósitos de ácido úrico possam reverter com o uso de alopurinol, em nosso caso clínico essa reversão não foi completa.

EXERCÍCIO FÍSICO

Em minha infância fui muito magro e fraco. Aos 5 anos, uma tia, muito frequente em casa, faleceu de tuberculose e tive a minha primeira uveíte.

Graças aos cuidados de meus pais fui crescendo e estudando. Como meu pai era médico, e tinha consultório na parte inferior de nossa primeira residência, adquiri todas as doenças de infância, principalmente um forte sarampo que durou cinco dias. Minha irmã, que dormia no mesmo quarto não adquiriu nenhuma, nem o famoso sarampo. No ginásio tive aulas de ginástica e descobri que era bom em corridas curtas e em saltos de extensão. Entrei na Faculdade de Medicina da Universidade de São Paulo, na primeira tentativa. Fazia parte do trote tradicional, a Corrida do Adão, onde os calouros corriam nus na Atlética da escola. Cheguei em segundo lugar e só algum tempo depois descobri que meus colegas, mais atletas, não havia feito força, talvez com medo de possíveis consequências. Na realidade, os veteranos, nossos algozes, deveriam estar procurando campeões para a MAC-MED, famosa disputa esportiva anual da Faculdade de Medicina contra a Universidade Mackenzie.

No primeiro ano da faculdade não frequentei a Atlética, mas no segundo, julgando ser um bom corredor e saltador, resolvi arriscar. Convidei meu colega, José Goulart Barretto, que defendia a escola como reserva da equipe de atletismo da MAC-MED, e fomos. Que decepção, ele corria e saltava muito mais do que eu. Assim desisti de ser um atleta, nunca mais me dediquei a qualquer exercício físico, nem frequentei nenhuma academia.

Continuava muito magro, mas suficientemente sadio. No 4º ano médico, possivelmente em decorrência de mais estudo e início dos plantões médicos, as uveítes voltaram, muito piores, e acabaram deixando-me cego do olho direito e com campo visual bem reduzido no olho esquerdo.

Algum tempo após a formatura as uveítes voltaram, duas a três por ano. Graças ao Prof. Dr. Jorge Alberto Fonseca Caldeira, Professor Titular da Disciplina de Oftalmologia, soube que elas eram de origem tuberculosa, cedendo com corticoides e remédios contra a tuberculose, mas não saravam.

O Dr. Decio de Oliveira Penna, meu colega da Disciplina de Nefrologia, indicou um novo medicamento contra tuberculose que ele estava utilizando, a cicloserina. Tomei e sarei, aos 41 anos de idade. Nunca mais tive uveítes.

Esse medicamento, considerado de 3ª linha no tratamento contra a tuberculose nos Estados Unidos, não consta dos remédios oficiais do Brasil, devido aos seus efeitos colaterais. Não tive nenhum, exceto cura total e definitiva.

Atualmente, através de inúmeros meios de divulgação, estão difundindo a saudável prática de realizarmos exercícios físicos. Eles devem ser considerados um procedimento não medicamentoso, muito acessível, muito eficiente e pouco dispendioso para a promoção e manutenção da saúde. O exercício físico realizado adequadamente promove, entre outros, benefícios cardiorrespiratórios, osteoarticulares, metabólicos e psicossociais[78].

Quem não quer ficar esbelto, com um físico invejável.

Ele pode ser dividido em exercício aeróbico e anaeróbico.

O exercício aeróbico, como o nome sugere, é aquele que usa o oxigênio como fonte de geração de energia dos músculos. Seus exemplos mais comuns são andar, correr, nadar, pedalar e dançar. Ele pode ser utilizado para emagrecer, sendo utilizado principalmente para melhorar a saúde e a estética[79].

Gosto de ver uma apresentadora de televisão, como D. Glória Vanique, dos programas matutinos de jornalismo da televisão Globo, após ter tido seu primeiro filho, voltar a trabalhar, inicialmente com uns quilos a mais, mas pouco a pouco recuperando seu peso de antes do parto. Nota-se que ela está orgulhosa ao mostrar sua nova silhueta.

A programação matutina da TV Bandeirantes, em 2019, ressuscitou, D. Silvia Poppovic, que fora famosa na televisão, oito anos atrás, quando estava com uns bons quilos a mais. Atualmente, após uma cirurgia bariátrica, perdeu 47 quilos e reapareceu, parecendo mais jovem.

O exercício anaeróbico é diferente. É qualquer atividade física que trabalha diversos grupos musculares, de modo contínuo, em determinado período. São exemplos a musculação ou qualquer exercício que consista de movimentos rápidos de alta intensidade. Os exercícios anaeróbicos não utilizam o oxigênio. Nesse caso, a energia é produzida por meio da queima de carboidratos. Além da musculação, exercícios rápidos de natação e de corrida também se enquadram nesse grupo[79].

No momento, os musculosos estão por cima. Em 2018, segundo o noticiário da televisão, dos três atores mais bem pagos nos Estados Unidos, dois pertenciam a esse time: Dwayne Johnson e Vin Diesel. Seus filmes são ótimos para meu gosto.

Sou contra os exercícios que visam aumentar muito a musculatura do corpo, como fazem muitas academias. A maior parte delas utiliza também hormônios, creatina e outras substâncias desaconselhadas e maléficas.

Acredito que esses exercícios violentos devem liberar fatores de crescimento de musculatura esquelética, contribuindo para o crescimento do coração, que é também um músculo esquelético[80], produzindo cardiomegalia.

Os grandes atletas, de qualquer especialidade e de qualquer região, principalmente os que usam exercícios anaeróbicos, costumam ter morte prematura, pouquíssimos chegam a 90 anos de idade. Porém, exercícios moderados, adequados à idade, como eu faço, aumentam muito a qualidade de vida, a independência e o prazer de viver.

Graças à minha irmã, um pouco mais idosa, estou fazendo exercício físico, uma hora por semana, há três anos, com um fisioterapeuta que ela indicou.

Gosto de ver pela televisão os monarcas ingleses. Ele, Duque de Edimburgo, alto, magro, com 98 anos, imponente e, segundo o noticiário, fazendo caçada com os netos e ela, Elizabeth II, com evidente sobrepeso, 93 anos de idade, poucas vezes tendo necessidade de utilizar uma bengala. Eles devem ter vários fisioterapeutas ao seu serviço.

CONCLUSÃO

Acredito que o grande surto de longevidade, que está aumentando os anos de sobrevivência de homens e mulheres, em todas as nações, decorre principalmente do tratamento da hipertensão arterial. Para mantermos um paciente, portador de hipertensão sal-dependente, necessitamos apenas de cinco conjunto de drogas[20]. Vou enumerá-las pela ordem de indicação:

1. Diurético tiazídico. Prefiro a clortalidona à hidroclorotiazida.
2. Bloqueador ou inibidor do sistema renina-angiotensina-aldosterona. Prefiro a losartana.
3. Bloqueador dos canais de cálcio. Utilizo a anlodipina.
4. Betabloqueador. Utilizo o atenolol, com cautela se há bradicardia.
5. Vasodilatador, cujo uso geralmente é desnecessário.

Alguns médicos indicam um sexto medicamento, a espironolactona, que deve ser administrada com cuidado, por curto período, como em casos de insuficiência cardíaca congestiva associada. A espíronolactona age bloqueando as bombas Na^+-K^+-ATPase[36], impedindo que o cérebro continue a controlar a calemia. Apesar de fazer exames de 6 em 6 meses, não costumo dosar meus níveis de K no sangue, pois sei que, graças ao controle de meu cérebro, eles devem estar normais.

Novas descobertas continuam surgindo. Em 8 de outubro de 2019, o jornal paulista, O Estado de São Paulo, publicou uma notícia sobre os vencedores do Prêmio Nobel de Medicina, de 2019, cientistas: William Raelin, Peter Ratcliffe e Gregg Semenza. Eles descobriram, entre outros fatos, que praticamente todas as células do organismo, e não apenas as dos rins, têm a habilidade de liberar a eritropoietina, que aumenta ou diminui a produção de hemácias pela medula óssea, aumentando ou diminuindo sua fabricação em diferentes altitudes, com diferentes níveis de oxigênio circulante. O que não foi escrito, mas subentendido, é que provavelmente o cérebro, através do sistema nervoso simpático, deve estar no real comando dessa angiogênese[81].

Acredito que em poucos anos seremos capazes de controlar nosso grande adversário atual, o câncer, e assim aumentarmos ainda mais a longevidade.

REFERÊNCIAS BIBLIOGRÁFICAS

1. De Wardener HE. [Sodium and hypertension]. *Arch Mal Coeur Vaiss* 1996; **89**: 9-15.
2. Robinson SC, Brucer M. Range of normal blood pressure a statistical and clinical study of 11.383 persons. *ArchIntern Med* 1939; **64**: 409-470.
3. Fishberg A (ed). *Hypertension and Nephritis*, 5th ed. Febinger: Philadelphia, 1954, pp 252-275.
4. Perera GA. Diagnosis and natural history of hypertensive vascular disease. *Am J Med* 1948; **4**: 416-422.
5. Master AM, Dublin LI, Marks HH. The normal blood pressure range and its clinical implications. *J Am Med Assoc* 1950; **143**: 1464-1470.
6. World Health Organization. *Tech Rep* 168, World Health Organization: Genève, 1958.
7. World Health Organization. *Tech Rep* 231. World Health Organization: Genève, 1962.
8. Ayman D. Heredity in arteriolar (essential hypertension). A clinical study of the blood pressure of 1.524 members of 277 families. *Arch Intern Med* 1934; **53**: 792-804.
9. Hines Jr EA, The hereditary factor in essential hypertension. *Ann Intern Med* 1937; **11**: 593-599.
10. Platt R. Heredity in hypertension. *Q J Med* 1947; **16**: 111-133.
11. De Wardener HE. The primary hole of the kidney and salt intake in the aetiology of essential hypertension. Part I. *Clin Sci* 1990; **79**: 193-200.
12. De Wardener HE. The primary hole of the kidney and salt intake in the aetiology of essential hypertension: Part II. *Clin Sci* 1990; **79**: 289-297.
13. National High Blood Pressure Education Program results. *Public Health Rep* 1976; **91**: 275.

14. Hypertension prevalence and the status of awareness, treatment and control in the United States. Final Report of the Subcommittee on Definition and Prevalence of the 1984 Joint National Committee. *Hypertension* 1985; **7(Pt 1)**: 457-468.

15. The 1988 report of the Joint National Committee on Detection Education and Treatment of High Blood Pressure. *Arch Intern Med* 1988; **148**: 1023-1038.

16. National High Blood Pressure Education Program Working Group report on ambulatory blood pressure monitoring. *Arch Intern Med* 1989; **150**: 2270-2280.

17. National High Blood Pressure Education Program Working Group report on primary prevention of hypertension. *Arch Intern Med* 1993; **153**: 186-208.

18. National High Blood Presure Education Program. The sixth report of the Joint National Committee on Prevention, Detection, Education and Treatment of High Blood Pressure. *Arch Intern Med* 1997; **157**: 2413-2446.

19. Frohlich ED. The sixth Report of the Joint National Committee: an appropriate celebration of the 25th anniversary of the National High Blood Pressure Education Program. *Hypertension* 1997; **30**: 1305-1306.

20. The Seventh Report of the Joint National Committee on Prevention, Detection, Evaluation and Treatment of High Blood Pressure. The JCN 7 Report. *J Am Med Assoc* 2003; **289**: 2560-2572.

21. 2014 Evidence Based Guideline for the management of High Blood Pressure in Adults. Report from the Panel Members Appointed to the Eight Joint National Committee. (JNC 8ª). *JAMA* 2014; **311**: 507-520.

22. Rebousin DM, Allen NB, Griswold ME *et al.* Sistematic review for the 2017 ACC/AHA,/AAPA/ABC/ACPM/AGS, APhA/ASH/ Guideline for the Prevention, Detection, and Management of High Blood Pressure in Adults: a Report of the American College of Cardiology, American Heart Association, Task Force on Clinical Practice Guidelines. *J Am Coll Cardiol* 2018; **71**: 2176-2198.

23. Beermann B, Groschinsky-Grind M, Rosen A. Absorption, metabolism, and excretion of hydrochlorothiazide.*Clin Pharmacol Ther* 1976; **19**: 531-537.

24. Fleuren HL, Verwey-VanWissen C, Rossum JM. Dose-dependent urinary excretion of chlorthalidone. *Clin Pharmacol Ther* 1979; **25**: 806-812.

25. Oliver WJ, Cohen EL, Neel JV. Blood pressure, sodium intake, and sodium related hormones in the Yanomamo Indians, a "no-salt" culture. *Circulation* 1975; **52**: 146-151.

26. https://www.biomedicinapadrão.com.br.

27. https://pt.wikipedia.org./wiki/Ateroma.

28. https://saúde.abril.com.

29. https://saude.ig.com.br>celulastronco.

30. Takahashi K, Yamanaka S. Stem cells from mouse embrionic and adult fibroblast cultures by defined factors. *Cell* 2006; **126**: 663-676.

31. https://drauziovarella.uol.com.br>entrevistas>transplantedefigado.

32. https://www.brasil247.com>geral>osneuroniospodemregenerar-se.

33. de Wardener HE (ed).*The Kidney. An Outline of Normal and Abnormal Structure and Function*, 4ᵗʰ ed. Churchill Livingstone: Edinburgh and London, 1973, pp 9-10.

34. Netter FH. Innervation of kidneys, ureters, and bladder. In Shapter RK, Yonkman FF (eds). *The Ciba Collection of Medical Illustrations*, vol. 6. Library of Congress: New Jersey, 1973, pp 27-29.

35. Coupland RE. The anatomy of the human kidney. In Black D (ed). *Renal Disease*, 3ᵗʰ ed. Blakwell Scientific Publications: Oxford, London, Edinburgh, Melbourne, 1972, pp 20-23.

36. Mudge GN. Benzothiadiazides. In Gilman AG, Goodman LS, Gilman A (eds). *Goodman and Gilman's. The Pharmacological Basis of Therapeutics*, 6ᵗʰ ed. Macmillan PublishingCo: New York, 1980, pp 899-908.

37. Appendix. In Golgman L, Ausiello D (eds) *Cecil Medicine*, 23ᵗʰ ed. Saunders Elsevier: Philadelphia, 2008, pp 2983-2996.

38. Appendix. In Goldman L, Schafer AI (eds). *Goldman-Cecil Medicine*, 25ᵗʰ ed. Elsevier Saunders: Philadelphia, 2016, vol 2, pp 2711-2722.

39. Faludi AA, Izar MCO, Saraiva JFK *et al.* Atualização da Diretriz Brasileira de Dislipidemias – 2017. *Arq Bras Cardiol* 2017; **109 (Supl-1)**: 1-31.

40. Castelli WP. Epidemiology of coronary heart disease: the Framingham study. *Am J Med* 1984; **76 (2A)**: 4-12.

41. Castelli WP. William Peter Castelli, MD: a conversation with the editor (interview by William Clifford Roberts). *Am J Cardiol* 2004; **94**: 609-622.

42. Semenkovich CF. Disorders of lipid metabolism. In Goldman L, Schafer AI (eds). *Goldman-Cecil Medicine*, 25ᵗʰ ed. Elsevier Saunders: Philadelphia, 2016, vol 2, pp 1389-1396.

43. https://pt.wikipedia.org.

44. https://www2.uol.com.br>vivermente>reportagens.

45. https://www.alz.org.

46. Knopman DS. Alzheimer disease and other dementias. In Goldman L. Schafer AI (eds). *Goldman-Cecil Medicine*, 25ᵗʰ ed. Elsevier Saunders: Philadelphia, 2016, vol 2, pp 2388-2398.

47. Cruz J, Cruz HMM, Gomes RA. Doença de Alzheimer e o rim do idoso. Em Cruz J, Cruz HMM, Kirsztajn GM, Barros RT (eds). *Atualidades em Nefrologia 11*. Sarvier: São Paulo, 2010, pp 257-263.

48. Klein EA, Platz EA, Thompson IA. Epidemiology, etiology, and prevention of prostate cancer. In Wein AS, Kavoussi LR, Novick AC, Partin AW, Peters CA (eds). *Campbell-Walsh Urology*, 9ᵗʰ ed. Saunders Elsevier: Philadelphia, 2007, vol 3, pp 2854-2873.

49. Christensson A, Björk T, Nilsson O *et al.* Serum prostate specific antigen complexed to alpha 1-antichymotrypsin as an indicator of prostate cancer. *J Urol* 1993; **150**: 100-105.

50. Wang MC, Valenzuela LA, Murphy GP, Chu TM. Purification of a human prostate specific antigen. *Invest Urol* 1979; **17**: 159-163.

51. Ablin RJ, Soanes WA, Gonder MJ. Clinical and experimental considerations of the immunologic response to prostate and other accessory gland tissues of reproduction.*Urol Int* 1970; **25**: 511-539.

52. Hara I. (Recent advances in diagnosis of prostate cancer). Nihon Rinsho 2016; **74**: 20-24.

53. Rao AR, Motiwala HG, Karim OM. The discovery of prostate-specific antigen. *BJU Int* 2008; **101**: 5-10.

54. Gretzer MB, Partin AW, Prostate cancer, tumor markers. In Wein AS, Kavoussi LR, Novick AC, Partin AW, Peters CA (eds). *Campbell-Walsh Urology*, 9ᵗʰ ed. Saunders Elsevier: Philadelphia, 2007, vol 3, pp 2896-2911.

55. https://www.dw.com.pt.br.imperador-japones-akihito-abdica-do-trono.

56. https://www.pt.wikipedia.org>wiki>akihito.

57. Cruz J, Cruz HMM. Uso de uricosúricos em hiperuricosúria leve. Considerações a respeito de um caso clínico. Em Cruz J, Cruz HMM, Barros RT (eds). *Atualidades em Nefrologia 9*. Sarvier: São Paulo, 2006, pp 129-134.

58. Weinman EJ, Eknoyan G, Suki WN *et al.* The influence of the extracellular fluid volume on the tubular reabsorption of uric acid. *J Clin Invest* 1975; **55**: 283-291.

59. Becker MA. Hyperuricemia and gout. In Scriver CR, Beauder AI, Valle D *et al.* *The Metabolic and Molecular Basis of Inherited Disease*, 8ᵗʰ ed. McGraw-Hill: New York, 2001, vol II, pp 2513-2535.

60. Copeman WSG (ed). *A Short History of Gout*, University of California Press: Berkeley, 1964.

61. Terkeltaub R. Cristal deposition diseases. In Goldman L, Ausiello D (eds). *Cecil Medicine*, 23ᵗʰ ed. Saunders Elsevier: Philadelphia, 2008, pp 2069-2078.

62. Blaschkr TF, Melman KL. Diuretic agents. In Gilman AG, Goodman LS, Gilman A (eds). *Goodman and Gilman's the Pharmacological Basis of Therapeutics*, 6ᵗʰ ed. MacMillan Publishing: New York, 1980, pp 803-806.

63. Scott JT. The role of the laboratory in rheumatology. Uric acid and the interpretation of hyperuricemia. *Clin Rheum Dis* 1983; **2**: 241-255.

64. Darlington LG, Slack J, Scott JT. Family study of lipid and purine levels in gout patients. *Ann Rheum Dis* 1982; **41**: 253-256.

65. Messerli FH, Frohlich ED, Dreslinski GR *et al*. Serum uric acid in essential hypertension: an indicator of renal vascular involvement. *Ann Intern Med* 1980; **93**: 817-821.

66. Abbott RD, Brand FN, Kannel WB, Castelli WP. Gout and coronary heart disease; the Framingham Study. *J Clin Epidemiol* 1988; **41**: 237-242.

67. Fessel WJ. High uric acid as an indicator of cardiovascular disease. Independence fromobesity. *Am J Med* 1980; **68**: 401-404.

68. Faller J, Fox IH. Ethanol-induced hyperuricemia: evidence for increase urate production by activation of adenine-nucleotide turnover. *N Engl J Med* 1982; **307**: 1598-1602.

69. Elion GB, Callahan S, Nathan H *et al*. Potentation by inhibition of drug degradation: 6-substituted purines and xanthine oxidase. *Biochem Pharmacol* 1963; **12**: 85-95.

70. Rundles RW, Metz EN, Silberman HR. Allopurinol in the treatment of gout. *Ann Intern Med* 1966; **64**: 229-258.

71. Mills RM Jr. Severe hypersensivity reactives associeted with allopurinol. *JAMA* 1971; **216**: 799-802.

72. Kantor GL. Toxid epidermal necrolysis, azotemia and death after allopurinol therapy. *JAMA* 1970; **212**: 478-479.

73. Irgy R, Toone G, Owen D Jr. Bone marrow depression associated with allopurinol therapy (abstract). *Arthritis Rheum Dis* 1966; **9**: 861.

74. Simmons F, Feldman B, Gerety D. Granulomatous hepatitis in a patient receiving allopurinol. *Gastroenterology* 1966; **62**: 101-104.

75. Wyngaarden JB. Allopurinol and xantine nephropathy. *N Engl J Med* 1970; **283**: 371-372.

76. Watts RW, Chalmers RA, Scott H *et al*. Microscopical studies on skeletal muscle in gout patients treated with allopurinol. *Q J Med* 1971; **40**: 1-14.

77. Dan T, Koga H. Uricosurics inhibit urate transport in rat renal brush border membrane vesicles. *Eur J Pharmacol* 1990; **187**: 307-312.

78. https://.www.uniaosaude.com.br>site>15beneficiosdosexerciciosfisiccos.

79. https://www.pt.wikipedia.org/w/index.exercicos_aerobico_e_anaerobio.

80. www.scielo.br.

81. Reação de células a oxigênio leva Nobel. *O Estado de São Paulo*, 2019; **140 (48011)**: A17.

10

USO DE NOVOS BIOMARCADORES NA DETECÇÃO PRECOCE DE LESÃO RENAL NA LEPTOSPIROSE E HANSENÍASE

Gdayllon Cavalcante Meneses
Elizabeth De Francesco Daher

◆

LEPTOSPIROSE E EPIDEMIOLOGIA

A leptospirose é a zoonose mais comum no mundo, causada por espiroquetas do gênero *Leptospira*, endêmica em grande parte da Ásia e da América Latina. Os seres humanos são infectados acidentalmente por meio do contato com as espiroquetas liberadas na urina pelos vetores naturais (roedores, cães, porcos, gado, cavalos). A *Leptospira* é capaz de entrar na circulação através da pele lesada ou de membranas mucosas expostas à água ou, ainda, ao solo contaminado. Surtos ocorrem após inundações, furacões e terremotos[1].

Há uma estimativa de 1,03 milhões de casos em todo o mundo, com cerca de 58.900 mortes por ano. A incidência anual de leptospirose é estimada em 10-100 casos por 100.000 habitantes em países tropicais[2], sendo a América do Sul o continente com maior morbidade e mortalidade por leptospirose[3].

Recentemente, o Ministério da Saúde mostrou um total acumulado de 72.176 casos de leptospirose no período de 2000 até metade de 2019, apresentando oscilações variando de 2.027 até 5.011 casos confirmados por ano, com uma média em cerca de 3.600 casos/ano nas duas últimas décadas[4]. As Regiões Sul e Sudeste apresentam maior número de casos acumulados, seguidas do Nordeste. Em 2018, foram confirmados 1.028 casos no Sul e 1.024 casos no Sudeste e 461 casos no Nordeste. Contudo, a Região Nordeste apresentou maior taxa de letalidade, com 63 óbitos (13,6%), seguida do Sudeste, com 132 óbitos (12,8%), devido à leptospirose[4].

COMPLICAÇÕES CLÍNICAS DA LEPTOSPIROSE

A leptospirose apresenta amplo espectro clínico, muitas vezes de difícil diagnóstico. As manifestações clínicas são variáveis, com a maioria dos pacientes desenvolvendo sintomas semelhantes à gripe, cefaleia, mialgia, náuseas, vômitos, erupção cutânea e conjuntivite[5]. Outros achados incluem hepatoesplenomegalia, icterícia e hemorragias. A fase precoce de manifestações dura 3-7 dias e inclui febre, dores de cabeça, mialgia (especialmente nas panturrilhas), náuseas, vômitos, mal-estar e hiperemia conjuntival.

Cerca de 10% dos casos podem evoluir para o quadro grave da doença: a síndrome de Weil, que dura de 4 a 30 dias, é um conjunto de manifestações clínicas sistêmicas que caracterizam quadros mais graves da doença, com sintomas como desconforto respiratório agudo, sangramento alveolar difuso, edema pulmonar, insuficiência hepática e lesão renal aguda (LRA), sendo potencialmente fatal[6]. A tríade icterícia, hemorragias e LRA está associada a altas taxas de mortalidade, de até 15%[7].

Outros fatores importantes são o quadro hemorrágico nas formas graves e a consequente disfunção endotelial. Dados clínicos de pacientes com leptospirose grave mostram distúrbios da coagulação que, em muitos casos, são seguidos por hemorragia e risco aumentado de morte[8]. O sangramento pode estar associado com disfunção das células endoteliais, uma vez que o endotélio é fundamental para a regulação da hemostasia[9]. Além disso, *in vitro*, a *Leptospira* tem capacidade de transmigrar por meio de monocamadas de células endoteliais[10], o que depois foi proposto em um estudo do nosso grupo realizado no Estado do Ceará em pacientes com leptospirose que tiveram aumento dos níveis de Syndecan-1 (molécula do glicocálix endotelial) sistêmico associados à infecção pela *Leptospira*[11].

ENVOLVIMENTO RENAL NA LEPTOSPIROSE

O rim é um dos principais alvos da *Leptospira*, onde a LRA pode ocorrer em 20-85% dos pacientes[12]. A etiologia da LRA é multifatorial, incluindo ação direta da bactéria no tecido renal ou indiretamente devido a hipovolemia, hipotensão, rabdomiólise e hiperbilirrubinemia[5,6,11].

As espiroquetas da *Leptospira* podem colonizar o túbulo proximal, aderindo ao epitélio e invadindo o interstício renal, onde pode causar morte celular e mediar respostas inflamatórias. Estudos mostram resposta imune mediada por receptores *Toll-like*, ativação de linfócitos B, recrutamento de células inflamatórias e papel importante do óxido nítrico e fator de necrose tumoral alfa (TNF-α)[13]. Além disso, lesão de glicocálix do endotélio vascular é induzida pela proteína da membrana das espiroquetas, comprometendo processos importantes da função renal[11]. Disfunções tubulares, mesmo na ausência de LRA, são comuns. Modelos experimentais já mostraram alterações na expressão de NHE3, AQP2, NKCC2 e resistência à vasopressina que podem estar associadas a distúrbios hidroeletrolíticos[14].

Manifestações clínicas renais incluem proteinúria leve, alterações no sedimento urinário, como leucocitúria e hematúria, oligúria e distúrbios hidroeletrolíticos (hiponatremia e hipocalemia). O comprometimento renal e LRA estão associados a distúrbios de coagulação, alterações dos níveis de bilirrubina, alterações cardíacas (frequência cardíaca aumentada) e respiratórias (frequência respiratória aumentada)[5,15].

A LRA é um dos principais fatores de risco para a morte nesses pacientes e também devido ao maior tempo de permanência no hospital e necessidade de internação em unidades de terapia intensiva (UTI)[2,15,16]. Estágios mais graves da LRA estão associados com pior prognóstico. Em estudo retrospectivo com 206 pacientes foi observada associação independente de LRA com necessidade de internação em UTI, com OR = 14,0 (IC: 1,3-150), onde, nos pacientes que foram para UTI, 94% tiveram LRA[2].

NOVOS BIOMARCADORES RENAIS NA LEPTOSPIROSE

O diagnóstico de LRA na leptospirose quase sempre é tardio, sendo importante causa de internação na UTI e de morte[2]. O diagnóstico precoce da lesão renal pode ter impacto importante na sobrevida desses pacientes e redução da necessidade de tratamento oneroso e desgastante, como a hemodiálise e o transplante renal[17]. Além disso, os mecanismos de lesão renal não são totalmente compreendidos em muitos casos, o que dificulta a intervenção terapêutica específica. Novos biomarcadores renais vêm sendo largamente estudados para a implementação na rotina clínica, mas foram pouco estudados em pacientes com leptospirose[4].

De acordo com as complicações clínicas e a fisiopatologia da leptospirose, existem duas fontes potenciais de biomarcadores: o rim e o endotélio. Apesar do conhecimento de efeitos relacionados à severidade da leptospirose e do perfil grave da doença (síndrome de Weil), ainda não existem preditores confiáveis para a diferenciação entre pacientes mais propensos a serem internados em UTI daqueles que necessitarão de cuidados clínicos menos complexos[18]. Novos biomarcadores podem prever complicações clínicas, estimulando mudanças no cuidado clínico e diminuição da morbidade e mortalidade de pacientes[19,20]. A antecipação de diálise em pacientes com leptospirose pode ser um exemplo de cuidado que pode diminuir os índices de morte, baseados nos níveis dos biomarcadores[18].

Na leptospirose, nosso grupo de pesquisa tem mostrado fatores de risco clínicos para a gravidade e o envolvimento de biomarcadores renais (*neutrophil gelatinase associated lipocalin* – NGAL) e endoteliais (*intercellular adhesion molecules* – ICAM-1 e Syndecan-1) em estudo transversal, os quais estiveram associados à LRA nesses pacientes[11]. Resultados promissores com essa relação "rim-endotélio" têm fornecido biomarcadores preditores de LRA, de internação na UTI e até de óbito em outras doenças, destacando o papel do Syndecan-1 sérico e urinário[21-23], do fator de crescimento do fibroblasto (FGF-23) sérico[24] e da angiopoietina-2 sérica[25]. Não existem estudos na literatura com desenho prospectivo avaliando a utilidade clínica desses biomarcadores em prever esses desfechos na leptospirose.

Em estudo transversal, com apenas 13 pacientes com leptospirose, foi observado aumento de angiopoietina-2 naqueles com leptospirose que apresentaram sepse; que foram internados na UTI; e que apresentaram LRA, sugerindo estudos prospectivos futuros com esse biomarcador[7]. A angiopoietina-2 é uma molécula que modula a ativação endotelial, promovendo a adesão de leucócitos no endotélio vascular e extravasamento para sítios inflamatórios, onde provavelmente esteja a *Leptospira*[26]. O aumento da angiopoietina-2 pode refletir o grau de infecção e lesão endotelial que pode estar relacionada com a gravidade dos mecanismos fisiopatológicos e, consequentemente, da lesão renal.

Estudo multicêntrico na Tailândia, com 113 casos de leptospirose, apresentou níveis de NGAL urinário e sérico como preditores de LRA e também de mau prognóstico, sem recuperação renal, em pacientes com leptospirose, mas também em um grupo com LRA sem leptospirose[6]. NGAL é um promissor biomarcador precoce de LRA, antes de uma lesão aguda sobre o tecido renal[27]. Desse modo, apesar de o NGAL prever LRA em ambos os grupos, não foi observada diferença significativa em prever LRA entre os pacientes com LRA e leptospirose em relação àqueles com LRA e sem leptospirose.

Por outro lado, em nosso estudo com 46 pacientes com leptospirose, os resultados mais promissores foram com Syndecan-1 sérico, em que esteve correlacionado com níveis de NGAL e, sobretudo, aumentado nos pacientes com leptospirose que desenvolveram LRA. Além disso, foi observada associação independente do Syndecan-1 e ICAM-1 com parâmetros de disfunção renal e LRA por meio do NGAL (Tabela 10.1)[11]. Nos modelos foram avaliados parâmetros relacionados à fisiopatologia da leptospirose. Um mecanismo sugerido para essa associação do Syndecan-1 (importante molécula do glicocálix endotelial) com LRA, é que a *Leptospira* se liga ao endotélio por meio da caderina, resultando em dano endotelial vascular e consequente liberação do Syndecan-1 na circulação (Figura 10.1).

Outras moléculas que ganham importância como biomarcadores promissores são as citocinas inflamatórias. Diferenças do perfil de citocinas durante a resposta imune do hospedeiro, devido à infecção, podem estar relacionadas à gravidade da leptospirose. A interleucina-6 (IL-6) e a IL-17, por exemplo, estiveram associadas à leptospirose mais grave e letal[28]. Recentemente, foi observado papel-chave da IL-6 em induzir produção de FGF-23, um biomarcador que vem sendo estudado no contexto da LRA e doença renal crônica (DRC)[29,30]. Além disso, outros contextos clínicos apontam grande importância desses biomarcadores no diagnóstico de LRA e em prever mau prognóstico dos pacientes[31,32].

HANSENÍASE E EPIDEMIOLOGIA

A hanseníase é uma milenar e importante doença infecciosa negligenciada. Segundo os dados mais recentes da Organização Mundial da Saúde (OMS), o Brasil é o País com o maior número de casos novos detectados por ano[33].

Tabela 10.1 – Modelos multivariados mostrando a associação independente de biomarcadores endoteliais com parâmetros de disfunção renal e lesão renal aguda em pacientes com leptospirose.

	Coeficiente B	p
Variável dependente: creatinina sérica		
Hemoglobina (g/dL)	0,077	0,793
Glóbulos brancos ($10^3/mm^3$)	−0,224	0,479
Contagem de plaquetas ($10^3/mm^3$)	−0,329	0,484
Alanina transaminase (U/L)	−0,45	0,16
Creatina quinase (U/L)	0,295	0,305
hsCRP (mg/L)	0,145	0,613
Malondialdeído	−0,043	0,893
Syndecan-1 (ng/mL)	0,682	0,021
ICAM-1 (ng/mL)	0,560	0,032
Variável dependente: NGAL sérica		
Hemoglobina (g/dL)	−0,102	0,738
Glóbulos brancos ($10^3/mm^3$)	0,145	0,683
Contagem de plaquetas ($10^3/mm^3$)	0,234	0,444
Alanina transaminase (U/L)	−0,097	0,73
Creatina quinase (U/L)	0,432	0,108
hsCRP (mg/L)	−0,101	0,712
Malondialdeído (μmol/mL)	0,149	0,629
Syndecan-1 (ng/mL)	0,600	0,034
ICAM-1 (ng/mL)	0,480	0,047

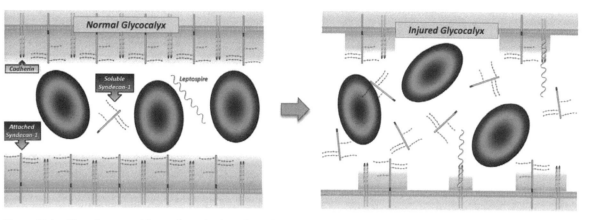

Figura 10.1 – Mecanismo sugerido para lesão do glicocálix endotelial na leptospirose. Fonte: Liborio et al[11].

A doença é causada pelo *Mycobacterium leprae*, um bacilo álcool-ácido resistente e parasita intracelular obrigatório[34]. Apesar de avanços em seus cuidados e no tratamento específico, a incidência global da hanseníase permanece alta e está frequentemente associada a complicações clínicas de longo prazo[35,36].

As tentativas de eliminar a doença enfrentaram vários obstáculos, incluindo características do bacilo causador *Mycobacterium leprae*, como o longo período de incubação, conhecimento limitado sobre seu modo de transmissão e seu baixo crescimento em meios de cultura. Por outro lado, o bacilo da hanseníase é sensível a vários antibióticos[37].

Dados de 2012 a 2016 mostram prevalência maior no sexo masculino em todas as faixas etárias e maior na idade acima dos 60 anos (39,2 casos/100 mil habitantes). Nesse mesmo período foram detectados cerca de 151 mil novos casos da doença em todo o Brasil, sendo 101 mil com a forma multibacilar[38]. Outro dado relevante é que a forma mais grave, virchowiana, apresentou frequência alta, sobretudo nos homens, com cerca de 73% dos 84.447 casos diagnosticados.

Em 1997, a OMS implantou o esquema poliquimioterápico como tratamento para a hanseníase, obtendo grande sucesso nas últimas três décadas. Houve aumento da taxa de cura e diminuição da prevalência da doença. Adicionalmente, o esquema poliquimioterápico dificulta o surgimento de resistência bacteriana aos antibióticos, evitando falha no tratamento[39]. Os medicamentos padronizados pela OMS para esse esquema são os "medicamentos de primeira linha": dapsona, rifampicina e clofazimina[40]. Durante o período de tratamento, os pacientes também podem apresentar surtos reacionais da doença e devem dirigir-se ao centro de saúde imediatamente, onde são disponibilizados pelo SUS o esquema terapêutico. As drogas utilizadas para o tratamento dessas reações são analgésicos, talidomida, clofazimina, pentoxifilina e prednisona[37,41].

Com o tratamento específico, as manifestações clínicas da doença são controladas, incluindo alterações secundárias como disfunções cardíacas e renais[42-44]. Contudo, a dapsona sozinha pode causar metemoglobinemia, anemia hemolítica e outros distúrbios hematológicos. Podem ocorrer também hepatite, pancreatite e até envolvimento renal. Em outros estudos com hanseníase, problemas dermatológicos, hepatite tóxica, anemia hemolítica, lesão renal e trombocitopenia foram causas importantes de descontinuação do tratamento poliquimioterápico[45].

ENVOLVIMENTO RENAL NA HANSENÍASE

Os primeiros relatos de acometimento renal na hanseníase aconteceram em 1937 com Mitsuda e Ogawa, analisando 150 autópsias de pacientes hansenianos[46]. Desde então, inúmeros estudos de necropsias e biópsias foram feitos na tentativa de explicar a nefropatia na hanseníase.

Kean e Childress (1942)[47] analisaram 103 autópsias e encontraram glomerulopatias, tubulopatias ou nefrosclerose em 54 casos. Outros autores relataram alterações renais inespecíficas associadas à hanseníase, como glomerulonefrites agudas e crônicas, nefrites intersticiais, amiloidose secundária, pielonefrites[48-50]. Em estudo com 199 autópsias de hansenianos brasileiros, 144 deles apresentavam lesões renais inespecíficas, como amiloidose, glomerulonefrite, nefrosclerose, nefrites tubulointersticiais e outras lesões[51].

A glomerulonefrite membranoproliferativa (GNMP) é a forma histológica mais observada em pacientes com hanseníase, principalmente na forma virchowiana[52-56]. A patogenia da GNMP ainda não é completamente entendida. Ela está comumente associada a doenças infecciosas e ativação do sistema complemento, com hipocomplementemia devido à queda de C3, e também a depósito renal de imunocomplexos circulantes[57,58]. A amiloidose, com incidência de 2 a 55% na hanseníase, é atribuída a reações granulomatosas crônicas causadas pelo *M. leprae*, a qual se manifesta por elevada proteinúria, podendo progredir para doença renal crônica[59].

Alterações renais específicas da hanseníase foram pouco descritas, como a presença de granuloma epitelioide e do bacilo de Hansen no parênquima renal[51,60]. Alguns autores acreditam que o tecido renal tenha certa resistência ao *M. leprae*. Uma hipótese é de que a bactéria tenha pouca afinidade pelo tecido renal ou ainda, talvez, pela pequena quantidade de elementos do sistema fagocítico-mononuclear[61].

A doença renal está mais relacionada com a forma multibacilar (virchowiana) e estados reacionais como eritema nodoso, mas também pode ocorrer em outras formas da doença e sem estado reacional[51,62]. Em estudo retrospectivo da nossa linha de pesquisa, 923 pacientes com hanseníase foram selecionados para investigar alterações renais. Os fatores mais associados com a disfunção renal foram episódios reacionais, forma multibacilar, maior tempo de doença e idade avançada[54]. Além disso, os pacientes multibacilares tiveram elevada frequência de disfunção glomerular quando comparados com os paucibacilares. Nos multibacilares houve hematúria (13,5%), proteinúria (18,7%) e cilindrúria (6,8%). Em outro estudo do nosso grupo com 59 pacientes consecutivos, foi observado que 50% dos pacientes, principalmente os multibacilares, apresentaram diminuição do ritmo de filtração glomerular ($\leq 80mL/min/1,73m^2$) quando comparados com o grupo controle. Além disso, foi observada proteinúria em dois pacientes, e albuminúria acima de 30mg/24 horas, em 4 (8,4%).

NOVOS BIOMARCADORES RENAIS NA HANSENÍASE

A doença renal na hanseníase é frequentemente diagnosticada apenas quando está completamente estabelecida, com evidentes sinais clínicos, sintomas ou alterações laboratoriais[63]. Daí a importância da descoberta de marcadores renais mais específicos para o diagnóstico precoce de alterações renais, possibilitando intervenções terapêuticas antes da evolução da doença renal[64].

A hanseníase pode afetar a função renal por diferentes mecanismos, sobretudo imunológicos, favorecendo o desenvolvimento de complicações clínicas[65]. Biomarcadores associados à ativação do endotélio vascular, como molécula de adesão da célula vascular (VCAM-1), ICAM-1 e Syndecan-1, têm sido relacionados com doenças renais em diversos contextos clínicos, incluindo doenças infecciosas como a leptospirose e em pacientes com HIV[11,30,66,67].

Conforme estudado na leptospirose, VCAM-1 e ICAM-1 são moléculas importantes na imunopatologia da hanseníase, atuando como mediadores para adesão e transmigração leucocitária contra o *Mycobacterium leprae*[68]. Diversos estudos avaliaram os níveis sistêmicos

dessas moléculas endoteliais nas diferentes formas clínicas da hanseníase, porém ainda não foi investigada a relação desses níveis com parâmetros renais importantes para esses pacientes[69].

Em estudo recente do nosso grupo de pesquisa (dados ainda não publicados) com 101 pacientes apresentando hanseníase, antes do início do tratamento específico, foram investigados níveis e associação de biomarcadores endoteliais com parâmetros renais. Nesse grupo, a idade média foi de 48 anos, sendo 70% do sexo masculino. A forma multibacilar representou 80% dos casos, dos quais 22 tinham a forma virchowiana e mais grave. Foram observados níveis de albuminúria acima de 30mg/g-Cr, que podem caracterizar alteração renal clínica[69], em 8% dos pacientes. Além disso, níveis de creatinina sérica apresentaram significância e estiveram maiores nos pacientes multibacilares (Tabela 10.2).

Nesses mesmos pacientes, VCAM-1 esteve elevada no grupo multibacilar (Figura 10.2) e teve relação com o aumento da albuminúria, parâmetro renal que frequentemente pode aumentar em pacientes multibacilares[53] (Figura 10.3). Considerando que pacientes multibacilares apresentam disseminação maior da infecção com estímulos inflamatórios por todo o corpo[70], essa forma possui potencial para a ativação endotelial e liberação de moléculas como VCAM-1, aumentando seus níveis sistêmicos. De fato, nos pacientes avaliados, VCAM-1 teve correlação significativa com o número de lesões, a carga bacilar e o tempo de doença que estão associados a processos inflamatórios ineficazes[71] (Figura 10.3).

Além disso, nesse estudo níveis elevados de VCAM-1 estiveram associados com os maiores níveis de albuminúria nos pacientes que apresentaram albuminúria > 15mg/g-Cr. Pacientes com hanseníase apresentam lesões histológicas e achados laboratoriais, como albuminúria, que são caraterísticos de doença renal crônica[65,72]. Em diabéticos tipos 1 e 2, já foi mostrado que níveis de VCAM-1 circulante aumentaram apenas em pacientes com albuminúria > 30mg/dia em relação àqueles com albuminúria normal[73,74].

Em estudo anterior do nosso grupo, parâmetros renais subclínicos relacionados com a progressão da lesão renal, como albuminúria, proteinúria e o biomarcador MCP-1 urinário, estiveram correlacionados com aspectos clínicos da forma multibacilar, como a carga bacilar do paciente[72]. A albuminúria se confirmou como um parâmetro renal importante em pacientes com hanseníase, estando associada ao aumento de *monocyte chemotactic protein-1* (MCP-1) urinário, um biomarcador envolvido com inflamação no tecido renal e disfunção glomerular[75], e também a carga bacilar aumentada[72]. Amostras biológicas de todos esses pacientes também foram armazenadas para futuras análises durante o tratamento específico e após o término do esquema poliquimioterápico.

Ainda não está totalmente esclarecido se, de longo prazo e após o tratamento específico, esses pacientes terão

Tabela 10.2 – Parâmetros laboratoriais dos pacientes com hanseníase de acordo com as formas clínicas da doença.

	Paucibacilar (n = 20)	Multibacilar (n = 81)	p
Leucócitos (mm³)	7.073 ± 1.528	12.875 ± 37.724	0,65
Plaquetas (10³/mm³)	218,8 ± 65,2	253,9 ± 88,8	0,273
Ureia (mg/dL)	24,86 ± 6,68	26,08 ± 9	0,582
Creatinina (mg/dL)	0,65 ± 0,23	0,78 ± 0,24	0,030*
Gliose (mg/dL)	111 ± 58,07	108,1 ± 50,27	0,826
AST (U/L)	27,12 ± 11,17	26,64 ± 8,63	0,885
ALT (U/L)	31,52 ± 19,11	26,7 ± 15,54	0,420
Albumina (g/dL)	4,03 ± 0,76	3,9 ± 0,79	0,362
Proteinúria (g/g-Cr)	88,16 (64,86-122,04)	103,3 (65,04-154,92)	0,513
Albuminúria (mg/g-Cr)	6,3 (3,87-14,44)	6,78 (3,9-17,1)	0,579
ICAM-1 (ng/mL)	602 ± 446	623 ± 485	0,871
VCAM-1 (ng/mL)	1101 ± 659	1826 ± 730	< 0,001*

Dados expressos como mediana e amplitude interquartil entre parênteses para dados não paramétricos e como média ± desvio-padrão para dados com distribuição normal, segundo Kolmogorov-Smirnov. *p < 0,05 usando teste t de Student.

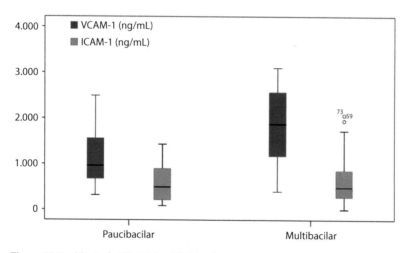

Figura 10.2 – Níveis de VCAM-1 e ICAM-1 de 101 pacientes com hanseníase de acordo com a forma clínica usada para a escolha do tratamento específico. p < 0,05 entre os grupos apenas para os níveis de VCAM-1.

incidência maior de doenças crônicas como a doença renal crônica e a hipertensão[76]. Apesar disso, a investigação de alterações subclínicas e o dano renal incipiente não são rotineiramente avaliados e têm pouca importância clínica nesses pacientes[77]. Evidências mostram que pacientes com hanseníase na forma multibacilar podem ser um grupo de risco importante para o desenvolvimento de alterações renais futuras[72].

CONCLUSÕES

Pacientes com leptospirose apresentam alta frequência de LRA, a qual está associada a mau prognóstico e mortalidade, o que pode ser devido ao diagnóstico tardio de LRA. Os biomarcadores promissores para melhorar o diagnóstico de LRA na leptospirose incluem o NGAL sérico e o urinário, biomarcadores endoteliais como angiopoietina-2 e Syndecan-1 e também biomarcadores inflamatórios associados à gravidade da doença como a IL-6 e a IL-17.

Pacientes com hanseníase na forma multibacilar apresentaram liberação de VCAM-1 no sangue aumentada que, por sua vez, esteve associada com o aumento da albuminúria, um importante marcador de progressão da doença renal crônica. Além disso, MCP-1 urinário tem papel importante nesse contexto, podendo ser usado junto com VCAM-1 para estratificação de grupos de

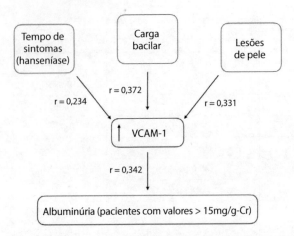

Figura 10.3 – Correlações significativas entre aspectos clínicos de 101 pacientes com hanseníase com VCAM-1, e deste com albuminúria no grupo estratificado de acordo com o quartil 3 dos níveis de albuminúria.

risco para doença renal futura. Estudos prospectivos são necessários para estabelecer uma relação de causa-efeito e avaliar o papel preditivo desses biomarcadores para melhorar o acompanhamento clínico da hanseníase.

Agradecimentos

Agradecemos à Professora Doutora Alice Maria Costa Martins, coordenadora do Laboratório de Pesquisa em Nefrologia e Doenças Tropicais (LNDT), Faculdade de Farmácia – UFC, por fornecer a infraestrutura necessária para a pesquisa com novos biomarcadores renais e obtenção dos principais resultados mostrados neste capítulo.

REFERÊNCIAS BIBLIOGRÁFICAS

1. Burdmann EA, Jha V. Acute kidney injury due to tropical infectious diseases and animal venoms: a tale of 2 continents. *Kidney Int* 2017; **91**: 1033-1046.
2. Daher E de F, Soares DS, de Menezes Fernandes AT *et al.* Risk factors for intensive care unit admission in patients with severe leptospirosis: a comparative study according to patients' severity. *BMC Infect Dis* 2016; **16**: 40.
3. Costa F, Hagan JE, Calcagno J *et al.* Global morbidity and mortality of leptospirosis: a systematic review. *PLoS Negl Trop Dis* 2015; **9**: e0003898.
4. Brasil. Ministério da Saúde. Situação Epidemiológica – Leptospirose. 2019. http//www.saude.gov.br/saude-de-a-z/leptospirose (acessado em novembro de 2019).
5. Daher EF, Lima RS, Silva GB Jr *et al.* Clinical presentation of leptospirosis: a retrospective study of 201 patients in a metropolitan city of Brazil. *Brazil J Infect Dis* 2010; **14**: 3-10.
6. Srisawat N, Praditpornsilpa K, Patarakul K *et al.* Neutrophil gelatinase associated lipocalin (NGAL) in leptospirosis acute kidney injury: A Multicenter Study in Thailand. *PLoS One* 2015; **10**: e0143367.
7. Lukasz A, Hoffmeister B, Graf B *et al.* Association of angiopoietin-2 and dimethylarginines with complicated course in patients with leptospirosis. *PLoS One* 2014; **9**: e87490.
8. Wagenaar JFP, Goris MGA, Partiningrum DL *et al.* Coagulation disorders in patients with severe leptospirosis are associated with severe bleeding and mortality. *Trop Med Int Health* 2010; **15**: 152-159.
9. Goeijenbier M, Gasem MH, Meijers JCM *et al.* Markers of endothelial cell activation and immune activation are increased in patients with severe leptospirosis and associated with disease severity. *J Infect* 2015; **71**: 437-446.
10. Martinez-Lopez DG, Fahey M, Coburn J. Responses of human endothelial cells to pathogenic and non-pathogenic Leptospira species. *PLoS Negl Trop Dis* 2010; **4**: e000918.
11. Liborio AB, Braz MB, Seguro AC *et al.* Endothelial glycocalyx damage is associated with leptospirosis acute kidney injury. *Am J Trop Med Hyg* 2015; **92**: 611-616.
12. Costa F, Hagan JE, Calcagno J *et al.* Global morbidity and mortality of leptospirosis: a systematic review. *PLoS One* 2015; **9**: 1-19.
13. Kamath N, Iyengar A. Infections and the kidney: a tale from the tropics. *Pediatr Nephrol* 2018; **33**: 1317-1326.
14. Andrade L, Daher Ede F, Seguro AC. Leptospiral nephropathy. *Semin Nephrol* 2008; **28**: 383-394.
15. Silva Júnior GB, Abreu KL, Mota RM *et al.* RIFLE and acute kidney injury network classifications predict mortality in leptospirosis-associated acute kidney injury. *Nephrology* (Carlton) 2011; **16**: 269-276.
16. Taylor AJ, Paris DH, Newton PN. A systematic review of the mortality from untreated leptospirosis. *PLoS Negl Trop Dis* 2015; **9**: e0003866.
17. Alcalde PR, Kirsztajn GM. Expenses of the Brazilian Public Healthcare System with chronic kidney disease. *J Braz Nephrol* 2018; **40**: 122-129.
18. Andrade L, Cleto S, Seguro AC. Door-to-dialysis time and daily hemodialysis in patients with leptospirosis: impact on mortality. *Clin J Am Soc Nephrol* 2007; **2**: 739-744.
19. Mårtensson J, Martling C-R, Bell M. Novel biomarkers of acute kidney injury and failure: clinical applicability. *Br Anaesth* 2012; **109**: 843-850.
20. Ronco C, Rizo-Topete L, Serrano-Soto M, Kashani K. Pro: prevention of acute kidney injury: time for teamwork and new biomarkers. *Nephrol Dial Transplant* 2017; **32**: 408-413.
21. de Melo Bezerra Cavalcante CT, Castelo Branco KM, Pinto Júnior VC *et al.* Syndecan-1 improves severe acute kidney injury prediction after pediatric cardiac surgery. *J Thorac Cardiovasc Surg* 2016; **152**: 178-186.
22. Neves FM, Meneses GC, Sousa NE *et al.* Syndecan-1 in acute decompensated heart failure – Association With Renal Function and Mortality. *Circ J* 2015; **79**: 1511-1519.
23. Ferrer NMB, de Melo Bezerra Cavalcante CT, Branco KMC *et al.* Urinary syndecan-1 and acute kidney injury after pediatric cardiac surgery. *Clin Chim Acta* 2018; **485**: 205-209.
24. de Oliveira Neves FM, Araújo CB, de Freitas DF *et al.* Fibroblast growth factor 23, endothelium biomarkers and acute kidney injury in critically-ill patients. *J Transl Med* 2019; **17**: 121.
25. Araújo CB, de Oliveira Neves FM, de Freitas DF *et al.* Angiopoietin-2 as a predictor of acute kidney injury in critically ill patients and association with ARDS. *Respirology* 2019; **24**: 345-351.
26. Page AV, Liles WC. Biomarkers of endothelial activation/dysfunction in infectious diseases. *Virulence* 2013; **4**: 507-516.
27. Ronco C, Legrand M, Goldstein SL *et al.* Neutrophil gelatinase-associated lipocalin: ready for routine clinical use? An International Perspective. *Blood Purif* 2014; **37**: 271-285.
28. Wan Yusoff WSY, Abdullah M, Sekawi Z *et al.* Raised levels of Il-6, Il-17a, and Il-22 in fatal leptospirosis. *Eur J Clin Microbiol Infect Dis* 2019; **38**: 2349-2353.
29. Durlacher-Betzer K, Hassan A, Levi R *et al.* Interleukin-6 contributes to the increase in fibroblast growth factor 23 expression in acute and chronic kidney disease. *Kidney Int* 2018; **94**: 315-325.
30. Leaf DE, Jacob KA, Srivastava A *et al.* Fibroblast growth factor 23 levels associate with AKI and death in critical illness. *J Am Soc Nephrol* 2016; **28**: 1877-1885.

31. Stangou M, Alexopoulos E, Papagianni A et al. Urinary levels of epidermal growth factor, interleukin-6 and monocyte chemoattractant protein-1 may act as predictor markers of renal function outcome in immunoglobulin A nephropathy. *Nephrology* (Carlton) 2009; **14**: 613-620.

32. dos Santos PL, de Oliveira FA, Santos MLB et al. The severity of visceral leishmaniasis correlates with elevated levels of serum IL-6, IL-27 and sCD14. *PLoS Negl Trop Dis* 2016; **10**: e0004375.

33. WHO. Weekly epidemiological record: Global leprosy – update on the 2012 situation. *World Health Organ Geneva* 2013; **88**: 365-380.

34. Suzuki K, Akama T, Kawashima A et al. Current status of leprosy: epidemiology, basic science and clinical perspectives. *J Dermatol* 2012; **39**: 121-129.

35. White C, Franco-Paredes C. Leprosy in the 21st Century. *Clin Microbiol Rev* 2015; **28**: 80-94.

36. Rodrigues LC, Lockwood DN. Leprosy now: epidemiology, progress, challenges, and research gaps. *Lancet Infect Dis* 2011; **11**: 464-470.

37. Smith CS, Aerts A, Saunderson P et al. Multidrug therapy for leprosy: a game changer on the path to elimination. *Lancet Infect Dis* 2017; **17**: e293-e297.

38. Ministério da Saúde. Caracterização da situação epidemiológica da hanseníase e diferenças por sexo, Brasil, 2012-2016. *Boletim Epidemiológico* 2018; **49**: 1-12.

39. Renault CA, Ernst JD. *Mycobacterium leprae*. In Benneth JE, Dolin R, Blaser MJ. *Manda II, Douglas, and Bennet's, andPrinciples and Practice of Infectious Diseases*,7th ed. Churchill Elsevier: Philadelphia, 2020, pp 3165-3176.

40. WHO Expert Committee on Leprosy. *World Health Organ Tech Rep Ser* 2012; **968**: 1-61.

41. Araújo MG. Hanseníase no Brasil. *Rev Soc Bras Med Trop* 2005; **36**: 373-382.

42. Santos MCS, Silveira LCL, Moura-Tonello SCG et al. Heart rate variability in multibacillar leprosy: linear and nonlinear analysis. *PLoS One* 2017; **12**: e0180677.

43. Lugão HB, Frade MAC, Marques-Jr W et al. Ultrasonography of leprosy neuropathy: a longitudinal prospective study. *PLoS Negl Trop Dis* 2016; **10**: e0005111.

44. Da Silva Junior GB, de Francesco Daher E, da Justa Pires Neto R et al. Leprosy nephropathy: a review of clinical and histopathological features. *Rev Inst Med Trop Sao Paulo* 2015; **57**: 15-20.

45. Cruz RC da S, Bührer-Sékula S, Penna GO et al. Clinical trial for uniform multidrug therapy for leprosy patients in Brazil (U-MDT/CT-BR): adverse effects approach. *An Bras Dermatol* 2018; **93**: 377-384.

46. Mitsuda K, Ogawa M. A study of one hundred and fifty autopsies on cases of leprosy. *Int J Lepr* 1937; **5**: 53-60.

47. Kean Bh, Childress ME. A summary of 1103 autopsias on leprosy patients on the isthmus of Panama. *Int J Leprosy* 1942; **10**: 51-59.

48. Peter KS, Vijayakumar T, Vasudevan DM et al. Renal involvement in leprosy. *Lepr India* 1981; **53**: 163-178.

49. Grover S, Bobhate SK, Chaubey BS. Renal abnormality in leprosy. *Lepr India* 1983; **55**: 286-291.

50. Sengupta U, Ramu G, Sinha S et al. Immunoglobulins in the urine of leprosy patients. *Int J Lepr Other Mycobact Dis* 1983; **51**: 409-410.

51. Nakayama EE, Ura S, Fleury RN, Soares V. Renal lesions in leprosy: a retrospective study of 199 autopsies. *Am J Kidney Dis* 2001; **38**: 26-30.

52. Nakayama EE, Ura S, Fleury RN, Soares V. Renal lesions in leprosy: a retrospective study of 199 autopsies.*Am J Kidney Dis* 2001; **38**: 26-30.

53. da Silva Júnior GB, Daher EF. Renal involvement in leprosy: retrospective analysis of 461 cases in Brazil. *Braz J Infect Dis* 2006; **10**: 107-112.

54. Daher EF, da Silva Júnior GB, Cezar LC et al. Renal dysfunction in leprosy: a historical cohort of 923 patients in Brazil. *Trop Doct* 2011; **41**: 148-150.

55. Bedi TR, Kaur S, Singhal PC et al. Fatal proliferative glomerulonephritis in lepromatous leprosy. *Lepr India* 1977; **49**: 500-503.

56. Ng WL, Scollard DM, Hua A. Glomerulonephritis in leprosy. *Am J Clin Pathol* 1981; **76**: 321-329.

57. Alchi B, Jayne D. Membranoproliferative glomerulonephritis. *Pediatr Nephrol* 2010; **25**: 1409-1418.

58. Sethi S, Fervenza FC. Membranoproliferative glomerulonephritis: pathogenetic heterogeneity and proposal for a new classification. *Semin Nephrol* 2011; **31**: 341-348.

59. Oliveira RA, Silva GB, Souza CJ et al.Evaluation of renal function in leprosy: a study of 59 consecutive patients. *Nephrol Dial Transplant* 2008; **23**: 256-262.

60. Ahsan N, Wheeler DE, Palmer BF. Leprosy-associated renal disease: case report and review of the literature. *J Am Soc Nephrol* 1995; **5**: 1546-1552.

61. Phadnis MC, Mehta MC, Bharaswadker MS et al. Study of renal changes in leprosy. *Int J Lepr Other Mycobact Dis* 1982; **50**: 143-147.

62. Gelber RH. Erythema nodosum leprosum associated with azotemic acute glomerulonephritis and recurrent hematuria. *Int J Lepr Other Mycobact Dis* 1986; **54**: 125-127.

63. Kirsztajn GM, Nishida SK, Silva MS et al. Renal abnormalities in leprosy. *Nephron* 1993; **65**: 381-384.

64. Urbschat A, Obermüller N, Haferkamp A. Biomarkers of kidney injury. *Biomarkers* 2011; **16**: 22-30.

65. da Silva Junior GB, Daher E da F, Pires Neto R da et al. Leprosy nephropathy: a review of clinical and histopathological features. *Rev Inst Med Trop* 2015; **57**: 15-20.

66. Meneses GC, Cavalcante MG, da Silva Junior GB et al. Endothelial glycocalyx damage and renal dysfunction in HIV patients receiving combined antiretroviral therapy. *AIDS Res Hum Retroviruses* 2017; **33**: 1-26.

67. Padberg JS, Wiesinger A, di Marco GS et al. Damage of the endothelial glycocalyx in chronic kidney disease. *Atherosclerosis* 2014; **234**: 335-343.

68. Nogueira MRS, Latini ACP, Nogueira MES. The involvement of endothelial mediators in leprosy. *Mem Inst Oswaldo Cruz* 2016; **111**: 635-641.

69. Inker LA, Astor BC, Fox CH et al. KDOQI US commentary on the 2012 KDIGO clinical practice guideline for the evaluation and management of CKD. *Am J Kidney Dis* 2014; **63**: 713-735.

70. Cassirer-Costa F, Medeiros NI, Chaves AT et al. Cytokines as biomarkers to monitoring the impact of multidrug therapy in immune response of leprosy patients. *Cytokine* 2017; **97**: 42-48.

71. Goulart IMO, Penna GO, Cunha G. Imunopatologia da hanseníase: a complexidade dos mecanismos da resposta imune do hospedeiro ao Mycobacterium leprae. *Rev Soc Bras Med Trop* 2002; **35**: 365-375.

72. Meneses GC, Libório AB, de Daher EF et al.Urinary monocyte chemotactic protein-1 (MCP-1) in leprosy patients: increased risk for kidney damage. *BMC Infect Dis* 2014; **1**: 1-5.

73. Clausen P, Jacobsen P, Rossing K et al. Plasma concentrations of VCAM-1 and ICAM-1 are elevated in patients with Type 1 diabetes mellitus with microalbuminuria and overt nephropathy. *Diabet Med* 2000; **17**: 644-649.

74. Bruno CM, Valenti M, Bertino G*et al.*Plasma ICAM-1 and VCAM-1 levels in type 2 diabetic patients with and without microalbuminuria. *Minerva Med* 2008; **99**: 1-5.

75. Rovin BH, Doe N, Tan LC. Monocyte chemoattractant protein-1 levels in patients with glomerular disease. *Am J Kidney Dis* 1996; **27**: 640-646.

76. Polito MG, Moreira SR, Nishida SK, Mastroianni Kirsztajn G. It is time to review concepts on renal involvement in leprosy: pre- and post-treatment evaluation of 189 patients. *Ren Fail* 2015; **37**: 1171-1174.

77. Lockwood DN. Leprosy. *Medicine* 2005; **33**: 26-29.

11

PREVENÇÃO DO CÂNCER RENAL: FATORES DE RISCO, TRATAMENTO E ESTILO DE VIDA

Clévia dos Santos Passos
Adalberto Alves Martins Neto

◆

As doenças crônicas não transmissíveis (DCNT), do inglês *Noncommunicable diseases (NCDs)*, podem surgir, ao longo do tempo, em resposta aos modificadores genéticos, fisiológicos, ambientais e comportamentais. Nas últimas décadas, o registro anual de todas as mortes no mundo tem posicionado essas doenças, tais como doenças cardiovasculares, cânceres, doenças respiratórias e diabetes, como as principais causas de morte, equivalendo a 71% dessa totalidade. Neste capítulo, nosso interesse no câncer renal é decorrente do aumento na incidência dessa doença, em especial em vários países da Europa, bem como em razão da dificuldade em caracterizar os fatores de risco e mecanismos biológicos subjacentes à doença[1-3].

Descrito pela primeira vez por Koenig em 1826, o carcinoma de células renais (CCR) é considerado uma das mais letais neoplasias urológicas e tem incidência variada no mundo[4]. Apesar das baixas taxas de diagnóstico, tornou-se crescente entre países com maior renda e desenvolvimento[5,6].

EPIDEMIOLOGIA

INCIDÊNCIA E MORTALIDADE

O câncer é considerado um problema de saúde pública mundial. O relatório realizado pela Agência Internacio-

nal de Pesquisa em Câncer (*International Agency for Researchon Cancer* – IARC) mostra estimativas de incidência e mortalidade por câncer em 185 países[4].

O IARC verificou que em 2018 surgiram 18,1 milhões de novos casos de diversos tipos de câncer (C00-97), com 9,6 milhões de óbitos[4]. Nesse ano, a população brasileira de ambos os sexos era 210.867.959 habitantes, com 559.371 novos casos de diversos tipos de câncer diagnosticados, e um número de mortes provocadas por câncer de 243.588 entre homens e mulheres[4].

O câncer de rim (C64-65) foi a 15ª neoplasia mais comum globalmente, com incidência anual de 403.262 novos casos[4]. No Brasil, o câncer renal ocupou a posição 16ª entre os tumores mais frequentes, com 10.688 novos casos[4].

Mundialmente, a mortalidade por câncer de rim apresentou taxa de 1,8% e esteve na posição 17ª entre os tumores mais letais[4]. Os registros para 2018 atribuíram ao câncer renal a mortalidade de 15.333 pessoas nos EUA e 4.084 pessoas no Brasil[4].

SEXO E IDADE

O carcinoma de células renais, que é responsável por 2 a 3% de todos os cânceres, ocorre duas vezes mais em homens do que em mulheres, ou seja, mundialmente a incidência ajustada à idade, que foi de 4,5/100.000

pessoas, registrou taxa de 6,0/100.000 para homens e 3,1/100.000 para mulheres[4]. Nos EUA, a incidência anual foi de 60.336 novos casos, com atribuição de 14,4 da taxa de incidência ajustada à idade para homens e 7,8 para mulheres por 100.000 pessoas[4].

Além disso, a maioria dos casos desse tipo de câncer renal acomete indivíduos com idade entre 50 e 70 anos, porém, já foi observado em crianças[4].

TIPOS DE CÂNCER RENAL

O câncer renal pode envolver o parênquima e a pelve renais, ser de origem primária ou secundária[7]. Existem vários tipos e subtipos de neoplasia de células renais que apresentam diferentes prognósticos e comportamento clínico. Em relação ao carcinoma de células renais (CCR), os subtipos dessa neoplasia (Tabela 11.1) podem ser distribuídos de acordo com suas características histológicas (Figura 11.1).

FATORES DE RISCO ESTABELECIDOS

Com base nas evidências científicas, o tabagismo, a obesidade e a hipertensão arterial foram identificados como os fatores de risco relacionados ao estilo de vida mais bem estabelecidos para o CCR[9-13]. Além desses, outros fatores possuem risco significativo, tais como a doença cística renal adquirida com ou sem doença renal crônica terminal[5,7], e também, os fatores genéticos que incluem a doença de von Hippel-Lindau, esclerose tuberosa e doença policística renal autossômica dominante do adulto[5,7].

Outros fatores de risco, apesar de diferirem entre as diversas populações, também devem ser considerados, são eles: comorbidades associadas ao CCR, produtos derivados do petróleo, consumo abusivo de analgésicos, comportamento e fatores ambientais[5,7,10]. Ainda não é conclusivo, mas alguns estudos sugerem certa probabilidade causal à doença renal decorrente da interação entre genes e ambiente, bem como a falta de atividade física e a exposição crônica ocupacional ao tricloroetileno e à sílica[10,14,15].

TABAGISMO

O tabagismo é considerado um dos principais fatores de risco para os diversos tipos de câncer.

Vários estudos têm associado o risco elevado para desenvolver CCR com o uso do tabaco em idade inicial, com maior exposição cumulativa, e ao aumento no consumo do cigarro, promovendo maior probabilidade ao aparecimento da doença em estágio avançado[16-18]. Por exemplo, indivíduos não fumantes quando expostos à fumaça em ambiente de fumo tiveram risco aumentado para desenvolver CCR[19].

O fumo induz danos renais por mecanismos que resultam em alterações hemodinâmicas, toxicidade tubular, disfunção das células endoteliais e estresse oxida-

tivo[20]. Em comparação com não fumantes, os fumantes de ambos os sexos tiveram risco relativo de 1,38 para desenvolverem CCR, compreendendo 1,54 para homens e 1,22 em mulheres[16]. Os efeitos tóxicos ao uso do cigarro desencadeiam eventos patológicos envolvidos nos processos das doenças cardiovasculares, renais, neuronais e de carcinogênese, visto que podem aumentar a renovação celular e induzir danos ao DNA[18].

Na fumaça do cigarro existem vários carcinógenos, entre eles, os hidrocarbonetos policíclicos aromáticos (HPA) que podem interferir no controle do ciclo celular, ao causar aumentos nas mutações do gene p53; e a 4-(metilnitrosamina)-1-(3-piridil)-1-butanona (NNK), uma nitrosamina abundantemente presente na fumaça do cigarro que também induz dano oxidativo ao DNA. Ainda, a exposição à fumaça do cigarro induz estresse oxidativo e lesões nos rins, sendo associada ao aumento do risco de CCR[21-24].

Fumantes com CCR, principalmente no período da nefrectomia, tiveram risco de morte aumentado em relação a pacientes que nunca fumaram[17,18]. Análise prognóstica dos subtipos histológicos no CCR em relação ao tabagismo de pacientes submetidos à nefrectomia demonstrou que, no tabagismo ativo, os subtipos mais comuns de CCR foram os de células claras (23%) e papilares (26%), em comparação à histologia benigna (14%) e ao CCR cromófobo (6%)[25]. O risco esteve diretamente relacionado à dose cumulativa quando avaliada a média de maços de cigarro consumidos ao ano, em que, no CCR de células claras e papilares, os consumos médios foram de 15,3 e 9,4 maço-ano, respectivamente, comparados com a histologia benigna e ao CCR cromófobo, com média de 9,4 maço-ano[25]. A cada adição de maço-ano de tabagismo, existe o risco aumentado de mortalidade de 1% em pacientes com doença não metastática[24].

O tabagismo facilita o crescimento neoplásico ao possibilitar a ativação da inflamação e supressão da função imunológica[23,26]. Também aumenta o risco para o desenvolvimento de um segundo câncer em sobreviventes, bem como aumenta as complicações cirúrgicas e a toxicidade durante o tratamento antineoplásico (quimioterapia, radiação)[27,28].

Comparados com não fumantes, os fumantes durante o momento do diagnóstico de CCR tiveram menor sobrevida relativa da doença, em especial nos primeiros 6 meses após o diagnóstico, bem como apresentaram a doença em estágio mais avançado. Além disso, tiveram duas vezes mais risco de adoecimento por comorbidades clínicas que incluíam doença pulmonar obstrutiva crônica, hipertensão, *diabetes mellitus* e doença arterial coronariana[24,29].

OBESIDADE

A Organização Mundial da Saúde (*World Health Organization* – WHO) define o sobrepeso e a obesidade como

Tabela 11.1 – Principais subtipos histológicos do CCR – epidemiologia, histologia e características de imagem.

Subtipo	Incidência	Origem, histologia	Idade	Padrão de sinal/densidade	Comportamento biológico	Padrão hemodinâmico após contraste	Associações e predisposições
Células claras	75%	Néfron proximal, epitélio tubular	Acima de 50 anos	Densidade/sinal heterogêneos	Agressivo, de acordo com o estádio, grau de Furhman e alterações sarcomatoides	Hipervascular	Von Hippel-Lindau (25-45%), esclerose tuberosa (2%)
Papilífero	10%	Néfron proximal, epitélio tubular	Acima de 50 anos	Baixo sinal T2, hipodenso	Agressivo, de acordo com o estádio, grau de Furhman e alterações sarcomatoides	Hipovascular	CCR papilífero hereditário
Cromófobo	5%	Néfron distal, células intercalares dos túbulos distais	Acima de 50 anos	Hipodenso, sinal intermediário	Baixa mortalidade (10%)	Hipovascular	Sindrome de Birt-Hogg-Dubé (em associação com oncocitomas)
Cístico-sólido	1-4%	Semelhante ao células claras, sem nódulos sólidos	Quarta e quinta décadas de vida	Alto sinal T2, densidade líquida	Indolente, sem metástases	Realce de porções sólidas e septos	Predominio no gênero masculino
Dutos coletores (Bellini)	1%	Tubulos coletores	Acima de 50 anos	Baixo sinal T2, heterogêneo	Muito agressivo, mortalidade de 70% em dois anos	Hipovascular	Discreto predominio no gênero masculino
Medular	1%	Néfron distal	Segunda e terceira décadas de vida	Heterogêneo, infiltrativo	Extremamente agressivo	Hipovascular	Associado a anemia falciforme
Translocação Xp11	Raro	Néfron distal/proximal, pode se assemelhar ao papilífero ou células claras	Crianças (primeira infância)	Hipodenso, sinal intermediário T2	Indolente	Hipovascular	Gene TFE3 envolvido em sua gênese
Tubulomucinoso de células fusiformes	Raro	Néfron distal, células tubulares	Quarta e quinta décadas de vida	Discreto hipersinal T2, pode ter cicatriz central	Crescimento lento, metástases raras	Hipovascular	Predominio no gênero feminino
Associado a neuroblastoma	Raro	Epitélio tubular proximal	Adolescência (média: 13 anos)	Hipodenso, sinal intermediário T2	Indolente	Hipovascular	História pregressa de neuroblastoma
Não classificado	4-6%	Variável	Variável	Variável	Alta mortalidade	Variável	–

Fonte: Muglia VF, Prando A (2015)[8]. Reproduzido com permissão da Revista Radiologia Brasileira[8].

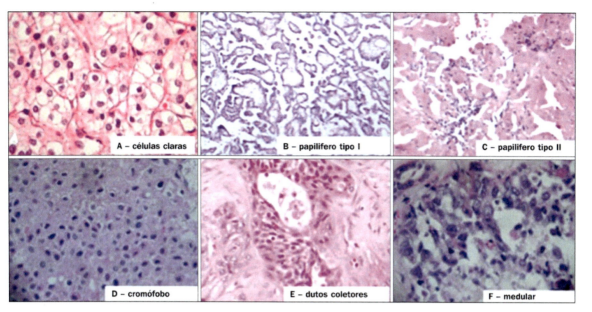

Figura 11.1 – Histologia dos subtipos mais comuns de carcinoma de células renais (CCR). **A)** CCR de células claras – células com citoplasma amplo e rico em lipídios, conferindo nome à neoplasia. **B)** CCR papilífero tipo 1 – células basófilas, pequenas, com citoplasma escasso, organizadas em arranjo fusiforme, dispostas em camada única ao redor da membrana basal. **C)** CCR papilífero tipo 2 – células dispostas em arranjo fusiforme, com papilas cobertas por células com abundante citoplasma eosinofílico, granular, com nucléolos proeminentes. **D)** CCR cromófobo – grandes células pálidas, com citoplasma reticulado e halos perinucleares. **E)** CCR de ductos coletores – histologia mostra arranjo de células irregulares, infiltrativas, na parede dos ductos coletores, com acentuada desmoplasia. **F)** CCR medular – neoplasia originária em néfron distal também com arranjo de células irregulares, acentuado pleomorfismo e núcleos hipercromáticos. Fonte: Muglia VF, Prando A (2015)[8]. Reproduzido com permissão da Revista Radiologia Brasileira[8].

acúmulo anormal ou excessivo de gordura que pode causar prejuízos à saúde. A definição é feita pelo índice de massa corporal (IMC), calculado como a razão da massa corporal pela estatura ao quadrado, sendo considerado sobrepeso quando está entre 25,0 e 29,9 e obesidade quando acima de 30kg/m²[30].

Estudo americano atribuiu que o sobrepeso e a obesidade em adultos estão em torno de 14% nos homens e 20% nas mulheres[31].

O aumento do IMC está associado à elevação do risco de CCR, tanto para homens quanto para mulheres[32], sendo que, a cada incremento de 1kg/m² de IMC, há risco aumentado em 4% para desenvolver CCR[33].

Tem sido relatado que indivíduos obesos apresentam maior ritmo de filtração glomerular e de fluxo plasmático renal, podendo levar à lesão renal e favorecer a ação de agentes cancerígenos[34,35].

A própria obesidade está relacionada ao câncer, e os mecanismos potenciais devem alterar o metabolismo de hormônios endógenos, entre eles os esteroides sexuais e a insulina[31,36-39]. A obesidade afeta o meio hormonal ao aumentar os níveis de estrogênio livre e níveis elevados de fator de crescimento livre de insulina-1, podendo estimular a proliferação, o crescimento de células renais e inibir a apoptose[40,41].

O tecido adiposo, que é constituído por diversos tipos celulares, a exemplo do tecido adiposo branco (pré-adipócitos, adipócitos maduros, fibroblastos, células-tronco mesenquimais, macrófagos e outras células do sistema imunológico)[38,42], também é considerado um órgão endócrino responsável pela secreção de moléculas bioativas, as chamadas adipocinas. Essas, por terem ação hormonal, agem como fatores de crescimento que modulam a resistência à insulina e participam de respostas pró e anti-inflamatórias[42,43].

O excesso de adiposidade pode desregular a expressão das adipocinas e assim gerar diversas doenças por meio da modulação das respostas imunes e desequilíbrio entre proliferação celular, diferenciação e apoptose[36,43,44].

Pacientes com CCR têm apresentado níveis mais baixos de adiponectina, a qual tem-se mostrado correlacionar inversamente com o tamanho do tumor[45,46]. Interessantemente, a obesidade pode predispor a formação de tumores renais por induzir danos aos rins e causar hipóxia tecidual, possivelmente, por mecanismos que reduzem os níveis de adiponectina, a qual funciona como molécula supressora de tumores e com efeitos anticancerígenos[47-49].

Algumas das adipocinas, como a leptina e interleucina-6, apresentam níveis circulantes maiores em indivíduos obesos e podem contribuir no crescimento tumoral por facilitar a inflamação e a imunossupressão, assim como prejudicar as respostas aos agentes quimioterápicos[36,43,44,47].

Os adipócitos hipertróficos, por armazenarem maior quantidade de triglicérides, em especial nos indivíduos obesos, secretam mais adipocinas pró-inflamatórias e recrutam células imunes que, quando infiltradas, secretam mais citocinas com função pró-inflamatória. Tal interação viciosa entre os adipócitos hipertróficos, com a infiltração de células inflamatórias, promove inflamação contínua, levando às diversas doenças relacionas com a obesidade[36-38,42,44,50].

Para tanto, o risco de câncer renal em indivíduos com sobrepeso ou obesidade é 2 vezes maior em relação a quem tem baixa alteração no IMC[51].

HIPERTENSÃO

De forma independente e em longo prazo, maior IMC e pressão arterial elevada aumentam o risco de desenvolver CCR[36,51,52]. Indivíduos com pressão arterial sistólica (PAS), a partir de 150mmHg, tiveram risco aumentado de desenvolver CCR entre 60 e 70% em relação àqueles com PAS abaixo de 120mmHg[51]. Independentemente da idade, IMC, tabagismo, uso de medicamentos para pressão arterial e nível educacional, o risco de câncer renal foi menor em mulheres com PAS abaixo de 130mmHg em relação àquelas com níveis pressóricos mais altos. Assim, o risco relativo de câncer renal para mulheres com PAS de 130 a 149mmHg foi de 1,7, enquanto para níveis acima de 150mmHg aumentou para 2[53].

Em pacientes com alteração da pressão arterial diastólica (PAD) entre 5 e ≥ 14mmHg (correspondente a um aumento de 5 a 19%), o risco de desenvolver câncer de células renais foi de 1,2 a 2,3 vezes, em comparação aos que tiveram pouca alteração na PAD[51]. Outro estudo de acompanhamento durante 18 anos na Noruega mostrou associação de risco entre CCR e PAD de 1,6 em mulheres com PAD ≥ 105mmHg[53].

Por outro lado, quando existe redução de 5 a ≥ 14mmHg da PAD, o risco reduz para 0,7 e 0,6 vez, respectivamente, no que produz redução de risco de 40% durante um período a cada 5 anos de acompanhamento[51]. Em outra direção, Vatten *et al* sugerem que a pressão arterial elevada pode ser resultado de CCR e que influências que acontecem sutilmente, em longo prazo, na função renal contribuam com o aparecimento da hipertensão, bem como estejam relacionadas ao crescimento do tumor[53]. Pacientes com tumores renais em seus estágios iniciais podem ter aumento nos níveis pressóricos, antes do diagnóstico de câncer[54].

No entanto, os mecanismos biológicos subjacentes à relação entre hipertensão arterial e aumento do risco de câncer renal não estão claros, mas algumas hipóteses incluem que hipóxia renal crônica que acompanha a hipertensão arterial pode promover angiogênese e proliferação de células tumorais[48,55,56]. Além disso, pacientes hipertensos também apresentam a formação de espécies reativas de oxigênio, peroxidação lipídica, IMC elevado, fatores esses que implicam a patogênese do CCR[10,13,57].

SINTOMAS DO CARCINOMA DE CÉLULAS RENAIS (CCR)

Segundo as diretrizes brasileiras[58] e europeias[59] para o carcinoma de células renais, 60% dos achados diagnósticos da doença são decorrentes dos achados incidentais com detecção por ultrassonografia abdominal, tomografia computadorizada ou ressonância magnética[58,59]. Geralmente, o CCR tem evolução assintomática e não palpável por longo período, por vezes, até nos estágios terminais da doença[59]. Alguns sintomas incluem dor no flanco, hematúria e massa abdominal palpável, sendo essa tríade clássica presente em, aproximadamente, 15 % dos pacientes[59].

Além disso, 10 a 40% dos pacientes podem apresentar sinais e sintomas de síndromes paraneoplásicas, de natureza endócrina (por exemplo, hipercalcemia, hipertensão arterial, policitemia, disfunção hepática não metastática, síndrome de Cushing, galactorreia, alterações no metabolismo da glicose) e não endócrina (como amiloidose, anemia, neuromiopatias, nefropatia, vasculopatia, coagulopatia, elevação da prostaglandina)[60]. Outros sintomas associados ao CCR são os constitucionais (febre, caquexia e perda de massa corporal) e os metabólicos e bioquímicos (hipercalcemia, disfunção hepática não metastática, amiloidose etc.)[60]

TRATAMENTOS PARA O CARCINOMA DE CÉLULAS RENAIS (CCR)

O tratamento para CCR é definido de acordo com a avaliação da extensão (estadiamento) em que a doença se apresenta, ou seja, no estágio I, o tumor tem até 7cm e está restrito ao rim; no estágio II, o tumor é maior que 7cm e ainda está contido no rim; no estágio III, o tumor infiltra tecidos adjacentes como os vasos renais, linfonodos e tecido gorduroso; no estágio IV, as células tumorais ultrapassam a fáscia de Gerota e se disseminam pela corrente sanguínea e pelos vasos linfáticos, podendo apresentar focos metastáticos[59].

A melhor conduta terapêutica do CCR deve ser individualizada pelo oncologista clínico do paciente. Os variados tratamentos incluem:

TRATAMENTO CIRÚRGICO

É considerado o principal tratamento para a maioria dos casos de CCR, mesmo na existência de metástase. Os tipos de cirurgia são a nefrectomia radical e parcial, laparoscópica e robótica. A técnica cirúrgica deve ter um tempo reduzido para evitar isquemia renal e, assim, preservar a função do rim[58,59].

a) A nefrectomia radical é indicada aos pacientes aptos a esse tipo de intervenção, pois é retirado o rim total. Se o paciente tiver trombo na veia cava, é indicada a nefrectomia radical. É preciso observar se existe invasão tumoral na parede do vaso, pois, caso exista, será considerada a ressecção da veia cava também[58,59].

b) A nefrectomia parcial poupadora de néfrons é indicada para pacientes com tumores entre 4 e 7cm, portadores de insuficiência renal, com tumores bilaterais e com cistos complexos (Bosniak III e IV). No entanto, é preciso que a localização permita uma ressecção tumoral com margens de segurança, pois é feita a retirada de apenas uma parte do rim afetado pela doença[58,59].

c) As técnicas cirúrgicas e as vias de acesso aberta, laparoscópica (transperitoneal ou retroperitoneal) e robótica equivalem-se no aspecto oncológico. Porém, a via de acesso aberta para nefrectomia parcial é considerada a melhor escolha, por minimizar o tempo de isquemia e as complicações intra e pós-operatórias[58,59].

ABORDAGENS TERAPÊUTICAS NÃO CIRÚRGICAS

Radioterapia

Nas diretrizes brasileiras, a radioterapia pós-operatória é considerada uma prática em desuso em oncologia clínica, no entanto, a radiação externa pode ser indicada nos casos de metástases óssea ou cerebral e na dor tumoral[58,59].

Terapia local

Para pacientes sem indicação cirúrgica devido às suas condições físicas e de saúde, são utilizados outros procedimentos para destruir o tumor, tais como termoablação pelo frio (crioablação) ou pelo calor (radiofrequência). Tais procedimentos são mais indicados para pacientes idosos e com comorbidades e/ou presença de lesões multifocais[58,59].

A embolização arterial (bloqueio da artéria) não se mostrou benéfica antes da nefrectomia de rotina, mas, se o paciente sofre de hematúria maciça ou dor no flanco, poderá ser utilizada como intervenção paliativa[58,59].

Terapias sistêmicas

Terapias direcionadas

A quimioterapia paliativa do CCR inclui agentes direcionados que favoreçem maior estabilização da doença e sobrevivência, e tais moléculas podem ser categorizadas nos seguintes grupos funcionais: antiangiogênica (sunitinibe, pazopanibe, sorafenibe e bevacizumabe); inibidores da via de sinalização mTOR (everolimo e tensirolimo); citocinas (interferon alfa e interleucina-2); agentes citotóxicos (5-fluorouracil, capecitabina, doxorrubicina, gencitabina e vimblastina); inibidores da tirosina quinase (axitinibe)[58,59]. A maioria pode ser administrada em combinação com imunoterápicos ou imunológicos e ter

os seguintes efeitos colaterais: mucosite, diarreia, fadiga, hipertensão arterial, trombose arterial, insuficiência renal e cardíaca, anemia, neutropenia e hepatotoxicidade[58,59].

Agentes imunoterápicos

Para câncer renal avançado, é indicada a imunoterapia como meio de modular as respostas do sistema imunológico do paciente na direção antitumoral. Os principais agentes de primeira linha são o nivolumabe e o ipilimumabe[59].

PREVENÇÃO DO CCR E ESTILO DE VIDA

Com as mudanças ocorridas nos últimos tempos no estilo de vida, a incidência de inúmeras doenças tem aumentado, principalmente as doenças cardiovasculares e as neoplasias[61]. Segundo a OMS, é possível evitar entre 30 e 50% de todos os cânceres existentes, sendo a prevenção do câncer considerada em longo prazo uma estratégia de economia em saúde[61,62]. Para o controle do câncer, a prevenção e a detecção precoce devem ser prioritárias entre as estratégias de políticas públicas[63].

A prevenção do câncer envolve prevenir doenças crônicas e outros problemas relacionados que incluem a saúde ocupacional e ambiental[63]. Muitos dos cânceres têm relação com o uso do cigarro, alimentação não saudável ou agentes infecciosos[63].

Em relação ao diagnóstico, se feito no estágio inicial da doença repercute em maior chance de cura, inclusive pelo rastreamento para detectar lesões pré-cancerígenas em pessoas aparentemente saudáveis e assintomáticas[63]. Dessa forma, é importante conhecer os fatores que aumentam o surgimento e desenvolvimento do câncer, bem como a prevalência dos fatores de risco, sejam eles isolados ou combinados, o que facilita o monitoramento para tentar modificar ou reverter esses fatores[63].

É importante ressaltar que a implementação de políticas e programas de saúde pública aumenta a conscientização sobre o efeito negativo de hábitos de vida não saudáveis e reduz a exposição aos fatores de risco de câncer[1,61]. Adicionalmente, é de grande relevância garantir que os indivíduos recebam informações e apoio indispensáveis para a adoção de estilo de vida saudável[62].

Assim, o tabagismo é um fator de risco independente para o CCR e, mais que isso, é evitável[9,16,27]. É necessário prevenir a adesão ao fumo e intervir com aconselhamentos, monitoramento e acompanhamento rigoroso nos tratamentos clínicos[64]. Porém, tem sido recomendado que os pacientes sejam educados sobre os efeitos colaterais do medicamento, mecanismos e como ocorrerá durante o processo de cessação do tabagismo, de forma a fornecer apoio motivacional[64].

É sabido que o uso do fumo permanece entre fumantes que tiveram câncer de pulmão, bem como em outros tipos de neoplasia[17,28], assim, principalmente os fumantes atuais, apresentam maior possibilidade de desenvolver CCR avançado, maior mortalidade e risco para um segundo câncer[17,28]. Portanto, como prevenção, é indicada a cessação do tabagismo nos cuidados clínicos em diagnosticados e sobreviventes do câncer[17,28].

Outro fator de risco modificável é a obesidade, assim, o efeito preventivo no ganho de gordura corporal pode evitar ou retardar o surgimento de diversos tipos de cânceres, como o de cólon, de mama, do endométrio e do rim, em detrimento de evitar o aumento descontrolado e contínuo de hormônios endógenos, bem como por cessar o excesso de radicais livres e a inflamação crônica[39,42,44,50,65,66].

A cessação do tabagismo e a prevenção da obesidade podem reduzir riscos para hipertensão arterial e, assim, diminuir riscos para o câncer. De fato, a redução na pressão sanguínea pode diminuir a incidência para CCR, além disso, controlar e prevenir a hipertensão pode reduzir o risco para doenças cardiovasculares[10,51,52,67].

Além de modificar hábitos não saudáveis como o tabagismo e a alimentação com alto valor energético, é preciso reduzir o comportamento sedentário, pois todos são fundamentais no processo de prevenção do adoecimento por câncer[68,69]. Em conjunto ao acompanhamento clínico, que é fundamental para a eficácia do tratamento, a prática regular de atividade física (AF) tem sido recomendada como terapia adjuvante, pois é um componente importante no efeito protetor e preventivo de doenças crônicas[69,70].

Evidências científicas têm mostrado que a prática da AF pode reduzir o risco do surgimento e prevenir a mortalidade por câncer renal, bem como pode existir uma associação inversa entre AF e CCR[71-74,75]. É importante mais estudos sobre o estilo de vida e os fatores de risco na prevenção do CCR, mas percebe-se que, possivelmente ao reduzir diversos fatores de causas biológicas (obesidade, resistência à insulina, peroxidação lipídica e pressão arterial), a prevenção de CCR possa ocorrer[71-73].

De fato, a prática da atividade física diária como tratamento não medicamentoso ou combinado com outro tratamento clínico pode promover a redução ou manutenção da gordura corporal e da conservação ou aumento da massa corporal, que promove a redução de doenças cardiovasculares, metabólicas, musculoesqueléticas, câncer e depressão[69,70].

Os resultados de uma metanálise apontam que a AF pode reduzir o risco de CCR em 22%, no entanto, os estudos ainda são escassos e são necessários dados adicionais confirmatórios[71]. Mais pesquisas sobre AF e CCR são necessárias para se avaliar melhor os estudos com definições uniformes e avaliações padronizadas de AF, considerando tipos, intensidade, frequências e duração[71].

As recomendações globais da OMS sobre AF para o aprimoramento da saúde e a prevenção de doenças não transmissíveis incluem a realização de pelo menos 150 minutos semanal de AF leve ou moderada (em torno de 20 minutos por dia), ou pelo menos 75 minutos de AF com intensidade mais vigorosa durante a semana (em torno de 10 minutos por dia), ou uma combinação equivalente de atividade de intensidade moderada e vigorosa[70].

Com orientações educativas e constantes incentivos sobre promoção da saúde e prevenção de doenças, é possível permitir que as pessoas possam melhorar a qualidade de vida, adotar hábitos saudáveis e reduzir a probabilidade de adoecer por doenças crônicas[61,69].

CONSIDERAÇÕES FINAIS

A prevenção aos fatores de risco (Figura 11.2), a promoção da saúde e o diagnóstico precoce são fundamentais para reduzir a incidência e a morbimortalidade das doenças em geral.

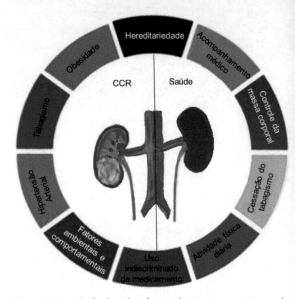

Figura 11.2 – Estilo de vida e fatores de risco para carcinoma de células renais (CCR). Fonte: Os autores (2020).

A incidência mundial dos carcinomas de células renais (CCR) tem tendência crescente no mundo todo, possivelmente devido ao diagnóstico acidental por imagens. A fim de se reduzir essa crescente, os fatores de risco estabelecidos, como tabagismo, hipertensão e obesidade, precisam ser prevenidos e evitados.

A inclusão e o incentivo da população em programas de saúde pública podem ajudar a melhorar a saúde geral, aumentar a condição física de indivíduos com ou sem fator de risco para o CCR e também prolongar a vida daqueles em pré ou pós-tratamento do CCR. Assim, mudanças no estilo de vida com a adoção de hábitos saudáveis podem auxiliar a reduzir riscos, agravamentos e redução da sobrevida no CCR. Portanto, é possível que, no futuro, seja possível prevenir novos casos.

Por fim, o tema apresentado é de nosso interesse científico, uma vez que estamos envolvidos com projetos e colaborações em pesquisa sobre doenças crônicas, com resultados que corroboram com o efeito da redução de fatores de risco na prevenção de doenças, incluindo o câncer. Além disso, são temas de nossa pesquisa atual a busca por novas moléculas, a combinação de moléculas já existentes e regimes de tratamento em modelos experimentais de cânceres que sejam mais eficazes no combate a doença, com redução dos efeitos colaterais.

REFERÊNCIAS BIBLIOGRÁFICAS

1. World Health Organization. World health statistics overview 2019: monitoring health for the SDGs, sustainable development goals. License: CC BY-NC-SA 3.0 IGO. *World Health Organization* 2019. https://apps.who.int/iris/handle/10665/311696 (accessed August 2019).

2. World Health Organization. Global Health Observatory (GHO) data; Mortality and global health estimates. *World Health Organization* 2018. https://www.who.int/gho/mortality_burden_disease/en/ (accessed September 2019).

3. World Health Organization. The top 10 causes of death Global Health Observatory (GHO) data. *World Health Organization* 2018. https://www.who.int/news-room/fact-sheets/detail/the-top-10-causes-of-death (accessed August 2019).

4. Globocan. Populations fact sheets. *International Agency for Research on Cancer (IARC). World Health Organization* 2018. http://gco.iarc.fr/today/fact-sheets-populations (accessed December 2019).

5. Capitanio U, Bensalah K, Bex A *et al.* Epidemiology of renal cell carcinoma. *Eur Urol* 2019; **75**: 74-84.

6. Capitanio U, Montorsi F. Renal cancer. *Lancet* 2016; **387(10021)**: 894-906.

7. Clarkson MR, Brenner BM. O Rim – Brenner & Rector: Referência Rápida, 7ª ed. São Paulo: Artmed; 2007, pp 385-395.

8. Muglia VF, Prando A. Renal cell carcinoma: histological classification and correlation with imaging findings. *J Radiol Bras* 2015; **48**: 166-174.

9. Flaherty KT, Fuchs CS, Colditz GA *et al.* A prospective study of body mass index, hypertension, and smoking and the risk of renal cell carcinoma (United States). *Cancer Causes Control* 2005; **16**: 1099-1106.

10. Chow WH, Dong LM, Devesa SS. Epidemiology and risk factors for kidney cancer. *Nat Rev Urol* 2010; **7**: 245-257.

11. Macleod LC, Hotaling JM, Wright JL *et al.* Risk factors for renal cell carcinoma in the VITAL study. *J Urol* 2013; **190**: 1657-1661.

12. Moore LE, Wilson RT, Campleman SL. Lifestyle factors, exposures, genetic susceptibility, and renal cell cancer risk: a review. *Cancer Invest* 2005; **23**: 240-255.

13. Radisauskas R, Kuzmickiene I, Milinaviciene E, Everatt R. Hypertension, serum lipids and cancer risk: A review of epidemiological evidence. *Medicina (Kaunas)* 2016; **52**: 89-98.

14. INCA. Solventes. *Instituto Nacional de Câncer José de Alencar Gomes da Silva* (2018). https://www.inca.gov.br/exposicao-no-trabalho-e-no-ambiente/solventes (accessed September 2019).

15. INCA. Poeira de sílica. *Instituto Nacional de Câncer José de Alencar Gomes da Silva* (2018). https://www.inca.gov.br/exposicao-no-trabalho-e-no-ambiente/poeiras/poeira-de-silica (accessed September 2019).

16. Hunt JD, van der Hel OL, McMillan GP. Renal cell carcinoma in relation to cigarette smoking: meta-analysis of 24 studies. *Int J Cancer* 2005; **114**: 101-108.

17. Parker A, Lohse C, Cheville J *et al.* Evaluation of the association of current cigarette smoking and outcome for patients with clear cell renal cell carcinoma. *Int J Urol* 2008; **15**: 304-308.

18. Tsivian M, Moreira DM, Caso JR *et al.* Cigarette smoking is associated with advanced renal cell carcinoma. *J Clin Oncol* 2011; **29**: 2027-2031.

19. Kreiger N, Marrett LD, Dodds L *et al.* Risk factors for renal cell carcinoma: results of a population-based case-control study. *Cancer Causes Control* 1993; **4**: 101-110.

20. Orth SR. Cigarette smoking: an important renal risk factor – far beyond carcinogenesis. *TobInduc Dis* 2002; **1**: 137-155.

21. Noessner E, Brech D, Mendler AN *et al.* Intratumoral alterations of dendritic-cell differentiation and CD8(+) T-cell anergy are immune escape mechanisms of clear cell renal cell carcinoma. *Oncoimmunology* 2012; **1**: 1451-1453.

22. Klosek SK, Sporny S, Stasikowska-Kanicka O, Kurnatowska AJ. Cigarette smoking induces overexpression of c-Met receptor in microvessels of oral lichen planus. *Arch Med Sci* 2011; **7**: 706-712.

23. Mehta H, Nazzal K, Sadikot RT. Cigarette smoking and innate immunity. *Inflamm Res* 2008; **57**: 497-503.

24. Kroeger N, Klatte T, Birkhäuser FD *et al.* Smoking negatively impacts renal cell carcinoma overall and cancer-specific survival. 2012; **118**: 1795-1802.

25. Patel NH, Attwood KM, Hanzly M *et al.* Comparative analysis of smoking as a risk factor among renal cell carcinoma histological subtypes. *J Urol* 2015; **194**: 640-646.

26. Mousa S, Mousa SA. Cellular and molecular mechanisms of nicotine's pro-angiogenesis activity and its potential impact on cancer. *J Cell Biochem* 2006; **97**: 1370-1378.

27. Hanna N, Mulshine J, Wollins DS *et al.* Tobacco cessation and control a decade later: American society of clinical oncology policy statement update. *J Clin Oncol* 2013; **31**: 3147-3157.

28. Shiels MS, Gibson T, Sampson J *et al.* Cigarette smoking prior to first cancer and risk of second smoking-associated cancers among survivors of bladder, kidney, head and neck, and stage I lung cancers. *J Clin Oncol* 2014; **32**: 3989-3995.

29. Sweeney C, Farrow DC. Differential survival related to smoking among patients with renal cell carcinoma. *Epidemiology* 2000; **11**: 344-346.

30. World Health Organization. Obesity and overweight: Key facts. *World Health Organization* (2018). https://www.who.int/news-room/fact-sheets/detail/obesity-and-overweight (accessed July 2019).

31. Calle EE, Rodriguez C, Walker-Thurmond K, Thun MJ. Overweight, obesity, and mortality from cancer in a prospectively studied cohort of U.S. adults. *N Engl J Med* 2003; **348**: 1625-1638.

32. Bjorge T, Tretli S, Engeland A. Relation of height and body mass index to renal cell carcinoma in two million Norwegian men and women. *Am J Epidemiol* 2004; **160**: 1168-1176.

33. Wang F, Xu Y. Body mass index and risk of renal cell cancer: a dose-response meta-analysis of published cohort studies. *Int J Cancer* 2014; **135**: 1673-1686.

34. Hall JE, Louis K. Dahl Memorial Lecture. Renal and cardiovascular mechanisms of hypertension in obesity. *Hypertension* 1994; **23**: 381-394.

35. Jindal A, Brietzke S, Sowers JR. Obesity and the cardiorenal metabolic syndrome: therapeutic modalities and their efficacy in improving cardiovascular and renal risk factors. *Cardiorenal Med* 2012; **2**: 314-327.

36. Berger NA. Obesity and cancer pathogenesis. *Ann N Y Acad Sci* 2014; **1311**: 57-76.

37. Bianchini F, Kaaks R, Vainio H. Overweight, obesity, and cancer risk. *Lancet Oncol* 2002; **3**: 565-574.

38. Ouchi N, Ohashi K, Shibata R, Murohara T. Adipocytokines and obesity-linked disorders. *Nagoya J Med Sci* 2012; **74**: 19-30.

39. Tahergorabi Z, Khazaei M, Moodi M, Chamani E. From obesity to cancer: a review on proposed mechanisms. *Cell Biochem Funct* 2016; **34**: 533-545.

40. Kellerer M, von Eye Corleta H, Muhlhofer A, Capp E *et al.* Insulin- and insulin-like growth-factor-I receptor tyrosine-kinase activities in human renal carcinoma. *Int J Cancer* 1995; **62**: 501-507.

41. Hao B, Cui L, Gu Y, Zhang B. WITHDRAWN: MicroRNA-99a Suppresses Proliferation, Migration, Invasion and Induces G1-phase Cell Cycle Arrest via Targeting Insulin-like Growth Factor 1 Receptor Pathway in Renal Cell Carcinoma 786-0 and OS-RC-2 Cells. *Urology* 2017 (Epud ahead of print).

42. Ouchi N, Parker JL, Lugus JJ, Walsh K. Adipokines in inflammation and metabolic disease. *Nat Rev Immunol* 2011; **11**, 85-97.

43. McDonnell DP, Park S, Goulet MT *et al.* Obesity, cholesterol metabolism, and breast cancer pathogenesis. *Cancer Res* 2014; **74**: 4976-4982.

44. Hursting SD. Minireview: the year in obesity and cancer. *Mol Endocrinol* 2012; **26**: 1961-1966.

45. Liao LM, Schwartz K, Pollak M *et al.* Serum leptin and adiponectin levels and risk of renal cell carcinoma. *Obesity (Silver Spring)* 2013; **21**: 1478-1485.

46. Yokota T, Oritani K, Takahashi I *et al.* Adiponectin, a new member of the family of soluble defense collagens, negatively regulates the growth of myelomonocytic progenitors and the functions of macrophages. *Blood* 2000; **96**: 1723-1732.

47. Klinghoffer Z, Yang B, Kapoor A, Pinthus JH. Obesity and renal cell carcinoma: epidemiology, underlying mechanisms and management considerations. *Expert Rev Anticancer Ther* 2009; **9**: 975-987.

48. Sharifi N, Farrar WL. Perturbations in hypoxia detection: a shared link between hereditary and sporadic tumor formation? *Med Hypotheses* 2006; **66**: 732-735.

49. Kelesidis I, Kelesidis T, Mantzoros CS. Adiponectin and cancer: a systematic review. *Br J Cancer* 2006; **94**: 1221-1225.

50. Monteiro R, Azevedo I. Chronic inflammation in obesity and the metabolic syndrome. *Mediators Inflamm* 2010; **2010**.

51. Chow WH, Gridley G, Fraumeni JF Jr, Jarvholm B. Obesity, hypertension, and the risk of kidney cancer in men. *N Engl J Med* 2000; **343**: 1305-1311.

52. Sanfilippo KM, McTigue KM, Fidler CJ *et al.* Hypertension and obesity and the risk of kidney cancer in 2 large cohorts of US men and women. *Hypertension* 2014; **63**: 934-941.

53. Vatten LJ, Trichopoulos D, Holmen J, Nilsen TI. Blood pressure and renal cancer risk: the HUNT Study in Norway. *Br J Cancer* 2007; **97**: 112-114.

54. Steffens J, Bock R, Braedel HU *et al.* Renin-producing renal cell carcinomas--clinical and experimental investigations on a special form of renal hypertension. *Urol Res* 1992; **20**: 111-115.

55. Haase VH. The VHL/HIF oxygen-sensing pathway and its relevance to kidney disease. *Kidney Int* 2006; **69**: 1302-1307.

56. Kaelin WG Jr. The von Hippel-Lindau gene, kidney cancer, and oxygen sensing. *J Am Soc Nephrol* 2003; **14**: 2703-2711.

57. Gago-Dominguez M, Castelao JE, Yuan JM. Lipid peroxidation: a novel and unifying concept of the etiology of renal cell carcinoma (United States). *Cancer Causes Control* 2002; **13**: 287-293.

58. MS-SAS – Ministério da Saúde – Secretaria de atenção à saúde. Diretrizes diagnósticas e terapêuticas – carcinoma de células renais.

http://portalarquivos2.saude.gov.br/images/pdf/2014/dezembro/23/MINUTA-PT-SAS-DDT-rim-15-12-2014.pdf.

59. Ljungberg B, Albiges L, Abu-Ghanem Y *et al.* European Association of Urology Guidelines on Renal Cell Carcinoma: The 2019 Update. *Eur Urol* 2019; **75**: 799-810.

60. Palapattu GS, Kristo B, RajferJ. Paraneoplastic syndromes in urologic malignancy: the many faces of renal cell carcinoma. *Rev Urol* 2002; **4**: 163-170.

61. World Health Organization. Preventing chronic diseases: a vital investment: WHO global report. *World Health Organization* 2005. https://www.who.int/chp/chronic_disease_report/full_report.pdf (accessed September 2019).

62. World Health Organization. Cancer prevention. https://www.who.int/cancer/prevention/en/ (accessed September 2019).

63. World Health Organization. Cancer control: knowledge into action: WHO guide for effective programmes; module 2. *World Health Organization* 2007. https://apps.who.int/iris/bitstream/handle/10665/43575/9241547111_eng.pdf;jsessionid=93AFF14863EB285220A7F69F6685B5B6?sequence=1.

64. Karadogan D, Onal O, Sahin DS *et al.* Treatment adherence and short-term outcomes of smoking cessation outpatient clinic patients. *TobInduc Dis* 2018; **16**: 38.

65. Kopelman PG. Obesity as a medical problem. *Nature* 2000; **404**: 635-643.

66. Renehan AG, Tyson M, Egger M *et al.* Body-mass index and incidence of cancer: a systematic review and meta-analysis of prospective observational studies. *Lancet* 2008; **371**: 569-578.

67. Colt JS, Schwartz K, Graubard BI *et al.* Hypertension and risk of renal cell carcinoma among white and black Americans. *Epidemiology* 2011; **22**: 797-804.

68. Cecchini M, Sassi F, Lauer JA *et al.* Tackling of unhealthy diets, physical inactivity, and obesity: health effects and cost-effectiveness. *Lancet* 2010; **376**: 1775-1784.

69. Vuori, I. World Health Organization and Physical Activity. *Progress in Preventive Medicine* 2018; **3**. https://journals.lww.com/progprevmed/Fulltext/2018/01000/World_Health_Organization_and_Physical_Activity.1.aspx.

70. World Health Organization. Global Recommendations on Physical Activity for Health. *WHO Guidelines Approved by the Guidelines Review Committee* 2010.

71. Behrens G, Leitzmann MF. The association between physical activity and renal cancer: systematic review and meta-analysis. *Br J Cancer* 2013; **108**: 798-811.

72. Bergstrom A, Terry P, Lindblad P *et al.* Physical activity and risk of renal cell cancer. *Int J Cancer* 2011; **92**: 155-157.

73. Pan SY, DesMeules M, Morrison H *et al.* Obesity, high energy intake, lack of physical activity, and the risk of kidney cancer. *Cancer Epidemiol Biomarkers Prev* 2006; **15**: 2453-2460.

74. Tavani A, Zucchetto A, Dal Maso L *et al.* Lifetime physical activity and the risk of renal cell cancer. *Int J Cancer* 2007; **120**: 1977-1980.

75. Liss M, Natarajan L, Hasan A *et al.* Physical Activity Decreases Kidney Cancer Mortality. *Curr Urol* 2017; **10**: 193-198.

12

AVANÇOS NO MANEJO DA NEFROPATIA DIABÉTICA

Thyago Proença de Moraes
Cássio Slompo Ramos

◆

INTRODUÇÃO

Diabetes é a segunda causa de doença renal crônica (DRC) em diálise no Brasil e a primeira em vários países do mundo[1,2]. Em números absolutos, a quantidade de indivíduos diabéticos no País mais que quadruplicou desde 1980[3]. No Brasil, estima-se que existam por volta de 12 milhões de pacientes com a doença, o que representa aproximadamente 3% dos diabéticos do mundo[3].

O diabetes pode afetar diversos órgãos e os rins são frequentemente comprometidos pela doença. Estima-se que por volta de 40% dos indivíduos desenvolverão nefropatia diabética em algum momento da vida[4]. Estima-se que no Brasil a prevalência de pacientes com doença renal do diabetes esteja entre 2,5 e 3 milhões de indivíduos (14 a 15 por 1.000 habitantes)[5] e o gasto anual atribuído ao tratamento de pacientes diabéticos em diálise ou em tratamento conservador é de 180 milhões de dólares (quase 750 milhões de reais) ou, aproximadamente, 1,3% de todo dinheiro gasto no cuidado de média e alta complexidade[6].

A nefropatia diabética é uma doença complexa em que vários mecanismos podem contribuir para a lesão renal: desde o efeito negativo da hiperglicemia causando dano renal pela geração de produtos finais da glicação avançada, até os efeitos deletérios da hiperinsulinemia e resistência insulínica. Essas alterações metabólicas levam a modificações da hemodinâmica glomerular causando hipertrofia renal, inflamação, fibrose e finalmente a hipertensão intraglomerular. A compreensão desses mecanismos é importante para compreender como as abordagens terapêuticas existentes, e que serão discutidas ao longo do capítulo, atuam na prevenção da doença renal do diabetes ou na sua evolução.

HIPERTENSÃO GLOMERULAR E PROGRESSÃO DA DOENÇA RENAL DIABÉTICA

A hipertensão intraglomerular é talvez a principal característica da nefropatia diabética e tem nos níveis elevados de albuminúria seu biomarcador clássico e de maior utilidade na prática clínica diária. Duas alterações patológicas que ocorrem na hemodinâmica glomerular do paciente com nefropatia diabética são a vasoconstrição da arteríola eferente e a vasodilatação da arteríola aferente. Fatores já descritos que contribuem para a ocorrência dessas alterações vasculares renais estão descritos no quadro 12.1 e por meio deles diversos tratamentos foram propostos ao longo dos anos na tentativa de retardar ou impedir a progressão da doença.

TRATAMENTO

CONTROLE GLICÊMICO

Um bom controle glicêmico é essencial no manejo da nefropatia diabética. O controle intensivo da glicemia

Quadro 12.1 – Fatores que contribuem para a alteração hemodinâmica glomerular.

Contribuindo para a vasodilatação da arteríola aferente	Contribuindo para a vasoconstrição da arteríola eferente
Angiotensina	Angiotensina II
Calicreína	Endotelina-1
↑ Óxido nítrico	Estresse oxidativo
Peptídeo natriurético atrial	Produtos finais da glicação avançada
Prostanoides derivados da COX2	Proteína quinase-C
Sódio (*feedback* tubuloglomerular)	Tromboxano A2

↑ = aumento; COX2 = cicloxigenase-2.

reduz o desenvolvimento de complicações microvasculares, incluindo redução de micro e macroalbuminúria[7-10], e também a progressão para doença renal com necessidade de terapia renal substitutiva[11]. Entretanto, o alvo da hemoglobina glicada (HbA1c) é ainda motivo de controvérsia, principalmente porque estudos da década de 1990 mostraram que o controle intensivo poderia aumentar a mortalidade em consequência de episódios de hipoglicemia[7]. É importante ressaltar que, nos estudos onde o controle intensivo foi associado à maior mortalidade por hipoglicemia, as classes de medicamentos usados no controle do diabetes tinham alto risco de hipoglicemia e incluíam insulinas e sulfonilureias. Não existem estudos semelhantes substituindo aqueles hipoglicemiantes com os novos antidiabéticos (inibidor de dipeptidil peptidase-4 – DPP4, agonistas do peptídeo glucagon-*like*-1 – GLP-1, e inibidores do co-transportador sódio-glicose-2 – SGLT2), que habitualmente têm baixo risco de causar hipoglicemia.

O impacto do controle glicêmico na redução de doença renal avançada mencionado acima merece alguns comentários adicionais. Existem alguns estudos que não encontraram a associação esperada entre mau controle do diabetes com evolução para diálise[9]. A justificativa é que nesses o curto tempo de seguimento foi inadequado para capturar o evento evolução para DRC estágio 5, que habitualmente ocorre após 8 a 10 anos de doença[12]. Em estudos que seguiram a população com diabetes pelo tempo necessário, a redução do risco de diálise com o controle intensivo (HbA1c = 6,5%) foi ao redor de 50% na comparação com o grupo controle[13].

A recomendação atual pela maioria das diretrizes é que o alvo da HbA1c fique abaixo de 7% na população geral. Esse valor equivale a uma glicemia de jejum abaixo de 130mg/dL e pós-prandial abaixo de 180mg/dL[14]. Para pacientes de alto risco, particularmente idosos ou frágeis, é aceitável valores um pouco mais elevados, principalmente se for necessário ter na prescrição medicamentos que causem hipoglicemia (HbA1c < 8%)[15]. Entretanto, a fidedignidade da HbA1c é reduzida nos pacientes com doença renal avançada, principalmente em pacientes com anemia secundária à DRC e que necessitam utilizar eritropoietina, ferro e/ou transfusões[16]. O monitoramento contínuo dos níveis glicêmicos é particularmente útil nos pacientes com DRC avançada e que utilizem medicamentos com alto risco de hipoglicemia.

Finalmente, as opções terapêuticas para o controle da glicemia no paciente com diabetes são várias e a escolha dos medicamentos deve sempre ser individualizada. As diretrizes atuais mantêm a metformina como primeira opção ao tratamento do paciente com diabetes e a segunda droga sempre alinhada com a necessidade do paciente. Especificamente, o uso dos inibidores de SGLT2 é obrigatório no paciente com nefropatia diabética[14]. A figura 12.1 traz algumas das opções disponíveis no manejo do diabetes e a necessidade de ajuste de dose conforme o ritmo de filtração glomerular estimada.

CONTROLE DA PRESSÃO ARTERIAL

Controle pressórico adequado é mandatório a todo paciente, principalmente para aquele com doença renal do diabetes. Um exemplo marcando o efeito deletério do controle inadequado da pressão arterial foi publicado em 2018. No estudo de coorte multicêntrico internacional de pacientes com doença renal crônica (*CRIC study*), pacientes que não conseguem manter níveis de pressão arterial sistólica abaixo de 140mmHg têm um tempo de vida quase 10 anos menos longe da terapia renal substitutiva[17,18]. Porém, o alvo da pressão arterial permanece motivo de debate. As diretrizes de 2017 da *American College of Cardiology – American Heart Association* recomendam um alvo da sistólica abaixo de 130mmHg[19]. Enquanto isso, a *American Diabetes Association* em 2018 sugerem uma sistólica abaixo de 130mmHg somente para pacientes de alto risco cardiovascular e 140mmHg para os demais pacientes[20].

BLOQUEIO DO SISTEMA RENINA-ANGIOTENSINA-ALDOSTERONA

O bloqueio do sistema renina-angiotensina aldosterona (SRAA) é indispensável no manejo da nefropatia diabé-

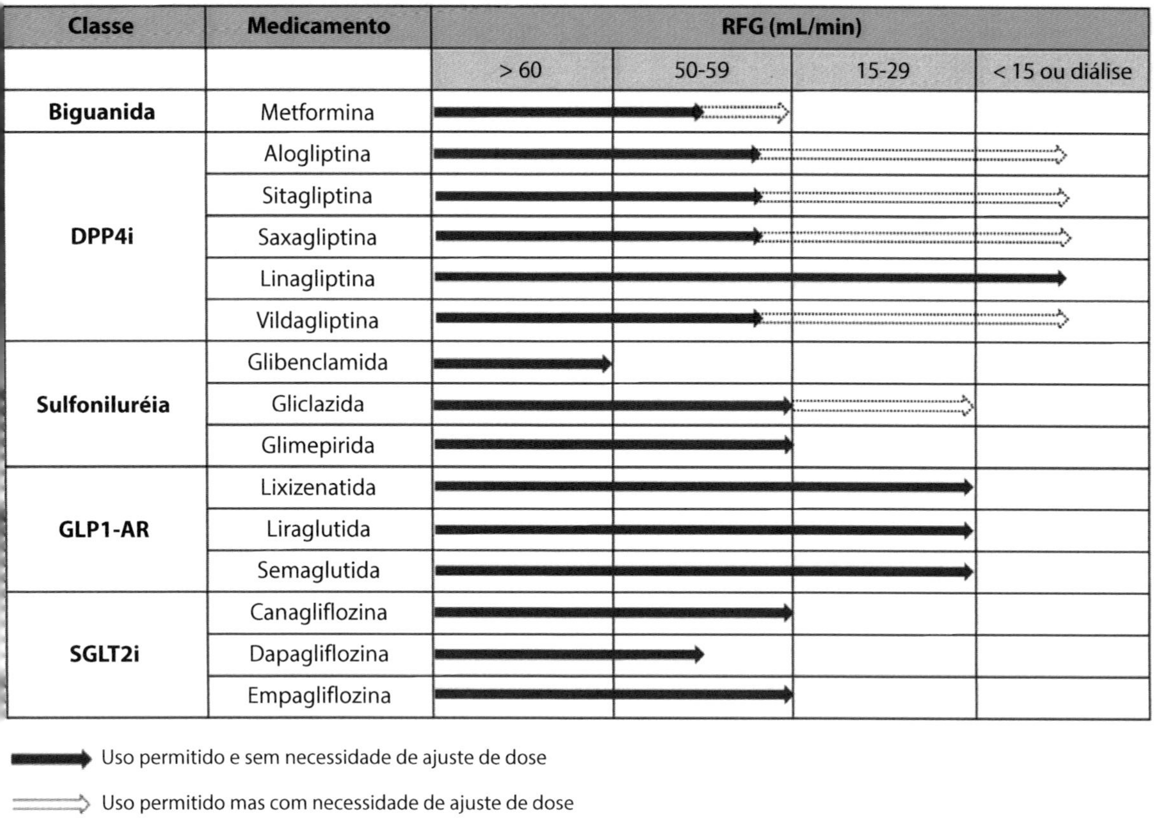

Classe	Medicamento	RFG (mL/min)			
		> 60	50-59	15-29	< 15 ou diálise
Biguanida	Metformina				
DPP4i	Alogliptina				
	Sitagliptina				
	Saxagliptina				
	Linagliptina				
	Vildagliptina				
Sulfoniluréia	Glibenclamida				
	Gliclazida				
	Glimepirida				
GLP1-AR	Lixizenatida				
	Liraglutida				
	Semaglutida				
SGLT2i	Canagliflozina				
	Dapagliflozina				
	Empagliflozina				

➡ Uso permitido e sem necessidade de ajuste de dose

⇢ Uso permitido mas com necessidade de ajuste de dose

Figura 12.1 – Antidiabéticos e ritmo de filtração glomerular estimado. RFG = ritmo de filtração glomerular estimada; GLP1-AR = agonistas do receptor de peptídeo glucagon *like*-1; DPP4i = inibidor de dipeptidilpeptidase-4; SGLT2i = inibidores do co-transportador sódio--glicose-2.

tica e recomendado independente do ritmo de filtração glomerular. Esse bloqueio reduz a pressão intraglomerular por meio de uma vasodilatação da arteríola eferente e com a primeira descrição desse efeito datada em meados da década de 1980 no Brasil[21]. Desde então, diversos estudos confirmaram em humanos os achados reportados por Zatz *et al*, reforçando a importância dessa classe de medicamentos na doença renal do diabetes[17,21].

A albuminúria, principal biomarcador da nefropatia diabética, é reduzida significativamente com a inibição do SRAA. Os melhores resultados são obtidos com a maior dose tolerada de inibidores da enzima conversora de angiotensina (iECA) ou de bloqueadores dos receptores da angiotensina (BRA). Deve-se tomar o cuidado de monitorar a pressão arterial e os níveis séricos de creatinina e potássio entre 2 e 4 semanas após cada aumento da dose. A medicação só deve ser suspensa se houver aumento maior que 30% na creatinina durante as primeiras 4 semanas (Figura 12.2).

Nos pacientes com diabetes tipo 1, os dados com iECA são mais robustos que no diabetes tipo 2, em que a maioria dos estudos clínicos são com BRA[22,23]. Com as evidências disponíveis atualmente não parece haver superioridade de uma classe contra a outra (iECA *vs*. BRA). Em geral, as revisões sistemáticas sugerem diminuição da

progressão da nefropatia diabética em 55% e redução do aumento significativo na albuminúria também de 55% com o bloqueio do SRAA[17].

O benefício do bloqueio do SRAA é observado mesmo em pacientes com elevados valores de albuminúria. Por exemplo, em coorte de pacientes com diabetes tipo 1 e proteinúria nefrótica, a taxa de declínio do ritmo de filtração glomerular nos pacientes que usaram iECA foi de 3,8mL/min/ano, em comparação com 7,5mL/min/ano no grupo que não usou a medicação[24].

Finalmente, dentro do bloqueio do SRAA é importante comentar sobre uma estratégia que durante bom tempo no passado foi recomendada, que é a combinação de iECA e BRA. Essa combinação causava redução da albuminúria, que era maior do que qualquer uma das classes usadas de maneira isolada[25]. Entretanto, além de não prevenir a progressão para doença renal avançada, ainda se associava à maior taxa de eventos adversos graves[26]. A combinação atualmente não é mais recomendada.

INTERVENÇÕES MEDICAMENTOSAS DIVERSAS

Ruboxistaurin, um inibidor b da proteína quinase C, previamente implicada na patogênese da nefropatia diabética, foi uma das tentativas de frear o avanço da

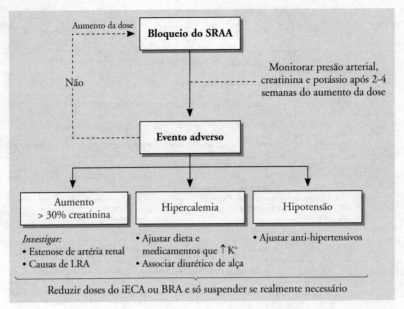

Figura 12.2 – Bloqueio do sistema renina-angiotensina aldosterona (SRAA) em pacientes com doença renal crônica (DRC). LRA = lesão renal aguda; ↑ = aumento; K⁺ = potássio sérico; iECA = inibidores da enzima conversora de angiotensina; BRA = bloqueadores dos receptores da angiotensina.

doença renal do diabetes na última década. Esse havia mostrado em estudo piloto redução da albuminúria em pacientes com diabetes. Porém, os resultados não foram os esperados e no seguimento de 3 anos o medicamento não foi superior ao placebo[27].

Os antagonistas de endotelina foram outra tentativa de tratamento da nefropatia diabética. A endotelina-1, via a ativação do receptor de endotelina do tipo A, parecia ter papel importante na patogênese da proteinúria e em estudos iniciais parecia também reduzir a proteinúria em paciente com diabetes[28,29]. O avosentan mostrou redução da albuminúria, mas os estudos não passaram da fase III devido ao aumento do risco de insuficiência cardíaca[30]. Recentemente, nova tentativa, dessa vez com o antrasentan, mostrou melhor resultado renal comparado ao placebo, mas com eventos adversos mais frequentes com o antrasentan[31]. Ainda não é certo se o antrasentan chegará ao mercado.

O fator transformador do crescimento-b (TGF-b) é um fator pró-fibrótico envolvido na patogênese da nefropatia diabética. Desse modo, medicamentos que inibissem esse fator poderiam teoricamente contribuir no manejo da doença. A pirfenidona é um antifibrótico de uso por via oral que em seus estudos iniciais mostrou bons resultados em modelos animais. Porém, no primeiro estudo clínico em humanos os resultados foram contrastantes. Melhor preservação do ritmo de filtração glomerular foi observada com uma dose de 1.200mg/dia, mas não com a dose de 2.400mg[32]. Estudos futuros devem trazer melhor compreensão do medicamento no tratamento da doença renal do diabetes.

A sulodexida é um composto de glicosaminoglicanos que em estudos não controlados mostrou redução da albuminúria em pacientes com diabetes tipos 1 e 2[33]. Entretanto, quando testado em ensaios randomizados, os resultados foram pequenos ou neutros[34,35]. Nas plataformas de registro de estudos clínicos praticamente todos os estudos ou foram suspensos antes do tempo previsto ou retirados antes de começar.

Finalmente, tivemos também o bardoxolone, um ativador da via do fator nuclear eritroide relacionado (Nrf2) e inibidor do fator nuclear kappa B (Nf-kB). A expectativa era grande, mas nos resultados do estudo BEACON, estudo controlado de fase III com mais de 2 mil pacientes com diabetes tipo I2 e DRC estágio 4, foi associado o medicamento com maior risco de eventos cardiovasculares. Sua comercialização foi suspensa.

INIBIDORES SGLT2

A chegada dos iSGLT2 mudou drasticamente o tratamento da nefropatia diabética. Desde os estudos com o bloqueio do SRAA na década de 90 nenhuma intervenção tinha mostrado com tamanha clareza um benefício na progressão da doença renal do diabetes.

Em 2015, a publicação do EMPAREG trouxe de maneira inesperada em seus objetivos secundários redução de 46% no desfecho renal do subgrupo alocado para receber a empagliflozina. Resultados semelhantes foram reportados posteriormente nos estudos CANVAS (canagliflozina – redução de 40%) e DECLARE (dapagliflozina – redução de 47%)[36-38].

Essa nova classe surgiu de uma substância isolada da macieira, a florizina, que no final da década de 1980 foi testada em ratos diabéticos agindo como um inibidor do co-transporte de sódio-glicose tipos 1 e 2 (SGLT1/SGLT2). Devido aos importantes efeitos adversos gastrintestinais, essa droga não pode ser comercializada.

Os iSGLT2 ajudam no controle dos níveis séricos de glicose ao inibir a reabsorção tubular de glicose que normalmente ocorre no túbulo proximal. A quantidade de glicose excretada é dependente do número de néfrons ativos que o paciente possui. Assim, pacientes com doença renal avançada tendem a excretar menos glicose do que indivíduos sem alteração do ritmo de filtração glomerular, cuja carga média diária de glicose excretada chega a 80g. Para pacientes com diferentes graus de comprometimento da função renal, o impacto na HbA1c após a introdução de iSGLT2 fica ao redor de 0,7%, 0,5% e 0,3% para pacientes com DRC estágios 1, 2 e 3, respectivamente[39].

O grande benefício clínico dos iSGLT2 na progressão da doença renal parece ocorrer em grande parte em resposta ao seu efeito natriurético. Os iSGLT2 aumentam a excreção de sódio pelo túbulo proximal por um mecanismo que ainda não foi totalmente elucidado, mas parece envolver diferentes transportadores[40]. Essa maior oferta de sódio à macula densa ativa o reflexo tubuloglomerular e a consequência final é uma vasoconstrição da arteríola aferente, que no paciente com diabetes se encontra patologicamente dilatada, reduzindo a pressão intraglomerular. Esse efeito é sinérgico ao efeito exercido pelo bloqueio do SRAA que age principalmente corrigindo a vasoconstrição da arteríola eferente e, clinicamente, a intensidade da redução da albuminúria é muito semelhante entre todos os iSGLT2.

Além dos efeitos hemodinâmicos renais, os iSGLT2 parecem reduzir os níveis de mediadores inflamatórios em modelos experimentais de diabetes, incluindo reduções na produção de interleucina-6, ativador da proteína-1 e NF-kB[41].

Outro efeito associado aos iSGLT2 é a diminuição da hipóxia renal. O diabetes está associado com hipóxia do parênquima renal, fenômeno causado pelo aumento do gasto metabólico devido ao aumento da reabsorção de glicose, o que pode acelerar a progressão da doença renal diabética. Os iSGLT2 podem atenuar a hipóxia renal ao reduzir a energia necessária para reabsorver a glicose filtrada e ainda melhorar a oxigenação ao contribuir com a elevação da capacidade de carregar oxigênio secundária ao aumento do hematócrito, preservar a função e o débito cardíaco e estimular fatores de crescimento vasculares que causam preservação da densidade capilar e da oxigenação do parênquima[42].

Em recente análise exploratória dos dados do EMPAREG, a redução da albuminúria no grupo tratado com empagliflozina foi, no curto prazo, de 32% nos pacientes que iniciaram o estudo com macroalbuminúria, 22% com microalbuminúria e mesmo redução de 7% foi vista naqueles que estavam com a albuminúria abaixo de 30mg/g[43]. O efeito na albuminúria se mantém no longo prazo (> 3 anos), exceto no grupo que possuía albuminúria abaixo de 30mg/g, onde o efeito do iSGLT2 deixou de existir. No estudo DECLARE, a redução com a dapagliflozina do desfecho renal composto (redução do ritmo de filtração glomerular em 40%, ou doença renal avançada, ou morte renal) foi superior à do placebo em 48% no subgrupo com albuminúria abaixo de 30mg/g, e até 62% no grupo com macroalbuminúria[44].

No entanto, foi o estudo CREDENCE o divisor de águas para fornecer evidência definitiva da importância dos iSGLT2 para a progressão da doença renal do diabetes. Mesmo em uma população que possuía riscos cardiovascular e renal muito mais graves do que aquela dos grandes estudos que os precederam (Figura 12.3), foi possível observar redução não somente do desfecho renal primário, mas também em início de diálise (a cada 43 pacientes tratados um início de diálise foi evitado)[45].

Os iSGLT2 devem ser iniciados desde os estágios iniciais da nefropatia diabética. O efeito na diminuição da albuminúria e a redução de outros desfechos renais são independentes da dose da medicação. Logo após introduzir o iSGLT2, é observada redução fisiológica do ritmo de filtração glomerular devido à queda da pressão intraglomerular. O risco de lesão renal aguda não diferiu do grupo controle em nenhum dos estudos clínicos.

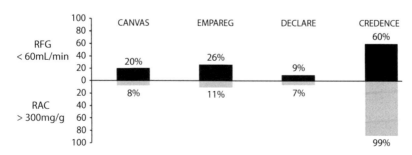

Figura 12.3 – Caracterização da doença renal nos 4 grandes estudos com iSGLT2. RFG = ritmo de filtração glomerular; RAC = relação albumina-creatinina. As barras pretas representam a porcentagem de pacientes com RFG < 60mL/min. As barras cinzas representam a porcentagem de pacientes com albuminúria > 300mg/g.

Entretanto, por se tratar de um diurético de túbulo proximal é necessário cuidado quando iniciar o tratamento em pacientes que já utilizam outra classe de diurético, ou estão normotensos e, principalmente, sejam pacientes frágeis.

Em situações de jejum prolongado e doença aguda grave, particularmente quando há risco de hipovolemia, é prudente suspender temporariamente o iSGLT2. Por outro lado, não é recomendado suspender a droga caso a doença renal siga seu curso e o *clearance* diminua para valores abaixo de 30mL/min (importante reforçar que iniciar um iSGLT2 com *clearance* inferior a 30mL/min ainda não é recomendado). Do mesmo modo, não existem dados que suportem o uso dos iSGLT2 em pacientes transplantados, pois, ainda que as taxas de infecção urinária não tenham diferido do grupo controle nos estudos randomizados, todos os pacientes desses estudos eram considerados imunocompetentes.

CONCLUSÕES

A nefropatia diabética é importante causa de pacientes iniciando diálise. Os recentes avanços no tratamento da evolução da doença têm sido de extrema importância, porém, a prevenção e o controle do diabetes permanecem como as ferramentas mais importantes para reduzir os custos com saúde e melhorar a qualidade de vida do paciente.

REFERÊNCIAS BIBLIOGRÁFICAS

1. Thome FS, Sesso RC, Lopes AA *et al*. Brazilian chronic dialysis survey 2017. *J Bras Nefrol*. 2019; **41**: 208-214.
2. https://www.cdc.gov/kidneydisease/publications-resources/2019-national-facts.html?utm_source=miragenews&utm_medium=miragenews&utm_campaign=news. Centers for Disease Control and Prevention. Chronic Kidney Disease in the United States A, GA: US Department of Health and Human Services, Centers for Disease Control and Prevention; 2019 (accessed December 2019.
3. NCD Risk Factor Collaboration (NCD-RisC). Worldwide trends in diabetes since 1980: a pooled analysis of 751 population-based studies with 4.4 million participants. *Lancet* 2016; **387**: 1513-1530.
4. American Diabetes A. 10. Microvascular Complications and Foot Care: Standards of Medical Care in Diabetes-2018. *Diabetes Care* 2018; **41**: S105-S118.
5. Thomas B. The global burden of diabetic Kidney disease: time trends and gender gaps. *Curr Diab Rep* 2019; **19**: 18.
6. Goncalves GMR, Silva END. Cost of chronic kidney disease attributable to diabetes from the perspective of the Brazilian Unified Health System. *PLoS One* 2018; **13**: e0203992.
7. Intensive blood-glucose control with sulphonylureas or insulin compared with conventional treatment and risk of complications in patients with type 2 diabetes (UKPDS 33). UK Prospective Diabetes Study (UKPDS) Group. *Lancet* 1998; **352**: 837-853.
8. Hemmingsen B, Lund SS, Gluud C *et al*. Targeting intensive glycaemic control versus targeting conventional glycaemic control for type 2 diabetes mellitus. *Cochrane Database Syst Rev* 2013; **11**: CD008143.

9. Coca SG, Ismail-Beigi F, Haq N *et al*. Role of intensive glucose control in development of renal end points in type 2 diabetes mellitus: systematic review and meta-analysis intensive glucose control in type 2 diabetes. *Arch Intern Med* 2012; **172**: 761-769.
10. Ruospo M, Saglimbene VM, Palmer SC *et al*. Glucose targets for preventing diabetic kidney disease and its progression. *Cochrane Database Syst Rev* 2017; **6**: CD010137.
11. Holman RR, Paul SK, Bethel MA *et al*. 10-year follow-up of intensive glucose control in type 2 diabetes. *N Engl J Med* 2008; **359**: 1577-1589.
12. Nathan DM. Understanding the long-term benefits and dangers of intensive therapy of diabetes. *Arch Intern Med* 2012; **172**: 769-770.
13. Wong MG, Perkovic V, Chalmers J *et al*. Long-term Benefits of Intensive Glucose Control for Preventing End-Stage Kidney Disease: ADVANCE-ON. *Diabetes Care* 2016; **39**: 694-700.
14. American Diabetes A. 6. Glycemic Targets: Standards of Medical Care in Diabetes-2019. *Diabetes Care* 2019; **42**: S61-S70.
15. Huang ES, Zhang Q, Gandra N *et al*. The effect of comorbid illness and functional status on the expected benefits of intensive glucose control in older patients with type 2 diabetes: a decision analysis. *Ann Intern Med* 2008; **149**: 11-19.
16. Chachou A, Randoux C, Millart H *et al*. Influence of in vivo hemoglobin carbamylation on HbA1c measurements by various methods. *Clin Chem Lab Med* 2000; **38**: 321-326.
17. Strippoli GF, Bonifati C, Craig M *et al*. Angiotensin converting enzyme inhibitors and angiotensin II receptor antagonists for preventing the progression of diabetic kidney disease. *Cochrane Database Syst Rev* 2006; **4**: CD006257.
18. Ku E, Johansen KL, McCulloch CE. Time-Centered Approach to Understanding Risk Factors for the Progression of CKD. *Clin J Am Soc Nephrol* 2018; **13**: 693-701.
19. Whelton PK, Carey RM, Aronow WS, et al. ACC/AHA/AAPA/ABC/ACPM/AGS/APhA/ASH/ASPC/NMA/PCNA Guideline for the Prevention, Detection, Evaluation, and Management of High Blood Pressure in Adults: A Report of the American College of Cardiology/American Heart Association Task Force on Clinical Practice Guidelines. *J Am Coll Cardiol* 2018; **71**: e127-e248.
20. American Diabetes A. 9. Cardiovascular Disease and Risk Management: Standards of Medical Care in Diabetes-2018. *Diabetes Care* 2018; **41**: S86-S104.
21. Zatz R, Dunn BR, Meyer TW *et al*. Prevention of diabetic glomerulopathy by pharmacological amelioration of glomerular capillary hypertension. *J Clin Invest* 1986; **77**: 1925-1930.
22. Brenner BM, Cooper ME, de Zeeuw D *et al*. Effects of losartan on renal and cardiovascular outcomes in patients with type 2 diabetes and nephropathy. *N Engl J Med* 2001; **345**: 861-869.
23. Keane WF, Brenner BM, de Zeeuw D *et al*. The risk of developing end-stage renal disease in patients with type 2 diabetes and nephropathy: the RENAAL study. *Kidney Int* 2003; **63**: 1499-1507.
24. Hovind P, Rossing P, Tarnow L *et al*. Remission of nephrotic-range albuminuria in type 1 diabetic patients. *Diabetes Care* 2001; **24**:1972-1977.
25. Jacobsen P, Andersen S, Rossing K *et al*. Dual blockade of the renin-angiotensin system versus maximal recommended dose of ACE inhibition in diabetic nephropathy. *Kidney Int* 2003; **63**: 1874-1880.
26. Fried LF, Emanuele N, Zhang JH *et al*. Combined angiotensin inhibition for the treatment of diabetic nephropathy. *N Engl J Med* 2013; **369**: 1892-1903.
27. Tuttle KR, McGill JB, Haney DJ *et al*. Kidney outcomes in long-term studies of ruboxistaurin for diabetic eye disease. *Clin J Am Soc Nephrol* 2007; **2**: 631-636.
28. Barton M. Reversal of proteinuric renal disease and the emerging role of endothelin. *Nat Clin Pract Nephrol* 2008; **4**: 490-501.

29. Wenzel RR, Littke T, Kuranoff S *et al*. Avosentan reduces albumin excretion in diabetics with macroalbuminuria. *J Am Soc Nephrol* 2009; **20**: 655-664.

30. Mann JF, Green D, Jamerson K *et al*. Avosentan for overt diabetic nephropathy. *J Am Soc Nephrol* 2010; **21**: 527-535.

31. Heerspink HJL, Parving HH, Andress DL *et al*. Atrasentan and renal events in patients with type 2 diabetes and chronic kidney disease (SONAR): a double-blind, randomised, placebo-controlled trial. *Lancet* 2019; **393**: 1937-1947.

32. Sharma K, Ix JH, Mathew AV *et al*. Pirfenidone for diabetic nephropathy. *J Am Soc Nephrol* 2011; **22**: 1144-1151.

33. Poplawska A, Szelachowska M, Topolska J *et al*. Effect of glycosaminoglycans on urinary albumin excretion in insulin-dependent diabetic patients with micro- or macroalbuminuria. *Diabetes Res Clin Pract* 1997; **38**: 109-114.

34. Packham DK, Wolfe R, Reutens AT *et al*. Sulodexide fails to demonstrate renoprotection in overt type 2 diabetic nephropathy. *J Am Soc Nephrol* 2012; **23**: 123-130.

35. Gambaro G, Kinalska I, Oksa A *et al*. Oral sulodexide reduces albuminuria in microalbuminuric and macroalbuminuric type 1 and type 2 diabetic patients: the Di.N.A.S. randomized trial. *J Am Soc Nephrol* 2002; **13**: 1615-1625.

36. Zinman B, Wanner C, Lachin JM *et al*. Empagliflozin, cardiovascular outcomes, and mortality in type 2 diabetes. *N Engl J Med* 2015; **373**: 2117-2128.

37. Neal B, Perkovic V, Mahaffey KW *et al*. Canagliflozin and cardiovascular and renal events in type 2 diabetes. *N Engl J Med* 2017; **377**: 644-657.

38. Wiviott SD, Raz I, Bonaca MP *et al*. Dapagliflozin and cardiovascular outcomes in type 2 diabetes. *N Engl J Med* 2019; **380**: 347-357.

39. van Bommel EJ, Muskiet MH, Tonneijck L *et al*. SGLT2 Inhibition in the Diabetic Kidney-From Mechanisms to Clinical Outcome. *Clin J Am Soc Nephrol* 2017; **12**: 700-710.

40. Ansary TM, Nakano D, Nishiyama A. Diuretic effects of sodium glucose cotransporter 2 inhibitors and their influence on the renin-angiotensin system. *Int J Mol Sci* 2019; **20**: pii: E629.

41. Panchapakesan U, Pegg K, Gross S *et al*. Effects of SGLT2 inhibition in human kidney proximal tubular cells--renoprotection in diabetic nephropathy? *PLoS One* 2013; **8**: e54442.

42. Heerspink HJL, Perco P, Mulder S *et al*. Canagliflozin reduces inflammation and fibrosis biomarkers: a potential mechanism of action for beneficial effects of SGLT2 inhibitors in diabetic kidney disease. *Diabetologia* 2019; **62**: 1154-1166.

43. Cherney DZI, Zinman B, Inzucchi SE *et al*. Effects of empagliflozin on the urinary albumin-to-creatinine ratio in patients with type 2 diabetes and established cardiovascular disease: an exploratory analysis from the EMPA-REG OUTCOME randomised, placebo-controlled trial. *Lancet Diabetes Endocrinol* 2017; **5**: 610-621.

44. Mosenzon O, Wiviott SD, Cahn A *et al*. Effects of dapagliflozin on development and progression of kidney disease in patients with type 2 diabetes: an analysis from the DECLARE-TIMI 58 randomised trial. *Lancet Diabetes Endocrinol* 2019; **7**: 606-617.

45. Perkovic V, Jardine MJ, Neal B *et al*. Canagliflozin and renal outcomes in type 2 diabetes and nephropathy. *N Engl J Med* 2019; **380**: 2295-2306.

13

O NEFROLOGISTA E A PLASMAFÉRESE

Cristianne da Silva Alexandre
Pablo Rodrigues Costa Alves

◆

INTRODUÇÃO

A palavra aférese (do latim *aphaeresis, -is*, do grego *afaíresis, -eos*) significa a "ação de separar ou retirar de". A aférese terapêutica, por sua vez, refere-se a um grupo de procedimentos extracorporais nos quais se utilizam meios para a separação de sangue para remover constituintes anormais do plasma e/ou células do sangue[1].

Os termos citoaférese (trombocitoaférese, leucoaférese, eritrocitoaférese) e plasmaférese indicam o elemento específico removido no processo. Na plasmaférese terapêutica, ou troca terapêutica de plasma, cuja prescrição e execução pelo nefrologista serão revisadas neste capítulo, grande volume de plasma é removido do paciente, sendo substituído por albumina, soluções albuminadas e/ou plasma fresco congelado. Sua capacidade de remover imunoglobulinas, autoanticorpos, lipoproteínas, imunocomplexos circulantes e substâncias ou toxinas com forte ligação proteica torna o método um recurso terapêutico relevante e, por vezes, essencial, para o manejo de diversas doenças na prática médica. Considerando a (1) ampla formação e a experiência do nefrologista brasileiro na realização da purificação sanguínea extracorporal e a (2) crescente relevância da plasmaférese enquanto recurso terapêutico, este capítulo tem como objetivo contribuir para a capacitação do nefrologista por meio da revisão das indicações, prescrição, execução e complicações da plasmaférese.

RACIONALIDADE TERAPÊUTICA

A plasmaférese promove a remoção rápida e eficaz de substâncias patogênicas de alto peso molecular, com meia-vida plasmática longa, lenta depuração endógena e resistentes à terapia convencional, possibilitando a redução ou resolução da atividade de doença. Entre os diversos mecanismos responsáveis pelos efeitos benéficos da plasmaférese destacam-se[2].

a) **Remoção de fator circulante anormal** – anticorpos (doença antimembrana basal glomerular, *miastenia gravis*, síndrome de Guillain-Barré), proteína monoclonal (macroglobulinemia de Waldenström, proteína do mieloma), imunocomplexos circulantes (crioglobulinemia, lúpus eritematoso sistêmico), aloanticorpo (aloimunização Rh na gravidez) e fator tóxico.

b) **Reposição de fator plasmático específico** – púrpura trombocitopênica trombótica.

c) **Outros efeitos no sistema imune** – melhora na função do sistema reticuloendotelial, remoção de mediadores inflamatórios (citocinas, complemento), desvio na razão anticorpo-antígeno, resultando em formas mais solúveis de imunocomplexos, além de efeitos no sistema imune celular.

Compreender os conceitos da farmacocinética da remoção de imunoglobulinas (Ig) é fundamental para prescrever, de forma racional, a plasmaférese. Nesse sentido, a meia-vida relativamente longa das imunoglobulinas justifica a indicação da plasmaférese para removê-las, uma vez que seriam necessárias semanas para que imunossupressores (que diminuem a taxa de produção de imunoglobulinas) reduzissem os níveis séricos de um anticorpo patogênico (fato que, também, justifica o benefício no início precoce do método). Por sua vez, a proporção de distribuição intravascular e extravascular de imunoglobulinas é responsável por determinar a efetividade da sua remoção durante a sessão de plasmaférese, conforme demonstrado na tabela 13.1. Adicionalmente, após a remoção de uma substância ocorre reacúmulo dessa macromolécula no intravascular, por meio de (1) redistribuição, da drenagem linfática e dos capilares do espaço intersticial para o intravascular (que ocorre lentamente, justificando a necessidade de intervalo entre as sessões) e (2) síntese endógena (fato que justifica o uso concomitante de drogas imunossupressoras no tratamento de doenças mediadas por anticorpos patológicos).

Com base no que foi anteriormente exposto, compreende-se a influência da cinética de remoção de imunoglobulinas na prescrição da plasmaférese, ao passo que, por exemplo: pacientes com presumidos autoanticorpos IgG devem ser tratados em dias alternados para permitir a redistribuição, para o intravascular, de IgG; e pacientes com anticorpos IgM ou paraproteínas se beneficiam de plasmaférese terapêutica diária.

INDICAÇÕES

As indicações atuais baseiam-se nas diretrizes (lançadas a cada dois anos) da *American Society of Apheresis* (ASFA) que categorizam as doenças, após revisão sistemática, em 4 grupos[3]:

Categoria I – aférese é aceita como tratamento de primeira linha.

Categoria II – aférese é aceita como tratamento de segunda linha.

Categoria III – função ideal da aférese não comprovada (individualizar).

Categoria IV – aférese é ineficiente ou prejudicial.

O quadro 13.1 resume as atuais indicações de plasmaférese terapêutica da ASFA.

CONSIDERAÇÕES TÉCNICAS

A plasmaférese pode ser realizada com equipamentos de centrifugação ou por meio de membranas (plasmafiltro)[4]. Os equipamentos de centrifugação podem separar os componentes sanguíneos por meio de dois métodos: fluxo intermitente (ou descontínuo) ou fluxo contínuo. Durante o processo de centrifugação, os componentes sanguíneos são separados pela gravidade, de acordo com a densidade. Esse método, diferente do de membrana (plasmafiltro), é capaz de realizar citoaférese (remoção seletiva das células). A plasmaférese por membrana, por sua vez, utiliza o equipamento de hemodiálise com filtros de fibras ocas de alta permeabilidade que se diferencia dos dialisadores por possuir poros grandes. A membrana permite apenas a passagem do plasma, pois os poros são pequenos o suficiente para reter os elementos figurados do sangue. As principais diferenças entre os métodos de centrifugação e filtração estão expostas no quadro 13.2.

No método de plasmaférese por filtração, a membrana altamente permeável é conectada à bomba de sangue e ao sistema de monitoramento de pressão da máquina de diálise. Com essa configuração, a máquina de diálise é utilizada em seu modo de ultrafiltração "isolado", que ignora o sistema de proporção do dialisado. A parede altamente porosa do filtro de membrana permite, seletivamente, que praticamente todas as proteínas plasmáticas atravessem a membrana, enquanto os componentes sanguíneos celulares são retidos. Para mais precisão com o balanço de volume, uma bomba de plasma peristáltica de via dupla pode ser usada para puxar o plasma para uma bolsa de descarte, pois deve retornar o mesmo volume de albumina, solução albuminada e/ou plasma fresco congelado como fluido de reposição para ovpaciente[4,5].

Nos Estados Unidos, a membrana mais usada é o Plasmaflo da Asahi Medical (Asahi Kasei Kuraray Medical Co., Ltd., Japão). Em geral, esse filtro pode ser usado com a maioria das máquinas de diálise[5]. Na Clínica do Rim, em João Pessoa – Paraíba, utiliza-se a membrana Prismaflex Kit – TPE 2000 compatível com a máquina de terapia de diálise contínua Prismaflex.

Em alguns países, como Alemanha e Japão, 90% de todas as sessões de plasmaférese são realizadas por meio do método de filtração[5,6]. No Brasil, existem dados escassos sobre a disponibilidade de máquinas de aférese terapêutica por centrifugação. No Estado da Paraíba, a plasmaférese por centrifugação não é realizada em nenhum serviço, havendo apenas um único serviço que realiza as sessões por filtração. Acredita-se que a maior disponibilidade de equipamentos de diálise em unidades de nefrologia e terapia intensiva favorece o uso desse último método.

Com relação à eficácia, não parece haver diferença entre os dois métodos de realização da plasmaférese[7,8].

Tabela 13.1 – Volume de distribuição das imunoglobulinas (Ig).

Substância	Peso molecular	% Intravascular	Meia-vida (dias)	Concentração sérica normal (mg/dL)
Albumina	69.000	40	19	3.500-4.000
IgG	180.000	45	21	640-1.430
IgA	150.000	50	6	30-300
IgM	900.000	80	5	60-350

Quadro 13.1 – Indicações de plasmaférese e suas categorias.

Doença	Indicação	Categoria
Doença renal primária		
Doença do anticorpo antimembrana basal glomerular (síndrome de Goodpasture)	Hemorragia alveolar difusa (HAD)	I
	Sem diálise	I
	Dependente de diálise, sem HAD	III
Glomerulosclerose segmentar e focal (GESF)	Recorrência no transplante renal	I
	Resistente a corticoide no rim nativo	III
Doença renal secundária		
Envolvimento renal no mieloma múltiplo		II
Doenças neurológicas		
Síndrome de Guillain-Barré	Primeira linha	I
Polirradiculoneuropatia desmielinizante inflamatória crônica	Primeira linha	I
Encefalite pelo anticorpo do receptor *N-methyl-D-aspartate*	Primeira linha	I
Miastenia gravis	Aguda, tratamento de curto prazo	I
	Tratamento de longo prazo	II
Neuropatia desmielinizante por paraproteinemia Polineuropatia desmielinizante crônica adquirida	IgG/IgA/IgM	I
	Neuropatia anti-MAG	III
	Mieloma múltiplo	III
	Neuropatia motora multifocal	IV
Encefalopatia de Hashimoto		II
Encefalomielite disseminada aguda (ADEM)	Refratária a corticoide	II
Esclerose múltipla	Crise aguda/relapso	II
	Crônica	III
Desordens do espectro da neuromielite óptica	Crise aguda/relapso	II
	Manutenção	III
Doenças hematológicas		
Anemia hemolítica autoimune grave	Doença por aglutininas a frio grave	II
Hiperviscosidade na hipergamaglobulinemia	Sintomático	I
	Profilaxia para rituximabe	I
Microangiopatia trombótica mediada por complemento	Antifator H	I
	Mutações genéticas em fatores do complemento	III
Microangiopatia trombótica associada a drogas	Ticlopidina	I
	Clopidogrel	III
	Gemcitabina/quinina	IV
Microangiopatia trombótica associada à infecção	Síndrome hemolítico-urêmica típica	III
Microangiopatia trombótica por púrpura trombocitopênica trombótica		I
Microangiopatia trombótica associada ao transplante		III
Doenças reumatológicas		
Vasculite associada a ANCA	PAM/GPA/VRL: GNRP, Cr $\geq$ 5,7*	I
	PAM/GPA/VRL: GNRP, Cr < 5,7	III
	PAM/GPA/VRL: HAD	I
	GPAE	III

Doença	Indicação	Categoria
Vasculite IgA	GNRP crescêntica	III
	Manifestações extrarrenais graves	III
Outras vasculites	Poliarterite nodosa associada à hepatite B	II
	Poliarterite nodosa idiopática	IV
	Doença de Behcet	III
Síndrome antifosfolipídio catastrófica	Primeira linha	I
Crioglobulinemia	Grave/sintomática	II
Lúpus eritematoso sistêmico	Complicações graves	II
Outras		
Doença de Wilson	Fulminante	I
Hipercolesterolemia familiar	Homozigoto/heterozigoto	II
Tempestade tireotóxica		II
Envenenamento ou overdose por cogumelo		II
Síndrome miastênica de Lambert-Eaton		II
Doenças relacionadas ao anticanal de potássio voltagem dependente		II
Transplante		
Transplante cardíaco	Dessensibilização	II
	Rejeição mediada por anticorpos	III
Transplante de célula-tronco hematopoiética ABO incompatível		II
Transplante hepático	Dessensibilização doador vivo AB0i	I
	Dessensibilização doador falecido AB0i	III
	Rejeição mediada por anticorpos	III
Transplante renal ABOi	Dessensibilização doador vivo	I
	Rejeição mediada por anticorpos	II
Transplante renal ABO compatível	Rejeição mediada por anticorpos	I
	Dessensibilização doador vivo	I
	Dessensibilização doador falecido	III

ABOi = ABO incompatível; PAM = poliangeíte microscópica; GPA = granulomatose com poliangeíte; GPAE = granulomatose com poliangeíte eosinofílica; VRL = vasculite renal limitada; GNRP = glomerulonefrite rapidamente progressiva; HAD = hemorragia alveolar difusa; ANCA = anticorpo anticitoplasmático de neutrófilo. *Inclui pacientes em diálise.

Quadro 13.2 – Comparação entre aférese por centrifugação e plasmaférese por membrana.

	Aférese por centrifugação	Plasmaférese por membrana
Vantagem	• Dispensa o uso de heparina • Realiza citoaférese • Boa eficiência para síndrome de hiperviscosidade e crioglobulinemia • Acesso periférico	• Disponibilidade do equipamento • Equipamento menor e mais rápido • Custo menor • Dispensa o uso de citrato • Possibilidade de adaptação para filtração em cascata
Desvantagem	• Disponibilidade reduzida • Maior custo • Equipamento grande e pesado • Necessidade de anticoagulação com citrato	• Remoção de substâncias limitada pelo coeficiente de remoção da membrana • Eficiência reduzida nas síndromes de hiperviscosidade e na crioglobulinemia • Não realiza citoaférese • Necessidade de acesso venoso central

Os dados apresentados na literatura são em sua maioria descritivos das experiências de cada serviço, não havendo um estudo comparativo entre as duas modalidades. No que diz respeito aos custos, as cobranças médias dos serviços móveis de plasmaférese terapêutica obtidas por meio de uma pesquisa telefônica com nove provedores de aférese móvel dos Estados Unidos foram de aproximadamente US$ 1,100, variando de US$ 980 a US$ 1,350, excluindo sobretaxas ou volume de fluido de reposição. No geral, o valor cobrado excedeu o reembolso médio nacional do Medicare de cerca de US$ 730. Por outro lado, análise do custo direto médio estimado da plasmaférese por filtro apresentada por Kaplan (2009) foi de US$ 400[5]. A partir dessa análise, sugere-se que a separação do plasma por membrana com o equipamento e a equipe de diálise existentes no hospital pode ser mais econômica do que os serviços de aférese móveis contratados, com economia de aproximadamente US$ 700 por procedimento.

Dessa forma, a plasmaférese por filtração possui a mesma segurança e eficácia que por centrifugação, sendo de mais baixo custo e acessível. Nesse contexto, a equipe de nefrologia, pelo conhecimento em técnicas de hemodepuração extracorporal, assume papel de importância na prescrição e execução desse procedimento.

Vale destacar, todavia, que foi relatado anteriormente que a plasmaférese por membrana é menos eficaz do que a plasmaférese por centrifugação para a remoção de proteínas de maior peso molecular, como imunoglobulina e complexos imunes[9]. No entanto, em dois estudos comparativos recentes, a eficácia foi semelhante entre os métodos na remoção de imunoglobulina G e/ou M, com um estudo relatando eficiência de remoção da imunoglobulina G de 72 ± 10% com o *Spectra Optia* (centrifugação) e 69 ± 9% com *Diapact* (membrana)[10,11]. Dessa forma, atualmente, não há evidências suficientes na literatura publicada para tirar conclusões robustas sobre a eficiência da remoção de mediadores de doenças ou outras moléculas com qualquer método de plasmaférese (centrifugação ou membrana). De fato, embora algumas publicações mencionem que existem diferenças, especialmente para proteínas de maior peso molecular (neste caso, para a macroglobulinemia de Waldenström ou crioglobulinemia com síndrome de viscosidade)[12], os dados são limitados e mais pesquisas são necessárias.

PRESCRIÇÃO DA PLASMAFÉRESE TERAPÊUTICA COM PLASMAFILTRO

CUIDADOS INICIAIS[13,14]
Idealmente, inibidores da enzima conversora da angiotensina (iECA) devem ser suspensos 24-48 horas antes do início da plasmaférese devido ao risco de reações anafiláticas ou anafilactoides atípicas relacionadas à bradicinina.

Tempo de ativação de protrombina (TAP), tempo de tromboplastina parcial ativada (TTPa) e hemograma devem ser coletados antes do procedimento: o hematócrito será importante para o cálculo do volume plasmático a ser removido e, também, para calcular a fração de filtração; TAP e TTPa vão ser relevantes para acompanhar a anticoagulação e, também, os distúrbios da coagulação que acompanham a remoção dos fatores da coagulação.

Deve-se obter acesso venoso central com cateter duplo lúmen para hemodiálise com bom fluxo e refluxo. Em portadores de hipercolesterolemia familiar, crioglobulinemia ou outras doenças que demandam plasmaférese por longos períodos, sugere-se a confecção de acesso definitivo.

Monitorizar rigorosamente a pressão arterial do paciente para evitar hipovolemia durante o procedimento.

Ao montar o sistema na máquina, deve-se preencher o sistema e o plasmafiltro com heparina (1.000-5.000UI/L) diluída em cloreto de sódio a 0,9% 1.000-2.000mL. Deve-se preencher o sistema lentamente utilizando apenas a gravidade (sem utilizar a bomba ou comprimir o frasco de soro) para evitar o rompimento das fibras. Deve-se desprezar o conteúdo do circuito.

A depender do *status* volêmico do paciente, pode-se administrar 500mL de cloreto de sódio a 0,9% antes do procedimento para diminuir a incidência de hipovolemia.

PRESCRIÇÃO[13-15]
Geralmente, remove-se de uma a duas vezes o volume plasmático (VP) circulante. Dessa forma, é indispensável estimar adequadamente o volume plasmático do indivíduo. É importante lembrar que os cálculos utilizados para essa estimativa se baseiam no peso corporal magro. Portanto, no caso de pacientes obesos, é preciso usar a massa corporal magra para evitar trocas de volume desnecessárias e perigosamente elevadas. Entre as várias fórmulas criadas e que se baseiam no peso, altura e hematócrito, destacam-se, pela praticidade, as seguintes:

- VP = 35 a 40mL/kg de peso, sendo 35mL/kg para indivíduos com hematócrito (HT) normal (40-45%) e 40mL/kg para HT < 40%, ou;
- VP = volume sanguíneo (VS) × (1 – HT), sendo VS = peso × 0,07 (volemia equivale a 7% do peso).

Por exemplo, em um homem de 70kg com 45% de hematócrito, o VP a ser removido seria:

VP = 35 a 40mL/kg de peso	VP = (peso × 0,07) × (1 – HT)
VP = 35mL × 70kg = 2.450mL	VP = (70 × 0,07) × (1 – 0,45) = 2.695mL

Devemos lembrar que a remoção do plasma é fisiologicamente diferente da remoção de ultrafiltrado. Quando se remove água do compartimento intravascular, pode haver difusão de líquido extravascular para esse compartimento com a finalidade de repor o volume removido. Todavia, quando se remove plasma do compartimento intravascular, a taxa de reenchimento do compartimento vascular é reduzida. Portanto, há aumento do risco de complicações cardiovasculares durante a troca de plasma (o que justifica, inclusive, o rigor da monitorização pressórica durante o procedimento).

Nesse sentido, deve-se repor a volemia com soluções de reposição que variam de acordo com as condições clínicas do paciente, a doença a ser tratada e a disponibilidade do serviço. As particularidades de cada solução são apresentadas no quadro 13.3.

Geralmente, utiliza-se solução salina isolada nos casos de hiperviscosidade, soluções de albumina 5% na maioria das situações e plasma fresco congelado na púrpura trombótica trombocitopênica. Nas instituições públicas brasileiras, o uso da albumina 5% esbarra em restrições econômicas que podem dificultar a prescrição da terapia. Dessa forma, uma solução prática seria repor o volume removido na seguinte proporção: $^1/_3$ com cristaloide e $^2/_3$ com albumina 5%. Após a 3ª sessão (e/ou remoção > duas vezes o VP, e/ou sessões diárias), pode ocorrer depleção importante de fatores da coagulação (que pode ser monitorada com a dosagem de fibrinogênio sérico, TAP e PTTa), justificando, por vezes (fibrinogênio < 125mg/dL; TAP/PTTa > 1,5 vez), a reposição de plasma fresco congelado (PFC): $^1/_3$ com cristaloide, $^1/_3$ com albumina 5% e $^1/_3$ com plasma fresco congelado.

Outra opção econômica para efetuar a reposição de volume plasmático é repor 20-30% do volume de plasma removido inicialmente com solução cristaloide (considerando-se que uma parte substancial da albumina infundida no início do procedimento seria trocada no decorrer da plasmaférese) e, a seguir, substituir pela solução de albumina 5%, o que resultaria em concentração final de albumina no intravascular de 3,5g/dL.

A albumina 5% pode ser obtida diluindo 100mL de albumina 20% em 300mL de cristaloide ou 250mL de albumina 20% em 750mL de cristaloide.

Por exemplo, em paciente do sexo masculino de 70kg com 45% de hematócrito, cujo VP a ser removido seria 2.695mL:

SF a 0,9% ou albumina 5% ou PFC	SF a 0,9% + albumina 5%	SF a 0,9% + albumina 5% + PFC
2.695mL	898mL de SF a 0,9% + 1.797mL de albumina 5%	898mL de SF a 0,9% + 898mL de albumina 5% + 898mL de PFC

Na Clínica do Rim, em João Pessoa – Paraíba (CDR-PB), a solução de albumina 5% foi a solução de reposição mais frequentemente utilizada em 73% das sessões, tendo sido o plasma fresco congelado indicado apenas nos pacientes com PTT. O volume plasmático médio de reposição foi de 1,4.

Como a reposição do fluido acontece após o filtro, devemos lembrar que frações de filtração elevadas podem levar à hemoconcentração no filtro, culminando em coagulação e rompimento de fibras. Dessa forma, a taxa de filtração não deve ultrapassar 30%.

Por exemplo, no paciente do sexo masculino de 70kg com 45% de hematócrito, no qual se prescreveu fluxo de bomba de sangue (FBS) de 100mL/minuto, o fluxo plasmático real = FBS × (1 – HT), ou seja: 100 × (1 – 0,45) = 55mL/minuto. Logo, se a taxa de filtração não deve ultrapassar 30% de 55mL/minuto, a remoção de plasma não deve ultrapassar 17mL/minuto, ou 1.020mL/hora. Por consequência, o tempo gasto para a remoção de 2.695mL de plasma deve ocorrer em, aproximadamente, 2 horas e 38 minutos.

O fluxo de bomba de sangue deve ser mantido, idealmente, acima de 50mL/minuto e inferior a 200mL/minuto e a pressão transmembrana (PTM) < 100mmHg – idealmente, < 75mmHg. O fluxo de bomba de sangue muito baixo pode causar coagulação do sistema e do filtro, enquanto o fluxo de bomba de sangue e PTM elevados estão associados à hemólise e ruptura das fibras. Caso a PTM fique superior a 75-100mmHg, pode-se optar por diminuir o fluxo de bomba de sangue ou aumentar o tempo de terapia.

A anticoagulação é essencial e obrigatória para procedimentos de plasmaférese. Frequentemente, utiliza-se a heparina como anticoagulante nas plasmaféreses com plasmafiltro para evitar a coagulação do sistema e a rup-

Quadro 13.3 – Vantagens e desvantagens dos líquidos de reposição.

	Albumina 5%	**Plasma fresco congelado**
Vantagem	• Não há risco de hepatite • Armazenada em temperatura ambiente • Reações alérgicas raras • Causa depleção de mediadores inflamatórios	• Fatores da coagulação • Imunoglobulinas • Complemento
Desvantagem	• Alto custo • Ausência de fatores da coagulação • Ausência de imunoglobulinas	• Risco de transmissão de hepatites e HIV • Reações alérgicas • Necessidade de descongelamento • Risco de hipocalcemia e alcalose pela carga de citrato • Necessidade de compatibilidade ABO

tura das fibras. A sensibilidade e a meia-vida da droga varia para cada paciente, tornando necessário o ajuste individual. Por exemplo, em indivíduos com HT baixo (volume de distribuição aumentado) e/ou elevada taxa de filtração, a dose deve ser aumentada considerando o aumento da remoção final de heparina pelo método.

A dose inicial de heparina recomendada é de 50-70UI/kg (ou 5.000UI) com manutenção de 5-20UI/kg (ou 1.000UI/hora). Idealmente, o tempo de coagulação deve ser medido a cada 30 minutos com alvo de 1,5-2 vezes o normal ou conforme o quadro 13.4. A heparina deve ser interrompida nos 30 minutos finais do procedimento.

O citrato, também, pode ser utilizado como anticoagulante na plasmaférese por membrana (na por centrifugação é o método de anticoagulação de escolha), todavia, recomenda-se que sua prescrição seja realizada por equipe médica treinada, seguindo protocolos clínicos e com equipe de enfermagem experiente no uso do anticoagulante.

Na CDRPB, em todas as sessões foi utilizada anticoagulação, todavia, o uso do citrato foi reservado para os casos de PTT. Mesmo com o uso de anticoagulantes, cuidado com a fração de filtração e controle da PTM, houve coagulação do filtro em 4,6% e rompimento de fibras em 1,5% das sessões realizadas.

O quadro 13.5 resume as recomendações da prescrição da plasmaférese e exemplifica como essa poderia ser realizada em indivíduo de 70kg com hematócrito de 45%.

Levando em consideração a variedade de indicações do método e a cinética da remoção de imunoglobulinas, entende-se que o número de sessões e o intervalo entre elas variam de acordo com a doença. O quadro 13.6 resume as recomendações da ASFA para cada doença listada no item indicações[3].

COMPLICAÇÕES

As complicações variam de 4-25%, com média de 10%, e não costumam ser graves, podendo ser facilmente tratadas quando esperadas. A mortalidade estimada associada à plasmaférese é de 3-6% por 10.000 tratamentos e decorrem principalmente de embolia pulmonar, anafilaxia associada ao PFC e perfuração vascular[16,17]. Na CDRPB, houve a ocorrência de 11% de complicações, sendo a hipotensão a mais comum. Entre as complicações mais comuns na prática clínica, destacam-se[16,17]:

Relacionada ao acesso vascular – hematoma, pneumotórax, infecção local e/ou de corrente sanguínea e hemorragia retroperitoneal.

Relacionada à anticoagulação – sangramento, hipocalcemia e/ou alcalose metabólica (se citrato), arritmias, hipotensão arterial, dormência e formigamento das extremidades.

Relacionada ao líquido de reposição – hipotensão arterial (solução salina hipo-oncótica) e anafilaxia (PFC).

Relacionada ao procedimento – hipotensão por exteriorização do sangue no circuito extracorporal, hipotensão por diminuição da pressão oncótica intravascular, sangramento por redução dos níveis plasmáticos de fatores da coagulação, formação de edema por diminuição da pressão oncótica e reações de hipersensibilidade ao óxido de etileno.

Quadro 13.4 – Tempo de coagulação na plasmaférese.

Teste	Valor basal	Manutenção	Últimos 30 minutos
Tempo de coagulação ativada	120-150s	200-250s	180s
Tempo de coagulação de Lee-White	4-8min	20-30min	10-15min

Quadro 13.5 – Resumo das recomendações para prescrição da plasmaférese com filtro.

Parâmetros	Recomendado	Homem, 70kg, HT a 45%
Fluxo de bomba de sangue	50-150mL/minuto (~100)	100mL/minuto
Volume plasmático/UF	(peso × 0,07) × (1 – HT)	2.695mL
Taxa de UF	30% do fluxo plasmático real = FBS × (1 – HT)	1.020mL/hora
Solução de reposição	Albumina 5% com volume e tempo de infusão igual ao da taxa de UF	Albumina 5% 1.020mL/hora
Tempo	Suficiente para manter a taxa de UF com TF < 30%	2:38 horas
PTM	< 75mmHg	Alarme para PTM > 75-100mmHg
Anticoagulação	Heparina não fracionada Início: 50-70UI/kg Manutenção: 5-20UI/kg	Heparina não fracionada Início: 3.500UI Manutenção: 1.000UI/hora

Quadro 13.6 – Número e intervalo das sessões de plasmaférese por indicação.

Doença	VPT/Nº de sessões	Intervalo
Doença renal primária		
Doença do anticorpo antimembrana basal glomerular (síndrome de Goodpasture)	VPT: 1-1,5 vez FR: albumina; PFC (se HAD) 10 sessões	Diário ou dias alternados
Glomerulosclerose segmentar e focal (GESF)	VPT: 1-1,5 vez FR: albumina 3 sessões diárias, seguidas de 6 sessões em 2 semanas	Início: diário ou dias alternados Após: variável
Doença renal secundária		
Envolvimento renal no mieloma múltiplo	VPT: 1-1,5 vez FR: albumina 10-12 sessões	Diário ou dias alternados;
Doenças neurológicas		
Síndrome de Guillain-Barré	VPT: 1-1,5 vez FR: albumina; PFC 5-6 sessões	Diário ou dias alternados
Polirradiculoneuropatia desmielinizante inflamatória crônica	VPT: 1-1,5 vez FR: albumina Número de sessões indeterminado	Início: 2-3 vezes/semana Após: 1 vez/semana ou por mês
Encefalite pelo anticorpo do receptor N-methyl-D-aspartate	VPT: 1-1,5 vez FR: albumina 5-12 sessões	Diário ou dias alternados
Miastenia gravis	VPT: 1-1,5 vez FR: albumina Crise aguda/relapso: 3-6 sessões Crônico/manutenção: variáveis	Crise: 2/2 dias Crônico: semanal ou quinzenal
Neuropatia desmielinizante por paraproteinemia Polineuropatia desmielinizante crônica adquirida	VPT: 1-1,5 vez FR: albumina 5-6 sessões	Dias alternados
Encefalopatia de Hashimoto	VPT: 1-1,5 vez FR: albumina 3-9 sessões (~5 sessões)	Diária ou dias alternados
Encefalomielite disseminada aguda (ADEM)	VPT: 1-1,5 vez FR: albumina 5-7 sessões;	Dias alternados
Esclerose múltipla	VPT: 1-1,5 vez FR: albumina 5-7 sessões	Dias alternados
Desordens do espectro neuromielite óptica	VPT: 1-1,5 vez FR: albumina 2-20 sessões (~5 sessões)	Agudo: diário ou dias alternados Manutenção variável
Doenças hematológicas		
Anemia hemolítica autoimune grave	VPT: 1-1,5 vez FR: albumina Sessões até resolução da hemólise	Diário ou dias alternados

Doença	VPT/Nº de sessões	Intervalo
Hiperviscosidade na hipergamaglobulinemia	VPT: 1-1,5 vez FR: albumina; PFC (se diário) Número de sessões depende da clínica (~1-3 sessões) Profilática para IgM < 4g/dL se rituximab	Diário ou dias alternados
Microangiopatia trombótica mediada por complemento	VPT: 1-1,5 vez FR: albumina + PFC; PFC Não há consenso: basear-se na resposta e clínica do paciente	Diário
Microangiopatia trombótica associada a drogas	VPT: 1-1,5 vez FR: PFC Sessões até plaquetas >150.000 e DHL normal por 2-3 dias	Diário ou dias intercalados
Microangiopatia trombótica por púrpura trombocitopênica trombótica	VPT: 1-1,5 vez FR: albumina + PFC; PFC Sessões até plaquetas > 150.000 e DHL normal durante 2-3 dias	Diário
Doenças reumatológicas		
Vasculite associada a ANCA	VPT: 1-1,5 vez FR: albumina; PFC se HAD 7 sessões (~14 dias)/12 sessões se LRA grave ou HAD	Diário ou dias intercalados
Vasculite por IgA	VPT: 1-1,5 vez FR: albumina 4-11 sessões	Dias intercalados
Outras vasculites	VPT: 1 vez FR: albumina 9-12 sessões	2-3/semana
Síndrome antifosfolipídio catastrófica	VPT: 1-1,5 vez FR: albumina + PFC; PFC Mínimo 3-5 sessões	Diário ou dias alternados
Crioglobulinemia	VPT: 1-1,5 vez FR: albumina aquecida; Sintomas agudos: 3-8 sessões	A cada 1-3 dias
Lúpus eritematoso sistêmico	VPT: 1-1,5 vez FR: albumina; PFC 3-6 sessões	LRA/HAD: diário/dias intercalados Outros: 2 vezes/semana
Outras		
Doença de Wilson	VPT: 1-1,5 vez FR: albumina; PFC 1-11 sessões	Diário ou dias intercalados
Hipercolesterolemia familiar	VPT: 1-1,5 vez FR: albumina Número de sessões indefinidas: crônico	1-2 vezes/semana Manter LDL < 120
Tempestade tireotóxica	VPT: 1-1,5 vez FR: albumina; PFC 3-6 sessões	Diário Após, a cada 3 dias
Envenenamento ou overdose por cogumelo	VPT: 1,5-2 vez FR: albumina; PFC Sessões até melhora do quadro clínico	Diário

Doença	VPT/Nº de sessões	Intervalo
Síndrome miastênica de Lambert-Eaton	VPT: 1-1,5 vez FR: albumina Sessões: 2-3 semanas	Diário ou dias alternados
Transplante		
Transplante cardíaco	VPT: 1,5 vez FR: albumina; PFC Sem definição clara do número de sessões	Diário ou dias alternados
Transplante de célula-tronco hematopoiética ABO incompatível	VPT: 1-1,5 vez FR: albumina; PFC ABO compatível Sessões até reduzir os títulos de anticorpos IgM ou IgG para < 16	Diário
Transplante hepático	VPT: 1-1,5 vez FR: albumina; PFC Varia de acordo com os títulos da isoaglutininas ABO	Diário ou dias alternados
Transplante renal ABOi	VPT: 1-1,5 vez FR: albumina; PFC Número de sessões depende dos títulos de anticorpos	Diário ou dias alternados
Transplante renal ABO compatível	VPT: 1-1,5 vez FR: albumina; PFC 5-6 sessões ou de acordo com DSA	Diário ou dias alternados

VPT = volume de plasma trocado; FR = fluido de reposição; PFC = plasma fresco congelado; HAD = hemorragia alveolar difusa; LRA = lesão renal aguda; ANCA = anticorpo anticitoplasmático de neutrófilo.

As estratégias que podem ser utilizadas para evitar complicações durante a plasmaférese incluem: 1. infusão de 2-4 unidades de PFC ao final do procedimento, para evitar hemorragias; 2. infundir a solução de reposição no mesmo volume e tempo da remoção de plasma, para evitar a hipotensão arterial relacionada à volemia; 3. garantir uma concentração de 4mEq de potássio na solução de reposição, para prevenir hipocalemia; 4. interromper o uso e inibidor de enzima conversora de angiotensina (IECA) 24-48 horas antes do procedimento, para evitar reação anafilática; 5. prescrever hidrocortisona ou prednisona + difenidramina para pacientes com sensibilidade ao PFC ou à albumina.

Para o tratamento de complicações possíveis: 1. hipocalcemia – gluconato de cálcio 10% (especialmente comum quando o citrato é utilizado como anticoagulante); 2. hemorragia – plasma fresco congelado após encerrar o procedimento; 3. hipotensão – repor volume e avaliar a possibilidade de estar removendo mais rápido do que a infusão da reposição; 4. embolia gasosa – parar o procedimento, decúbito lateral esquerdo e oxigenoterapia suplementar; 5. congestão – suspender temporariamente o volume de reposição e avaliar se não está realizando infusão da reposição mais rápido do que a remoção; 6. hipotermia – aquecer o volume de reposição; e 7. infecção – imunoglobulina 100-400mg/kg.

CONCLUSÃO

A realização de plasmaférese com membrana, em máquinas de hemodiálise, é um procedimento relativamente simples e seguro. Considerando as indicações de plasmaférese (geralmente ligadas a situações ameaçadoras à vida e/ou com elevada morbimortalidade), a necessidade de início precoce e, sobretudo, a disponibilidade limitada em muitas unidades hospitalares brasileiras (seja por necessidade limitada ou subfinanciamento), a realização de plasmaférese terapêutica com filtro, igualmente segura e eficaz, para a maior parte das indicações do método, quando comparado ao método centrífugo, desponta como uma forma viável de garantir acesso ao tratamento nas diversas cidades brasileiras, visto que: 1. pode ser realizada em máquinas de hemodiálise convencional (amplamente disponíveis); 2. prescrita por um nefrologista (especialidade médica com maior habilidade, treinamento e familiaridade com depuração extracorporal);

3. executada por uma enfermeira nefrologista treinada (com maior habilidade, treinamento e familiaridade com depuração extracorporeal); 4. com custo inferior ao método com equipamento centrífugo; e 5. mantendo a segurança e eficácia do método. Dessa forma, o emprego da plasmaférese com filtro, utilizando máquinas de hemodiálise, prescrita e gerenciada pelo nefrologista, aumentaria a disponibilidade e diminuiria o custo desse procedimento altamente eficaz e potencialmente capaz de salvar vidas.

REFERÊNCIAS BIBLIOGRÁFICAS

1. Silva CRL, Silva RCL, Viana DL (eds). *Compacto Dicionário Ilustrado de Saúde*, 2ª ed. Yendis: São Paulo, 2007, pp 28.

2. Kaplan AA. Towards a rational prescription of plasma exchange: the kinetics of immunoglobulin removal. *Semin Dial* 1992; **5**: 227-229.

3. Padmanabhan A, Connelly-Smith L, Aqui N *et al*. Guidelines on the Use of Therapeutic Apheresis in Clinical Practice – Evidence-Based Approach from the Writing Committee of the American Society for Apheresis: The Eighth Special Issue. *J Clin Apher* 2019; **34**:171-354.

4. Gashti CN. Membrane-based therapeutic plasma exchange: a new frontier for nephrologists. *Semin Dial* 2016; **29**: 382-390.

5. Kaplan AA. Why nephrologists should do therapeutic plasma exchange. *Dial Transplant* 2009; **38**: 65.

6. Malchesky PS, Koo AP, Roberson GA *et al*. Apheresis technologies and clinical applications: the 2005 International Apheresis Registry. *Ther Apher Dial* 2007; **11**: 341-362

7. Wood L, Bond R, Jacobs P. Comparison of filtration tocontinuous-flow centrifugation for plasma exchange. *Clin Apher* 1984; **2**: 155-162.

8. Sowada K, Malchesky PS, Nose Y. Available removal systems: state of the art. In Nydegger UE (ed). *Therapeutic Hemapheresis in the 1990s*, 1th ed. Karger: Switzerland, 1990, pp 51-113.

9. Pusey CD, Levy JB. Plasmapheresis in immunologic renal disease. *Blood Purif* 2012; **33**: 190-198.

10. Kes P, Janssens ME, Basic-Jukic N *et al*. A randomized crossover study comparing membrane and centrifugal therapeutic plasma exchange procedures. *Transfusion* 2016; **56**: 3065-3072.

11. Hafer C, Golla P, Gericke M *et al*. Membrane versus centrifuge-based therapeutic plasma exchange: a randomized prospective crossover study. *Int Urol Nephrol* 2016; **48**: 133-138.

12. Höffkes HG, Heemann UW, Teschendorf C *et al*. Hyperviscosity syndrome: efficacy and comparison of plasma exchange by plasma separation and cascade filtration in patients with immunocytoma of Waldenström's type. *Clin Nephrol* 1995; **43**: 335-338.

13. Restrepo CA, Marquez E, Manizales MFS. Therapeutic plasma exchange: types, techniques and indications in internal medicine. *Acta Med Colomb* 2009; **34**: 23-32.

14. Linz W, Chhibber V, Crookston K *et al* (eds). *Principles of Apheresis Technology*, 5th ed. American Society for Apheresis: Vancouver, 2014, pp 10-110.

15. McLeod BC, Weinstein R, Winters JL *et al* (eds). *Apheresis: Principles and Practice*, 3th ed. AABB Press: Bethesda, 2010, pp 437-476, 681-689.

16. Kiprov DD, Garden P, Rohe R *et al*. Adverse reactions associated with mobile therapeutic apheresis: analysis of 17,940 procedures. *J Clin Apher* 2001; 16: 130-133.

17. Mokrzycki MH, Kaplan AA. Therapeutic plasma exchange: complications and management. *Am J Kidney Dis* 1994; 23: 817-827.

14

ACOMETIMENTO RENAL NA INFECÇÃO PELO VÍRUS CHIKUNGUNYA

Geraldo Bezerra da Silva Junior
Elizabeth De Francesco Daher

◆

INTRODUÇÃO

A chikungunya (CHIK) é uma arbovirose causada por um vírus da família Togaviridae e do gênero *Alphavirus*, que foi responsável por uma grande epidemia no Brasil, predominantemente na Região Nordeste nos anos 2015-2017, evidenciando inclusive importante acometimento renal[1,2]. As arboviroses, que incluem, além da CHIK, a infecção por dengue, zika, febre amarela e febre do Oeste do Nilo (este último já detectado no Brasil), representam atualmente importante problema de Saúde Pública, não só devido ao expressivo número de pacientes acometidos anualmente, mas também pelo fato de 30% da população mundial viver em áreas endêmicas[3].

O primeiro relato de isolamento do vírus da chikungunya foi feito na Tanzânia, em 1953, e até o final do século XX surtos e epidemias sem grande impacto eram registrados principalmente nos continentes africano e asiático[4], porém atualmente a infecção por CHIK já foi registrada em mais de 60 países[3]. No Brasil, em 2017, foram registrados 185.854 casos prováveis de CHIK, com incidência de 90,1 casos/100 mil habitantes. Foram confirmados laboratorialmente 173 óbitos por CHIK[5-8].

A principal forma de transmissão da doença ocorre por meio da picada da fêmea do mosquito *Aedes aegypti* e *Aedes albopictus* infectada pelo vírus. Pode ocorrer também transmissão vertical, principalmente durante o período intraparto em gestantes com viremia, e por via

transfusional. Apresenta um período de incubação médio de 2 a 4 dias, podendo variar entre 1 e 14 dias. O Ministério da Saúde define como caso suspeito de CHIK qualquer indivíduo que apresente febre de início súbito maior que 38,5°C e artralgia ou com artrite intensa de início agudo, não explicado por outras condições[5].

MANIFESTAÇÕES CLÍNICAS E DIAGNÓSTICO

A febre costuma apresentar duração entre 3 e 5 dias, sendo caracterizada por início súbito e geralmente alta (> 38,5°C). A presença de artralgia costuma surgir de 2 a 4 dias após o início da febre e frequentemente apresenta o acometimento de várias articulações, estando presente em mais de 90% dos casos[5]. A dor articular é caracterizada por ser simétrica, acometendo várias articulações, envolvendo joelhos, cotovelos, tornozelos e pequenas articulações, sendo a dor mais intensa pela manhã, ao acordar[4]. Diferentemente das outras arboviroses, como dengue e zika, na chikungunya a artralgia costuma ser muita intensa, chamando a atenção para um quadro álgico muito importante. Além disso, edema articular raramente é encontrado na dengue[5]. O exantema surge em metade dos indivíduos acometidos. Normalmente é um *rash* macular ou maculopapular, aparecendo entre segundo e quinto dias após o início da febre. Compromete principalmente tronco e membros, incluindo região das palmas das mãos e plantas dos pés, podendo também surgir na face. O prurido surge em 50% dos casos de CHIK. Outras manifestações cutâneas menos presentes são exantema vesicobolhoso, dermatite esfoliativa, hiperpigmentação, fotossensibilidade, úlceras orais e lesões semelhantes ao eritema nodoso. Além desses achados na fase aguda, pode haver a presença do exantema também durante a fase subaguda (até 3 meses de início dos sintomas) e na fase crônica. O comprometimento de sistema nervoso central na CHIK é considerado manifestação atípica. O espectro clínico inclui a presença de meningoencefalite, encefalopatia, convulsão, síndrome de Guillain-Barré, síndrome cerebelar, paresias, paralisias e neuropatias. A infecção pode complicar com a ocorrência de sepse, miocardite, meningoencefalite, insuficiência hepática, insuficiência respiratória, lesão renal e crioglobulinemia, sendo mais comum nos idosos[9].

Os achados laboratoriais da CHIK são inespecíficos e incluem a presença de linfopenia e plaquetopenia. Esse é outro achado que chama a atenção para o diagnóstico diferencial entre a infecção pelo vírus da dengue e CHIK: a linfopenia é frequente na chikungunya e incomum na dengue[5]. A confirmação diagnóstica é realizada por meio do isolamento viral, PCR e detecção de anticorpos IgM (coletados durante a fase aguda ou de convalescência). Outra possibilidade inclui o aumento em quatro vezes o título de anticorpos entre as amostras nas fases aguda e crônica, preferencialmente coletadas de 15 a 45 dias após o início dos sintomas, ou 10 a 14 dias após a coleta da amostra na fase aguda[5,10,11]. Os critérios para o diagnóstico da infecção por chikungunya estão sumarizados no quadro 14.1.

ACOMETIMENTO RENAL

O acometimento renal na CHIK tem sido descrito em maior profundidade mais recentemente, com o aumento do número de casos, sobretudo na América Latina. Pacientes com DRC ou transplantados renais podem complicar o curso clínico, apresentando proteinúria e piora da função renal (agudização da DRC)[12]. Rajapakse et al[4], em revisão de literatura, relataram acometimento renal entre as manifestações clínicas atípicas de CHIK. Lesão renal aguda (LRA) pré-renal foi constatada em 120 (20%) de 610 casos de CHIK em estudo retrospectivo realizado por Economopoulou et al[10]. Cerca de 1/3 desses pacientes com LRA pré-renal tinha doença renal preexistente, DRC em sua maioria. Estudo realizado nos Estados Unidos e em Porto Rico, com usuários do sistema de saúde de veteranos de guerra, evidenciou LRA em 33 pacientes de 180 casos confirmados de CHIK (21,6%), sendo 12,1% desses classificados no estágio AKI III[13]. Necrose tubular aguda é descrita (Figura 14.1) associada a quadro de falência de múltiplos órgãos e síndrome do anticorpo antifosfolipídio (SAAF) catastrófica, desencadeada pela infecção pelo vírus chikungunya[14]. Solanki et al[15], por sua vez, relataram um caso de síndrome nefrítica em adolescente do sexo masculino de 16 anos durante epidemia de CHIK em Déli, Índia. Em uma série de casos de pacientes internados por CHIK, predominantemente idosos, com manifestações graves, em um território da França, encontrou-se LRA decorrente dessa infecção em um percentual significativo de pacientes (22%) e mortalidade também significativa (22%)[16]. Nesses casos, em geral, costuma haver recuperação completa da função renal apenas com medidas

Quadro 14.1 – Critérios para o diagnóstico da infecção por Chikungunya.

Critérios clínicos
Início agudo de febre > 38,5ºC e artralgia/artrite intensa não explicada por outras condições clínicas
Critérios epidemiológicos
Moradia/procedência de áreas endêmicas com história de transmissão da doença nos últimos 15 dias antes do início dos sintomas
Critérios laboratoriais
Isolamento viral
Detecção de RNA viral por PCR
Detecção de anticorpos IgM específicos em uma amostra de soro coletada na fase aguda ou de convalescência
Aumento de 4 vezes nos títulos de IgG em amostras colhidas com pelo menos três semanas de intervalo

*Adaptado de Rajapakse et al[4]. Com permissão. © 2010 Oxford Academic.

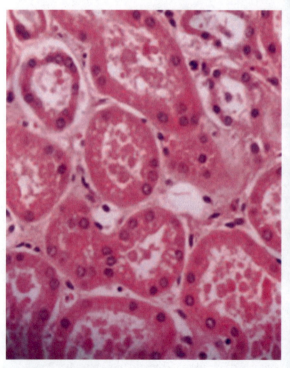

Figura 14.1 – Necrose tubular aguda em paciente com falência de múltiplos órgãos associada à infecção por vírus Chikungunya e SAAF catastrófica. Adaptado de Betancur et al[14]. Com permissão. © 2016 John Wiley and Sons.

conservadoras[15-17]. Em estudo de necropsia de 13 pacientes da Colômbia, os principais achados histopatológicos foram nefrite intersticial aguda, congestão/edema glomerular, necrose tubular aguda e nefrosclerose[18] (Figura 14.2). Nesse mesmo estudo foi identificado 1 caso de glomerulonefrite membranoproliferativa[18].

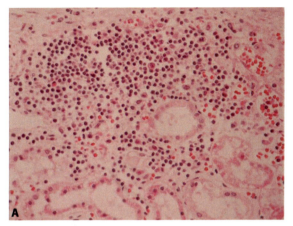

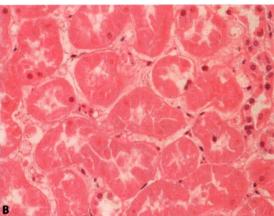

Figura 14.2 – Alterações renais encontradas na necrópsia de pacientes com infecção pelo vírus Chikungunya: **A)** Nefrite intersticial aguda, com infiltrado mononuclear linfocitário ocupando o espaço intertubular. **B)** Necrose tubular aguda, com citoplasma eosinofílico, lise nuclear e picnose, sem infiltrado inflamatório. Adaptado de Mercado *et al*[18]. Com permissão. © 2018 Elsevier.

Há relatos de pacientes transplantados renais com piora da função do enxerto desencadeada pela infecção por CHIK, que evoluíram com recuperação da função renal após a resolução do quadro viral, sem a necessidade de aumento da imunossupressão[9,19], ao mesmo tempo que outros autores relatam casos de transplantados renais em que a imunossupressão parece ter tido um papel protetor na redução da gravidade da infecção pelo vírus CHIK em transplantados renais, inclusive sem ter afetado a função do enxerto renal[20,21]. Em uma série de 9 casos de pacientes transplantados renais em nossa região, durante a maior epidemia de CHIK já

registrada até o momento, foi observado apenas aumento discreto da creatinina em 4 dos casos (44,5%), com recuperação da função renal após a resolução da infecção[22]. Um resumo das manifestações renais associadas à infecção pelo vírus CHIK relatadas na literatura encontra-se na tabela 14.1.

O acometimento renal na CHIK é um fator que está associado a maior risco de hospitalização e pior prognóstico[12,13,23]. Em estudo retrospectivo dos casos ocorridos no período epidêmico de 2016-2017 no Estado do Ceará, a DRC foi evidenciada como um dos principais fatores associados a aumento do risco de mortalidade na CHIK[12]. Análise comparativa entre os pacientes acometidos por CHIK, com e sem DRC, pode ser observada na tabela 14.2.

A fisiopatologia da nefropatia da CHIK ainda está por ser esclarecida. A nefrite intersticial, achado frequente nos estudos de necrópsia, é considerada resultante de reação imune de hipersensibilidade idiossincrática tardia a antígenos do vírus[18]. Uma característica importante da infecção por CHIK é que o vírus permanece nos tecidos após a fase de viremia aguda, com alguns estudos experimentais demonstrando persistência do vírus por até 16 semanas em alguns tecidos[3]. Outro achado frequente em relatos de caso e estudos de necropsia é a necrose tubular aguda, que na maioria dos casos é decorrente de isquemia renal. No estudo de casos fatais descritos na Colômbia, 8 dos 13 pacientes necessitaram de drogas vasoativas, sem evidência de outras nefrotoxinas endógenas ou exógenas (mioglobina ou antibióticos)[18]. Alterações vasculares, além de vasodilatação associada à resposta inflamatória sistêmica, como coagulopatia intravascular disseminada, é outro componente da infecção grave por CHIK, que já foi descrita em casos fatais[24]. Rabdomiólise, uma causa conhecida de LRA, também já foi descrita, na vigência de quadro agudo de CHIK, em paciente sem outra causa para o desenvolvimento dessa complicação[25]. A fisiopatologia do acometimento renal pelo vírus CHIK está ilustrada na figura 14.3.

CONCLUSÃO

O acometimento renal na chikungunya varia desde quadros leves e transitórios de perda de função renal até lesão renal grave com necessidade de diálise, podendo evoluir para doença renal crônica. A infecção viral, por si só, é capaz de causar lesão renal direta, porém outros fatores associados, como lesões imunomediadas, fatores hemodinâmicos e inflamatórios, também são importantes na fisiopatologia da lesão renal associada às arboviroses. No contexto do transplante renal, bem como entre pacientes com DRC, a infecção pode levar à piora da função renal, porém a imunossupressão parece exercer um fator protetor para reduzir a gravidade da infecção.

Tabela 14.1 – Manifestações renais na infecção pelo vírus Chikungunya relatados na literatura.

Autor	Local	n	Idade (anos)	Sexo	LRA	DRC	GN	Mortalidade
Solanki *et al*[15] (2007)	Déli, Índia	1	16	M	–	–	Aguda; síndrome nefrítica	–
Economopoulou *et al*[10] (2009)	Ilha da Reunião, França	610	70 (15-95)	M/F (0,8)	120 (20%)	36 (5,9%)	–	10,6%
Gasperina *et al*[19] (2015)	Varese, Itália	1	48	F	Sim	Sim (transplantada renal)	Nefropatia do HIV	–
de la Hoz *et al*[24] (2015)	Barranquilla, Colômbia	3	71-75	1M, 2F	Sim (3)	–	–	Sim (3)
Betancur *et al*[14] (2016)	Cali, Colômbia	1	21	F	Sim	–	–	Sim (1)
Perti *et al*[13] (2016)	Porto Rico/ Estados Unidos	180	68 ± 16/ 54 ± 16	M (96%/78%)	Sim (21,6%)	–	–	4,1%
Crosby *et al*[16] (2016)	Martinique/ Guadeloupe, França	18	60 (52-65)	M (72%)	Sim (22%)	Sim (11%)	–	Sim (22%)
Pierrotti *et al*[20] (2017)	São Paulo, Brasil	4	41-69	1M, 3F	–	Sim (transplantados renais)	–	–
Girão *et al*[22] (2017)	Fortaleza, Brasil	9	50 (40-73)	5M, 4F	Sim (44,4%)	Sim (transplantados renais)	–	–
Mercado *et al*[18] (2018)	Colômbia	13	1-84	10M, 3F	Sim, NTA em 23%	Nefrosclerose (38%)	Nefrite intersticial (76%) Membrano-proliferativa (1 caso)	Sim (13)
Rosso *et al*[21] (2018)	Cali, Colômbia	10	47 (6-82)	3M, 7F	–	Sim (7 DRC; 5 transplantados renais)	–	–
Foresto *et al*[9] (2019)	São Paulo, Brasil	1	42	F	Sim	Sim (transplantada renal)	–	–

Tabela 14.2 – Análise comparativa entre os pacientes acometidos por Chikungunya, com e sem doença renal crônica (DRC), no Estado do Ceará, Brasil, durante o período epidêmico de 2016-2017.

	Com DRC* (n = 691)	Sem DRC (n = 177.240)	P
Idade (anos)	46,5 ± 20,1	38,3 ± 19,3	< 0,0001
Idade ≥ 60 anos	191 (28,3%)	27.605 (15,8%)	< 0,0001
Sexo			
Masculino	259 (37,5%)	66.985 (37,8%)	0,87
Feminino	432 (62,5%)	110.166 (62,2%)	

15

MANIFESTAÇÕES RENAIS DA DOENÇA DE FABRY

Cassiano Augusto Braga Silva
Osvaldo Merege Vieira Neto

◆

DEFINIÇÃO E ASPECTOS GERAIS DA DOENÇA DE FABRY

A doença de Fabry (DF) se manifesta por um erro inato do metabolismo com padrão de herança ligado ao cromossomo X, devido a variantes do gene que codifica a enzima lisossômica α-galactosidase A (α-GAL). A atividade marcadamente reduzida ou ausente da enzima resulta em acúmulo progressivo de glicolipídios, principalmente globotriaosilceramida (GL3 ou Gb3) e de seu metabólito globotriaosilesfingosina (lyso-GL3), no plasma e em uma ampla gama de células em todo o corpo. O acometimento dos órgãos-alvo pode levar a complicações renais, cardíacas e cerebrovasculares[1-4].

O gene GLA, que é o responsável pela codificação da enzima α-GAL, está localizado no braço longo do cromossomo X, na posição Xq22. Já estão descritas mais de 990 diferentes variantes do gene, o que não necessariamente resulta em DF, pois existem muitas que são benignas ou polimorfismos sem implicação clínica[4,5].

Cada variante tende a ser específica de cada família, o que justifica parcialmente a variabilidade acentuada na atividade enzimática residual e, consequentemente, a diferença de apresentação clínica entre os portadores[4,6,7].

A prevalência estimada da doença é de aproximadamente 1:40.000 indivíduos do sexo masculino[4]. Alguns estudos encontraram prevalência mais elevada em recém-nascidos, de 1:3.100, e em meninos, de 1:1.250[8,9]. Porém, esses dados carecem de confirmação, pois muitas das variantes encontradas são justamente aquelas sem grande significado clínico.

São poucos os dados encontrados a respeito da prevalência da DF entre a população em terapia renal substitutiva (TRS). Nos anos de 2013 e 2014, para estudar a prevalência entre homens em esquema de hemodiálise (HD) no estado da Bahia, foram rastreados 2.583 pacientes. Três pacientes foram diagnosticados com DF, resultando em prevalência de 0,12%[10].

Quanto ao diagnóstico da doença, o primeiro passo visa estabelecer a atividade da enzima α-GAL, que pode ser medida no plasma, em leucócitos ou por meio do método *driedblood spot* (DBS) em papel-filtro. Entre homens, a atividade enzimática encontra-se abaixo dos níveis normais, muitas vezes próxima de zero. Em mulheres, mesmo as sintomáticas, os valores podem estar dentro da faixa de normalidade[4,11].

O exame confirmatório e padrão-ouro para o diagnóstico é a análise genética, que busca encontrar a variante causadora da DF. É reservado tanto para as mulheres com alta suspeita clínica como para os homens com baixa atividade enzimática[12]. Também são submetidos diretamente à análise genética os familiares dos pacientes-índices, seguindo a probabilidade de transmissão relacionada ao cromossomo X. A confecção do heredograma familiar é de grande valor, já que consegue encontrar pacientes muitas vezes em fases precoces da doença. Em média, para cada paciente-índice outros 5 familiares são diagnosticados[13].

São descritas três apresentações clínicas bem documentadas da doença. O quadro clássico surge já na infância e se manifesta pelo aparecimento de acroparestesias, devido ao depósito de GL3 em fibras finas de nervos periféricos, principalmente em extremidades distais; "crises de Fabry", definidas como crises de dor de forte intensidade, que acometem inicialmente as mãos e os pés, podendo irradiar-se para outras regiões do corpo, por vezes incapacitantes, com duração de minutos a semanas; sintomas gastrintestinais inespecíficos, como vômitos, diarreia e dor abdominal após a alimentação, o que pode influenciar negativamente no crescimento das crianças; angioqueratomas, descritos como lesões papulosas vermelhas escuras e não pruriginosas que aparecem predominantemente na área entre o umbigo e os joelhos, conhecida como região de "calção de banho", hipo-hidrose ou anidrose, pelo acometimento das glândulas sudoríparas, acarretando desconforto e intolerância a mudanças de temperatura; diminuição da audição; déficit cognitivo; e córnea verticilata pelo depósito de GL3 no tecido corneano e, que por definição, não acomete a acuidade visual[4,14].

Com o aumento da idade e pela progressão dos depósitos de GL3, a DF acarreta lesões em órgãos-alvo, como o coração, cérebro e rins, podendo culminar, ao redor da quarta década de vida, por exemplo, em infarto agudo do miocárdio (IAM), insuficiência cardíaca, acidente vascular cerebral (AVC) e doença renal crônica (DRC). Esses fatores somados reduzem, em média, a expectativa de vida em 20 anos nos homens e em 15 anos nas mulheres[4].

As outras formas de apresentação clínica são conhecidas como variantes tardias. Geralmente, os sinais e sintomas clássicos da DF estão ausentes ou em forma mais branda[15]. A variante cardíaca se manifesta mais comumente por meio de hipertrofia do ventrículo esquerdo (HVE) concêntrica em pacientes por volta da quinta década de vida. O envolvimento cardiológico pode apresentar-se também como diagnóstico diferencial de miocardiopatia dilatada, arritmias, cardiomiopatia obstrutiva hipertrófica ou cardiomegalia idiopática[4]. A variante renal se apresenta com sinais do acometimento renal, que serão descritos no decorrer do capítulo. O declínio progressivo da função renal torna-se evidente entre os 40 e os 50 anos de idade, levando à DRC, frequentemente com necessidade de TRS[4,16].

O espectro de apresentação clínica nas mulheres é bastante amplo. A heterogeneidade fenotípica é devida, em parte, ao fenômeno de lionização, responsável pela inativação aleatória dos cromossomos X. A atividade enzimática residual consequentemente é muito variável. São descritas desde mulheres assintomáticas até aquelas com o fenótipo clássico da DF, similar ao que ocorre nos homens[1,4].

Em relação ao tratamento da DF, antes do advento da terapia de reposição enzimática (TRE), a abordagem objetivava apenas medidas de suporte para minimizar os sintomas mais proeminentes e envolvia analgésicos ou opiáceos direcionados às fortes dores neuropáticas. Medidas preventivas eram e ainda são utilizadas para evitar

ou diminuir os riscos de AVC e/ou IAM. Mudanças do estilo de vida são preconizadas, tais como cessar o tabagismo, evitar mudanças bruscas de temperatura ou outras situações estressantes e programar exercícios físicos ajustados, mantendo hidratação adequada. Acompanhamentos psicológico e psiquiátrico são direcionados aos pacientes mais propensos à depressão e a outros distúrbios de comportamento, inclusive como forma de aceitação da doença e adesão ao tratamento[14,17].

Outras medidas tradicionais consistem na prescrição de medicamentos que possam retardar o acometimento dos órgãos-alvo, tais como inibidores da enzima conversora de angiotensina (iECA) ou bloqueadores dos receptores da angiotensina II (BRA), que, além do controle pressórico, diminuem comprovadamente a proteinúria e a progressão da doença renal[4].

O tratamento específico para a DF é feito por meio da TRE. Seu uso clínico foi liberado em 2001 na Europa e em 2003 nos Estados Unidos. Atualmente existem duas enzimas disponíveis: agalsidase alfa (Replagal®), que é produzida por cultura de fibroblastos humanos, aprovada na Europa; e agalsidase beta (Fabrazyme®), obtida por terapia recombinante de ovários de hamster chinês, aprovada na Europa e nos Estados Unidos[4]. No Brasil, as duas enzimas estão disponíveis. Ambas as proteínas são estrutural e funcionalmente semelhantes, sendo administradas por via intravenosa a cada 15 dias. A dose preconizada de agalsidase alfa é de 0,2mg/kg/dose, e a de agalsidase beta, de 1mg/kg/dose[4]. A TRE é recomendada de forma ininterrupta, já que a quantidade da enzima no plasma é rapidamente depletada, gerando a necessidade de infusões repetidas[4,14].

Outra possibilidade de tratamento inclui o uso de migalastat (Galafold®), aprovado recentemente no Brasil. Esse medicamento pertence à classe das chaperonas, passível de uso apenas nos portadores de variantes *amenable* (suscetíveis à droga), que são do tipo *missense*. Atuam por meio do resgate da α-GAL residual ou da inibição competitiva com a enzima. São administradas por via oral, com boa distribuição tecidual e com acesso ao sistema nervoso central[18,19].

O objetivo da TRE é reverter as alterações patológicas da DF, prevenir o desenvolvimento de doença nos jovens e, ao menos, diminuir a progressão da disfunção dos múltiplos órgãos nos pacientes de mais idade[20]. Quanto à nefropatia, a terapia visa impedir o desenvolvimento da albuminúria, estabilizar a albuminúria já manifesta, evitar ou retardar a progressão para proteinúria franca, estabilizar a função renal e evitar a progressão para DRC terminal com necessidade de TRS[21].

Não é nosso objetivo neste capítulo descrever os inúmeros estudos que abordam a resposta à TRE ou aqueles que descrevem ou tentam comparar os tipos de tratamentos disponíveis. Resumidamente, sabemos que alguns pacientes não atingem o objetivo terapêutico quanto à estabilização ou melhora do ritmo de filtração glomerular (RFG) devido a um nível mais avançado de dano tecidual quando a terapia é iniciada. Pacientes em estágios iniciais da DRC e níveis de albuminúria semelhantes podem responder diferentemente, dependendo da extensão do dano renal presente antes do tratamento[22,23].

A melhor resposta ao tratamento de longo prazo foi observada nos pacientes mais jovens, quando iniciaram a TRE com menores danos nos órgãos-alvo, traduzidos em níveis menores de proteinúria e função renal preservada ou pouco deteriorada, reafirmando a importância do diagnóstico e tratamento precoces[22,24-26].

NEFROPATIA DA DOENÇA DE FABRY

O acometimento renal da DF é multifatorial e sua patogênese ainda não é totalmente compreendida. O acúmulo progressivo de GL3 leva a alterações celulares e danos histológicos, promovendo a proliferação do músculo liso vascular e a liberação de mediadores envolvidos na patogênese de outras nefropatias. Além disso, a presença de GL3 no endotélio aumenta o estresse oxidativo por meio de espécies reativas de oxigênio e pela regulação positiva da expressão de moléculas de adesão celular[21].

O acúmulo de GL3 acontece em todos os tipos de células renais. Os depósitos se acentuam com a progressão da doença e, além dos podócitos, podem ocorrer no epitélio da cápsula de Bowman, nas células mesangiais e endoteliais, nas células musculares lisas das artérias e arteríolas, nas células intersticiais e no túbulo distal. O túbulo proximal é menos afetado devido à renovação constante de suas células[27,28].

As manifestações glomerulares são similares às da nefropatia diabética, com hiperfiltração precoce, albuminúria, proteinúria e diminuição progressiva do RFG[27]. A hiperfiltração glomerular, que inicialmente pode mascarar o comprometimento renal, é relativamente frequente nos pacientes jovens com DF, em comparação com outras doenças glomerulares[4,29]. Atualmente, uma das diretrizes de tratamento, inclusive, leva em conta a hiperfiltração, caracterizada como RFG superior a 135mL/min/1,73m², como um dos critérios de indicação de TRE[30].

As manifestações tubulares são menos frequentes e incluem síndrome de Fanconi, acidose tubular renal distal e isostenúria, pela incapacidade de concentração urinária[4,27]. O dano e a disfunção tubular podem ser acompanhados pela excreção de marcadores tubulares de lesão[28].

Os podócitos exercem o papel principal na patogênese da nefropatia por DF. Por serem células epiteliais com diferenciação terminal, apresentam capacidade limitada de se regenerar. São altamente especializadas, implicadas na preservação da estrutura e função glomerular, sendo componente-chave da barreira da filtração glomerular. Quando lesionados, causam podocitúria e proteinúria, resultando em glomerulosclerose, indicativo de lesão irreversível do glomérulo[31-33].

Além dos podócitos, as células endoteliais contribuem para o desenvolvimento da fibrose através de obstrução luminal e isquemia[34]. Foi demonstrado que o lyso-GL3 induz proliferação de células musculares lisas e recruta mediadores pró-fibróticos secundários[35]. A angiotensina II também contribui para a nefropatia da DF por meio da vasoconstrição, bem como a propagação de inflamação e fibrose[28,34].

Embora o acúmulo de GL3 também seja observado no mesângio, as células mesangiais parecem desempenhar um papel muito menos importante na fisiopatologia da nefropatia[28].

Com a evolução da doença, em especial os podócitos, as células endoteliais tornam-se hipertróficas com vacúolos espumosos. Alterações isquêmicas irreversíveis na microvasculatura renal resultam em glomerulosclerose progressiva, espessamento da parede capilar, atrofia tubular, fibrose intersticial e escleroses arterial e arteriolar[36]. Deterioração gradual do RFG e evolução para TRS geralmente ocorrem entre a quarta e quinta décadas de vida, principalmente em homens não tratados portadores da forma clássica[4,27].

Os depósitos renais de GL3 foram descritos já nas 17 semanas de gestação e no tecido placentário de pacientes com DF[37]. Os sinais indicativos de dano renal precoce e progressivo incluem microalbuminúria e proteinúria na segunda década de vida. No entanto, alterações histológicas potencialmente irreversíveis nos glomérulos, túbulos, interstício e vasos podem ser observadas em amostras de biópsia renal de crianças antes do aparecimento de microalbuminúria[4]. Portanto, apesar de a albuminúria e proteinúria serem os marcadores mais utilizados da nefropatia da DF, apresentam baixa capacidade para identificar nefropatia incipiente[37]. Além disso, a proteinúria pode não ser evidente em pacientes com doença renal avançada e não se correlacionar com o declínio do RFG[35].

Com base no exposto acima, é de suma importância a descoberta de marcadores alternativos de comprometimento renal. Estudo comparou a albuminúria com biomarcadores de disfunção glomerular (transferrina e colágeno tipo IV) e tubular (α1-microglobulina, N-acetil-β-glucosaminidase e alanina aminopeptidase) para a identificação da nefropatia incipiente da DF. Foi evidenciado aumento significativo de todos os biomarcadores mesmo no subgrupo de pacientes sem evidência de nefropatia, superando as limitações da albuminúria como marcador sensível da disfunção renal precoce e de progressão para DRC. Esses biomarcadores podem melhorar o manejo da doença renal, informar critérios para iniciar a TRE e definir novos estágios iniciais da nefropatia por DF[38].

A microscopia de urina pode ser clinicamente útil no diagnóstico e para avaliar a progressão da doença. É uma técnica não invasiva, de baixo custo e acessível, que visa à identificação de basicamente três achados na DF:

células com aparência de "cruz de Malta", "células de amoreira urinária" e podocitúria[21,35]. Existem, no entanto, algumas limitações associadas a esses testes, pois o valor diagnóstico não está bem estabelecido em pacientes com fenótipos atenuados, e esses achados não são patognomônicos da DF[35].

Células epiteliais vacuolizadas preenchidas com glicosfingolipídios têm a aparência de uma "cruz de Malta", sendo visualizadas por meio da microscopia de luz polarizada. Não é considerado um achado específico da DF[21,39]. Já as "células de amoreira urinária" (*urinary mulberry cells*) apresentam aparência lamelar com uma imagem característica do corpo da amoreira. São consideradas células epiteliais tubulares distais nas quais o GL3 se acumulou, podendo ser detectadas antes da presença de lesão renal[36,39].

A perda de podócitos na urina correlaciona-se com dano glomerular contínuo e progressivo e sua quantificação fornece evidências robustas de lesão podocitária[33]. Isso pode ser útil para prever o risco de nefropatia e orientar as estratégias de tratamento. Em alguns estudos, mesmo em pacientes com normoalbuminúria ou normoproteinúria, o número de podócitos na urina foi significativamente maior em comparação com indivíduos saudáveis, e por isso também pode ser considerado um biomarcador mais precoce de dano renal[36]. Podocitúria foi inversamente relacionada ao RFG em pacientes do sexo masculino e está correlacionada com a gravidade clínica da nefropatia da DF, podendo ter potencial valor prognóstico[31,32].

Os pacientes não tratados apresentam níveis significativamente mais altos de podocitúria quando comparados aos indivíduos tratados, sugerindo que esse marcador clinicamente silencioso pode anteceder a proteinúria. Indivíduos em TRE apresentam menor podocitúria, maior proteinúria e pior função renal, o que pode indicar que a terapia atualmente é iniciada em estágios avançados da DF[40,41]. No entanto, ainda faltam métodos laboratoriais consolidados para implementar a detecção de podocitúria na prática médica[33].

Em mulheres, devido à inativação aleatória do cromossomo X e ao consequente fenômeno de mosaicismo, os podócitos são envolvidos de maneira heterogênea pela doença. O número relativo de podócitos sem o fenótipo da DF aumenta com a idade nessas pacientes, o que configura uma perda desproporcional das células com o fenótipo da DF ao longo do tempo[42].

Moléculas como GL3 e lyso-GL3 têm sido associadas a biomarcadores de DF. Apesar de o nível urinário de GL3 diminuir durante a TRE, não é considerado um biomarcador adequado porque seu valor basal não tem correlação com os parâmetros bioquímicos da função renal e de gravidade da doença[21,43].

Já o lyso-GL3 apresenta maior sensibilidade e melhor correlação com o fenótipo da DF e com a resposta à TRE[21,35]. Estudos mostram que o lyso-GL3 tem importante e decisivo papel na doença renal da DF, promovendo a proliferação da musculatura vascular lisa e a liberação de mediadores secundários de lesão glomerular comuns à nefropatia diabética[35,44,45]. Portanto, o lyso-GL3 parece não ser um simples biomarcador da doença, pois também participa da fisiopatologia do acometimento renal[35,40].

No tocante à biópsia renal, ela pode ser útil em todos os pacientes com qualquer nível de proteinúria ou disfunção renal para avaliar o grau de glomerulosclerose e dano intersticial, que são marcadores de cronicidade e com alto significado prognóstico[21]. Em pacientes com proteinúria mínima e função renal normal, a biópsia também pode determinar se há depósito significativo de GL3, especialmente em podócitos, ou danos precoces para indicar o uso da TRE. Em mulheres sem a mínima evidência de nefropatia pela DF, a biópsia renal pode assumir maior relevância, pois a presença de depósitos renais significativos talvez sirva como indicação de início de TRE[21].

As indicações de biópsia renal no momento inicial também incluem a necessidade de se descartar outras nefropatias, e nos casos com apresentações atípicas[4]. Nos pacientes que já estão em TRE, a biópsia pode servir principalmente para avaliar a resposta ao tratamento quando há suspeita ou presença confirmada de anticorpos contra a enzima, e para descartar outras glomerulopatias[21]. Nunca devemos esquecer que, apesar de simples, a biópsia renal é um procedimento invasivo, e suas indicações devem estar municiadas de argumentos convincentes para se evitar riscos desnecessários[37,46].

Quanto aos achados histológicos, a microscopia de luz pode evidenciar glomérulos com vacuolização de podócitos, células mesangiais e endoteliais devido às inclusões de GL3, que são birrefringentes e produzem o padrão característico de "cruz de malta" sob luz polarizada. O uso do corante azul de toluidina tem a capacidade de preservar os depósitos de GL3, sendo útil na avaliação de casos confirmados ou suspeitos de DF[27,47]. A vacuolização também está presente nas células epiteliais dos túbulos distais, nas alças de Henle e nos ductos coletores. Como já citado, o envolvimento de células tubulares proximais é incomum. As lesões vasculares incluem depósitos em miócitos e células endoteliais, às vezes associadas a depósitos hialinos em artérias e arteríolas. Com a progressão da doença ocorrem glomerulosclerose, fibrose intersticial, atrofia tubular e espessamento das paredes vasculares[47].

À microscopia de imunofluorescência não são encontrados depósitos característicos de imunocomplexos, mas podem ocorrer achados inespecíficos como IgM ou C3 em áreas de esclerose[27,47].

A microscopia eletrônica é considerada por muitos autores a única ferramenta disponível para confirmar ou excluir de forma confiável a nefropatia por DF[36]. Os depósitos de GL3 são observados no interior dos lisossomos de diferentes tipos celulares e podem assumir formas conhecidas como "figura da mielina", "casca de cebola' ou 'corpos de zebra". Os podócitos são as células com maior quantidade de depósitos e se apresentam também com fusão dos pedicelos[27,47]. Os depósitos evidenciados por esse tipo de microscopia não são patognomônicos da DF. Os principais diagnósticos diferenciais histológicos envolvem outras nefropatias que se apresentam com podócitos espumosos. Como exemplos, temos a toxicidade por inibidores da enzima α-GAL (cloroquina, hidroxicloroquina, amiodarona) e outras lipidoses renais (gangliosidose GM1, síndrome de Hurler, doença de Niemann-Pick, doença de Farber). Uma forma de diferenciação é que nenhuma outra lipidose mostra corpos mielínicos proeminentes e disseminados nos vários tipos de compartimentos e células renais. A nefropatia induzida por sílica também pode apresentar-se com imagens semelhantes à DF[27,47].

Um sistema de graduação padronizado para análise de alterações renais por meio de biópsia renal foi desenvolvido e validado para determinar se as informações histológicas basais podem estar relacionadas à taxa de progressão ou resposta à TRE[48]. Achados de acometimento renal, tais como depósitos de GL3, expansão mesangial, glomerulosclerose, atrofia tubular e fibrose intersticial, foram observados mesmo nos estágios iniciais da doença. A evidência histológica do envolvimento renal precede os sinais clínicos e laboratoriais da nefropatia precoce. Portanto, a ausência de achados típicos da DRC não exclui o acometimento renal, valorizando o papel da biópsia renal[48].

Nesse mesmo estudo, a doença clínica foi mais leve nas mulheres, com menor grau de esclerose global e menos inclusões em podócitos, túbulos e vasos. A hialinose arterial foi a única lesão mais prevalente no sexo feminino, o que pode estar relacionado à maior idade média das pacientes avaliadas[48].

As análises uniformes das alterações histológicas podem ajudar a determinar o prognóstico, quantificar a resposta ao tratamento e facilitar a investigação de mecanismos patológicos que levam à perda progressiva da função renal[28].

Quanto à pressão arterial sistêmica, os pacientes com DF geralmente apresentam valores menores em comparação com outras nefropatias, principalmente devido aos efeitos da disfunção autonômica na função cardíaca e vascular, embora a etiologia desse efeito seja complexa e outros fatores possam estar envolvidos[21].

A presença de cistos renais, principalmente parapiélicos, tem sido relatada na literatura como uma característica do envolvimento renal pela DF. Não existem até o momento evidências de associação estatística entre cistos renais com os dados demográficos, clínicos ou laboratoriais dos pacientes. A patogênese dos cistos parapiélicos na DF é desconhecida[21,27,35]. Embora incomum, a hematúria também pode ocorrer, por motivos semelhantes aos encontrados em outras doenças glomerulares[21].

No tocante à terapia da nefropatia por DF, além da TRE, é de suma importância o controle adequado da proteinúria com o uso de algum iECA ou BRA. A meta terapêutica é atingir níveis de albuminúria menores que 30mg/g de creatinina se os valores basais estiverem entre 30 e 300mg/g, ou menores que 300mg/g se os valores basais estiverem acima de 300mg/g, o que equivale a aproximadamente 500mg/dia. É necessária uma titulação cuidadosa da dose para evitar efeitos adversos que incluem hipotensão e hipercalemia, semelhantes a outras formas de doença renal avançada[24,49,50]. A ação cardioprotetora adicional dessas medicações fornece uma justificativa adicional para o uso[21].

Quanto à TRS de escolha para os pacientes com DF, não existem evidências de superioridade entre as modalidades disponíveis. O transplante renal apresenta bons resultados de longo prazo[51].

O tratamento também deve incluir agentes hipolipemiantes e antiplaquetários quando indicados[21]. Outras medidas englobam restrição de sal na dieta e reposição de vitamina D quando esta estiver em níveis de deficiência[49,50]. Alguns estudos também abrem caminho para o uso de paricalcitol, devido a seu comprovado efeito antiproteinúrico[36,44].

Em relação à TRE, existem algumas peculiaridades no tocante às alterações renais. Alguns estudos indicam o tratamento quando os níveis de proteinúria são superiores a 1g/dia ou quando o RFG se apresentar abaixo de 60mL/min/1,73m^2, exceto por indicações não renais. No geral, a recomendação é que, para a nefropatia da DF, o tratamento seria eficaz apenas nos estágios 1 ou 2 da DRC, antes da deterioração da função renal ou do início da proteinúria evidente, porém ainda há muita controvérsia[52]. Em casos de transplante renal, a TRE não é recomendada pela nefropatia, mas pode ser continuada para indicações não renais[52].

Em trabalho de biópsias renais seriadas em crianças, logo no início da TRE e 5 anos após, foi evidenciada depuração total das inclusões endoteliais, glomerulares e mesangiais, e em alguns pacientes ocorreu depuração substancial das inclusões de podócitos, tendo correlação com a dose cumulativa da enzima[53]. A eliminação limitada de GL3 arterial e arteriolar levanta preocupações sobre os efeitos vasculares de longo prazo da terapia atual[54].

Para o melhor seguimento dos pacientes é recomendado que a quantificação do RFG, medida ou estimada, seja realizada anualmente em pacientes com baixo risco de progressão para DRC, a cada 6 meses se risco moderado e a cada 3 meses se alto risco. Quanto à albuminúria ou proteinúria, em urina de 24 horas ou amostra isolada, recomendam-se dosagens anuais nos pacientes com baixo risco, a cada 6 meses se risco moderado e a cada 3 meses se alto risco[49].

Estudos e levantamentos mostram que, infelizmente, o tratamento com a TRE é geralmente retardado até que ocorra proteinúria ou disfunção renal, quando a reversibilidade do dano é difícil de se alcançar e o prognóstico é ruim. Nesse sentido, torna-se de vital importância a implementação de estratégias para a detecção precoce da nefropatia, para evitar os resultados devastadores em longo prazo. O crescente conhecimento dos mecanismos envolvidos na nefropatia por DF precisa ser traduzido em novos alvos de medicamentos e conceitos terapêuticos para fundamentar e complementar a terapia atual da doença.

REFERÊNCIAS BIBLIOGRÁFICAS

1. Desnick R, Ioannou Y. α-Galactosidase A deficiency: Fabry disease. In Scriver CR, Beaudet AL, Sly WJ, Valle D (eds). *The Metabolic and Molecular Bases of Inherited Disease,* 8th ed. McGraw-Hill: New York, 2001, pp 3733-3734.

2. Sessa A, Meroni M, Battini G *et al.* Renal involvement in Anderson-Fabry disease. *J Nephrol* 2003; **16**: 310-313.

3. Okuda S. Renal involvement in Fabry's disease. *Intern Med* 2000; **39**: 601-602.

4. Germain DP. Fabry disease. *Orphanet J Rare Dis* 2010; **5**: 30-78.

5. The Human Gene Mutation Database. Disponible in: http://www.hgmd.cf.ac.uk/ac/gene.php?gene=GLA (accessed December 2019).

6. Asthon-Prolla P, Ashley G, Giugliani R *et al.* Fabry disease: comparison of enzymatic, linkage and mutation analysis for carrier detection in a family with a novel mutation (30delG). *Am J Med Genet* 1999; **84**: 420-424.

7. Knol I, Ausems M, Lindhout D *et al.* Different phenotypic expression in relatives with Fabry disease caused by a W226X mutation. *Am J Med Genet* 1999; **82**: 436-439.

8. Spada M, Pagliardini S, Yasuda M *et al.* High incidence of later-onset Fabry disease revealed by newborn screening. *Am J Hum Genet* 2006; **79**: 31-40.

9. Hwu WL, Chien YH, Lee NC *et al.* Newborn screening for Fabry disease in Taiwan reveals a high incidence of the later-onset GLA mutation c.936+919G>A (IVS4+919G>A). *Hum Mutat* 2009; **30**: 1397-1405.

10. Silva CAB, Barreto FC, dos Reis MA *et al.* Targeted screening of Fabry disease in male hemodialysis patients in Brazil highlights importance of family screening. *Nephron* 2016; **134**: 221-230.

11. Linthorst GE, Vedder AC, Aerts JMFG *et al.* Screening for Fabry disease using whole blood spots fails to identify one-third of female carriers. *Clin Chim Acta* 2005; **353**: 201-203.

12. Germain DP, Benistan K, Angelova L. X-linked inheritance and its implication in the diagnosis and management of female patients in Fabry disease. *Rev Med Intern* 2010; **31 Suppl 2**: S209-S213.

13. Laney DA, Fernhoff PM. Diagnosis of Fabry disease via analysis of family history. *J Genet Couns* 2008; **17**: 79-83.

14. Martins AM, D'Almeida V, Kyosen SO *et al.* Guidelines to diagnosis and monitoring of Fabry disease and review of treatment experiences. *J Pediatr* 2009; **155**: 19-31.

15. Nakao S, Takenaka T, Maeda M *et al.* An atypical variant of Fabry's disease in men with left ventricular hypertrophy. *N Engl J Med* 1995; **333**: 288-293.

16. Obrador GT, Ojo A, Thadhani R. End-stage renal disease in patients with Fabry disease. *J Am Society Nephrol* 2002; **13 Suppl 2**: S144-S146.

17. Eng CM, Germain DP, Banikazemi M *et al.* Fabry disease: guidelines for the evaluation and management of multiorgan system involvement. *Genet Med* 2006; **8**: 539-548.

18. Desnick RJ, Schuchman EH. Enzyme replacement and enhancement therapies: lessons from lysosomal disorders. *Nat Rev Genet* 2002; **3**: 954-966.

19. Yam GH, Bosshard N, Zuber C *et al.* Pharmacological chaperone corrects lysosomal storage in Fabry disease caused by trafficking-incompetent variants. *Am J Physiol Cell Physiol* 2006; **290**: C1076-C1082.

20. Desnick RS, Brady R, Barrenger J *et al.* Fabry disease, an under-recognized multisystemic disorder: expert recommendations for diagnosis, management, and enzyme replacement therapy. *Ann Int Med* 2003; **138**: 338-346.

21. Waldek S, Feriozzi S. Fabry nephropathy: a review – how can we optimize the management of Fabry nephropathy? *BMC Nephrol* 2014; **15**: 72-84.

22. Germain DP, Charrow J, Desnick RJ *et al.* Ten-year outcome of enzyme replacement therapy with agalsidase beta in patients with Fabry disease. *J Med Genet* 2015; **52**: 353-358.

23. Kantola IM. Renal involvement in Fabry disease. *Nephrol Dial Transplant* 2019; **34**: 1435-1437.

24. Warnock DG, Thomas CP, Vujkovac B *et al.* Antiproteinuric therapy and Fabry nephropathy: factors associated with preserved kidney function during agalsidase-beta therapy. *J Med Genet* 2015; **52**: 860-866.

25. Madsen CV, Granqvist H, Petersen JH *et al.* Age-related renal function decline in Fabry disease patients on enzyme replacement therapy: a longitudinal cohort study. *Nephrol Dial Transplant* 2019; **34**: 1525-1533.

26. Warnock DG, Ortiz A, Mauer M *et al.* Renal outcomes of agalsidase beta treatment for Fabry disease: role of proteinuria and timing of treatment initiation. *Nephrol Dial Transplant* 2012; **27**: 1042-1049.

27. Abensur H, Reis MA. Renal involvement in Fabry disease. *J Bras Nefrol* 2016; **38**: 245-254.

28. Eikrem Ø, Skrunes R, Tøndel C *et al.* Pathomechanisms of renal Fabry disease. *Cell Tissue Res* 2017; **369**: 53-62.

29. Riccio E, Sabbatini M, Bruzzese D *et al.* Glomerular hyperfiltration: an early marker of nephropathy in Fabry disease. *Nephron* 2019; **141**: 10-17.

30. Sirrs S, Bichet DG, Iwanochko RM *et al.* Canadian Fabry disease treatment guidelines 2017. Acessado em dezembro de 2019. Disponible in: http://www.garrod.ca/wp-content/uploads/Canadian-FD-Treatment-Guidelines-2017.pdf.

31. Fall B, Scott CR, Mauer M *et al.* Urinary podocyte loss is increased in patients with Fabry disease and correlates with clinical severity of Fabry nephropathy. *PloS One* 2016; **11**: e0168346.

32. Pereira EM, Silva AS, Labilloy A *et al.* Podocyturia in Fabry disease. *J Bras Nefrol* 2016; **38**: 49-53.

33. Sanchez-Niño MD, Perez-Gomez MV, Valiño-Rivas L *et al.* Podocyturia: why it may have added value in rare diseases. *Clin Kidney J* 2018; **12**: 49-52.

34. Weidemann F, Sanchez-Niño MD, Politei J *et al.* Fibrosis: a key feature of Fabry disease with potential therapeutic implications. *Orphanet J Rare Dis* 2013; **8**: 116-127.

35. Riccio E, Sabbatini M, Capuano I, Pisani A. Early biomarkers of Fabry nephropathy: a review of the literature. *Nephron* 2019; **143**: 274-281.

36. Del Pino M, Andrés A, Bernabéu AÁ *et al.* Fabry nephropathy: an evidence-based narrative review. *Kidney Blood Press Res* 2018; **43**: 406-421.

37. Schiffmann R, Hughes DA, Linthorst GE *et al.* Conference Participants. Screening, diagnosis, and management of patients with Fabry disease: conclusions from a "Kidney Disease: Improving Global Outcomes" (KDIGO) Controversies Conference. *Kidney Int* 2017; **91**: 284-293.

38. Aguiar P, Azevedo O, Pinto R *et al.* New biomarkers defining a novel early stage of Fabry nephropathy: a diagnostic test study. *Mol Genet Metab* 2017; **121**: 162-169.

39. Shimohata H, Ogawa Y, Maruyama H *et al.* A renal variant of Fabry disease diagnosed by the presence of urinary mulberry cells. *Intern Med* 2016; **55**: 3475-3478.

40. Trimarchi H, Canzonieri R, Costales-Collaguazo C *et al.* Early decrease in the podocalyxin to synaptopodin ratio in urinary Fabry podocytes. *Clin Kidney J* 2019; **12**: 53-60.

41. Trimarchi H, Canzonieri R, Schiel A *et al.* Podocyturia is significantly elevated in untreated vs treated Fabry adult patients. *J Nephrol* 2016; **29**: 791-797.

42. Mauer M, Glynn E, Svarstad E *et al.* Mosaicism of podocyte involvement is related to podocyte injury in females with Fabry disease. *PLoS One.* 2014; **9**: e112188.

43. Moura AP, Hammerschmidt T, Deon M *et al.* Investigation of correlation of urinary globotriaosylceramide (Gb3) levels with markers of renal function in patients with Fabry disease. *Clin Chim Acta* 2018; **478**: 62-67.

44. Sanchez-Niño MD, Sanz AB, Carrasco S *et al.* Globotriaosylsphingosine actions on human glomerular podocytes: implications for Fabry nephropathy. *Nephrol Dial Transplant* 2011; **26**: 1797-1802.

45. Ortiz A, Sanchez-Niño MD. Enzyme replacement therapy dose and Fabry nephropathy. *Nephrol Dial Transplant* 2018; **33**: 1284-1289.

46. Najafian B, Fogo AB, Lusco MA *et al.* AJKD Atlas of renal pathology: Fabry nephropathy. *Am J Kidney Dis* 2015; **66**: e35-e36.

47. Colpart P, Félix S. Fabry nephropathy. *Arch Pathol Lab Med* 2017; **141**: 1127-1131.

48. Fogo AB, Bostad L, Svarstad E *et al.* Scoring system for renal pathology in Fabry disease: report of the International Study Group of Fabry Nephropathy (ISGFN). *Nephrol Dial Transplant* 2010; **25**: 2168-2177.

49. Ortiz A, Germain DP, Desnick RJ *et al.* Fabry disease revisited: Management and treatment recommendations for adult patients. *Mol Genet Metab* 2018; **123**: 416-427.

50. Ortiz A, Cianciaruso B, Cizmarik M *et al.* End-stage renal disease in patients with Fabry disease: natural history data from the Fabry Registry. *Nephrol Dial Transplant* 2010; **25**: 769-775.

51. Ersözlü S, Desnick RJ, Huynh-Do U *et al.* Long-term outcomes of kidney transplantation in Fabry disease. *Transplantation* 2018; **102**: 1924-1933.

52. Terryn W, Cochat P, Froissart R *et al.* Fabry nephropathy: indications for screening and guidance for diagnosis and treatment by the European Renal Best Practice. *Nephrol Dial Transplant* 2013; **28**: 505-517.

53. Tondel C, Bostad L, Larsen KK *et al.* Agalsidase benefits renal histology in young patients with Fabry disease. *J Am Soc Nephrol* 2013; **24**: 137-148.

54. Skrunes R, Tøndel C, Leh S *et al.* Long-term dose-dependent agalsidase effects on kidney histology in Fabry disease. *Clin J Am Soc Nephrol* 2017; **12**: 1470-1479.

16

NEFROPATIA ASSOCIADA À *APOL1*

Giselle Vajgel Fernandes
Lucila Maria Valente

◆

HISTÓRICO

Há mais de três décadas, observa-se maior incidência de doença renal crônica (DRC) avançada em afro-americanos em comparação aos caucasianos nos Estados Unidos, com prevalência quatro vezes maior[1,2]. O fator socioeconômico "pobreza" aumenta o risco para DRC em ambos os grupos étnicos, porém os negros americanos padecem dessa condição mesmo após correção para esse viés[3,4]. Em 2008, dois estudos indicaram a participação de determinado *locus* do cromossomo 22 no risco de desenvolvimento de DRC não diabética na população africana[5,6]. Essa região do cromossomo 22 contém 35 genes, entre eles o gene da *non-muscule myosin heavy chain* 9 (*MYH9*), um forte candidato, em virtude de sua expressão no podócito e da prévia identificação de mutações do *MYH9* em portadores de desordens plaquetárias hereditárias que apresentavam penetrância variável de doença renal[5]. Porém, as evidências quanto ao papel do *MYH9* no desenvolvimento da DRC não hipertensiva perderam forças à medida que não se encontrou mutação relacionada à DRCT não diabética[7], e, em 2010, dois estudos apontaram um outro gene – *APOL1*, adjacente ao *MYH9*, que estava em desequilíbrio de ligação com esse e que mostrou associação mais significante com DRC não diabética[8,9].

O gene da *APOL1* é localizado no braço curto do cromossomo 22, que contém 14,5kb distribuídos em sete éxons, sendo o único gene da família das apolipoproteínas que codifica uma proteína secretada, a apolipoproteína 1 (*APOL1*), com 398 aminoácidos, que se associa a partículas de HDL-colesterol na circulação[10,11]. As variantes genéticas codificantes para *APOL1* foram denominadas G1 e G2 e a sequência de referência foi designada como G0 – em homenagem ao primeiro autor do estudo[8]. O alelo G1 consiste de um haplótipo formado por dois polimorfismos de um único nucleotídeo (SNPs): as variantes rs73885319 (S342G) e rs60910145 (I384M), que se encontram em desequilíbrio de ligação, enquanto o alelo G2, com deleção de seis pares de bases, é representado pela variante rs71785313[8,9]. As variantes que provocam mudanças na sequência da proteína próximo à extremidade C-terminal da proteína, uma região chamada de domínio, estão associadas à resistência sérica (*SRA domain*)[8]. Os alelos G1 e G2 exibem forte padrão recessivo de herança, sendo o genótipo renal de alto risco da *APOL1* composto pela presença de dois alelos de risco (G1/G1, G2/G2 ou G1/G2).

Admite-se que as variantes de risco para nefropatia, G1 e G2, da *APOL1* podem ter sido selecionadas na África subsaariana nos últimos 10 mil anos, e sua presença confere proteção contra a infecção parasitária por meio da lise do *Trypanosoma bruceirhodesiense*, etiologia da doença do sono africana transmitida pela mosca tsé--tsé[8]. A proteína plasmática *APOL1* é um constituinte do *high density lipoprotein* (HDL) colesterol com propriedade de, ao ser ingerida pelo tripanossomo suscetível, formar poros nas membranas dos lisossomos provocando a lise do parasita[12]. O *Trypanosoma bruceirhodesiense* produz uma proteína que neutraliza a ação tripanolítica da *APOL1* selvagem, porém não é capaz de neutralizar a ação da *APOL1* mutante[13].

FISIOPATOGENIA DA NEFROPATIA DA *APOL1*

Há evidências de que a expressão do gene *APOL1*, por meio da apolipoproteína L1 pode afetar a função glomerular por meio de seu papel na biologia das lipoproteínas. Após sua codificação, a apolipoproteína L1 é excretada para o meio extracelular e seu transporte plasmático se faz acoplando-se às partículas de HDL-colesterol[14]. A contribuição da apolipoproteína L1 para o metabolismo do colesterol ainda não está estabelecida, mas admite-se que ela pode ter função na integridade da membrana plasmática dos processos podocitários[15].

Os níveis séricos da *APOL1* não são correlacionados à gravidade da doença renal[16], nem às variantes e seus fenótipos[17]. A descoberta de que o dano causado pelas variantes de risco da *APOL1* é determinado pela expressão no tecido renal foi importante para avaliação de risco de receptores renais de doadores afro-descendentes. A presença do genótipo de risco da *APOL1* nos receptores renais não provocou redução na sobrevida do enxerto recebido por eles, sugerindo que não houve impacto da *APOL1* circulante[18]; no entanto, os rins de doadores com dois alelos de risco *APOL1* tiveram menor tempo de sobrevida em comparação com aqueles que receberam rins de doadores com um ou nenhum alelo de risco, sugerindo um papel endógeno para a fisiopatologia da *APOL1*[19,20].

Como o gene da *APOL1* está presente apenas em humanos e alguns primatas, dispor de um modelo experimental da nefropatia se torna mais complicado. A maioria dos estudos que avaliaram os mecanismos de lesão é proveniente de culturas de células. Acredita-se que as variantes de risco aumentam a expressão de canais ou poros na membrana celular, permitindo o efluxo de potássio e consequente lesão celular[21,22]. No entanto, estudos experimentais demonstram que a disfunção mitocondrial precede a depleção de potássio[23,24] e em lisossomos, promovendo a autofagia e a morte celular[25].

Evidências sugerem que o receptor do ativador do plasminogênio tipo uroquinase sérico (suPAR) e a integrina $\alpha_V\beta_3$ formam um complexo com a *APOL1* na membrana da célula podocitária, levando à lesão celular e à proteinúria em camundongos transgênicos[26]. Em outro estudo, Beckerman *et al* mostraram, em camundongos transgênicos, que os alelos de risco para *APOL1* induziram doença glomerular quando expressos nos podócitos ao serem expostos à tetraciclina. O modelo demonstra que os podócitos de camundongos com os alelos G1/G2 manifestaram comprometimento do tráfego endolisossômico e do fluxo autofágico, possivelmente devido à acidificação do compartimento endossomal, e isso está associado ao acúmulo de autofagossomos. Além disso, houve ativação do inflamassoma, com geração de IL-1β, indicativo de piroptose[27]. Além disso, as alterações estruturais e funcionais foram mais graves em camundongos expressando os alelos G1 e G2 em comparação com o alelo G0. Os autores também analisaram amostras de rins de indivíduos com DRC, com ritmo de filtração glomerular estimado (RFGe) menor que 60mL/min/1,73m², comparados com controles[28]. Os resultados obtidos corroboram a hipótese de que os alelos de risco para *APOL1* induzem a lesão glomerular principalmente quando estão com expressão aumentada, como ocorreria, por exemplo, no contexto de infecções e de estimulação da imunidade inata via interferon[29].

O risco genético para DRC associada à *APOL1* em humanos é autossômico recessivo. Os estudos de modelos animais são complicados pela ausência de *APOL1* nos não primatas. Em estudo com camundongos transgênicos para G0 e G2, foi demonstrado que aqueles com a variante de risco G2 apresentaram redução do número de podócitos e mais gravidez com pré-eclâmpsia, em comparação aos que possuíam a variante selvagem G0[30]. Poucos modelos animais testaram o estado heterozigótico, tipicamente uma condição livre de doença em humanos, no entanto estudo recente mostrou que o modelo de camundongo transgênico com uma variante G0 protegeu os animais da perda podocitária associada à nefopatia do HIV, o que não foi observado naqueles que expressavam *APOL1*-G2[31]. Embriões de *zebrafish,* com edição do gene *APOL1* pela CRISPR/Cas9, revelaram perda de podócitos e defeitos de filtração glomerular que foram corrigidos pela expressão de RNAm da *APOL1* do tipo selvagem[32]. No entanto, a adição do alelo G1 da *APOL1* não amenizou defeitos causados pela supressão da *APOL1*, nem do G2, que é deletério à função proteica[32]. Estudo recente evidenciou de que o modo de herança da *APOL1* talvez seja mais complexo e não necessariamente apenas o modelo recessivo seja a explicação para todos os fenótipos encontrados, uma vez que aminoácidos mais distantes da região C-terminal também podem estar implicados na patogenia da nefropatia da *APOL1*[33].

APOL1 E DOENÇA RENAL CRÔNICA

Estima-se que 13% dos afro-americanos, ou seja, quase 6 milhões de pessoas, têm duas variantes de risco renal (VRR) *APOL1* (ou seja, possuem os genótipos G1G1, G2G2 ou G1G2) e correm maior risco de desenvolver doença renal não diabética. A presença de 2VRR está fortemente relacionada à DRC não diabética, com *odds ratios* (ORs) para glomerulosclerose segmentar e focal (GESF) de 17[34] e OR 29-89 para nefropatia associada ao HIV[34,35], além de forte associação à nefropatia hipertensiva com glomérulos solidificados ou globalmente esclerosados[36], glomerulopatia colapsante associada a interferon[37], nefrite lúpica associada à DRC estágio 5[38] e anemia falciforme[39] (Tabela 16.1).

A presença das duas VRR é responsável por 70% dos casos de glomerulosclerose não diabética nos afro-americanos. A esclerose global glomerular geralmente coexiste

Tabela 16.1 – Variantes de risco renal da *APOL1* e risco para DRC em afro-americanos.

Doença associada	% 2VRR	N	OR ou RR (IC 95%)	Referência
Nefropatia associada ao HIV	72	54	29 (13-68,5)	34
GESF primária	72	217	17 (11-26)	34
Glomerulopatia colapsante lúpica	50	26	5,4 (0,4-12,1)	40
DRCT por nefrite lúpica	25	855	2,7 (1,8-4,2)	38
Anemia falciforme	45	540	3,4	39
DRC atribuída à hipertensão	23	675	2,6 (1,8-3,6)	41

com alterações intersticiais e vasculares e são decorrentes da nefrosclerose arteriolar que leva à hipertensão arterial sistêmica e à redução gradativa do ritmo de filtração glomerular. Esses casos são normalmente registrados como nefrosclerose hipertensiva e geralmente não são biopsiados por apresentarem proteinúria reduzida ou ausente[36,41,42].

É importante ressaltar que a maioria dos portadores dos alelos de risco não desenvolve doença renal, sendo necessária a presença de um segundo gatilho para que haja o acometimento renal. Estudo realizado com familiares de doentes com nefropatia não diabética mostrou que eles têm mais risco de serem portadores das variantes de risco; no entanto, isso não foi suficiente para o desenvolvimento de formas incipientes de doença renal, reforçando a tese do segundo fator desencadeante[43]. Recentemente, Langefeld *et al* (2018) realizaram um estudo de associação ampla do genoma e demonstraram quefatores ambientais são gatilhos mais eficientes do que a interação gene-gene para o desencadeamento da nefropatia da *APOL1*[44]. As evidências apontam que a interação gene-vírus pode ser um dos fatores desencadeadores da nefropatia da *APOL1*. A nefropatia associada ao HIV desenvolve-se em cerca de 50% dos afro-americanos portadores do HIV sem tratamento e que possuem duas variantes de risco da *APOL1*[34]. O rim funciona como um reservatório para a replicação do vírus HIV[45] e o tratamento com antirretrovirais atenua a nefrotoxicidade relacionada às variantes de risco[46]. Além de infecções virais e doenças autoimunes que estimulam a via do interferon, o uso exógeno desse para o tratamento de doenças pode desencadear glomerulopatia colapsante nos portadores de duas VRR da *APOL1*[29]. O ambiente rico em interferon aumenta a expressão de RNA para *APOL1* por meio de estímulo de *Toll-like receptors* da imunidade inata[29].

Os estudos envolvendo *APOL1* e nefrite lúpica (NL) são escassos. Para abordar a relação do risco genético com a gravidade da nefrite lúpica, Freedman *et al* analisaram 668 afro-americanos com DRCT por nefrite lúpica quanto às variantes da *APOL1* e o de risco de associação com nefropatia[38]. Esse estudo detectou um OR de 2,35 (95% intervalo de confiança 1,77-3,3; p = 4,25E^{-9}) para a associação da *APOL1* com DRCT por NL. No entanto, diferenças significativas não foram observadas no OR para associação entre afro-americanos e nefrite lúpica, como se o risco genético fosse um fator de progressão da doença renal e não um precipitante.

Estudo com 546 biópsias renais de pacientes com NL encontrou associação entre a presença de glomerulopatia colapsante e crescentes não necrotizantes e a presença das duas VRR da *APOL1*, além de tendência a maior índice de cronicidade, não havendo diferença quanto às classes histológicas da NL[40]. Como já citado, a glomerulopatia colapsan+te foi associada ao uso exógeno de IFN e à HIVAN em pacientes com as variantes de alto risco renal[34,37]. Estudos em pacientes afro-americanos com nefropatia não diabética apontam que alguns pacientes desenvolvem glomerulosclerose global com fibrose e alterações vasculares intersticiais, enquanto outros desenvolvem GESF[41,47,48]. Larsen *et al* publicaram estudo com biópsias renais de afro-americanos com nefrosclerose arteriolar e não evidenciaram proporção significativamente maior de obsolescência glomerular nos afro-americanos com duas variantes de risco, porém descreveram maiores graus de glomerulosclerose solidificada e glomérulos que "desaparecem", bem como menor alteração arteriolar[36].

Estudo que examinou cortes microscópicos de rins saudáveis de afro-americanos e descreveram os fenótipos de acordo com o perfil de *APOL1*. O estudo mostrou que indivíduos com uma ou duas VRR perdem glomérulos precocemente em comparação à população geral saudável, que geralmente começa a perder glomérulos a partir dos 50 anos de idade. Essas diferenças persistiram após o ajuste para variáveis como a hipertensão arterial. Além da redução no número total de glomérulos, houve aumento no volume dos glomérulos, que deve ser decorrente de hipertrofia compensatória, gerada pelo hiperfluxo sanguíneo nos glomérulos remanescentes[49].

DRC ASSOCIADA À *APOL1* NA POPULAÇÃO BRASILEIRA

Populações sul-americanas têm contribuições variáveis de ancestrais da África Ocidental devido ao tráfico de escravos que ocorreu há 500 anos. Os brasileiros são uma população miscigenada, com diferentes proporções de ancestralidade ameríndia, africana e europeia. As frequências dos alelos de risco da *APOL1* têm sido variáveis, dependendo da região do Brasil. Estudo comparando o índice de ancestralidade africana (IAA) entre brasileiros negros e brancos de cada Região do País encontrou IAAs similares entre indivíduos das regiões Nordeste e Sudeste do Brasil, mas menor IAA em africanos originais (e maior do que nos portugueses caucasianos)[50]. Em estudo da Universidade Federal de Pernambuco (UFPE), participantes do Recife tinham 59,7% de marcadores de ancestralidade europeia, 23,0% de africanos e 17,3% de ameríndios[51].

A hipótese atual aponta que as variantes *APOL1* G1 e G2 surgiram nos últimos 10.000 anos na África Subsaariana, provavelmente na África Ocidental, onde foram submetidas a intensa seleção positiva, uma vez que a presença de um ou mais alelos de risco (G1 ou G2) forneceria resistência ao *Trypanosoma brucei rhodesiense*[8,52]. A América do Sul foi povoada entre 15.000 e 13.500 anos atrás, talvez por uma única onda de migração[53], antes da seleção positiva para *APOL1*. Portanto, acredita-se que a influência da ancestralidade africana veio do comércio de escravos transatlântico durante os séculos XVI a XIX. Populações asiáticas, nativas americanas e caucasianas geralmente têm frequências muito baixas das variantes de risco da *APOL1* em pacientes com DRC[54-57]. Entre os índios americanos e também entre a população indígena brasileira, os alelos de risco derivados de africanos na sequência de DNA das regiões codificadoras de *APOL1* não foram detectados, fornecendo evidências adicionais de que essas variantes de risco estão presentes apenas naqueles com ancestralidade africana recente[34,56]. No entanto, entre os hispânicos e latinos americanos, com ascendência africana, os dois genótipos de risco da *APOL1* estavam presentes em 2% dos indivíduos dessas etnias nos Estados Unidos da América[58].

Estudo na cidade de Salvador – BA, no Brasil, avaliou 45 casos de DRC estágio 5 e identificou apenas um indivíduo (2%) com dois alelos de risco para *APOL1*, mas não se fez genotipagem de controles saudáveis[59]. Recentemente, estudo brasileiro que avaliou 106 pacientes com DRC estágio 5 e 106 controles (parentes de primeiro grau), de etnia negra ou mista da Região Sul, detectou frequências 10 vezes maiores de genótipos de risco renal em comparação com os controles relacionados (9,4% *versus* 0,9%; OR = 10,95, p = 0,0017)[60]. Ao se incluir pacientes dialíticos na Região Nordeste do Brasil, os autores encontraram uma frequência de 13,2% das duas VRR, sendo mais frequente ainda nos não diabéticos. Além disso, os portadores de dois alelos de risco iniciaram terapia renal substitutiva cerca de 12 anos mais cedo do que aqueles com zero alelos de risco[60]. Esse último estudo revela que a *APOL1* está associada à DRC estágio 5 não diabética em brasileiros de maneira autossômica recessiva; no entanto, os casos avaliados foram todos de pacientes em estágio 5 da DRC (em terapia renal substitutiva) e aqueles com etiologia autoimune para DRC, como nefrite lúpica, foram excluídos.

Em 2014, estudo realizado em São Paulo com 196 portadores de nefrite lúpica apresentavam 30% de IAA. Os autores observaram que 10% dos pacientes apresentavam duas VRR para *APOL1,* porém não houve correlação do genótipo de risco com duplicação da creatinina ou DRC estágio 5. No entanto, os autores observaram associação de pior desfecho renal com um dos alelos do *MYH9* – gene que se encontra em desequilíbrio de ligação com *APOL1*. Os autores sugeriram que a falta de associação de evolução para DRC com os alelos de risco da APOL1 nos pacientes com NL poderia ser devida à baixa frequência das duas variantes de risco (10%) ou ao tamanho amostral da pesquisa[61].

Nosso grupo da UFPE, em parceria com o grupo da Escola Paulista de Medicina (EPM/UNIFESP), estudou, por meio de genotipagem da *APOL1*, 201 pacientes com nefrite lúpica confirmada por biópsia renal e 222 controles saudáveis não relacionados. Todos os participantes se autodeclararam como negros ou pardos. A frequência de duas VRR nos pacientes e controles não foi diferente (2% e 0,4%, respectivamente), porém observamos que os pacientes com pelo menos um alelo de risco apresentou mais lesão tubulointersticial à biópsia inicial e risco maior de evoluir para DRC estágio 4 ou 5[62]. Além disso, os portadores de um ou mais alelos evoluíram para DRC estágio 5 em um tempo significativamente mais curto do que sem os alelos de risco (14, [IQR = 9-22] *vs.* 114 [IQR = 36-220] meses, p = 0,0023).

Apesar de o modelo recessivo ser mais aceito, alguns estudos sugerem que talvez haja um fenótipo intermediário para os heterozigotos, o que pode sugerir uma associação dominante ou aditiva[52]. Pacientes não tratados com HIV e portadores de duas VRR *APOL1* têm entre os ORs mais altos para DRC (29-89); no entanto, mesmo uma VRR foi associada ao HIVAN em africanos (OR = 5,49)[63]. Uma única *APOL1* VRR também confere risco 1,7 vez maior para glomerulosclerose segmentar e focal, embora dois alelos de risco renal confiram risco 10 vezes maior[34]. Além disso, outros estudos mostram que a presença de um alelo de risco reduz o tempo de início de terapia dialítica quando comparado à sua ausência[64,65]. Progressão mais rápida da doença renal também foi demonstrada em estudo com portadores de DRCT decorrente de nefrite lúpica. À medida que o número de alelos da *APOL1* aumentou, o período de tempo até o início de terapia renal substitutiva foi reduzido, indicando que a presença de um ou mais alelos da *APOL1* funcionava como fator de progressão da nefropatia[38]. Esses achados sugerem a influência de uma única *APOL1* RRA na lesão renal.

APOL1 E TRANSPLANTE RENAL

Rins de doadores afro-americanos apresentavam sobrevida menor quando comparados a enxertos de doadores não negros[66]. Com a descoberta das variantes de risco da *APOL1*, o motivo foi esclarecido. Portadores de duas VRR apresentavam maior risco de perda do enxerto, com razão de risco (RR) de 3,84 (p = 0,008), em comparação com 1,52 (p = 0,03) e 1,06 (p = 0,057) para o grau de correspondência HLA e tempo de isquemia fria, respectivamente[19]. Esse mesmo estudo mostrou que as lesões histológicas compatíveis com nefropatia da *APOL1* estavam presentes em 75% dos doadores com duas variantes, em comparação a apenas 12% naqueles com uma ou zero variantes de risco renal. Estudos multicêntricos americanos confirmaram que o risco das variantes era relacionado ao genótipo do doador e não do receptor[18,20,67]. Os estudos mostraram que receptores de rins de doadores com genótipos de alto risco *APOL1* apresentaram o dobro da taxa de falência do enxerto seis anos após o transplante. Esses resultados dão suporte à importância da genotipagem das variantes da *APOL1* de descendentes de africanos (ou doadores falecidos afro-brasileiros) para auxiliar na decisão de alocação de órgãos, classificando-os como "rins com critério expandido"[68,69]. No entanto, essa atitude gera controvérsia na literatura, uma vez que pode levar à redução da oferta de órgãos. Alguns centros americanos já realizam a genotipagem em doadores vivos como triagem de doadores em familiares descendentes de negros africanos. Grande estudo prospectivo multicêntrico e com avaliação de longo prazo (APOLLO) está sendo realizado nos Estados Unidos para avaliar risco de DRC nos doadores de rim negros, de acordo com seu genótipo *APOL1*[70].

CONSIDERAÇÕES FINAIS

Deve-se atentar para os pacientes que apresentam o genótipo da *APOL1* com as variantes de risco, pois eles têm maior suscetibilidade de pior evolução para doença renal crônica não diabética.

REFERÊNCIAS BIBLIOGRÁFICAS

1. Klag MJ, Whelton P, Randall B et al. End-stage renal disease in African-American and white men. 16-year MRFIT findings. *JAMA* 1997; **277**: 1293-1298.
2. Rostand SG, Kirk KA, Rutsky EA et al. Racial differences in the incidence of treatment for end-stage renal disease. *N Engl J Med* 1982; **306**: 1276-1279.
3. Volkova N, McClellan W, Klein M et al. Neighborhood poverty and racial differences in ESRD incidence. *J Am Soc Nephrol* 2007; **19**: 356-364.
4. Whittle JC, Whelton PK, Seidler AJ et al. Does racial variation in risk factors explain black-white differences in the incidence of hypertensive end-stage renal. *Arch Intern Med* 1991; **151**: 1359-1364.5. Kopp JB, Smith MW, Nelson GW et al. MYH9 is a major-effect risk gene for focal segmental glomerulosclerosis. *Nat Genet* 2008; **40**: 1175-1184.
6. Kao WHL, Klag MJ, Meoni LA et al. A genome-wide admixture scan identifies MYH9 as a candidate locus associated with non-diabetic end stage renal disease in African Americans. *Nat Genet* 2008; **40**: 1185-1192.

7. Hawkins GA, Friedman DJ, Lu L et al. Re-sequencing of the APOL1 - APOL4 and MYH9 gene regions in African Americans does not identify additional risks for CKD progression. *Am J Nephrol* 2015; **42**: 99-106.
8. Genovese G, Friedman DJ, Ross MD et al. Association of trypanolytic ApoL1 variants with kidney disease in African Americans. *Science* 2010; **329 (5993)**: 841-845.
9. Tzur S, Rosset S, Shemer R et al. Missense mutations in the APOL1 gene are highly associated with end stage kidney disease risk previously attributed to the MYH9 gene. *Hum Genet* 2010; **128**: 345-350.
10. Freedman BI, Kopp JB, Langefeld CD et al. The apolipoprotein L1 (APOL1) gene and nondiabetic nephropathy in African Americans. *J Am Soc Nephrol* 2010; **21**: 1422-1426.
11. Smith EE, Malik HS. The apolipoprotein L family of programmed cell death and immunity genes rapidly evolved in primates at discrete sites of host-pathogen interactions. *Genome Res* 2009; **19**: 850-858.
12. Pays E, Vanhollebeke B, Vanhamme L et al. The trypanolytic factor of human serum. *Nat Rev Microbiol* 2006; **4**: 477-486.
13. Thomson R, Genovese G, Canon C et al. Evolution of the primate trypanolytic factor APOL1. *Proc Natl Acad Sci U S A* 2014; **111**: E2130-E2139.
14. Fornoni A, Merscher S, Kopp JB. Lipid biology of the podocyte-new perspectives offer new opportunities. *Nat Rev Nephrol* 2014; **10**: 379-388.
15. Limou S, Dummer PD, Nelson GW et al. APOL1 toxin, innate immunity, and kidney injury. *Kidney Int* 2015; **88**: 28-34.
16. Kozlitina J, Zhou H, Brown PN et al. Plasma levels of risk-variant APOL1 do not associate with renal disease in a population-based cohort. *J Am Soc Nephrol* 2016; **27**: 3204-3219.
17. Madhavan SM, O'Toole JF, Konieczkowski M et al. APOL1 Localization in normal kidney and nondiabetic kidney disease. *J Am Soc Nephrol* 2011; **22**: 2119-2128.
18. Lee BT, Kumar V, Williams TA et al. The APOL1 genotype of African American kidney transplant recipients does not impact 5-year allograft survival. *Am J Transplant* 2012; **12**: 1924-1928.
19. Reeves-Daniel AM, Depalma JA, Bleyer AJ et al. The APOL1 gene and allograft survival after kidney transplantation. *Am J Transplant* 2011; **11**: 1025-1030.
20. Freedman BI, Julian BA, Pastan SO et al. Apolipoprotein L1 gene variants in deceased organ donors are associated with renal allograft failure. *Am J Transplant* 2015; **15**: 1615-1622.
21. Olabisi OA, Zhang J-Y, VerPlank L et al. APOL1 kidney disease risk variants cause cytotoxicity by depleting cellular potassium and inducing stress-activated protein kinases. *Proc Natl Acad Sci* 2016; **113**: 830-837.
22. Olabisi OA, Heneghan JF. APOL1 Nephrotoxicity – what does Ion transport have to do with it? *Semin Nephrol* 2017; **37**: 546-551.
23. Ma L, Chou JW, Snipes JA et al. APOL1 renal-risk variants induce mitochondrial dysfunction. *J Am Soc Nephrol* 2016; **28**: 1-13.
24. Granado D, Müller D, Krausel V et al. Intracellular APOL1 variants cause cytotoxicity accompanied by energy depletion. *J Am Soc Nephrol* 2017; **28**: 3227-3238.
25. Lan X, Jhaveri A, Cheng K et al. APOL1 risk variants enhance podocyte necrosis through compromising lysosomal membrane permeability. *Am J Physiol Physiol* 2014; **307**: F326-F336.
26. Hayek SS, Koh KH, Grams ME et al. A tripartite complex of suPAR, APOL1 risk variants and $\alpha v \beta_3$ integrin on podocytes mediates chronic kidney disease. *Nat Med* 2017; **23**: 945-956.
27. Beckerman P, Susztak K. APOL1: the balance imposed by infection, selection, and kidney disease. *Trends Mol Med* 2018; **24**: 682-695.
28. Beckerman P, Bi-Karchin J, Park ASD et al. Transgenic expression of human APOL1 risk variants in podocytes induces kidney disease in mice. *Nat Med* 2017; **23**: 429-438.
29. Nichols B, Jog P, Lee JH et al. Innate immunity pathways regulate the nephropathy gene Apolipoprotein L1. *Kidney Int* 2015; **87**: 332-342.

30. Bruggeman LA, Wu Z, Luo L *et al.* APOL1-G0 or APOL1-G2 transgenic models develop preeclampsia but not kidney disease. *J Am Soc Nephrol* 2016; **27**: 3600-3610.

31. Bruggeman LA, Toole JFO, Sedor JR. APOL1 polymorphisms and kidney disease: Loss-of-function or gain-of-function? *Am J Physiol Ren Physiol* 2019; **316**: F1-F8.

32. Anderson BR, Howell DN, Soldano K *et al.* In vivo modeling implicates APOL1 in nephropathy: evidence for dominant negative effects and epistasis under anemic stress. *PLOS Genet* 2015; **11**: e1005349.

33. Lannon H, Shah SS, Dias L *et al.* Apolipoprotein L1 (APOL1) risk variant toxicity depends on the haplotype background. *Kidney Int* 2019; **1**: 1-5.

34. Kopp JB, Nelson GW, Sampath K *et al.* APOL1 genetic variants in focal segmental glomerulosclerosis and HIV-associated nephropathy. *J Am Soc Nephrol* 2011; **22**: 2129-2137.

35. Kasembeli AN, Duarte R, Ramsay M *et al.* African origins and chronic kidney disease susceptibility in the human immunodeficiency virus era. *World J Nephrol* 2015; **4**: 295-306.

36. Larsen CP, Beggs ML, Saeed M *et al.* Histopathologic findings associated with APOL1 risk variants in chronic kidney disease. *Mod Pathol* 2014; **28**: 95-102.

37. McNicholas BA, Nelson PJ. Immunity unmasks APOL1 in collapsing glomerulopathy. *Kidney Int* 2015; **87**: 270-272.

38. Freedman BI, Langefeld CD, Andringa KK *et al.* End-stage renal disease in African Americans with lupus nephritis is associated with APOL1. *Arthritis Rheumatol* 2014; **66**: 390-396.

39. Ashley-koch AE, Okocha C, Garrett ME *et al.* MYH9 and APOL1 are both associated with sickle cell disease nephropathy. *Br J Haematol* 2011;**155**: 386-394.

40. Larsen CP, Beggs ML, Saeed M *et al.* Apolipoprotein L1 risk variants associate with systemic lupus erythematosus-associated collapsing glomerulopathy. *J Am Soc Nephrol* 2013; **24**: 722-725.

41. Lipkowitz MS, Freedman BI, Langefeld CD *et al.* Apolipoprotein L1 gene variants associate with hypertension-attributed nephropathy and the rate of kidney function decline in African Americans. *Kidney Int* 2012; **83**: 114-120.

42. Freedman BI, Cohen AH. Hypertension-attributed nephropathy: what's in a name? *Nat Rev Nephrol* 2016; **12**: 27-36.

43. Freedman BI, Langefeld CD, Turner J *et al.* Association of APOL1 variants with mild kidney disease in the first-degree relatives of African American patients with non-diabetic end-stage renal disease. *Kidney Int* 2012; **82**: 805-811.

44. Langefeld CD, Comeau ME, Ng MCY *et al.* Genome-wide association studies suggest that APOL1-environment interactions more likely trigger kidney disease in African Americans with nondiabetic nephropathy than strong APOL1–second gene interactions. *Kidney Int* 2018; **94**: 599-607.

45. Winston JA, Bruggeman LA, Ross MD *et al.* Nephropathy and establishment of a renal reservoir of hiv type 1 during primary infection. *NEJM* 2001; **344**: 1979-1984.

46. Estrella MM, Li M, Tin A *et al.* The association between APOL1 risk alleles and longitudinal kidney function differs by HIV viral suppression status. *Clin Infect Dis* 2015; **60**: 646-652.

47. Fogo AB. Causes and pathogenesis of focal segmental glomerulosclerosis. *Nat Rev Nephrol* 2014; **11**: 76-87.

48. Fogo A, Breyer JA, Smirh MC*et al.* Accuracy of the diagnosis of hypertensive nephrosclerosis in African Americans: a report from the African American Study of Kidney Disease (AASK) Trial. AASK Pilot Study Investigators. *Kidney Int* 1997; **51**: 244-252.

49. Hoy WE, Hughson MD, Kopp JB *et al.* APOL1 Risk alleles are associated with exaggerated age-related changes in glomerular number and volume in African-American adults: an autopsy study. *J Am Soc Nephrol* 2015; **26**: 3179-3189.

50. Parra FC, Amado RC, Lambertucci JR *et al.* Color and genomic ancestry in Brazilians. *Proc Natl Acad Sci U S A* 2003; **100**: 177-182.

51. Coelho AVC, Moura RR, Cavalcanti CAJ *et al.* A rapid screening of ancestry for genetic association studies in an admixed population from Pernambuco, Brazil. *Genet Mol Res* 2015; **14**: 2876-2884.

52. Limou S, Nelson GW, Kopp JB *et al.* APOL1 kidney risk alleles: population genetics and disease associations. *Adv Chronic Kidney Dis* 2014; **21**: 426-433.

53. Rothhammer F, Dillehay TD. The late pleistocene colonization of South America: An interdisciplinary perspective. *Ann Hum Genet* 2009; **73**: 540-549.

54. Peng T, Wang L, Li G. The analysis of APOL1 genetic variation and haplotype diversity provided by 1000 Genomes project. *BMC Nephrol* 2017; **18**: 267.

55. Yadav AK, Kumar V, Sinha N *et al.* APOL1 risk allele variants are absent in Indian patients with chronic kidney disease. *Kidney Int* 2016; **90**: 906-907.

56. Franceschini N, Haack K, Almasy L *et al.* Generalization of associations of kidney-related genetic loci to American Indians. *Clin J Am Soc Nephrol* 2014; **9**: 150-158.

57. Udler MS, Nadkarni GN, Belbin G *et al.* Effect of genetic African ancestry on eGFR and kidney disease. *J Am Soc Nephrol* 2015; **26**: 1682-1692.

58. Parsa A, Kao WHL, Xie D*et al. APOL1* risk variants, race, and progression of chronic kidney disease. *N Engl J Med* 2013; **369**: 2183-2196.

59. Alladagbin DJ, Fernandes PN, Tavares MB *et al.* The sickle cell trait and end stage renal disease in Salvador, Brazil. *PLoS One* 2018; **13**: e0209036.

60. Riella C, Siemens TA, Wang M *et al.* APOL1-associated kidney disease in Brazil. *Kidney Int Reports* 2019; **4**: 923-929.

61. Colares VS, Titan SMDO, Pereira ADC *et al.* MYH9 and APOL1 gene polymorphisms and the risk of CKD in patients with lupus nephritis from an admixture population. *PLoS One* 2014; **9**: e87716.

62. Vajgel G, Lima SC, Santana DJS *et al.* A single APOL1 nephropathy variant increases risk of advanced lupus nephritis in Brazilians. *J Rheumatol* 2019 (Epud ahaed of print).

63. Kasembeli AN, Duarte R, Ramsay M *et al.* APOL1 risk variants are strongly associated with HIV-associated nephropathy in black South Africans. *J Am Soc Nephrol* 2015; **26**: 2882-2890.

64. Tzur S, Rosset S, Skorecki K *et al.* APOL1 allelic variants are associated with lower age of dialysis initiation and thereby increased dialysis vintage in African and Hispanic Americans with non-diabetic end-stage kidney disease. *Nephrol Dial Transplant* 2012; **27**: 1498-1505.

65. Kanji Z, Powe CE, Wenger JB *et al.* Genetic variation in APOL1 associates with younger age at hemodialysis initiation. *J Am Soc Nephrol* 2011; **22**: 2091-2097.

66. Swanson SJ, Hypolite IO, Agodoa LYC *et al.* Effect of donor factors on early graft survival in adult cadaveric renal transplantation. *Am J Transplant* 2002; **2**: 68-75.

67. Freedman BI, Pastan SO, Israni AK *et al.* APOL1 genotype and kidney transplantation outcomes from deceased african American donors. *Transplantation* 2016; **100**: 194-202.

68. Freedman BI, Limou S, Ma L *et al.* APOL1-associated nephropathy: a key contributor to racial disparities in CKD. *Am J Kidney Dis* 2018; **72**: S8-S16.

69. Freedman BI, Locke JE, Reeves-Daniel AM *et al.* Apolipoprotein L1 gene effects on kidney transplantation. *Semin Nephrol* 2017; **37**: 530-537.

70. Freedman BI, Moxey-Mims M. The APOL1 Long-term kidney transplantation outcomes network – APOLLO. *Clin J Am Soc Nephrol* 2018; **13**: 940-942.

17

PERDA AUDITIVA E NEFROLOGIA: SÍNDROMES GENÉTICAS E OTOTOXICIDADE

Danilo Euclides Fernandes
Gianna Mastroianni Kirsztajn

◆

As alterações renais que se relacionam com problemas auditivos envolvem glomerulopatias, anormalidades congênitas renais ou de vias urinárias, ciliopatias e tubulopatias[1].

Ao diagnóstico diferencial dessas condições, devem ser adicionadas as perdas auditivas causadas por agentes ototóxicos de uso frequente em pacientes com doenças renais, algumas das quais serão aqui descritas.

INTRODUÇÃO

A fim de facilitar a compreensão da fisiopatologia das doenças que acometem simultaneamente os rins e as orelhas, apresentamos uma breve revisão da fisiologia da audição. Neste capítulo, não abordaremos as funções de equilíbrio e orientação espacial, que também dizem respeito às orelhas.

FISIOLOGIA DA AUDIÇÃO

Ouvir é uma habilidade que depende da compressão e da rarefação de um meio de propagação, o ar. O som é uma onda mecânica que é caracterizada por quatro propriedades principais: frequência, amplitude, duração e timbre. A frequência é medida objetivamente em Hertz (Hz) e sua percepção subjetiva refere-se à altura do som. A orelha humana é capaz de ouvir sons entre 20 e 20.000Hz. A amplitude é representada em decapascal (daPa) ou em decibel de nível de pressão sonora (dB NPS) e percebida subjetivamente como intensidade. Sons com uma única frequência sonora são chamados de tons puros e usados apenas nos exames de audiometria. A música, por outro lado, é um conjunto de sons harmonicamente organizados. A maioria dos sons que ouvimos no dia a dia são produto de uma organização aleatória de estímulos acústicos capazes de estimular a orelha humana[2].

Em condições normais, o sistema auditivo é responsável por captar, amplificar e transduzir as ondas sonoras que chegam às orelhas. Anatomicamente, a orelha (Figura 17.1) é dividida em:

- Orelha externa – é composta pelo pavilhão auricular e pelo meato acústico externo; é responsável pela captação e amplificação de algumas frequências. Doenças nessa região causam perdas auditivas condutivas.
- Orelha média – é composta pela cavidade e membrana timpânicas, cadeia ossicular (martelo, bigorna e estribo) com suas articulações e seus ligamentos, músculo tensor do tímpano (inervado pelo V nervo craniano, o trigêmeo) e o músculo do estapédio (inervado pelo VII nervo craniano, o facial). Comunica-se com a orelha interna pelas janelas oval e redonda e é responsável pela amplificação da onda sonora e pelo acoplamento de impedâncias entre o ar do meio externo e o líquido da orelha interna. Doenças nessa região causam perdas auditivas condutivas. Se não forem tratadas, algumas doenças podem progredir para a orelha interna, causando perdas auditivas sensório-neurais ou mistas.

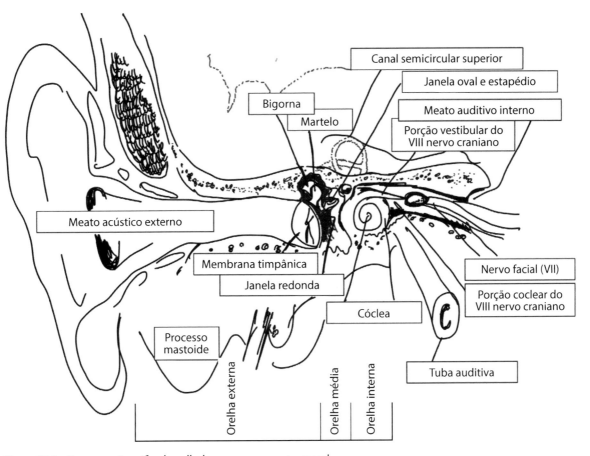

Figura 17.1 – Representação gráfica da orelha humana em um corte coronal.

- Orelha interna – encontra-se na parte petrosa do osso temporal; é composta pelo labirinto ósseo, preenchido por perilinfa com alta concentração de sódio (Na^+), e pelo labirinto membranoso, preenchido por endolinfa com alta concentração de potássio (K^+). Na porção anterior da orelha interna, fica a cóclea, e na porção posterior, o sistema vestibular, responsável pelo equilíbrio. Inserido no labirinto membranoso e apoiado na membrana basilar, na cóclea, encontra-se o órgão de espiral (ou de Corti), formado pela membrana tectória, pelas células de sustentação e pelas células ciliadas externas (CCE) e internas (CCI). Doenças nessa região causam perdas auditivas sensório-neurais.

Ao fazer vibrar os líquidos cocleares, a onda mecânica estimula diferentes regiões da membrana basilar, de acordo com os estímulos que a compõem. Esse fenômeno excita as células ciliadas nessa região. Essa vibração movimenta os cílios das CCE e CCI e, dependendo da direção dessa movimentação, haverá estímulo mecânico para a despolarização dessas células, causado pela abertura dos canais de K^+. A despolarização das CCI inicia um potencial de ação que se propagará pelas fibras da porção coclear do VIII nervo craniano (vestibulococlear) até o córtex temporal, a área primária da audição. Qualquer anormalidade nesse processo resultará em perda auditiva.

Atualmente, sabe-se que as estruturas do sistema auditivo compartilham proteínas estruturais, fatores de transcrição, proteínas ciliares e proteínas de canal com os rins[1]. Dessa forma, mutações em algumas dessas vias podem acarretar disfunções em ambos os órgãos.

AUDIOMETRIA TONAL LIMINAR

A avaliação audiológica é composta por procedimentos comportamentais, eletroacústicos e eletrofisiológicos. Em geral, um único procedimento pode não fornecer todas as informações clínicas necessárias para o diagnóstico da perda auditiva. Neste capítulo, abordaremos apenas a determinação do limiar auditivo por via aérea (VA) e por via óssea (VO). O registro dos resultados de VA e VO é feito no audiograma (Figura 17.2).

Para padronizar os resultados da audiometria, convencionou-se usar símbolos[3] e, eventualmente, cores. Na orelha direita, usa-se para VA e para VO, ambos na cor vermelha. Na orelha esquerda, usa-se para VA e para VO, ambos na cor azul (Figura 17.3).

As relações entre os limiares de VA e VO são capazes de determinar a maioria dos diagnósticos topográficos, conforme mostrado no quadro 17.1.

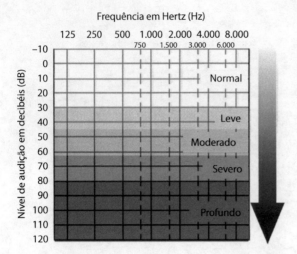

Figura 17.2 – Audiograma recomendado pela *American Speech-Language Hearing Association* (ASHA)[3] com representação dos graus da perda auditiva conforme a Organização Mundial da Saúde para pessoas acima dos 7 anos de idade[4].

Quadro 17.1 – Classificação da perda auditiva quanto ao tipo[5].

VA > 25dB + VO ≤ 15dB (*Gap* aéreo-ósseo ≥ 15dB)	Perda auditiva condutiva
VA > 25dB + VO > 15dB (*Gap* aéreo-ósseo ≤ 10dB)	Perda auditiva sensório-neural
VA > 25dB + VO > 1 dB (*Gap* aéreo-ósseo ≥ 15dB)	Perda auditiva mista

O grau de comprometimento auditivo (Figura 17.2) é dado pela média da VA para 500, 1.000, 2.000 e 4.000Hz e expressa o grau da perda auditiva em normal (≤ 25dB), leve (26-40dB), moderado (41-60dB), grave (61-80dB) ou profundo (> 80dB)[4].

SÍNDROMES GENÉTICAS

SÍNDROME DE ALPORT

A síndrome de Alport apresenta-se com doença renal crônica, perda auditiva sensório-neural e anormalidades visuais, entre outras manifestações. Essa doença pode ter padrão de herança autossômico ou ligado ao X. As mutações ocorrem nos genes que codificam o colágeno tipo IV (COL4A3, COL4A4 e COL4A5), fundamental na manutenção da membrana basal glomerular (MBG). Na cóclea, o colágeno tipo IV é expresso no órgão espiral (ou de Corti), no ligamento espiral, na estria vascular e na membrana basal entre o órgão espiral e a membrana basilar[1,6-8].

A triagem auditiva neonatal pode não apresentar alterações, uma vez que a síndrome de Alport costuma causar perda auditiva em altas frequências (sons agudos). Geralmente, essa perda auditiva é identificada na adolescência, quando o indivíduo apresenta dificuldades para ouvir em ambientes ruidosos ou dificuldades escolares.

Em nosso serviço, comparamos a avaliação auditiva de pacientes com suspeita de síndrome de Alport e de pacientes com glomerulosclerose segmentar e focal. Nessa comparação, não observamos diferença estatisticamente significante entre os limiares auditivos de cada grupo. Esse resultado leva-nos a crer que os pacientes aqui avaliados tinham apenas acometimento renal, sem a lesão auditiva sensório-neural que se constitui em uma das manifestações da síndrome de Alport.

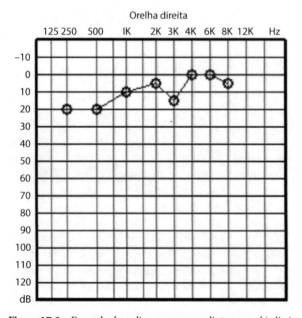
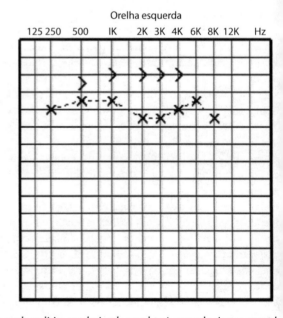

Figura 17.3 – Exemplo de audiograma para audição normal à direita e perda auditiva condutiva de grau leve à esquerda. Acervo pessoal dos autores.

DOENÇAS RELACIONADAS COM O MYH9

O gene MYH9 codifica a miosina tipo IIA não muscular e está relacionado com trombocitopenias raras com padrão de herança autossômico dominante (síndrome de Epstein, síndrome de Fechtner, síndrome de Sebastian e anomalia de May-Hegglin). Essas doenças podem apresentar-se fenotipicamente com perda auditiva, doença renal crônica e catarata[1,9]. As lesões histológicas à biópsia renal[10] e a perda auditiva podem ser confundidas com aquelas da síndrome de Alport. A fisiopatogenia, entretanto, não está bem estabelecida[11].

DOENÇA DE FABRY

É uma doença ligada ao X e caracterizada pelo acúmulo de globotriasilceramida (Gb3) em lisossomos, causado pela deficiência da enzima alfa-galactosidase A (gene GLA). Esse acúmulo favorece eventos trombóticos e complicações isquêmicas. As manifestações renais incluem proteinúria, hematúria e isostenúria, que progridem até a doença renal crônica terminal entre a 3ª e a 5ª década de vida. A perda auditiva sensório-neural em altas frequências está presente em até 55% dos indivíduos com doença de Fabry[12]. Estudos *post mortem* mostraram atrofia da estria vascular e dos ligamentos espirais e perda de células ciliadas[13]. Ainda que o tratamento dessa doença seja a reposição enzimática, a perda auditiva é irreversível[1,12].

OUTRAS DOENÇAS GLOMERULARES

Phelan e Rheault[1] listaram uma série de doenças que podem manifestar-se com síndrome nefrótica ou proteinúria e perda de audição.

A doença de Charcot-Marie-Tooth é causada pela mutação do gene INF2, que codifica uma proteína reguladora da actina presente nos podócitos e nas células de Schwann. A INF2 interage com uma formina, a mDia, responsável pela estrutura de actina do citoesqueleto das células ciliadas. Esses indivíduos apresentam glomerulosclerose segmentar e focal (GESF) resistente a corticoide e neuropatia periférica. Aproximadamente 33% dos acometidos apresentam perda auditiva sensório-neural de grau leve a moderado[14].

Mutações em genes que diminuam a expressão da coenzima Q10 (COQ2 e COQ6) reduzem a atividade da cadeia respiratória mitocondrial e também podem apresentar-se como GESF resistente a corticoide associada à perda auditiva. A COQ2 se relaciona com a GESF colapsante de manifestação precoce (1ª década de vida). A COQ6 é expressa no podócito, no aparelho de Golgi, na estria vascular e nos ligamentos espirais[15].

Mutações de DNA mitocondrial são causas comuns de surdez hereditária[16], possivelmente por aumentar a produção de espécies reativas de oxigênio que lesam CCI e neurônios cocleares.

Mutações no gene MTTL1 que codifica o tRNA-LEU (RNA transportador de leucina) podem manifestar-se como síndrome MELAS (encefalomiopatia mitocondrial, acidose láctica e eventos isquêmicos), GESF e perda auditiva. A fisiopatologia da doença renal ainda não foi esclarecida[1].

A síndrome de Cockayne é uma doença autossômica recessiva rara (ERCC6 e ERCC8). Apresenta-se com retardo no crescimento, déficits cognitivos, envelhecimento precoce, perda auditiva, catarata, retinopatia, sensibilidade à luz solar e cáries dentárias[16]. O comprometimento renal inclui hipertensão arterial, proteinúria e mesmo síndrome nefrótica[16,17]. A perda auditiva está presente em até 80% dos acometidos e pode ser do tipo sensório-neural ou condutiva[18].

Mutações no gene CD151 que codifica uma integrina leva à desorganização das células glomerulares e tubulares[19]. Essas mutações manifestam-se com perda auditiva sensório-neural, proteinúria nefrótica, insuficiência renal, epidermólise bolhosa e beta-talassemia menor[20].

A síndrome de Muckle-Well é uma doença autoinflamatória[21] rara causada por mutações no NLRP3 que leva ao aumento da expressão de interleucina (IL)-1ß. O aumento dessa IL leva a febre recorrente, artralgia, fadiga, conjuntivite e urticária. A perda auditiva sensório-neural e a amiloidose renal são manifestações tardias dessa doença[22]. A perda de audição parece estar relacionada com o estado pró-inflamatório crônico e pode melhorar com o bloqueio medicamentoso da IL-1ß[23].

ANOMALIAS CONGÊNITAS DO RIM E DO TRATO URINÁRIO

SÍNDROME BRÂNQUIO-OTORRENAL

Trata-se de uma doença autossômica dominante com incidência estimada de 1:40.000. Ocorre devido a mutações nos genes EYA1, SIX1 e SIX5 e possui penetrância incompleta[1,24–27]. Apresenta-se com perda auditiva, malformação da orelha externa e anomalias renais. As manifestações renais incluem agenesia renal, hipoplasia ou displasia, obstrução da junção ureteropélvica e refluxo vesicoureteral[28]. A maioria dos portadores, cerca de 70%, apresenta perda auditiva que pode ser sensório-neural, condutiva ou mista[29]. Outras alterações fenotípicas incluem fenda palatina e retrognatia[29].

SÍNDROME DE TOWNES-BROCKS

É uma síndrome autossômica dominante decorrente de mutações no SALL1, gene que codifica um repressor da transcrição gênica. Caracteriza-se por uma tríade: ânus imperfurado, displasia de orelhas e malformação do polegar[30]. Nessa síndrome, o martelo e a bigorna são malformados, caracterizando perda auditiva condutiva. Embora seja menos frequente, essa perda pode ser do tipo sensório-neural[31]. Outras manifestações clínicas podem estar presentes: pé torto, malformação do hálux, anormalidades geniturinárias e doenças cardíacas congênitas.

SÍNDROME DE CHARGE

A síndrome de CHARGE é rara e manifesta-se com coloboma (malformação ocular), defeitos cardíacos, atresia de coanas, retardo no crescimento e no desenvolvimento, malformação geniturinária e malformação da orelha. Devido à mutação no CHD7, um gene regulador da transcrição gênica, a migração das células do tubo neural fica comprometida[32]. As anormalidades renais associadas a essa síndrome são raras e incluem: displasia, agenesia renal ou rim em ferradura. As manifestações auditivas incluem perda de audição do tipo condutiva ou sensório-neural devido à displasia coclear.

SÍNDROME DE ABRUZZO-ERICKSON

Trata-se da síndrome de CHARGE com padrão de herança ligado ao X e é causada por mutações no TBX22, um fator de transcrição[33].

CILIOPATIAS

Os cílios são organelas encontradas no ápice de muitos tipos de células, incluindo células tubulares e CCI e CCE. As ciliopatias têm sido observadas como doenças com manifestações sistêmicas. Os cílios ocorrem em muitas células e têm funções relacionadas a sensores químicos, mecânicos e osmolares. Além disso, são fundamentais no desenvolvimento de tecidos e órgãos[34]. Uma ciliopatia primária pode levar à sinalização inadequada do Wnt, levando a problemas de crescimento e amadurecimento celular[1,34]. Esse defeito pode estar relacionado com rins policísticos, fibrose intersticial e outros defeitos extrarrenais[1].

SÍNDROME BARDET-BIEDL (SBB)

Caracteriza-se por polidactilia, dificuldade de aprendizagem e hipogonadismo. A perda auditiva pode estar presente em pelo menos 20% dos casos[35], mas estima-se que cerca de 50% dos adultos com SBB apresentam perda de audição sensório-neural sem queixas auditivas. As manifestações renais são variáveis e incluem malformações estruturais[36].

SÍNDROME DE ALSTROM

É uma síndrome autossômica recessiva causada por mutações no ALMS1 que codifica uma proteína estrutural dos cílios. A apresentação clínica dessa síndrome é parecida com a da SBB[37]. A perda auditiva presente é do tipo sensório-neural e a expectativa de vida é reduzida devido à miocardiopatia dilatada e aos comprometimentos hepático e pulmonar[1].

TUBULOPATIAS

Existem doenças que acometem simultaneamente os rins na forma de tubulopatias e as orelhas e se relacionam com a localização dos canais de íons presentes nas células dos túbulos renais e da cóclea. Diferentemente das cilio-patias que levam à fibrose intersticial, essas síndromes envolvem fenômenos metabólicos causados por disfunções tubulares[1].

SÍNDROME DE BARTTER (SB)

Deve-se a mutações nos genes que codificam os transportadores iônicos do ramo ascendente da alça de Henle e tem caráter autossômico recessivo. Caracteriza-se por hipocalemia, alcalose metabólica, hipercalciúria e aumento da secreção de renina, devido à hiperplasia do aparelho justaglomerular. Essas alterações mimetizam o uso crônico de diuréticos de alça. Os tipos I, II e III da SB não apresentam alterações auditivas. O tipo IV apresenta defeito na proteína bartina, codificada pelo gene BSND[38–40], que está presente na porção basolateral das células da alça de Henle e nas CCI[40]. A SB tipo IV apresenta-se com hiponatremia grave e perda auditiva sensório-neural precoce. Frequentemente, observa-se polidrâmnio durante a gestação[1].

SÍNDROME EAST

É uma síndrome autossômica recessiva causada por mutação no KCNJ10, que codifica um canal de potássio. Esse canal está presente no túbulo distal e, na cóclea, auxilia na formação da endolinfa (rica em K[+]). A perda de função desse canal manifesta-se com epilepsia, ataxia, perda auditiva sensório-neural de grau moderado e hiponatremia[1].

SÍNDROME PENDRED (SP)

A pendrina é um trocador cloreto-bicarbonato presente nas células da tireoide, nas CCI e no túbulo renal distal. A SP é uma doença autossômica recessiva devido a mutações no SLC26A4, responsável por codificar a pendrina. Clinicamente, há perda auditiva sensório-neural e bócio, conforme descrito por Vaughan Pendred[1]. Sabe-se que as mutações do SLC26A4 podem causar perda auditiva isolada devido ao alargamento do aqueduto vestibular. Entretanto, nem todos os pacientes com o fenótipo da SP apresentam mutações do SLC26A4, sugerindo causas genéticas que ainda não são conhecidas[1].

OTOTOXICIDADE

Geralmente, a ototoxicidade medicamentosa leva à perda de audição sensório-neural que pode ser revertida após a cessação do uso do fármaco. Conhecer os efeitos ototóxicos dessas substâncias evita iatrogenias, especialmente durante a fase de aquisição e desenvolvimento da linguagem oral.

AMINOGLICOSÍDEOS (NEOMICINA, GENTAMICINA)

São antibióticos de amplo espectro, altamente eficazes contra bactérias gram-negativas aeróbias (enterobactérias e pseudomonas). Apesar de seus efeitos adversos relacionados à nefrotoxicidade e à ototoxicidade, ainda são

Quadro 17.2 – Descrição da ototoxicidade quanto à reversibilidade da perda auditiva. Adaptado de Lanvers-Kaminsky et al[2].

Classe	Fármacos	Ototoxicidade	Referências
Aminoglicosídeos	Neomicina	Irreversível	45,46
	Gentamicina	Irreversível	
Glicopeptídeos	Vancomicina	Irreversível	45,47
Macrolídeos	Azitromicina	Reversível	45
Antimaláricos	Quinina	Reversível	45
Quimioterápicos	Cisplatina	Irreversível	48
Diuréticos de alça	Furosemida	Reversível	44,45
AINEs	Salicilatos	Reversível	49

AINEs = anti-inflamatórios não esteroides.

utilizados devido ao seu baixo custo. A ototoxicidade manifesta-se com perda auditiva sensório-neural e/ou zumbido, podendo levar à surdez[2].

GLICOPEPTÍDEOS (VANCOMICINA)

A vancomicina pode ser usada em casos de infecção por *Staphylococcus aureus* resistentes à meticilina (*Methicillin-resistant Staphylococcus aureus* – MRSA). Os efeitos ototóxicos da vancomicina são reconhecidos em sua bula e, por isso, recomenda-se evitar seu uso em associação com outros fármacos ototóxicos[41].

MACROLÍDEOS (CLARITROMICINA, AZITROMICINA)

São amplamente utilizados nas infecções de vias aéreas superiores e de pele. Dependendo da dose, podem causar perda auditiva sensório-neural e/ou zumbido em até sete dias após o início do tratamento. Em geral, após três semanas do fim do tratamento, há resolução espontânea do quadro auditivo[2].

ANTIMALÁRICOS (QUININA)

A quinina pode piorar temporariamente os limiares auditivos em cerca de 10dB[42], sem causar queixas auditivas.

DIURÉTICOS DE ALÇA (FUROSEMIDA)

Medicamentos como a furosemida podem causar perda auditiva sensório-neural temporária, dependendo da dose administrada. Recomenda-se evitar o uso de diuréticos de alça em associação com cisplatina ou com aminoglicosídeos, pois eles acentuam seus efeitos ototóxicos[43,44].

SALICILATOS (ANTI-INFLAMATÓRIOS NÃO ESTEROIDES – AINEs)

No Brasil, são usados como analgésicos e antitérmicos. Podem causar perda de audição sensório-neural e/ou zumbido que, normalmente, desaparecem 72 horas após interromper-se seu uso[2].

OTOTOXICIDADE E REVERSIBILIDADE DA PERDA AUDITIVA

Estão descritas no quadro 17.2.

CONCLUSÃO

São numerosas as síndromes em que as alterações renais ou geniturinárias coexistem com alterações da audição. É comum que esses pacientes não apresentem queixa de hipoacusia e, por esse motivo, a perda auditiva só é identificada durante a investigação clínica, quando o médico solicita a avaliação audiológica básica.

Agradecimentos

Ao CNPq, pela bolsa de iniciação científica (PIBIC) para o projeto "Avaliação Audiológica de Pacientes com Glomerulosclerose Segmentar e Focal" para o graduando em Medicina Claudio Alves Andrade Cardoso. À Profa. Dra. Cecília Martinelli do Departamento de Fonoaudiologia da Universidade Federal de São Paulo pela colaboração com o espaço e equipamentos para a realização das audiometrias.

REFERÊNCIAS BIBLIOGRÁFICAS

1. Phelan PJ, Rheault MN. Hearing loss and renal syndromes. *Pediatr Nephrol Berl Ger* 2018; **33**: 1671-1683.
2. Lanvers-Kaminsky C, Zehnhoff-Dinnesen AA, Parfitt R, Ciarimboli G. Drug-induced ototoxity: Mechanisms, Pharmacogenetics, and protective strategies. *Clin Pharmacol Ther* 2017; **101**: 491-500.
3. Guidelines for audiometric symbols. Committee on Audiologic Evaluation. American Speech-Language-Hearing Association. *ASHA Suppl* 1990; 25-30.
4. Organização Mundial da Saúde. Grades of Hearing Impairment. ttp://www.int/pbd/ deafness/hearing_impairment_grades/en/.
5. Silman S, Silverman C. Basic audiologic testing. In: *Auditory Diagnosis: Principles and Applications*. Singular Publishing Group: San Diego, 1997, pp 44-52.

6. Kleppel MM, Santi PA, Cameron JD *et al*. Human tissue distribution of novel basement membrane collagen. *Am J Pathol* 1989; **134**: 813-825.

7. Cosgrove D, Samuelson G, Meehan DT *et al*. Ultrastructural, physiological, and molecular defects in the inner ear of a gene-knockout mouse model for autosomal Alport syndrome. *Hear Res* 1998; **121**: 84-98.

8. Harvey SJ, Mount R, Sado Y *et al*. The inner ear of dogs with X-linked nephritis provides clues to the pathogenesis of hearing loss in X-linked Alport syndrome. *Am J Pathol* 2001; **159**: 1097-1104.

9. Seri M, Pecci A, Di Bari F *et al*. MYH9-related disease: May-Hegglin anomaly, Sebastian syndrome, Fechtner syndrome, and Epstein syndrome are not distinct entities but represent a variable expression of a single illness. *Medicine (Baltimore)* 2003; **82**: 203-215.

10. Naito I, Nomura S, Inoue S *et al*. Normal distribution of collagen IV in renal basement membranes in Epstein's syndrome. *J Clin Pathol* 1997; **50**: 919-922.

11. Mhatre AN, Li J, Kim Y *et al*. Cloning and developmental expression of nonmuscle myosin IIA (Myh9) in the mammalian inner ear. *J Neurosci Res* 2004; **76**: 296-305.

12. Suntjens EB, Smid BE, Biegstraaten M *et al*. Hearing loss in adult patients with Fabry disease treated with enzyme replacement therapy. *J Inherit Metab Dis* 2015; **38**: 351-358.

13. Sakurai Y, Suzuki R, Yoshida R *et al*. Inner ear pathology of alpha-galactosidase A deficient mice, a model of Fabry disease. *Auris Nasus Larynx* 2010; **37**: 274-280.

14. Müller U, Littlewood-Evans A. Mechanisms that regulate mechanosensory hair cell differentiation. *Trends Cell Biol* 2001; **11**: 334-342.

15. Heeringa SF, Chernin G, Chaki M *et al*. COQ6 mutations in human patients produce nephrotic syndrome with sensorineural deafness. *J Clin Invest* 2011; **121**: 2013-2024.

16. Karikkineth AC, Scheibye-Knudsen M, Fivenson E *et al*. Cockayne syndrome: clinical features, model systems and pathways. *Ageing Res Rev* 2017; **33**: 3-17.

17. Hirooka M, Hirota M, Kamada M. Renal lesions in Cockayne syndrome. *Pediatr Nephrol Berl Ger* 1988; **2**: 239-243.

18. Wilson BT, Stark Z, Sutton RE *et al*. The Cockayne Syndrome Natural History (CoSyNH) study: clinical findings in 102 individuals and recommendations for care. *Genet Med* 2016; **18**: 483-493.

19. Karamatic Crew V, Burton N, Kagan A *et al*. CD151, the first member of the tetraspanin (TM4) superfamily detected on erythrocytes, is essential for the correct assembly of human basement membranes in kidney and skin. *Blood* 2004; **104**: 2217-2223.

20. Kagan A, Feld S, Chemke J, Bar-Khayim Y. Occurrence of hereditary nephritis, pretibial epidermolysis bullosa and beta-thalassemia minor in two siblings with end-stage renal disease. *Nephron* 1988; **49**: 331-332.

21. Pereira AFJR, Pereira LB, Vale ECS do, Tanure LA. Síndrome de Muckle-Wells em quatro membros de uma família. *An Bras Dermatol* 2010; **85**: 907-911.

22. Tran T-A. Muckle-Wells syndrome: clinical perspectives. *Open Access Rheumatol Res Rev* 2017; **9**: 123-129.

23. Kuemmerle-Deschner JB, Koitschev A, Tyrrell PN *et al*. Early detection of sensorineural hearing loss in Muckle-Wells-syndrome. *Pediatr Rheumatol Online J* 2015; **13**: 43.

24. Fraser FC, Sproule JR, Halal F. Frequency of the branchio-oto-renal (BOR) syndrome in children with profound hearing loss. *Am J Med Genet* 1980; **7**: 341-349.

25. Abdelhak S, Kalatzis V, Heilig R *et al*. A human homologue of the Drosophila eyes absent gene underlies branchio-oto-renal (BOR) syndrome and identifies a novel gene family. *Nat Genet* 1997; **15**: 157-164.

26. Ruf RG, Xu P-X, Silvius D *et al*. SIX1 mutations cause branchio-oto-renal syndrome by disruption of EYA1-SIX1-DNA complexes. *Proc Natl Acad Sci U S A* 2004; **101**: 8090-8095.

27. Hoskins BE, Cramer CH, Silvius D *et al*. Transcription factor SIX5 is mutated in patients with branchio-oto-renal syndrome. *Am J Hum Genet* 2007; **80**: 800-804.

28. Chang EH, Menezes M, Meyer NC *et al*. Branchio-oto-renal syndrome: the mutation spectrum in EYA1 and its phenotypic consequences. *Hum Mutat* 2004; **23**: 582-589.

29. Kochhar A, Fischer SM, Kimberling WJ, Smith RJH. Branchio-oto-renal syndrome. *Am J Med Genet A* 2007; **143A**: 1671-1678.

30. Powell CM, Michaelis RC. Townes-Brocks syndrome. *J Med Genet* 1999; **36**: 89-93.

31. Kohlhase J, Wischermann A, Reichenbach H *et al*. Mutations in the SALL1 putative transcription factor gene cause Townes-Brocks syndrome. *Nat Genet* 1998; **18**: 81-83.

32. Janssen N, Bergman JEH, Swertz MA *et al*. Mutation update on the CHD7 gene involved in CHARGE syndrome. *Hum Mutat* 2012; **33**: 1149-1160.

33. Pauws E, Peskett E, Boissin C *et al*. X-linked CHARGE-like Abruzzo-Erickson syndrome and classic cleft palate with ankyloglossia result from TBX22 splicing mutations. *Clin Genet* 2013; **83**: 352-358.

34. Bergmann C. Educational paper: ciliopathies. *Eur J Pediatr* 2012; **171**: 1285-1300.

35. Beales PL, Elcioglu N, Woolf AS *et al*. New criteria for improved diagnosis of Bardet-Biedl syndrome: results of a population survey. *J Med Genet* 1999; **36**: 437-446.

36. Ross AJ, May-Simera H, Eichers ER *et al*. Disruption of Bardet-Biedl syndrome ciliary proteins perturbs planar cell polarity in vertebrates. *Nat Genet* 2005; **37**: 1135-1140.

37. Marshall JD, Hinman EG, Collin GB *et al*. Spectrum of ALMS1 variants and evaluation of genotype-phenotype correlations in Alström syndrome. *Hum Mutat* 2007; **28**: 1114-1123.

38. Janssen AGH, Scholl U, Domeyer C *et al*. Disease-causing dysfunctions of barttin in Bartter syndrome type IV. *J Am Soc Nephrol* 2009; **20**: 145-153.

39. Birkenhäger R, Otto E, Schürmann MJ *et al*. Mutation of BSND causes Bartter syndrome with sensorineural deafness and kidney failure. *Nat Genet* 2001; **29**: 310-314.

40. Estévez R, Boettger T, Stein V *et al*. Barttin is a Cl- channel beta-subunit crucial for renal Cl- reabsorption and inner ear K+ secretion. *Nature* 2001; **414**: 558-561.

41. Forouzesh A, Moise PA, Sakoulas G. Vancomycin ototoxicity: a reevaluation in an era of increasing doses. *Antimicrob Agents Chemother* 2009; **53**: 483-486.

42. Berninger E, Karlsson KK, Alván G. Quinine reduces the dynamic range of the human auditory system. *Acta Otolaryngol (Stockh)* 1998; **118**: 46-51.

43. Ikeda K, Oshima T, Hidaka H, Takasaka T. Molecular and clinical implications of loop diuretic ototoxicity. *Hear Res* 1997; **107**: 1-8.

44. Rybak LP. Ototoxicity of loop diuretics. *Otolaryngol Clin North Am* 1993; **26**: 829-844.

45. Cianfrone G, Pentangelo D, Cianfrone F *et al*. Pharmacological drugs inducing ototoxicity, vestibular symptoms and tinnitus: a reasoned and updated guide. *Eur Rev Med Pharmacol Sci* 2011; **15**: 601-636.

46. Xie J, Talaska AE, Schacht J. New developments in aminoglycoside therapy and ototoxicity. *Hear Res* 2011; **281**: 28-37.

47. Bailie GR, Neal D. Vancomycin ototoxicity and nephrotoxicity. A review. *Med Toxicol Adverse Drug Exp* 1988; **3**: 376-386.

48. Langer T, am Zehnhoff-Dinnesen A, Radtke S, Meitert J, Zolk O. Understanding platinum-induced ototoxicity. *Trends Pharmacol Sci* 2013; **34**: 458-469.

49. Cazals Y. Auditory sensori-neural alterations induced by salicylate. *Prog Neurobiol* 2000; **62**: 583-631.

SEÇÃO 4

Glomerulopatias

◆

18

BIOMARCADORES SÉRICOS E GLOMERULARES NO DIAGNÓSTICO DA NEFROPATIA MEMBRANOSA PRIMÁRIA

Giovana Mariani
Maria Almerinda Vieira Fernandes Ribeiro Alves

◆

A nefropatia membranosa (NM) é uma das principais causas de doença glomerular primária no mundo, com incidência anual de 1,2 por 100.000 adultos[1], representando 10.000 novos casos por ano nos Estados Unidos[2]. Publicação do Registro Paulista de Glomerulopatias revelou que a NM corresponde a 20,7% dos diagnósticos de pacientes submetidos à biópsia renal no Estado de São Paulo, percentual inferior somente à glomerulosclerose segmentar e focal (GESF) (29,7%), entre 1999 e 2005[3]. Acomete predominantemente homens na proporção 2:1[4], caucasianos[2], com idade média de 50 a 60 anos de idade[4,5]. Remissão espontânea pode ocorrer em até 40% dos casos, entretanto, pode evoluir para doença renal crônica avançada em 30-40% dos acometidos em 5-15 anos[6,7].

Corresponde a 20% dos casos de síndrome nefrótica em adultos[2], sendo que está presente em 60 a 80% dos pacientes com NM e, entre os casos que se apresentam com proteinúria assintomática (< 3,5g/24h), até 60% poderão progredir para síndrome nefrótica[8-10]. Hematúria microscópica ocorre em até 50% dos pacientes, porém cilindros hemáticos e hematúria macroscópica são raros. Aproximadamente 80% dos pacientes com NM têm pressão arterial e ritmo de filtração glomerular (RFG) normais à apresentação inicial[2].

O diagnóstico de NM é feito por meio de biópsia renal[11]. As características histopatológicas observadas são resultantes de depósitos imunes na base dos processos podocitários da célula epitelial visceral glomerular. O nome "membranosa" é decorrente do espessamento da membrana basal glomerular (MBG) que, em geral, é evidente à microscopia óptica em estágios avançados da doença. Os depósitos imunes e o material proveniente de matriz adicional que também se deposita sobre os podócitos lesados são responsáveis pelo espessamento da MBG com a progressão da doença[2,4,7,9,12,13]. A imunofluorescência destaca os depósitos de imunoglobulina G (IgG) e C3 em padrão granular nas alças capilares[4,9,11,12]. A microscopia eletrônica (ME) detalha os depósitos eletrodensos em localização subepitelial e intramembranosa, assim como a perda de pedículos e outros sinais de lesão podocitária[4,7,9,12].

Aproximadamente 20% dos casos de NM são associados a outras doenças ou exposições[4,5,7], como infecções (hepatites B e C, HIV, malária, esquistossomose, sífilis e outras), neoplasias (tumores sólidos, como pulmão, próstata e cólon; neoplasias hematológicas, como linfoma não Hodgkin, leucemia linfocítica crônica; mesoteliomas, melanomas, feocromocitomas, tumores benignos), doenças autoimunes (lúpus eritematoso sistêmico – LES, tireoidites, artrite reumatoide, síndrome de Sjögren, dermatomiosite, doença mista do tecido conjuntivo, doença anti-MBG, vasculites ANCA-relacionadas), doenças aloimunes (doença enxerto *versus* hospedeiro, transplante de medula óssea autólogo, NM *de novo* em transplante renal e glomerulopatia do transplante) e drogas/toxinas (anti-inflamatórios não esteroides e inibidores da cicloxigenase-2, sais de ouro, D-penicilamina, captopril, anti-TNFα, mercúrio, lítio, hidrocarbonetos, formaldeído e outros)[5]. Em tais condições, antígenos estranhos podem atravessar a MBG e se depositar abaixo dos podócitos, ocorrendo ligação subsequente de anticorpos circulantes. Pode ocorrer, ainda, dissociação de imunocomplexos circulantes que se religam no espaço subepitelial[13].

Os achados histológicos que favorecem uma causa secundária da NM, em particular as doenças autoimunes, incluem associação de lesões proliferativas (mesangiais ou endocapilares); padrão de imunofluorescência com positividade para todas as imunoglobulinas, incluindo positividade para C1q; depósitos eletrodensos em localização subendotelial da parede capilar ou mesangial ou junto da membrana basal tubular e da parede dos vasos; e inclusões tubulorreticulares endoteliais na ME[7,8,10,13,14]. Com relação às subclasses da IgG, em contraste com a IgG4 predominantemente encontrada na NM primária (NMP), IgG1, IgG2 e IgG3 são tipicamente mais abundantes nas formas secundárias de NM (associadas a LES ou neoplasias)[7]. Finalmente, a natureza do material eletrodenso, caracterizado por estruturas esféricas dentro dos depósitos subepiteliais, pode apontar para uma causa secundária[12,13].

NEFROPATIA MEMBRANOSA PRIMÁRIA

A NM primária (NMP), anteriormente chamada de NM "idiopática", atualmente é considerada uma doença autoimune. Corresponde a 80% dos casos de NM[2,7,13]. A primeira descrição do caráter de autoimunidade foi em 1959, em modelo animal, com a nefrite de Heymann, na qual a proteína megalina mostrou ser o antígeno responsável pelos complexos imunes subepiteliais *in situ* em ratos[15]. Entretanto, esse antígeno não é expresso em podócitos humanos. Em 2002, foi identificada, em humanos, a endopeptidase neutra como o antígeno podocitário responsável por uma forma rara de NM aloimune neonatal, a qual se colocalizava com depósitos de IgG à imunofluorescência[16].

Somente em 2009, por meio da microdissecção de glomérulos humanos, tecnologia proteômica e espectrometria de massa, foi identificada a principal glicoproteína podocitária de 180-kDa envolvida na fisiopatologia da NMP: o receptor de antifosfolipase A2 do tipo muscular (M) – do inglês, *phospholipase A2 receptor* (PLA2R)[17] – presente em aproximadamente 70% dos pacientes com NMP. Trata-se de uma proteína transmembrana do tipo I e um dos quatro membros da família de receptores de manose dos mamíferos. O PLA2R é expresso normal-

mente no citoplasma e membrana plasmática de podócitos humanos, porém não em outros tipos celulares glomerulares[4]. Salant *et al* mostraram que tal proteína se colocalizava com os depósitos imunes de IgG no glomérulo de pacientes com NMP, principalmente o subtipo IgG4, porém o mesmo não ocorria nas formas secundárias (NM secundária a LES) ou em outras glomerulopatias primárias (nefropatia por IgA). A estrutura do PLA2R envolve um domínio N-terminal rico em cisteína (do inglês, *cystein-rich* – Cys-R), um domínio de fibronectina tipo II (FnII), 8 domínios contendo lectina tipo C (do inglês, *C-type lectin domains* – CTLDs), um domínio transmembrana e uma pequena cauda C-terminal intracelular. No estudo original, os anticorpos recombinantes de coelho contra PLA2R utilizados foram dirigidos aos domínios CTLDs 4, 5 e 6. Os membros da família de receptores de manose podem alternar seu estado entre uma conformação mais extensa e outra mais compacta, a qual passa por dobraduras que podem ser reguladas por pH, oligomerização e/ou presença de ligantes[4] e, no caso do PLA2R, o autoantígeno e a resposta do anticorpo existem apenas quando esse está em uma configuração dependente de ligações dissulfeto intramoleculares[17].

A identificação de epítopos envolvidos na fisiopatologia da doença, na região CysR-FnII-CTLD1[18], como o epítopo dominante CysR e secundários CTLD1 e CTLD7[14], pode indicar gravidade do acometimento renal[19] e proporcionar terapia específica dirigida[18,19]. Há relatos de que pacientes com reatividade contra dois ou mais epítopos apresentam maior proteinúria e pior desfecho renal, porém sem correlação com os títulos de anticorpo circulante[19]. Entretanto, outro estudo encontrou associação da reatividade a múltiplos epítopos com os títulos de anticorpo[20], sendo, portanto, informação que ainda necessita de confirmação.

Em 2014, um segundo antígeno envolvido na NMP foi identificado, a trombospondina 7A contendo o domínio tipo 1 – do inglês, *thrombospondin type-1 domain-containing 7A* (THSD7A) – detectada em 5-10% dos pacientes negativos para PLA2R[21]. Ambos os antígenos são expressos em glomérulos humanos normais, nos podócitos, e estão colocalizados com os depósitos subepiteliais com IgG4 na NMP[2,9]. Anteriormente, a presença de anticorpos anti-PLA2R e anti-THSD7A era considerada mutuamente exclusiva, entretanto, pacientes com positividade para ambos os anticorpos foram descritos[22,23]. Outros antígenos citoplasmáticos foram propostos como possíveis alvos dos autoanticorpos produzidos na NMP, como α-enolase, aldose redutase e superóxido dismutase, porém ainda não foram amplamente confirmados[24,25]. Os casos remanescentes de NM podem ser causados por outros autoanticorpos contra antígenos intrínsecos ainda não identificados ou formas secundárias de NM. Portanto, o termo NM "idiopática" não é mais considerado adequado[13,14].

A fisiopatologia da NMP envolve a formação de imunocomplexos *in situ* que leva à ativação da cascata do complemento. A proteinúria é resultante da produção de C5b-9, o qual forma a primeira parte do complexo de ataque à membrana do complemento e ativa eventos intracelulares, como a produção de espécies reativas de oxigênio, liberação de proteases e alterações no citoesqueleto[4]. O dano glomerular se dá com podocitopenia por apoptose, proliferação celular insuficiente e destacamento de podócitos. Sabidamente, a IgG4 não é capaz de ativar o complemento pela via clássica ou alternativa, entretanto, tal ativação se dá pela via da manose-lectina. Além disso, polimorfismos genéticos levando à redução da atividade de proteínas reguladoras do complemento e defeitos intrínsecos ou adquiridos do receptor 1 do complemento também podem contribuir para a patogênese e gravidade da NMP[2]. Outra explicação plausível é a de que nas fases iniciais da doença há depósitos de IgG1 e C1q, assim como usualmente há níveis baixos, porém detectáveis, circulantes de IgG1 ou IgG3 fixadores de complemento[4]. Estudo mostrou que, na NM, as células T produzem citocinas dirigidas por células T *helper* Th2, principalmente IL-4, as quais estimulam as células B a produzirem IgG4[26].

Estudos sugerem interação entre alelos de risco nos *loci* do genoma do HLA-DQA1 e do PLA2R1 com a NMP, em populações europeias[27] e asiáticas[28,29]. Curiosamente, carrear alelos de risco dos dois genes tem um efeito aditivo[30]. Polimorfismos nesses genes estão fortemente associados à presença de anticorpos anti-PLA2R circulantes e à expressão de PLA2R glomerular. Em contraste, alguns pacientes podem carrear genótipos protetores de ambos os genes, conferindo ausência de anticorpos circulantes e de expressão de PLA2R glomerular[14,28,29]. Mais recentemente, um grupo chinês identificou a associação de *loci* do HLA-DRB1 com suscetibilidade à NMP[31].

DETECÇÃO DE AUTOANTICORPOS COMO MÉTODOS DIAGNÓSTICOS DA NMP

O desenvolvimento de métodos para a detecção de anticorpos circulantes anti-PLA2R e anti-THSD7A e sua utilização na prática clínica ocorreram rapidamente após sua caracterização, para avaliar diagnóstico, prognóstico e monitorar tratamento dos pacientes com NM[17,21]. Nos estudos originais, a detecção dos anticorpos foi feita pela técnica de *Western blotting*, considerada inadequada na rotina clínica, por ser de difícil execução e custo elevado[7]. Foi, então, desenvolvido um teste comercial para a detecção do anti-PLA2R baseado em imunofluorescência indireta (CBA-IFA; Euroimmun, Luebeck, Alemanha), com dosagem semiquantitativa do anticorpo, o que dificulta seu uso na avaliação de progressão e resposta terapêutica da doença. Posteriormente, outro teste foi desenvolvido utilizando a técnica de ELISA (*Enzyme Linked Immuno-noSorbent Assay* – Euroimmun), com sensibilidade inferior

ao *Western blotting* e à imunofluorescência, porém com dosagem mais rápida e quantitativa, sendo atualmente a técnica preferencialmente utilizada. Entretanto, pode-se complementar a pesquisa com a imunofluorescência em casos de suspeita de níveis muito baixos de anti-PLA2R ou em situações em que o ELISA foi inconclusivo. Segundo o fabricante, o valor de corte para o ensaio ELISA comercializado é de 14RU/mL (*relative units*/mL), entretanto, foi sugerido que qualquer título acima de 2RU/mL pudesse ser considerado positivo, o que melhora a sensibilidade, mas pode levar a resultados falso-positivos[2,13]. Esse teste dosa IgG total[32] e apresenta sensibilidade 70-80% e especificidade perto de 90-95%[8].

Recentemente, foi criado imunoensaio com laser (ALBIA, *Mitogen Advanced Diagnostics Laboratory*, Calgary, Canadá) que oferece ensaio sensível e quantitativo de anti-PLA2R. Tal tecnologia mede simultaneamente vários alvos antigênicos em uma única amostra, podendo investigar, assim, a presença de outras condições (LES, vasculite ANCA-associada e outras)[33]. Foi desenvolvido um teste para detecção de anti-THSD7A semiquantitativa por imunofluorescência indireta, porém ainda não disponível para comercialização[34].

O diagnóstico das NM associadas ao PLA2R e à THSD7A pode também ser feito pela demonstração desses antígenos nos depósitos imunes, utilizando imunofluorescência ou imuno-histoquímica de material de biópsia renal parafinado, utilizando um anticorpo anti-PLA2R ou THSD7A policlonal. Em rins normais, a expressão do PLA2R é fracamente detectada na superfície dos podócitos. No entanto, pacientes com NMP apresentam expressão granular intensa de PLA2R ao longo das alças capilares glomerulares[35]. Há forte associação entre a positividade do anticorpo anti-PLA2R sérico e a expressão aumentada do PLA2R tecidual quando a dosagem sérica é feita simultânea ou cronologicamente próxima da biópsia renal[13].

Cerca de 50-80% dos portadores de NMP apresentam o anti-PLA2R positivo e tal variabilidade é ampla devido ao tipo de técnica utilizada, à origem étnica dos estudos publicados (ELISA é menos sensível do que *Western blotting*, imunofluorescência e ALIBIA; japoneses têm menos PLA2R positivo) e ao momento da realização do teste em relação ao curso da doença[13].

A seguir, condições que podem apresentar anti-PLA2R negativo, apesar de tratar-se de NMP[7,13]:

• Paciente já em remissão imunológica, espontânea ou devido à imunossupressão: há um atraso entre a remissão imunológica e a remissão clínica, ou seja, a proteinúria persiste por meses após negativação do anti-PLA2R. A proteinúria também pode ser sinal de dano podocitário irreversível causado pela doença. Nesses casos, o anti-PLA2R não está presente, porém a presença do antígeno PLA2R no tecido renal auxilia no diagnóstico de NMP.

- Em estágios iniciais da doença, a pesquisa do anti-PLA2R pode ser negativa devido à alta afinidade e ligação dos anticorpos aos antígenos teciduais, sendo rapidamente retirado da circulação. Somente quando a taxa de produção do anticorpo excede a capacidade de ligação do rim, os anticorpos passam a ser detectáveis. É por esse motivo que até 30% dos casos de NMP podem ser anti-PLA2R negativos. Nesse caso, a pesquisa do antígeno PLA2R é positiva e a dosagem seriada do anti-PLA2R é recomendada nos três primeiros meses da doença para evitar falso-negativos.
- Pacientes com NMP não associada ao anti-PLA2R, no caso de outros antígenos envolvidos (THSD7A ou antígenos não identificados).

A positividade para o anti-PLA2R na ausência do antígeno renal é incomum e provavelmente refle um artefato técnico[13] ou demonstra que o anticorpo não é nefritogênico ou que seu epítopo não estava acessível no momento da biópsia renal[13,36]. Dessa forma, a combinação da dosagem do anticorpo sérico e a pesquisa do antígeno tecidual parece ser a melhor estratégia para planejar adequadamente o tratamento[30,35,37].

A alta especificidade do anti-PLA2R questiona a necessidade de biópsia renal[30]. Dessa forma, o grupo de Fervenza *et al* sugere que, em pacientes com anti-PLA2R sem evidência de doenças secundárias, a biópsia poderia ser dispensada, a não ser em casos de perda de função renal, para descartar a forma crescêntica de NM[38], glomerulopatia associada e, ainda, para avaliar presença e gravidade de lesões de cronicidade, principalmente nos casos em que a biópsia renal é considerada procedimento de risco ou está contraindicada[13,39].

Entretanto, alguns estudos mostram positividade do anti-PLA2R e/ou do antígeno PLA2R glomerular em pacientes com formas secundárias de NM, principalmente em casos de NM associada ao LES (classe V de nefrite lúpica), hepatites B e C, neoplasias e sarcoidose[40-44]. Dois cenários podem justificar a positividade do anti-PLA2R: as doenças são coincidentes, porém não há relação de causalidade entre elas, visto que as alterações histológicas que sugerem NM secundária estão ausentes, a IgG predominante é a da subclasse IgG4, o tratamento da doença concomitante não leva à remissão da proteinúria ou essa persiste após tratamento da doença concomitante[44,45]; outra explicação é a de que tais condições podem induzir resposta imune ao PLA2R[13,40-45].

Em 2017, estudo avaliou a presença do anti-THSD7A sérico comparando as técnicas de *Western blotting* e imunofluorescência indireta, com especificidade de 100% e sensibilidade de 92% desta última em relação à primeira. Apenas 2,6% dos pacientes apresentaram pesquisa do anticorpo positiva, porém, entre eles, 20% foi diagnosticado com alguma neoplasia, com intervalo de até três meses do diagnóstico da NM, inclusive com hiperexpressão de THSD7A em tecido tumoral de um dos indivíduos acometido[34]. Outro relato de caso descreveu neoplasia vesical e NM associada ao anti-THSD7A, com positividade para THSD7A por imuno-histoquímica em tecido tumoral e linfonodo metastático, além de remissão da proteinúria após tratamento quimioterápico do tumor. Esse caso foi um, entre outros sete pacientes com NM associada a anti-THSD7A diagnosticados com neoplasia, entre 25 casos com positividade para o anticorpo, ou seja, 28% dos pacientes com anti-THSD7A apresentavam neoplasia concomitante[46]. É sugerido mecanismo de hiperexpressão de THSD7A pelas células neoplásicas, levando à apresentação do antígeno ao sistema imune e resposta humoral ao antígeno, com produção de anticorpos que vão ligar alvos no podócito[34,46]. Dessa forma, a positividade para o anti-THSD7A deve alertar a possibilidade de neoplasia oculta, de forma mais intensa que em casos de positividade do anti-PLA2R, visto que apenas 9% desses apresentarão neoplasia concomitante e, em geral, de forma coincidente à NM e não tendo relação de causalidade como no caso do anti-THSD7A[47].

USO DO ANTI-PLA2R PARA MONITORAR TRATAMENTO E PROGNÓSTICO DA NMP

A identificação do PLA2R como alvo antigênico do depósito de IgG visto nas biópsias renais justifica o tratamento que envolve a modulação de células B[48]. Vários estudos utilizando terapia imunossupressora com rituximabe, um anti-CD-20 que causa depleção de células B, utilizam dosagem seriada do anti-PLA2R para avaliar resposta ao tratamento, mostrando que o declínio no título do anticorpo precede a redução da proteinúria nos pacientes respondedores ao tratamento, sugerindo que o anticorpo pode ser utilizado como marcador de atividade da doença e resposta ao tratamento[7,9,49-54]. Outro estudo recente avaliou uso de belimumabe em pacientes com NMP, um anticorpo IgG- monoclonal humana inibidor do estimulador de linfócito B, no qual houve redução significativa da dosagem sérica de anti-PLA2R e subsequente redução da proteinúria estatisticamente significativa[48].

O valor prognóstico do anti-PLA2R é variável nos estudos, principalmente por fatores como diferentes tratamentos prévios, técnicas de detecção do anticorpo, etnia, número de pacientes dos estudos e função renal basal[13,55]. Alguns estudos não encontraram associação entre os títulos do anti-PLA2R inicial com proteinúria, ritmo de filtração glomerular (RFG) e evolução para doença renal crônica[56]. Já outros mostram que o declínio nos títulos de anti-PLA2R indica de forma consistente a redução na proteinúria[7,48-50,54,57-59], com diminuição mais expressiva nos 3 primeiros meses de tratamento e desaparecimento em torno de 6-9 meses, seguida da remissão da proteinúria em torno de 12-24 meses[13].

Outros estudos também demonstraram que os títulos de anti-PLA2R são altos em fases iniciais, quando o paciente apresenta altos níveis de proteinúria ou síndrome nefrótica, reduzem significativamente durante remissões e voltam a ascender durante recidivas[7,45,51,52,58,60,61], destacando que a presença do anticorpo pode preceder a atividade da doença e a remissão imunológica pode preceder a remissão clínica em até 8 meses[13,49]. Especula-se que os altos títulos de anti-PLA2R levariam à formação de mais imunodepósitos subepiteliais, maior dano podocitário e, portanto, maiores níveis de proteinúria. Tal hipótese também é sustentada pela observação de que os níveis de anti-PLA2R se correlacionam com outros marcadores de dano renal, como excreção urinária de β2-microglobulina e IgG e níveis de creatinina séricos. O mesmo é válido para a fase de recuperação, visto que o dano causado à MBG e ao podócito deve ser reparado antes da resolução da proteinúria. Destaca-se que pode haver proteinúria residual mesmo na ausência de doença imunologicamente ativa, devido a dano tubulointersticial ou alterações glomerulares secundárias a doença prolongada[52].

Diferentes estudos mostraram que pacientes com títulos baixos ou ausência de anticorpo circulante apresentam taxas mais elevadas de remissão espontânea da doença[55,58,60,62-64], títulos altos denotam tempo prolongado para remissão[48], baixa probabilidade de remissão espontânea[61] ou resposta à terapia imunossupressora, e a presença do anticorpo se associa com perda de função renal[55,58,60,62,63].

O mecanismo pelo qual o anti-PLA2R leva à perda de função renal não é bem conhecido, porém estudo que mostrou que pacientes com títulos mais altos do anticorpo apresentavam níveis mais elevados de proteinúria receberam mais imunossupressores (incluindo ciclosporina, a qual tem potencial efeito nefrotóxico) e eram mais hipertensos, fatores que podem ter contribuído para a evolução da doença renal crônica[65]. Para melhorar o efeito preditor do anti-PLA2R, o ideal é utilizar medidas seriadas do anticorpo, para avaliar atividade ou remissão imunológica e definir necessidade de instituir terapia imunossupressora, sua intensidade e resposta ao tratamento[13,57], além de evitar imunossupressão desnecessária nos pacientes com proteinúria residual, nos quais o anticorpo já não é mais detectável[7].

Estudo conduzido por Bech et al não encontrou correlação dos títulos iniciais do anti-PLA2R com a probabilidade de resposta à terapia imunossupressora, entretanto os casos que ao fim do tratamento negativaram o anticorpo permaneceram em remissão pelos próximos 5 anos, ao contrário daqueles que mantiveram o anticorpo positivo. Dessa forma, o anti-PLA2R serviu para predizer o desfecho em longo prazo, independente da imunossupressão utilizada[59].

Em resumo, o anti-PLA2R auxilia no diagnóstico de NMP, prediz a remissão espontânea, monitora a atividade da doença e resposta à imunossupressão e ajuda na tomada de decisão quanto à redução ou suspensão do tratamento[7]. Anticorpo persistentemente positivo após 6 meses de terapia, em geral, denota doença resistente ao tratamento[49].

USO DO ANTI-PLA2R EM TRANSPLANTE RENAL

A NMP pode recidivar em enxertos renais em até 40% dos casos[2], podendo levar à perda do enxerto[30]. A ideia de que o anti-PLA2R é patogênico é corroborada pela recorrência de NMP em enxertos de transplante renal em pacientes com anticorpo circulante poucos dias após o transplante[66] e, por esse motivo, sugere-se a dosagem seriada do anticorpo no pós-transplante[30], preferencialmente a cada 2 meses no primeiro ano e a qualquer momento, caso haja aumento da proteinúria[13]. Nos casos de NM *de novo*, a pesquisa do anticorpo sérico e tecidual é negativa, denotando uma fisiopatologia diferente, em geral relacionada com aloimunização[30], causada por anticorpos anti-HLA específicos contra o doador[13] como evidência de rejeição mediada por anticorpo[7]. Nos casos de NM *de novo*, costuma haver IgG1 dominante, diferente da predominância de IgG4 que ocorre na NMP[7]. Curiosamente, alguns pacientes apresentam anti-PLA2R, porém não há recorrência de NM no enxerto. Algumas explicações são plausíveis: primeiro, os anticorpos produzidos podem reconhecer determinado epítopo em conformação específica, o que implicaria sua acessibilidade ao antígeno e potencial patogênico; segundo, as sequências variantes do PLA2R1 do rim do doador podem ser diferentes das sequências do PLA2R1 do rim do receptor, alterando o epítopo-alvo dos anticorpos. Por esse motivo, a positividade do anti-PLA2R sempre deve ser avaliada de forma cautelosa no pós-transplante[67] e combinada com o PLA2R tecidual, uma vez que, como na NMP, na recorrência em transplante renal o anticorpo pode não estar presente, mas, caso a pesquisa do antígeno seja positiva, isso corrobora recidiva de NMP; tal condição pode ser explicada pelos baixos níveis circulantes do anti-PLA2R devido a sua alta avidez pelo tecido renal, sendo possível sua identificação somente com métodos mais sensíveis que o ELISA[68]. Estudo conduzido com 26 pacientes transplantados renais na Mayo Clinic mostrou valor preditivo positivo para a recorrência de NM nos pacientes com anti-PLA2R de 83% e um valor preditivo negativo de 42%[68]. A presença do anti-PLA2R no momento do transplante em geral está associada a alto risco de recorrência precoce no enxerto[7], porém a terapia de indução e manutenção da imunossupressão em alguns casos é suficiente para induzir resposta imunológica[13,68], não impedindo, entretanto, a possibilidade de recorrência. Nos casos de anti-PLA2R persistente ou do seu reaparecimento após o transplante, a doença aparenta ser mais resistente à terapia imunossupressora[68].

A NM relacionada ao anti-THSD7A também já foi descrita em recorrência precoce em enxerto de transplante renal, com positividade para o anticorpo antes e após o transplante, além de demonstração da positividade do THSD7A em tecido renal do enxerto[69].

CONSIDERAÇÕES FINAIS

A descoberta dos antígenos PLA2R e THSD7A como alvos envolvidos na fisiopatologia da NMP significou grande avanço no diagnóstico e tratamento da doença, a qual cursa com elevada morbimortalidade atribuída à síndrome nefrótica, à doença renal crônica e às complicações da terapêutica. Apesar de tratamento imunossupressor, a taxa de remissão estável da NMP não ultrapassa 70%. Logo, a identificação de outros biomarcadores baseados em epítopos de linfócitos B e T contra o PLA2R poderia ser alvo de terapias com menos efeitos colaterais e mais específicos aos responsáveis pelo início e progressão da doença.

Atualmente, ainda não dispomos da dosagem rotineira do anti-PLA2R sérico ou da pesquisa tecidual do antígeno PLA2R, somente como linha de pesquisa. Entretanto, a pesquisa tecidual de IgG4 pela técnica de imuno-histoquímica é uma metodologia facilmente aplicável e disponível. Como se trata, em nosso serviço, de implantação ainda muito recente, não temos um número de casos significativos para que possamos avaliar sua utilidade e correlação clínica. Espera-se que a dosagem sérica do anti-PLA2R pela técnica de ELISA e a pesquisa do PLA2R tecidual por imuno-histoquímica auxiliem no diagnóstico e melhor condução terapêutica dos pacientes com NM atendidos em nosso ambulatório de glomerulopatias.

REFERÊNCIAS BIBLIOGRÁFICAS

1. McGrogan A, Franssen CF, de Vries CS. The incidence of primary glomerulonephritis worldwide: a systematic review of the literature. *Nephrol Dial Transplant* 2011; **26**: 414-430.
2. Ronco P, Debiec H. Pathophysiological advances in membranous nephropathy: time for a shift in patient's care. *Lancet* 2015; **385**: 1983-1992.
3. Malafronte P, Mastroianni-kirsztajn G, Betônico GN *et al*. Paulista registry of glomerulonephritis: 5-year data report. *Nephrol Dial Transplant* 2006; **21**: 3098-3105.
4. Beck LH Jr, Salant DJ. Membranous nephropathy: from models to man. *J Clin Invest* 2014; **124**: 2307-2314.
5. Couser WG. Primary Membranous Nephropathy. *Clin J Am Soc Nephrol* 2017; **12**: 983-997.
6. Debiec H, Ronco P. Immune Response against Autoantigen PLA2R is not gambling: implications for pathophysiology, prognosis, and therapy. *J Am Soc Nephrol* 2016; **27**: 1275-1257.
7. Francis JM, Beck LH Jr, Salant DJ. Membranous nephropathy: a journey from bench to bedside. *Am J Kidney Dis* 2016; **68**: 138-147.
8. Ponticelli C, Glassock RJ. Glomerular diseases: membranous nephropathy - a modern view. *Clin J Am Soc Nephrol* 2014; **9**: 609-616.
9. Dahan K, Debiec H, Plaisier E *et al*. Rituximab for severe membranous nephropathy: a 6-month trial with extended follow-up. *J Am Soc Nephrol* 2017; **28**: 348-358.
10. Fervenza FC, Sethi S, Specks U. Idiopathic membranous nephropathy: diagnosis and treatment. *Clin J Am Soc Nephrol* 2008; **3**: 905-919.
11. Kidney Disease: Improving Global Outcomes (KDIGO) Glomerulonephritis work group. KDIGO Clinical practice guideline for glomerulonephritis. *Kidney Int* 2012; **2**:186-197.

12. Beck LH Jr, Salant DJ. Membranous nephropathy: recent travels and new roads ahead. *Kidney Int* 2010; **77**: 765-770.
13. De Vriese AS, Glassock RJ, Nath KA *et al*. A proposal for a serology-based approach to membranous nephropathy. *J Am Soc Nephrol* 2017; **28**: 421-430.
14. Cattran DC, Brenchley PE. Membranous nephropathy: integrating basic science into improved clinical management. *Kidney Int* 2017; **91**: 566-574.
15. Heymann W, Hackel D, Harwood S *et al*. Production of nephrotic syndrome in rats by Freund's adjuvants and rat kidney suspensions. *Proc Soc Exp Biol Med* 1959; **100**: 660-664.
16. Debiec H, Guigonis V, Mougenot B *et al*. Antenatal membranous glomerulonephritis due to anti-neutral endopeptidase antibodies. *N Engl J Med* 2002; **346**: 2053-2060.
17. Beck LH Jr, Bonegio RG, Lambeau G *et al*. M-type phospholipase A2 receptor as target antigen in idiopathic membranous nephropathy. *N Engl J Med* 2009; **361**: 11-21.
18. Fresquet M, Jowitt TA, Gummadova J *et al*. Identification of a major epitope recognized by PLA2R autoantibodies in primary membranous nephropathy. *J Am Soc Nephrol* 2015; **26**: 302-313.
19. Seitz-Polski B, Dolla G, Payré C *et al*. Epitope spreading of autoantibody response to PLA2R associates with poor prognosis in membranous nephropathy. *J Am Soc Nephrol* 2016; **27**: 1517-1533.
20. Seitz-Polski B, Debiec H, Rousseau A *et al*. Phospholipase A2 receptor 1 epitope spreading at baseline predicts reduced likelihood of remission of membranous nephropathy. *J Am Soc Nephrol* 2018; **29**: 401-408.
21. Tomas NM, Beck LH Jr, Meyer-Schwesinger C *et al*. Thrombospondin type-1 domain-containing 7A in idiopathic membranous nephropathy. *N Engl J Med* 2014; **371**: 2277-2287.
22. Larsen CP, Cossey LN, Beck LH. THSD7A staining of membranous glomerulopathy in clinical practice reveals cases with dual autoantibody positivity. *Mod Pathol* 2016; **29**: 421-426.
23. Wang J, Cui Z, Lu J *et al*. Circulating antibodies against thrombospondin type-i domain-containing 7A in chinese patients with idiopathic membranous nephropathy. *Clin J Am Soc Nephrol* 2017; **12**: 1642-1651.
24. Kimura Y, Miura N, Debiec H *et al*. Circulating antibodies to a-enolase and phospholipase A2 receptor and composition of glomerular deposits in Japanese patients with primary or secondary membranous nephropathy. *Clin Exp Nephrol* 2017; **21**: 117-126.
25. Murtas C, Bruschi M, Candiano G *et al*. Coexistence of different circulating anti-podocyte antibodies in membranous nephropathy. *Clin J Am Soc Nephrol* 2012; **7**: 1394-1400.
26. Kuroki A, Iyoda M, Shibata T, Sugisaki T. Th2 cytokines increase and stimulate B cells to produce IgG4 in idiopathic membranous nephropathy. *Kidney Int* 2005; **68**: 302-310.
27. Stanescu HC, Arcos-Burgos M, Medlar A *et al*. Risk HLA-DQA1 and PLA2R1 alleles in idiopathic membranous nephropathy. *N Engl J Med* 2011; **364**: 616-626.
28. Lv J, Hou W, Zhou X *et al*. Interaction between PLA2R1 and HLA-DQA1 variants associates with anti-PLA2R antibodies and membranous nephropathy. *J Am Soc Nephrol* 2013; **24**: 1323-1329.
29. Ramachandran R, Kumar V, Kumar A *et al*. PLA2R antibodies, glomerular PLA2R deposits and variations in PLA2R1 and HLA-DQA1 genes in primary membranous nephropathy in South Asians. *Nephrol Dial Transplant* 2016; **31**: 1486-1493.
30. Ronco P, Debiec H. Anti-phospholipase A2 receptor antibodies and the pathogenesis of membranous nephropathy. *Nephron Clin Pr* 2014; **128**: 232-237.
31. Cui Z, Xie LJ, Chen FJ *et al*. MHC class II risk alleles and amino acid residues in idiopathic membranous nephropathy. *J Am Soc Nephrol* 2017; **28**: 1651-1664.
32. van de Logt A-E, Fresquet M, Wetzels JF, Brenchley P. The anti-PLA2R antibody in membranous nephropathy: what we know and what remains a decade after its discovery. *Kidney Int* 2019; **96**: 1292-1302.

33. Behnert A, Schiffer M, Müller-Deile J *et al*. Antiphospholipase A2 receptor autoantibodies: a comparison of three different immunoassays for the diagnosis of idiopathic membranous nephropathy. *J Immunol Res* 2014; **2014**: 1-5.

34. Hoxha E, Beck LH Jr, Wiech T *et al*. An indirect immunofluorescence method facilitates detection of thrombospondin type 1 domain-containing 7A-specific antibodies in membranous nephropathy. *J Am Soc Nephrol* 2017; **28**: 520-531.

35. Hoxha E, Kneibler U, Stege G *et al*. Enhanced expression of the M-type phospholipase A2 receptor in glomeruli correlates with serum receptor antibodies in primary membranous nephropathy. *Kidney Int* 2012; **82**: 797-804.

36. Debiec H, Ronco P. PLA2R autoantibodies and PLA2R glomerular deposits in membranous nephropathy. *N Engl J Med* 2011; **364**: 689-690.

37. Svobodova B, Honsova E, Ronco P *et al*. Kidney biopsy is a sensitive tool for retrospective diagnosis of PLA2R-related membranous nephropathy. *Nephrol Dial Transplant* 2013; **28**: 1839-1844.

38. Rodriguez EF, Nasr SH, Larsen CP *et al*. Membranous nephropathy with crescents: a series of 19 cases. *Am J Kidney Dis* 2014; **64**: 66-73.

39. Bobart SA, De Vriese AS, Pawar AS *et al*. Noninvasive diagnosis of primary membranous nephropathy using phospholipase A2 receptor antibodies. *Kidney Int* 2019; **95**: 429-438.

40. Garcia-Vives E, Solé C, Moliné T *et al*. Antibodies to M-type phospholipase A2 receptor (PLA2R) in membranous lupus nephritis. *Lupus*. 2019; **28**: 396-405.

41. Xie Q, Li Y, Xue J *et al*. Renal phospholipase A2 receptor in hepatitis b virus-associated membranous nephropathy. *Am J Nephrol* 2015; **41**: 345-353.

42. Larsen CP, Messias NC, Silva FG *et al*. Determination of primary versus secondary membranous glomerulopathy utilizing phospholipase A2 receptor staining in renal biopsies. *Mod Pathol* 2013; **26**: 709-715.

43. Stehlé T, Audard V, Ronco P, Debiec H. Phospholipase A2 receptor and sarcoidosis-associated membranous nephropathy. *Nephrol Dial Transplant* 2015; **30**: 1047-1050.

44. Qin W, Beck LH Jr, Zeng C *et al*. Anti-phospholipase A2 receptor antibody in membranous nephropathy. *J Am Soc Nephrol* 2011; **22**: 1137-1143.

45. Oh YJ, Yang SH, Kim DK *et al*. Autoantibodies against phospholipase A2 receptor in Korean patients with membranous nephropathy. *PLoS One* 2013; **8**: 1-8.

46. Hoxha E, Wiech T, Stahl PR *et al*. A mechanism for cancer-associated membranous nephropathy. *N Engl J Med* 2016; **374**: 1995-1996.

47. Beck LH Jr. PLA2R and THSD7A: disparate paths to the same disease? *J Am Soc Nephrol* 2017; **28**: 2579-2589.

48. Barrett C, Willcocks LC, Jones RB *et al*. Effect of belimumab on proteinuria and anti-phospholipase A2 receptor autoantibody in primary membranous nephropathy. *Nephrol Dial Transplant* 2020; **135**: 599-606.

49. Ramachandran R, Yadav AK, Kumar V *et al*. Temporal association between pla2r antibodies and clinical outcomes in primary membranous nephropathy. *Kidney Int Rep* 2017; **3**: 142-147.

50. Beck LH Jr, Fervenza FC, Beck DM *et al*. Rituximab-induced depletion of anti-PLA2R autoantibodies predicts response in membranous nephropathy. *J Am Soc Nephrol* 2011; **22**: 1543-1550.

51. Hoxha E, Harendza S, Zahner G *et al*. An immunofluorescence test for phospholipase-A2-receptor antibodies and its clinical usefulness in patients with membranous glomerulonephritis. *Nephrol Dial Transplant* 2011; **26**: 2526-2532.

52. Hofstra JM, Beck LH Jr, Beck DM *et al*. Anti-phospholipase A2 receptor antibodies correlate with clinical status in idiopathic membranous nephropathy. *Clin J Am Soc Nephrol* 2011; **6**: 1286-1291.

53. Fervenza FC, Appel GB, Barbour SJ *et al*. Rituximab or cyclosporine in the treatment of membranous nephropathy. *N Engl J Med* 2019; **381**: 36-46.

54. Ruggenenti P, Debiec H, Ruggiero B *et al*. Anti-phospholipase A2 receptor antibody titer predicts post-rituximab outcome of membranous nephropathy. *J Am Soc Nephrol* 2015; **26**: 2545-2558.

55. Liang Y, Wan J, Chen Y, Pan Y. Serum anti-phospholipase A2 receptor (PLA2R) antibody detected at diagnosis as a predictor for clinical remission in patients with primary membranous nephropathy: a meta-analysis. *BMC Nephrol* 2019; **20**: 1-10.

56. Jullien P, Seitz Polski B, Maillard N *et al*. Anti-phospholipase A2 receptor antibody levels at diagnosis predicts spontaneous remission of idiopathic membranous nephropathy. *Clin Kidney J* 2017; **10**: 209-214.

57. Wei SY, Wang YX, Li JS *et al*. Serum anti-PLA2R antibody predicts treatment outcome in idiopathic membranous nephropathy. *Am J Nephrol* 2016; **43**: 129-140.

58. Hoxha E, Harendza S, Pinnschmidt H *et al*. PLA2R Antibody levels and clinical outcome in patients with membranous nephropathy and non-nephrotic range proteinuria under treatment with inhibitors of the renin-angiotensin system. *PLoS One* 2014; **9**: 1-8.

59. Bech AP, Hofstra JM, Brenchley PE, Wetzels JF. Association of anti-PLA2R antibodies with outcomes after immunosuppressive therapy in idiopathic membranous nephropathy. *Clin J Am Soc Nephrol* 2014; **9**: 1386-1392.

60. Kanigicherla D, Gummadova J, McKenzie EA *et al*. Anti-PLA2R antibodies measured by ELISA predict long-term outcome in a prevalent population of patients with idiopathic membranous nephropathy. *Kidney Int* 2013; **83**: 940-948.

61. Hofstra JM, Debiec H, Short CD *et al*. Antiphospholipase A2 receptor antibody titer and subclass in idiopathic membranous nephropathy. *J Am Soc Nephrol* 2012; **23**: 1735-1743.

62. Kim YG, Choi YW, Kim SY *et al*. Anti-phospholipase A2 receptor antibody as prognostic indicator in idiopathic membranous nephropathy. *Am J Nephrol* 2015; **42**: 250-257.

63. Hoxha E, Thiele I, Zahner G *et al*. Phospholipase A2 receptor autoantibodies and clinical outcome in patients with primary membranous nephropathy. *J Am Soc Nephrol* 2014; **25**: 1357-1366.

64. Hoxha E, Harendza S, Pinnschmidt HO *et al*. Spontaneous remission of proteinuria is a frequent event in phospholipase A2 receptor antibody-negative patients with membranous nephropathy. *Nephrol Dial Transplant*. 2015; **30**: 1862-1869.

65. Hoxha E, Harendza S, Pinnschmidt H *et al*. M-type phospholipase A2 receptor autoantibodies and renal function in patients with primary membranous nephropathy. *Clin J Am Soc Nephrol* 2014; **9**: 1883-1890.

66. Blosser CD, Ayalon R, Nair R *et al*. Very early recurrence of anti-phospholipase A2 receptor-positive membranous nephropathy after transplantation. *Am J Transplant* 2012; **12**: 1637-1642.

67. Debiec H, Martin L, Jouanneau C *et al*. Autoantibodies specific for the phospholipase A2 receptor in recurrent and de novo membranous. *Am J Transplant* 2011; **11**: 2144-2152.

68. Kattah A, Ayalon R, Beck L Jr *et al*. Anti-phospholipase A2 receptor antibodies in recurrent membranous nephropathy. *Am J Transplant* 2015; **15**: 1349-1359.

69. Tomas NM, Hoxha E, Reinicke AT *et al*. Autoantibodies against thrombospondin type 1 domain-containing 7A induce membranous nephropathy. *J Clin Invest* 2016; **126**: 2519-2532.

19

ANÁLISE DE *CLUSTER*: UM AUXÍLIO PARA IDENTIFICAR QUAIS PACIENTES COM GLOMERULOPATIA PRIMÁRIA APRESENTAM MAIOR RISCO CARDIOVASCULAR

Rodrigo Hagemann
Vanessa dos Santos Silva

◆

As glomerulopatias estão entre as principais doenças que levam os pacientes à terapia de substituição renal, ficando atrás apenas da hipertensão arterial sistêmica (HAS) e do *diabetes mellitus* (DM), segundo o Censo da Sociedade Brasileira de Nefrologia[1]. Elas podem ser classificadas em primárias, quando originadas no rim ou quando envolvem predominantemente esse órgão, e em secundárias, quando decorrentes de doença sistêmica, cujo principal exemplo é o lúpus eritematoso sistêmico[2].

O exame padrão-ouro para o diagnóstico das glomerulopatias é o anatomopatológico, obtido por meio da biópsia renal, que permite análise à microscopia óptica, à imunofluorescência e à microscopia eletrônica.

Pacientes com glomerulopatias primárias apresentam maior risco cardiovascular e ainda é discutido se esse risco é decorrente da própria glomerulopatia ou da evolução da doença renal crônica (DRC) e de fatores preexistentes[3]. Hutton *et al*[4] realizaram estudo observacional com dados de uma coorte canadense de 2.544 pacientes com DRC acompanhados durante três anos. Os pacientes foram divididos em um grupo com glomerulopatias (excluídos os em tratamento imunossupressor) e um grupo com DRC secundária por outras causas. Foi realizado pareamento quanto a idade, sexo, raça, presen-

ça de DM, ocorrência de evento cardiovascular adverso prévio, ritmo de filtração glomerular (RFG), pressão arterial sistólica (PAS), uso de estatina e perfil lipídico. Desse pareamento, resultaram dois grupos com 272 pacientes em cada. O desfecho primário foi ocorrência de evento cardiovascular adverso, definido como infarto agudo do miocárdio (IAM) fatal e não fatal, revascularização miocárdica, acidente vascular cerebral (AVC) isquêmico ou surgimento de insuficiência cardíaca congestiva. O risco cardiovascular foi semelhante entre os dois grupos, sugerindo assim maior influência dos fatores de risco prévios e do baixo RFG do que a própria etiologia da DRC.

FATORES DE RISCO CARDIOVASCULAR

A formação de placas ateromatosas é um processo inflamatório crônico, de resposta endotelial a uma série de agressores, como HAS, DM, tabagismo, obesidade e dislipidemia[5]. Esses agressores são conhecidos como fatores de risco tradicionais e já foram amplamente avaliados em estudos prospectivos com grande número de participantes, como o estudo de Framingham[6], e também já tiveram sua importância documentada[4].

Com o passar do tempo, observou-se que o alto risco cardiovascular de pacientes com DRC não era totalmente explicado pelos fatores de risco já conhecidos. A partir daí, foram descritos os fatores de risco não tradicionais[7]. A síndrome nefrótica, com consequente perfil lipídico adverso e maior risco de eventos trombóticos, é um desses fatores[8,9].

O processo inflamatório crônico também é fator de risco não tradicional para aumento do risco cardiovascular, pois a principal causa de óbito em pacientes com doença reumatológica autoimune está associada a eventos cardiovasculares adversos[10].

Roman et al[11] mostraram maior prevalência de placa ateromatosa em pacientes com LES, e isso estava associado a maior tempo de doença, maior índice de atividade e terapia imunossupressora menos agressiva.

Por fim, a própria DRC é considerada fator de risco não tradicional para a ocorrência de evento cardiovascular adverso[12].

DISTÚRBIO MINERAL E ÓSSEO

Com a progressão da DRC, os pacientes podem apresentar complicações associadas. Uma delas é o distúrbio mineral e ósseo (DMO), definido como desordem sistêmica que se manifesta por meio de um ou por uma combinação dos seguintes fatores: anormalidades do metabolismo do cálcio, do fosfato, do hormônio da paratireoide (PTH) ou da vitamina D; anormalidades na mineralização, no turnover ou no volume ósseo; calcificação vascular ou de tecidos moles[13].

A associação entre mortalidade e concentrações séricas elevadas de PTH, cálcio e fosfato em pacientes em diálise já é bem documentada[14]. Estudos recentes mostram também essa associação em pacientes com diferentes graus de DRC[15] e em indivíduos com função renal normal[16].

A constatação de que indivíduos com valores normais de cálcio, fosfato e PTH podem apresentar aumento da calcificação vascular e de mortalidade levou a uma busca de marcadores mais precoces do DMO. Descobriu-se assim a existência das fosfatoninas que participam da regulação do metabolismo do fosfato[17]. As fosfatoninas inibem o transporte de fosfato dependente de sódio, levando a fosfatúria, e reduzem a síntese da forma ativa da vitamina D. Essas fosfatoninas foram identificadas como membros da família dos fatores de crescimento de fibroblastos (FGF)[18].

Em 2000, um grupo de pesquisadores japoneses conseguiu identificar um novo fator da família dos fatores de crescimento de fibroblastos, denominado FGF-23[19]. Essa proteína é expressa pelo tecido ósseo, por vasos na medula óssea, pelo núcleo talâmico ventrolateral, pelo timo e por linfonodos. O tecido ósseo, em virtude dos altos níveis de expressão de FGF-23 pelos osteócitos, é considerado sua principal fonte de produção. A ação do FGF-23 depende de sua ligação com um dos quatro receptores da família de receptores dos FGF[20]. A proteína Klotho atua como cofator nessa ligação, juntamente com proteoglicanos heparan sulfato, e é uma proteína de membrana expressa principalmente nos túbulos proximais renais, nas glândulas paratireoides e no plexo coroide do cérebro[21]. A inativação da proteína Klotho causa fenômenos referentes à senescência, como atrofia do timo, enfisema pulmonar, ataxia, esterilidade, atrofia da pele, sarcopenia e osteopenia[22].

Cozzolino et al[23] levantaram hipótese ligando o metabolismo do fosfato a dois fatores tradicionais de progressão da DRC (altos valores pressóricos e proteinúria). Segundo os autores, o sistema FGF-23/Klotho é fortemente conectado ao sistema renina-angiotensina-aldosterona e a hiperfosfatemia pode reduzir o efeito nefroprotetor dos inibidores desse sistema.

AVALIAÇÃO DA ESPESSURA MEDIOINTIMAL DE CARÓTIDAS E DA VASODILATAÇÃO FLUXOMEDIADA

A avaliação da espessura mediointimal de carótidas (EMIC) e da vasodilatação fluxo-mediada (VFM) são exames ultrassonográficos não invasivos e de baixo custo.

Para a análise da EMIC, os pacientes devem permanecer em decúbito dorsal horizontal com a cabeça ligeiramente inclinada para o lado contralateral à carótida em estudo, com monitorização eletrocardiográfica. São obtidas então, pelo método automatizado, medidas da espessura máxima e média, no pico da onda R do eletrocardiograma. A análise das imagens é realizada segundo as recomendações do Consensus Statement from the American Society of Echocardiography[24] e do Mannhein Carotid Intima-Media Thickness Consensus[25].

O valor da EMIC é um marcador válido e com bom valor preditivo para eventos cardiovasculares adversos na população geral[26] e nos pacientes com DRC[27]. O aumento da EMIC ocorre antes da formação da placa ateromatosa e indivíduos com aumento mais rápido da EMIC apresentam risco cardiovascular mais elevado[28]. Valores de EMIC maiores que 0,9 mm são fortes preditores de evento cardiovascular adverso[29].

Abajo et al[30] realizaram estudo com 1.152 pacientes com DRC entre os estágios 3 e 5D durante dois anos e mostraram que valores séricos de fosfato, vitamina D e PTH parecem acelerar o processo subclínico de ateromatose que se inicia nos estágios iniciais da DRC.

Estudo que avaliou a relação entre síndrome nefrótica e aterosclerose em pacientes jovens não encontrou diferença de EMIC entre aqueles com síndrome nefrótica e o grupo controle, entretanto mostrou que a EMIC depende do número de recorrências, sugerindo que seu aumento deve requerer um tempo maior de evolução da doença[31].

Para avaliar a VFM, os pacientes devem ser posicionados em decúbito dorsal, com abdução discreta do braço esquerdo e o transdutor deve ser posicionado na face medial para obter imagem longitudinal ao modo-B da artéria braquial esquerda, 5 a 10cm acima da prega antecubital. O diâmetro máximo da artéria braquial é medido no centro do vaso, no plano longitudinal das imagens, com as interfaces luz-íntima anterior e posterior. Após a medida do diâmetro basal (D1), o local do transdutor na pele fica demarcado com caneta para que a aferição do diâmetro pós-oclusão ocorra no mesmo lugar. A artéria braquial fica ocluída durante 5 minutos, com manguito de pressão colocado no braço, ajustando a pressão um pouco acima da pressão sistólica própria do paciente. Em até um minuto após o fim da insuflação é medido o diâmetro pós-oclusão (D2) da artéria. Logo após a retirada do manguito, o *Doppler* pulsátil exibe a hiperemia reativa, principalmente na fase diastólica da onda, com fluxo exuberante. Valores de VFM menores que 10% são indicativos de disfunção endotelial[32].

Dogra *et al*[33] avaliaram 38 pacientes, sendo 19 com síndrome nefrótica e 19 controles e reportaram que os com síndrome nefrótica apresentaram valores menores de VFM.

ANÁLISE DE AGRUPAMENTO

Devido à complexidade das glomerulopatias primárias, é necessária uma busca de ferramentas alternativas capazes de avaliar a maior gravidade dos pacientes. A formação de agrupamentos permite reunir informações, identificar grupos de pacientes com características semelhantes para definir fenótipos que possam evoluir de forma diferente[34].

O conjunto de métodos estatísticos usados para agrupar variáveis e criar subgrupos fortemente inter-relacionados recebe o nome de análise de agrupamento, conglomerado ou *clustering*. O processo deve apresentar alta homogeneidade interna e alta heterogeneidade externa.

A análise de agrupamento já foi utilizada para avaliar pacientes com tireoidopatias, DM, doença cardiovascular, lúpus eritematoso sistêmico e doenças renais[34]. Mais recentemente, foi utilizada também para analisar pacientes com DPOC[35], asma[36] e doença de Parkinson[37]. No contexto das glomerulopatias, Iatropoulos *et al*[38] realizaram estudo retrospectivo com dados de pacientes com glomerulopatia do C3/glomerulonefrite membranoproliferativa mediada por imunocomplexos para identificar grupos homogêneos quanto à histologia, dosagem de complemento sérico, dados genéticos e apresentação clínica.

Estabelecer amostra de pacientes com glomerulopatias primárias em análise de agrupamento pode identificar, então, diferentes fenótipos e permitir estratégia diferenciada de acompanhamento.

FENÓTIPOS DE PACIENTES COM GLOMERULOPATIAS PRIMÁRIAS

Entre o período de março de 2016 a novembro de 2017 foram atendidos 378 pacientes no Ambulatório de Glomerulopatias do Hospital das Clínicas da Faculdade de Medicina de Botucatu.

Foram selecionados 134 pacientes com glomerulopatia primária, documentada por biópsia renal, maiores de 18 anos e em acompanhamento por mais de três meses. Foram excluídas as gestantes, os pacientes com glomerulopatia secundária e aqueles que, no momento da coleta apresentavam proteinúria maior que 6 gramas em 24 horas e/ou uso de prednisona em doses superiores a 0,2mg/kg/dia.

A avaliação dos pacientes foi realizada em três etapas. Na primeira aconteceu o convite, assinatura do termo de consentimento, anamnese e exame físico. Em um segundo momento os pacientes compareceram para avaliação nutricional, coleta de sangue e urina, sendo uma parte do sangue centrifugada e congelada para posterior dosagem de FGF-23. A última etapa do estudo o exame ultrassonográfico das carótidas, para avaliação da espessura médio-intimal, e da artéria braquial, para avaliação da vasodilatação fluxo-mediada.

Aceitaram participar do estudo 95 pacientes. Entretanto, 7 não compareceram para coleta de exames (segundo momento). Entre os 88 que colheram exames, 23 não realizaram ultrassonografia e um foi excluído, por apresentar proteinúria maior que 6 gramas/24 horas no momento da coleta. Portanto, 64 completaram a avaliação.

Para análise de agrupamento e consequente identificação dos fenótipos, todas as variáveis contínuas foram transformadas pelo escore z (medidas da mesma grandeza) e as que apresentavam distribuição normal foram selecionadas. Após análise de correlação, foram excluídas aquelas com valor de R > 0,30 e selecionadas as seguintes: idade, tempo de tratamento, pressão arterial diastólica, creatinina sérica, HDL e LDL-colesterol, albumina, fosfato sérico, glicemia, concentração sérica de vitamina D, número de plaquetas e ingestão proteica. Os pacientes inadequados ao modelo hierárquico foram excluídos e foi determinado o melhor número de fenótipos pela variação dos coeficientes do modelo hierárquico (método Ward). Para comparação dos fenótipos foi utilizado teste do qui-quadrado para variáveis categóricas, ANOVA para as contínuas de distribuição paramétrica e Kruskal Wallis para as contínuas não paramétricas.

A análise de agrupamento partiu de 87 pacientes, ou seja, todos que colheram os exames, exceto o paciente excluído. Após os procedimentos estatísticos descritos, quatro pacientes foram excluídos e 17 não foram classificados em nenhum dos cinco fenótipos. Portanto, foram incluídos 66 pacientes para a construção dos cinco fenótipos, conforme mostram as tabelas 19.1 e 19.2.

Tabela 19.1 – Distribuição em fenótipos conforme as características clínicas e demográficas.

	Fenótipo1 n = 34	Fenótipo 2 n = 9	Fenótipo 3 n = 6	Fenótipo 4 n = 10	Fenótipo 5 n = 7	p
Idade (anos)	44,35 ± 12,04	63,44 ± 13,31	54,17 ± 10,98	46,1 ± 11,67	32,57 ± 7,59	< 0,01
Sexo masculino (n, %)	6 (18)	3 (33)	2 (33)	9 (90)	5 (71)	< 0,01
Cor Brancos (n, %) Negros (n, %) Pardos (n, %)	29 (85) 1 (3) 4 (12)	8 (89) 1 (11) 0	5 (83) 1 (17) 0	9 (90) 0 1 (10)	5 (71) 0 2 (29)	0,461
IMC (kg/m²)	28,91 (25,22; 30,47)	25,65 (23,83; 26,4)	30,16 (29,83; 30,74)	30,15 (27,1; 31,91)	26,36 (25,25; 27,54)	0,174
Doença de base GLM/GESF (n, %) NM (n, %) NIgA (n, %)	14 (41) 8 (24) 12 (35)	7 (78) 2 (22) 0	4 (67) 1 (16,5) 1 (16,5)	5 (50) 4 (40) 1 (10)	5 (71) 2 (29) 0	0,338
Tempo de seguimento (meses)	51 (36; 84)	156 (132; 168)	38,5 (16,25; 66)	60 (53,25; 91,5)	108 (49; 216)	0,001
HAS (n, %)	21 (62)	8 (89)	6 (100)	9 (90)	6 (86)	0,096
Tempo de HAS (meses)	36 (0;66)	132 (12; 144)	120 (51; 207)	102 (57; 129)	52 (35; 102)	0,035
Classes de AH	1 (1; 2)	2 (1; 2)	3,5(3; 4)	2 (1; 2)	1 (1; 2)	0,007
DM (n, %)	1 (3)	0	3 (50)	3 (30)	0	0,001
Dislipidemia (n, %)	20 (59)	7 (78)	4 (67)	6 (60)	5 (71)	0,847
DAC (n, %)	1 (3)	0	0	0	0	0,916
AVE (n, %)	2 (6)	0	0	1 (10)	0	0,759
IECA/BRA (n, %)	30 (88)	9 (100)	6 (100)	10 (100)	6 (86)	0,501
Etilismo (n, %)	7 (20)	4 (44)	2 (32)	2 (20)	1 (14)	0,559
Tabagismo (n, %)	9 (26)	2 (22)	1 (16)	7 (70)	1 (14)	0,053
Estatina (n, %)	17 (50)	6 (67)	3 (50)	6 (60)	5 (71)	0,783
AAS (n, %)	4 (12)	2 (22)	3 (60)	3 (30)	0	0,054
Colecalciferol (n, %)	8 (23)	2 (22)	1 (17)	1 (10)	2 (28)	0,883
Quelantede fósforo (n, %)	8 (23)	1 (11)	2 (33)	1 (10)	2 (28)	0,705
Uso atual de corticoide (n, %)	5 (15)	1 (11)	2 (33)	1 (10)	1 (14)	0,759
Uso prévio de corticoide (n, %)	7 (20)	1 (11)	1 (16)	2 (20)	1 (14)	0,970
Uso de outro imunossupressor (n, %)	6 (18)	2 (22)	3 (50)	1 (10)	3 (43)	0,233

IMC = índice de massa corporal; GLM = glomerulonefrite de lesões mínimas; GESF = glomerulosclerose segmentar e focal; NM = nefropatia membranosa; NIgA = nefropatia por imunoglobulina A; HAS = hipertensão arterial sistêmica; AH = anti-hipertensivos; DM = *diabetes mellitus*; DAC = doença arterial coronariana; AVE = acidente vascular encefálico; IECA = inibidor da enzima conversora da angiotensina; BRA = bloqueador do receptor da angiotensina; AAS = ácido acetilsalicílico.

Tabela 19.2 – Dados laboratoriais e ultrassonográficos dos pacientes.

	Fenótipo 1 n = 34	Fenótipo 2 n = 9	Fenótipo 3 n = 6	Fenótipo 4 n = 10	Fenótipo 5 n = 7	P
PAS (mmHg)	132 (119; 145)	132 (130; 152)	133 (122,5; 137,5)	126 (120; 140,5)	122 (118; 143)	0,896
PAD (mmHg)	82 (72,5; 89,75)	82 (80; 92)	81 (80; 83,5)	81 (72,5; 88)	80 (76 ;81)	0,832
Creatinina (mg/dL)	0,9 (0,72; 1,2)	1,2 (0,9; 2,5)	1,9 (1,67; 2,2)	0,9 (0,8; 1)	1,1 (0,8; 1,55)	0,011
RFG estimado	75,5 (61; 112,5)	44 (26; 73,1)	33,6 (27,75; 43,05)	92,8 (87,1; 107,57)	86,7 (60,5; 119)	0,001
Proteinúria (g/24h)	0,38 (0,13; 1,10)	0,53 (0,16 ;0,89)	0,61 (0,37; 0,88)	0,32 (0,23; 0,64)	0,54 (0,13; 1,11)	0,866
Fosfato (mg/dL)	3,61 ± 0,48	3,9 ± 0,40	5,12 ± 0,61	3,46 ± 0,39	3,71 ± 0,63	< 0,01
Albumina (g/dL)	4 (3,7; 4,2)	4,1 (3,8; 4,1)	3,85 (3,65; 3,9)	4,4 (4,2; 4,47)	4,1 (4,05; 4,35)	0,007
PTH (pg/mL)	25,1 (12,62; 35,9)	34,5 (16,9; 38,1)	45,95 (26,82; 51,35)	23,15 (9,07; 34,9)	20,7 (18,2; 33,4)	0,237
Ácido úrico (mg/dL)	5,50 ± 1,29	5,69 ± 1,31	6,82 ± 1,42	6,33 ± 1,33	6,6 ± 1,40	0,070
CT (mg/dL)	186,91 ± 40,56	197,33 ± 35,87	156,33 ± 24,01	165,9 ± 31,98	153,57 ± 22,63	0,035
HDL (mg/dL)	55,76 ± 10,91	45,67 ± 10,90	46,33 ± 9,81	42,3 ± 4,76	42,86 ± 11,04	0,001
Trig. (mg/dL)	92,5 (64,75; 138,25)	192 (132; 223)	160 (105,5; 190,5)	159 (103,7; 187,7)	111 (85; 164,5)	0,016
Homocist. (μmol/L)	12,75 (9,1; 13,92)	15,6 (14,7; 17,4)	24,45 (24,1; 26,67)	12,15 (8,97; 15,72)	13,5 (10,16; 13,85)	0,006
Hb (g/dL)	13,13 ± 1,25	12,73 ± 2,03	11,5 ± 1,57	14,22 ± 1,12	13,71 ± 1,32	0,006
Sódio U (mEa/24h)	183 (134; 225)	182,45 (147; 220,8)	138,75 (91,35; 148,12)	307,5 (213,9; 356,5)	200 (160,2; 240,6)	0,034
Fosfato U (mg/24h)	678,3 (488; 939)	615 (399; 734)	614,25 (436,4; 819,37)	753,1 (614; 963,5)	1.080 (658; 1156)	0,217
Vit D (ηg/mL)	42,81 ± 7,83	44,72 ± 9,82	30,27 ± 5,02	46,41 ± 4,96	20,51 ± 4,79	< 0,01
FGF 23 (pg/mL)	211,08 (66,11; 567,81)	73,58 (58,3; 297,2)	176,14 (32,64; 251,57)	287,2 (123,06; 1000)	81,36 (53,75; 400	0,493
Realizou US (n, %)	24 (70)	6 (67)	4 (67)	7 (70)	5 (71)	0,999
Disf. end. (n, %)	10 (42)	4 (67)	2 (50)	7 (100)	3 (60)	0,096
EMIC méd (mm)	0,65 ± 0,09	0,80 ± 0,10	0,58 ± 0,02	0,65 ± 0,15	0,63 ± 0,11	0,013

PAS = pressão arterial sistólica; PAD - pressão arterial diastólica; RFG = ritmo de filtração glomerular; PTH = paratormônio; CT = colesterol; trig. = triglicérides; homocist. = homocisteína; Hb = hemoglobina; sódio U = sódio urinário; fosfato U = fosfato urinário; vit D = vitamina D; FGF-23 = fator de crescimento de fibroblasto 23; US = ultrassonografia; EMIC méd = espessura mediointimal de carótidas média.

Os agrupamentos diferiram significantemente nos seguintes parâmetros: idade, sexo, tempo de seguimento, tempo de HAS, número de classes de anti-hipertensivos, prevalência de pacientes com DM, RFG, concentração sérica de fosfato, albumina, colesterol total, HDL-colesterol, triglicérides, homocisteína, 25-OH vitamina D, sódio urinário e EMIC.

O fenótipo 1, com 34 pacientes, reuniu 52% da amostra, constituído principalmente por mulheres e com as maiores concentrações de HDL-colesterol. A proporção de pacientes com disfunção endotelial foi a menor entre os cinco agrupamentos, caracterizando assim um grupo "protegido" de eventos cardiovasculares adversos.

O fenótipo 2 foi formado pelos mais idosos, com maior tempo de tratamento e maior tempo de HAS, maiores concentrações séricas de colesterol total e triglicérides. Os pacientes desse grupo apresentaram maior EMIC médica, com relevância estatística. Como a idade é fator de risco não modificável, enfatiza-se a importância do tratamento intensivo da dislipidemia e da HAS nesse grupo de pacientes.

No fenótipo 3 estão reunidos os pacientes com as menores RFG glomerulares e com as complicações da DRC, como maior concentração sérica de fosfato e homocisteína e menores concentrações séricas de albumina e hemoglobina. Esse grupo apresenta também a maior porcentagem de diabéticos. Provavelmente devido ao baixo número de pacientes, não houve associação com maior EMIC ou com disfunção endotelial.

Os pacientes do fenótipo 4 apresentaram maior excreção urinária de sódio, o que pode alertar para os fatores de risco modificáveis alimentares e hábitos que influenciam na inflamação. Descobertas recentes mostram que o sódio se acumula nos tecidos, sem retenção de volume proporcional, e esse acúmulo ativa células imunes, acarretando, assim, não apenas o desenvolvimento de HAS, como também o de doenças autoimunes[39]. Embora sem relevância estatística, é importante mencionar que todos os pacientes desse fenótipo apresentaram disfunção endotelial associada a maiores concentrações séricas de FGF-23 e maior porcentagem de tabagistas.

Finalmente, o fenótipo 5 agrupou homens, jovens e, apesar da ausência de diabéticos e de dislipidemia, mostrou hiperuricemia, hipovitaminose D e altos valores de fosfato urinário, implicando possivelmente a disfunção endotelial e maior EMIC para essa idade.

CONCLUSÕES

Pacientes com glomerulopatias primárias apresentam vários fatores de risco tradicionais e não tradicionais e formam um grupo com características bastante heterogêneas.

O DMO não foi associado a maior risco cardiovascular na população estudada, porém o número de pacientes foi pequeno e a amostra apresentou características heterogêneas.

Os fatores de risco tradicionais, como já apontado por Hutton et al[4], também foram os que melhor se associaram ao maior risco cardiovascular nesse estudo.

A análise de agrupamento auxiliou a identificar qual grupo de pacientes apresenta maior risco cardiovascular e necessita, consequentemente, de medidas de tratamento mais intensivas.

Agradecimentos
À querida Professora Jacqueline Teixeira Caramori, pela orientação e pelos ensinamentos.

REFERÊNCIAS BIBLIOGRÁFICAS

1. Censo da Sociedade Brasileira de Nefrologia 2018. http://www.sbn.org.br/pdf/censo2018.pdf (accessed May 2019).
2. Silva V dos S, Hagemann, Viero RM. Glomerulonefrites primárias. In Riella MC (Ed). *Princípios de Nefrologia e Distúrbios Hidreletrolíticos*. 6 ed. Guanabara Koogan: Rio de Janeiro, 2018. pp 361-384.
3. Ordonez JD, Hiatt RA, Killebrew EJ et al. The increased risk of coronary heart disease associated with nephrotic syndrome. *Kidney Inter* 1993; **44**: 638-642.
4. Hutton HL, Levin A, Gill J et al. Cardiovascular risk is similar in patients with glomerulonephritis compared to other types of chronic kidney disease: a matched cohort study. *BMC Nephrology* 2017; **18**: 1-10.
5. Libby P, Ridker PM, Maseri A. Inflammation and atherosclerosis. *Circulation* 2002; **105**: 1135-1143.
6. D'Agostino RB, Russel MW, Huse DM et al. Primary and subsequente coronary risk appraisal: new results from the Framingham Study. *Am Heart J* 2000; **139**: 272-281.
7. Zoccali C, Mallamaci F, Tripepi G. Novel cardiovascular risk factors in end-stage renal disease. *J Am Soc Nephrol* 2004; **15** Suppl **1**: 77-80.
8. Mackinnon B, Deighan CJ, Ferrell WR et al. Endothelial function in patients with proteinuric primary glomerulonephritis. *Nephron Clin Pract* 2008; **109**: c40-c47.
9. Nickolas TL, Radhakrishnan J, Appel GB. Hyperlipidemia and thrombotic in patients with membranous nephropathy. *Semin Nephrol* 2003; **23**: 406-411.
10. Hollan I, Meroni PL, Ahearn JM et al. Cardiovascular disease in autoimmune rheumatic diseases. *Autoimmun Rev* 2013; **12**: 1004-1015.
11. Roman MJ, Shanker BA, Davis A et al. Prevalence and correlates of accelerated atherosclerosis in systemic lupus erythematosus. *N Engl J Med* 2003; **349**: 2399-2406.
12. Bello AK, Hemmelgam B, Lloyd A et al. Associations among estimated glomerular filtration rate, proteinuria, and adverse cardiovascular outcomes. *Clin J Am Soc Nephrol* 2011; **6**: 1418-1426.
13. Kidney Disease: Improving Global Outcomes (KDIGO) CKD-MBD Work Group. KDIGO clinical practice guideline for the diagnosis, evaluation, prevention, and treatment of chronic kidney disease-mineral and bone disorder (CKD-MBD). *Kidney International* 2009; **76** (Suppl 113): S1-S130.
14. Block GA, Klassen PS, Lazarus JM et al. Mineral metabolism, mortality, and morbidity in maintenance hemodialysis. *J Am Soc Nephrol* 2004; **15**: 2208-2218.
15. Kestenbaum B, Sampson JN, Rudser KD et al. Serum phosphate levels and mortality risk among people with chronic kidney disease. *J Am Soc Nephol* 2005; **16**: 520-528.
16. Hagström E, Hellman P, Larsson TE et al. Plasma parathyroid hormone and the risk of cardiovascular mortality in the community. *Circulation* 2009; **119**: 2765-2771.
17. Berndt TJ, Schiavi S, Kumar R. Phosphatonins and the regulation of phosphorus homeostasis. *Am J Physiol Renal* 2005; **289**: 1170-1182.
18. Burgess WH, Maciaq T. The heparin-binding (fibroblast) growth factor family of proteins. *Annu Rev Biochem* 1989; **58**: 575-606.
19. Yamashita T, Yoshioka M, Itoh N. Identification of a novel fibroblast growth factor, FGF-23, preferentially expressed in the ventrolateral thalamic nucleus of the brain. *Biochem Biophys Res Commun* 2000; **277**: 494-498.
20. Liu S, Quarles LD. How fibroblast growth factor 23 works. *J Am Soc Nephrol* 2007; **18**: 1637-1647.
21. Matsumura Y, Aizawa H, Shiraki-lida T et al. Identification of the human klotho gene and its two transcripts encording membrane and secreted klotho protein. Biochem Biophys Res Commun 1998; **242**: 626-630.

22. Kuro-o M, Matsumura Y, Aizawa H *et al.* Mutation of the mouse klotho gene leads to a syndrome resembling ageing. Nature 1997; **390**(6655): 45-51.

23. Cozzolino M, Gentile G, Mazzaferro S *et al.* Blood pressure, proteinúria and phosphate as risk factors for progressive kidney disease: a hypothesis. *Am J Kidney Dis* 2013; **62**: 984-992.

24. Stein JH, Korcarz CE, Hurst RT *et al.* American Society of Echocardiography Carotid Intima-Media Thickness Task Force. Use of carotid ultrasound to identify subclinical vascular disease and evaluate cardiovascular disease risk: a consensus statement from the American Society of Echocardiography Carotid Intima-Media Thickness Task Force. Endorsed by the Society for Vascular Medicine. *J Am Soc Echocardiogr* 2008; **21**: 93-111.

25. Touboul PJ, Hennerici MG, Meairs S *et al.* Mannheim carotid intima-media thickness consensus (2004-2006). An update on behalf of the Advisory Board of the 3rd and 4th Watching the Risk Symposium. 13th and 15th European Stroke Conferences. Mannheim. Germany. 2004, and Brussels. Belgium, 2006. *Cerebrovasc Dis* 2007; **23**: 75-80.

26. Nambi V, Chambless L, He M *et al.* Common carotid artery intima-media thickness of all carotid artery segments in improving prediction of coronary heart disease risk in the atherosclerosis risk in communities (ARIC) study. *Eur Heart J* 2012; **33**: 183-190.

27. Matsushita K, Sang Y, Ballew SH *et al.* Subclinical atherosclerosis measures for cardiovascular prediction in CKD. *J Am Soc Nephrol* 2015; **26**: 439-447.

28. Desbien AM, Chronchol M, Gnahn H, Sander D. Kidney function and progression of carotid intima-media thickness in a community study. *Am J Kidney Dis* 2008; **51**: 584-593.

29. Tendera M, Aboyans V, Bartelink ML *et al.* ESC Guidelines on the diagnosis and treatment of peripheral artery diseases: document covering atherosclerotic disease of extracranial carotid and vertebral, mesenteric, renal, upper and Lower extremity arteries. *Eur Heart J* 2011; **32**: 2851-2906.

30. Abajo M, Betriu A, Arroyo D *et al.* Mineral metabolismo factors predict accelerated progression of common carotid intima-media thickness in chronic kidney disease: the NEFROMA study. *Nephrol Dial Transplant* 2017; **32**: 1882-1891.

31. Kniazewska MH, Obuchowicz AK, Wielkoszynski T *et al.* Atherosclerosis risk factors factors in young patients formerly treated for idiopathic nephrotic syndrome. *Pediatr Nephrol* 2009; **24**: 549-554.

32. Correti MC, Anderson TJ, Benjamin EJ *et al.* International Brachial Artery Reactivity Task Force. Guidelines for the ultrasound assesment of endothelial-dependent flow-mediated vasodilation of the brachial artery: a report of the International Brachial Artery Reactivity Task Force. *J Am Coll Cardiol* 2002; **39**: 257-265. Erratum in: *J Am Coll Cardiol* 2002; **39**: 1082.

33. Dogra GK, Hermann S, Irish AB *et al.* Insulin resistance, dyslipidaemia, inflammation and endothelial function in nephrotic syndrome. *Nephrol Dial Transplant* 2002; **17**: 2220-2225.

34. Vogt W, Nagel D. Clusters analysis in diagnosis. *Clin Chem* 1992; **38**: 182-198.

35. Burgel PR, Paillasseur JL, Caillaud D *et al.* Initiatives BPCO Scientific Committee: clinical COPD phenotypes: a novel approach using principal component and cluster analyses. *Eur Respir J* 2019; **36**: 531-539.

36. Howrylak JA, Fuhlbrigge AL, Strunk RC *et al.* Childhood asthma management program research group: classification of childhood asthma phenotypes and long-term clinical responses to inhaled anti-inflammatory medications. *J Allergy ClinImmunol* 2014; **133**: 1289-1300.

37. van Rooden SM, Heiser WJ, Kok JN *et al.* The identification of Parkinson's disease subtypes using cluster analysis: a systematic review. *Mov Disord* 2010; **25**: 969-978.

38. Iatropoulos P, Daina E, Curreri M *et al.* Cluster analysis identifies distinct pathogenetic patterns in C3 glomerulopathies/imune complex-mediated membranoproliferative GN. *J Am Soc Nephrol* 2018; **29**: 283-294.

39. Kirabo A. A new paradigm of sodium regulation in inflammation and hypertension. *Am J Physiol Regul Integr Comp Physiol* 2017; **313**: 706-710.

20

BIOMARCADORES PARA O DIAGNÓSTICO DE DOENÇA DE LESÃO MÍNIMA E GLOMERULOSCLEROSE SEGMENTAR E FOCAL

Renata de Cássia Zen
Cristiane Bitencourt Dias

◆

INTRODUÇÃO

A doença de lesão mínima (DLM) é a principal causa de síndrome nefrótica na criança e a glomerulosclerose segmentar e focal (GESF) no adolescente e adulto jovem. A biópsia renal é atualmente a única forma de diagnóstico dessas doenças e o tratamento com corticosteroides as classifica em corticorresponsivas ou corticorresistentes[1]. A pesquisa de biomarcadores séricos e urinários tem sido realizada recentemente para tentar substituir a biópsia renal tanto para o diagnóstico quanto para prever o tipo de resposta ao tratamento imunossupressor. Contudo, é necessário entender a barreira de filtração glomerular antes de falarmos sobre esses biomarcadores.

BARREIRA DE FILTRAÇÃO GLOMERULAR

A barreira de filtração glomerular é formada classicamente por um endotélio fenestrado, membrana basal e podócitos, com seu corpo central emitindo pedicelos ancorados à membrana basal (Figura 20.1). Alterações em qualquer um desses componentes estão relacionadas ao aumento de permeabilidade glomerular, observado em diferentes glomerulopatias. Entretanto, as glomerulopa-

tias podem ter acometimentos específicos em cada um dos componentes da barreira glomerular, ou seja, acometimento dos podócitos, do endotélio ou da membrana basal. Tanto a DLM quanto a GESF se encaixam no grupo das glomerulopatias causadas por acometimento de podócitos, as podocitopatias.

Os podócitos são células altamente especializadas, com um papel importante não só na manutenção da barreira da filtração glomerular, como também na produção de fatores de crescimento para as células mesangiais e endoteliais[2]. Estruturalmente, são divididos em base, ápice e diafragma da fenda, além de possuírem um citoesqueleto no corpo e nos processos podocitários, que conecta todas essas partes (Figura 20.1).

A base dos podócitos está ligada à membrana basal glomerular por diferentes tipos de integrinas e destroglicanos. Sua membrana apical é coberta por uma camada superficial rica em sialoglicoproteínas, principalmente a podocalixina, que formam um glicocálice e contribuem para a seletividade de substâncias por carga elétrica. O diafragma da fenda é composto por diversas substâncias, como nefrina, neph, podocina e FAT (*fatty acid transporter tumor suppressor homolog 1*), sendo formado por conexões entre os processos podocitários vizinhos, que se

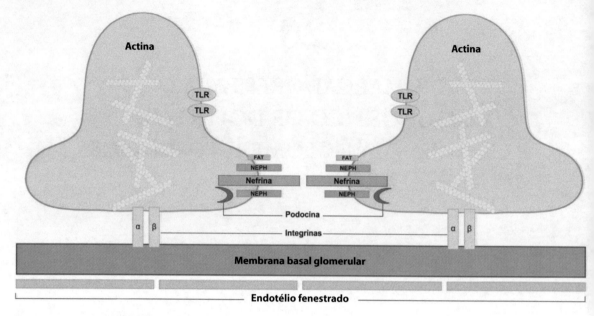

Figura 20.1 – Barreira de filtração glomerular: endotélio fenestrado, membrana basal glomerular e podócitos com pedicelos.

interdigitam, deixando, entre eles, espaços de 8 a 14nm (poros), dando a essa estrutura um aspecto de zíper[3] (Figura 20.1).

O citoesqueleto dos podócitos, no corpo celular e nos processos podocitários, possui microtúbulos e filamentos intermediários, como vimentina e desmina. Nos processos podocitários, existe densa rede de filamentos de F-actina conectados a receptores celulares localizados na base, no ápice e no diafragma de fenda por meio de várias proteínas adaptadoras (Nck, CD2AP, ZO-1), proteínas efetoras (WASP, 2/3 Arp) e pequenas guanosinas trifosfatase (GTPases: RhoA, Rac1e Cdc42), que modulam a polimerização de actina. A polimerização de actina é um processo dinâmico e fortemente regulado, que fornece aos podócitos suporte mecânico para modular a forma dos processos podocitários e orquestrar a motilidade e migração celular[3].

Há três importantes formas de lesão dos podócitos relacionadas às glomerulopatias que podem estar interligadas[2]: alteração estrutural do podócito, desdiferenciação do podócito com ou sem proliferação e apoptose.

Alteração estrutural do podócito – ocorre em lesões do diafragma da fenda. Podem ser visualizadas na GESF de caráter genético, na qual já foram documentadas alterações que culminam com modificações das proteínas que formam essa membrana.

Desdiferenciação do podócito com ou sem proliferação – acontece, por exemplo, quando o podócito se desdiferencia em célula apresentadora de antígeno, como parece ocorrer na DLM[4], ou se torna uma célula imatura e passa a proliferar, como ocorre na GESF colapsante[5].

Apoptose – cursa com podocitopenia, que culmina com formação de tecido cicatricial e matriz extracelular, contribuindo com o processo de esclerose glomerular e sinéquias (adesão do tufo à cápsula de Bowman). Essa alteração também pode ser a via final das outras alterações[2].

BIOMARCADORES EM DOENÇA DE LESÃO MÍNIMA

A DLM é a principal causa de síndrome nefrótica na infância[1]. A apresentação costuma ser de síndrome nefrótica de início abrupto com proteinúrias muito elevadas. Em pacientes adultos, além da apresentação nefrótica clássica, 27 a 43% apresentam hipertensão arterial ao diagnóstico, 17,8 a 27% iniciam o quadro com lesão renal aguda e 12,7 a 29% apresentam hematúria microscópica[6,7]. A forma mais comum é a primária, ou idiopática, sendo rara a associação com causas secundárias, como algumas neoplasias hematológicas, doenças autoimunes e drogas[6,7].

Histologicamente, apresenta-se com ausência de alterações glomerulares estruturais à microscopia óptica e ausência de depósitos imunes, com fusão de processos podocitários visualizados apenas em microscopia eletrônica[1]. A resposta ao tratamento é muito favorável, porém, as recidivas são frequentes e podem variar de 54 a 73,1%, havendo 3,1 a 12% de corticodependência e 3,1 a 27% de corticorresistência[6-8]. Essa característica recidivante tem levado alguns autores a procurarem marcadores ao diagnóstico que caracterizem pacientes recidivantes e não recidivantes. Estudos mostram que adultos que iniciaram a doença mais jovens têm recidivas mais precoces ou em maior número que adultos de mais idade[6].

A patogênese da DLM continua incompletamente elucidada, bem como a certeza de haver patogênese diferente daquela da GESF. Em 1974, Shalhoub[9] propôs que a síndrome nefrótica causada por DLM está relacionada ao mau funcionamento das células T. Investigações moleculares demonstraram que a proporção de Th1 e Th2 e a proporção de células Treg (reguladoras) e Th17 estavam desequilibradas. As células que secretam citocinas pró-inflamatórias, como Th2 e Th17, foram altamente expressas, enquanto as células que secretam citocinas anti-inibidoras, como Th1 e Treg, mostraram expressões mais baixas[10,11]. Muitas décadas depois, um dos mecanismos propostos para a desregulação das células T na lesão podocitária da DLM envolveria o eixo de regulação entre CD80 e CTLA-4[12].

O CD80, antes conhecido como B7-1, é uma proteína transmembrana presente em células apresentadoras de antígeno, célula *natural killer* e células B[13]. Seria um importante regulador dos linfócitos T por possuir duas vias de ação, uma estimulando essas células por meio da ação no receptor CD28 e outra inibindo-a pela ação no receptor CTLA-4[14]. O CTLA-4, portanto, é uma proteína de superfície expressa pelas células T que regula negativamente a ativação das células T após a ligação ao CD80 nas células apresentadoras de antígenos.

A partir de conhecimento prévio de que o podócito pode, sob determinado estímulo, adquirir características de células dendríticas (células apresentadoras de antígenos) e expressar CD80, Garin EH *et al* demonstraram aumento de CD80 em urina de pacientes com DLM que apresentavam a doença ativa, ao contrário dos que estavam em remissão da doença ou tinham outra glomerulopatia[4,15]. Não foi demonstrado aumento sérico do CD80 e, portanto, a hipótese de ser esse um fator circulante foi refutada. Nesses estudos, não houve comprovação da diminuição do CTLA-4, porém, evidenciou-se maior relação CD80/CTLA-4 na urina dos pacientes em atividade da doença em relação aos em remissão, sugerindo deficiência relativa do CTLA-4 e, portanto, falha na inibição do linfócito T[15].

A expressão de CD80 em podócitos e o desenvolvimento de proteinúria haviam sido demonstrados previamente nos modelos experimentais de sepse com endotoxina de lipopolissacáride (LPS) e na administração de puromicina[16]. Nesses modelos, a expressão de CD80 pode ser mediada pelo *Toll-like* receptor 4 (TLR4) ou interleucina-13[16]. Entretanto, o TLR4, que existe no podócito, não age diretamente e sim por meio da ativação do NF-kB e da produção de citocinas, entre elas o TNF-α, como demonstrado em estudo experimental de Khullar B *et al*, em que cultura de podócitos tratados com TNF-α expressaram mais CD80 que controles[17]. Estudos em população pediátrica, além de confirmarem elevação do CD80 urinário nos pacientes com síndrome nefrótica ativa, demonstraram que ele estava muito mais elevado naqueles que se comportaram como corticorresistentes[16].

Esse mesmo estudo avaliou TLR3 e 4 por reação em cadeia da polimerase (PCR), estando ambos aumentados nas síndromes nefróticas em atividade comparadas com aquelas em remissão[16], reforçando a ideia de que a expressão de CD80 no podócito ocorre pela via dos TLRs.

Na figura 20.2, resumimos a patogênese dessa doença até o momento.

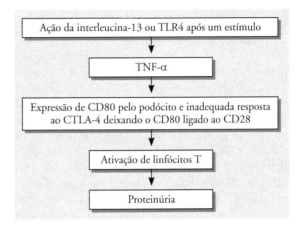

Figura 20.2 – Resumo da patogênese da doença de lesão mínima. Adaptada de Ishimoto *et al*[13].

A expressão de CD80 pelo podócito também poderia induzir o sequestro de proteínas essenciais ao podócito, tais como nefrina, CD2AP e ZO-1, causando rompimento do complexo do diafragma da fenda, além de agir sobre a sinalização de integrinas, cuja função bem conhecida é a de preservação da integridade do complexo podócito-membrana basal glomerular[12,18]. Estudo experimental mostrou que a expressão de outra proteína podocitária, Neph1, está diminuída na presença do CD80[17], corroborando essa outra via patogênica de perda da arquitetura podocitária por falta dessas proteínas.

BIOMARCADORES EM GLOMERULOSCLEROSE SEGMENTAR E FOCAL

A GESF é uma podocitopatia que se caracteriza histologicamente por um aumento segmentar da matriz glomerular com a oclusão de capilares em pelo menos um glomérulo em toda a biópsia renal[19]. As áreas não afetadas dos glomérulos podem não apresentar lesões e outros glomérulos na amostra podem estar com aspecto normal. Apesar de compartilhar características histológicas e clínicas, a GESF pode apresentar diferentes fatores etiológicos, podendo ser classificada como genética, primária ou secundária.

A GESF genética pode ser esporádica ou familiar, com padrões de herança autossômica dominante, autossômica recessiva, ligada ao X ou mitocondrial. Ocorre, geralmente, na primeira infância, mas pode apresentar-se também no adulto[20]. A GESF secundária pode ser causada por vírus, drogas ou por respostas adaptativas, como nos casos de redução do número de nefróns funcionantes.

Desde 1972, foi proposta por Hoyer *et al* a participação de um fator circulante na fisiopatologia da GESF primária, devido à observação de casos de recidiva pós-transplante[21]. Outros trabalhos também foram realizados demonstrando, além da recidiva no transplante, a eficácia da indicação de plasmaférese na redução dessa recidiva[22,23].

Desde então, alguns estudos vêm sendo realizados na tentativa de encontrar o fator circulante. Um dos primeiros descritos foi a *cardiotrophin-likecytokine 1* (CLC-1), membro da família IL-6, que está presente no soro de pacientes com GESF recidivante, nos quais a concentração observada é de até 100 vezes mais do que em indivíduos normais[24]. Foi sugerido que a CLC-1 poderia ser o fator de permeabilidade, pois mimetiza os efeitos do plasma de GESF na permeabilidade à albumina, e que esse efeito pode ser bloqueado por um anticorpo monoclonal contra a CLC-1. Além disso, a CLC-1 diminui a expressão de nefrina em cultura de podócitos.

O fator circulante mais conhecido na atualidade é a forma solúvel do ativador do receptor do plasminogênio do tipo uroquinase (suPAR). O sistema ativador do plasminogênio do tipo uroquinase (uPA) é composto por uma protease, um receptor (uPAR) e um inibidor. O uPAR é uma proteína de 45 a 55kDa com três domínios (DI, DII e DIII) ligados ao glicosilfosfatidilinositol (GPI) que se liga à membrana de algumas células imunologicamente ativas, como neutrófilos, linfócitos, monócitos, macrófagos, células T ativadas, células endoteliais, megacariócitos, células tumorais epodócitos. O uPAR pode-se conectar a vários ligantes, como uPA, vitronectina e integrinas. Após a ligação do uPA ao seu receptor (uPAR), ele medeia várias atividades celulares, como adesão, migração, diferenciação e proliferação. Nos podócitos, o uPAR é uma das vias capazes de ativar a integrina $\alpha v\beta 3$, promovendo a motilidade celular e a ativação de pequenas GTPases, como Cdc42 e Rac1, que podem levar à contração dos podócitos, passando de um fenótipo estacionário para móvel, o que culmina no desabamento do podócito[25].

Wei *et al* demonstraram, em modelos animais, alterações dos processos podocitários, aumento da atividade da $\beta 3$ integrina e proteinúria induzidos por altas doses de suPAR recombinante. Conseguiram também demonstrar, em humanos, que a concentração sérica de suPAR foi significativamente elevada em pacientes com GESF quando comparadas com indivíduos saudáveis. E não observaram variação significativa de suPAR em indivíduos com DLM, em recidiva ou remissão, ou em pessoas com nefropatia membranosa ou pré-eclâmpsia. Além disso, as concentrações de suPAR no sangue pré-transplante de indivíduos com GESF estavam mais elevadas naqueles que desenvolveram recidiva da GESF após o transplante[26]. Os níveis séricos de suPAR também foram avaliados em duas coortes, uma americana e outra europeia, sendo demonstrado que os níveis circulantes de suPAR estavam elevados em 84,3% e 55,3% dos pacientes com GESF nas coortes americana e europeia, respectivamente, em comparação com 6% dos controles[27].

Apesar de promissores, nem todos os estudos subsequentes conseguiram os mesmos resultados com suPAR, o que levou a questionamentos em relação à sua interpretação e até à maneira de se fazer a análise laboratorial da molécula. Sabendo que uPAR é uma proteína com três domínios (DI, DII e DIII), Harel *et al*[28], em estudo recente, propuseram a avaliação de suPAR na GESF não só pelo método habitual, utilizado na maior parte dos estudos anteriores, que avalia a molécula intacta, mas também por um imunoensaio que permite a análise dos fragmentos de suPAR separadamente. Os resultados sugerem que uPARDI está significativamente mais elevado na GESF quando comparado às outras glomerulopatias.

CONCLUSÃO

Até pouco tempo, para o diagnóstico diferencial das glomerulopatias, era necessária, além do quadro clínico e exames laboratoriais, a biópsia renal. A descoberta recente de um biomarcador para a nefropatia membranosa aumenta a expectativa para a descoberta de outros biomarcadores e incentiva novos estudos na área. O conhecimento da fisiopatologia exata de cada uma das glomerulopatias se faz fundamental nesse momento, sendo que cada uma das proteínas e moléculas citadas podem ser avaliadas separadamente ou até em conjunto como biomarcadores.

No caso da GESF, um padrão de suPAR sérico elevado e CD80 urinário normal, ou o contrário no caso da DLM, poderia contribuir para o diagnóstico diferencial das duas doenças. Essa caracterização adicional impulsionaria a utilização de ambos como biomarcadores, o que só poderá ser confirmado por meio de novos estudos.

REFERÊNCIAS BIBLIOGRÁFICAS

1. Vivarelli M, Massella L, Ruggiero B, Emma F. Minimal Change Disease. *Clin J Am Soc Nephrol* 2017; **12**: 332-345.
2. Leeuwis JW, Nguyen TQ, Dendooven A *et al*. Targeting podocyte-associated diseases. *Adv Drug Deliv Rev* 2010; **62**: 1325-1336.
3. Grahammer F, Schell C, Huber TB. The podocyte slit diaphragm–from a thin grey line to a complex signalling hub. *Nat Rev Nephrol* 2013; **9**: 587-598.
4. Garin EH, Diaz LN, Mu W *et al*. Urinary CD80 excretion increases in idiopathic minima-change disease. *J Am Soc Nephrol* 2009; **20**: 260-266.
5. Barisoni L, Kopp JB. Update in podocyte biology: putting one's best foot forward. *Curr Opin Nephrol Hypertens* 2003; **12**: 251-259.
6. Waldman M, Crew RJ, Valeri A *et al*. Adult minimal-change disease: clinical characteristics, treatment, and outcomes. *Clin J Am Soc Nephrol* 2007; **2**: 445-453.
7. Dias CB, Pinheiro CC, Silva VS *et al*. Proteinuria predicts relapse in adolescent and adult minimal change disease. *Clinics* 2012; **67**: 1271-1274.

8. Nakayama M, Katafuchi R, Yanase T *et al.* Steroid responsiveness and frequency of relapse in adult-onset minimal change nephrotic syndrome. *Am J Kidney Dis* 2002; **39**: 503-512.

9. Shalhoub RJ. Pathogenesis of lipoid nephrosis: a disorder of T cell function. *Lancet* 1974; **2**(7889): 556-560.

10. Stachowski J, Barth C, Michałkiewicz J *et al.* Th1/Th2 balance and CD45-positive T cell subsets in primary nephritic syndrome. *Pediatr Nephrol* 2000; **14**: 779-785.

11. Liu LL, Qin Y, Cai JF *et al.* Th17/Treg imbalance in adult patients with minimal change nephritic syndrome. *Clin Immunol* 2011; **3**: 314-320.

12. Cara-Fuentes G, Clapp WL, Johnson RJ *et al.* Pathogenesis of proteinuria in idiopathic minimal change disease: molecular mechanisms. *Pediatr Nephrol* 2016; **31**: 2179-2189.

13. Ishimoto T, Shimada M, Araya CE *et al.* Minimal change disease: A CD80 podocytopathy? *Semin Nephrol* 2011; **31**: 320-325.

14. Greenwald RJ, Freeman GJ, Sharpe AH. The B7 Family Revisited. *Annu Rev Immunol* 2005; **23**: 515-548.

15. Garin EH, Mu W, Arthur JM *et al.* Urinary CD80 is elevated in minimal change disease but not in focal segmental glomerulosclerosis. *Kidney Int* 2010; **78**: 296-302.

16. Mishra OP, Kumar R, Narayan G *et al.* Toll-like receptor 3 (TLR-3), TLR-4 and CD80 expression in peripheral blood mononuclear cells and urinary CD80 levels in children with idiopathic nephrotic syndrome. *Pediatr Nephrol* 2017; **32**:1355-1361.

17. Khullar B, Balyan R, Oswal N *et al.* Interaction of CD80 with Neph1: a potential mechanismof podocyte injury. *Clin Exp Nephrol* 2018; **22**: 508-516.

18. Reiser J, vou Gessdorff G, Loss M *et al.* Induction of B7-1 in podocytes is associated with nephrotic syndrome. *J Clin Invest* 2004; **113**: 1390-1397.

19. D'Agati VD, Fogo AB, Bruijn JA *et al.* Pathologic classification of focal segmental glomerulosclerosis: a working proposal. *Am J Kidney Dis* 2004; **43**: 368-382.

20. Vriese AS, Sethi S, Nath KA *et al.* Differentiating primary, genetic, and secondary FSGS in adults: a clinicopathologic approach. *J Am Soc Nephrol* 2018; **29**: 759-774.

21. Hoyer JR, Raij L, Vernier R *et al.* Recurrence of idiopathic nephrotic syndrome after renal transplantation. *Lancet* 1972; **300**: 343-348.

22. Vinai M, Waber P, Seikaly MG *et al.* Recurrence of focal segmental glomerulosclerosis in renal allograft: an in-depth review. *Pediat Transpl* 2010; **14**: 314-325.

23. Gohh RY, Yango AF, Morrissey PE *et al.* Preemptive plasmapheresis and recurrence of FSGS in high-risk renal transplant recipients. *Am JTranspl* 2005; **5**: 2907-2912.

24. McCarthy ET, Sharma M, Savin VJ. Circulating permeability factor in idiopathic nephritic syndrome and focal segmental glomerulosclerosis. *Clin J Am Soc Nephrol* 2010; **5**: 2115-2121.

25. Kronbichler A, Saleem MA, Meijers B *et al.* Soluble Urokinase Receptors in Focal Segmental Glomerulosclerosis: A Review on the Scientific Point of View. *J Immunol Res* 2016; **2016**: 2068691.

26. Wei C, El Hindi S, Li J *et al.* Circulating urokinase receptor as a cause of focal segmental glomerulosclerosis. *Nat Med* 2011;**17**: 952-960.

27. Wei C, Trachtman H, Li J *et al.* Circulating suPAR in two cohorts of primary FSGS. *J Am Soc Nephrol* 2012; **23**: 2051-2059.

28. Harel E, Shoji J, Abraham V *et al.* Identifying a potential biomarker for primary focal segmental glomerulosclerosis and its association with recurrence after transplantation. *Clin Transplant* 2019; **33**: e13487.

21

MUTAÇÕES DO GENE ACTN4 EM GLOMERULOSCLEROSE SEGMENTAR E FOCAL

Michelle Tiveron Passos Riguetti
Gianna Mastroianni Kirsztajn

◆

A síndrome nefrótica pode ser classificada de acordo com a ocorrência ou não de resposta à terapia com esteroides, sendo que aproximadamente 80% das crianças e adultos jovens respondem ao tratamento e são chamados de sensíveis a corticoide. Ao contrário, pacientes com síndrome nefrótica esteroide resistente, de modo geral, progridem para doença renal crônica estágio 5 (DRC5)[1,2].

A doença de lesões mínimas é a causa da maioria dos casos de síndrome nefrótica na infância, sendo a glomerulosclerose segmentar e focal (GESF) o principal achado histológico em adultos. Histologicamente, a GESF é caracterizada por obliteração dos capilares, hialinose, esclerose segmentar e adesão entre o tufo glomerular e a cápsula de Bowman[3-5].

Na GESF, são encontradas alterações estruturais e funcionais nos glomérulos. Para que a função renal seja dita como normal, faz-se necessário que os três componentes principais do filtro glomerular (células endoteliais, podócitos e membrana basal glomerular) estejam intactos, permitindo que a barreira de filtração exerça adequadamente as funções de permeabilidade e seletividade. Uma vez que essa estrutura esteja comprometida, a função glomerular entrará em declínio[6].

A patogênese da GESF ainda não foi completamente elucidada, entretanto, avanços recentes na genética molecular forneceram evidências de que a interrupção da estrutura e função dos podócitos são fundamentais para a manutenção estrutural e funcional da integridade da membrana basal glomerular[7].

Vários genes têm sido identificados como causa de GESF e síndrome nefrótica. É evidente que numerosos produtos gênicos dos podócitos são necessários para a construção do corpo e dos processos podocitários e contribuem para a sinalização dos podócitos no diafragma da fenda ou localização dos podócitos no citoesqueleto[7,8].

A maioria dos genes conhecidos que causam síndrome nefrótica esteroide resistente possui herança recessiva e os pacientes com mutações nesses genes manifestam a síndrome nefrótica esteroide resistente na infância e adolescência, enquanto os genes dominantes da síndrome nefrótica esteroide resistente frequentemente se manifestam mais tardiamente[1].

Desde a identificação das primeiras mutações relacionadas ao desenvolvimento de GESF familiar (e em alguns estudos à síndrome nefrótica resistente à corticoterapia em crianças), muitos genes foram descobertos e novas mutações relacionadas à doença foram identificadas, sendo as mais relevantes aquelas encontradas nos genes *NPHS2, TRPC6, INF2, ACTN4* e *CD2AP*. No quadro 21.1, são apresentados alguns dos principais genes identificados, as proteínas por eles produzidas e o fenótipo da doença glomerular relacionada a tais muta-

Quadro 21.1 – Alguns genes relacionados com o desenvolvimento de GESF familiar e síndrome nefrótica em crianças resistentes à corticoterapia. Adaptado de Preston[9].

Gene	Herança	Proteína	Fenótipo
Diafragma da fenda			
NPHS1	AR	Nefrina	Síndrome nefrótica congênita
NPHS2	AR	Podocina	SNER e GESF
PLCE1	AR	Fosfolipase C epsilon 1	Início precoce de esclerose mesangial difusa e GESF
CD2AP	AD	Proteína associada ao CD2	GESF
TRPC6	AD	TRPC6	GESF de início na fase adulta
Citoesqueleto de actina			
ACTN4	AD	Alfa actinina 4	GESF de início na fase adulta
INF2	AD	Formina invertida 2	GESF de início na fase adulta
MYO1E	AR	Miosina 1 E	SNER na infância
ARHGAP24	AD	RhoGAP	GESF de início na adolescência
ARHGDIA	AR	Arhgdia	SNER na infância
Nuclear			
WT1	AD	Tumor de Wilm's 1	Síndrome nefrótica isolada
Outros			
APOL1	AR	Apolipoproteína 1	Alto risco de GESF e DRC5 em afroamericanos

AR = autossômica recessiva; AD = autossômica dominante; SNER = síndrome nefrótica esteroide resistente; GESF = glomerulosclerose segmentar e focal; DRC5 = doença renal crônica estágio 5.

ções. Vale salientar que, no momento, são conhecidas mais de 50 mutações responsáveis pelo desenvolvimento de GESF e síndrome nefrótica em crianças com resistência à corticoterapia. A maioria dos genes associados à síndrome nefrótica codifica proteínas essenciais à estrutura da fenda diafragmática, ao citoesqueleto de actina do podócito ou à membrana basal glomerular[9-11].

A família das proteínas da alfa-actinina consiste em quatro membros que são altamente homólogos em aminoácidos e divididos em dois grupos com base em sua expressão nas células musculares ou onipresentes em outras células não musculares. Os membros não musculares da família, *ACTN1* e *ACTN4*, foram relacionados com a reticulação de F-actina que modula as interações e a motilidade celular[12].

O gene *ACTN4* está localizado no cromossomo 19q13, é responsável pela síntese da proteína alfa-actinina-4, proteína do citoesqueleto que mantém a integridade dos filamentos de actina, auxilia na ancoragem dos filamentos de actina e fornece suporte estrutural para as células, garantindo assim a integridade dos podócitos e a motilidade celular do citoesqueleto, sendo indispensável para o bom funcionamento dos podócitos e, consequentemente, da barreira de filtração glomerular[13-15].

Mutações no gene *ACTN4* são causas de GESF familiar autossômica dominante. A maioria dos indivíduos afetados apresenta proteinúria no início da adolescência ou da idade adulta, com progressão um pouco mais lenta para DRC5[12,13,16,17].

Mutações no gene *ACTN4* podem modificar a interação da alfa-actinina com os filamentos de actina, alterando assim a motilidade dos filamentos de actina. Além disso, a actina interage com outras proteínas e a interação comprometida pode ter um papel crítico na patogênese da GESF[18].

A maioria das mutações do *ACTN4* estão localizadas na porção N-terminal de ligação à actina. Muitas proteínas mutantes do *ACTN4* exibem uma afinidade aumentada à F-Actina e formam agregados celulares que modulam a função citoesquelética e a transdução da sinalização celular. Assim, a mutação não apenas altera a localização da proteína, mas também leva a uma expressão reduzida do *ACTN4*. Assim, o *ACTN4* mutado é mais instável, levando a alterações na adesão celular e rigidez do citoesqueleto ou formando agregados que são tóxicos, favorecendo o desarranjo da barreira de filtração glomerular e seus componentes, o que resulta na perda de podócitos, permitindo a instalação da síndrome nefrótica/GESF[16,19,20].

Em nosso serviço, encontramos mutação no gene *ACTN4* em caso de síndrome nefrótica familiar, acometendo dois membros de uma mesma família, com apresentação grave, em que a síndrome nefrótica evoluiu em poucos anos para DRC5, necessitando de terapia renal substitutiva. Essa mutação ocorreu em associação com outra mutação associada à GESF. Em estudo ainda em andamento, a detecção de mutação no *ACTN4* não foi comum entre os pacientes com GESF, fossem eles crianças, adolescentes ou adultos jovens.

A GESF de origem genética está associada com baixa sobrevida renal e poucas taxas de recorrência após o transplante renal[8]. Assim, a identificação de uma causa genética de síndrome nefrótica esteroide resistente e/ou GESF geralmente apresenta implicações clínicas, pois pode ajudar a prever a resposta aos corticosteroides e outros medicamentos imunossupressores, determinar a necessidade de rastrear manifestações extrarrenais, fornecer informações para aconselhar os familiares sobre riscos e prever a recorrência da doença após transplante renal.

REFERÊNCIAS BIBLIOGRÁFICAS

1. Warejko JK, Tan W, Daga A *et al.* Whole exome sequencing of patients with steroid-resistant nephrotic syndrome. *Clin J Am Soc Nephrol* 2018; **13**: 53-62.
2. Sen ES, Dean P, Yarram-Smith L *et al.* Clinical genetic testing using a custom-designed. *J Med Genet* 2017; **54**: 795-804.
3. McCarthy HJ, Bierzynska A, Wherlock M *et al.* Simultaneous sequencing of 24 genes associated with steroid-resistant nephrotic syndrome. *Clin J Am Soc Nephrol* 2013; **8**: 637-648.
4. Rood IM, Deegens JK, Wetzels JF. Genetic causes of focal segmental glomerulosclerosis: implications for clinical practice. *Nephrol Dial Transplant* 2012; **27**: 882-890.
5. Rood IM, Lieverse LG, Steenbergen EJ *et al.* Spontaneous remission of immunotactoid glomerulopathy. *Neth J Med* 2011; **69**: 341-344.
6. Reidy K, Kaskel FJ. Pathophysiology of focal segmental glomerulosclerosis. *Pediatr Nephrol* 2007; **22**: 350-354.

7. Gbadegesin RA, Hall G, Adeyemo A *et al.* Mutations in the Gene That Encodes the F-Actin Binding Protein Anillin Cause FSGS. *J Am Soc Nephrol* 2014; **25**: 1991-2002.
8. Büscher AK, Konrad M, Nagel M *et al.* Mutations in podocyte genes are a rare cause of primary FSGS associated with ESRD in adult patients. *Clin Nephrol* 2012; **78**: 47-53.
9. Preston R, Stuart HM, Lennon R. Genetic testing in steroid-resistant nephrotic syndrome: why, who, when and how? *Pediatr Nephrol 2019*; **34**: 195-210.
10. Monteiro EJ, Pereira AC, Pereira AB *et al. NPHS2* mutations in adult patients with primary focal segmental glomerulosclerosis. *J Nephrol* 2006; **19**: 366-371.
11. Stone H, Magella B, Bennett MR. The Search for Biomarkers to Aid in Diagnosis, Differentiation, and Prognosis of Childhood Idiopathic Nephrotic Syndrome. *Front Pediatr* 2019; **7**: 404.
12. Choi HJ, Lee BH, Cho HY *et al.* Focal segmental glomerulosclerosis ACTN4 mutants binding to actin: regulation by phosphomimetic mutations. *Am J Kidney Dis* 2008; **51**: 834-838.
13. Feng D, Steinke JM, Krishnan R *et al.* Functional Validation of an Alpha-Actinin-4 Mutation as a Potential Cause of an Aggressive Presentation of Adolescent Focal Segmental Glomerulosclerosis: Implications for Genetic Testing. *Plos One* 2016; **12**: e0167467.
14. Lowik MM, Groenen PJ, Levtchenko EN *et al.* Molecular genetic analysis of podocyte genes in focal segmental glomerulosclerosis – a review. *Eur J Pediatr* 2009; **168**: 1291-1304.
15. Šafaríková M, Reiterová J, Šafránková H *et al.* Mutational analysis os ACTN4, encoding α-actinin 4, in patients with focal segmental glomerulosclerosis using HRM method. *Folia Biol* 2013; **59**: 110-115.
16. Bartram MP, Habbig S, Pahmeyer C *et al.* Three-layered proteomic characterization of a novel *ACTN4*. *Hum Mol Genet* 2016; **25**: 1152-1164.
17. Choi HJ, Lee BH, Cho HY *et al.* Familial Focal Segmental Glomerulosclerosis associated with an *ACTN4* Mutation and Paternal Germline Mosaicism. *Am J Kidney Dis* 2008; **51**: 834-838.
18. Kaplan JM, Kim SH, North KN *et al.* Mutations in ACTN4, encoding α-actinin-4, cause familial focal segmental glomerosclerosis. *Nat Genet* 2000; **24**: 251-256.
19. Michaud J-LR, Chaisson KM, Parks RJ, Kennedy CRJ. FSGS-associated a-actinin-4 (K256E) impairs cytoskeletal dynamics in podocytes. *Kidney Int* 2006; **70**: 1054-1061.
20. Gbadegesin R, Lavin P, Foreman J, Winn M. Pathogenesis and therapy of focal segmental glomerulosclerosis: an update. *Pediatr Nephrol* 2011; **7**: 1001-1015.

22

GLOMERULOPATIA COLAPSANTE

Lecticia Barbosa Jorge
Mateus Justi Luvizotto

◆

INTRODUÇÃO

A glomerulopatia colapsante (GC) é um padrão de lesão renal associado a diversas etiologias. É caracterizada por proteinúria maciça, elevação da creatinina sérica e rápida progressão para doença renal crônica terminal (DRCT). É uma doença proliferativa, definida por desregulação do fenótipo podocitário, com perda de marcadores de diferenciação, com consequente hipertrofia e hiperplasia de podócitos e colapso glomerular. Atualmente, não é mais considerada uma variante da glomerulosclerose segmentar e focal (GESF), mas uma entidade clínica com características próprias[1-3].

HISTÓRICO

Historicamente, a GC foi considerada uma variante morfológica da GESF[4]. A primeira descrição da doença apareceu em 1978 e denominou essa patologia como "glomerulosclerose segmentar focal maligna" devido à rápida progressão para síndrome nefrótica e para doença renal crônica terminal (DRCT)[2].

No início dos anos 80, durante a pandemia do vírus da imunodeficiência (HIV), a GC foi um diagnóstico relativamente frequente nas grandes cidades dos Estados Unidos e HIVAN era o termo comum para identificar a doença[1].

Em 1986, porém, Weiss et al relataram um grupo de pacientes que não portavam o vírus HIV, com síndrome nefrótica e rápida progressão para DRCT, que apresentavam lesão colapsante na histologia. Assim, o termo "glomerulopatia colapsante" foi usado pela primeira vez fora do contexto do HIV[5].

EPIDEMIOLOGIA

É relatada na literatura uma grande variabilidade na frequência das diversas formas de GC dependendo dos critérios de seleção das casuísticas, assim como das etnias estudadas. Em casuística norte-americana, foram identificados 1.201 casos de GC, em um total de 70.000 biópsias, o que representa 1,4% dos casos[6].

Em outro estudo realizado na Colômbia, envolvendo 291 casos de GESF diagnosticados por biópsia renal entre 1998 e 2009, 224 (77,0%) corresponderam à variante sem especificação (NOS); 40 casos (13,7%), à forma com lesão no polo urinário (TIP); 14 casos (4,8%), à lesão peri-hilar (PH); 10 casos (3,4%), ao tipo colapsante (COL); e três casos (1,0%), à variante celular (CEL)[7].

Em estudo retrospectivo holandês que avaliou 93 pacientes com biópsia de GESF para determinar achados clínicos e desfechos renais, a frequência das variantes foi de 32% para a forma NOS, 37% para a forma TIP, 26% para a forma Peri-hilar e 5% para a forma colapsante[8].

Na casuística do Hospital das Clínicas da Faculdade de Medicina da Universidade de São Paulo (HCFMUSP), Testagrossa et al encontraram alta prevalência de GC. Comparando as frequências entre as casuísticas brasileira e da Carolina do Norte, das classes NOS, colapsante, celular, polo urinário (TIP) e peri-hilar, Testagrossa et al encontraram 38,2%, 36,6%, 3,8%, 14,5% e 6,9%, respectivamente, enquanto Thomas et al relataram 42%, 11%, 3%, 17%, 36,6%, respectivamente[9,10].

Assim, na casuística do HCFMUSP, temos alta porcentagem de colapsante (36,6% vs. 11%) e baixa de peri-hilar (6,9% vs. 36,6%), aventando-se diferenças quantos a grupos étnicos, presença de infecções comunitárias não identificadas e idade.

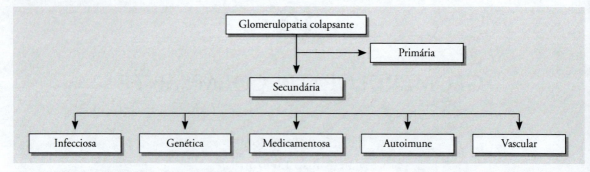

Figura 22.1 – Etiologia da glomerulopatia colapsante.

ETIOLOGIA

A GC pode ser considerada primária ou secundária. A figura 22.1 resume as etiologias associadas. A GC está associada a doenças infecciosas como HIV, parvovírus, citomegalovírus, hepatite C e tuberculose, com doenças autoimunes como lúpus eritematoso sistêmico, doença mista do tecido conjuntivo e doença de Still[11-16]. Existem casos relacionados a drogas como heroína, interferon, esteroides anabolizantes e bifosfonados[6]. A isquemia e a microangiopatia trombótica são outros fatores correlacionados[17-19]. Todavia, existem casos considerados idiopáticos, em que não são encontradas causas secundárias.

Do ponto de vista genético, estudos mostram associação da GC colapsante com indivíduos de ascendência africana. Estudos mostraram que variações genéticas em APOL-1 estão ligadas a GESF, GC, infecção pelo HIV e DRCT em pacientes afro-americanos[20].

FISIOPATOLOGIA

Na glomerulopatia colapsante, a lesão podocitária promove uma desdiferenciação dessa célula, refletida pela perda da expressão de marcadores de maturidade celular e pela expressão de marcadores proliferativos[1].

Em estudo realizado no Hospital das Clínicas da Faculdade de Medicina da Universidade de São Paulo, Testagrossa *et al*, utilizando imuno-histoquímica em pacientes com GESF, mostraram que na lesão colapsante havia perda de expressão de CD10, WT-1 e alfa-actinina-4 e ganho de expressão de CK8-18 e CK19 quando comparada às outras classes de GESF[21].

A GC não é somente uma doença de podócitos, outros segmentos como células epiteliais também podem ser afetados. Em modelo transgênico de rato HIVAN foi mostrado que as células glomerulares e epiteliais são alvos primários na patogênese do HIV[22].

Em relação a aspectos morfológicos da GC, D'Agati *et al* estabeleceram que deve haver ao menos um glomérulo com colapso, além de hipertrofia e hiperplasia de podócitos. As lesões podem ser globais ou segmentares e a presença de hipercelularidade mesangial, glomerulomegalia e hialinose arteriolar são incomuns[23].

As figuras 22.2 e 22.3 mostram imagens de microscopia óptica de biópsia renal de um portador de GC.

MANIFESTAÇÕES CLÍNICAS

A glomerulopatia colapsante (GC) é caracterizada por proteinúria maciça, elevação da creatinina sérica e rápida progressão para DRCT. Na casuística do Hospital das Clínicas da Faculdade de Medicina da USP, a idade média dos pacientes era de 31,6 anos, com prevalência maior da doença nos pacientes do sexo masculino (54%). Os pacientes eram em sua maioria hipertensos, com disfunção renal importante na apresentação. Entre as possíveis causas secundárias, destacam-se as infecções pelos vírus HIV e hepatites B e C (Tabela 22.1).

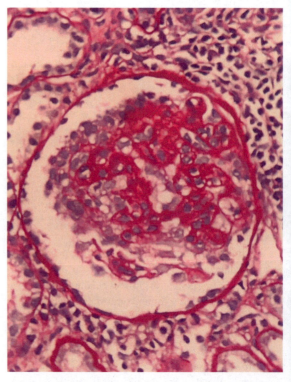

Figura 22.2 – Glomerulopatia colapsante. Proliferação de células epiteliais glomerulares obliterando o espaço urinário (PAMS 400×). Imagem cedida pela Dra. Livia Barreira Cavalcante.

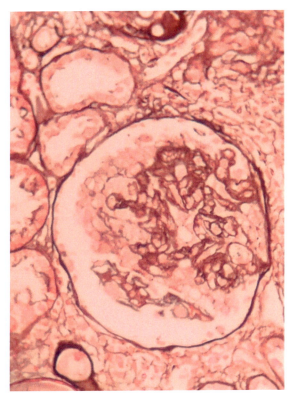

Figura 22.3 – Glomerulopatia colapsante (400×). Imagem cedida pela Dra. Livia Barreira Cavalcante.

Tabela 22.1 – Características clínicas dos pacientes com glomerulopatia colapsante.

Idade (anos)	31,6
Masculino (n, %)	54 (52,4)
Etnia (n, %)	
Brancos	76 (73,7)
Não brancos	27 (26,2)
Creatinina mg/dL	2,3
Proteinúria g/dL	6,9
Albumina g/dL	2,3
Hematúria	67,2%
Hipertensão	55%
HIV	5
Hepatite C	4
Hepatite B	3
Doenças autoimunes	5

PROGNÓSTICO

Em relação à sobrevida renal, D'Agati *et al* avaliaram 138 casos de GESF e comparou parâmetros clínicos de biópsia e sobrevida renal entre as variantes histológicas. Observou-se que as biópsias com GC tiveram maior porcentagem de glomérulos com lesões segmentares (p < 0,001), em especial comparando com biópsias com NOS (p < 0,001). Além disso, a GC também apresentava mais glomerulosclerose de qualquer tipo, indicando maior lesão glomerular total (p = 0,02). Finalmente, o grau de atrofia tubular e fibrose intersticial foi maior na forma colapsante (p = 0,003). Não houve diferença significativa na gravidade da arteriosclerose entre as variantes. A forma colapsante tinha maior creatinina basal e taxa de progressão para DRCT[24].

Em novo estudo, Laurin *et al* avaliaram sobrevida renal entre 61 pacientes com GC e 126 pacientes com a variante usual (NOS). A forma colapsante apresentou-se com síndrome nefrótica mais grave e menor ritmo de filtração glomerular estimado, mas mostrou sobrevida renal semelhante, na análise multivariada, após o controle da exposição ao tratamento imunossupressor[25].

Em análise retrospectiva realizada com casos de glomerulopatia colapsante diagnosticados por meio de biópsia renal de 1996 a 2016, no Serviço de Nefrologia do Hospital das Clínicas da Universidade de São Paulo, dados clínicos e laboratoriais foram coletados no início e ao final do seguimento. O desfecho primário foi definido como duplicação da creatinina basal ou DRCT. Os dados são mostrados na tabela 22.2. O desfecho primário ocorreu em 54,8% dos pacientes. Na análise histopatológica, houve maior prevalência de necrose tubular aguda nos pacientes que não atingiram o desfecho primário, 14,3% *versus* 0% (p = 0,03).

Em outra análise retrospectiva realizada em todos os casos de glomerulopatia colapsante (GC) diagnosticados por biópsia renal entre 1996 e 2016, no Hospital das

Tabela 22.2 – Dados clínicos e laboratoriais basais e ao final do seguimento nos pacientes que alcançaram o desfecho ou não.

	Com desfecho	Sem desfecho
Pacientes	34 (54,8%)	28 (45,2%)
Idade (anos)	24,5 (21-38)	23,5 (30-50,5)
Masculino	21 (61,8%)	15 (53,6%)
Creatinina (mg/dL)	1,6 (1,2-2,2)*	2,2 (1,3-3,7)
Proteinúria (g/dia)	8,8 (3,8-13,3)*	5 (3,6-7,9)
IRA (n, %)	23 (67%)	20 (71%)
Hematúria	15 (44%)	14 (50%)
Hipertensão	11 (52%)	12 (43%)
Albumina (g/dL)	2,0 ± 0,8	2,4 ± 0,9
Hemoglobina (g/dL)	13,1 + 2,2*	11,9 ± 2,1
Creatinina final (mg/dL)	8,1 (2,7-12,8)*	1,2 (0,9-2,3)
Proteinúria final (g/dia)	4,4 (2,1-9,8)*	0,79 (0,36-3,08)
Seguimento (meses)	15 (7,3-34,8)	21 (10-52,3)
Corticosteroides	14 (61%)	22 (78%)
Remissão	12 (35,3%)	22 (78,5%)

*Valores significativamente estatísticos.

Clínicas da Faculdade de Medicina da Universidade de São Paulo, foram incluídos 67 pacientes, cujas características clínicas e laboratoriais foram analisadas no início e no final do seguimento. Remissão foi definida como redução de 50% no valor da proteinúria basal e < 3,5g/dia. O desfecho foi definido como doença renal terminal ou duplicação da creatinina basal. A tabela 22.3 resume os achados clínicos. A análise da regressão logística mostrou que a remissão foi significativamente associada a melhor desfecho renal (OR 0,08, 95%CI 0,02-0,3, p < 0.001), mesmo após ajustes para CKD-EPI e proteinúria basais.

Tabela 22.3 – Achados clínicos nos pacientes com e sem remissão.

	Remissão (34)	Sem remissão (33)
Idade (anos)	34,6 ± 15,4	30,2 ± 15,2
Masculino (n, %)*	14 (41%)	22 (66%)
Creatinina (mg/dL)	2,0 ± 1,2	2,5 ± 1,9
CKD-EPI basal	53,4 ± 35,8	52,9 ± 34,4
Proteinúria (g/dia)	6,7 ± 6,1	9,1 ± 6,1
Albumina (g/dL)	2,3 ± 1,0	2,1 ± 0,8
Sem fibrose intersticial (n, %)*	8 (24%)	1 (3%)
Imunossupressão (n, %)	26 (76%)	24 (73%)
Creatinina final*	2,1 ± 2,5	9,1 ± 6,7
CKD-EPI final*	64,3 ± 39,9	19,6 ± 29,2
Proteinúria final (g/dia)	1,3 ± 1,6	6,9 ± 4,7
Seguimento (meses)*	82,6 ± 75,6	30,9 ± 46,7
Desfecho	9 (27%)	28 (85%)

*Valores significativamente estatísticos.

Uma segunda análise de regressão logística mostrou que fibrose intersticial e mulheres são os únicos preditores independentes associados à remissão na GC (OR 0,28, 95%CI 0,09-0,84, p 0,02 e OR 10,9, 95%CI 1,2-98 p 0,034).

Nessa mesma casuística foram comparadas as formas NOS e colapsante. Os dados estão contidos na tabela 22.4. A forma NOS foi significativamente associada a um desfecho renal melhor que a forma colapsante. Outro dado reportado foi maior positividade para IgM à biópsia renal para a forma colapsante.

TRATAMENTO

Não existem diretrizes para o tratamento da GC. Na maioria das casuísticas opta-se por esquemas com corticoide, inibidores de calcineurina, porém todos com desfechos desfavoráveis. Existem alguns relatos de caso com o uso de rituximabe, mas nenhum ensaio clínico randomizado[26,27].

CONSIDERAÇÕES FINAIS

O diagnóstico e o tratamento da glomerulopatia colapsante são um grande desafio para os nefrologistas, uma vez que a doença apresenta comportamento com progressão rápida para doença renal crônica terminal e com escassez de terapias disponíveis. Devido à alta prevalência no Brasil, bem como aos desfechos ruins, são necessários novos estudos para a compreensão dos mecanismos fisiopatológicos da doença.

Tabela 22.4 – Achados clínicos do grupo NOS e glomerulopatia colapsante.

n	NOS (n = 32)	GC (n = 57)	Valor de p
Idade (anos)	33,2 ± 18,4	32,0 ± 16,3	0,79
Masculino (n, %)	14 (43)	32 (56)	0,26
Creatinina (mg/dL)	1,34 ± 1,0	1,84 ± 0,7	0,02
CKD-EPI basal	74,85 ± 37,7	62,85 ± 39,1	0,16
Proteinúria (g/dia)	10,04 ± 4,5	8,08 ± 6,3	0,22
Hematúria	8 (25)	28 (49)	0,55
Albumina (g/dL)	1,89 ± 0,8	2,15 ± 0,9	0,30
Hemoglobina (g/dL)	13,0 ± 2,1	12,6 ± 2,2	0,51
Creatinina final (mg/dL)	2,41	7,33	0,01
Positividade IgM (%)	6 (33)	26 (60)	0,05
Positividade C3 (%)	7 (38)	29 (70)	0,02
Duplicação da creatinina ou DRCT (%)	8 (25)	32 (65)	0,00

Dados mostrados em média (± desvio-padrão).

REFERÊNCIAS BIBLIOGRÁFICAS

1. Albaqumi M, Barisoni L. Current views on collapsing glomerulopathy. *J Am Soc Nephrol* 2008; **19**: 1276-1281.
2. Albaqumi M, Soos TJ, Barisoni L, Nelson PJ. Collapsing glomerulopathy. *J Am Soc Nephrol* 2006; **17**: 2854-2863.
3. Valeri A, Barisoni L, Appel GB *et al*. Idiopathic collapsing focal segmental glomerulosclerosis: a clinicopathologic study. *Kidney Int* 1996; **50**:1734-1746.
4. Detwiler RK, Falk RJ, Hogan SL, Jennette JC. Collapsing glomerulopathy: a clinically and pathologically distinct variant of focal segmental glomerulosclerosis. *Kidney Int* 1994; **45**: 1416-1424.
5. Weiss MA, Daquioag E, Margolin EG, Pollak VE. Nephrotic syndrome, progressive irreversible renal failure, and glomerular "collapse": a new clinicopathologic entity? *Am J Kidney Dis* 1986; **7**: 20-28.
6. Nicholas Cossey L, Larsen CP, Liapis H. Collapsing glomerulopathy: a 30-year perspective and single, large center experience. *Clin Kidney J* 2017; **10**: 443-449.
7. Arias LF, Jimenez CA, Arroyave MJ. Histologic variants of primary focal segmental glomerulosclerosis: presentation and outcome. *J Bras Nefrol* 2013; **35**: 112-119.
8. Deegens JKJ, Steenbergen EJ, Borm GF, Wetzels JFM. Pathological variants of focal segmental glomerulosclerosis in an adult Dutch population--epidemiology and outcome. *Nephrol Dial Transplant* 2008; **23**: 186-192
9. Thomas DB, Franceschini N, Hogan SL *et al*. Clinical and pathologic characteristics of focal segmental glomerulosclerosis pathologic variants. *Kidney Int* 2006; **69**: 920-926.
10. Testagrossa LDA, Malheiros DMAC. Study of the morphologic variants of focal segmental glomerulosclerosis: a Brazilian report. *J Br Patol Med Lab* 2012; **48**: 211-215.
11. Chandra P, Kopp JB. Viruses and collapsing glomerulopathy: a brief critical review. *Clin Kidney J* 2013; **6**: 1-5.
12. Abadeer K, Alsaad AA, Geiger XJ, Porter IE. Collapsing glomerulopathy in systemic lupus erythematosus. *BMJ Case Rep* 2017; **2017**.
13. Rodrigues CE, Sette LH, Torritani J *et al*. Tuberculosis-associated collapsing glomerulopathy: remission after treatment. *Ren Fail* 2010; **32**: 143-146.
14. Rifkin SI, Gutta H, Nair R *et al*. Collapsing glomerulopathy in a patient with mixed connective tissue disease. *Clin Nephrol* 2011; **75** Suppl 1: 32-36.
15. Cheng JT, Anderson HL Jr, Markowitz GS *et al*. Hepatitis C virus-associated glomerular disease in patients with human immunodeficiency virus coinfection. *J Am Soc Nephrol* 1999; **10**: 1566-1574.
16. Greze C, Garrouste C, Kemeny JL *et al*. [Collapsing focal segmental glomerulosclerosis induced by cytomegalovirus: A case report]. *Nephrol Ther* 2018; **14**: 50-53.
17. Kudose S, Adomako EA, D'Agati VD, Santoriello D. Collapsing glomerulopathy associated with hydrophilic polymer emboli. *Kidney Int Rep* 2019; **4**: 619-623.
18. Buob D, Decambron M, Gnemmi V *et al*. Collapsing glomerulopathy is common in the setting of thrombotic microangiopathy of the native kidney. *Kidney Int* 2016; **90**: 1321-1331.
19. Gopalakrishnan N, Dhanapriya J, Padmakumar C *et al*. Collapsing glomerulopathy and thrombotic microangiopathy in postpartum period: two case reports. *Indian J Nephrol* 2018; **28**: 157-159.
20. Genovese G, Friedman DJ, Pollak MR. APOL1 variants and kidney disease in people of recent African ancestry. *Nat Rev Nephrol* 2013; **9**: 240-244.
21. Testagrossa L, Azevedo Neto R, Resende A *et al*. Immunohistochemical expression of podocyte markers in the variants of focal segmental glomerulosclerosis. *Nephrol Dial Transplant* 2013; **28**: 91-98.
22. Barisoni L, Bruggeman LA, Mundel P *et al*. HIV-1 induces renal epithelial dedifferentiation in a transgenic model of HIV-associated nephropathy. *Kidney Int* 2000; **58**: 173-181.
23. D'Agati VD, Fogo AB, Bruijn JA, Jennette JC. Pathologic classification of focal segmental glomerulosclerosis: a working proposal. *Am J Kidney Dis* 2004; **43**: 368-382.
24. D'Agati VD, Alster JM, Jennette JC *et al*. Association of histologic variants in FSGS clinical trial with presenting features and outcomes. *Clin J Am Soc Nephrol* 2013; **8**: 399-406.
25. Laurin L-P, Gasim AM, Derebail VK *et al*. Renal survival in patients with collapsing compared with not otherwise specified FSGS. *Clin J Am Soc Nephrol* 2016; **11**: 1752.
26. Bitzan M, Ouahed JD, Krishnamoorthy P, Bernard C. Rituximab treatment of collapsing C1q glomerulopathy: clinical and histopathological evolution. *Pediatr Nephrol* 2008; **23**: 1355-1361.
27. Ramachandran R, Rajakumar V, Duseja R *et al*. Successful treatment of adult-onset collapsing focal segmental glomerulosclerosis with rituximab. *Clin Kidney J* 2013; **6**: 500-502.

23

NEFROPATIA MEMBRANOSA: NOVA ABORDAGEM DIAGNÓSTICA E TERAPÊUTICA

Ligia Costa Battaini
Luis Yu

◆

INTRODUÇÃO

A nefropatia membranosa (NM) é uma doença glomerular que se manifesta clinicamente por proteinúria, sendo que em 80% dos casos os pacientes apresentam síndrome nefrótica[1]. É causa comum de síndrome nefrótica em adultos no mundo, sendo a segunda causa mais frequente de glomerulopatias em nosso meio, conforme o Registro Paulista de Glomerulopatias[2].

Descrita inicialmente em 1957 por David Jones, que, ao utilizar um corante especial (corante de Jones), caracterizou aspectos típicos, como o espessamento da parede capilar e as alterações da estrutura da membrana basal, achados diferentes de outras doenças glomerulares descritas[3]. Com o advento das técnicas de imunofluorescência e da microscopia eletrônica foi possível identificar depósitos imunes no espaço subepitelial, que são característicos dessa doença.

Em cerca de 20% dos casos, a NM está associada a outras doenças ou exposições (Quadro 23.1), são os casos secundários. Por outro lado, a NM primária pode ser caracterizada como uma doença autoimune, específica do rim, causada por anticorpos circulantes que têm como alvo antígenos presentes na membrana basal glomerular. A formação do complexo antígeno-anticorpo leva à lesão da barreira de filtração glomerular com consequente perda de proteínas.

Quadro 23.1 – Principais causas de nefropatia membranosa secundária. Adaptado de Couser[9].

Causas	
Doenças infecciosas	Hepatites B (VHB) e C (VHC), HIV, sífilis Doenças parasitárias (esquitossomose, malária)
Neoplasias	Tumores sólidos (pulmão, próstata, cólon), linfoma, melanoma, mesotelioma, feocromocitoma
Doenças autoimunes	LES (classe V), tireoidite, *diabetes mellitus*, artrite reumatoide, síndrome de Sjogren, dermatomiosite, espondilite anquilosante, fibrose retroperitoneal, pós-transplante renal, doença da IgG4
Doenças aloimunes	Doença do enxerto *versus* hospedeiro, transplante de células hematopoiéticas, glomerulopatia *de novo* em transplantados renais
Drogas/ toxinas	AINH, inibidores da cox-2, sais de ouro, captopril, penicilamina, mercúrio, poluição (China)

A maioria dos casos de NM primária é mediada por anticorpos contra o receptor de fosfolipase A2 tipo M (PLA2R)[4], descrito em aproximadamente 70-80% dos casos, e um segundo autoanticorpo, identificado em 1 a

5% desses pacientes, o anticorpo antitrombospondina tipo 1 domínio contendo 7A (THSD7A)[5]. Recentemente, utilizando-se da técnica de microdissecção a laser dos glomérulos e análise por espectrofotometria de massa, foram identificados dois novos antígenos: a exostosina, associada a etiologias autoimunes da doença[6], e a NELL 1 (proteína semelhante ao fator neural de crescimento 1) em pacientes com NM negativos para os outros antígenos (PLA2R/THSD7A)[7]. Dessa forma, descobertas recentes desses antígenos na NM, principalmente o PLA2R, revolucionaram e modificaram o diagnóstico e o tratamento desses pacientes[8].

Há uma pequena parcela de casos de NM que não pode ser classificada como primária ou secundária. Talvez porque estejam associadas a anticorpos contra antígenos podocitários ainda não identificados ou porque ainda não desenvolveram alterações clínicas ou laboratoriais que permitam a identificação de causas secundárias. Esses casos suscitam a busca de novos testes e/ou novos autoanticorpos que elucidem a etiologia/fisiopatologia da doença.

ABORDAGEM DIAGNÓSTICA

QUADRO CLÍNICO

A apresentação clínica mais comum é a proteinúria em níveis elevados frequentemente associada a outras características da síndrome nefrótica – edema e hipoalbuminemia. Em 25 a 30% dos casos, os pacientes podem apresentar proteinúria em valores subnefróticos, sem grandes manifestações clínicas.

Na maioria das vezes, a função renal está preservada, mas cerca de 10% será diagnosticado em vigência de piora da função renal, podendo aumentar ao longo do seguimento em até 30% de pacientes com doença renal crônica (DRC) estágio V.

O exame de urina tipo 1 mostra proteinúria, sendo que em até 50% dos casos pode haver hematúria e entre 10 e 20% podem-se encontrar cilindros granulares. Cerca de 10% dos pacientes podem apresentar hipertensão arterial no momento do diagnóstico.

Diversas complicações clínicas estão associadas à síndrome nefrótica, principalmente o tromboembolismo, que varia de < 1% no início do quadro a 7% durante o seguimento, enquanto dislipidemias frequentemente estão presentes.

As manifestações clínicas da NM primária e secundária são similares. A diferenciação é muito importante porque o manuseio dependerá do encontro de causas secundárias. Portanto, história cuidadosa deve ser obtida, bem como exames laboratoriais e revisão da histologia devem ser feitos para descartar possíveis causas secundárias. Acompanhamento regular é necessário, pois, em alguns casos, as causas secundárias subjacentes podem ficar mais claras ao longo do seguimento. A principal causa de NM secundária em adultos são as neoplasias.

O diagnóstico da NM é baseado principalmente em achados histológicos, entretanto alguns autores advogam que a biópsia renal poderia ser preterida em pacientes com síndrome nefrótica que apresentam sorologia positiva para anti-PLA2R, devido à alta sensibilidade e especificidade do teste. Diversos estudos demonstram a utilidade desse teste no diagnóstico, no acompanhamento e na introdução de tratamento imunossupressor. Os níveis séricos de anticorpos anti-PLA2R, determinado por método de ELISA, permitem monitorar a evolução e a resposta terapêutica. Seu papel ainda não está completamente definido, assim a biópsia renal, com pesquisa tecidual do anticorpo anti-PLA2R e e de IgG4, permanece como padrão-ouro para o diagnóstico da NM.

INVESTIGAÇÃO ETIOLÓGICA

Havendo disponibilidade, todo adulto com síndrome nefrótica idiopática deve realizar sorologias para anti-PLA2R e anti-THSD7A.

A investigação das causas secundárias mais prevalentes, conforme a epidemiologia local, é mandatória. Devem ser solicitados exames para avaliação de doenças reumatológicas, tais como complemento sérico, anti-DNA, FAN e fator reumatoide, além de sorologias para hepatites B e C e HIV. Investigação das neoplasias mais prevalentes, de acordo com a faixa etária ou com o quadro clínico do paciente, deve ser realizada, assim como de doenças infecciosas prevalentes na região e que tenham relação com a NM. Há relatos de casos de NM secundária a sífilis, esquistossomose e malária em nosso meio.

Embora a especificidade do anti-PLA2R seja próxima a 100%, estudos recentes mostraram a positividade do anticorpo em pacientes com doenças secundárias como hepatites B e C, neoplasias e sarcoidose. Esse achado pode sugerir a presença concomitante de NM primária em portadores de doenças sistêmicas não relacionadas ao acometimento renal[9].

AUTOANTICORPOS

O anti-PLA2R tem-se firmado, até o momento, como o principal autoanticorpo associado à NM primária. Desde a publicação da sua descoberta em 2009[4], diversos estudos avaliaram seu desempenho para o diagnóstico e seguimento dos casos de NM primária.

Hoje existem 2 técnicas disponíveis para a realização da sua detecção sérica, ELISA e imunofluorescência indireta (IFI). A técnica de ELISA, embora menos sensível co que a IFI, é capaz de fornecer medidas quantitativas e, atualmente, vem sendo utilizada como ensaio de escolha na rotina dos laboratórios.

Existem evidências consideráveis correlacionando os títulos de ELISA com o valor de proteinúria, atividade da doença e informações prognósticas. A ocorrência de remissão espontânea é mais comum em pacientes com baixos títulos de anticorpos. Por outro lado, altos títulos de anticorpos estão associados com baixa resposta à imusossupressão e maior tempo para remissão. As recaídas também se correlacionam com níveis do anticorpo no momento da remissão; pacientes que se tornam negativos têm menor taxa de recidiva quando comparados com aqueles que permanecem positivos ao final do tratamento. Quanto mais altos os níveis séricos, maior o risco de evolução para DRC[10].

Esses achados permitiram o uso do anti-PLA2R como biomarcador diagnóstico da doença e a inserção do exame de ELISA nos critérios para instituição terapêutica e no acompanhamento do tratamento dos pacientes com NM anti-PLA2R positivos.

BIÓPSIA RENAL

Na avaliação histológica, a microscopia óptica pode não apresentar alterações glomerulares significativas no início do quadro. Com a evolução da doença, o depósito de imunocomplexos leva ao espessamento da membrana basal, mais bem caracterizada ao se utilizar a prata como corante. Nessa coloração, é possível visualizar espículas formadas por imunocomplexos no lado epitelial da membrana basal. À imunofluorescência, identifica-se depósito de IgG e complemento nas paredes dos capilares, sendo a IgG4 predominante nos casos da NM primária. À microscopia eletrônica, observa-se a presença de depósitos de imunecomplexos subepiteliais. Conforme o depósito desses imunocomplexos e a formação de nova membrana basal, é possível classificar a NM de graus I a IV, mas essa classificação guarda pouca relação com as manifestações clínicas.

A pesquisa do anticorpo anti-PLA2R por imunofluorescência ou imuno-histoquímica no tecido renal já é realizado de forma rotineira em diversos laboratórios. A positividade no tecido renal é maior do que os testes sorológicos, pois independe da atividade da doença, devendo ser pesquisada em todos os casos de suspeita de NM. Embora uma causa secundária não possa ser identificada diretamente pela histologia, alguns achados podem sugerir a presença de causa associada. A existência de proliferação mesangial ou endocapilar, de diferentes cadeias de imunoglobulinas e componentes do complemento (*full house*), de depósitos subendoteliais à microscopia eletrônica ou inclusões endoteliais tubulorreticulares sugerem a presença de causas secundárias, particularmente de doenças autoimunes. A avaliação das subclasses de IgG podem auxiliar no diagnóstico diferencial, pois IgG4 e IgG1 predominam nas formas primárias, enquanto a combinação de IgG1, IgG2 e IgG3 sugerem LES.

Esses achados permitiram o uso do anti-PLA2R como biomarcador da doença e a inserção do exame de ELISA nos critérios de instituição e acompanhamento do tratamento nos pacientes anti-PLA2R positivo.

TRATAMENTO

O tratamento da NM secundária deve ser conduzido pelo controle do fator desencadeante. Assim, neste capítulo, será discutido o tratamento da NM primária.

A NM primária é uma doença crônica com evolução variável. Cerca de 30% dos pacientes podem apresentar remissão espontânea, usualmente nos primeiros 2 anos da apresentação clínca. Os demais pacientes, cerca de 50%, responde à terapêutica instituída, enquanto os não respondedores evoluem ao longo de vários anos para o estágio terminal da doença renal.

Para todos os pacientes está indicado um período de tratamento conservador, a menos que ocorra rápido declínio da função renal ou o surgimento de efeitos colaterais potencialmente graves da síndrome nefrótica.

TRATAMENTO CONSERVADOR

O tratamento conservador tem como objetivo o controle da pressão arterial, a redução do edema e a limitação dos fatores de risco para doenças cardiovasculares e tromboembolismo. Para o controle do edema estão indicados a restrição da ingestão de sal e água e o uso de diuréticos, podendo-se associar diferentes classes de diuréticos para bloquear os principais transportadores de sódio presentes nos túbulos renais. Os anti-hipertensivos de escolha para esses pacientes proteinúricos são o bloqueador do receptor de angiotensina (BRA) e os inibidores da enzima conversora de angiotensina (IECA), medicações com efeito renoprotetor comprovado e que têm efeito na redução da proteinúria. Entretanto, a capacidade de redução da proteinúria com o uso dessas medicações é limitado, *e.g.* não ultrapassando 30%. A hipercolesterolemia deve ser tratada com estatinas e o uso de anticoagulantes deve ser considerado em pacientes nefróticos com albumina sérica menor que 2,2g/dL.

IMUNOSSUPRESSÃO

O momento da instituição e a escolha da terapia imunossupressora dependem de uma série de fatores e ainda não há um consenso nas diretrizes de glomerulopatias. Sugere-se não iniciar terapia imunossupressora em pacientes com ritmo de filtração glomerular (RFG) menor que 30mL/min e com evidência de nefropatia crônica à ultrassonografia.

Nos últimos anos, alguns autores têm proposto um algoritmo de tratamento baseado nos níveis de proteinúria, na função renal e nos títulos séricos do anticorpo anti-PLA2R (Figura 23.1).

A escolha do agente imunossupressor dependerá da disponibilidade de medicamentos, perfil de efeitos colaterais, índice de remissão e taxas de recaída. A seguir, discutiremos os principais esquemas propostos para uso na NM primária.

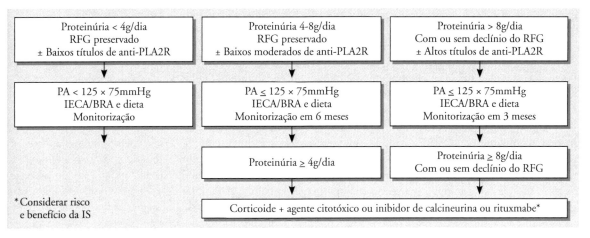

Figura 23.1 – Algoritmo de tratamento da nefropatia membranosa.

CORTICOIDES E AGENTES ALQUILANTES

Com nível de evidência 1B, as diretrizes de glomerulopatias do KDIGO[11] recomendam o "regime de Ponticelli" como primeira escolha, com taxas de eficácia entre 60 a 70%. O esquema dura 6 meses e intercala o uso de agente alquilante e corticoide. O agente de escolha é a ciclofosfamida. O esquema deve ser descontinuado após 6 meses de tratamento e deve-se esperar pelo menos 6 meses antes de se considerar falha terapêutica. O uso não cíclico do agente alquilante também é efetivo, porém parece ser acompanhado de maior toxicidade. Os efeitos colaterais dos agentes alquilantes incluem infecções (como reativação das hepatites virais), lesão gonadal (infertilidade), cistite hemorrágica, aplasia de medula óssea e neoplasias. As contraindicações ao uso desse esquema são a presença de infecções não tratadas, neoplasias, retenção urinária, incapacidade de monitorização adequada do paciente, leucopenia preexistente (< 4.000 leucócitos/mm^3) e creatinina sérica > 3,5mg/dL. As vantagens desse esquema são a eficácia bem estabelecida e seu baixo custo. A principal desvantagem é o perfil de efeitos colaterais.

INIBIDORES DE CALCINEURINA (CICLOSPORINA E TACROLIMUS)

Com nível de evidência 1C, os inibidores de calcineurina podem ser usados naqueles pacientes com NM primária com contraindicação ou que não responderam ao uso do "regime de Ponticelli". Estudos mostram boa eficácia desses agentes em atingir remissão, mas ocorrem recidivas frequentes e precoces[12,13]. Recomenda-se seu uso por pelo menos 6 meses, devendo ser descontinuado em pacientes que não apresentarem sinais de remissão parcial após este período. Os pacientes que tiverem resposta satisfatória, após período de 6 meses, devem ter a dose reduzida em intervalo de 4 a 8 semanas para cerca de 50% da dose inicial e continuada por mais 12 meses. As vantagens do uso de inibidores de calcineurina são a capacidade de introdução gradual, não necessidade do uso concomitante de corticoide ou outros agentes imunossupressores. As principais desvantagens são necessidade de monitorização do nível sérico, rápidas recidivas, nefrotoxicidade e custo elevado.

RITUXIMABE

Os esquemas anteriores apresentam taxa de falha entre 25 e 30%, com perfil significativo de efeitos colaterais, o que suscitou a procura por novos esquemas terapêuticos. A disfunção de células B tem papel importante na patogênese da NM. Apesar do seu efeito na depleção das células B, a ciclofosfamida é pouco seletiva. O rituximabe é um anticorpo monoclonal específico para células B (linfócitos CD20). Essa medicação vem sendo usada na última década no tratamento de doenças autoimunes com doses que derivam do tratamento do linfoma de Hodgkin. Uma série de estudos observacionais mostrou redução de proteinúria em 60 a 80%, mantida durante 24 meses, com melhor perfil de efeitos colaterais quando comparada aos esquemas usuais.

O esquema de tratamento proposto varia de 375mg/m^2 uma vez por semana durante quatro semanas ou duas doses de 1g com intervalo de duas semanas entre elas ou 1g em dose única, com respostas similares entre os diferentes esquemas. Recomenda-se o uso de antibiótico profilático pelo tempo em que as células B permanecerem depletadas, *e.g.* trimetoprima/sulfametoxazol uma vez ao dia parece ser suficiente para prevenir infecções oportunistas.

As taxas de remissão, parcial ou completa, variam de 65 a 85%, com nadir da proteinúria oscilando entre 5 e 24 meses, similar ao encontrado com agentes alquilantes. Não se recomenda a introdução de imunossupressão adicional por pelo menos 6 meses após o início do tratamento.

Estudos randomizados compararam a eficácia do rituximabe com outros esquemas terapêuticos: no estudo

Gemritux[14], comparou-se o tratamento conservador com rituximabe 375mg/m^2 nos dias 1 e 8 em pacientes com proteinúria nefrótica. Não houve diferença em porcentagem de remissão em 6 meses, mas durante o seguimento após os seis meses iniciais houve maior taxa de remissão entre aqueles que receberam o rituximabe. O estudo MENTOR[15], publicado em 2019, avaliou pacientes com proteinúria $\geq$ 5g/24h e ClCr $\geq$ 40mL/min/1,73m^2 em tratamento conservador há pelo menos três meses. Os pacientes foram randomizados para rituximabe 1g duas vezes com intervalo de duas semanas e dose adicional em seis meses nos casos de resposta parcial ou ciclosporina 3,5mg/kg/dia por 12 meses. Rituximabe não foi inferior à ciclosporina em induzir remissão parcial ou total em 12 meses e foi superior em manter a remissão aos 24 meses.

As vantagens do uso do rituximabe até o momento são: seu perfil mais seguro de efeitos colaterais, mínima necessidade de monitorização, boa tolerância e aderência por parte dos pacientes. O alto custo é o maior impedimento para seu uso.

ACTH (HORMÔNIO ADRENOCORTICOTRÓFICO)

A forma natural do ACTH foi usada há algumas décadas para o tratamento de síndrome nefrótica. Ponticelli *et al* compararam o uso da sua forma sintética com o uso de agente alquilante e corticoide, e a eficácia foi similar entre os dois braços do estudo, com perfil seguro de efeitos colaterais[16]. Entretanto, esses resultados não foram replicados em estudos subsequentes. Não há, portanto, recomendação para seu uso como primeira escolha no tratamento de pacientes com NM primária.

Micofenolato mofetil

Apesar da sua ação em suprimir a proliferação de células T e B e formação de anticorpos, sugerindo possível papel na patogênese da NM primária, as evidências atuais não encontraram benefício no uso do micofenolato mofetil como monoterapia para a indução ou manutenção da remissão nesse grupo de pacientes.

NOVAS ABORDAGENS

As terapias disponíveis até o momento apresentam altas taxas de não respondedores, bem como altas taxas de recidiva pós-tratamento. Esses achados têm estimulado não só a busca por novas medicações, mas também a introdução do conceito de que a NM primária é uma doença crônica que necessita de uma fase de indução combinando múltiplas medicações com uma fase de manutenção com drogas menos potentes.

Uma nova abordagem no manejo desses pacientes, baseada nos títulos de anti-PLA2R, pode ser promissora. Proteinúria e creatinina sérica não são marcadores acurados de atividade da doença e não são capazes de discriminar se a proteinúria representa atividade imunológica da doença ou dano irreversível da estrutura do glomérulo. Usar esses parâmetros para avaliar o risco de progressão da doença em pacientes com anti-PLA2R positivo pode atrasar o início da imunsossupressão, resultando em dano estrutural.

Essa abordagem centrada nos títulos dos anticorpos refina e complementa aquela tradicional, baseada nos níveis de proteinúria. Títulos persistentemente altos ou em ascensão sugerem início precoce da imunossupressão. Por outro lado, títulos baixos ou com rápido declínio podem sugerir tratamento conservador ou interrupção precoce da imunossupressão. A abordagem de pacientes com títulos negativos ainda é incerta.

REFERÊNCIAS BIBLIOGRÁFICAS

1. Ponticelli C, Glassock RJ. Glomerular diseases: membranous nephropathy: a modern view. *Clin J Am Soc Nephrol* 2014; **9**: 609-616.
2. Malafronte P, Mastroianni-Kirsztajn G, Betonico GN et al. Paulista Registry of Glomerulonephritis: 5-year data report. *Nephrol Dial Transplant* 2006; **21**: 3098-3105.
3. Jones DB. Nephrotic glomerulonephritis. *Am J Pathol* 1957; **33**: 313-329.
4. Beck LH, Bonegio RGB, Lambeau G et al. M-type phospholipase A2 receptor as target antigen in idiopathic membranous nephropathy. *N Engl J Med* 2009; **361**: 11-21.
5. Tomas NM, Beck LH, Meier-Schewesinger C et al. Thrombospondin type-1 domain-containing 7A in idiopathic membranous nephropathy. *N Engl J Med* 2014; **271**: 2277-2287.
6. Sethi S, Madden BJ, Debiec H et al. Exostosin 1/Exostosin 2–associated membranous nephropathy. *J Am Soc Nephrol* 2019; **30**: 1123-1136.
7. Sethi S, Debiec H, Madden BJ et al. Neural epidermal growth factor-like 1 protein (NELL-1) associated membranous nephropathy. *Kidney Int* 2020; **97**: 163-174.
8. Ahmad SB, Appel GB. Antigens, antibodies, and membranous nephropathy: a decade of progress. *Kidney Int* 2020; **97**: 29-31.
9. Couser WG. Primary membranous nephropathy. *Clin J Am Soc Nephrol.* 2017; **12**: 983-997.
10. Bomback AS, Fervenza FC. Membranous nephropathy: approaches to treatment. *Am J Nephrol* 2018; **47** Suppl 1: 30-42.
11. KDIGO guidelines. Idiopathic membranous nephropathy. *Kidney International Supplements* 2012; **2**: 186-197.
12. Cattran DC, Appel GB, Hebert LA et al. Cyclosporine in patients with steroid-resistant membranous nephropathy: a randomized trial. *Kidney Int* 2001; **59**: 1484-1490.
13. Praga M, Barrio V, Juárez GF, Luño J et al. Tacrolimus monotherapy in membranous nephropathy: a randomized controlled trial. *Kidney Int* 2007; **71**: 924-930.
14. Seitz-Polski B, Dahan K, Debiec H et al. High-dose rituximab and early remission in PLA2R1-related membranous nephropathy. *Clin J Am Soc Nephrol* 2019; **14**: 1173-1182.
15. Fervenza FC, Appel GB, Barbour SJ et al. Rituximab or cyclosporine in the treatment of membranous nephropathy. *N Engl J Med* 2019; **381**: 36-46.
16. Ponticelli C, Passerini P, Salvadori M et al. A randomized pilot trial comparing methylprednisolone plus a cytotoxic agent versus synthetic adrenocorticotropic hormone in idiopathic membranous nephropathy. *Am J Kidney Dis* 2006; **47**: 233-240.

24

GLOMERULONEFRITE MEMBRANOPROLIFERATIVA NO IDOSO

Gisane Cavalcanti Rodrigues
Gianna Mastroianni Kirsztajn

◆

INTRODUÇÃO

A glomerulonefrite membranoproliferativa (GNMP), também chamada de glomerulonefrite mesangiocapilar, corresponde, na verdade, a um padrão morfológico de lesão glomerular que é comum a um grupo de doenças heterogêneas[1-3]. Tal padrão foi primeiramente descrito como uma lesão glomerular característica por volta de 1960 por Royer *et al.* No entanto, é possível que descrição prévia já tivesse sido feita em 1827, por Richard Bright, tomando-se por base relatos de análises de microscopia[1].

Em 1965, West *et al* observaram a ocorrência de muitos casos de GNMP, principalmente em crianças, nas quais se detectava, frequentemente, redução dos níveis séricos da fração C3 do complemento. Dessa forma, tiveram início as descobertas sobre a fisiopatologia da GNMP[1].

EPIDEMIOLOGIA

De acordo com alguns estudos, o padrão de lesão membranoproliferativa se apresenta em 7-10% de todas as biópsias renais, e esse padrão histopatológico ocorre tanto em crianças quanto em adultos[4].

Em análise retrospectiva realizada em 2006 verificou-se, em 30 anos de biópsias renais em Minnesota, envolvendo um total de 375 biópsias, que 3,5% delas eram compatíveis com GNMP[5]. Já análise retrospectiva australiana, publicada em 2001, incluindo 2.030 biópsias,

mostrou que 1,2% das biópsias correspondiam à GNMP, e o perfil epidemiológico predominante foi o de pacientes do sexo masculino e com mais de 55 anos de idade[6].

De acordo com recente registro japonês de biópsias renais, publicado em 2018, em que foram analisadas 26.535 biópsias, 593 (2,2%) eram GNMP, e dessas 319 (53,8%) eram de indivíduos do sexo masculino. O pico de incidência, nessa população, ficou entre 60 e 79 anos de idade[7].

Em casuística recente, de estudo em andamento no Programa de Pós-Graduação em Nefrologia da Universidade Federal de São Paulo – Escola Paulista de Medicina (UNIFESP-EPM), as autoras deste capítulo e o patologista renal Prof. Dr. Luiz A. Moura observaram que, das 2.511 biópsias analisadas em um período de 2 anos, apenas 29 (1,1%) foram identificadas como GNMP e, dessas, 12 eram de indivíduos com 60 anos de idade ou mais, ou seja, quase metade das GNMP ocorreram em idosos. Considerando apenas essa população idosa, observamos que o pico de incidência ocorreu entre 60 e 70 anos de idade (45%) e mais de 80% dos pacientes eram do sexo masculino.

ETIOLOGIA

Em relação à etiologia, a GNMP tem sido classicamente dividida em primária e secundária[3]. Entre as GNMP secundárias, é frequente encontrar como doenças subjacentes: infecções crônicas, sendo a hepatite C a mais prevalente; doenças autoimunes, como lúpus eritematoso sistêmico (LES), artrite reumatoide (AR) e outras; neoplasias malignas linfoproliferativas; gamopatias monoclonais, entre outras causas, como as microangiopatias trombóticas[1-4].

Nos últimos anos, tem-se observado decréscimo na incidência e prevalência da GNMP, principalmente, em países desenvolvidos. Acredita-se que isso seja devido, pelo menos em parte, à melhora do saneamento básico e controle de doenças infecciosas que são causas frequentes de GNMP secundária[2].

Segundo análise retrospectiva japonesa recente (2019), com pacientes entre 12 e 77 anos de idade, de um total de 87 biópsias, 32 (37%) tinham etiologias secundárias, como hepatite C, hepatite B, doenças autoimunes e gamopatia monoclonal de significado indeterminado. Entre as causas primárias (ausência de doenças sistêmicas associadas, ausência de história familiar de doença renal, sorologias para hepatites B e C negativas e ausência de imunoglobulina monoclonal), 42 (48%) foram devidas à presença de imunocomplexos e 13 (15%) foram atribuídas à ativação da via alternativa do complemento[8].

Considerando outro estudo sobre a etiologia da GNMP, em uma significativa população idosa japonesa (≥ 65 anos), Nakagawa et al encontraram prevalência de causas com a seguinte distribuição: 60,3% dos casos foram considerados GNMP primária, 14,8% causados por infecção e 5,9% devido a LES[7].

Leung et al, ao elaborarem o consenso sobre gamopatia monoclonal de significado renal, situação em que encontramos nefrotoxidade da imunoglobulina monoclonal sem doença maligna hematológica desenvolvida, apresentaram que a prevalência de gamopatia monoclonal aumenta com o envelhecimento: 3% > 50 anos, 5% > 70 anos, 8% > 80 anos[9].

Em nossa análise retrospectiva no Setor de Patologia Renal (Fundação Oswaldo Ramos/UNIFESP), do total de 13 pacientes idosos (≥ 60 anos), somente um apresentou imunofixação urinária positiva para bandas monoclonais, sugerindo como etiologia gamopatia monoclonal. Em relação às etiologias infecciosas, apenas dois pacientes tinham sorologia positiva para hepatite C. No entanto, os dados presentes nas solicitações de biópsias frequentemente não incluem todas as informações sobre investigação etiológica, como complemento sérico, sorologias para hepatites B e C, pesquisa de proteína de Bence Jones ou imunofixação sérica e urinária, bem como pesquisa de FAN. Assim, não se pode afirmar que outros casos não seriam de etiologia secundária.

CLASSIFICAÇÃO E FISIOPATOLOGIA

Tradicionalmente, a GNMP tem sido classificada em GNMP tipos I, II e III[1,2,7].

Considerando a microscopia óptica, a GNMP tem como características típicas: hipercelularidade mesangial, proliferação endocapilar e remodelamento da parede do capilar com formação de duplo contorno[1].

Em análise por microscopia eletrônica, a GNMP tipo II, também conhecida como doença de depósitos densos (DDD), caracteriza-se por depósitos densos na membrana basal glomerular. A GNMP tipo I é a forma mais comum e caracteriza-se por um padrão histopatológico de depósitos subendoteliais. A GNMP tipo III tem tanto depósitos subendoteliais quanto subepiteliais[7]. No entanto, essa classificação, baseada somente nos achados histopatológicos, não leva em consideração a fisiopatologia da doença, como se todas as GNMP fossem primárias[2]. Dessa forma, em 2012, Sethi et al sugeriram uma modificação da classificação levando em consideração os achados da imunofluorescência (IF), dando ênfase ao processo fisiopatológico subjacente[2] (Quadro 24.1).

Os tipos I e III são, frequentemente, relacionados com a presença de imunocomplexos na IF; no entanto, podem, também, estar relacionados a depósitos da fração C3 do complemento sem imunoglobulinas, sugerindo ativação da via alternativa do complemento, indicando assim que o mesmo achado histopatológico pode decorrer de mecanismos fisiopatológicos diferentes[2].

De acordo com a classificação mais recente, a GNMP é dividida em mediada por imunocomplexos, mediada por complemento ou sem imunocomplexos e complemento à IF.

A GNMP mediada por imunocomplexos pode ser secundária, principalmente, a infecções como hepatites C e B, doenças autoimunes, gamopatias monoclonais, entre outras causas[3] (Quadro 24.2).

A GNMP mediada por ativação do complemento engloba as glomerulopatias com predomínio da fração C3 do complemento, que se dividem em glomerulonefrite por C3 (GNC3) e DDD, secundárias a uma disfunção da ativação da via alternativa do complemento[3]. Sethi et al, em sua revisão sobre glomerulopatias com predomínio da fração C3 do complemento, esclarecem que a GNC3 e a DDD são secundárias à disfunção da enzima C3 convertase e, frequentemente, à disfunção da C5 convertase. No entanto, em alguns pacientes ocorre a apresentação de GNC3 e, em outros, de DDD, não sendo totalmente claro o motivo fisiopatológico dessa distinção de apresentação[10].

Quando a IF é negativa para imunocomplexos e complemento, é importante descartar a possibilidade de tratar-se de microangiopatia trombótica[3].

MANIFESTAÇÕES CLÍNICAS

A apresentação clínica mais comum entre os pacientes adultos é a síndrome nefrótica[7], que também predominou no levantamento realizado por nós em idosos. No entanto, podem ser encontradas ainda como apresentação clínica inicial: hematúria assintomática, síndrome nefrítica aguda ou glomerulonefrite rapidamente progressiva[1].

Quadro 24.1 – Classificações das glomerulonefrites membranoproliferativas baseadas sobretudo em achados de microscopias de imunofluorescência (IF) e eletrônica (ME).

Classificação baseada na ME	Classificação baseada na IF
Tipo I: lesões subendoteliais	GNMP mediada por imunocomplexos – IF com imunoglobulinas e frações do complemento: paraproteinemias, por vírus, doenças autoimunes
Tipo II: depósitos densos intramembranosos (doença de depósito denso)	GNMP complemento mediada – IF com predomínio da fração C3 do complemento: glomerulopatias com predomínio de C3
Tipo III: lesões subendoteliais com depósitos intramembranosos e subepiteliais	GNMP sem depósitos de imunoglobulinas ou fração de complemento: microangiopatia trombótica

Quadro 24.2 – Possíveis etiologias de GNMP por imunocomplexos.

Estímulo antigênico	Doença associada
Infecção	Viral: hepatites B e C; HIV Bacteriana: endocardite, nefrite do *shunt* e abscessos Protozoário: malária e esquistossomose Outros: micoplasma e micobactérias
Doenças autoimunes	LES, esclerodermia, síndrome de Sjögren, crioglobulinemia mista
Gamopatias monoclonais	Gamopatia monoclonal de significado indeterminado, leucemia, linfoma e mieloma
Miscelânea	Doenças hepáticas: hepatite e cirrose, carcinoma e sarcoidose

Nakagawa *et al* encontraram, em uma população de 593 pacientes com GNMP, predominância de síndrome nefrótica como apresentação clínica inicial em mais de 90% da população acima de 20 anos de idade, com aumento significativo da frequência dessa forma de apresentação clínica em populações com mais de 60 anos. Além disso, esse mesmo levantamento epidemiológico mostrou que mais de 70% da população com 60 anos de idade ou mais tinha déficit de função renal, sendo que muitos desses estavam em estágio avançado da doença renal crônica. A constatação de dano renal já avançado na população idosa pode ser devida ao atraso no diagnóstico e tratamento[7].

CONSIDERAÇÕES FINAIS

É muito importante avaliar corretamente e tentar identificar a etiologia da GNMP, pois o tratamento da GNMP secundária é o controle da doença que originou o processo fisiopatológico[1,3,11].

O consenso sobre gamopatia monoclonal de significado renal determina que pacientes com doença renal e gamopatia monoclonal, principalmente os indivíduos com idades entre 50 e 70 anos, devem ser biopsiados para investigar gamopatia monoclonal de significado renal e determinar o tratamento mais adequado e específico[9].

Em nossa análise retrospectiva, a pesquisa de imunoglobulinas monoclonais não foi descrita na maioria dos casos. Não sabemos ao certo se foi solicitada ou não;

constatamos apenas que essa informação não constava da maioria dos pedidos de biópsia renal encaminhados ao patologista, embora seja extremamente importante, sobretudo, na avaliação de pacientes idosos.

A falta de bons estudos e a incerteza causada pelos múltiplos e poucos conhecidos mecanismos fisiopatológicos envolvidos no desenvolvimento da GNMP contribuem para que o tratamento seja ainda pouco definido, em particular quando uma doença de base não é identificada[1]. Pacientes com GNMP com presença de imunocomplexos e fração C3 sem etiologia evidente do processo têm terapêutica incerta. Considerando a apresentação mais leve da doença, tratamento renoprotetor, mais conservador, como controle da pressão arterial e da proteinúria com agentes inibidores da enzima conversora da angiotensina ou bloqueadores do receptor de angiotensina é apropriado. Considerando as apresentações mais graves, com síndrome nefrótica, imunossupressão pode ser utilizada, mas não há esquemas consensuais, e essa é indicada sobretudo em casos de doença rapidamente progressiva[3].

A sobrevida dos pacientes que evoluíram para doença renal crônica terminal e terapia renal substitutiva é semelhante à dos pacientes com doenças renais de outras etiologias. No entanto, a sobrevida do enxerto renal após transplante pode ser menor em alguns subgrupos de GNMP. A taxa de recorrência da doença no enxerto renal é particularmente alta em certas condições, por exemplo, no caso da DDD[1,11]. Alguns autores mostraram também alta taxa de recorrência da doença no enxerto renal quando o processo fisiopatológico se associa a depósito de imunoglobulina monoclonal[1].

Por fim, a GNMP é um padrão que pode aparecer em biópsias renais de pacientes idosos, e mesmo nesse grupo etário há uma diversidade de etiologias a investigar.

REFERÊNCIAS BIBLIOGRÁFICAS

1. Sethi S, Fervenza FC. Membranoproliferative glomerulonephritis- a new look at an old entity. *N Engl J Med* 2012; **366**: 1119-1131.
2. Fervenza FC, Sethi S, Glassock RJ. Idiopathic membranoproliferative glomerulonephritis: does it exist? *Nephrol Dial Transplant* 2012; **27**: 4288-4294.
3. Sethi S, Fervenza FC. Membranoproliferative glomerulonephritis: pathogenetic heterogeneity and proposal for a new classification. *Semin Nephrol* 2011; **31**: 341-348.
4. Masani N, Jhaveri KD, Fishbane S. Update on membranoproliferative GN. *Clin J Am Soc Nephrol* 2014; **9**: 600-608.
5. Swaminathan S, Leung N, Lager DJ *et al.* Changing incidence of glomerular disease in Olmsted County, Minnesota: a 30-year renal biopsy study. *Clin J Am Soc Nephrol* 2006;**1**: 483-487.

6. Briganti EM, Dowling J, Finlay M *et al.* The incidence of biopsy-proven glomerulonephritis in Australia. *Nephrol Dial Transplant* 2001; **16**: 1364-1367.
7. Nakagawa N, Hasebe N, Hattori M *et al.* Clinical features and pathogenesis of membranoproliferative glomerulonephritis: a nationwide analysis of the Japan renal biopsy registry from 2007 to 2015. *Clin Exp Nephrol* 2018; **22**: 797-807.
8. Nakano M, Karasawa K, Moriyama T *et al.* Characteristics of membranoproliferative glomerulonephritis based on a new classification at a single center. *Clin Exp Nephrol* 2019; **23**: 852-858.
9. Leung N, Bridoux F, Batuman V *et al.* The evaluation of monoclonal gammopathy of renal significance: a consensus report of the International Kidney and Monoclonal Gammopathy Research Group. *Nat Rev Nephrol* 2019; **15**: 45-59.
10. Sethi S, Nester CM, Smith RJ. Membranoproliferative glomerulonephritis and C3 glomerulopathy: resolving the confusion. *Kidney Int* 2012; **81**: 434-441.
11. Wilson GJ, Cho Y, Teixeira-Pinto A *et al.* Long-term outcomes of patients with endstage kidney disease due to membranoproliferative glomerulonephritis: an ANZDATA registry study. *BMC Nephrol* 2019; **20**: 417.

25

O RIM E AS A INFECÇÕES VIRAIS NEGLIGENCIADAS E REEMERGENTES

Diego Ennes Gonzalez
Gianna Mastroianni Kirsztajn

◆

INTRODUÇÃO

É de amplo conhecimento que diversos agentes virais podem acometer o rim em seus dois importantes compartimentos estruturais: o glomérulo e tubulointerstício. Classicamente, as hepatites B e C, o vírus da imunodeficiência humana (HIV) e o parvovírus B19 são os principais representantes das glomerulopatias causadas por infecções virais, com variadas manifestações clínicas e histopatológicas[1]. Citomegalovírus, hantavírus, coxsackie, entre outros, também têm certo tropismo pelo interstício renal, embora de importância variável.

As doenças tropicais negligenciadas representam um grupo de doenças transmissíveis que ocorrem em países de baixa renda, com limitados recursos sanitários que viabilizam sua disseminação. Entre essas condições, dengue e Chikungunya são as representantes das infecções virais, ambas com prevalência expressiva no Brasil. Além dessas, outras arboviroses, conquanto não consideradas negligenciadas, como febre amarela e zikavírus também tiveram sua importância nos últimos anos, com relevante impacto na saúde pública brasileira. De forma mais recente, o sarampo ressurgiu com epidemia preocupante e atípica desde a ampla cobertura vacinal implementada na década de 1980 e também merece destaque[2,3].

Dessa forma, o escopo de revisão deste capítulo será compreender o acometimento renal dessas doenças, com enfoque na lesão glomerular.

FLAVIVIROSES

O termo arbovírus provém do acrônimo (*arthropod-borne viroses* – viroses transmitidas por artrópodes) e inclui vírus da família Flaviviridae, cujos principais representantes são os causadores de dengue, febre amarela e zika. Em princípio, são doenças febris agudas, oligossintomáticas e de morbimortalidade variável[4]. No que se refere ao acometimento renal dessas condições, diversas manifestações foram descritas: alterações urinárias assintomáticas, distúrbios eletrolíticos, síndrome hemolítico-urêmica, glomerulopatias, lesão renal aguda (LRA) e doença renal crônica (DRC)[5]. A seguir, tais manifestações nefrológicas serão pormenorizadas.

DENGUE

A dengue, uma arbovirose causada por quatro sorotipos possíveis, sem dúvidas representa um importante problema de saúde pública mundial, de padrão epidemiológico sazonal. Clinicamente se apresenta como uma síndrome febril aguda, com sintomas sistêmicos diversos, podendo apresentar acometimento visceral e potencialmente letal, especialmente na forma hemorrágica e na síndrome do choque da dengue[6].

Nessas situações, a presença de LRA reflete situações de hipoperfusão intrínsecas ao estado de choque, rabdomiólise e hemólise, além de mediadores inflamatórios e aumento da permeabilidade vascular, com incidência variável de 1 a 36%, conforme a gravidade das coortes analisadas, em que a manifestação estrutural predominante é a necrose tubular aguda. No longo prazo, aproximadamente 20% dos pacientes com LRA associada à dengue evoluíram para DRC[7].

Diversos tipos de glomerulopatias foram descritos como associados à infecção pela dengue, em sua maioria em relatos de casos. Proliferação mesangial e depósito de imunocomplexos são as manifestações histopatológicas principais, cujos mecanismos, ainda pouco elucidados, porém presumidos, são: infiltração de células inflamatórias, ação de interleucina-17, formação de imunocomplexos e, até mesmo, desenvolvimento de anticorpos antimembrana basal[8]. Foi descrito um caso de nefropatia por IgA associado à infecção pela dengue, com resolução dos achados histopatológicos após seis semanas do quadro agudo[9]. Corroborando a hipótese etiopatogênica de infecções serem gatilhos para o lúpus eritematoso sistêmico, o vírus da dengue também foi descrito como possível desencadeante de nefrite lúpica[10].

Proteinúria transitória e de intensidades diversas também foi descrita, estando quiçá associada à trombocitopenia. Adicionalmente, a presença de proteinúria talvez seja sinal de gravidade, indicando risco de progressão de dengue clássica para as formas graves (hemorrágica e síndrome do choque)[11]. Há ao menos três relatos de caso de pacientes com hemólise microangiopática, LRA e plaquetopenia, sugerindo síndrome hemolítico-urêmica associada ao vírus da dengue[12]. Em um dos casos, houve análise anatomopatológica com evidência de microangiopatia trombótica, presença de microtrombos em arteríolas e capilares glomerulares, além de detecção na análise por microscopia eletrônica de inclusões microtubulorreticulares, corroborando a possibilidade de infecção viral concomitante[13].

FEBRE AMARELA

A febre amarela representa outra flavivirose de sorotipo único, transmitida também por mosquitos do gênero *Aedes*. Apesar de haver vacinação instituída, uma importante epidemia se alastrou em 2018, especialmente no estado de São Paulo (com mortalidade próxima de 40%), obrigando os sistemas de saúde a reverem estratégias terapêuticas e profiláticas contra a doença, incluindo o transplante hepático como alternativa de resgate[14].

Trata-se de uma doença febril aguda, associada a mialgia, cefaleia e prostração. Em cerca de 25% dos pacientes, um desbalanço entre a intensa cascata inflamatória e a resposta imune do hospedeiro pode levar à apoptose hepatocitária maciça, culminando na forma grave da doença, com insuficiência hepática aguda e disfunções de múltiplos órgãos[15].

Quando há acometimento renal na febre amarela, indubitavelmente, a LRA é a principal manifestação, ocorrendo principalmente entre o quinto e o sétimo dia de doença, classicamente de comportamento oligúrico, de fisiopatologia multifatorial e não totalmente elucidada. Alguns desses fatores são apresentados de forma esquemática na figura 25.1. Coagulação intravascular

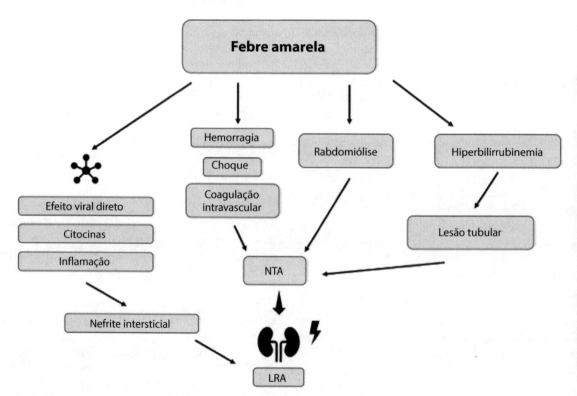

Figura 25.1 – Fisiopatologia da lesão renal associada à febre amarela. NTA = necrose tubular aguda; LRA = lesão renal aguda. Adaptado de Lopes *et al*[17].

disseminada, hipovolemia, hemorragia levam à necrose tubular aguda, em concomitância com a rabdomiólise e a lesão pigmentar tubular decorrente de hiperbilirrubinemia. Alguns estudos de necropsia evidenciaram também focos de nefrite tubulointersticial. Possivelmente, não há apenas ação viral citopática direta, mas também mediada por fatores imunes circulantes. Nota-se, contudo, escassez de informações sobre a etiopatogênese, fatores de risco e desfechos do acometimento renal na febre amarela[16,17]. A gravidade da LRA muitas vezes leva à necessidade de terapia renal substitutiva, o que acrescenta maior risco e morbimortalidade aos pacientes.

ZIKA

A infecção pelo vírus Zika (ZIKV) foi descrita na década de 1940 na África, como doença oligossintomática de pouca relevância e de evolução benigna. Entretanto, em 2015, tomou proporções alarmantes, principalmente no Brasil, quando foi associada à microcefalia congênita, levando a Organização Mundial da Saúde a considerar a condição problema de saúde internacional emergente. O principal quadro clínico da doença é de síndrome febril exantemática aguda, cuja principal complicação temida, além das malformações congênitas, é a paralisia flácida aguda (síndrome de Guillain-Barré). A transmissão usual se faz pelo mosquito do gênero *Aedes*, mas essa flavivirose chama a atenção também pelo potencial de transmissão vertical, por leite materno e, até mesmo, por via sexual[18].

Na fase virêmica da infecção, o sangue entra no glomérulo através da arteríola aferente e capilares glomerulares, levando à infecção do corpúsculo renal e subsequentemente das células endoteliais. O vírus se dissemina às células endoteliais glomerulares. Podócitos e mesângio também são altamente permissivos para a infecção pelo ZIKV e, juntos, provavelmente servem como reservatórios de amplificação no glomérulo, resultando em virúria persistente, que pode durar até duas semanas após o início do quadro[19,20]. Ainda é incerto o impacto do ZIKV como causador de glomerulopatia propriamente dita, bem como suas manifestações histopatológicas, sendo possível alvo futuro de pesquisas na área. De maneira intrigante, há relatos de casos de remissão sustentada de síndrome nefrótica em crianças após infecção pelo ZIKV, embora apenas descrito em dois casos, com contexto fisiopatológico plausível e relatado anteriormente em outras infecções virais. A possível explicação para tal achado seria a supressão da resposta celular no período de convalescença do quadro infeccioso viral[21].

CHIKUNGUNYA

A febre Chikungunya é causada pelo vírus Chikungunya (CHIKV), um arbovírus do gênero *alphavirus*. Classicamente endêmico na África Ocidental, apresentou os primeiros casos autóctones no Brasil a partir de 2014, com surtos em 2016. O quadro clínico costuma ser benigno, tipicamente caracterizado por febre, astenia, erupção maculopapular e, o mais típico da doença, poliartralgia simétrica, de grandes articulações, com curso que pode ser crônico, mantendo-se por semanas a meses. Manifestações graves são raras e, quando presentes, geralmente acometem pacientes com comorbidades, podendo apresentar meningoencefalite, miocardite e disfunção de múltiplos órgãos[22]. Análise retrospectiva da epidemia no Nordeste brasileiro de 2016 encontrou maior mortalidade da doença em pacientes com DRC preexistente[23].

No que tange ao acometimento renal pelo CHIKV, uma interessante análise retrospectiva de 13 casos fatais da doença encontrou nefrite intersticial aguda como principal achado histopatológico, presente em 85% dos casos. Edema glomerular e necrose tubular aguda também foram encontrados em um terço dos casos. Isoladamente, identificou-se o padrão membranoproliferativo. Escórias nitrogenadas foram dosadas em apenas metade dos casos, sendo a média de creatinina sérica de 2,8mg/dL, mas nenhum dos casos teve necessidade de terapia renal substitutiva – com a ressalva de se tratar de casos graves, com evolução precoce para óbito[24]. Uma apresentação atípica em paciente adolescente do sexo masculino, sem poliartralgia e com síndrome nefrítica, foi descrita na Índia, embora sem realização de biópsia renal, mas com confirmação virológica do CHIKV[25].

Em princípio, a infecção pelo CHIKV tende a apresentar curso benigno e poucos achados na literatura relacionam o vírus à doença renal. Aparentemente, a nefrite intersticial aguda é o principal achado, mas de apresentação clínica, evolução e manejo ainda incertos.

Um resumo das principais características do acometimento renal nas arboviroses aqui discutidas é apresentado na tabela 25.1.

SARAMPO

O sarampo é causado por um vírus da família Paramyxoviridae e não há um vetor responsável pela transmissão, sendo o reservatório o próprio homem. É uma das doenças mais contagiosas, com infectividade perto de 90% para os indivíduos suscetíveis. Com o advento da vacinação, o controle da doença contemplou boa parte da população mundial, com destaque para o Brasil. Alguns surtos se apresentaram de maneira isolada, porém, em 2019, uma importante epidemia acometeu nosso país, especialmente no estado de São Paulo[3].

Clinicamente, além do quadro febril, a doença se destaca pela exuberância de sintomas respiratórios (tosse e coriza) e pelo exantema maculopapular característico, de surgimento cefalocaudal. Pneumonia e panencefalite são as principais complicações descritas, mas felizmente raras[26].

Pouco se estudou sobre o sarampo e a ocorrência de nefropatia. Em pequena análise francesa retrospectiva de 38 casos confirmados de sarampo, 45% apresentavam algum grau de disfunção renal, porém de recuperação

Tabela 25.1 – Principais características do acometimento renal nas arboviroses.

	Dengue	Febre amarela	Zika	Chikungunya
Incidência de LRA	1-30%	Desconhecido	Desconhecido	Desconhecido
Histopatologia	NTA Proliferação mesangial MAT Crescentes?	NTA	Apoptose tubular proximal?	NIA
Progressão para DRC	Descrito	Desconhecido	Desconhecido	Desconhecido

NTA = necrose tubular aguda; LRA = lesão renal aguda; MAT = microangiopatia trombótica; NIA = nefrite intersticial aguda; DRC = doença renal crônica. Adaptada de Burdmann[5,16].

rápida (até o quarto dia de doença), após tratamento de suporte[27]. Em raros casos de acometimento neurológico e renal grave, nefrite intersticial foi encontrada, sendo uma manifestação possível, porém muito incomum[28]. Assim como descrito na infecção pelo ZIKV, muito se especulou sobre possível efeito imunomodulador causado pelo vírus do sarampo, ao qual são atribuídas algumas descrições de remissão de síndrome nefrótica em crianças[21].

CONCLUSÕES

As infecções virais aqui discutidas, de maneira indubitável, representam importante problema de saúde pública, considerando o padrão epidemiológico recente e a eventual gravidade que as acompanham. No tocante à morbidade renal, a literatura dispõe de dados observacionais, predominantemente retrospectivos – em sua maioria compostos por relatos ou séries de casos, e explicações hipotéticas, ainda pouco robustas, do ponto de vista fisiopatológico. Possivelmente, a raridade do acometimento renal nessas infecções é um fator limitante para a expansão científica na área. São certamente necessários estudos mais amplos, prospectivos, clínicos e experimentais.

REFERÊNCIAS BIBLIOGRÁFICAS

1. Lai ASH, Lai KN. Viral nephropathy. *Nature Clin Pract Nephrol* 2006; **2**: 254-262.
2. Saude Md. Monitoramento dos casos de arboviroses urbanas transmitidas pelo Aedes (dengue, chikungunya e Zika), Semanas Epidemiológicas 1 a 34. In: Saude Md, editor. *Boletim Epidemiológico 22*. Boletim Epidemiológico 222019. p. 11.
3. Saúde Md. Vigilância Epidemiológica do Sarampo no Brasil 2019: Semanas Epidemiológicas 39 a 50 de 2019. *Boletim Epidemiológico 50*. 2019; **50**:12.
4. Holbrook MR. Historical perspectives on Flavivirus research. *Viruses* 2017; **9**: 97.
5. Burdmann EA. Flaviviruses and kidney diseases. *Adv Chron Kidney Dis* 2019; **26**: 198-206.
6. Guzman MG, Harris E. Dengue. *Lancet* 2015; **385(9966)**: 453-465.
7. Mallhi TH, Khan AH, Adnan AS *et al*. Short-term renal outcomes following acute kidney injury among dengue patients: A follow-up analysis from large prospective cohort. *PLoS One* 2018; **13**: e0192510.
8. Lizarraga KJ, Nayer A. Dengue-associated kidney disease. *J Nephropathol* 2014; **3**: 57-62.
9. Upadhaya B, Sharma A, Khaira A *et al*. Transient IgA nephropathy with acute kidney injury in a patient with dengue fever. *Saudi J Kidney Dis Transplant* 2010; **21**: 521-525.
10. Rajadhyaksha A, Mehra S. Dengue fever evolving into systemic lupus erythematosus and lupus nephritis: a case report. *Lupus* 2012; **21**: 999-1002.
11. Vasanwala FF, Thein T-L, Leo Y-S *et al*. Predictive value of proteinuria in adult dengue severity. *PLoS Negl Trop Dis* 2014; **8**: e2712.
12. Oliveira JFP, Burdmann EA. Dengue-associated acute kidney injury. *Clin Kidney J* 2015; **8**: 681-685.
13. Wiersinga WJ, Scheepstra CG, Kasanardjo JS *et al*. Dengue fever-induced hemolytic uremic syndrome. *Clin Infect Dis* 2006; **43**: 800-801.
14. Duarte-Neto AN, Cunha MDP, Marcilio I *et al*. Yellow fever and orthotopic liver transplantation: new insights from the autopsy room for an old but re-emerging disease. *Histopathology* 2019;7 **5**: 638-648.
15. Monath TP, Vasconcelos PFC. Yellow fever. *J Clin Virol* 2015; **64**: 160-173.
16. Burdmann EA, Jha V. Acute kidney injury due to tropical infectious diseases and animal venoms: a tale of 2 continents. *Kidney Int* 2017; **91**: 1033-1046.
17. Lopes RL, Pinto JR, Silva Junior GB *et al*. Kidney involvement in yellow fever: a review. *Rev Inst Med Trop Sao Paulo* 2019; **61**: e35-e.
18. Petersen LR, Jamieson DJ, Powers AM, Honein MA. Zika virus. *N Engl J Med* 2016; **374**: 1552-1563.
19. Alcendor DJ. Zika Virus infection of the human glomerular cells: implications for viral reservoirs and renal pathogenesis. *J Infect Dis* 2017; **216**: 162-171.
20. Alcendor DJ. Zika virus infection and implications for kidney disease. *J Mol Med (Berl)* 2018; **96**: 1145-1151.
21. Peralta-Aros C, García-Nieto V. Does Zika virus infection induce prolonged remissions in children with idiopathic nephrotic syndrome? *Pediatr Nephrol* 2017; **32**: 897-900.
22. Weaver SC, Lecuit M. Chikungunya virus and the global spread of a mosquito-borne disease. *N Engl J Med* 2015; **372**: 1231-1239.
23. Silva Junior GB, Pinto JR, Mota RMS *et al*. Impact of chronic kidney disease on Chikungunya virus infection clinical manifestations and outcome: highlights during an outbreak in ortheastern Brazil. *Am J Trop Med Hyg* 2018; **99**: 1327-1330.
24. Mercado M, Acosta-Reyes J, Parra E *et al*. Renal involvement in fatal cases of chikungunya virus infection. *J Clin Virol* 2018; **103**: 16-18.
25. Solanki BS, Arya SC, Maheshwari P. Chikungunya disease with nephritic presentation. *Int J Clin Pract* 2007; **61**: 1941.
26. Strebel PM, Orenstein WA. Measles. *N Engl J Med* 2019; **381**: 349-357.
27. Chassort A, Coutherut J, Moreau-Klein A *et al*. Renal dysfunction in adults during measles. *Med Mal Infect* 2015; **45**: 165-168.
28. Wairagkar NS, Gandhi BV, Katrak SM *et al*. Acute renal failure with neurological involvement in adults associated with measles virus isolation. *Lancet* 1999; **354(9183)**: 992-995.

26

GLOMERULOPATIA ASSOCIADA À ESQUISTOSSOMOSE MANSÔNICA

Cristiane Bitencourt Dias
Viktoria Woronik

◆

A esquistossomose mansônica, doença provocada pelo helminto *Schistosoma mansoni*, permanece como uma importante doença no contexto da saúde pública brasileira[1]. A Organização Mundial da Saúde estima que 200 milhões de pessoas sejam infectadas em 54 países endêmicos, com registro de internações hospitalares por esquistossomose no Brasil de 1,2/100 mil habitantes em 1984, decaindo para 0,1/100 mil habitantes em 2012[2]. O acometimento gastrintestinal e hepático é o mais comumente visto na prática clínica, porém outros órgãos e sistemas podem ser envolvidos, entre eles os rins, principalmente os glomérulos[3,4].

EPIDEMIOLOGIA DE GLOMERULOPATIA ASSOCIADA À ESQUISTOSSOMOSE NO BRASIL

No Brasil, Rodrigues *et al* estimaram a prevalência de glomerulopatia em pacientes com esquistossomose forma hepatoesplência em 12,7%, de 2007 a 2009. Esses autores avaliaram 63 casos, observando acometimento glomerular em 8, desses, metade tinha padrão histológico de glomerulonefrite membranoproliferativa (GNMP)[5]. Em outro estudo, Martinelli *et al* também demonstraram que a GNMP estava associada à forma hepatoesplênica da doença[4]. Entretanto, a forma intestinal da esquistossomose pode provocar glomerulopatia, como demonstraram Abensur *et al*, que tiveram como objetivo avaliar

casos de síndrome nefrótica em pacientes com esquistossomose mansônica forma intestinal, encontrando como principais diagnósticos nas biópsias renais a glomerulonefrite proliferativa mesangial em 33,3%, 25% de glomerulosclerose segmentar e focal (GESF), 20,8% de GNMP e 8,3% de glomerulopatia membranosa e doença de lesões mínimas[6].

PATOGÊNESE DA GLOMERULOPATIA ASSOCIADA À ESQUISTOSSOMOSE

A patogênese da glomerulopatia provocada pelo *Schistosoma* ainda não é bem definida, porém especula-se que esse parasita estimula o sistema imune provocando a produção de anticorpos com formação de complexos imunes e a liberação de citocinas[5,7]. O parasita, que habita o sistema da veia porta, é fonte de uma grande carga de antígenos para o sangue, alguns dos quais foram identificados nos glomérulos[8,9]. Lesões glomerulares documentadas em muitos animais experimentais são atribuídas aos antígenos de vermes adultos, com formação de complexos imunes que são depositados principalmente no mesângio, levando a uma resposta proliferativa[10,11]. Em estudo experimental em *hamsters* infectados com cercária de *S. mansoni*, de Brito *et al* mostraram que o antígeno de verme adulto estava presente principalmente no citoplasma de células mesangiais, matriz mesangial e membrana basal glomerular e que o padrão de

GNMP era o diagnóstico histológico mais frequente, com depósito de imunoglobulinas (Ig) e complementos[12]. Em seres humanos, além do depósito mesangial, os complexos imunes são depositados nas regiões subendoteliais e subepiteliais do glomérulo[4]. O depósito desses complexos imunes pode ser intensificado pelo *shunt* portossistêmico secundário à hipertensão portal na forma hepatoesplênica, levando ao padrão de GNMP, que é o mais frequentemente visto nessa forma da doença[4,13].

Além da via imunológica, uma reação desencadeada por ovos do parasita, depositados na submucosa colônica, é fonte de citocinas inflamatórias[14-16]. Essa via está relacionada ao padrão histológico de GESF, que é bem descrito por muitos autores e pode ser explicado por lesões de podócitos causadas por citocinas liberadas em locais inflamatórios[7]. Otoni *et al* mostraram níveis mais altos de citocinas (CCL2, CCL11, CCL5 e CCL3) em pacientes com esquistossomose e doença glomerular comparados aos com esquistossomose e sem doença glomerular[17]. Hanemann *et al* mostraram que a infecção pelo *Schistosoma* poderia induzir um estado inflamatório crônico com altos níveis urinários de CCL2 (MCP1) e o tratamento antiparasitário não interromperia esse estado inflamatório[18]. Foi demonstrado que citocinas, particularmente CCL2 (MCP1), são importantes na inflamação e lesão renal, recrutando monócitos, células T de memória e células dendríticas para os locais de lesão tecidual.

Dos Santos *et al*[19] estudaram diferentes formas clínicas de glomerulopatia associada à esquistossomose entre 2003 e 2006, na cidade de Salvador. Os autores identificaram GESF em 45% dos pacientes e GNMP em 18%. Em contraste, Brito *et al*[20], estudando pacientes da mesma área em um período anterior (1970-1973), encontraram como diagnóstico predominante a GNMP (observado em 39% das amostras). A diferença entre esses dois estudos pode ser explicada pela implementação, em 1979, do Programa Brasileiro de Controle da Esquistossomose, que diminuiu a prevalência de esquistossomose, principalmente a das formas hepatoesplênicas da doença[21]. Esse dado corrobora a ideia das vias patogênicas explicadas previamente e sumarizadas na figura 26.1.

HISTOLOGIA RENAL

Pela diversidade de lesões glomerulares, em 1992 foi formulada pela Associação Africana de Nefrologia (AFRAN) uma classificação clínico-patológica com cinco tipos de glomerulopatias associados à esquistossomose[10]:

- **Classe I** – glomerulonefrite proliferativa mesangial.
- **Classe II** – glomerulonefrite exsudativa que ocorreria associada à salmonelose.
- **Classe III** – GNMP.
- **Classe IV** – GESF.
- **Classe V** – que seria a glomerulopatia por amiloidose e ocorreria em associação com *Salmonella* e *E. coli*.

Como demonstrado nas casuísticas brasileiras, essa classificação e as formas mais prevalentes de glomerulopatia não condizem com nossa realidade, pois não temos casos da forma exsudativa (classe II) ou amiloidose (classe V). Além disso, temos descrição de glomerulopatia membranosa associada à esquistossomose[6]. O combate às formas hepatoesplênicas da doença, por meio de diagnóstico e tratamento precoce, parece ter impactado na diminuição do acometimento glomerular, em especial diminuindo a GNMP, como mostrado em estudo de Dos Santos *et al*[19].

Em casuística do nosso Serviço de Nefrologia da Universidade de São Paulo, no período de 2002 a 2017 tivemos quatro casos de glomerulopatia membranosa associados à esquistossomose. As características clínicas e epidemiológicas desses pacientes eram: média de idade

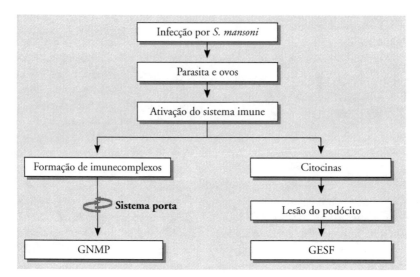

Figura 26.1 – Patogênese da glomerulopatia associada à esquistossomoce. Adaptada de Nussenzveig *et al*[7] e dos Santos *et al*[19].

de 47,75 anos; três homens; proteinúria de 9,01g/dia; albumina sérica de 2,07g/dL; *clearance* de creatinina de 66,39mL/min/1,73m²; consumo de C3 em um paciente; hematúria e hipertensão arterial em três pacientes. Em relação à histologia renal, o padrão de microscopia óptica não chamava a atenção, contudo à imunofluorescência dois pacientes apresentavam o padrão *full house* (três imunoglobulinas e dois complementos depositados). Os outros dois pacientes tinham padrão habitual de IgG e C3 em alça capilar, porém em um deles encontrou-se um ovo de *S. mansoni* no interstício com reação granulomatosa[22].

Em colaboração com Araújo da Universidade Federal de Minas Gerais[23], foi realizada a imuno-histoquímica para subclasses de IgG, *M-type phospholipase A2 receptor* (PLA2R) (Figura 26.2) e *thrombospondin type-1 domain-containing 7A* (THSD7A). O anti-PLA2R tecidual foi positivo em três pacientes e levemente positivo em um, enquanto o anti-THSD7A foi negativo em três e levemente positivo em um paciente. Em relação às subclasses de IgG, a subclasse IgG1 foi positiva em todos os pacientes e a IgG4 foi positiva em três e levemente positiva em um paciente. AIgG2 foi levemente positiva em um paciente e a IgG3 negativa em todos. No quadro 26.1, resumimos os achados de imunofluorescência e imuno-histoquímica.

A glomerulopatia membranosa primária apresenta anticorpos anti-PLA2R e uma resposta imune predominante da subclasse IgG4, tanto na circulação quanto no compartimento glomerular, embora em algumas formas secundárias, como sarcoidose, HIV, hepatites B e C e câncer, já tenha sido descrito padrão de resposta imunológica semelhante à membranosa primária. Nas neoplasias malignas associadas à glomerulopatia membranosa, alguns autores especulam sobre uma expressão aberrante dos epítopos nefritogênicos do PLA2R, levando à autoimunidade, semelhante à observada na forma primária[23]. Considerando nossos pacientes, apenas um apresentou características da forma secundária, com anti-PLA2R e IgG4 levemente positivos (paciente número 3), enquanto os outros três exibiram uma mistura de marcadores primários e secundários, com IgG1 positiva e padrão *full house* em dois pacientes, embora com FAN e fator reu-

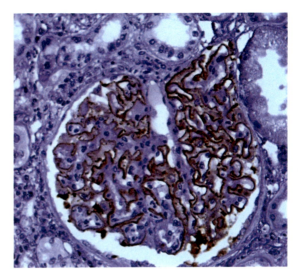

Figura 26.2 – Imuno-histoquímica positiva para anti-PLA2R. Gentilmente cedida por Araújo.

matoide circulantes negativos (paciente 1 e 4). Surpreendentemente, uma das nossas biópsias renais mostrou um ovo esquistossomótico no compartimento intersticial (paciente número 1)[24].

ASPECTOS CLÍNICOS, TRATAMENTO E EVOLUÇÃO

Além de sinais e sintomas de hipertensão porta, nas formas hepatosplênicas, os pacientes apresentarão, em relação ao quadro renal, a característica da forma histológica desenvolvida, esperando-se para a forma de GNMP um padrão nefrótico e nefrítico, podendo haver consumo de complemento, e para as demais formas (glomerulopatia membranosa, GESF e proliferativa mesangial) um padrão de síndrome nefrótica.

Na literatura, há escassos dados sobre tratamento e evolução desses casos. Em nossa prática clínica, usamos o antiparasitário como descrito no caso clínico e associamos medicação de bloqueio do sistema renina-angiotensina-aldosterona. O uso de imunossupressores é indicado nos pacientes com síndrome nefrótica ou nefrótico-ne-

Quadro 26.1 – Dados de imunofluorescência e imuno-histoquímica.

Pacientes	Imunofluorescência	Imuno-histoquímica																	
		IgG1			IgG2			IgG3			IgG4			PLA2R			THSD7A		
		N	L	P	N	L	P	N	L	P	N	L	P	N	L	P	N	L	P
1	*Full house*			X		X		X					X			X	X		
2	IgG e C3		X	X		X		X					X			X		X	
3	IgG e C3		X	X		X		X				X			X			X	
4	*Full house*		X	X		X		X					X			X	X		

N = negativo; L = leve; P = positivo.

frítica e as opções são corticoide e ciclofosfamida por via intravenosa ou corticoide e micofenolato mofetila em posologia semelhante à da nefrite lúpica.

REFERÊNCIAS BIBLIOGRÁFICAS

1. Souza FPC, Vitorino RR, Costa AP *et al*. Esquistossomose mansônica: aspectos gerais, imunologia, patogênese e história natural. *Rev Bras Clin Med* 2011; **9**: 300-307.
2. Brasil, Ministério da Saúde. Secretaria de Vigilância em Saúde, 2010. Situação epidemiológica de Esquistossomose no Brasil. Grupo. Técnico das Parasitárias, Sub HA/CGDT/DEVEP/SVS/ MS Brasília. Available from: http://portal.saude.gov.br/portal/arquivos/pdf/situacao_esquistossomosebrasil_abril2011.pdf
3. Van MEA, Deelder AM, Gigase PL. Effect of partial portal vein ligation on immune glomerular deposits in Schistosoma mansoni-infected mice. *Br J Exp Pathol* 1977; **58**: 412-417.
4. Martinelli R, Noblat AC, Brito E *et al*. Schistosoma mansoni-induced mesangiocapillary glomerulonephritis: influence of therapy. *Kidney Int* 1989; **35**: 1227-1233.
5. Rodrigues VL, Otoni A, Voieta I *et al*. Glomerulonephritis in schistosomiasis mansoni: a time to reappraise. *Rev Soc Bras Med Trop* 2010; **43**: 638-642.
6. Abensur H, Nussenzveig I, Saldanha LB *et al*. Nephrotic syndrome associated with hepatointestinal schistosomiasis. *Rev Inst Med Trop São* Paulo 1992; **34**: 273-276.
7. Nussenzveig I, De Brito T, Carneiro CRW *et al*. Human Schistosoma mansoni-associated glomerulopathy in Brazil. *Nephrol Dial Transpl* 2002; **17**: 4-7.
8. Deelder AM, Qian ZL, Kremsner PG *et al*. Quantitative diagnosis of schistosoma infections by measurement of circulanting antigens in serum and urine. *Trop Geograph Med* 1994; **46**: 233-238.
9. De Water R, Mark EA, Fransen JA *et al*. Schistosoma mansoni: ultrastrutural localization of the circulating anodic antigen and circulating cathodic antigen in the mouse kidney glomerulus. *Am J Trop Med Hyg* 1989; **38**: 118-124.
10. Barsoum RS. Schistosomal glomerulopathies (Editorial Review). *Kidney Int* 1993; **44**: 1-12.
11. Houba V. Experimental renal disease due to schistosomiasis. *Kidney Int* 1979; **16**: 30-43.
12. De Brito T, Carneiro CR, Nakhle MC *et al*. Localization by immunoelectron microscopy of Schistosoma mansoni antigens in the glomerulus of the hamster (Mesocricetus auratus) kidney. *Exp Nephrol* 1998; **6**: 368-376.
13. Van MEA, Deelder AM, Gigase PL. Schistosoma mansoni: anodic polysaccharide antigen in glomerular immune deposits of mice with unisexual infections. *Exp Parasitol* 1981; **52**: 62-68.
14. Boros DL. Immunopathology of Schistosoma mansoni infection. *Microbiol Rev* 1989; **2**: 250-258.
15. Grzych JM, Pearce A, Cheever A *et al*. Egg deposition is the major stimulus of the production of Th2 cytokine in murine schistosomiasis mansoni. *J Immunol* 1991; **146**: 1322-1328.
16. Lima MS, Gazzinelli G, Nascimento E *et al*. Immune responses during human Schisstosomiasis mansoni. Evidence for antiidiotypic T lymphocyte responsiveness. *J Clin Invest* 1986; **78**: 983-988.
17. Otoni A, Teixeira AL, Voieta I *et al*. Chemokine profile in the sera and urine of patients with Schistosomal glomerulopathy. *Am J Trop Med Hyg* 2014; **90**: 48-53.
18. Hanemann ALP, Libório AB, Daher EF *et al*. Monocyte chemotactic protein-1 (MCP-1) in patients with chronic Schistosomiasis mansoni: evidences of subclinical renal inflammation. *Plos One* 2013; **11**: e80421.
19. Dos Santos WLC, Sweet GMM, Bahiense-Oliveira M *et al*. Schistosomal glomerulopathy and changes in distribution of histological patterns of glomerular disease in Bahia, Brazil. *Mem Inst Oswaldo Cruz* 2011; **106**: 901-904.
20. Brito E. *Patologia renal na esquistossomose mansônicahepatoesplênica: Um estudo em material de biópsias renais*. Dissertação de Mestrado. Salvador/UFBA, 1973.
21. Hoffman DB, Lehman JS, Scott VC *et al*. Control of schistosomiasis: report of a workshop. *Am J Trop Med Hyg* 1979; **28**: 249-259.
22. Neves PD, Bezerra KS, Silveira MA *et al*. Schistosoma mansoni and membranous nephropathy. *Kidney Int* 2016; **89**: 959.
23. Araújo SA, Neves PDMM, Wanderley DC *et al*. The immunohistological profile of membranous nephropathy associated with chronic Schistosoma mansoni infection reveals a glomerulopathy with primary features. *Kidney Int* 2019; **96**: 793-794.
24. Glassock RJ. The pathogenesis of membranous nephropathy: evolution and revolution. *Curr Opin Nephrol Hypertens* 2012; **21**: 235-242.

27

GLOMERULOPATIAS NÃO DIABÉTICAS NO PACIENTE DIABÉTICO

Fernanda Badiani Roberto
Gianna Mastroianni Kirsztajn

◆

INTRODUÇÃO

A nefropatia diabética é a principal causa de doença renal estágio terminal na maioria das sociedades ocidentais[1] e a segunda causa no Brasil, segundo o censo da Sociedade Brasileira de Nefrologia de 2017, representando 31% dos casos[2]. Embora o manejo adequado do paciente diabético seja um importante ponto das políticas de saúde pública, devemos salientar que cerca de 30-40% dos pacientes diabéticos desenvolvem nefropatia diabética[3]. Além disso, esses pacientes também podem estar sujeitos ao aparecimento de outras glomerulopatias não diabéticas ao longo da vida.

Para ilustrar a situação acima, apresentamos o caso clínico de um paciente de nosso serviço, sexo masculino, com 51 anos de idade, portador de *diabetes mellitus* (DM) tipo 1 tardio (início aos 35 anos de idade) e tabagista (30 maços/ano), que apresentou quadro de síndrome nefrótica (edema, proteinúria 8,8g/24 horas e hipoalbuminemia) de instalação rápida (em 10 meses) e sem disfunção renal com 5 anos do diagnóstico de DM, o que suscitou investigação. Os exames complementares revelaram ausência de retinopatia diabética, ecocardiograma transtorácico sem alterações, sorologias para HIV, sífilis e hepatites B e C não reagentes, ultrassonografia com rins de tamanho e ecogenicidade preservados. Dessa forma, foi optado pela realização de biópsia renal com diagnóstico de glomerulopatia membranosa fase I/II e positividade

para a pesquisa de anticorpos antirreceptor de fosfolipase A2. Após o diagnóstico, o paciente iniciou tratamento com ciclosporina por via oral (VO) associada com prednisona, apresentando remissão total da síndrome nefrótica. Com 5 meses de tratamento, apresentou recidiva da doença, detectada por meio do aumento progressivo da proteinúria, sendo optado por instituir o esquema de Ponticelli, porém, dessa vez, sem resposta. Passou, então, a ser atendido em nosso serviço, ocasião em que foi indicado o tratamento com rituximabe, com remissão parcial e sustentada do quadro. Atualmente, o paciente apresenta-se assintomático, com os seguintes exames: creatinina 0,94mg/dL (ritmo de filtração glomerular estimada 93mL/min), proteinúria 1g/24 horas e albumina 4,3g/dL.

HISTÓRIA NATURAL

A história natural da nefropatia diabética é bem conhecida e decorre do mau controle glicêmico que, por meio de produtos de degradação da glicose, liberação de fatores de crescimento e mudanças na hemodinâmica e produção hormonal, leva a hiperfiltração, hipertensão glomerular, hipertrofia renal, proteinúria, expansão mesangial e finalmente fibrose intersticial e atrofia tubular[1,3].

Nos últimos anos, com a melhora do controle glicêmico e o desenvolvimento e a disseminação do uso das medicações antiproteinúricas, o curso clínico da nefropatia diabética parece estar mudando[4-6]. Dessa maneira, a queda do ritmo de filtração glomerular e o aumento progressivo da proteinúria seriam fatores independentes na progressão da doença renal crônica, sendo que a primeira estaria mais relacionada à macroangiopatia e à não recuperação da função renal após episódios de lesão renal aguda, e a segunda, à microangiopatia[4,6].

Devido à sobreposição das características da nefropatia diabética com outras glomerulopatias, já que todas podem cursar com proteinúria, hematúria e perda de função renal, a realização de biópsia renal se torna primordial para diferenciar as doenças em casos de dúvida diagnóstica.

BIÓPSIA RENAL NO PACIENTE DIABÉTICO: QUANDO REALIZAR?

O DM é uma das doenças crônicas mais comuns na atualidade e, dada sua prevalência, a ocorrência concomitante de outra glomerulopatia não é incomum. Dessa forma, indivíduos diabéticos que manifestem características clínicas atípicas da apresentação da nefropatia diabética clássica merecem avaliação diagnóstica adicional[7].

Estudo francês[8] realizou uma enquete com os nefrologistas do país sobre os critérios que eles avaliavam para indicar a biópsia renal no paciente diabético. As alterações mais relevantes relatadas por eles foram a presença de hematúria (78%), a piora rápida do ritmo de filtração glomerular (75%) e o tempo de diabetes menor do que 5 anos (65%). Critérios como ausência de retinopatia diabética, presença de síndrome nefrótica e elevação rápida da proteinúria não se apresentaram uniformemente nas respostas da maioria dos nefrologistas (< 50% consideravam indicação na uniformização dos resultados). Já uma metanálise de 2017, que avaliou 48 estudos[9], verificou que não houve consenso para os critérios de indicação de biópsia; cada centro obedecia à sua orientação institucional. Mesmo assim, as principais razões para proceder à biópsia renal foram: proteinúria nefrótica ou perda de função renal na ausência de retinopatia diabética; proteinúria nefrótica ou perda de função renal com tempo de DM < 5 anos; hematúria microscópica não explicada por outras causas; lesão renal aguda não justificada; perda rápida de função renal em pacientes com função estável previamente; e surgimento de proteinúria nefrótica em indivíduos sem disfunção renal[9].

O *KDOQI Clinical Practice Guideline* de 2007 recomenda considerar a presença de doença renal não diabética quando o paciente apresenta quadro clínico atípico, ou seja, nas seguintes situações:

– Ausência de retinopatia diabética.
– Perda rápida do ritmo de filtração glomerular.
– Aumento rápido de proteinúria ou síndrome nefrótica.
– Hipertensão arterial refratária.
– Presença de sedimento urinário ativo.

– Sinais e sintomas de outras doenças sistêmicas.
– Redução menor de 30% do ritmo de filtração glomerular dentro de 2-3 meses da introdução de inibidores da enzima conversora da angiotensina ou bloqueadores do receptor de angiotensina II[7].

Dessa forma, quando a doença renal apresenta características atípicas em relação àquelas observadas na evolução natural do acometimento renal no diabetes, a biópsia renal deve ser considerada para diagnóstico de outras glomerulopatias[10]. Pacientes diabéticos submetidos à biópsia renal podem apresentar nefropatia diabética isolada, nefropatia diabética associada à glomerulopatia não diabética ou glomerulopatia não diabética isolada. Diferenciar entre essas categorias pode influenciar o manejo e o prognóstico dos pacientes, principalmente quando a presença de glomerulopatia não diabética implica mudança de tratamento[11].

Os riscos da realização da biópsia renal são semelhantes para pacientes diabéticos e não diabéticos[7,10]. As principais complicações associadas são hematúria, sangramento, hematoma e nefrectomia, esta última em raras ocasiões. Os principais fatores de risco relacionados a essas complicações são presença de trombocitopenia[12,13], biópsia renal realizada em pacientes internados[10], pior taxa de filtração glomerular[13,14], presença de lesão renal aguda e sexo feminino[14].

Diversos estudos buscaram correlacionar as principais características clínicas com o desenvolvimento de nefropatia diabética ou não diabética, citando-se entre elas: tempo de DM, presença de retinopatia, presença de proteinúria, hematúria, velocidade de perda de função renal e sinais e sintomas de outras doenças sistêmicas.

O fator de risco mais importante relacionado ao desenvolvimento de nefropatia diabética isolada é o tempo de diabetes[11,15], sendo que tempo ≥ 12 anos foi o melhor preditor de nefropatia diabética segundo Sharma *et al*, além do fato de que cada ano a mais de DM reduzia a probabilidade de existir glomerulopatia não diabética em 5%[11]. Outros estudos mostraram a relação inversa, ou seja, que o tempo de DM < 5 anos é relacionado à ocorrência de glomerulopatia não diabética[16-19].

Outra característica importante é a presença de retinopatia diabética, que denota a existência de lesão microvascular. Muitos estudos não apresentam essa informação no texto, devido ao aspecto retrospectivo da maioria das publicações que abordam o tema. Os estudos que contabilizam apropriadamente a presença de retinopatia diabética encontram forte associação com a ocorrência de nefropatia diabética, isolada ou não[15-18]. Tone *et al* encontraram alta especificidade e sensibilidade (93% e 87%, respectivamente) para a associação entre retinopatia e nefropatia diabética isolada[16]. Estudos com populações menores encontraram tendência à associação de retinopatia com lesões de nefropatia diabética à biópsia renal, no entanto, sem significância estatística[20].

A tabela 27.1 mostra a prevalência de retinopatia diabética nos diferentes estudos analisados.

Tabela 27.1 – Prevalência em diferentes estudos de retinopatia diabética, nefropatia não diabética e associação de ambas.

Estudos publicados	Nefropatia diabética	Nefropatia não diabética	Associação
Bermejo *et al* (2016)[17]	37%	15%	0%
Tone A *et al* (2005)[16]	57%	2%	18%
Chong *et al* (2012)[15]	72,4%	30%	52%
Lin *et al* (2009)[20]	50%	18%	66%
Kim *et al* (2013)[18]	55,6%	23,9%	70%
Dong *et al* (2016)[19]	82,3%	7,9%	–

A presença de proteinúria varia de acordo com os estudos, sendo que alguns correlacionam a ocorrência de proteinúria subnefrótica com o diagnóstico de glomerulopatia não diabética[11]. Outros encontraram associação de proteinúria com valores estáveis, ou seja, na ausência de aumento abrupto, com nefropatia diabética[20]. A presença de proteinúria em níveis nefróticos foi associada à presença de nefropatia diabética avançada[21], com boa correlação com a presença de lesões diabéticas nodulares à biópsia renal[17]. Além desses fatores, a presença de proteinúria na ausência de retinopatia diabética também se correlacionou com o diagnóstico de glomerulopatia não diabética[18].

Outro importante ponto é a presença de lesão renal aguda, que se correlaciona com a presença de glomerulopatia não diabética com alta especificidade (97%), porém baixa sensibilidade (45%), segundo Chong *et al*[15]. Outros estudos também correlacionaram valores mais baixos do ritmo de filtração glomerular (estimado por meio da dosagem sérica de creatinina) ou do *clearance* de creatinina com a presença de glomerulopatia não diabética[17], independentemente de associação ou não com nefropatia diabética[18,20,21].

Hematúria também foi estudada e apresenta prevalência frequente nos casos de nefropatia diabética, variando de 28-62% nos estudos analisados[15,16,22,23]. Apesar de isoladamente não auxiliar no diagnóstico diferencial em uma série de estudos[16,17,20], a presença de acantócitos na urina, o que denota hematúria de origem glomerular, foi associada mais frequentemente com a ocorrência de glomerulopatia não diabética[23]. No entanto, há também relatos de que a mera presença de hematúria microscópica esteja associada com o diagnóstico de glomerulopatia não diabética[15,19,20]. Devido à grande variabilidade de prevalência e de detecção de correlação clínica entre os estudos, na prática clínica a utilização de hematúria isoladamente não deve ser considerada uma característica atípica da nefropatia diabética.

Em relação aos sinais de doenças sistêmicas, a presença de pico monoclonal de proteínas, na urina ou no sangue, e o consumo de fatores do complemento foram associados à ocorrência de glomerulopatias não diabéticas[11,21].

Características como etnia, idade e sexo não ajudam a diferenciar entre as patologias[11,15]. A dosagem de hemoglobina glicada também não ajudou a predizer nefropatia diabética ou não[15,16,18,20].

Assim, para muitos pesquisadores, as principais indicações para a realização de biópsia renal no paciente diabético continuam sendo: perda rápida de função renal, presença de proteinúria, hematúria e sinais de doenças sistêmicas, principalmente nos indivíduos com curto tempo de doença e sem retinopatia[10,11,15,17,24]. Nenhum fator isoladamente possui alta especificidade e sensibilidade para o diagnóstico de glomerulopatia não diabética, sendo necessária a avaliação conjunta e global de todas as características.

EPIDEMIOLOGIA DAS GLOMERULOPATIAS NÃO DIABÉTICAS

Diversos estudos buscaram estabelecer a prevalência das diferentes formas de acometimento renal no paciente diabético com resultados bastante variáveis entre eles. Isso é provavelmente decorrente dos diferentes critérios para a realização de biópsia renal nos diferentes centros e das características epidemiológicas de cada população, além do aspecto retrospectivo da maioria dos estudos.

Fiorentino *et al* conduziram metánalise com 48 estudos, que incluíram 4.876 pacientes diabéticos no total, com o fim de levantar a epidemiologia referente a nefropatia diabética, nefropatia não diabética e associação de ambas[9]. Nessa análise, a prevalência de retinopatia diabética variou de 15 a 71%; a hematúria, de 6 a 78%; e a proteinúria, de 1,07 a 8,9g/24 horas. Devido à grande heterogeneidade dos estudos e às diferentes razões para a realização de biópsia renal, a prevalência das doenças também foi variável, sendo que a nefropatia diabética variou de 6,5 a 94%; as nefropatias não diabéticas, de 3 a 82,9%; e as formas mistas, de 4 a 45,5%.

A tabela 27.2 ilustra a prevalência variável dessas nefropatias de acordo com diferentes estudos.

No que diz respeito à etiologia da nefropatias não diabéticas, os estudos variam quanto à incidência dos principais subtipos em relação à epidemiologia da população estudada, sendo que as mais prevalentes no geral foram nefropatia por IgA[5,16,17], nefropatia membranosa[18] e nefrite intersticial aguda[11,15,20,21].

Na metánalise de Fiorentino *et al*[9], os resultados variaram entre os diversos estudos: 16 estudos apontaram

Tabela 27.2 – Prevalência em diferentes estudos de nefropatia diabética, nefropatia não diabética e associação de ambas.

Estudos publicados	Nefropatia diabética	Nefropatia não diabética	Associação
Sharma et al (2013)[11]	37%	36%	27%
Bermejo et al (2016)[17]	34,5%	61,8%	3,8%
Tone et al (2005)[16]	36%	47,5%	16,5%
Chong et al (2012)[15]	62,7%	18,2%	19,1%
Lin et al (2009)[20]	48%	22%	30%
Kim et al (2013)[18]	13,3%	72%	14,7%
Dong et al (2016)[19]	38,7%	61,3%	–

nefropatia por IgA como a principal nefropatia não diabética; 9 estudos encontraram nefropatia membranosa; 6 estudos relataram glomerulosclerose segmentar e focal; e 4 estudos indicaram nefrite intersticial aguda. Na análise dos resultados, a nefropatia por IgA foi mais prevalente nos países asiáticos em relação às populações europeia e americana, em decorrência da alta prevalência dessa doença no oriente; e a ocorrência de glomerulosclerose segmentar e focal foi mais importante nos estudos europeus em relação aos americanos[9].

Já a nefropatia membranosa foi mais prevalente nos casos que cursaram com proteinúria em nível nefrótico[5,18]. A ocorrência de nefrite intersticial aguda foi mais importante nas formas mistas (nefropatia diabética e não diabética concomitantes), sendo que a presença de aumento rápido da creatinina sérica foi um importante fator de risco associado a essa entidade[11].

O DM também pode ser fator de risco para outra glomerulonefrite. Nos últimos anos, as glomerulonefrites associadas à infecção mostraram mudança no seu padrão de apresentação, diminuindo os casos de glomerulonefrite na infância após infecção por estreptococos e aumentando o acometimento de pacientes adultos ou idosos com infecção concomitante por estafilococos. Nesse subgrupo de pacientes, fatores de risco associados à imunossupressão aumentam os riscos de desenvolver glomerulonefrite e a presença de DM pode ocorrer em até 49% dos casos[25].

TRATAMENTO DAS GLOMERULOPATIAS NÃO DIABÉTICAS

Após o diagnóstico de glomerulopatia não diabética por biópsia renal, o tratamento de cada doença deve seguir as diretrizes preconizadas para a população geral, independentemente da associação de nefropatia diabética concomitante. No entanto, a presença de DM é fator de risco para as complicações associadas à imunossupressão, em particular a ocorrência de infecções e piora do controle glicêmico[26]. Dessa forma, pode haver tendência ao subtratamento de doenças que não tenham aspectos de curso mais agressivo, como as vasculites[28].

A presença de nefropatia diabética é associada a piores desfechos renais[9,27,28]. A presença de lesões bem estabelecidas de nefropatia diabética é fator de mau prognóstico e menor taxa de resposta à terapia instituída, acarretando maior número de pacientes em terapia renal substitutiva em médio prazo, quando comparados com pacientes com nefropatia não diabética pura[9,18,27]. As características de pior prognóstico são proteinúria > 2g/dia, hipertensão arterial e presença de retinopatia diabética, sendo essa última a de maior impacto[18,27]. Além disso, quanto mais grave o acometimento da nefropatia diabética, pior a sobrevida renal[29].

Devido à boa sobrevida renal, pacientes com glomerulopatia não diabética devem receber tratamento específico para a remissão da doença de base, principalmente se identificada e tratada precocemente[9].

CONSIDERAÇÕES FINAIS

Com a elevação da prevalência do DM na população, há também aumento das glomerulopatias não diabéticas. A suspeita ocorre na presença de características atípicas em relação ao quadro clássico da nefropatia diabética, como proteinúria, hematúria e perda rápida do ritmo de filtração glomerular em pacientes com curto tempo de DM e sem retinopatia, sendo a biópsia renal o exame padrão-ouro para diferenciar entre os possíveis acometimentos renais do paciente diabético[24]. Esse diagnóstico diferencial torna-se mais importante quando colocamos na balança que muitas das glomerulopatias não diabéticas podem exigir mudança do tratamento usual e que esses pacientes possuem taxa livre de diálise maior do que os portadores de nefropatia diabética isoladamente[24]. Dessa forma, o nefrologista deve estar atento a essas características que serão possivelmente mais prevalentes no futuro.

REFERÊNCIAS BIBLIOGRÁFICAS

1. Johnson RJ, Feehally J, Floege J. *Comprehensive Clinical Nephrology*, 5th ed. Elsevier: Philadelphia, 2015, pp 354-370.
2. Thome FS, Sesso RC, Lopes AA et al. Brazilian chronic dialysis survey 2017. *J Bras Nefrol* 2019; **41**: 208-214.
3. Umanath K, Lewis JB. Update on Diabetic Nephropathy: Core Curriculum 2018. *Am J Kidney Dis* 2018; **71**: 884-895.
4. Pugliese G. Updating the natural history of diabetic nephropathy. *Acta Diabetol* 2014; **51**: 905-915.
5. Lee YH, Kim KP, Kim YG et al. Clinicopathological features of diabetic and nondiabetic renal diseases in type 2 diabetic patients with nephrotic-range proteinuria. *Medicine (Baltimore)* 2017; **96**: e8047.

6. Dwyer JP, Lewis JB. Nonproteinuric diabetic nephropathy: when diabetics don't read the textbook. *Med Clin North Am* 2013; **97**: 53-58.

7. KDOQI Clinical Practice Guidelines Diabetes and CKD, 2007, Guidelines 1.3 and 1.4 Screening and diagnosis DKD. *Am J Kidney Dis* 2007.

8. Chemouny JM, Sannier A, Hanouna G *et al.* Criteria to indicate kidney biopsy in type 2 diabetic patients with proteinuria: Survey among French nephrologists. *Nephrol Ther* 2019; **15**: 524-531.

9. Fiorentino M, Bolignano D, Tesar V *et al.* Renal biopsy in patients with diabetes: a pooled meta-analysis of 48 studies. *Nephrol Dial Transplant* 2017; **32**: 97-110.

10. Caramori ML. Should all patients with diabetes have a kidney biopsy? *Nephrol Dial Transplant* 2017; **32**: 3-5.

11. Sharma SG, Bomback AS, Radhakrishnan J *et al.* The modern spectrum of renal biopsy findings in patients with diabetes. *Clin J Am Soc Nephrol* 2013; **8**: 1718-1724.

12. Sethi I, Brier M, Dwyer A. Predicting post renal biopsy complications. *Semin Dial* 2013; **26**: 633-635.

13. Xu DM, Chen M, Zhou FD, Zhao MH. Risk factors for severe bleeding complications in percutaneous renal biopsy. *Am J Med Sci* 2017; **353**: 230-235.

14. Corapi KM, Chen JL, Balk EM, Gordon CE. Bleeding complications of native kidney biopsy: a systematic review and meta-analysis. *Am J Kidney Dis* 2012; **60**: 62-73.

15. Chong YB, Keng TC, Tan LP *et al.* Clinical predictors of non-diabetic renal disease and role of renal biopsy in diabetic patients with renal involvement: a single centre review. *Ren Fail* 2012; **34**: 323-328.

16. Tone A, Shikata K, Matsuda M *et al.* Clinical features of non-diabetic renal diseases in patients with type 2 diabetes. *Diabetes Res Clin Pract* 2005; **69**: 237-242.

17. Bermejo S, Soler MJ, Gimeno J *et al.* Predictive factors for non-diabetic nephropathy in diabetic patients. The utility of renal biopsy. *Nefrologia* 2016; **36**: 535-544.

18. Jin Kim Y, Hyung Kim Y, Dae Kim K *et al.* Nondiabetic kidney diseases in type 2 diabetic patients. *Kidney Res Clin Pract* 2013; **32**: 115-120.

19. Dong Z, Wang Y, Qiu Q *et al.* Clinical predictors differentiating non-diabetic renal diseases from diabetic nephropathy in a large population of type 2 diabetes patients. *Diabetes Res Clin Pract* 2016; **121**: 112-118.

20. Lin YL, Peng SJ, Ferng SH *et al.* Clinical indicators which necessitate renal biopsy in type 2 diabetes mellitus patients with renal disease. *Int J Clin Pract* 2009; **63**: 1167-1176.

21. Kanodia K, Vanikar A, Nigam L *et al.* Clinicopathological study of nondiabetic renal disease in type 2 diabetic patients: A single center experience from India. *Saudi J Kidney Dis Transplant* 2017; **28**: 1330-1337.

22. IzzedineH, Fongoro S, Pajot O *et al.* Retinopathy, hematuria, and diabetic nephropathy. *Nephron* 2001; **88**: 382-383.

23. Heine GH, Sester U, Girndt M, Köhler H. Acanthocytes in the Urine. Useful tool to differentiate diabetic nephropathy from glomerulonephritis? *Diabetes Care* 2004; **27**: 190-194.

24. Bermejo S, García-Carro C, Soler MJ. Diabetes and renal disease—should we biopsy? *Nephrol Dial Transplant* 2019. Epub ahead of print. https://doi.org/10.1093/ndt/gfz248.

25. Nasr SH, Radhakrishnan J, D'Agati VD. Bacterial infection-related glomerulonephritis in adults. *Kidney Int* 2013; **83**: 792-803.

26. Jefferson JA. Complications of Immunosuppression in Glomerular Disease. *Clin J Am Soc Nephrol* 2018; **13**: 1264-1275.

27. Wong TYH, Choi PCL, Szeto CC, *et al.* Renal Outcome in Type 2 Diabetic Patients With or Without Coexisting Nondiabetic Nephropathies. *Diabetes Care* 2002; **25**: 900-905.

28. Li L, Zhang X, Li Z *et al.* Renal pathological implications in type 2 diabetes mellitus patients with renal involvement. *J Diabetes Complications* 2017; **31**: 114-121.

28

GLOMERULOPATIAS POR C3 APÓS TRANSPLANTE RENAL

Diogo Buarque Cordeiro Cabral
Gianna Mastroianni Kirsztajn

◆

INTRODUÇÃO

As glomerulonefrites (GN) seguem como terceira causa de perda do rim transplantado[1], dificultando a melhora dos resultados de longo prazo[2] devido à heterogeneidade da patogênese e apresentação clínica, à dependência da histopatologia e à baixa incidência dos seus subtipos[3]. Apesar dos avanços na imunossupressão e redução na incidência de rejeição aguda, a recidiva de GN após o transplante renal (TxR) não declinou e tem relevância cada vez maior[2,4]. Diante da desproporção entre a oferta de órgãos e o número crescente de pacientes em diálise, prolongar a sobrevida do rim transplantado é meta essencial e desafiadora, com as doenças recorrentes representando importante obstáculo a ser superado.

As glomerulopatias por C3 (GC3), termo adotado a partir de 2013 após reclassificação baseada na imunofluorescência das glomerulonefrites membranoproliferativas (GNMP), são causadas pela desregulação da via alternativa do complemento, de forma congênita ou adquirida, e incluem a glomerulonefrite por C3 (GNC3) e a doença de depósitos densos (DDD)[5] como seus principais subtipos. São entidades raras, com incidência de 0,2 a 2 por milhão de habitantes e prevalência de 0,05 a 1,3 por 10.000 habitantes[6]. No Brasil, registros estaduais de biópsias em rins nativos reportam que as GNMP representam 3,4 a 9% das glomerulopatias primárias[7-9] e o registro pernambucano especifica prevalência de 1% para as GC3[9]. Não há predileção quanto à raça ou gênero e pacientes com DDD normalmente são mais jovens do que aqueles com GNC3. Clinicamente, os acometidos por GC3 em geral apresentam hematúria, proteinúria, hipertensão arterial sistêmica e alteração da função renal no momento do diagnóstico[10]. Hipocomplementemia (C3 baixo, C4 normal) é comum, não universal e mais encontrada na DDD (60% *vs.* 40%)[11]. As GC3 são caracterizadas histologicamente por glomerulonefrite com depósito de C3 dominante à imunofluorescência e o diagnóstico diferencial entre GNC3 e DDD é realizado por meio da microscopia eletrônica (ME)[5]. Quanto ao tratamento, infelizmente não existe nenhum com eficácia comprovada e ainda há muito a ser descoberto acerca da história natural das GC3, estando associadas a prognóstico adverso, com sobrevida renal em 10 anos de 64%, em adultos e crianças[11]. Após o TxR, a recorrência é frequente, pode chegar a 100% na DDD, e traz consigo prognóstico desfavorável, contribuindo para perda do enxerto em cerca de 50% dos pacientes[12,13].

FISIOPATOLOGIA E RECORRÊNCIA APÓS O TRANSPLANTE

A desregulação da fase fluida da via alternativa do complemento é o mecanismo de base das GC3. Modelos animais sofisticados comprovam e trazem informações relevantes na busca por um tratamento efetivo. Em ratos sem a produção do fator H do complemento (CFH), principal regulador da atividade do complemento, há consumo de C3 sérico e fenótipo de GNC3 na biópsia renal[14]. Ao se associar a deleção da properdina, ocorre maior atividade da C3 convertase em detrimento da C5 convertase e o fenótipo muda para DDD[15]. Em contrapartida, se o CFH e componente 5 do complemento (C5) estão ausentes, o fenótipo de GC3 ainda ocorre, apesar de atenuado com a inibição da via terminal[16].

Estudos recentes demonstram que tanto alterações genéticas quanto autoanticorpos podem estar envolvidos na gênese das GC3. Em até 25% dos casos estão presentes alterações nos genes associados ao sistema do complemento (SC). Mutações e polimorfismos associados ao CFH e aos genes responsáveis pelas proteínas relacionadas ao CFH (CFHR1-5), as quais regulam a atividade do CFH, estão entre os mais comumente relatados. Entre os pacientes com formas familiares, o fenótipo de GNC3 é mais comum do que o de DDD[6]. Com relação aos fatores adquiridos, o autoanticorpo mais comum é o fator nefrítico C3 que se liga à C3 convertase (C3bBb), estabilizando-a, aumentando sua meia-vida e amplificando a cascata de ativação do SC[17]. Por outro lado, o anticorpo anti-C5 convertase (C3bBbC3b), fator nefrítico C5, é mais comum na GNC3 e pode estar associado a níveis séricos elevados de C5b-9 (complexo de ataque à membrana)[18]. Outros anticorpos inibidores, contra CFH e anticorpos estimuladores contra o fator B do complemento (CFB) e contra C4b2a (fator nefrítico C4) também podem ser encontrados com maior frequência na GNC3. Alguns pacientes apresentam múltiplos anticorpos[6,10]. Em frequência que depende da série estudada, uma gamopatia monoclonal, seja por meio do anticorpo intacto, seja do fragmento de uma cadeia leve, pode interferir na ação do CFH e desencadear a GC3[19].

Diante das anormalidades acima mencionadas, a cascata do SC é ativada de forma descontrolada e inicia-se a lesão glomerular. No microambiente glomerular, há íntima relação entre as células endoteliais, notadamente seu glicocálice e duas proteínas de superfície: CD59 e CD46 com o SC. O glicocálice das fenestras das células endoteliais glomerulares interage com o CFH e as CFHR para o controle do SC. A CD59 inibe a formação do C5b-9 e a CD46 controla a parte proximal da via[6]. O mecanismo que leva os fatores adquiridos ou genéticos aos diferentes fenótipos das GC3 não está bem estabelecido, mas provavelmente reflete acúmulo em nível glomerular de fatores do complemento associados à geração de produtos inflamatórios, como C3a, C5a e C5b-9[10].

Após o TxR, as informações são escassas, devido à baixa frequência do diagnóstico e à mudança de nomenclatura a partir de 2013 (anteriormente, os casos de GNC3 poderiam ser enquadrados em GNMP tipo I ou III). Estudos recentes apontam para uma recorrência em torno de 70% para as GC3. Estudo com maior número de casos de GNC3 revelou que, dos 21 pacientes, 66,7% apresentaram recorrência pós-TxR, em uma mediana de 28 meses, variando de 9 dias a 11 anos[13]. Já a recorrência da DDD, relatada em algumas séries de casos, é elevada, geralmente acometendo cerca de 70% dos pacientes estudados, podendo chegar a 100% e ocorrer nas primeiras semanas ou demorar anos, dependendo da suspeição clínica e dos protocolos de biópsia de cada centro[10, 20-23]. Em estudo com 11 casos de DDD pós-TxR comprovados por biópsia, a recorrência ocorreu dentro de 9 meses em 80%, variando de 12 dias a 14 meses[21]. Não há fatores clínicos ou laboratoriais inequívocos associados a maior risco de recorrência pós-TxR das GC3, apesar de relatos de associação de proteinúria maciça no rim nativo em casos de DDD[22] e história de perda de primeiro enxerto devido à GNC3 recorrente[24].

APRESENTAÇÃO CLÍNICA E DIAGNÓSTICO

As GC3 não apresentam predileção quanto à raça e ao gênero, porém a DDD acomete mais crianças e adultos jovens, com maior declínio da função renal ao diagnóstico, situação em que frequentemente é precedida por infecção de vias aéreas superiores[25]. Há variações na expressão clínica das GC3, mas em geral apresentam hematúria micro ou macroscópica, proteinúria com ou sem síndrome nefrótica, hipertensão arterial sistêmica e alteração da função renal. Acometimentos extrarrenais, como lipodistrofia parcial com resistência à insulina e drusas maculares, são classicamente associados à DDD[10]. Após TxR, a recorrência geralmente se apresenta com disfunção do enxerto, hematúria e proteinúria, mas pode ser diagnosticada mais precocemente por meio de biópsias protocolares, antes de surgirem sintomas clínicos[13].

O diagnóstico das GC3, seja no rim nativo, seja no enxerto, somente é realizado por meio da biópsia renal. O critério para o diagnóstico é baseado na presença de glomerulonefrite com dominância de C3 à imunofluorescência. A dominância é definida como uma intensidade de C3 maior que ou igual a 2 ordens de grandeza em relação a qualquer outro reagente imunológico, em uma escala de 0 a 3 (incluindo 0, traços, 1+, 2+ e 3+)[5]. Os depósitos podem variar de semilineares a granulares[6]. Convém lembrar a eventual presença mascarada de proteína monoclonal, sobretudo nos pacientes com gamopatia monoclonal, a qual pode ser revelada à imunofluorescência após tratamento da parafina com protease, corrigindo o diagnóstico[26]. Por meio da microscopia óptica, podem ser evidenciados vários tipos de lesões, incluindo expansão mesangial com ou sem hipercelularidade, proliferação endocapilar com monócitos e/ou neutrófilos, padrão membranoproliferativo (espessamento da parede capilar glomerular com duplo contorno associado à expansão mesangial), crescentes e lesão esclerosante. Em alguns casos, a proliferação celular pode estar ausente[6]. A presença de crescentes é mais comumente relatada na DDD, apesar de a sua forma histológica mais comum ser a glomerulonefrite proliferativa mesangial (40%), seguida da membranoproliferativa (20%)[27]. Já na GNC3, esses dois padrões aparecem em igual proporção[10]. Na recorrência de GC3 pós-TxR, estudos evidenciam a mesma variedade de lesões, com o padrão membranoproliferativo na minoria dos casos, justificado talvez pela precocidade do diagnóstico devido ao seguimento mais próximo do paciente transplantado. Em alguns casos, há apenas os depósitos de C3 sem proliferação celular, que surge nas biópsias subsequentes. Por outro lado, na DDD, já é possível encontrar crescentes na primeira biópsia[13,21].

Apenas a ME pode fazer o diagnóstico diferencial entre as principais GC3. A GNC3 caracteriza-se por depósitos eletrodensos amorfos de densidade variável, mas de intensidade próxima aos componentes da matriz glomerular, localizados nas regiões subendotelial e mesangial (antiga GNMP tipo I) ou incluindo ainda depósitos intramembranosos acompanhados por fragmentação da membrana basal glomerular (MBG) (antiga GNMP tipo III). Na DDD, os depósitos são muito eletrodensos, em forma de salsicha e tipicamente são encontrados na lâmina densa da MBG, podendo aparecer também na cápsula de Bowman e na membrana basal tubular. Depósitos subepiteliais em formato de corcova (*humps*) podem aparecer em ambas[6,10].

No diagnóstico diferencial, a glomerulonefrite pós--infecciosa (GNPI) pode apresentar C3 dominante na imunofluorescência em sua fase tardia. Nesse cenário, somente a evolução clínica e os exames laboratoriais permitem a diferenciação, já que na GNPI há resolução espontânea da hematúria, proteinúria e da hipocomplementenemia. A persistência de proteinúria > 500mg/24h, alteração da função renal, consumo de C3 além de 12 semanas com persistência da dominância de C3 na biópsia subsequente faz da GC3 o diagnóstico mais provável[5,28]. Outros dois diagnósticos diferenciais comuns após o TxR e que podem assumir padrão membranoproliferativo, mas caracteristicamente pauci-imunes à imunofluorescência, são as microangiopatias trombóticas em sua fase de resolução e a glomerulopatia do transplante, a qual também está associada à presença de anticorpos específicos contra o doador, sendo um dos fenótipos da rejeição humoral crônica[10].

Após o diagnóstico é recomendada uma avaliação laboratorial completa do SC, pesquisa de anticorpos e pesquisa de mutações genéticas. Tipicamente, os valores de C4 são normais, com consumo de C3 e CH50. Além do consumo persistente de C3, níveis séricos elevados de C5b-9 e fator nefrítico C3 com alta capacidade estabilizadora foram associados à maior progressão para doença renal crônica estágio 5 (DRC5), apesar de os níveis de C3 flutuarem e não apresentarem correlação clara com a atividade clínica da GC3. O fator nefrítico C3 é encontrado em aproximadamente 85% das DDD e 45%

das GNC3, enquanto o fator nefrítico C5 foi relatado em 50% das GC3 em estudo investigativo[18], sendo mais comum nas GNC3, sugerindo maior ativação da via final do SC do que na DDD. Outros anticorpos encontrados com menor frequência são anti-CFB (2,5%), fator nefrítico C4 (2,4%), anti-C3b (1,5%) e anti-CFH (1%). Em indivíduos com mais de 49 anos de idade, deve ser realizado rastreio para gamopatia monoclonal com eletroforese e imunofixação de proteínas séricas, já que a prevalência nessa faixa etária pode chegar a 65%, comparada a 15% nos mais jovens, com implicações terapêuticas[6,10,11]. Em uma série de casos pós-TxR, 21% dos pacientes com recorrência de GNC3 apresentavam gamopatia monoclonal, nos quais a recidiva foi mais precoce (3,6 *vs.* 43,3 meses) e o curso mais agressivo, apesar de não serem diferenças estatisticamente significantes devido ao tamanho da amostra[13].

Ainda se faz necessária melhor definição da relevância prática, mas alguns estudos sugerem que pacientes com mutações nos genes do SC parecem responder mal à terapia imunossupressora[25,29]. Os testes devem incluir rastreio para mutações do C3, CFB, CFH, fator I e CFHR1-5. Uma limitação prática é que estudos mais sofisticados do SC e testes genéticos estão disponíveis apenas em poucos laboratórios especializados[6].

TRATAMENTO E PROGNÓSTICO

Até o momento, não existe tratamento comprovadamente eficaz para as GC3 devido à sua baixa frequência na população, heterogeneidade de fenótipos, interferência de fatores genéticos e autoanticorpos e falta de estudos clínicos controlados e randomizados. Medidas gerais de renoproteção devem ser recomendadas e incentivadas, como:

a) estilo de vida saudável com manutenção do peso adequado por meio de dieta apropriada e hipossódica, além de prática regular de exercício físico;
b) uso preferencial de inibidores da enzima conversora da angiotensina ou bloqueadores do receptor da angiotensina II para o controle da pressão arterial e da proteinúria;
c) uso de estatina para o tratamento de hiperlipidemia, conforme estratificação para o risco cardiovascular;
d) evitar o uso de agentes nefrotóxicos e o tabagismo.

Quanto ao tratamento imunossupressor, apesar do poder estatístico limitado dos estudos até aqui realizados, é evidente que a monoterapia com corticosteroides (CE) não é efetiva para a DDD e provavelmente também não o é para GNC3[6,10,30,31]. Por outro lado, dois estudos retrospectivos trouxeram dados promissores sobre o uso de micofenolato mofetil (MMF) associado a CE em GNC3. Segundo Rabasco *et al,* houve remissão (parcial ou completa) em 86% dos 22 pacientes tratados com MMF + CE comparada a 50% nos que utilizaram outros esquemas imunossupressores e 25% nos sem tratamento, com impacto na sobrevida renal (100% *vs.* 80% *vs.* 72%) em 5 anos. Nesse estudo, avaliação genética e de anticorpos estava disponível em apenas um terço dos casos, mas vale o relato de maior reposta à imunossupressão nos pacientes com fator nefrítico C3 (80% *vs.* 37%)[29]. No estudo de Avasare *et al,* houve remissão em 67% dos 30 pacientes com MMF + CE e, nesses, houve recidiva em 50% dos que descontinuaram o MMF. Não houve fator clínico, histológico ou genético preditivo de resposta, mas os respondedores apresentaram menor proteinúria inicial e maiores níveis de C5b-9[32]. Em oposição, uma coorte histórica de Ravindran *et al* não evidenciaram benefício do uso de MMF em um subgrupo de 24 pacientes quanto à sobrevida renal, apesar do melhor prognóstico nos pacientes submetidos à imunossupressão de forma geral quando comparada ao tratamento conservador. Uma possível explicação seria o maior percentual de pacientes com mutações genéticas e menor prevalência de fator nefrítico C3 nesse estudo[25]. Dessa forma, fica evidente a necessidade de estudo prospectivo controlado com pesquisa de perfil genético e de anticorpos para elucidar essas questões.

Em casos com curso rapidamente progressivo e crescentes à biópsia, com base em pequenos estudos observacionais e com curto seguimento de pacientes com GNMP tipo I idiopática, recomenda-se com baixo nível de evidência o uso de CE em pulsoterapia intravenosa (IV), seguido de altas doses por via oral (VO), associado à ciclofosfamida por VO durante até 6 meses[30].

Com o racional de remoção de anticorpos, substituição de proteínas regulatórias do SC deficientes ou de permitir reposição de grandes volumes de plasma, plasmaférese foi realizada em alguns casos relatados. Contudo, apesar de se observar até uma resposta inicial, há rebote precoce após cessação da terapia, visto que a produção de anticorpos, como o fator nefrítico C3 por exemplo, continua ativa. Talvez a plasmaférese possa ter um papel coadjuvante no tratamento de casos graves, mas ainda não há respaldo para essa conduta na literatura. Além disso, em pacientes com mutações de ganho de função do SC, a infusão de plasma pode ser deletéria, visto que fornece substrato para a cascata. Ainda na tentativa de coibir a produção de anticorpos, rituximab por via IV foi utilizado raramente nas GC3 e mostrou-se não efetivo na maioria dos casos, inclusive após o TxR[6,10,13,35].

Eculizumab, anticorpo monoclonal quimérico que inibe a C5 convertase, reduzindo a produção de C5a (potente anafilatoxina pró-trombótica) e C5b-9, apesar de aprovado apenas para tratamento de hemoglobinúria paroxística noturna e síndrome hemolítico-urêmica atípica, vem sendo estudado no tratamento das GC3 com resultados heterogêneos. Em estudo prospectivo e não controlado, envolvendo 3 pacientes com DDD (1 no enxerto renal) e 3 pacientes com GNC3 (2 no enxerto renal) com proteinúria > 1g ou lesão renal aguda, Bomback *et al* avaliaram o uso de eculizumab por via IV na dose de 900mg/semana por 4 semanas, seguido de 1.200mg a cada 2 semanas com duração total de 53 semanas. Em 2 pacientes, houve melhora da função renal; em 1 paciente, remissão parcial da síndrome nefrótica; em 1 paciente, manutenção dos exames laboratoriais com menor proliferação celular na biópsia; e em 2, não houve resposta com perda progressiva da função renal – esses tinham mais tempo de doença ao iniciar o tratamento (13 e 27 anos), enquanto os demais variaram de 15 dias a 25 meses. Em 2 pacientes, ocorreu recidiva após descontinuação e eles necessitaram reiniciar a medicação. Níveis elevados de C5b-9 no início da terapia normalizaram nos pacientes que responderam, podendo ser um marcador para o uso do eculizumab, já que reflete maior ativação da porção terminal da via do SC. Inclusive, foi demonstrado que o depósito glomerular de C3 continua, apesar do uso da medicação, e o próprio anticorpo monoclonal também já foi detectado[33]. Em estudo retrospectivo com 26 casos de GC3 em rim nativo (a maioria sem distinguir entre DDD ou GNC3), metade crianças ou adolescentes, Le Quintrec *et al* observaram remissão parcial ou completa em 46%, com menor ritmo de filtração glomerular, curso mais rapidamente progressivo e maior proliferação extracapilar nos pacientes respondedores ao eculizumab[34]. Tais achados se assemelham ao observado em modelos experimentais animais de GC3 com deleção do CFH, nos quais o bloqueio de C5 reduz a inflamação glomerular, atenuando o fenótipo da GC3, mas sem resolver os depósitos de C3. Dois estudos clínicos não randomizados com eculizumab estão em andamento e novos medicamentos anticomplemento estão sendo desenvolvidos e testados, tendo como alvo CFB, fator D do complemento, C3 e C5aR1[6,10].

Especificamente após o TxR, há menos informações acerca do tratamento. Em coorte mais recente de GC3 pós-TxR, Regunathan-Shenk *et al* descreveram o uso de rituximab por via IV em 3 casos com anticorpos isolados (anti-CFH ou fator nefrítico C3), mas sem benefício, apesar de 2 desses também terem apresentado gamopatia monoclonal. Em outros 7 pacientes (2 deles também apresentavam microangiopatia trombótica à biópsia), foi utilizado eculizumab por via IV, com melhora sustentada da creatinina sérica, da proteinúria e da lesão histológica em 3 pacientes. Ocorreu perda em 30% das GNC3 em uma mediana de 59 meses e, em 83% das DDD recorrentes, em uma mediana de 41 meses, sendo a glomerulopatia a causa da perda em todos com GNC3 e 67% dos casos com DDD[35]. Estudos mais antigos relatam taxa de perda do enxerto de 72% para DDD recorrente (sendo a glomerulopatia responsável por 38% das perdas) em uma média de 14 meses[21] e 50% para GNC3 em uma mediana de 77 meses[13].

Em GC3 associada à gamopatia monoclonal, dois estudos recentes mostraram que a remissão hematológica pela terapia-alvo está associada à remissão da GC3 e à maior sobrevida renal[18,36].

Em nosso serviço, estivemos diante de dois casos de GC3 pós-TxR com as evoluções descritas a seguir.

O primeiro paciente era do sexo masculino e recebeu rim de doador falecido padrão aos 17 anos, após 18 meses de hemodiálise, foi submetido à indução com globulina antitimócito 3mg/kg por via IV e manutenção com tacrolimo, prednisona e everolimo por VO. Apresentou recidiva de DDD 2 meses após o TxR, confirmada por ME e que se manifestou como hematúria, proteinúria 1,05g/24h, disfunção do enxerto, C3 baixo, C4 normal e sem gamopatia monoclonal associada. Pesquisa de anticorpos e análise complementar do SC não estavam disponíveis. Estudo genético detectou deleção heterozigota, abarcando os genes CFHR1 e CFHR3, de significado incerto. À microscopia óptica, havia hipercelularidade e expansão mesangial com áreas focais de duplicação da MBG, sem crescentes, com fibrose intersticial e atrofia tubular (FI/AT) de 5 a 10%. Além de medidas renoprotetoras, houve conversão de everolimo para micofenolato de sódio (MPS), na dose de 1.440mg/dia, associado a aumento da prednisona para 1mg/kg por VO, com desmame progressivo ao longo de 6 meses até 10mg/dia. Inicialmente houve estabilização da função renal com manutenção da proteinúria > 1,0g/24h, contudo, a partir de 12 meses pós-TxR, houve piora progressiva da creatinina sérica e da proteinúria (até 6,0g/24h) associada à viremia persistente por poliomavírus, sempre maior que 30.000 cópias/mL. As 2 biópsias subsequentes evidenciaram piora da FI/AT (> 50%), manutenção das lesões glomerulares, sem evidência de nefropatia por poliomavírus. Não houve disponibilidade de tratamento com eculizumab e o paciente retornou à hemodiálise após 18 meses de TxR.

O segundo paciente era um homem de 68 anos que fez hemodiálise durante 7 anos, tinha DRC de etiologia indeterminada e recebeu rim de doador falecido padrão. Devido à presença de anticorpo anti-HLA doador específico > 1.500MFI, recebeu indução com globulina antitimócito 6mg/kg por via IV e manutenção com tacrolimo, prednisona e MPS por VO. Com cerca de 1 mês após o TxR, apresentou fístula urinária, corrigida cirurgicamente, mas complicada com infecção de sítio cirúrgico profundo com fasceíte necrotizante, com o uso de antibióticos nefrotóxicos e múltiplos procedimentos reconstrutivos da pele da bolsa escrotal. Nesse contexto, a dose de MPS foi reduzida para 1.080mg/dia devido à leucopenia. Recebeu alta com 4 meses e creatinina sérica de base em torno de 2,0mg/dL. Com 18 meses após o TxR, apresentou hematúria e proteinúria de 3,7g/24h, com C3, C4, CH50 normais e com eletroforese e imunofixação de proteínas séricas sem gamopatia monoclonal. Pesquisa de anticorpos, análise complementar do SC e testes genéticos não estavam disponíveis. A biópsia revelou GNC3, confirmada por ME (depósitos subendoteliais e transmembrana), com microscopia óptica evidenciando expansão e hipercelularidade mesangial,

esclerose glomerular segmentar, áreas focais de duplicação da MBG e FI/AT de 10 a 20%. Em associação às medidas renoprotetoras, foi aumentada a dose do MPS para 1.440mg/dia, junto com prednisona 0,5mg/kg/dia por VO, com desmame até 5mg/dia em 7 meses. O paciente encontra-se em remissão parcial, com creatinina sérica de 2mg/dL e proteinúria de 700mg/24h, 34 meses após o TxR, e não houve infecção no período de aumento da imunossupressão.

Em resumo, diante da escassez de evidência científica robusta, a recomendação de especialistas sugere uma abordagem terapêutica baseada na gravidade da doença:

a) função renal normal e proteinúria < 0,5g/24h: medidas renoprotetoras;

b) proteinúria 0,5-2,0g/24h, inflamação moderada na biópsia ou piora recente da função renal: micofenolato + CE por VO;

c) proteinúria > 2,0g/24h, inflamação grave à biópsia ou piora progressiva da função renal em vigência de micofenolato: adicionar pulsoterapia por via IV com metilprednisolona e considerar terapia bloqueadora do complemento.

Alguns defendem que se pode considerar esse último tratamento, em que pese ainda a falta de resultados de longo prazo sobre o uso de eculizumab e a definição de que tipo de paciente se beneficiaria da terapia, baseado na análise do SC e de perfil genético, além dos custos muito elevados associados ao tempo de tratamento também ainda indefinido[6,10,31].

CONCLUSÃO

As GC3, apesar de raras, apresentam relevância após o TxR renal, visto que apresentam elevada taxa de recorrência e contribuem para a perda de pelo menos metade dos enxertos acometidos. Investigação de cada caso com análise completa do complemento, pesquisas de mutação genética e de autoanticorpos devem ser realizadas para melhor caracterização do seu mecanismo fisiopatológico e auxiliar na decisão terapêutica, apesar de não existirem recomendações definitivas. Alguns pacientes podem beneficiar-se de terapia imunossupressora adicional, considerando-se o risco e o benefício. Terapias anticomplemento são promissoras, apesar de ainda não estarem aprovadas.

REFERÊNCIAS BIBLIOGRÁFICAS

1. El-Zoghby ZM, Stegall MD, Lager DJ *et al.* Identifying specific causes of kidney allograft loss. *Am J Transplant* 2009; **9**: 527-535.

2. Meier-Kriesche H-U, Schold JD, Srinivas TR, Kaplan B. Lack of improvement in renal allograft survival despite a marked decrease in acute rejection rates over the most recent era. *Am J Transplant* 2004; **4**: 378-383.

3. Uffing A, Pérez-Sáez MJ, La Manna G *et al.* A large, international study on post-transplant glomerular diseases: the TANGO project. *BMC Nephrol* 2018; **19**: 229-237.

4. Kaplan B. Overcoming barriers to long-term graft survival. *Am J Kidney Dis* 2006; **47 Suppl 2**: S52-64.

5. Pickering MC, D'Agati VD, Nester CM *et al*. C3 glomerulopathy: consensus report. *Kidney Int* 2013; **84**: 1079-1089.

6. Smith RJH, Appel GB, Blom AM *et al*. C3 glomerulopathy – understanding a rare complement-driven renal disease. *Nat Rev Nephrol* 2019; **15**: 129-143.

7. Malafronte P, Mastroianni-Kirsztajn G, Betônico GN *et al*. Paulista Registry of glomerulonephritis: 5-year data report. *Nephrol Dial Transplant* 2006; **21**: 3098-3105.

8. Machado SGMR, Quadros T, Watanabe Y *et al*. Most common histopathological patterns of the Minas Gerais Association of the Centers of Nephrology. *Rev Assoc Med Bras* 2019; **65**: 441-445.

9. Costa DM, Valente LM, Gouveia PA *et al*. Comparative analysis of primary and secondary glomerulopathies in the northeast of Brazil: data from the Pernambuco Registry of Glomerulopathies – REPEG. *J Bras Nefrol* 2017; **39**: 29-35.

10. Glassock RJ, Fervenza FC. C3 glomerulopathies and "idiopatic" immune complex membranoproliferative glomerulonephritis (MPGN). In Ponticelli C, Glassock RJ (eds). *Treatment of Primary Glomerulonephritis*, 3rd ed. Oxford University Press: Oxford, 2019, pp 437-465.

11. Servais A, Noël LH, Roumenina LT *et al*. Acquired and genetic complement abnormalities play a critical role in dense deposit disease and other C3 glomerulopathies. *Kidney Int* 2012; **82**: 454-464.

12. Angelo JR, Bell CS, Braun MC. Allograft failure in kidney transplant recipients with membranoproliferative glomerulonephritis. *Am J Kidney Dis* 2011; **57**: 291-299.

13. Zand L, Lorenz EC, Cosio FG *et al*. Clinical findings, pathology, and outcomes of C3GN after kidney transplantation. *J Am Soc Nephrol* 2014; **25**: 1110-1117.

14. Pickering MC, Cook HT, Warren J *et al*. Uncontrolled C3 activation causes membranoproliferative glomerulonephritis in mice deficient in complement factor H. *Nat Genet* 2002; **31**: 424-428.

15. Lesher AM, Zhou L, Kimura Y *et al*. Combination of factor H mutation and properdin deficiency causes severe C3 glomerulonephritis. *J Am Soc Nephrol* 2013; **24**: 53-65.

16. Pickering MC, Warren J, Rose KL *et al*. Prevention of C5 activation ameliorates spontaneous and experimental glomerulonephritis in factor H-deficient mice. *Proc Natl Acad Sci USA* 2006; **103**: 9649-9654.

17. Zhang Y, Meyer NC, Wang K *et al*. Causes of alternative pathway dysregulation in dense deposit disease. *Clin J Am Soc Nephrol* 2012; **7**: 265-274.

18. Marinozzi MC, Chauvet S, Le Quintrec M *et al*. C5 nephritic factors drive the biological phenotype of C3 glomerulopathies. *Kidney Int* 2017; **92**: 1232-1241.

19. Ravindran A, Fervenza FC, Smith RJH, Sethi S. C3 glomerulopathy associated with monoclonal Ig is a distinct subtype. *Kidney Int* 2018; **94**: 178-186.

20. McCaughan JA, O'Rourke DM, Courtney AE. Recurrent dense deposit disease after renal transplantation: an emerging role for complementary therapies. *Am J Transplant* 2012; **12**: 1046-1051.

21. Andresdottir MB, Assmann KJ, Hoitsma AJ *et al*. Renal transplantation in patients with dense deposit disease: morphological characteristics of recurrent disease and clinical outcome. *Nephrol Dial Transplant* 1999; **14**: 1723-1731.

22. Braun MC, Stablein DM, Hamiwka LA *et al*. Recurrence of membranoproliferative glomerulonephritis type II in renal allografts: The North American Pediatric Renal Transplant Cooperative Study experience. *J Am Soc Nephrol* 2005; **16**: 2225-2233.

23. Medjeral-Thomas NR, O'Shaughnessy MM, O'Regan JA *et al*. C3 glomerulopathy: clinicopathologic features and predictors of outcome. *Clin J Am Soc Nephrol* 2014; **9**: 46-53.

24. Little MA, Dupont P, Campbell E *et al*. Severity of primary MPGN, rather than MPGN type, determines renal survival and post-transplantation recurrence risk. *Kidney Int* 2006; **69**: 504-511.

25. Ravindran A, Fervenza FC, Smith RJH *et al*. C3 Glomerulopathy: Ten Years' Experience at Mayo Clinic. *Mayo Clin Proc* 2018; **93**: 991-1008.

26. Larsen CP, Messias NC, Walker PD *et al*. Membranoproliferative glomerulonephritis with masked monotypic immunoglobulin deposits. *Kidney Int* 2015; **88**: 867-873.

27. Walker PD, Ferrario F, Joh K, Bonsib SM. Dense deposit disease is not a membranoproliferative glomerulonephritis. *Mod Pathol* 2007; **20**: 605-616.

28. Khalighi MA, Wang S, Henriksen KJ *et al*. Revisiting post-infectious glomerulonephritis in the emerging era of C3 glomerulopathy. *Clin Kidney J* 2016; **9**: 397-402.

29. Rabasco C, Cavero T, Román E *et al*. Effectiveness of mycophenolate mofetil in C3 glomerulonephritis. *Kidney Int* 2015; **88**: 1153-1160.

30. Kidney Disease: Improving Global Outcomes (KDIGO) Glomerulonephritis Work Group. KDIGO Clinical Practice Guideline for Glomerulonephritis. *Kidney Int* 2012; **Suppl 2**: 139-274.

31. Abbas F, El Kossi M, Kim JJ *et al*. Complement-mediated renal diseases after kidney transplantation – current diagnostic and therapeutic options in de novo and recurrent diseases. *World J Transplant* 2018; **8**: 203-219.

32. Avasare RS, Canetta PA, Bomback AS *et al*. Mycophenolate mofetil in combination with steroids for treatment of C3 glomerulopathy: a case series. *Clin J Am Soc Nephrol* 2018; **13**: 406-413.

33. Bomback AS, Smith RJ, Barile GR *et al*. Eculizumab for dense deposit disease and C3 glomerulonephritis. *Clin J Am Soc Nephrol* 2012; **7**: 748-756.

34. Le Quintrec M, Lapeyraque AL, Lionet A *et al*. Patterns of clinical response to eculizumab in patients with C3 glomerulopathy. *Am J Kidney Dis* 2018; **72**: 84-92.

35. Regunathan-Shenk R, Avasare RS, Ahn W *et al*. Kidney Transplantation in C3 glomerulopathy: a case series. *Am J Kidney Dis* 2019; **73**: 316-323.

36. Chauvet S, Frémeaux-Bacchi V, Petitprez F *et al*. Treatment of B-cell disorder improves renal outcome of patients with monoclonal gammopathy-associated C3 glomerulopathy. *Blood* 2017; **129**: 1437-1447.

29

CONTROVÉRSIAS NO TRATAMENTO IMUNOSSUPRESSOR DA NEFROPATIA DA IgA

Rui Toledo Barros
Myrthes Anna Maragna Toledo Barros

◆

A nefropatia da IgA (IgAN) é caracterizada pelo depósito mesangial dominante ou codominante de IgA, sendo considerada a doença glomerular mais comum em todo o mundo. Mesmo tendo diversas apresentações clínicas, na maioria dos casos a IgAN se comporta como nefropatia proteinúrica lentamente progressiva. A IgAN tem características heterogêneas, com risco de progressão para doença renal crônica terminal (DRCT) em 10 a 40% dos pacientes, quando seguidos por mais de 20 anos[1,2]. Grandes variações étnicas têm sido observadas em relação aos desfechos clínicos, especialmente em populações asiáticas que apresentam maior incidência da IgAN, assim como maior risco de piora da função renal ao longo dos anos[3].

PATOGÊNESE E IMPLICAÇÕES TERAPÊUTICAS

Apesar dos grandes avanços já ocorridos na caracterização das vias patogênicas operantes na IgAN, existem muitos pontos a serem esclarecidos. De modo especial, ainda não está bem estabelecido se a IgAN representa uma entidade única ou se o depósito mesangial de IgA significa simplesmente a via final comum de diversas doenças glomerulares.

A IgA constitui o anticorpo mais abundante em humanos, correspondendo a mais de 70% da imunoglobulina total no organismo. Um indivíduo adulto de 70kg secreta aproximadamente 2g/dia de IgA, cuja meia-vida aproximada é de 3 a 6 dias. Existem duas subclasses de IgA: a IgA1 que corresponde a 90% da IgA sérica e a IgA2 (10%). Em indivíduos normais, a IgA sérica é produzida principalmente na medula óssea sob as formas monomérica e dimérica, sendo a primeira amplamente predominante. O principal papel fisiológico da IgA sérica monomérica é anti-inflamatório, uma vez que sob essa forma a IgA não tem a capacidade de fixar complemento, além de induzir funções inibitórias por meio de uma ligação de baixa avidez ao seu receptor Fcα tipo I ou CD89[4].

A IgA2 é produzida predominantemente por plasmócitos nas mucosas, correspondendo a aproximadamente 30 a 40% da IgA total presente em secreções seromucosas. Nestas, a IgA é produzida em maiores quantidades sob a forma dimérica, sendo abundante na saliva, lágrima, colostro, leite, liquor, fluidos intestinais, traqueobrônquicos e geniturinários, onde protege contra patógenos entéricos e toxinas e exerce papel essencial na homeostasia entre hospedeiro e comensais, regulando a inflamação e a resposta imune[4].

Na IgAN ocorre depósito de IgA polimérica sob a forma de imunocomplexos circulantes, de modo predominante em mesangioglomerular. A IgA1, diferentemente da IgA2, apresenta uma sequência variável de estruturas livres de o-glicosídeos ou de o-glicosídeos sialilados, denominadas estruturas hipogalactosiladas na região da dobradiça da molécula. Essas alterações constituem os achados mais consistentes nos pacientes com IgAN em vários continentes (Europa, Ásia, América do Norte)[4]. A alteração imunológica principal na IgAN refere-se ao maior nível sérico da IgA1 com menor conteúdo de galactose, o que se considera atualmente o fator central na patogênese da doença. A IgA1 deficiente de galactose induz a formação de imunocomplexos circulantes, tanto por autoagregação como por ligação ao CD89 solúvel, ou a antígenos alimentares, ou pela geração de autoanticorpos IgG anti-IgA1 hipogalactosilada. Esses imunocomplexos de alto peso molecular podem-se depositar no mesângio, resultando em proliferação celular, liberação de mediadores pró-inflamatórios e consequente lesão glomerular[5].

De modo geral, entretanto, não se pode assumir que a entidade que atualmente é rotulada como IgAN seja estritamente uniforme quanto à sua patogênese. Provavelmente, nessa nefropatia devem estar incluídos pacientes nos quais o depósito mesangial da IgA e a resultante lesão renal sejam causados por diferentes mecanismos imunobiológicos, o que certamente levará a uma redivisão e redefinição da IgAN baseada em novos conhecimentos patogênicos. Este enfoque poderá levar a condutas terapêuticas mais específicas ou até personalizadas, com alvos mais bem definidos que atualmente.

TRATAMENTO: DIRETRIZES GERAIS

O tratamento conservador da IgAN, que inclui controle rigoroso da hipertensão, uso de inibidores do sistema renina-angiotensina (SRA) e controle dos componentes da síndrome metabólica, não previne de modo suficiente a perda do ritmo de filtração glomerular estimado (eRFG) em paciente com alto risco de pior prognóstico. Tais riscos incluem: proteinúria persistente maior do que 1g/dia, hipertensão, redução do eRFG basal e lesões histológicas de elevado risco, baseadas no escore MEST-C, conforme a classificação de Oxford[6]. Ocorrendo persistência dos fatores de risco para progressão da IgAN, mesmo após medidas otimizadas de suporte clínico, a imunossupressão poderá ser indicada, conforme as diretrizes KDIGO/2012[7].

CORTICOSTEROIDES

Na atualidade, os corticosteroides permanecem como único tratamento eficaz da IgAN, reduzindo a proteinúria e retardando a perda do RFG. A eficácia dos corticosteroides foi demonstrada em vários estudos multicêntricos controlados e randomizados e também em análises retrospectivas de centros europeus reunidos na coorte VALIGA[8,9]. Melhores resultados com esses agentes têm sido observados em pacientes com proteinúrias mais elevadas, com RFG acima de 30mL/min, na ausência de glomerulosclerose ou fibrose intersticial avançadas. Os corticosteroides são mais eficazes na presença de lesões glomerulares ativas (proliferação mesangial e endocapilar, crescentes). Infelizmente, a avaliação adequada das biópsias renais, com aplicação do escore MEST-C, não tem sido incorporada como critério de inclusão na maioria dos estudos controlados.

Os estudos clínicos com corticosteroides referentes ao comportamento da IgAN apresentam uma série de limitações, que incluem: casuísticas relativamente pequenas, função renal basal preservada, uso inconstante e não otimizado dos inibidores do SRA e variabilidade étnica. Esses fatores tornam improvável a aplicação ampla dos resultados de desfechos, quando são obtidos de populações com predomínio de certas etnias, tanto asiáticas, como caucasianas.

As diretrizes do KDIGO/2012 para o tratamento da IgAN foram emitidas com as seguintes recomendações[7]:

- Pacientes com proteinúria persistente ≥ 1g/dia mesmo após 3-6 meses de suporte clínico otimizado (incluindo inibidores do SRA) e eRFG > 50mL/min/1,73m^2 podem ser tratados com corticosteroides durante 6 meses.
- Ciclosfamida e azatioprina podem ser indicadas na forma rapidamente progressiva da IgAN com crescentes, mas não estão indicadas em outras situações.
- Pacientes com eRFG < 30mL/min/1,73m^2 não devem ser tratados com agentes imunossupressores.
- Micofenolato mofetil e tonsilectomia não são indicados, em vista de resultados negativos ou de casuísticas limitadas.

Após a publicação das diretrizes do KDIGO/2012, os corticosteroides têm sido amplamente utilizados nos pacientes com IgAN que preenchem os critérios de doença renal potencialmente progressiva. Mais recentemente, estudos controlados de grandes coortes têm transmitido mensagens conflitantes sobre os benefícios da corticoterapia *versus* medidas de suporte (especialmente uso otimizado de inibidores do SRA e controle rigoroso da hipertensão). Dessa forma, certa confusão e incerteza foram geradas em relação à indicação dos corticosteroides, mesmo em pacientes com fatores de risco para nefropatia progressiva, especialmente com proteinúria relevante e persistente.

Em 2015, estudo controlado e randomizado (STOP-IgAN) não conseguiu provar a superioridade do uso de corticosteroides/imunossupressores adicionados ao suporte clínico otimizado com inibidores do SRA *versus* a terapia de suporte isolada[10]. Ao final do *follow-up* de três anos, não foram observadas diferenças entre os dois grupos no que se refere ao declínio do eRFG, ou quanto à redução dos valores absolutos do eRFG (−4,7 *vs.* −4,2mL/min/1,73m^2, p = 0,32). Eventos adversos graves foram registrados nesse estudo em 35% dos pacientes tratados com imunossupressores, incluindo um óbito por sepse.

Apesar de o estudo STOP-IgAN ter sido interpretado como negativo para a indicação de corticosteroides/imunossupressores na IgAN, algumas limitações referentes a ele devem ser consideradas: 1. pacientes sob tratamento conservador mantiveram eRFG praticamente estável com perda anual mínima (−1,6mL/min/ano), dificultando a verificação de efeitos benéficos dos corticosteroides no curto prazo de três anos; 2. os autores não forneceram os dados histológicos com os respectivos escores MEST, apesar de todos os pacientes terem sido submetidos à biópsia renal nos três anos precedentes; lesões histológicas com atividade inflamatória importante constituem fatores prognósticos de progressão para doença renal crônica avançada e esses dados poderiam ser incorporados na randomização dos pacientes; 3. recente análise secundária do estudo STOP-IgAN mostrou que pacientes sob tratamento de suporte e com crescentes glomerulares em suas biópsias tiveram maior redução do eRFG e evolução para DRCT, ressaltando a importância da imunossupressão nesse grupo de alto risco de progressão[11].

Igualmente recente, foram demonstrados resultados preliminares discordantes em relação ao STOP-IgAN, que favorecem o efeito benéfico dos corticosteroides na redução do risco de progressão dessa nefropatia. Nesse protocolo, foram randomizados 262 pacientes (a maioria chineses) para tratamento, durante 6 meses, com corticosteroides ou placebo; o estudo foi interrompido precocemente por motivo de eventos adversos infecciosos graves, incluindo óbito por pneumonia causada por *Pneumocystis jirovecii*[12]. Resultados do estudo TESTING mostraram redução significante do risco de declínio de 40% no eRFG ou na evolução para nefropatia crônica terminal no grupo tratado com esteroides. Adicionalmente, o impacto benéfico dos esteroides foi semelhante nos pacientes com eRFG > ou < 50mL/min/1,73m^2. Esse achado é consistente com outros protocolos que também mostraram efeitos positivos da imunossupressão em pacientes com eRFG mais baixo, porém à custa de maior risco para eventos adversos[13].

MICOFENOLATO MOFETIL (MMF)

EFEITOS IMUNOMEDIADOS

O MMF exerce efeito antiproliferativo seletivo sobre linfócitos por meio da inibição da inosina-monofosfato desidrogenase, resultando em inibição da síntese *de novo* de purinas e, consequentemente, bloqueando a proliferação de linfócitos T e B. Além desse efeito citostático sobre os linfócitos, o MMF também induz apoptose de células imunológicas, reduz o recrutamento de linfócitos e macrófagos durante a reação inflamatória e a produção de citocinas por meio dessas células[14].

EFEITOS NÃO IMUNOMEDIADOS

Estudos experimentais demonstraram que o MMF exerce efeitos diretos na inibição da proliferação e ativação de células mesangiais, efeito que pode ser revertido pela administração de guanosina trifosfato.[15] Outros estudos têm mostrado claramente que o MMF tem efeito inibitório na expansão da matriz mesangial, podendo, dessa forma, ser considerado o agente antifibrótico; nesses experimentos, ocorreu redução da expressão de α-actina em células musculares lisas e menor acúmulo de matriz extracelular[14]. Em modelos experimentais de síndrome nefrótica, o MMF preserva a expressão de nefrina e podocina, restaurando parcialmente a função podocitária[15]. Efeitos benéficos do MMF em células epiteliais tubulares *in vitro* e *in vivo* foram também verificados; na nefropatia diabética, o MMF exerce função protetora sobre células tubulares, via supressão da transformação epitélio-mesenquimal, evento crucial implicado na atrofia tubular e na fibrose intersticial[14].

MMF NA NEFROPATIA DA IgA

O uso do MMF como monoterapia na IgAN tem revelado resultados conflitantes quando se comparam protocolos realizados com pacientes caucasianos *versus* pacientes predominantemente asiáticos.

O estudo de Frisch *et al* incluiu 32 pacientes da região de Nova York com predomínio do sexo masculino e função renal basal alterada (creatinina sérica > 2mg/dL) nos dois grupos (MMF *vs.* placebo). Os autores desse estudo controlado e randomizado concluíram que o MMF não teve efeito benéfico na preservação da função renal e na redução da proteinúria[16].

O protocolo de Hogg *et al* incluiu 52 pacientes de várias faixas etárias e predomínio da etnia caucasiana. O escore MEST da classificação de Oxford também foi incorporado na randomização dos pacientes, não ocorrendo diferenças histológicas significantes entre os grupos placebo e MMF. Os autores concluíram que a droga em questão não reduziu a proteinúria nem preservou a função renal, após 12 meses de tratamento[17].

Maes *et al* conduziram estudo unicêntrico belga, prospectivo, randomizado e controlado, focalizando o tratamento da IgAN com MMF 2g/dia *versus* placebo por três anos. Ao final deste período, não ocorreram diferenças significativas nos dois grupos, tanto em relação à função renal como em relação à proteinúria[18].

Tang *et al* relataram estudo controlado com MMF na IgAN em dois centros de Hong Kong. Nos grupos MMF e controles, os valores basais de eRFG foram de 75mL/min e 69mL/min, respectivamente, e as proteinúrias médias de 1,8g/dia e 1,87g/dia, respectivamente. Os autores mostraram que no grupo MMF ocorreu redução significante e sustentada da proteinúria[19]. Tang *et al* também relataram os resultados no longo prazo deste protocolo, concluindo que o grupo tratado com MMF apresentou menor declínio do eRFG ao longo de seis anos[20].

Recentemente, Hou *et al* avaliaram em estudo chinês multicêntrico, prospectivo e randomizado, com duração de seis meses, o uso de corticosteroides em doses plenas *versus* corticosteroides em doses baixas com MMF. Após 12 meses, a remissão completa da proteinúria foi similar nos dois grupos, com menor número de eventos adversos relacionados ao corticoide no grupo tratado com MMF[21].

O MMF tem sido utilizado com sucesso em outras glomerulonefrites proliferativas, como nefrite lúpica e glomerulonefrites ANCA-associadas; porém, as diretrizes do KDIGO/2012 não recomendam seu uso na IgAN, tendo em vista resultados negativos obtidos em estudos randomizados e controlados realizados com casuísticas predominantemente caucasianas[16-18]. Recentemente, o estudo chinês conduzido por Hou *et al* mostrou resultados semelhantes quanto à remissão da proteinúria, tanto no grupo tratado com doses plenas de esteroides, como no grupo tratado com doses baixas desses agentes associados ao MMF[21]. Esse protocolo reintroduz a possibilidade de que o MMF possa ser eficaz na IgAN; entretanto, deve ser ressaltado que o uso de inibidores do SRA foi infrequente, que os participantes eram de etnia exclusivamente asiática e que a duração do *follow-up* de um ano foi muito curta para se avaliar eventual impacto na função renal.

Portanto, próximos estudos com populações de diferentes etnias e desfechos no longo prazo são necessários antes que o MMF possa ser recomendado para uso rotineiro no tratamento da IgAN. Possível efeito do MMF como poupador de corticosteroides também deverá ser avaliado em protocolos futuros.

CICLOFOSFAMIDA

Existem evidências conflitantes sobre o uso de ciclofosfamida associada a corticosteroides na IgAN. Estudo conduzido por Ballardie e Roberts demonstrou redução da proteinúria e melhora da sobrevida renal em *follow-up* de cinco anos em pacientes de alto risco de progressão da nefropatia (proteinúria basal média de 3,9g/dia). No entanto, as maiores limitações desse estudo se referem ao controle não otimizado da pressão arterial (PA-alvo < 160/90mmHg) e falta de uso de inibidores do SRA[22]. Na IgAN crescêntica rapidamente progressiva, o uso da ciclofosfamida associada a esteroides em altas doses, seguida pela manutenção com azatioprina, pode ser indicado na tentativa de reverter lesões inflamatórias muito graves, porém o sucesso desse esquema terapêutico é extremamente limitado[23].

TONSILECTOMIA

A tonsilectomia constitui mais uma das terapêuticas controversas no tratamento da IgAN. Estudo japonês comparou a tonsilectomia associada à administração de esteroides *versus* esteroides isolados, tendo encontrado após um ano discreta redução da proteinúria no grupo submetido à tonsilectomia, porém sem impacto no eRFG[24]. Em estudo europeu de coorte com 1.147 participantes, a tonsilectomia não mostrou efeitos benéficos, tanto em relação à proteinúria como à função renal[25]. Assim, a tonsilectomia pode ser considerada e sugerida apenas nos pacientes com tonsilites recorrentes com surtos concomitantes de hematúria macroscópica.

RITUXIMABE

Tendo em vista o provável envolvimento de linfócitos B na produção da IgA1 deficiente de galactose e seu respectivo autoanticorpo, seria amplamente justificável o uso de anticorpo monoclonal anti-CD20, como o rituximabe, no tratamento de pacientes com IgAN. No entanto, estudo recente, randomizado e controlado, onde foi comparado o uso de rituximabe *versus* cuidados de suporte em uma pequena casuística, não mostrou impacto na redução da proteinúria e na melhora do eRFG[26].

BUDESONIDA ENTÉRICA

Distúrbios na função do tecido linfoide podem ter importante papel na imunopatogênese da IgAN[4]. A formulação entérica de um conhecido esteroide tópico, a budesonida, foi desenvolvida para liberar essa droga no íleo distal, atuando no tecido linfoide local. O estudo NEFIGAN, randomizado e controlado, avaliou o uso de budesonida entérica (8 e 16mg/dia) *versus* placebo em 146 pacientes, todos com o uso de inibidores do SRA otimizados. Após 12 meses, houve redução significante da proteinúria (até 33%) e estabilização do eRFG no grupo tratado com budesonida entérica[27]. Esses resultados, se forem reproduzidos e confirmados em estudos de fase III, darão suporte ao efeito renoprotetor da budesonida entérica por meio da modulação imunológica da mucosa intestinal.

CONCLUSÕES

- Corticosteroides permanecem eficazes no tratamento da IgAN quando adicionados aos inibidores do SRA, porém à custa de graves efeitos adversos.
- A indicação dos corticosteroides por via sistêmica na IgAN deve estar baseada não somente na proteinúria persistente, mas também confirmada pela presença de doença renal ativa em biópsia recente.
- A ciclofosfamida e a azatioprina não estão indicadas na IgAN não crescêntica.
- O MMF aparentemente apresenta bons resultados em pacientes asiáticos, porém efeitos benéficos não foram observados em outras etnias.
- A tonsilectomia pode ser sugerida apenas nos casos com tonsilites recidivantes com surtos concomitantes de hematúria macroscópica.
- A budesonida de liberação entérica representa nova e promissora abordagem terapêutica na IgAN, por meio da modulação imunológica na mucosa intestinal.

- Até que novos estudos controlados (exemplos: esteroides em doses baixas, budesonida entérica) estejam com resultados disponíveis, o tratamento da IgAN com corticosteroides nas doses atualmente recomendadas deve ser limitado aos pacientes com maior potencial de progressão da doença e que aceitem os riscos de eventos adversos advindos desses agentes; ocorrendo dúvidas quanto à indicação da imunossupressão, nova biópsia renal deve ser considerada.

REFERÊNCIAS BIBLIOGRÁFICAS

1. Berthoux F, Mohey H, Laurent B *et al*. Predicting the risk for dialysis or death in IgA nephropathy. *J Am Soc Nephrol* 2011; **22**: 752-761.
2. Reich HN, Troyanov S, Cattran DC. Remission of proteinuria improves prognosis in IgA nephropathy. *J Am Soc Nephrol* 2007; **18**: 3177-3183.
3. Barbour SJ, Cattran DC, Kim SJ *et al*. Individuals of Pacific Asian origin with IgA nephropathy have an increased risk of progression to end stage renal disease. *Kidney Int* 2013; **84**: 1017-1024.
4. Ba Yeo SC, Cheung CK, Barrat J. New insights into the pathogenesis of IgA nephropathy. *Pediatr Nephrol* 2018; **33**: 763-777.
5. Monteiro RC. Recent advances in the physiopathology of IgA nephropathy. *Nephrol Ther* 2018; **14 Suppl 1**: S1-S8.
6. Barbour SJ, Espino-Hernandez G, Reich HN *et al*. The MEST score provides earlier risk prediction in IgA nephropathy. *Kidney Int* 2016; **89**: 167-175.
7. Kidney Disease Improving Global Outcomes (KDIGO) Glomerulonephritis Work Group. KDIGO clinica practice guideline for glomerulonephritis. *Kidney Int Suppl* 2012; **2**:139-274.
8. Manno C, Torres DD, Rossini M *et al*. Randomized controlled clinical trial of corticosteroids plus ACE inhibitors with long-term follow-up in proteinuric IgA nephrpathy. *Nephrol Dial Transplant* 2009; **24**: 3694-3701.
9. Lv J, Xu D, Perkovic V *et al*. Corticosteroid therapy in IgA nephropathy. *J Am Soc Nephrol* 2012; **23**: 1108-1116.
10. Rauen T, Eitner F, Fitzner C *et al*. Intensive supportive care plus immunosuppression in IgA nphropathy: STOP-IgAN trial. *N Engl J Med* 2015; **373**: 2225-2236.
11. Bitencourt-Dias C, Bahiense-Oliveira M, Barros RT, Woronik V. Comparative study of IgA nephropathy with and without crescents. *Braz J Med Biol Res* 2004; **37**: 1373-1377.
12. Lv J, Zhang H, Wong MG *et al*. Effect of oral methylprdnisolone on clinical outcomes in patients with IgA nephropathy: the TESTING randomized clinical trial. *JAMA* 2017; **318**: 432-442.

13. Tesar V, Troyanov S, Bellur S *et al*. Corticosteroids in IgA nephropathy: a retrospective analysis from the VALIGA study. *J Am Soc Nephrol* 2015; **26**: 2248-2258.
14. Allison AC, Eugui EM. Mycophenolatemofetil and its mechanisms of action. *Immunopharmacology* 2000; **47**: 85-118.
15. Hackl A, Ehren R, Weber LT. Effect of mycophenolic acid in experimental nontransplant glomerular diseases: new mechanisms beyond immune cells. *Pediatr Nephrol* 2017; **32**:1315-1322.
16. Frisch G, Lin J, Rosenstock J *et al*. Mycophenolate mofetil vs placebo in patients with moderately advanced IgA nephropathy: a double blind randomized controlled trial. *Nephrol Dial Transplant* 2005; **20**: 2139-2145.
17. Hogg RJ, Bay RC, Jennette JC *et al*. Randomized controlled trial of mycophenolate mofetil in children, adolescents, and adults with IgA nephropathy. *Am J Kidney Dis* 2015; **66**: 783-791.
18. Maes BD, Oyen R, Claes K *et al*. Mycophenolate mofetil in IgA nephropathy: results of a 3-year prospective placebo-controlled randomized study. *Kidney Int* 2004; **65**: 1842-1849.
19. Tang S, Leung JC, Chan LY *et al*. Mycophenolate mofetil alleviates persistent proteinuria in IgA nephropathy. *Kidney Int* 2005; **68**: 802-812.
20. Tang S, Tang WCT, Wong SSH *et al*. Long-term study of mycophenolate mofetil in IgA nephropathy. *Kidney Int* 2010; **77**:543-549.
21. Hou JH, Le WB, Chen N *et al*. Mycophenolate mofetil combined with prednisone versus full-dose prednisone in IgA nephropathy with active proliferative lesions: a randomized controlled trial. *Am J Kidney Dis* 2017; **69**: 788-795.
22. Ballardie FW, Roberts IS. Controlled prospective trial of prednisone and cytotoxics in progressive IgA nephropathy. *J Am Soc Nephrol* 2002; **13**: 142-148.
23. Lv J, Yang Y, Zhang H *et al*. Prediction of outcomes in crescentic in IgA nephropathy in a multicenter cohort study. *Am J Kidney Dis* 2013; **24**: 2118-2125.
24. Kawamura T, Yoshimura M, Miyazaki Y *et al*. A multicenter randomized controlled trial of tonsillectomy combined with steroid pulse therapy in patients wth IgA nephropathy. *Nephrol Dial Transplant* 2014; **29**: 1546-1553.
25. Feehally J, Coppo R, Troyanov S *et al*. Tonsillectomy in a Europe cohort of 1,147 patients with IgA nephropathy. *Nephron* 2016; **132**: 15-24.
26. Lafayette RA, Canetta PA, Rovin BH *et al*. A randomized controlled trial of rituximab in IgA nephropathy with proteinuria and renal dysfunction. *J Am Soc Nephrol* 2017; **28**: 1306-1313.
27. Fellstrom BC, Barrat J, Cook H *et al*. Targeted-release budesonide versus placebo in patients with IgA nephropathy (NEFIGAN): a double-blind randomised, placebo-controlled phase 2b trial. *Lancet* 2017; **389**: 2117-2127.

30

RITUXIMABE NAS GLOMERULOPATIAS SECUNDÁRIAS

Gabriel Teixeira Montezuma Sales
Gianna Mastroianni Kirsztajn

◆

INTRODUÇÃO

A medicina evoluiu exponencialmente nas últimas décadas, liderada principalmente pelo desenvolvimento da medicina translacional e da biotecnologia, as quais possibilitam entender de forma aprofundada a fisiopatologia de muitas doenças e criar terapias-alvo, sendo responsáveis por verdadeira revolução na fabricação de novos medicamentos. Um exemplo dessa tecnologia muito utilizado na atualidade são os anticorpos monoclonais (mAbs). Esses são produzidos por meio do estímulo de clones de linfócitos B contra diversos antígenos diferentes[1]. A primeira medicação dessa classe a ser registrada para uso no Brasil foi o rituximabe (RTX), um mAb anti-CD20 (marcador presente em diversas linhagens evolutivas dos linfócitos B), que teve seu uso clínico liberado em 1998 para linfoma não Hodgkin e, posteriormente, para artrite reumatoide, vasculites, entre outras doenças[2].

Por ser uma medicação específica contra linfócitos B, células apresentadoras de antígenos e precursoras dos plasmócitos e, consequentemente, envolvidas diretamente na patogênese de muitas doenças autoimunes, vem sendo testada em diversas glomerulonefrites, com destaque para a glomerulopatia membranosa e para as vasculites associadas ao anticorpo anticitoplasma de neutrófilos (ANCA). Diversos ensaios clínicos randomizados mostrando boa resposta no tratamento com RTX já foram publicados, existindo recomendação atual para uso como terapia de primeira linha para essas entidades[3,4].

Também já foram demonstradas potenciais indicações em outras doenças com manifestações renais, como as podocitopatias, a nefrite lúpica, a doença relacionada à IgG4, a doença de Goodpasture e a crioglobulinemia, mas com menor grau de evidência[5]. Neste capítulo, focaremos no emprego dessa medicação nas glomerulopatias relacionadas a doenças sistêmicas, especialmente as vasculites, lúpus e crioglobulinemia. A doença relacionada à IgG4 e a de Goodpasture são muito raras e não serão aqui abordadas com mais detalhes. É notório que, nessas últimas, existem apenas séries de casos mostrando que o uso de RTX tem capacidade de induzir remissão[5].

Para facilitar o acompanhamento do texto, é apresentado no quadro 30.1 um resumo dos esquemas terapêuticos e doses de RTX que foram utilizadas em estudos clínicos realizados em glomerulopatias secundárias.

Quadro 30.1 – Doses utilizadas de rituximabe nas diferentes coortes citadas no capítulo.

RITUXILUP	1g nos dias 1 e 15
LUNAR (*trial*)	1g nos dias 1, 15, 168 e 182
RAVE (*trial*) RITUXVAS (*trial*)	375mg/m^2 nos dias 1, 8, 15 e 22
MAINRITSAN (*trial*)	500mg nos dias 0 e 14 (pós-indução) e após 6, 12 e 18 meses
"4 + 2"	375mg/m^2 nos dias 1, 8, 15 e 22, e após 7 e 11 semanas

VASCULITES ANCA-ASSOCIADAS

TRATAMENTO

São entidades caracterizadas pela inflamação de pequenos vasos em diversos órgãos, que podem ser divididas em quatro principais doenças: granulomatose com poliangeíte (GPA), poliangeíte microscópica (PAM), vasculite limitada aos rins e GPA eosinofílica (EGPA). A classificação em cada uma delas é feita por meio de critérios clínicos e histopatológicos, mas, atualmente, sabe-se que existe muita interseção entre as características clínicas, e para efeito de estudo dos benefícios do RTX para o acometimento renal, a GPA, a PAM e a vasculite limitada aos rins serão consideradas em conjunto vasculites de pequenos vasos, com diferenciações específicas, se presentes, detalhadas no texto.

Elas costumam manifestar-se entre a 6ª e a 8ª décadas de vida, tendo como manifestação renal clássica a glomerulonefrite rapidamente progressiva, com padrão pauci-imune na análise da biópsia renal por imunofluorescência. São doenças com tempo de evolução em geral de semanas, associadas a sintomas constitucionais como febre, fraqueza e perda de peso e que podem apresentar-se com sinais e sintomas sistêmicos variáveis, predominando acometimento de vias aéreas superiores e inferiores (hemorragia alveolar, estenose de laringe, sinusite), púrpura palpável e mononeurite múltipla[6,7].

No século passado, tinham taxa de letalidade superior a 80% em 2 anos, com morbimortalidade associada principalmente à disfunção renal grave e à hemorragia alveolar. Após o início do uso de imunossupressores, essa mortalidade caiu drasticamente, encontrando-se atualmente por volta de 25% em 5 anos. O ANCA é o marcador típico, estando presente em cerca de 70% dos pacientes. Este pode ser classificado de acordo com a imunofluorescência em periférico (p-ANCA), central (c-ANCA) ou com o antígeno nuclear envolvido na ação do anticorpo, sendo os dois principais a proteinase 3 (PR3) e a mieloperoxidase (MPO). Essa última classificação atualmente é a forma mais recomendada de descrição do ANCA, em virtude da demonstração de que o anticorpo presente em cada paciente pode determinar tanto o comportamento da doença (PR3 apresenta maior probabilidade de recidiva), como a taxa de resposta a tratamentos específicos, como será detalhado a seguir[7].

INDUÇÃO

Até 2010, o tratamento de indução nos casos com glomerulonefrite crescêntica era ciclofosfamida e corticoide durante 3 a 6 meses. Casos mais graves com indicação de terapia renal substitutiva, creatinina sérica > 5,7mg/dL ou presença de hemorragia alveolar são complementados com 7 a 14 sessões de plasmaférese. Com essa terapia, a taxa de remissão fica ao redor de 80%, mas com até 50% de recidivas em 5 anos. Além disso, a ciclofosfamida está associada a perfil de segurança insatisfatório, com risco de infertilidade, infecção grave e neoplasias como principais efeitos colaterais[6].

A conhecida importância das células B na patogênese de doenças autoimunes, aliada à demonstração da presença desses linfócitos ativados nas lesões granulomatosas da GPA, embasaram a investigação acerca da infusão de RTX no tratamento das vasculites de pequenos vasos. O primeiro relato do seu uso com essa indicação é de 2001[6]. Em 2010, foi publicado o estudo RAVE, primeiro ensaio clínico randomizado comparando o mAb anti-CD20 vs. ciclofosfamida na terapia de indução, no qual foram demonstradas taxas de remissão em 6 meses de 64% no grupo intervenção vs. 53%, com p < 0,001 para não inferioridade[3]. Estudo post hoc demonstrou que os casos caracterizados como recidivantes, principalmente com ANCA PR3, apresentaram maior taxa de remissão com o RTX em 6 e 12 meses (67 vs. 42% e 49 vs. 24%, respectivamente, p < 0,01)[8]. Também, em 2010, foi publicado estudo randomizado com importante diferença no desenho devido ao uso de ciclofosfamida nos primeiros meses em ambos os grupos, o RITUXVAS, em que a conclusão, assim como no caso do RAVE, foi de não inferioridade, confirmada em reavaliação após 24 meses[9,10].

Devido a esses resultados, a maioria dos fluxogramas de tratamento das vasculites ANCA-associadas com acometimento renal coloca ambas as medicações como opções de primeira escolha[11,12]. Apesar de não ter sido demonstrada a superioridade do mAb anti-CD20 em termos de eficácia, muitos serviços atualmente utilizam o RTX em detrimento da ciclofosfamida, devido a essa ter perfil de efeitos colaterais considerado desfavorável e a aderência ser mais fácil de garantir no tratamento com RTX, por se tratar de medicação intravenosa com baixa quantidade de infusões. É importante lembrar que esse agente biológico é removido na plasmaférese, sendo necessário aguardar pelo menos 48 horas após sua infusão para começar essa terapia extracorporal[13].

Recentemente, a combinação de RTX com ciclofosfamida por via oral durante 1 a 2 meses e prednisona foi testada em pacientes com acometimento renal grave, com o racional de otimizar-se a intensidade do tratamento com minimização dos efeitos colaterais. Apesar de serem análises retrospectivas, os resultados foram considerados excelentes, com sucesso no desmame rápido do corticoide e remissão em 6 meses superior a 80%, sendo essa uma estratégia válida a ser investigada em estudos prospectivos[14].

Em nosso serviço, devido aos custos do RTX ainda serem bastante elevados, a indicação ser off-label no Brasil e a disponibilidade reduzida, predomina o tratamento tradicional, sendo reservado o uso desse para outras doenças glomerulares primárias e em que as opções terapêuticas eficientes são mais restritas ou nos casos em que os pacientes já apresentam efeitos colaterais importantes relacionados ao tratamento. A principal doença em nosso serviço que se encaixa nesse padrão é a glomerulosclerose segmentar e focal dependente de corticoide com recidivas múltiplas, na qual é comum a soma de efeitos colaterais associados ao uso crônico e recorrente de prednisona e das outras opções terapêuticas, como ciclosporina e ciclofosfamida, e em que foi demonstrado previamente o benefício do RTX. Recentemente, apresentamos no Congresso da Sociedade Americana de Nefrologia análise retrospectiva de 35 pacientes com podocitopatias do nosso serviço que fizeram uso da medicação nos últimos 7 anos[15], resultados parciais de estudo que ainda se encontra em andamento.

MANUTENÇÃO

Assim como diversas outras doenças autoimunes, as vasculites de pequenos vasos também apresentam a característica de se manifestarem em surtos, o que torna essencial o tratamento de manutenção. No RAVE, foi utilizada a azatioprina como terapia de manutenção no grupo da ciclofosfamida, e o grupo do RTX não teve uso de imunossupressores contínuo, sendo encontrado o resultado de que 18 meses após a indução apenas cerca de 35% dos pacientes, independente do grupo, apresentavam-se em remissão completa[8]. Em geral, os linfócitos B voltam a valores normais após 6 meses do uso de RTX, o que sugere que seja necessária a repetição das infusões para manter o controle da doença.

Em 2014, foi publicado ensaio clínico com foco na terapia de manutenção, o MAINRITSAN. Fez-se indução com ciclofosfamida e, após remissão, os pacientes foram randomizados para usar ou RTX ou azatioprina, com demonstração de superioridade do primeiro na prevenção de recidivas após 28 meses, o que foi confirmado em publicação com seguimento total de 60 meses da mesma população. A proporção de doença livre de recidiva foi de 57,9% no grupo RTX e de 37,2% no grupo controle (p = 0,012)[16,17].

Os mAb anti-CD20 têm a capacidade de depletar rapidamente os linfócitos B, com nadir por volta de 15 dias e duração do efeito por volta de 6 meses, a depender do esquema utilizado. Não se conseguiu até o momento demonstrar relação temporal da recidiva de qualquer glomerulonefrite com o retorno a níveis normais dos linfócitos B, mas a presença dessas células é condição necessária para a maioria das recidivas. Para manter a depleção, existem duas estratégias diferentes: a primeira considera que o RTX deve ser administrado a cada 4 a 6 meses, independente da contagem de células B, enquanto a segunda defende novas administrações apenas quando há aumento dos linfócitos CD19 positivos ou do ANCA. O estudo MAINRITSAN2 comparou os esquemas terapêuticos e, em 28 meses, não houve diferença na taxa de recidiva (9,9% na dose com intervalo fixo *vs.* 17,3% naquela sob demanda; p = 0,22), apesar de ter havido significativamente menos infusões no método baseado na contagem de linfócitos (com medianas de 3 *vs.* 5)[18].

Assim como para o tratamento de indução, em que foram encontradas evidências de benefício da terapia-alvo anti-CD20, as recomendações das principais diretrizes de tratamento das vasculites trazem o RTX como opção de primeira linha na prevenção de recidivas. Em geral, o tempo de tratamento sugerido é de 24 a 36 meses, mas ainda não há definição do melhor esquema terapêutico no caso do uso do mAb anti-CD20[11,12].

NEFRITE LÚPICA

TRATAMENTO

O lúpus eritematoso sistêmico é uma doença autoimune que predomina em mulheres em idade fértil e é reconhecido por sua fisiopatologia bastante complexa e heterogênea, por se apresentar em episódios de surto e remissão e pelo potencial para acometer diversos órgãos. Os rins são comumente acometidos, o que está associado a risco aumentado de mortalidade e de evolução para doença renal em estágio terminal. Diversas apresentações clínicas são possíveis, desde alterações urinárias assintomáticas até glomerulonefrite rapidamente progressiva e seis classes histopatológicas são descritas[19], conforme quadro 30.2.

Quadro 30.2 – Classificação histológica da nefrite lúpica proposta pela ISN/RPS 2003.

Classe I	Mesangial mínima
Classe II	Mesangial proliferativa
Classe III	Proliferativa focal
Classe IV	Proliferativa difusa
Classe V	Membranosa
Classe VI	Esclerose avançada

As formas proliferativas (III/IV) são as mais comuns e estão associadas a pior prognóstico, necessitando de tratamento rápido e potente. Atualmente, a sobrevida renal desses pacientes com tratamento otimizado é de cerca de 80% em 10 anos, sendo de até 40% nos casos refratários ao tratamento padrão. Ciclofosfamida e micofenolato durante 3 a 6 meses, ambos associados a corticosteroides, são os tratamentos de primeira linha para indução de remissão. Apesar de ser inegável a melhora no prognóstico que essas medicações trouxeram para a nefrite lúpica, com redução na taxa de mortalidade (de superior a 50% em 5 anos na era pré-imunossupressores para ao redor de 10% em 10 anos), ainda não pode ser considerado o tratamento ideal. As taxas de remissão flutuam ao redor de 50% e muito do dano cumulativo comum nesses pacientes está associado a danos causados pelo tratamento, principalmente pela prednisona, sendo necessário encontrar opção que possibilite a retirada mais rápida do corticoide[20,21].

INDUÇÃO

O RTX vem sendo estudado como opção de tratamento na nefrite lúpica há mais de 10 anos, principalmente em casos refratários. Inicialmente sua eficiência foi sugerida em estudos observacionais[22]. Depois, metanálises, como a publicada em 2018, por Alshaiki *et al*, com 1.112 casos refratários de nefrite lúpica, confirmaram resposta satisfatória ao RTX, com taxa de remissão completa de 46% e parcial de 32%, e benefício também no desmame da prednisona e na redução dos escores de atividade (BILAG e SLEDAI)[23].

Em 2012, o único ensaio clínico randomizado até o momento publicado com RTX em nefrite lúpica, o LUNAR, não conseguiu demonstrar resultado positivo. Foram 72 pacientes em cada grupo, todos com micofenolato e prednisona, e a taxa de remissão em 52 semanas foi de 56,9% *vs.* 45,8% no grupo que utilizou placebo (p = 0,18)[24]. Os aspectos discutidos e que poderiam justificar o resultado foram o tempo considerado para o desfecho, o uso concomitante de altas doses de corticosteroides em ambos os grupos e o pequeno tamanho da amostra. Por outro lado, o estudo também não mostrou diferença na incidência de efeitos colaterais, fortalecendo o conceito de segurança da medicação.

Em 2018, uma análise do LUNAR baseada no grau de depleção dos linfócitos B, por meio de citometria de fluxo de linfócitos CD19, encontrou que os pacientes cujas células alcançaram 0cel/mm^3 após a terapia com RTX tiveram 5,8 vezes (p = 0,03) mais chance de remissão completa em 78 semanas. A chance de resposta também foi maior em pacientes que tiveram a depleção mais precoce e por mais tempo. Na análise multivariada, os fatores relacionados com menor depleção de linfócitos foram presença de síndrome nefrótica, pico sérico de RTX menor e anticorpos anti-Smith positivos[25]. Estudos prévios já haviam demonstrado que, em vigência de proteinúria importante, há excreção urinária significativa da medicação, o que é uma explicação para os pacientes com síndrome nefrótica apresentarem menor resposta ao tratamento. Por conta disso, para algumas doenças, como as podocitopatias recidivantes, a recomendação é aguardar a remissão para realizar a infusão do RTX, um conceito que em alguns casos também pode ser utilizado na nefrite lúpica.

Outro possível benefício do mAb anti-CD20 é a possibilidade de ele funcionar como um poupador de corticoide, medicação que está diretamente relacionada com diversos efeitos colaterais capazes de causar também importante morbimortalidade, como glaucoma, catarata, necrose de cabeça de fêmur, osteoporose, *diabetes mellitus*, entre tantos outros. Por conta disso, a recomendação atual é que, além de tentar alcançar a remissão da doença, que isso seja realizado com a menor dose de manutenção possível de prednisona (de preferência < 7,5mg/dia)[21]. Com esse objetivo, Condon *et al* demonstraram, em 2013, em coorte prospectiva (RITUXILUP) com 50 pacientes sem uso contínuo de corticoide, remissão parcial ou completa após 52 semanas em 86% dos pacientes, com baixa taxa de recidiva[26].

Apesar de seu uso ainda ser considerado *off-label*, a comunidade acadêmica não tem dúvida quanto ao papel do RTX como opção no tratamento dessa doença. Diretrizes europeias de 2019 trazem a sua indicação nos casos refratários ao tratamento padrão ou nas contraindicações às medicações usuais[21]. Antes disso, na Europa, até 20% dos pacientes lúpicos com manifestações renais já haviam utilizado tal medicação em algum momento do acompanhamento, e há tendência a esse número aumentar cada vez mais[27].

MANUTENÇÃO

Para reduzir a incidência de novos episódios de atividade do lúpus, é recomendado o uso de imunossupressores por no mínimo 2 anos. As medicações classicamente recomendadas são o micofenolato e a azatioprina, em geral associadas à menor dose possível de prednisona. Mesmo em uso de tratamento de manutenção, a taxa de recidivas pode alcançar até 24% em 3 anos[28,29].

Devido a seu perfil de segurança, o RTX vem sendo utilizado também como uma medicação para a manutenção de remissão em algumas glomerulopatias, como as podocitopatias primárias e as vasculites ANCA-associadas. Em lúpicos, poucos estudos avaliaram o benefício dessa indicação, com destaque para uma análise retrospectiva multicêntrica de 2019, em que foram avaliados 147 pacientes que realizaram infusão de pelo menos uma dose de RTX, com 54% desses realizando terapia de manutenção com dose cumulativa mediana de 6g em 24 meses. A população do estudo apresentava em geral doença com alto índice de gravidade, mas com baixa taxa de manifestação renal. A taxa de recidiva em vigência do tratamento de manutenção foi de 38%, com aumento significativo para 67% após interrupção da medicação e com tempo mediano entre a última infusão e a recidiva de 17 meses[30].

Um componente fundamental da fisiopatologia do lúpus é o aumento no tempo de atividade de linfócitos B autorreativos, em parte pelo aumento no fator ativador de células B (BAFF). Além disso, já foi demonstrado que após a utilização do mAB anti-CD20 esse mesmo fator também aumenta, o que pode contribuir para as recidivas ocorrerem após o fim do efeito da medicação. O belimumabe é um agente biológico que antagoniza o BAFF e já demonstrou benefício no lúpus sem nefrite. Atualmente, vários ensaios clínicos randomizados utilizando RTX estão em andamento para responder se a estratégia de associação dessas classes seria a melhor maneira de se prevenir as recidivas de forma mais eficiente[31-35].

CRIOGLOBULINEMIA

Crioglobulinas são anticorpos que se precipitam em temperaturas < 36ºC, causando inflamação com ativação da via clássica do complemento e que podem apresentar manifestações clínicas diversas, como glomerulonefrites, isquemia mesentérica e de extremidades e púrpura palpável. Diversas doenças estão associadas a essa entidade, sendo a hepatite C a principal, responsável por até 80% dos casos[36]. Outras etiologias importantes são as doenças linfoproliferativas, autoimunes e infecciosas, como hepatite B e endocardite. O prognóstico desses pacientes é bastante variável, a depender da etiologia e da forma de apresentação. Os quadros de glomerulonefrite são graves, com sobrevida do paciente em 10 anos entre 50 e 90%[37].

O tratamento se faz em duas frentes, imunossupressão e combate à causa. Em casos sem manifestações clínicas com risco de morte, o passo principal é a terapia voltada para a causa da crioglobulinemia, como o uso de antivirais contra a hepatite C ou quimioterapia, no caso de doenças linfoproliferativas, sendo reservado o uso dos imunossupressores para casos refratários. No caso de apresentação clínica com sintomas sistêmicos graves (Quadro 30.3), a ordem se inverte, e a redução da imunidade passa a ser prioridade, com alguns relatos, inclusive de benefício com o uso de plasmaférese[37].

Quadro 30.3 – Manifestações com risco de morte relacionadas à crioglobulinemia.

Isquemia mesentérica
Glomerulonefrite rapidamente progressiva
Síndrome nefrótica
Isquemia de extremidades
Síndrome coronariana

Não há ensaio clínico randomizado comparando as diferentes opções de tratamento. Historicamente, a medicação de escolha é a ciclofosfamida, associada a corticosteroides. Entretanto, com a publicação de estudos de diversos grupos mostrando o benefício do mAb anti-CD20[38-40], o RTX tornou-se também uma opção de primeira linha para os casos com necessidade de imunossupressão.

Diversos esquemas terapêuticos foram testados para indução na vasculite crioglobulinêmica, com destaque para o "4 + 2", publicado em 2016 por *Rocatello et al.*, no qual, em coorte prospectiva com 31 pacientes com crioglobulinemia mista, foi demonstrado se tratar de opção eficiente para um longo tempo de remissão sem tratamento de manutenção (inclusive sem prednisona). A taxa de sobrevida sem doença e sem tratamento de manutenção foi de 60% em 10 anos, e os pacientes que apresentaram recidivas tiveram boa resposta com novas infusões. A mortalidade foi de 25% em 5 anos, mas todos os eventos foram de causa cardiovascular, com idade média no momento do óbito de 75 anos[41].

Por tratar-se de doença rara e com características heterogêneas, o planejamento de um ensaio clínico com pacientes com crioglobulinemia pode mostrar-se desafiador. Na ausência de evidência mais forte mostrando

ausência de benefício e considerando que o linfócito B tem ação central na patogênese da doença, muitos serviços consideram o RTX a medicação de primeira linha em casos graves, lembrando da importância de tratar a etiologia em seguida ou mesmo concomitantemente, a depender do perfil de efeitos colaterais da terapia, da doença de base e do estado geral do paciente[37].

SEGURANÇA

Um dos grandes argumentos a favor do maior uso do RTX é que a imunossupressão utilizada para o controle das doenças anteriormente citadas envolve em geral a ciclofosfamida. Por outro lado, o mAb anti-CD20 apresenta perfil de segurança aparentemente melhor, mas alguns riscos específicos também estão presentes e precisam ser conhecidos. O principal está relacionado com o fato de ser uma medicação quimérica (componentes humanos e de camundongos), o que causa reação infusional em até 30% dos casos. Outras complicações e sua incidência[42-43] estão listadas na tabela 30.1.

Tabela 30.1 – Complicações específicas do uso do rituximabe.

Complicação	Incidência
Reativação de hepatite B	10% dos anti-HBc positivos
Hipogamaglobulinemia persistente	~ 3%
Neutropenia persistente	~ 4%
Leucoencefalopatia multifocal progressiva	Relatos de casos

Vale chamar a atenção para a alta taxa de reativação de hepatite B, inclusive com elevada mortalidade associada a casos fulminantes. Devido a isso, nosso serviço segue protocolo de verificar o perfil sorológico de todos os pacientes antes da infusão da medicação, conforme recomendação da *European Association of the Study of the Liver (EASL)*. Pacientes com anti-HBc positivo e HBsAg negativo devem ter dosado o HBV-DNA para avaliar a viabilidade do tratamento. Se negativo, é importante manter monitorização a cada 3 a 6 meses até 12 meses da última infusão. Se HBV-DNA ou HBsAg positivo, é importante manter acompanhamento concomitante com equipe da hepatologia para decidir sobre o melhor tratamento para os pacientes, sendo optado muitas vezes por esquema alternativo de imunossupressão e, em casos selecionados, por uso de profilaxia com tenofovir, entecavir ou lamivudina. A presença de anti-HBs não descarta o risco de reativação[44,45].

A maioria dos ensaios clínicos randomizados que compararam RTX com ciclofosfamida não conseguiu demonstrar, durante o tempo de acompanhamento de cada um deles, menor incidência ou gravidade dos episódios de infecções bacterianas e virais. O uso concomitante de outros imunossupressores está presente na maioria desses estudos (especialmente prednisona), com doses variadas, sendo difícil determinar quanto do risco pode ser atribuído a cada medicação. Ao contrário do que acontece com as drogas citotóxicas, não existe orientação formal de se fazer profilaxia para pneumocistose em pacientes que usam corticoide e RTX concomitantemente, o que deve ser considerado individualmente[5,11,24].

Quanto à vacinação, já se sabe que existe redução na sua eficácia quando o paciente fez uso recente de mAb anti-CD20, existindo orientação de aguardar 6 a 12 meses da última infusão para administração de vacinas, com exceção da vacina contra o vírus influenza, devido à sua característica sazonalidade. Em relação às que contêm agentes vivos, elas só devem ser aplicadas após normalização da contagem de linfócitos B. Devido a isso, em casos de uso eletivo da medicação, o mais prudente é a administração de vacinas antes do início do tratamento, de preferência com intervalo de 4 semanas de antecedência[46].

CONCLUSÃO

O uso de agentes biológicos vem mostrando-se bastante promissor em diversas áreas da medicina, como em oncologia, gastroenterologia e reumatologia. Em nefrologia, aquele que tem encontrado campo mais fértil é o RTX, com novos estudos a cada ano mostrando benefícios em diferentes doenças. Por tratar-se de medicação relativamente nova, muitos detalhes dos tratamentos ainda precisam ser otimizados, desde posologias específicas para cada doença até formas de avaliar necessidade de doses de reforço ou manutenção, como o uso da monitorização por citometria de fluxo para contagem de células CD19. Além disso, possíveis efeitos colaterais mais raros que podem aparecer com o aumento do número de pessoas utilizando essas medicações podem ainda surgir, como relatos de fibrose pulmonar, sendo importante manter vigilância para a determinação de novas associações possivelmente causais. Entretanto, o principal desafio, principalmente em nosso meio, é a falta de disponibilidade da medicação, devido a seus altos custos, o que prejudica tanto a utilização na prática clínica para indicações já bem determinadas, como a realização de pesquisas para testar novas indicações.

REFERÊNCIAS BIBLIOGRÁFICAS

1. Aggarwal S. What's fueling the biotech engine – 2012 to 2013. *Nat Biotechnol* 2014; **32**: 32-39.
2. Vidal TJ, Figueiredo TA, Pepe VLE. O mercado brasileiro de anticorpos monoclonais utilizados para o tratamento de câncer. *Cad Saúde Pública* 2018; **34**: 1-14.
3. Stone JH, Merkel PA, Spiera R *et al*. Rituximab versus cyclophosphamide for ANCA-associated vasculitis (RAVE). *N Engl J Med* 2010; **363**: 221-232.

4. Fervenza FC, Appel GB, Barbour SJ *et al*. Rituximab or cyclosporine in the treatment of membranous nephropathy. *N Engl J Med* 2019; **381**: 36-46.
5. Kaegi C, Wuest B, Schreiner J *et al*. Systematic review of safety and efficacy of rituximab in treating immune-mediated disorders. *Front Immunol* 2019; **10**: 1990.
6. McClure M, Gopaluni S, Jayne D, Jones R. B cell therapy in ANCA-associated vasculitis: current and emerging treatment options. *Nat Rev Rheumatol* 2018; **14**: 580-591.
7. Geetha D and Jefferson JA. ANCA-associated vasculitis: core curriculum. *Am J Kidney Dis* 2020; **75**: 124-137.
8. Specks U, Merkel PA, Seo P *et al*. Efficacy of remission-induction regimens for ANCA-associated vasculitis. *N Engl J Med* 2013; **369**: 417-427.
9. Jones RB, Tervaert JW, Hauser T *et al*. Rituximab versus cyclophosphamide in ANCA-associated renal vasculitis (RITUXVAS). *N Engl J Med* 2010; **363**: 211-220.
10. Jones RB, Furuta S, Tervaert JW *et al*. Rituximab versus cyclophosphamide in ANCA-associated renal vasculitis: 2-year results of a randomized trial. *Ann Rheum Dis* 2015; **74**: 1178-1182.
11. Yates M, Watts Ra, Bajema IM *et al*. EULAR/ERA-EDTA recommendations for the management of ANCA-associated vasculitis. *Ann Rheum Dis* 2016; **75**: 1583-1594.
12. Geetha D, Jin Q, Scott J *et al*. Comparisons of guidelines and recommendations on managing antineutrophil cytoplasmic antibody-associated vasculitis. *Kidney Int Rep* 2018; **3**: 1039-1049.
13. Aguilar, A. Management of AAV: updated recommendations. *Nat Rev Nephrol* 2016; **12**: 444.
14. Kanta S, Habbacha A, Gapuda EJ *et al*. Sequential therapy for remission induction in severe antineutrophil cytoplasmic autoantibody-associated glomerulonephritis. *Am J Nephrol* 2019; **50**: 386-391.
15. Sales GTM, Fernandes DF, Rocha DR, Kirsztajn GM. Rituximab as a rescue treatment of primary podocytopathies in a Brazilian university center. Poster presented at ASN Kidney Week: Washington DC, USA, Nov 5-10, 2019.
16. Guillevin L, Pagnoux C, Karras A *et al*. Rituximab versus azathioprine for maintenance in ANCA-associated vasculitis. *N Engl J Med* 2014; **371**: 1771-1780.
17. Terrier B, Pagnoux C, Perrodeau E *et al*. Long-term efficacy of remission-maintenance regimens for ANCA-associated vasculitides. *Ann Rheum Dis* 2018; **77**: 1151-1157.
18. Charles P, Terrier B, Perrodeau E *et al*. Comparison of individually tailored versus fixed- schedule rituximab regimen to maintain ANCA-associated vasculitis remission: results of a multicenter, randomized controlled, phase III trial (MAINRITSAN2). *Ann Rheum Dis* 2018; **77**:1144-1150.
19. Weening JJ, D'Agati VD, Schwartz MM *et al*. The classification of glomerulonephritis in systemic lupus erythematosus revisited. *J Am Soc Nephrol*. 2004; **15**: 241-50.
20. Cameron JS. Lupus nephritis. *J Am Soc Nephrol* 1999; **10**: 413-424.
21. Fanouriakis A, Kostopoulou M, Alunno A *et al*. 2019 update of the EULAR recommendations for the management of systemic lupus erythematosus. *Ann Rheum Dis* 2019; **78**: 736-745.
22. Tanaka Y, Takeuchi T, Miyasaka *et al*. Efficacy and safety of rituximab in Japanese patients with systemic lupus erythematosus and lupus nephritis who are refractory to conventional therapy. *Mod Rheumatol* 2016; **26**: 80-86.
23. Alshaiki F, Obaid E, Almuallim A *et al*. Outcomes of rituximab therapy in refractory lupus: a meta-analysis. *Eur J Rheumatol* 2018; **5**: 118-126.
24. Rovin, BH, Furie R, Latinis K *et al*. Efficacy and safety of rituximab in patients with active proliferative lupus nephritis: The lupus nephritis assessment with rituximab study. *Arthritis Rheum* 2012; **64**: 1215-1226.
25. Mendez LMG, Cascino MD, Garg J *et al*. Peripheral blood B cell depletion after rituximab and complete response in lupus nephritis. *Clin J Am Soc Nephrol* 2018; **13**: 1502-1509.

26. Condon MB, Ashby D, Pepper RJ *et al*. Prospective observational single-center cohort study to evaluate the effectiveness of treating lupus nephritis with rituximab and mycophenolate mofetil but no oral steroids. *Ann Rheum Dis* 2013; **72**: 1280-1286.

27. Wilhelmus S, Bajema IM, Bertsias GK *et al*. Lupus nephritis management guidelines compared. *Nephrol Dial Transplant* 2016; **31**: 901-904.

28. Dooley MA, Jayne D, Ginzler EM *et al*. Mycophenolate versus azathioprine as maintenance therapy for lupus nephritis. *N Engl J Med* 2011; **365**: 1886-1895.

29. Houssiau FA, D'Cruz D, Sangle S *et al*. Azathioprine versus mycophenolate mofetil for long-term immunosuppression in lupus nephritis: results from the MAINTAIN Nephritis Trial. *Ann Rheum Dis* 2010; **69**: 2083-2089.

30. Cassia MA, Alberici F, Jones RB *et al*. Rituximab as maintenance treatment for systemic lupus erythematosus: a multicenter observational study of 147 patients. *Arthritis Rheumatol* 2019; **71**: 1670-1680.

31. Teng YKO, Bruce IN, Diamond B *et al*. Phase III, multicenter, randomized, double-blind, placebo-controlled, 104-week study of subcutaneous belimumab administered in combination with rituximab in adults with systemic lupus erythematosus (SLE): BLISS-BELIEVE study protocol. *BMJ Open* 2019; **9**: e025687.

32. Roth DA, Thompson A, Tang Y *et al*. Elevated BLyS levels in patients with systemic lupus erythematosus: associated factors and responses to belimumab. *Lupus* 2016; **25**: 346-54.

33. Furie R, Petri M, Zamani O *et al*. A phase III, randomized, placebo-controlled study of belimumab, a monoclonal antibody that inhibits B lymphocyte stimulator, in patients with systemic lupus erythematosus. *Arthritis Rheum* 2011; **63**: 3918-3930.

34. Cambridge G, Isenberg DA, Edwards JC *et al*. B cell depletion therapy in systemic lupus erythematosus: relationships among serum B lymphocyte stimulator levels, autoantibody profile and clinical response. *Ann Rheum Dis* 2008; **67**: 1011-1016.

35. Lavie F, Miceli-Richard C, Ittah M *et al*. Increase of B cell-activating factor of the TNF family (BAFF) after rituximab treatment: insights into a new regulating system of BAFF production. *Ann Rheum Dis* 2007; **66**: 700-702.

36. Cacoub P, Comarmond C, Domont F *et al*. Extrahepatic manifestations of chronic hepatitis C virus infection. *Ther Adv Infect Dis* 2016; **3**: 3-14.

37. Roccatello D, Saadoun D, Ramos-Casals M *et al*. Cryoglobulinaemia. *Nat Rev Dis Primers* 2018; **4**: 11.

38. Roccatello D, Baldovino S, Rossi D *et al*. Long-term effects of anti-CD20 monoclonal antibody treatment of cryoglobulinaemic glomerulonephritis. *Nephrol Dial Transplant* 2004; **19**: 3054-3061.

39. Kattah AG, Fervenza FC, Roccatello D *et al*. Rituximab-based novel strategies for the treatment of immune-mediated glomerular diseases. *Autoimmun Rev* 2013; **12**: 854-859.

40. Ferri C, Cacoub P, Mazzaro C *et al*. Treatment with rituximab in patients with mixed cryoglobulinemia syndrome: results of multicenter cohort study and review of the literature. *Autoimmun Rev* 2011; **11**: 48-55.

41. Roccatello D, Sciascia S, Baldovino S *et al*. Improved (4 plus 2) rituximab protocol for severe cases of mixed cryoglobulinemia: A 6-year observational study. *Am J Nephrol* 2016; **43**: 251-260.

42. Goldberg SL, Pecora AL, Alter RS *et al*. Unusual viral infections (progressive multifocal leukoencephalopathy and cytomegalovirus disease) after high-dose chemotherapy with autologous blood stem cell rescue and peritransplantation rituximab. *Blood* 2002; **99**: 1486-1488.

43. Sinha A and Bagga A. Rituximab therapy in nephrotic syndrome: implications for patients' management. *Nat Rev Nephrol* 2013; **9**: 154-169.

44. Chen XQ, Peng JW, Lin GN *et al*. The effect of prophylactic lamivudine on hepatitis B virus reactivation in HBsAg-positive patients with diffuse large B-cell lymphoma undergoing prolonged rituximab therapy. *Med Oncol* 2012; **29**: 1237-1241.

45. EASL 2017. Clinical Practice Guidelines on the management of hepatitis B virus infection. *J Hepatol* 2017; **67**: 370-398.

46. Tanrıöver MD, Akar S, Türkçapar N *et al*. Vaccination recommendations for adult patients with rheumatic diseases. *Eur J Rheumatol* 2016; **3**: 29-35.

31

QUANDO REBIOPSIAR PACIENTES COM NEFRITE LÚPICA?

Camila Barbosa Lyra de Oliveira
Denise Maria do Nascimento Costa

◆

INTRODUÇÃO

A nefrite lúpica (NL) é uma manifestação comum do lúpus eritematoso sistêmico (LES), com prevalência variável entre os diferentes grupos étnicos[1-4]. Cerca de 30% dos pacientes apresentam nefrite no momento do diagnóstico do LES, sendo essa frequência mais alta em hispânicos (50%) e negros (40%) e mais baixa em brancos (20%)[1,2]. Durante o curso da doença, a proporção de pacientes com diagnóstico de NL aumenta, podendo chegar a cerca de 30% em brancos, 60% em hispânicos e 69% em negros[3,4]. Em pacientes de origem latino-americana, o grupo latino-americano de estudo em lúpus (GLADEL) evidenciou prevalência de NL de 52%.

Além de ser uma manifestação frequente, a NL representa importante fator de risco para doença renal crônica terminal (DRCT) e óbito. Estudo de coorte prospectivo multicêntrico realizado pelo *Systemic Lupus International Collaborating Clinics* (SLICC) avaliou 1.827 pacientes com LES de diversos grupos étnicos e identificou que pacientes com NL apresentam risco 45 vezes maior de DRCT (p < 0,001) e três vezes maior de óbito (p = 0,002) comparados a pacientes sem NL[1]. De forma semelhante, estudo multicêntrico europeu que acompanhou 1.000 pacientes com diagnóstico de LES evidenciou menor sobrevida em 10 anos em pacientes com NL comparados àqueles sem nefrite (88% *versus* 94%, p = 0,045)[4].

A NL pode manifestar-se clinicamente de diversas formas, variando desde anormalidades urinárias assintomáticas com função renal normal até glomerulonefrite rapidamente progressiva com necessidade de terapia renal substitutiva[6,7]. Além do amplo espectro clínico, a NL é caracterizada pela grande variedade de alterações histológicas, que englobam diversas lesões glomerulares, tubulares, intersticiais e vasculares, muitas vezes sem correlação direta com a gravidade das manifestações clínicas e laboratoriais[7-9]. Diante disso, Moroni *et al* (2016) avaliaram 254 pacientes e evidenciaram que, em pacientes com anormalidades urinárias assintomáticas ou síndrome nefrótica, as características clínicas e laboratoriais não foram capazes de predizer a classificação histopatológica[10]. Em pacientes com ritmo de filtração glomerular (RFG) < 80mL/min/1,73m² ou glomerulonefrite rapidamente progressiva, a maioria apresentou NL classe IV (80% e 73%, respectivamente), porém as características laboratoriais não diferiram dos pacientes com classe III ou V.

Diante da baixa correlação entre as características clínico-laboratoriais e os achados histopatológicos, a biópsia renal é o exame padrão-ouro para o diagnóstico da NL. Além disso, a biópsia renal também pode ser indicada para confirmar o diagnóstico de LES em pacientes sem doença extrarrenal evidente[11]; classificar a lesão glomerular (classificação da Sociedade Internacional de Nefrologia/Sociedade de Patologia Renal – ISN/RPS

2004)[12]; diagnosticar lesões histológicas menos comuns, como podocitopatias e microangiopatia trombótica; avaliar e quantificar a gravidade das lesões agudas e crônicas; e afastar outras causas de lesões renais relacionadas ao uso de medicamentos, infecções ou estado volêmico[10-15].

Enquanto a importância da biópsia renal inicial é indiscutível na prática do nefrologista, a repetição da biópsia renal vem sendo objeto de grande discussão. Achados histológicos na rebiópsia também têm mostrado divergências com os dados clínicos e laboratoriais, porém com maior associação com prognóstico renal, comparados aos achados da biópsia renal inicial. Diante disso, a rebiópsia vem-se tornando uma importante ferramenta no manejo do tratamento imunossupressor e no seguimento no longo prazo. O questionamento que deve ser feito é: em que situações a rebiópsia é importante para guiar o tratamento imunossupressor e auxiliar na avaliação do prognóstico renal?

REBIÓPSIA POR INDICAÇÃO CLÍNICA

Realizada a biópsia renal e iniciado o tratamento imunossupressor, o controle rigoroso da resposta é essencial para a decisão de modificar ou manter a terapia inicial proposta. De acordo com as diretrizes de tratamento de glomerulonefrites do *Kidney Disease Improving Global Outcomes* (KDIGO) 2012, considera-se resposta completa (RC) a redução da proteinúria para valor inferior a 500mg/dia associada à função renal normal, e resposta parcial (RP), à estabilização (± 25% do basal) ou normalização da creatinina sérica associada à redução maior que 50% da proteinúria (com valor inferior a 3g/dia em pacientes com proteinúria inicial nefrótica). Pacientes que não preenchem critério para RC ou RP são classificados como não resposta (NR)[16].

Estudos de coorte de longa duração mostram que pacientes com RC apresentam menor risco de recidiva da NL em relação a pacientes com RP (29% *versus* 77%; p = 0,0002), além de menor risco de duplicar creatinina sérica em 20 anos (10% *versus* 59%)[17]. Dessa forma, pacientes que persistem com proteinúria subnefrótica/nefrótica ou aumento progressivo da creatinina apresentam maior risco de progressão da doença renal e necessitam, muitas vezes, de rebiópsia para adequação do tratamento.

Estudos realizados para analisar a relevância clínica e o valor prognóstico da rebiópsia em pacientes com proteinúria persistente, doença refratária ou progressiva, mostram que os dados histopatológicos são capazes de auxiliar na decisão de modificar ou manter o tratamento, além de fornecer informações importantes sobre prognóstico[18-23]. Moroni *et al* (1999) avaliaram 31 pacientes que repetiram a biópsia renal devido a proteinúria nefrótica ou subnefrótica persistente, recidiva de doença ou piora da função renal[18]. Após a rebiópsia, houve modificação na imunossupressão em 79% dos pacientes (au-

mento em 60,5% e redução em 18,5%). Os pacientes foram divididos em subgrupos de acordo com a indicação da rebiópsia: proteinúria não nefrótica persistente (grupo A), síndrome nefrótica persistente ou recidivante (grupo B) e aumento da creatinina sérica (grupo C). No grupo A, a rebiópsia mostrou transformação para classes mais brandas, com redução do índice de atividade (IA) (10 para 1; p = 0,002) e manutenção do índice de cronicidade (IC). Houve modificação do tratamento nesse grupo de pacientes, com redução gradual e até suspensão do tratamento imunossupressor. No grupo B, houve manutenção das classes histológicas (III, IV, V e mistas) e do IA, com aumento do IC (1 para 3; p = 0,010). Todos os pacientes receberam reforço no tratamento imunossupressor após a rebiópsia. O grupo C apresentou grande variedade de combinações de lesões ativas e crônicas, com necessidade de aumento da imunossupressão em alguns pacientes, e manutenção ou até redução em outros, o que reforçou a importância da rebiópsia no manejo clínico desses pacientes. Na avaliação dos fatores prognósticos, a presença de > 30% de crescentes (RR 7,2; p < 0,001) e IC > 5 (RR 23,6; p < 0,001) na rebiópsia foi associada a maior risco de duplicação de creatinina sérica e DRCT.

De forma semelhante, outros estudos comprovaram a importância da rebiópsia por indicações clínicas na modificação do tratamento imunossupressor de pacientes com NL[19,20,22,24]. Bajaj *et al* (2000) avaliaram 57 pacientes com NL rebiopsiados durante o seguimento, sendo o aumento progressivo da proteinúria a principal indicação[19]. Houve modificação da imunossupressão em 77% dos pacientes, diminuição em 30% e aumento em 47% dos casos. Wang *et al* (2012) avaliaram 44 pacientes submetidos a rebiópsia por proteinúria nefrótica/subnefrótica persistente, piora da função renal ou recidiva de doença, e observaram transição da classe histológica em 64% deles[24]. Todos os pacientes com classe V à biópsia inicial apresentaram transição para classes mistas (III + V ou IV + V) à rebiópsia. Por outro lado, 81% dos pacientes com classes mistas à biópsia inicial não apresentaram mudanças na classificação histológica da rebiópsia. Em relação ao tratamento, 34% dos pacientes necessitaram de ajustes após a rebiópsia. Em pacientes com programação de aumentar a imunossupressão antes da biópsia, o tratamento foi mantido ou reduzido em 44% dos casos, e naqueles com programação de manter o tratamento, a imunossupressão foi aumentada ou reduzida em 39% casos.

Para avaliar a indicação de rebiópsia na recidiva da doença, Daleboudt *et al* (2009) avaliaram 49 rebiópsias realizadas por recidiva de doença e observaram que em 83% dos casos houve transformação de classes não proliferativas em classes proliferativas[20]. Esse achado não se repetiu nas classes proliferativas, nas quais a transformação para classes não proliferativas foi rara (5%). Diferentemente do estudo anterior, outros dois estudos mostraram taxas maiores de transformação de classes proliferativas em não proliferativas em biópsias repetidas após recidiva da doença (31% e 24%). Além disso, as características clínicas e laboratoriais não foram capazes de predizer a classe histológica na rebiópsia, indicando que a repetição da biópsia renal é uma importante ferramenta nesses casos[22,25].

Diante das evidências listadas anteriormente, a Liga Europeia Contra o Reumatismo e a Associação Renal Europeia – Associação Europeia de Diálise e Transplante (EULAR/ERA-EDTA) recomendam a rebiópsia em pacientes com doença em progressão ou refratária a tratamento imunossupressor (falha em reduzir 50% ou mais da proteinúria inicial, proteinúria persistente por mais de 1 ano e/ou piora da função renal) e nas recidivas da doença renal[26]. Isso porque, em pacientes com proteinúria persistente, a rebiópsia consegue diferenciar entre atividade imunológica e cicatriz (cronicidade) de uma atividade anterior. Quando há piora progressiva da função renal, a rebiópsia é capaz de avaliar se a alteração é secundária à atividade imunológica, progressão de doença renal por sequela de uma atividade anterior ou outras condições associadas ou não ao LES, como microangiopatia trombótica, nefrite intersticial por drogas ou alterações hemodinâmicas. Na recidiva da NL, principalmente quando a apresentação é diferente da inicial, a rebiópsia consegue evidenciar mudanças de classe e associação com outras lesões renais.

REBIÓPSIA APÓS TRATAMENTO DE INDUÇÃO

Biópsias protocolares realizadas após 6 a 8 meses de tratamento têm demonstrado que os achados histológicos da segunda biópsia têm maior associação com prognóstico renal no longo prazo, comparados aos da biópsia inicial[27-29]. Em estudo realizado por Hill *et al* (2001), a presença de inflamação glomerular, inflamação intersticial, depósito glomerular de imunocomplexos na imunofluorescência e de macrófagos nos lumens tubulares na rebiópsia após indução foi associada a maior risco de duplicação da creatinina sérica após uma média de 7,6 anos de acompanhamento[27]. Além disso, o achado de crescentes, necrose fibrinoide e a persistência ou o surgimento de glomerulonefrite membranoproliferativa na rebiópsia também foram associados a pior prognóstico renal (duplicação de creatinina e DRCT). Outros estudos realizados posteriormente também avaliaram biópsias realizadas após o tratamento de indução e não mostraram correlação entre as lesões de atividade e o prognóstico renal no longo prazo[28,29]. O IC à biópsia após 6 meses de tratamento de indução, contudo, foi associado a pior prognóstico renal, mesmo em pacientes com resposta histológica completa[28,29].

Na avaliação da resposta ao tratamento de indução, os estudos mostram discordância entre os achados laboratoriais e histopatológicos da rebiópsia após 6 meses,

apontando seu provável valor na individualização do tratamento após esse período. Zickert *et al* (2014) avaliaram 67 pacientes com rebiópsia protocolar após cerca de 8 meses do início do tratamento de indução[28]. Dos pacientes com RC, 29% persistiram com atividade histológica (classe III/IV ativa, classe III/IV ativa/crônica ou classe V), enquanto 39% dos pacientes com RP e 28% dos pacientes em NR apresentaram apenas lesões cicatriciais (classe I, II ou III/IV crônica).

Resultados semelhantes foram encontrados no estudo de Malvar *et al* (2015), em que 29% dos pacientes com RC apresentaram atividade histológica importante (IA > 5), enquanto 20% dos pacientes com RP ou NR apresentaram IA inferior a 2[29]. É importante ressaltar também que cerca de 60% dos pacientes sem atividade histológica à rebiópsia protocolar após indução persistiram com proteinúria superior a 500mg/dia (média de 1,7g/dia), mostrando que o principal parâmetro laboratorial utilizado para avaliação da resposta ao tratamento pode não corresponder aos achados de histopatológicos.

Apesar da divergência entre a resposta clínica e histológica, a atividade histológica à rebiópsia após indução não foi preditor de pior prognóstico renal no longo prazo (5-10 anos)[28,29]. Duas hipóteses podem ser levantadas para explicar esses resultados. A primeira é que se trate de lesões ativas em curva de melhora, que desapareceriam ao longo do tempo, mesmo sem o aumento da imunossupressão. A segunda é que essas lesões representem uma atividade residual mantida, que precisaria de maior tempo de tratamento de indução para desaparecer. Diante da falta de evidência na literatura a respeito das modificações histopatológicas evolutivas na NL, a interpretação da persistência da atividade histológica nas biópsias protocolares se torna difícil.

Outra questão importante é a ausência de grupo controle nesses estudos, o que dificulta a comparação do prognóstico no longo prazo. Pacientes com persistência de atividade histológica à rebiópsia invariavelmente foram tratados com doses maiores de imunossupressão, o que pode ter tornado o prognóstico desses pacientes semelhante ao de pacientes sem atividade histológica. Além disso, esses estudos não descrevem um protocolo de tratamento bem definido, conforme o resultado da biópsia renal após indução, impossibilitando a avaliação do impacto na modificação terapêutica guiada pelo resultado da biópsia renal no prognóstico de longo prazo.

REBIÓPSIA NO TRATAMENTO DE MANUTENÇÃO

Estudos com biópsias protocolares realizadas no tratamento de manutenção também evidenciaram diferenças entre as características clínicas e histológicas. Alsuwaida *et al* (2012) avaliaram 77 pacientes submetidos à rebiópsia após 12 a 18 meses do início do tratamento de indução[30]. Dos pacientes em RC, 60% apresentaram

IA ≥ 1, enquanto 20% daqueles com RP e NR não apresentaram atividade histológica. Na análise do prognóstico no longo prazo, todos os pacientes que duplicaram creatinina sérica apresentaram IA ≥ 1 à rebiópsia. A sobrevida renal em 10 anos foi de 93% em pacientes com RC, 69% em pacientes com RP e 41% em pacientes com NR. Quando divididos em relação ao IA, a sobrevida renal em 10 anos foi de 100% em pacientes com IA de zero, 80% em pacientes com IA de 1 ou 2 e 44% em pacientes com IA > 2 na rebiópsia (p < 0,001). Os resultados desse estudo mostram, portanto, que a avaliação histológica durante o tratamento de manutenção foi o melhor preditor de pior prognóstico renal em relação à resposta clínica.

De forma semelhante, Alvarado *et al* (2014) realizaram estudo retrospectivo avaliando 25 pacientes com NL rebiopsiados após 42 meses de tratamento e mais de 24 meses de doença sem atividade laboratorial, para avaliar suspensão do tratamento de manutenção[23]. Na avaliação das rebiópsias, 56% dos pacientes com RC apresentaram IA > zero, sendo que em 30% deles o IA era maior que 2. Em relação aos pacientes com RP, 63% não apresentaram atividade histológica à rebiópsia (IA = 0). Diante da diferença entre a resposta clínica e a atividade histológica, os autores desse estudo sugerem a realização da rebiópsia antes de suspender o tratamento de manutenção.

Recentemente, De Rosa *et al* (2018) publicaram o primeiro estudo prospectivo realizado para avaliar a importância da rebiópsia protocolar na decisão de suspender o tratamento imunossupressor[31]. Nesse estudo, foram avaliados 36 pacientes com NL classe III/IV ± V na biópsia inicial, tratados com ciclofosfamida por 6 meses, seguida de manutenção com micofenolato de mofetil por pelo menos 30 meses. Após um período mínimo de 12 meses de RC, os pacientes foram submetidos a nova biópsia renal e o tratamento imunossupressor foi suspenso. À rebiópsia, 9 pacientes (25%) tinham IA de 1 ou 2 e 7 pacientes (19%) tinham IA entre 3 e 5. Isso quer dizer que, mesmo com RC por no mínimo 12 meses, 44% dos pacientes tinham alguma atividade histológica à biópsia (proliferação endocapilar, depósitos subendoteliais ou inflamação intersticial). Após dois anos de acompanhamento, 11 pacientes (30,5%) apresentaram recidiva da NL, sendo que 10 deles apresentaram atividade histológica à rebiópsia. Todos os pacientes com IA maior que 2 recidivaram após a retirada da imunossupressão, e este foi o único parâmetro preditor de recidiva da NL. Dessa forma, o estudo reforça a importância da rebiópsia na decisão de suspender o tratamento de manutenção e sugere que esse só seja suspenso em pacientes sem atividade histológica.

Apesar de os estudos com biópsias protocolares após tratamento de indução ou manutenção mostrarem benefícios na confirmação de atividade histológica e para guiar o tratamento imunossupressor, a avaliação dos riscos e benefícios do procedimento é necessária. Estudos de bióp-

sia renal em pacientes com LES mostram incidência de complicações de cerca de 10%, sendo que aproximadamente 3% são complicações maiores (hematomas com necessidade de hemotransfusão, arteriografia com embolização ou intervenção cirúrgica)[32,33]. A incidência de complicações em pacientes submetidos à rebiópsia foi semelhante, porém a proporção de complicações maiores foi superior (9,5%). Nesses casos, os pacientes apresentaram maior creatinina (4,0 *versus* 0,9; p = 0,001), menor contagem de plaquetas (131.000 *versus* 258.000; p = 0,010) e maior tempo de protrombina (10,8 versus 9,8; p = 0,010), comparados àqueles sem complicações à rebiópsia.

EXPERIÊNCIA DO SERVIÇO

Analisamos retrospectivamente todos os pacientes com diagnóstico de LES acompanhados em nosso ambulatório de glomerulopatias no Hospital das Clínicas da Universidade Federal de Pernambuco. Foram incluídos para análise aqueles com diagnóstico de LES de acordo com os critérios do SLICC (*Systemic Lupus International Collaborating Clinics*)[11], com NL documentada por biópsia e que tinham realizado ao menos duas biópsias renais. O tecido renal foi obtido por meio de biópsia percutânea. Todas as biópsias foram avaliadas por nefropatologistas experientes e classificadas de acordo com a ISN/RPS 2003[12]. Os índices de atividade e de cronicidade foram calculados para cada biópsia por método padrão[34].

Quarenta pacientes foram avaliados com base nesses critérios. Todas as biópsias renais foram repetidas com base em indicação clínica, não havendo em nosso serviço realização de biópsias protocolares. Classificamos as indicações de rebiópsia como alteração recente ou persistente de disfunção renal e/ou proteinúria. Assim, 12 pacientes foram rebiopsiados por elevação isolada de proteinúria, três por piora de função renal isolada e 10 pacientes por piora de ambos os parâmetros. Proteinúria persistentemente elevada motivou uma nova biópsia em 14 pacientes e um paciente foi submetido a nova biópsia por proteinúria e creatinina persistentemente elevadas. Não houve rebiópsias por elevação persistente e isolada de creatinina sérica.

Os pacientes tinham em média 36,6 anos no momento da primeira biópsia renal, sendo 90% do sexo feminino, com tempo médio de NL de 106,5 meses. A mediana da função renal e da proteinúria não diferiram significativamente quando comparadas antes da primeira e da segunda biópsia (Tabela 31.1). Todos os pacientes apresentaram proteinúria > 500mg/dia, com ou sem hematúria e/ou disfunção renal no momento em que foram submetidos à nova biópsia renal.

Os resultados das biópsias iniciais e das rebiópsias dos 40 pacientes estão demonstrados na tabela 31.2. Houve mudança de classe em 70% dos pacientes. Observamos que quatro pacientes transitaram de classes não proliferativas para classes mistas ou proliferativas, nove

Tabela 31.1 – Características clínico-laboratoriais dos pacientes com nefrite lúpica submetidos a rebiópsia no HC-UFPE.

Características	Total (40 pacientes)
Idade, anos*	36,6 ± 11,2
Sexo, feminino/masculino	90%/10%
Duração de nefrite lúpica, meses*	101,7 ± 67,2
Hipertensão arterial	75%
Diabetes	5%
Tabagismo	2,5%

Primeira biópsia
   Creatinina sérica, mg/dL**
   Proteinúria, g/dia**
   Hematúria
	
	1,1 (0,6-1,9)
	4,4 (1,4-8,5)
	70,8%

Tempo para rebiópsia**	45 (20,5-108)

Segunda biópsia
   Creatinina sérica, mg/dL**
   Proteinúria, g/dia**
   Hematúria*
	
	1,2 (0,7-2,1)
	3,2 (2,1-4,5)
	51,3%

*Média ± desvio-padrão.
**Mediana (Q1-Q3).
Hematúria: considerando o total dos pacientes com informações disponíveis.

Tabela 31.2 – Classificação das biópsias renais pela ISN/RPS na primeira e segunda biópsias.

		Segunda biópsia						
		II	III	III + V	IV	IV + V	V	Total
Primeira biópsia	II	0	0	0	0	1	0	1
	III	0	2	0	3	2	0	7
	III + V	0	0	1	1	3	0	5
	IV	1	2	2	5	5	0	15
	IV + V	0	2	1	1	2	1	7
	V	0	0	0	0	3	2	5
	Total	1	6	4	10	16	3	40

pacientes passaram de proliferativas para mistas e dois pacientes passaram de classes proliferativas ou mistas para classes não proliferativas. Dos pacientes que realizaram rebiópsia devido à piora de creatinina sérica e/ou proteinúria, 72% apresentaram mudança de classe. Já entre os que realizaram biópsia por persistência de disfunção renal e/ou proteinúria, 46,7% mudaram a classe da nefrite lúpica. Não houve diferença estatística quando comparados os índices de atividade da primeira (4,9 ± 2,4) e da segunda (3,8 ± 3,5) biópsias. Entretanto, a última biópsia, conforme esperado, demonstrou pior índice de cronicidade (3,3 ± 2,0 *versus* 4,4 ± 1,8; p = 0,019), havendo piora significativa do grau de atrofia tubular (p = 0,002) e de fibrose intersticial (p < 0,001).

De forma geral, houve alteração na imunossupressão utilizada (considerando-se mudança de dose ou de classe de imunossupressor) em 35 de 39 pacientes que tinham o registro da imunossupressão utilizada após resultado da rebiópsia renal. Avaliamos ainda a correlação entre a nossa avaliação clínica e o impacto da rebiópsia na mudança da imunossupressão. Curiosamente, observamos que, de 34 pacientes avaliados clinicamente como tendo doença ativa, 28 (82%) de fato necessitaram do aumento da imunossupressão após a segunda biópsia e seis (18%) reduziram ou mantiveram o esquema utilizado. Para três pacientes com impressão clínica de cronicidade, a rebiópsia permitiu a redução ou manutenção do esquema imunossupressor. Em dois casos, a equipe não chegou a uma consenso quanto à impressão clínica e, em ambos, houve redução de imunossupressão após avaliação histopatológica.

Assim, em nossa casuística, a reavaliação do tecido renal, especialmente para pacientes com recidiva de doença em que havia suspeita de mudança de classe e para avaliação de cronicidade, possibilitou a adequação do tratamento com mais segurança.

CONCLUSÃO

A biópsia renal é o exame padrão-ouro na avaliação inicial da NL, porém as indicações de rebiópsia durante o acompanhamento ainda não são consenso. Ausência de resposta ao tratamento, proteinúria persistente ou em aumento progressivo, piora da função renal e recidiva de doença são indicações bem estabelecidas para a realização de nova biópsia renal, com o principal objetivo de estabelecer a melhor estratégia terapêutica. A importância de biópsias protocolares, contudo, ainda permanece em discussão. Apesar de representar uma valiosa ferramenta no melhor entendimento da resposta histológica aos imunossupressores, estudos prospectivos são necessários para comprovar sua utilidade na modificação do tratamento e na avaliação do prognóstico no longo prazo.

REFERÊNCIAS BIBLIOGRÁFICAS

1. Hanly JG, O'Keeffe AG, Su L et al. The frequency and outcome of lupus nephritis: results from an international inception cohort study. *Rheumatology* 2016; **55**: 252-262.
2. Lim SS, Bayakly AR, Helmick CG et al. The incidence and prevalence of systemic lupus erythematosus, 2002-2004: The Georgia lupus registry. *Arthritis Rheumatol* 2014; **66**: 357-368.
3. Bastian HM, Roseman JM, Mcgwin G et al. Systemic lupus erythematosus in three ethnic groups. XII. Risk factors for lupus nephritis after diagnosis. *Lupus* 2002; **11**: 152-160.
4. Cervera R, Khamashta MA, Font J et al. Morbidity and mortality in systemic lupus erythematosus during a 10-year period. *Medicine (Baltimore)* 2003; **82**: 299-308.
5. Pons-Estel BA, Catoggio LJ, Cardiel MH et al. The GLADEL Multinational Latin American Prospective Inception Cohort of 1,214 Patients With Systemic Lupus Erythematosus. *Medicine (Baltimore)* 2004; **83**: 1-17.
6. Cameron JS. Lupus nephritis. *J Am Soc Nephrol* 1999; **10**: 413-424.
7. Nossent JC, Henzen-Logmans SC, Vroom TM et al. Relation between serological data at the time of biopsy and renal histology in lupus nephritis. *Rheumatol Int* 1991; **11**: 77-82.
8. Weening JJ. The classification of glomerulonephritis in systemic lupus erythematosus revisited. *J Am Soc Nephrol* 2004; **15**: 241-250.
9. Gladman DD, Urowitz MB, Cole E et al. Kidney biopsy in SLE. I. A clinical-morphologic evaluation. *Q J Med* 1989; **73**: 1125-1133.
10. Moroni G, Depetri F, Ponticelli C. Lupus nephritis: When and how often to biopsy and what does it mean? *J Autoimmun* 2016; **74**: 27-40.
11. Petri M, Orbai AM, Alarcón GS et al. Derivation and validation of the systemic lupus international collaborating clinics classification criteria for systemic lupus erythematosus. *Arthritis Rheum* 2012; **64**: 2677-2686.
12. Weening JJ, D'agati VD, Schwartz MM et al. The classification of glomerulonephritis in systemic lupus erythematosus revisited. *Kidney Int* 2004; **65**: 521-530.

13. Petri M, Orbai A, Alarco GS et al. Derivation and Validation of the Systemic Lupus International Collaborating Clinics Classification Criteria for Systemic Lupus Erythematosus. *Arthritis Rheum* 2012; **64**: 2677-2686.
14. Mittal B, Rennke H, Singh AK. The role of kidney biopsy in the management of lupus nephritis. *Curr Opin Nephrol Hypertens* 2005; **14**:1-8.
15. Bihl GR, Petri M, Fine DM. Kidney biopsy in lupus nephritis: look before you leap. *Nephrol Dial Transplant* 2006; **21**: 1749-1752.
16. KDIGO. KDIGO Clinical Practice Guideline for Glomerulonephritis. *Kidney Int* 2012; **2**: 1-274.
17. Moroni G, Quaglini S, Gallelli B et al. The long-term outcome of 93 patients with proliferative lupus nephritis. *Nephrol Dial Transplant* 2007; **22**: 2531-2539.
18. Moroni G, Pasquali S, Quaglini S et al. Clinical and prognostic value of serial renal biopsies in lupus nephritis. *Am J Kidney Dis* 1999; **34**: 530-539.
19. Bajaj S, Albert L, Gladman DD et al. Serial renal biopsy in systemic lupus erythematosus. *J Rheumatol* 2000; **27**: 2822-2826.
20. Daleboudt GMN, Bajema IM, Goemaere NNT et al. The clinical relevance of a repeat biopsy in lupus nephritis flares. *Nephrol Dial Transplant* 2009; **24**: 3712-3717.
21. Pagni F, Galimberti S, Goffredo P et al. The value of repeat biopsy in the management of lupus nephritis: an international multicentre study in a large cohort of patients. *Nephrol Dial Transplant* 2013; **28**: 3014-3023.
22. Greloni G, Scolnik M, Marin J et al. Value of repeat biopsy in lupus nephritis flares. *Lupus Sci Med* 2014; **1**: e000004.
23. Alvarado A, Malvar A, Lococo B et al. The value of repeat kidney biopsy in quiescent Argentinian lupus nephritis patients. *Lupus* 2014; **23**: 840-847.
24. Wang G-B, Xu Z-J, Liu H-F et al. Changes in pathological pattern and treatment regimens based on repeat renal biopsy in lupus nephritis. *Chin Med J (Engl)* 2012; **125**: 2890-2894.
25. Lu J, Tam LS, Lai FMM et al. Repeat renal biopsy in lupus nephritis: A change in histological pattern is common. *Am J Nephrol* 2011; **34**: 220-225.
26. Bertsias GK, Tektonidou M, Amoura Z et al. Joint European League Against Rheumatism and European Renal Association-European Dialysis and Transplant Association (EULAR/ERA-EDTA) recommendations for the management of adult and paediatric lupus nephritis. *Ann Rheum Dis* 2012; **71**: 1771-1782.
27. Hill GS, Delahousse M, Nochy D et al. Predictive power of the second renal biopsy in lupus nephritis: significance of macrophages. *Kidney Int* 2001; **59**: 304-316.
28. Zickert A, Sundelin B, Svenungsson E et al. Role of early repeated renal biopsies in lupus nephritis. *Lupus Sci Med* 2014; **1**: e000018.
29. Malvar A, Pirruccio P, Alberton V et al. Histologic versus clinical remission in proliferative lupus nephritis. *Nephrol Dial Transplant* 2017; **32**: 1338-1344.
30. Alsuwaida A, Husain S, Alghonaim M et al. Strategy for second kidney biopsy in patients with lupus nephritis. *Nephrol Dial Transplant* 2012; **27**: 1472-1478.
31. De Rosa M, Azzato F, Toblli JE et al. A prospective observational cohort study highlights kidney biopsy findings of lupus nephritis patients in remission who flare following withdrawal of maintenance therapy. *Kidney Int* 2018; **94**: 788-794.
32. Chen TK, Estrella MM, Fine DM. Predictors of kidney biopsy complication among patients with systemic lupus erythematosus. *Lupus* 2012; **21**: 848-854.
33. Sun YS, Sun IT, Wang HK et al. Risk of complications of ultrasound-guided renal biopsy for adult and pediatric patients with systemic lupus erythematosus. *Lupus* 2018; **27**: 828-836.
34. Austin HA, Muenz LR, Joyce KM et al. Prognostic factors in lupus nephritis. Contribution of renal histologic data. *Am J Med* 1983; **75**: 382-391.

SEÇÃO 5

Infecções Urinárias

◆

32

INFECÇÕES DO TRATO GENITAL E URINÁRIO NAS IDOSAS COM DIABETES TIPO 2: IMPACTO DA GLICOSÚRIA INDUZIDA FARMACOLOGICAMENTE

Luiz Paulo José Marques
Nayanne Aguiar Mendonça Barnese

◆

INTRODUÇÃO

Quando analisamos a população ao redor do mundo, dois fenômenos de crescimento em escala geométrica, com grande importância para a saúde pública e o bem--estar dos indivíduos, têm sido claramente observados: 1. a idade: o envelhecimento da população mundial é notório, o número de pessoas com idade ≥ 60 anos dobrou desde 1980 e estima-se que atinja dois bilhões em 2050[1]; 2. o *diabetes mellitus*: aumento expressivo da prevalência do diabetes tipo 2 (DM2) na população; projeções indicam que em 2045 a população de diabéticos será maior que 700 milhões de pessoas no planeta[2] e esse aumento incidirá principalmente entre os idosos. O DM2 é a forma mais comum de diabetes, sendo responsável por aproximadamente 90% de todos os casos diagnosticados e calcula-se que 2/3 dos pacientes diabéticos em 2045 estarão vivendo nos países subdesenvolvidos ou em desenvolvimento[3].

A proporção de mulheres diabéticas idosas também se encontra em crescimento progressivo, e a presença de doenças infecciosas nesse grupo pode ser considerada um dos principais problemas de saúde dessa população. A hiperglicemia secundária ao controle inadequado do diabetes é um dos fatores mais importantes para o aparecimento de infecções causadas por bactérias, fungos e leveduras, como pneumonia, infecções da pele e tecidos moles, infecções do trato urinário e infecções genitais e perineais[4]. Nas pacientes diabéticas idosas, a infecção geniturinária é o segundo tipo de infecção mais comum e a infecção do trato urinário (ITU) é responsável por alto índice de atendimentos nas emergências médicas e de internações hospitalares para o tratamento, o que amplia sobremaneira a taxa de morbiletalidade e impõe um aumento substancial dos custos médicos necessários para o tratamento da infecção nesse grupo de pacientes[5-7].

Vários fatores podem contribuir para o aumento do risco do aparecimento de infecções geniturinárias na população diabética, tais como idade, sexo, controle metabólico inadequado, deficiências no sistema imunológico e disfunção vesical. O espectro dessas infecções pode variar de infecção genital, bacteriúria assintomática (BA), ITU inferior (cistite ou uretrite), ITU superior (pielonefrite) à urossepse grave. A suspeita de ITU nas pacientes diabéticas idosas exige diagnóstico precoce e intervenção terapêutica imediata para reduzir a morbiletalidade, bem como os custos necessários para o tratamento e a manutenção da saúde[8,9].

A incidência e a prevalência de ITU e BA são significativamente maiores nos indivíduos com diabetes, quando comparados com a população não diabética, principalmente entre as pacientes diabéticas idosas[10-12]. A presença de glicosúria tem sido apontada como um dos fatores que podem predispor ao desenvolvimento da colonização do trato urinário e genital, favorecendo o aparecimento das infecções urogenitais[9,11,13]. A presença de glicosúria está, geralmente, associada ao controle metabólico inadequado do diabetes, resultado de altas glicemias, com consequente aumento da excreção da glicose pelos rins, visando à redução fisiológica da glicose sérica.

A observação de que os rins podem contribuir para o controle da glicemia, com a diminuição da reabsorção da glicose nos túbulos proximais renais, levou à formulação da hipótese de que o aumento da excreção renal de glicose poderia ser utilizado como ferramenta terapêutica para auxiliar no controle da glicemia. Recentemente foi introduzido na farmacoterapia para o tratamento do diabetes o uso dos inibidores do cotransportador de sódio glicose 2 (SGLT2), que aumentam a excreção de glicose pelos rins, como uma das várias opções de tratamento de segunda linha para o DM2. Com o aumento progressivo da população tratada com essa medicação, em virtude dos efeitos cardiorrenais benéficos, passamos também a observar aumento da incidência das infecções urogenitais, secundárias à presença contínua de altas taxas de glicose na urina, mesmo em pacientes com controle glicêmico adequado[14].

COTRANSPORTADOR DE SÓDIO-GLICOSE 2

No adulto saudável, a taxa de filtração renal da glicose é de aproximadamente 180g por dia. Sob condições normais, quando a carga de glicose tubular é de aproximadamente 120mg/min, praticamente toda a glicose filtrada é reabsorvida e menos de 1% é excretado na urina e a reabsorção de glicose nos túbulos proximais é um processo que ocorre em várias etapas, envolvendo vários mecanismos de transporte. A glicose filtrada é se filtrada não é fixo e pode variar entre 130 e 300mg/dL; outros fatores como a idade ou a presença de insuficiência renal também podem interferir na excreção urinária da glicose[17].

Os cotransportadores de sódio-glicose (SGTLs) são os primeiros mecanismos fisiológicos que participam na absorção da glicose no organismo, incluem uma variedade de proteínas de membrana que atuam no transporte de glicose, aminoácidos, vitaminas e íons através da membrana de borda em escova no túbulo proximal renal e no epitélio intestinal.

Na família dos SGTLs já foram identificados os SGTL1, 2, 3, 4, 5 e 6. O SGLT1 é o principal responsável pela absorção de glicose no trato gastrintestinal, onde é encontrado em maior quantidade. Nos rins é encontrado no segmento S3 da parte reta do túbulo proximal e é o responsável pela reabsorção de 10% da glicose filtrada. Tem sido alvo de interesse da indústria farmacêutica, uma vez que seu bloqueio farmacológico pode reduzir a absorção gastrintestinal de glicose, favorecendo a perda de peso e o controle da glicemia pós-prandial nos pacientes diabéticos[18].

O SGLT2, encontrado principalmente no túbulo contorcido proximal, é o responsável pela reabsorção de 90% da glicose filtrada pelos rins, enquanto o SGLT3 é encontrado no músculo esquelético e no sistema nervoso e atua mais como um sensor dos níveis de glicose. Outros membros dessa família já foram identificados (SGLT4, SGLT5 e SGLT6), mas sua atuação nos humanos ainda não é completamente conhecida[18].

No início do século XIX, cientistas franceses isolaram uma substância chamada phorizina a partir das raízes das macieiras, que inicialmente, devido às suas propriedades antipiréticas, foi utilizada no tratamento da febre e da malária[19]. Paralelamente, foi verificado que o uso crônico da phorizina aumentava a excreção renal de glicose, induzia poliúria e perda de peso[20]. Nas décadas seguintes, a phorizina foi utilizada em estudos de fisiologia renal, até que na década de 1970 alguns desses estudos indicaram que a localização do transporte ativo de reabsorção de glicose é essencialmente no túbulo contorcido proximal e mediado pelo SGLT2[18].

No início da década de 1990, análogos da phorizina, que pertencem à classe das glifozinas, foram desenvolvidos e mostraram-se farmacologicamente viáveis para o tratamento do diabetes[21]. Vários desses antagonistas, que são altamente seletivos para a SGLT2, foram aprovados por diferentes agências de medicamentos e são atualmente utilizados no tratamento da DM2. Os mais comuns são canagliflozina, dapagliflozina, ipragliflozina, tofogliflozina, empagliflozina, luseogliflozina, ertugliflozina e remobiflozina etabonato[22].

O diabetes tipo 2 é caracterizado por várias rupturas fisiopatológicas, incluindo defeitos na secreção de insulina pelo pâncreas, aumento da produção hepática de glicose e aumento da resistência insulínica no músculo. Atualmente, também é conhecido que o aumento adaptativo na reabsorção de glicose nos túbulos proximais renais, mediados pelo SGLT1 e SGLT2, limita a excreção renal de glicose e contribui para a desregulação da glicose no diabetes tipo 2[23].

O efeito hipoglicêmico dos inibidores da SGLT2 tem como alvo a proteína mediadora da reabsorção de 90% de glicose filtrada pelos rins no túbulo contorcido proximal, atua independentemente da secreção de insulina pelo pâncreas, resultando em aumento significativo da excreção urinária de glicose, associado à redução correspondente nos níveis de glicose no sangue[24]. Em virtude do mecanismo de ação dessas drogas, alguns eventos adversos eram esperados como as infecções urogenitais; outros não foram previstos, mas podem ser explicados como decorrência da alteração do volume circulante (desidratação, hipotensão e síncope) e da glicemia (hipoglicemia e cetoacidose diabética euglicêmica); mas outros foram surpreendentes e permanecem mal compreendidos, como fraturas ósseas, gangrena de Fournier e amputações de membros inferiores. Desses eventos adversos, nas pacientes diabéticas idosas, as infecções urogenitais, principalmente as infecções fúngicas genitais, parecem ser os eventos adversos mais prevalentes e consistentes, entre os vários estudos envolvendo inibidores da SGLT2[25].

INFECÇÕES GENITURINÁRIAS

A interação diabetes e idade avançada interferem significativamente na incidência das infecções urogenitais. O avanço da idade está associado a um declínio em diversos processos fisiológicos e o sistema urogenital não é exceção. O processo natural do envelhecimento associado a fatores anatômicos, fisiológicos, genéticos, estilo de vida e insuficiência hormonal acabará por atingir todas as mulheres. Em comparação com a osteoporose e a doença cardiovascular, pouca atenção tem sido dada aos problemas causados pelo envelhecimento urogenital e muitas mulheres idosas se sentem envergonhadas e não abordam prontamente problemas relacionados à perda da integridade urogenital, a menos que seja especificamente demandado durante a anamnese na consulta médica.

Sintomas e sinais de distúrbios da integridade urogenital envolvendo o trato urinário inferior, o trato genital e a musculatura da pélvis tornam-se evidentes após a menopausa. Os órgãos urogenitais são altamente sensíveis à influência do estrógeno e os receptores de estrógeno são encontrados na uretra, trígono da bexiga, ligamentos redondos e músculos levantadores do ânus. Com o declínio progressivo da produção dos estrógenos durante o climatério, observa-se atrofia da mucosa na vagina, uretra e bexiga, causando secura vaginal, coceira, ardor, dispareunia, noctúria, disúria e urgência urinária, que, associados ao reservatório vaginal de microrganismos patogênicos encontrados nas mulheres diabéticas idosas e à migração facilitada para a bexiga, favorecem o aumento da incidência de vaginite e ITU[26].

A infecção urogenital é uma das mais prevalentes nas pacientes diabéticas idosas e vários fatores podem contribuir para o aumento da incidência, como a imunodeficiência associada ao diabetes, a idade, a hiperglicemia, a presença de glicosúria, o declínio da função cognitiva, a dificuldade de locomoção e os acidentes cerebrovasculares que dificultam a higiene pessoal, além de alterações funcionais e orgânicas do trato urogenital secundários a diminuição da produção de estrógenos, incontinência urinária e/ou fecal e presença de outras doenças sistêmicas[27].

A glicosúria é um dos fatores que pode aumentar o risco para o aparecimento de infecções urogenitais e, quando prescrevemos os inibidores de SGLT2 no tratamento do diabetes, devemos fazer anamnese adequada, a fim de detectar história de infecção urinária ou genital recorrente, sintomas de distúrbios da integridade urogenital, principalmente nas diabéticas na pós-menopausa e ficar atento quanto ao aparecimento dessas infecções. As pacientes devem ser orientadas a cuidar com atenção da higiene da área genital e pélvica e aumentar a ingestão de líquidos, para dificultar o aparecimento dessas infecções.

INFECÇÕES GENITAIS

As pacientes com diabetes tipo 2 apresentam risco duas vezes maior para o aparecimento de infecções vulvovaginais fúngicas, em comparação com as pacientes sem diabetes. Esse risco é ainda maior nas pacientes que têm história prévia de infecção genital recorrente ou que apresentem glicosúria. Portanto, ao induzir a glicosúria com o uso dos inibidores de SGLT2 no tratamento do diabetes, tem sido verificada maior incidência das infecções fúngicas genitais. Tipicamente, tem sido demonstrado que essas infecções são mais comuns entre as mulheres e ocorrem precocemente após o início do tratamento (em 24 semanas), geralmente são brandas e recorrentes, mas podem ser suficientemente graves para levar à necessidade da suspensão do tratamento com os inibidores de SGLT2[28].

A taxa de crescimento de *Candida albicans* na presença de diferentes concentrações de glicose e frutose tem sido estudada e foi demonstrado que a concentração de glicose está diretamente relacionada ao crescimento de *Candida albicans*[29]. O aumento da concentração de glicose nas secreções vaginais, secundária à glicosúria causada com o uso dos inibidores de SGLT2, também aumenta o crescimento e a patogenicidade da *Candida* sp. e os níveis ampliados de glicogênio aumentam a colonização e a infecção por esse germe, diminuindo o pH vaginal e facilitando o aparecimento da candidíase vulvovaginal nas mulheres com DM2[30].

Apesar do melhor controle glicêmico proporcionado pelo uso dos inibidores de SGLT2, o aumento da excreção urinária de glicose está associado à elevação da concentração de glicose na região vulvovaginal e da incidência de candidíase, principalmente nas pacientes com história de infecção genital recorrente. Em estudo para avaliar a prevalência de candidíase foi demonstrado que, antes de iniciar o tratamento com inibidores de SGLT2, 14,9% das participantes apresentavam *Candida* sp. vaginal positiva; das pacientes negativas, 36,9% converteu para cultura positiva e 15,8% desenvolveu vaginite sintomática, mostrando que no mundo real a incidência é maior que os 31% de colonização e os 5-10% de vaginite sintomática descrita nos ensaios clínicos pré-aprovação do uso dessas drogas[31].

As infecções genitais secundárias ao uso dos inibidores de SGLT2 costumam ser brandas ou moderadas e respondem bem ao tratamento clínico. Os sintomas parecem estar associados ao aumento dos níveis de glicose na vagina por meio da liberação e degradação do glicogênio; o prurido é o principal sintoma, associado a hiperemia vaginal, sensação de queimação, leucorreia, dispareunia e disúria. O diagnóstico é feito pela combinação da anamnese, exame clínico e a detecção de levedura por meio de exame microscópico do fluido vaginal. A colonização vaginal assintomática não requer tratamento nas pacientes diabéticas na pós-menopausa sem história de candidíase vaginal recorrente[32].

No tratamento de candidíase vaginal aguda tem sido indicado o uso por via vaginal de cotrimazol 200mg/7 a 14 dias ou miconazol 400mg/7 a 14 dias, associado ao tratamento por via oral com fluconazol 150mg em dose única ou itraconazol 200mg/dia durante 3 dias. Entretanto, o tratamento padrão para *C. albicans* é minimamente eficaz para *C. glabrata* e óvulos vaginais de ácido bórico 600mg/dia/14 dias ou de anfotericina B 50mg/dia/14 dias, ou aplicação vaginal de flucitosina a 17% uma vez por dia/14 dias, associado a fluconazol por via oral 800mg/dia, 14-21 dias, tem sido eficaz para o tratamento da *C. glabrata*[32].

Na candidíase vaginal recorrente, definida como pelo menos quatro episódios sintomáticos por ano, o tratamento continua sendo uma situação clínica desafiadora. A abordagem terapêutica inclui o tratamento inicial e a terapia de manutenção. A indução pode ser feita com fluconazol 150mg a cada 3 dias com três doses, associada ao ácido bórico vaginal 600mg/dia/14 dias ou clotrimazol 500mg/dia/10-14 dias, todos com eficácia semelhante. O tratamento de manutenção é geralmente administrado por 6 meses e consiste em fluconazol por via oral 150mg, uma vez por semana, ou itraconazol por via oral 200-400mg, uma vez por mês, ou clotrimazol vaginal 500mg uma vez por mês[32].

Outros tipos de infecção genital também podem ser encontrados nas pacientes diabéticas idosas, como a vaginite por *Trichomonas vaginalis*, a vaginose bacteriana e a vaginite aeróbia. Entretanto, ainda não foi demonstrada nenhuma relação entre o uso dos inibidores de SGLT2 e o aumento da incidência dessas infecções.

INFECÇÃO DO TRATO URINÁRIO (ITU)

A glicosúria tem sido apontada como um dos fatores que podem predispor ao aparecimento de ITU, principalmente nas diabéticas idosas. A adição de glicose em concentrações entre 100 e 1.000mg/dL em amostras de urina, o equivalente à glicosúria moderada e grave, propicia aumento significativo do crescimento bacteriano após seis horas, quando comparado com as amostras de urina sem adição de glicose[33]. O mecanismo exclusivo de ação dos inibidores da SGLT2 é a inibição da reabsorção de glicose no túbulo contorcido proximal renal, que resulta em aumento da quantidade de glicose na urina, e as monografias confeccionadas para o lançamento desses produtos identificaram aumento do risco de aparecimento de ITU como efeito adverso potencial ao uso dessas medicações.

O alerta sobre o aparecimento de ITU grave, associado ao tratamento do DM2 com SGLT2, foi dado pelo FDA (*US Food and Drug Administration),* que identificou 19 casos de infecções graves (urossepse e pielonefrite), secundária à ITU associada ao uso dos inibidores da SGLT2, relatados no período de março de 2013 a outubro de 2014. Todos os 19 pacientes foram hospitalizados em centro de terapia intensiva e alguns desenvolveram insuficiência renal e necessitaram de tratamento com diálise[34].

Em estudo utilizando bancos de dados de dois seguros de saúde na América do Norte para investigar a incidência de ITU grave em pacientes diabéticos, caracterizada pela necessidade de internação por infecção urinária ou pielonefrite ou urossepse, foi descrita incidência de 1,76 a 2,15 por 1.000 pacientes por ano, entre pacientes que iniciaram tratamento com os inibidores da SGLT2. Entretanto, não houve diferença significativa entre os pacientes tratados com inibidor da SGLT2 quando comparados àqueles tratados com um inibidor da DPP-4 ou com um agonista de GLP-1[35].

Várias metanálises têm sido realizadas para avaliar a relação entre o uso dos inibidores da SGLT2 e o aparecimento de ITU e têm mostrado resultados divergentes, incluindo o aumento do risco com o uso apenas da dapagliflozina[36,37], o aumento do risco com o uso de outros inibidores da SGLT2[38,39] e nenhuma diferença na incidência de ITU com ou sem o uso dos inibidores da SGLT2 nos pacientes com DM2[35,40,41]. Não obstante, as mulheres diabéticas na pós-menopausa têm risco aumentado de infecções geniturinárias e bacteriúria assintomática e temos poucos estudos sobre o aparecimento de ITU associada ao uso dessa medicação nesse grupo. Marques *et al* demonstraram em um grupo de pacientes diabéticas idosas incidência semelhante de ITU com ou sem o uso de inibidores da SGLT2. Entretanto, foram excluídos todos os outros fatores de riscos possíveis que predispõem para o aparecimento de ITU no grupo estudado, o que impede avaliar se a associação da presença desses diversos fatores de risco, frequentemente encontrados nas idosas, com o uso dessa medicação, aumenta ou não a incidência de ITU[42].

O aparecimento da ITU é relativamente precoce nos primeiros meses após o início do tratamento com o inibidor da SGLT2, a *Escherichia coli* é o agente causal mais frequente, geralmente a gravidade da infecção é leve a moderada e responde bem ao tratamento padrão com antimicrobiano por via oral durante sete dias[43-45]. Entretanto, a suspeita de ITU nas mulheres com DM2 na pós-menopausa e em uso de inibidores da SGLT2 exige diagnóstico precoce e início imediato do tratamento, para evitar a progressão para pielonefrite e urossepse, reduzir a morbiletalidade, a necessidade de internação hospitalar e os custos com o tratamento médico.

As pacientes diabéticas idosas e em uso do inibidor da SGLT2 devem ser orientadas sobre os sintomas de ITU, como disúria, polaciúria, urência, urgência ou urina de odor fétido, e a procurar atendimento médico imediato logo que apresentar qualquer um desses sintomas. Como a ITU nos pacientes diabéticos é considerada uma infecção complicada, a coleta de urina para cultura deve ser realizada sempre que possível, antes do início do tratamento empírico com antibiótico, que deve ser realizado por no mínimo sete dias.

Para a escolha adequada do antibiótico antes de obter o resultado da cultura de urina, alguns fatores devem ser observados como: alta previsibilidade do agente infectante (a *Escherichia coli* é responsável por mais de 70-80% das ITU), uso de antibióticos no último mês, sensibilidade bacteriana na área geográfica do local de atendimento do paciente e toxicidade. As penicilinas (amoxicilina + clavulanato 875mg de 12/12 horas), as cefalosporinas (cefuroxima 250mg de 12/12 horas), as fluorquinolonas (levofloxacino 500mg/dia, ciprofloxacino 500mg de 12/12 horas ou norfloxacino 400mg de 12/12 horas), as sulfas (sulfametoxazol + trimetoprima 800mg + 160mg de 12/12 horas) e os nitrofuranos (nitrofurantoína 100mg de 6 em 6 horas) são considerados drogas de primeira linha. Entretanto, em nosso meio têm sido observadas altas taxas de resistência da *E. coli* às sulfas e às fluorquinolonas[11].

BACTERIÚRIA ASSINTOMÁTICA (BA)

Apesar de o conhecimento que as pacientes diabéticas na pós-menopausa apresentam maior incidência e prevalência de BA[11], que a glicosúria é um dos fatores que podem predispor para o desenvolvimento da colonização do trato urinário, favorecendo ao aparecimento da BA[9,13], e que tem sido demonstrada uma relação entre o grau da glicosúria e a presença de BA[46], poucos autores têm estudado a incidência da BA nos pacientes tratados com os inibidores da SGTL2.

Marques *et al* demonstraram alta incidência (34%) de BA nas pacientes diabéticas na pós-menopausa tratadas com inibidor da SGTL2 e que foi significativamente maior que a incidência encontrada no grupo que não utilizava esse medicamento no tratamento. O aparecimento da BA é tardio ao início da droga e foi verificado após seis meses de uso dessa medicação em 66% dos pacientes estudados que apresentaram BA. A *Escherichia coli* foi o principal agente causador, nenhuma das pacientes foi tratada com antibiótico, como também nenhuma paciente com BA desenvolveu ITU durante o período do estudo. A presença contínua de altas concentrações de glicose na urina, induzida pelo inibidor de SGLT2,

favorece o crescimento bacteriano e é um fator de risco adicional para o aparecimento de BA nas mulheres na pós-menopausa com DM2[41].

A BA pode ser considerada uma complicação do diabetes e tem sido demonstrado que diabéticos portadores de BA mais frequentemente apresentam albuminúria e ITU, assim como um risco aumentado de internação hospitalar por urossepse[47]. O tratamento da BA não reduz o risco de ITU e pode contribuir para o aumento da resistência bacteriana aos antibióticos[47]. Portanto, a antibioticoterapia não é indicada como tratamento para BA em pacientes diabéticos, mesmo nos idosos[48]. No entanto, antes de procedimentos urológicos selecionados onde o trauma da mucosa é esperado, a triagem e o tratamento profilático para BA têm sido recomendados por diretrizes baseadas em evidências[49].

A presença de disfunção vesical associada à incontinência urinária é muito frequente nas mulheres diabéticas na pós-menopausa e o estudo urodinâmico tem sido indicado para definir o tipo de disfunção vesical e o tratamento. Por outro lado, a presença de BA pode alterar o resultado do estudo urodinâmico e predispor à emergência de ITU. O Painel de Políticas de Melhores Práticas da Sociedade de Urodinâmica recomenda o uso de antibioticoterapia profilática em pacientes com BA para a realização desse estudo[49].

Entretanto, a dose, a frequência e o tempo de administração do antibiótico escolhido para quimioprofilaxa diferem amplamente na literatura, fornecendo dados limitados para uma abordagem padrão. O sulfametoxazol + trimetoprima (800mg + 160mg) e as fluorquinolonas (levofloxacino 500mg, ciprofloxacino 500mg ou ofloxacino 400mg) são considerados drogas de primeira linha, e as cefalosporinas (cefalexina 500mg ou cefuroxima 500mg) ou a amoxicilina + clavulanato 875mg, como alternativas de segunda linha; o tempo de duração da profilaxia é de no máximo 24 horas. Mas, como a maioria desses procedimentos é realizada em consultório, uma dose única por via oral uma hora antes do procedimento é suficiente e é a forma de quimioprofilaxia escolhida na maioria dos estudos[49]. Dessa maneira, a cultura de urina deve ser recomendada para essas mulheres que serão submetidas a procedimentos urológicos onde o trauma da mucosa é esperado e, quando a BA é diagnosticada, a quimioprofilaxia antes do procedimento está indicada.

A possibilidade do aparecimento de infecções urogenitais nos pacientes diabéticos tratados com um dos inibidores da SGTL2, principalmente nas mulheres na pós-menopausa, não deve ser negligenciada. Antes do início do tratamento, deve-se observar a presença de história de infecção urinária ou genital recorrente e de outros fatores que podem concorrer para o aparecimento dessas infecções. Medidas simples como a orientação sobre a higiene genital e o conhecimento dos sintomas habituais de infecções urogenitais, associadas ao conhecimento da necessidade de procurar atendimento médico imediato quando do surgimento de sintomas urogenitais, evitam a automedicação e a piora progressiva do quadro infecioso. Essas infecções, quando associadas ao tratamento com os inibidores da SGTL2, costumam ser brandas e respondem bem ao tratamento padrão. Contudo, se a ITU não for diagnosticada e tratada tempestivamente, pode resultar no grave quadro de urossepse, acarretando riscos a vida do paciente. A presença de infecções urogenitais recorrentes ou graves, frequentemente leva à necessidade da suspensão do uso de inibidores da SGTL2 no tratamento do DM2.

REFERÊNCIAS BIBLIOGRÁFICAS

1. World Health Organization Fact Sheets. In: http://www.who.int/features/factfiles/ageing/en/.

2. Cho JD, Shaw JE, Karuranga S et al. IDF Diabetes Atlas: Global estimates for the prevalence of diabetes for 2015 and projections for 2045. *Diabetes Res Clin Pract* 2018; **138**: 271-281.

3. IDF Diabetes Atlas, 6th Edition, International Diabetes Federation, 2013. http://www.idf.org/sites/default/files/EN_6E_Atlas_Full_0.pdf.

4. Hine JL, Lusignan S, Burleigh D et al. Association between glycaemic control and common infections in people with Type 2 diabetes: a cohort study. *Diabet Med* 2017; **34**: 551-557.

5. Lin W, Chen C, Guan H et al. Hospitalization of elderly diabetic patients: characteristics, reasons for admission, and gender differences. *BMC Geriatrics* 2016; **16**: 160-164.

6. Korbel L, Spencer JD. Diabetes mellitus and infection: An evaluation of hospital utilization and management costs in the United States. *J Diabetes Complications* 2015; **29**: 192-195.

7. Wilke T, Böttger B, Berg B et al. Healthcare burden and costs associated with urinary tract infections in Type2 diabetes mellitus patients: An analysis based on a large sample of 456,586 german patients. *Nephron* 2016; **132**: 215-226.

8. Fünfstück R, Nicolle LE, Hanefeld M, Naber KG. Urinary tract infection in patients with diabetes mellitus. *Clin Nephrol* 2012; **77**: 40-48.

9. Nitzan O, Elias M, Chazan B, Saliba W. Urinary tract infections in patients with type 2 diabetes mellitus: review of prevalence, diagnosis, and management. *Diabetes Metab Synd Obes* 2015; **8**: 129-136.

10. Hirji I, Guo Z, Andersson SW et al. Incidence of urinary tract infection among patients with type 2 diabetes in the UK General Practice Research Database (GPRD). *J Diabetes Complications* 2012; **26**: 513-516.

11. Marques LPJ, Flores JT, Barros Junior OO et al. Epidemiological and clinical aspects of urinary tract infection in community-dwelling elderly women. *Braz J Infect Dis* 2012; **16**: 436-441.

12. Wilke T, Berg B, Groth A et al. Epidemiology of urinary tract infections in type 2 diabetes mellitus patients: An analysis based on a large sample of 456,586 German T2DM patients. *J Diabetes Complications* 2015; **29**: 1015-1025.

13. Marques LPJ, Vieira LMSF, Madeira EPQ, Moreira RMP. Bacterial colonization of urinary tract in elderly diabetic women: risk factors and clinical aspects. *ISN Academy*. Marques L. Apr 24, 2017; 178501. DOI: 10.13140/RG.2.2.29158.47686.

14. Shen J, Yang J, Zhao B. A survey of the FDA's adverse event reporting system database concerning urogenital tract infections and sodium glucose cotransporter-2 inhibitor use. *Diabetes Ther* 2019; **10**: 1043-1050.

15. Guyton AC, Hall JE. Urine formation and the kidneys. In *Textbook of Medical Physiology*, 9th ed. WB Saunders: Philadelphia, PA,1996, pp 332-335.

16. Wright EM. Renal Na-glucose transporters. *Am J Physiol Renal Physiol* 2001; **280**: F10-F18.

17. Butterfield WJH, Keen H, Whichelow MJ. Renal glucose threshold variations with age. *BMJ* 1967; **4**: 505-507.

18. Wright EM, Hirayama BA, Loo DF. Active sugar transport in health and disease. J *Intern Med* 2007; **261**: 32-43.

19. Petersen C. Analyse des phloridzins. *Annales Academie Science Francaise* 1835; **15**: 178-182.

20. Ehrenkranz RRL, Lewis NG, Kahn CR, Roth J. Phlorizin: a review. *Diabetes Metab Res Rev* 2005; **21**: 31-38.

21. White JR. Apple trees to sodium-glucose co-transporter inhibitors. *Clinical Diabetes* 2010; **28**: 5-10.

22. Pandey J, Tamrakar AK. SGLT2 inhibitors for the treatment of diabetes: a patent review (2013-2018). *Expert Opin Ther Pat* 2019; **29**: 369-384.

23. DeFronzo RA, Davidson JA, Del Prato S. The role of the kidneys in glucose homeostasis: a new path towards normalizing glycaemia. *Diabetes Obes Metab* 2012; **14**: 5-14.

24. Ghosh RK, Ghosh SM, Chawla S, Jasdanwala SA. SGLT2 inhibitors: a new emerging therapeutic class in the treatment of type 2 diabetes mellitus. *J Clin Pharmacol* 2012; **52**: 457-463.

25. Scheen AJ. An update on the safety of SGLT2 inhibitors. *Expert Opin Drug Saf* 2019; **18**: 295-311.

26. Doumouchtsis SK, Chrysanthopoulou EL. Urogenital consequences in ageing women. *Best Pract Res Clin Obstet Gynaecol* 2013; **27**: 699-714.

27. Hu KK, Bokyo EJ, Della Scholes EN et al. Risk factors for urinary tract infections in postmenopausal women. *Arch Intern Med* 2004; **164**: 989-993.

28. Thong KY, Yadagiri M, Barnes DJ et al. Clinical risk factors predicting genital fungal infections with sodium-glucose cotransporter 2 inhibitor treatment: The ABCD nationwide dapagliflozin audit. *Prim Care Diabetes* 2018; **12**: 45-50.

29. Man A, Ciurea CN, Pasaroiu D et al. New perspectives on the nutritional factors influencing growth rate of *Candida Albicans* in diabetics. An in vitro study. *Mem Inst Oswaldo Cruz* 2017, **112**: 587-592.

30. Nyirjesy P, Zhao Y, Ways K, Usiskin K. Evaluation of vulvovaginal symptoms and *Candida* colonization in women with type 2 diabetes mellitus treated with canagliflozin, a sodium-glucose cotransporter 2 inhibitor. *Curr Med Res Opin* 2012; **28**: 1173-1178.

31. Yokoyama H, Nagao A, Watanabe S, Honjo J. Incidence and risk of vaginal candidiasis associated with sodium-glucose cotransporter 2 inhibitors in real-world practice for women with type 2 diabetes. *J Diabetes Investig* 2019; **10**: 439-450.

32. Soh PN, Vidal F, Huyghe E et al. Urinary and genital infections in patients with diabetes: How to diagnose and how to treat. *Diabetes Metab* 2016; **42**: 16-24.

33. Geerlings SE, Brouwer EC, Gaastra W et al. Effect of glucose and pH on uropathogenic and non-uropathogenic Escherichia coli studies with urine from diabetic and non-diabetic individuals. *J Med Microbiol* 1999; **48**: 535-539.

34. FDA drug safety communication: FDA revises labels of SGLT2 inhibitors for diabetes to include warnings about too much acid in the blood and serious urinary tract infections. Silver Spring (MD): *US Food and Drug Administration*; 2015. In: www.fda.gov/Drugs/DrugSafety/ucm475463.htm

35. Dave CV, Schneeweiss S, Kim D et al. Sodium–glucose cotransporter-2 inhibitors and the risk for severe urinary tract infections: a population-based cohort study. *Ann Intern Med* 2019. doi:10.7326/M18-3136.(Epub ahead of print).

36. Li D, Wang T, Shen S et al. Urinary tract and genital infections in patients with type 2 diabetes treated with sodium-glucose cotransporter 2 inhibitors: a meta-analysis of randomized controlled trials. *Diabetes Obes Metab* 2017; **19**: 348-355.

37. Zaccardi F, Webb DR, Htike ZZ *et al.* Efficacy and safety of sodium-glucose co-transporter-2 inhibitors in type 2 diabetes mellitus: systematic review and network meta-analysis. *Diabetes Obes Metab* 2016; **18**: 783-794.

38. Vasilakou D, Karagiannis T, Athanasiadou E *et al.* Sodium-glucose cotransporter 2 inhibitors for type 2 diabetes: a systematic review and meta-analysis. *Ann Intern Med* 2013; **159**: 262-274.

39. Berhan A, Berhan Y. Efficacy of alogliptin in type 2 diabetes treatment: a meta-analysis of randomized double-blind controlled studies. *BMC Endocrinol Disord* 2013; **13**: 9-12.

40. Wu JH, Foote C, Blomster J *et al.* Effects of sodium-glucose cotransporter-2 inhibitors on cardiovascular events, death, and major safety outcomes in adults with type 2 diabetes: a systematic review and meta-analysis. *Lancet Diabetes Endocrinol* 2016; **4**: 411-419.

41. Puckrin R, Saltiel MP, Reynier P *et al.* SGLT-2 inhibitors and the risk of infections: a systematic review and meta-analysis of randomized controlled trials. *Acta Diabetol* 2018; **55**: 503-514.

42. Marques LPJ, Mendonça NA, Müller L, André ACP. Infecção do Trato Urinário (ITU) associada ao uso de inibidores da SGTL2 em pacientes idosas portadoras de diabetes Tipo 2. *J Bras Nefrol* 2018; **40** (3 Supl 1): 36.

43. Nauck MA. Update on developments with SGLT2 inhibitors in the management of Type 2 diabetes. *Drug Des Devel Ther* 2014; **8**: 1335-1380.

44. Rizzi M, Trevisan R. Genitourinary infections in diabetic patients in the new era of diabetes therapy with sodium-glucose cotransporter-2 inhibitors. *Nutr Metab Cardiovasc Dis* 2016; **26**: 963-970.

45. Arakaki RF. Sodium-glucose cotransporter-2 inhibitors and genital and urinary tract infections in type 2 diabetes. *Posgrad Med* 2016; **128**: 409-417.

46. Turan H, Serefhanoglu K, Torun AN *et al.* Frequency, risk factors, and responsible pathogenic microorganisms of asymptomatic bacteriuria in patients with type 2 diabetes mellitus. *Japan J Infect Dis* 2008; **61**: 236-238.

47. Renko M, Tapanainen P, Tossvainen P *et al.* Meta-analysis of the significance of asymptomatic bacteriuria in diabetes. *Diabetes Care* 2011; **34**: 230-235.

48. Nicolle LE. The paradigm shift to non-treatment of asymptomatic bacteriuria. *Pathogens* 2016; **5**: 38-41.

49. Cameron AP, Campeau L, Brucker BM *et al.* Best practice policy statement on urodynamic antibiotic prophylaxis in the non-index patient. *Neurourol Urodyn* 2017; **36**: 915-926.

SEÇÃO 6

Nefrologia Pediátrica

◆

33

PREVENÇÃO DE DOENÇA RENAL – DA VIDA INTRAUTERINA ATÉ A ADOLESCÊNCIA

Rejane de Paula Bernardes
Maria Goretti Moreira Guimarães Penido

◆

INTRODUÇÃO

A doença renal crônica (DRC) tornou-se um grande problema de saúde pública devido ao crescente aumento de sua incidência e prevalência. Ela tem alta morbidade e mortalidade, tem curso prolongado e insidioso e geralmente é assintomática nos seus estágios iniciais. Pacientes em estágio avançado de DRC têm expectativa de vida reduzida, aumento dos riscos de doença cardiovascular, restrição dietética importante e uso de grande número de medicamentos, o que piora consideravelmente a qualidade de vida. Esses pacientes frequentemente evoluem para a perda completa da função renal, necessitam de terapia renal substitutiva (TRS) para sobreviver, e esse tratamento é de alta complexidade e de alto custo.

Diferente dos adultos, nos quais o *diabetes mellitus* e a hipertensão arterial são as principais etiologias da DRC, nas crianças as causas congênitas são responsáveis pela maioria de todos os casos. Enquanto essa é a etiologia mais comum em crianças em países desenvolvidos, onde a DRC é diagnosticada em estágios precoces, as causas adquiridas ou infecciosas predominam nos países em desenvolvimento, onde os pacientes são encaminhados nos estágios tardios da DRC[1].

A epidemiologia dessa enfermidade na população pediátrica ainda não está completamente estabelecida. Lamentavelmente, a maioria dos dados ainda é subestimada, porque o registro só é realizado quando o indivíduo já necessita de tratamento dialítico[2,5]. Assim, a maioria dos dados epidemiológicos existentes sobre DRC em crianças e adolescentes estão concentrados principalmente em informações daqueles pacientes em TRS, que representam apenas uma parte da população pediátrica com essa enfermidade. Um considerável número desses pacientes chegará à DRC terminal apenas na idade adulta.

Apesar das semelhanças com a doença no adulto, a DRC pediátrica apresenta características e desafios únicos que não são enfrentados por pacientes adultos e que a tornam uma entidade autônoma. Essas peculiaridades compreendem o retardo do crescimento, as inúmeras alterações nutricionais e o desajuste psicossocial, que impactam consideravelmente na qualidade de vida desses pacientes[6-8]. Além do mais, as complicações dessa enfermidade na infância podem trazer consequências que influenciarão a saúde renal dos adultos. Assim, os nefrologistas que cuidam de jovens ou de adultos que tiveram DRC na infância devem compreender as características que essa enfermidade apresenta em crianças, especialmente a etiologia, a fim de melhorar significativamente o cuidado dos seus pacientes. Dessa maneira, os nefrologistas pediátricos ou os de adultos, quando estiverem cuidando de crianças com DRC, devem ter um olhar para o futuro, e quando cuidando de adultos devem ter um olhar para o passado, formando uma visão global dos seus pacientes.

Considerando que a DRC é uma ameaça à saúde pública, com prevalência crescente, altos custos e maus resultados, esforços mais amplos devem focar na sua prevenção e na detecção precoce. Em 2006, os Centros de Controle e Prevenção de Doenças (CDC) lançaram estratégias abrangentes de saúde pública para impedir o desenvolvimento, a progressão e as complicações da doença nos Estados Unidos. Foram definidas estratégias para a prevenção primária, secundária e terciária de doenças crônicas, incluindo a DRC[9]. A Organização Mundial da Saúde vem traçando estratégias para reduzir a mortalidade pelas doenças crônicas não transmissíveis até 2022 e existe um interesse internacional crescente no desenvolvimento de políticas de saúde pública para a DRC. Para tanto, será necessária a cooperação entre organizações governamentais e privadas federais, estaduais e locais, hospitais, órgão de saúde do governo, profissionais de saúde, pacientes e famílias e o público em geral para compreender a seguinte mensagem : "a DRC é comum, prejudicial e tratável"[10].

PREVENÇÃO DE DOENÇAS RENAIS NA INFÂNCIA

Quando começa a prevenção de doenças renais? Na infância? Durante a gravidez? Na verdade, a prevenção das doenças renais deve começar antes de a mulher engravidar. Para que isso aconteça, é necessária uma ação junto aos médicos, profissionais de saúde, pais, escolas e comunidade[11]. E por que isso é tão importante?

Em 1986, o epidemiologista David Barker propôs a teoria de uma origem fetal ou infantil para as doenças dos adultos: "Ambientes adversos durante a vida fetal e a primeira infância implicam aumento de risco de enfermidades durante a vida adulta"[12,13]. Atualmente, isso é chamado de programação fetal ou infantil das doenças crônicas não transmissíveis do adulto (DCNT) e o termo "programação" postula que estímulos ou alterações durante períodos críticos do desenvolvimento podem ter um impacto duradouro e permanente ao longo de toda vida dos indivíduos. Assim, as DCNT teriam uma programação fetal e uma programação pós-natal no primeiro ano de vida[14]. Esse processo resulta de alterações no equilíbrio de fatores ambientais naturais que, no caso do feto em desenvolvimento, provêm do ambiente intrauterino e de sinalizações que a mãe grávida passa a seu filho pela placenta (produto da dieta, exposição ao meio ambiente, poluição, drogas, outros)[15].

Os fatores que induzem a programação fetal são variados e ainda não completamente esclarecidos. Entre aqueles fatores associados ao crescimento fetal, destacamos:

• Maternos: nutrição materna (proteínas e glicose), consume de álcool, consumo de drogas ilícitas e fumo, hipertensão arterial e pré-eclâmpsia, primiparidade, sobrepeso/obesidade materna, mãe nascida pequena para idade gestacional, asma, síndrome do ovário policístico.
• Placentários: alterações da circulação uteroplacentária, alterações na transferência de nutrientes, infarto placentário, desenvolvimento anormal da placenta.
• Fetais: anomalias cromossômicas[16].

Existem evidências de que, na célula, os mecanismos epigenéticos participariam no processo de programação fetal. Esses mecanismos compreendem uma série de modificações químicas no DNA e nas proteínas que interagem com ele, as quais modelam e regulam a expressão de genes, sem alterar o código genético[17,18]. Como já comentado, durante as primeiras etapas do desenvolvimento fetal, existe alta capacidade de adaptação ao meio ambiente. Essa plasticidade apresenta grande sensibilidade a fatores do meio ambiente, os quais, em curto prazo, definem o desenvolvimento imediato e, em médio e em longo prazo, representam "sinais preditivos" do entorno biológico no qual o indivíduo viverá. Como resultado dessa interação genoma-meio ambiente, o organismo vai gerando um repertório de respostas a "prováveis eventos", com a finalidade de se ajustar melhor a esse ambiente. Por exemplo, uma nutrição materna deficiente durante a gravidez gera sinais que colocam o feto em alerta, sugerindo a existência de um meio ambiente carente de nutrientes. O feto responde com adaptações, como menor tamanho e metabolismo mais parcimonioso e reduzido. Assim, a plasticidade permite que determinada espécie desenvolva adaptações em curto prazo, além de adaptações genéticas em longo prazo que ocorrem como consequência da seleção natural. Entretanto, qualquer evento que interfira na comunicação correta entre o ambiente e o feto pode levar ao aparecimento de um fenótipo não ajustado ao nicho ecológico, aumentando o risco de gerar doenças em longo prazo. Considerando o exemplo supracitado, se a nutrição deficiente da mãe não refletir a realidade do ambiente, o estabelecimento de um fenótipo "poupador" na descendência em um ambiente rico em nutrientes na vida pós-natal levará a risco aumentado de obesidade e a múltiplas complicações associadas a essa condição[18-20].

Sabe-se hoje que não só o baixo peso ao nascer predispõe ao maior risco de desenvolver DCNT, mas também a macrossomia fetal, como acontece com os filhos de gestantes obesas ou diabéticas[21,22]. É dessa maneira que a obesidade pré-gestacional e o ganho excessivo de peso durante a gravidez estão implicados no círculo vicioso transgeracional da obesidade. Em resumo, a qualidade da nutrição materna, a exposição a hormônios esteroides, o estresse ou a presença de doenças durante a gravidez, como o diabetes gestacional e a pré-eclâmpsia, têm efeitos em longo prazo nas funções metabólica, cardiovascular, reprodutiva e neurológica na vida pós-natal[15]. Considerando as doenças renais, pode-se dizer que: "um ambiente intrauterino desfavorável → gera experiências inóspitas vivenciadas pelo embrião → provoca adaptações nesse embrião/feto (fenômenos epigenéticos) → e favorece uma maturação renal comprometida → e esta sequência de eventos é chamada de "programação fetal das doenças renais no adulto"[23].

Os principais mecanismos do desenvolvimento fetal e pós-natal das doenças renais do adulto são: número de néfrons, tamanho dos néfrons, integridade dos telômeros e fatores genéticos e hormonais. Durante o desenvolvimento normal, o tamanho dos telômeros e seus mecanismos de manutenção permitem divisões celulares suficientes para manter a integridade celular subsequente do sistema orgânico pós-natal. Diferentemente, nos recém-nascidos com baixo peso ao nascer (BPN), um período pós-natal de "recuperação" (*catch-up*) pode estar associado ao encurtamento dos telômeros, possivelmente exigindo o recrutamento e a exaustão prematura de células-tronco ou progenitoras renais. Consequentemente, a capacidade do rim de fazer um *turnover* celular após uma lesão pode ser comprometida e tornar esses indivíduos mais suscetíveis ao dano[23].

Existem evidências que apoiam a associação entre o BPN e o aumento da prevalência de hipertensão arterial e da DRC na idade adulta. Vários potenciais mecanismos para essa associação são propostos, especialmente a hipótese do baixo número de néfrons (BNN) e mecanismos moleculares e celulares[24].

Os recém-nascidos podem ser divididos em: pré-termo, termo ou pós-termo de acordo coma a idade gestacional e adequados para a idade gestacional (AIG) ou pequenos para idade gestacional (PIG) de acordo com o peso do nascimento. Tanto os prematuros quanto os recém-nascidos a termo podem ser AIG e PIG. Estudos em animais e em humanos têm mostrado associação entre BNN e recém-nascidos PIG[25], e a restrição do crescimento intrauterino (RCIU) por diminuição de proteínas na dieta resultou em número reduzido de néfrons e DRC em ratos[26].

Os recém-nascidos a termo geralmente têm um número completo de néfrons. No entanto, recém-nascidos prematuros podem ter número reduzido de néfrons devido a RCIU, gravidez comprometida, inadequação da nutrição pós-natal e tratamento com medicamentos, como anti-inflamatórios não esteroides após o nascimento[27]. Um déficit de néfrons pode levar a aumento da pressão capilar glomerular, hiperfiltração glomerular, hipertrofias glomerular e tubular compensatórias, consequentemente iniciando um círculo vicioso de mais perda de néfrons e consequente evolução para perda progressiva da função renal[28,29]. Estudos epidemiológicos dão suporte à afirmativa de que o BPN e a prematuridade são fatores de risco para doença renal na vida adulta[27,30], e em ambas as situações há um número reduzido de néfrons. Metanálise com mais de 2 milhões de indivíduos demonstrou que aqueles com BPN tiveram risco 70% maior de desenvolver DRC[31]. Estudo de caso-controle com aproximadamente 2.000 crianças com DRC identificou vários fatores pré-natais e maternos, como BPN, diabetes gestacional materna e obesidade materna, aumentando o risco de DRC[32]. Outro estudo de caso-controle com 1,6 milhão de crianças demonstrou que os fatores de risco para anomalias congênitas dos rins e trato urinário (CAKUT) incluem prematuridade, BPN, diabetes gestacional materna, talassemia/hemocromatose materna, poli-hidrâmnio ou oligo-hidrâmnio, sexo masculino e primeira paridade[33]. Estudo feito a partir do Registro Renal e do Registro Médico de Nascimentos da Noruega entre 1967 e 2004 mostrou que dos 2.138.317 nascimentos no período foram encontrados 526 com DRC terminal. O BPN teve risco relativo de 1,7 (IC 95%: 1,4-2,2; p = 0,001) para evoluir para DRC terminal e o PIG risco relativo de 1,5 (IC 95%: 1,2-1,9; p = 0,002)[34]. Yzydorczyk *et al*, em 2017, mostraram que indivíduos nascidos com RCIU têm risco aumentado de disfunção endotelial, hipertensão arterial, aterosclerose, doença cardíaca coronariana e DRC[35].

Diante de todas as evidências, em abril de 2016 foi realizado um *workshop* para destacar a associação entre os desenvolvimentos fetal e infantil e o aumento do risco de doenças adultas, com foco em hipertensão arterial e DRC. Destacou-se a necessidade de ações precoces para prevenir a DRC e outras doenças não transmissíveis, com base na afirmativa de que a compreensão precoce dos determinantes intrauterinos do desenvolvimento da massa renal permite a oportunidade para intervenções precoces e prevenção eficaz[36].

Os pediatras têm a verdadeira oportunidade de fazer uma efetiva prevenção de doenças renais. Eles podem identificar os pacientes em risco, identificar pacientes afetados e prevenir a progressão da doença e evitar danos renais. A prevenção da DRC pode ser feita em três estágios:

Prevenção primária – visa eliminar ou reduzir a exposição a fatores que causam doença renal.

Prevenção secundária – visa impedir a redução do ritmo de filtração glomerular, impedindo a progressão da DRC.

Prevenção terciária – visa reduzir ou postergar as complicações da DRC, em longo prazo[37].

Vale dizer que a melhor prevenção seria aquela primária, e para fazer uma prevenção eficaz na infância é necessário conhecer a epidemiologia da DRC nessa faixa etária, saber avaliar a função renal de crianças e adolescentes, saber identificar a população de risco e os fatores de risco nessa população.

EPIDEMIOLOGIA DA DRC NA INFÂNCIA

Conforme já mencionado, a maioria dos dados epidemiológicos existentes sobre DRC em crianças e adolescentes está concentrada principalmente em informações de centros terciários. Sociedades europeias de nefrologia pediátrica têm fornecido dados sobre os estágios iniciais da DRC[2,38,39]. Sua incidência foi de 11 a 12 por milhão da população da mesma idade (pmpi) para DRC estágios 3 a 5, e 8pmpi para DRC estágios 4 a 5. A prevalência variou de 55 a 60pmpi para 70 a 75pmpi na Espanha e Itália, dependendo da definição clínica de DRC que estava sendo utilizada em cada estudo. Outra descoberta consistente foi a predominância do sexo masculino (relação masculino/feminino entre 1,3 e 2,0) que reflete, em particular, a maior incidência de CAKUT em meninos do que em meninas[5]. Estudo realizado em países da América Latina (Argentina, Brasil, Chile, Colômbia, México, Uruguai e Venezuela) mostrou variação ampla na incidência: de 2,8 a 15,8 casos novos pmpi[40]. No Chile, pesquisa nacional estimou incidência de 5,7pmpi e prevalência de 42,5pmpi em indivíduos com idade inferior a 18 anos[41].

Considerando o Oriente Médio e o Sudeste Asiático, encontrou-se incidência média de 38pmpi, em um centro de referêcia do Kuwait. A prevalência aumentou de 188 em 1996 para 329pmpi em 2003[42]. Na Jordânia, observou-se incidência de 11pmpi e prevalência de 51pmpi[43]. Estudo feito em um centro único na África mostrou incidência estimada em 3pmpi na Nigéria[44]. Peco-Antic et al, em 2012, mostraramos resultados do Registro Pediátrico de Doença Renal Crônica da Sérvia (SPRECKID). A mediana da incidência anual de DRC nos estágios de 2 a 5 foi 14,3 por milhão de população da mesma faixa etária, enquanto de DRC nos estágios de 2 a 4 ou DRC 5 foram 9,1 e 5,7pmip, respectivamente. A mediana da prevalência da DRC nos estágios de 2 a 5 foi 96,1pmip, 52,8pmip para a DRC nos estágios de 2 a 4, e 62,2pmip para DRC estágio 5[4]. Estudo realizado no Brasil com 1.283 pacientes pediátricos em diálise crônica mostrou prevalência de 20 casos pmpi e incidência de 6,6 casos pmpi[45].

AVALIAÇÃO DA FUNÇÃO RENAL DE CRIANÇAS E ADOLESCENTES

A função renal não deve ser avaliada apenas pelos valores sanguíneos de creatinina e ureia. A creatinina é um marcador tardio de função renal e tem algumas limitações que devem ser consideradas. O melhor método é avaliar a filtração glomerular, que é definida como o clareamento (clearance) ou depuração de uma substância em determinado período. Para tal, essa substância deve ser livremente filtrada, não reabsorvida nem secretada pelo túbulo, não deve sofrer metabolismo renal e tampouco se ligar a proteínas. As substâncias que melhor cumprem esses pré-requisitos são a inulina e a cistatina C. A inulina é uma substância exógena e necessita ser infundida durante 24 horas para o cálculo de seu clearance. A cistatina C é uma proteína de baixo peso molecular, cuja concentração sérica se correlaciona melhor com a filtração glomerular, e os valores de referência pediátricos são 0,7 a 1,38mg/L. Entretanto, esses testes não estão disponíveis rotineiramente em nosso meio e, assim, utiliza-se a depuração (clearance) da creatinina como método para avaliação da função renal.

O clearance de creatinina é calculado com a fórmula:

$$\text{Cl creatinina calculado } (\text{mL/min}/1{,}73\text{m}^2) = \frac{\text{Volume urinário (mL/min)} \times \text{creatinina urinária (mg/dL)}}{\text{Creatinina plasmática (mg/dL)}}$$

Para esse cálculo é necessária a coleta de urina de 24 horas. Deve-se considerar a dificuldade dessa coleta em crianças e a possibilidade de erros de coleta. Além do mais, não seria possível utilizá-la para crianças sem controle de esfíncter urinário.

Em 1976, Schwartz et al elaboraram uma fórmula para a estimativa do clearance de creatinina e que não considerava a creatinina urinária, não sendo, portanto, necessária a coleta de urina de 24 horas:

$$\text{Cl creatinina estimado } (\text{mL/min}/1{,}73\text{ m}^2) = \frac{\text{Altura/estatura (cm)} \times \text{K}}{\text{Creatinina plasmática (mg/dL)}}$$

As constantes variavam de acordo com as faixas etárias:

K = constante

0,31 (prematuro)
0,33 (lactente até 12 meses desnutridos)
0,45 (lactentes até 12 meses eutróficos)
0,55 (adolescentes femininos)
0,7 (adolescentes masculinos)

Em 2009, Schwartz et al reavaliaram esta fórmula e concluíram que ela poderia superestimar a função renal das crianças e ficou decidido que o valor da constante K seria 0,413 para todas as faixas etárias. Assim, a nova fórmula que está sendo utilizada atualmente é:

$$\text{Cl creatinina estimado } (\text{mL/min}/1{,}73\text{ m}^2) = \frac{\text{Altura/estatura (cm)} \times 0{,}413}{\text{Creatinina plasmática (mg/dL)}}$$

K = constante

0,31 (prematuro)
0,33 (lactente até 12 meses desnutridos)
0,45 (lactentes até 12 meses eutróficos)

POPULAÇÃO PEDIÁTRICA DE RISCO PARA DRC

As crianças e os adolescentes consideradas de risco e que devem ser rastreados são aqueles com:

1. História familiar de DRC ou outra doença renal genética.
2. História familiar de hipertensão arterial, diabetes e doença cardiovascular em pais, tios e avós.
3. Recém-nascidos de baixo peso e prematuros.
4. História de longa permanência hospitalar no período neonatal.
5. Displasia/hipoplasia renal.
6. Tumores e traumas medulares.
7. Malformações congênitas do trato urinário.

8. História prévia de síndrome hemolítico-urêmica.
9. História prévia de glomerulopatias.
10. Crianças com sobrepeso/obesidade.
11. Doenças da bexiga (bexiga neurogênica, não neurogênica, disfunção do trato urinário inferior).

COMO FAZER PREVENÇÃO DE DRC NA INFÂNCIA

Muitas são as ações de prevenção que podem ser desenvolvidas antes da gravidez, durante o período gestacional e desde a primeira infância até a adolescência para evitar a ocorrência de danos renais ou para prevenir a progressão da lesão.

ESTRATÉGIAS PREVENTIVAS PRIMÁRIAS

1. Controle da futura mãe:
   - Evitar uso de drogas (inibidores da enzima conversora, bloqueadores de receptores da angiotensina, anti-inflamatórios não esteroides, drogas ilícitas).
   - Controlar o sobrepeso/obesidade e a síndrome metabólica.
   - Controlar as dislipidemias.
   - Atentar para a nutrição da futura mãe.
   - Prevenir doenças (rubéola, toxoplasmose, citomegalovírus, outras).
   - Fazer aconselhamento genético.
   - Usar ácido fólico.

Para atingir esses objetivos, os obstetras e ginecologistas devem ser orientados.

Estudos demonstram que há correlação entre o índice de hospitalizações de recém-nascidos e o índice de massa corporal (IMC) materna em pré-gestação, principalmente quando acima de 40 de idade. Na última década, observa-se aumento no IMC entre gestantes. No Canadá, entre 24.451 partos, 35% das gestantes tinham IMC > 25kg/m^2, havendo correlação da obesidade materna com maior IMC e hipertensão arterial na infância. O risco relativo de desenvolvimento de DRC se eleva de 1,87 para IMC entre 25 e 29,9kg/m^2 a 7,07 para IMC ≥ 40kg/m$^{2\,46}$.

2. Controle da gestante:
   - Evitar uso de drogas (inibidores da enzima conversora, bloqueadores de receptores da angiotensina, anti-inflamatórios não esteroides, drogas ilícitas).
   - Controlar o sobrepeso/obesidade e a síndrome metabólica.
   - Controlar as dislipidemias.
   - Atentar para a nutrição da futura mãe.
   - Prevenir doenças (rubéola, toxoplasmose, citomegalovírus, outras).
   - Proibir uso de fumo e álcool.
   - Prevenir prematuridade, se possível.
   - Detecção precoce da restrição de crescimento intrauterino.

Aqui também, para atingir esses objetivos, os obstetras e ginecologistas devem ser orientados.

O uso de drogas teratogênicas, como álcool, cocaína, agentes alquilantes, ácido valproico e outros, pode ocasionar malformações renais. A exposição intrauterina a medicamentos também pode resultar em lesões renais no recém-nascido. O uso de aminoglicosídeos, corticoides e lactaminas pode levar à redução da massa nefrônica. Além disso, os aminoglicosídeos podem desencadear defeito na divisão celular, os corticosteroides podem favorecer a hipertensão arterial e albuminúria e as lactaminas podem favorecer a dilatação tubular. A ceftriaxona pode causar nefrite intersticial, os inibidores da enzima conversora e anti-inflamatórios não esteroides podem induzir disgenesia tubular renal, anúria fetal e até mesmo óbito neonatal. A prematuridade e o RCIU com BPN podem ser consequências de situações gestacionais evitáveis, estado nutricional comprometido, uso de medicamentos como os inibidores da enzima conversora, uso de tabaco, álcool ou drogas e infecção urinária. Essas crianças nascem com número reduzido de néfrons, já que a nefrogênese intrauterina ocorre até 35 a 36 semanas, sendo que 60% ocorre no terceiro trimestre. A nefrogênese pós-natal não é similar à pré-natal, nem em qualidade, nem em quantidade. Adicionam-se ainda os fatores de risco inerentes ao prematuro, como lesão renal aguda ou uso de medicamentos, com maior risco de comprometimento da função renal em longo prazo[11,47].

A obesidade na gravidez expõe aos riscos de pré-eclâmpsia, diabetes com efeito teratogênico e displasia renal, prematuridade, RCIU, alto peso de nascimento com maior risco de síndrome metabólica, anomalias congênitas renais e de tubo neural, além de necessitar de parto cesáreo com maior risco de morbidade perinatal. O déficit de ácido fólico na gestante é causa de defeitos no tubo neural com consequente mielomeningocele e bexiga neurogênica[48]. O diagnóstico e tratamento das infecções durante a gestação são também importantes, pois são potencialmente teratogênicas ou causadoras de glomerulopatias (sífilis, toxoplasmose, citomegalovírus, HIV).

3. Controle do lactente:
   - Evitar o uso de drogas na mãe lactante (inibidores da enzima conversora, bloqueadores de receptores da angiotensina, anti-inflamatórios não esteroides, drogas ilícitas, fumo e álcool).
   - Fazer incentivo ao aleitamento materno.
   - Cuidar da nutrição do lactente.
   - Atenção para o fumo passivo.
   - Cuidado com o *catch up* pós-natal.

Para atingir esses objetivos, os pediatras e pais/cuidadores devem ser orientados.

Crianças que recebem amamentação materna exclusiva parecem apresentar menores níveis de pressão arterial em longo prazo. As gorduras saturadas podem elevar os níveis de colesterol no início da vida, mas a regulação hepática das lipoproteínas produz um perfil posterior mais favorável. O consumo de fórmulas artificiais tem sido associado a níveis mais elevados de pressão arterial, mas não há consenso. Em prematuros, maior oferta de proteínas leva a aumento do ritmo de filtração glomerular e massa renal e não se sabe ao certo qual o impacto sobre a função renal futura ou ocorrência de hipertensão arterial relacionados à carga osmótica e à hiperfiltração. Ganho de peso muito rápido nos primeiros meses implica maior risco de desenvolvimento de hipertensão arterial. Por outro lado, a restrição nutricional com redução de néfrons tem possível impacto no desenvolvimento renal.

A prematuridade, com imaturidade glomerular e tubular, menor ritmo de filtração glomerular e osmolaridade urinária máxima, expõe à maior frequência de lesão renal aguda e nefrocalcinose. Há relatos de 27 a 64% de prematuros desenvolvendo nefrocalcinose por hipercalciúria iatrogênica, nutrição parenteral prolongada, oxigenoterapia prolongada, desequilíbrio entre promotores e inibidores de cristalização, administração de furosemida, dexametasona e aminoglicosídeos[32-34,49].

4. Controle da criança e do adolescente:
- Fazer prevenção de sobrepeso/obesidade e dislipidemias.
- Promover a educação alimentar.
- Praticar atividade física.
- Proibir uso de fumo e álcool.

Para atingir esses objetivos, os pediatras, profissionais de saúde, pais/cuidadores, escolas, creches e comunidade devem ser orientados.

As principais abordagens para a prevenção de DRC em crianças e adolescentes são a promoção de educação alimentar e o incentivo à prática de atividade física. Para que a prática de alimentação saudável e de atividade física aconteça efetivamente, é necessário conscientização e envolvimento dos pediatras, dos demais profissionais de saúde, dos pais/cuidadores, escolas, creches e da comunidade.

Os hábitos alimentares da humanidade têm sofrido modificações consideráveis. É necessário ter em mente que as normas alimentares se estabelecem nos dois primeiros anos de vida e é durante esse período que o paladar da criança se forma. Se essa criança tiver orientações adequadas durante esse período, ela terá sempre uma boa alimentação e não evoluirá com sobrepeso/obesidade. Os períodos críticos na infância para o desenvolvimento de sobrepeso/obesidade na idade adulta são: período pré-natal, aos 5 anos e adolescência. Várias complicações do sobrepeso e da obesidade se iniciam na infância, como, por exemplo, a hipertensão arterial (que é maior nas crianças obesas), o *diabetes mellitus*, os cálculos urinários, as dislipidemias que favorecem a aterosclerose e eventos cardiovasculares, e a obesidade na idade adulta.

Com relação à presença de dislipedemias, devemos sempre avaliar as causas secundárias, os distúrbios familiares do metabolismo das lipoproteínas, rastrear outros membros da família, avaliar a história familiar de tabagismo. É muito importante orientar os pais quanto aos riscos do fumo passivo e após 2 anos de idade devem-se limitar alimentos ricos em: gorduras saturadas (< 10% das calorias diárias), colesterol (< 300mg/dia), ácidos graxos trans e consumo de açúcar[50,51].

A atividade física é outro aspecto muito importante e deve ser incentivada desde muito cedo. As recomendações da Organização Mundial da Saúde são: 60 minutos de atividade moderada a vigorosa por dia para crianças e adolescentes e, de acordo com a idade, participação nas atividades domésticas adequadas para a idade (varrer, arrumar camas, guardar os brinquedos, entre outras), uso de eletrônicos (televisão, computadores, jogos e celulares) no máximo 2 horas por dia e passeios familiares que incluam caminhadas, bicicleta, natação ou outras atividades recreativas. A família, a comunidade, pais/cuidadores, professores e médicos devem ser um modelo positivo para as crianças e adolescentes.

Em resumo, os principais agentes para a prevenção primária são os médicos e outros profissionais de saúde, os pais ou cuidadores, as escolas e creches e a comunidade. Os médicos e os outros profissionais de saúde devem estar bem preparados para orientar as famílias e as crianças/adolescentes, para acompanhamento das crianças/adolescentes e devem ser exemplo, participando de atividades educativas. Os pais e cuidadores devem ter um estilo de vida saudável:

- Evitar refrigerantes, salgados, sucos industrializados, guloseimas, embutidos, enlatados, sal.
- Proporcionar dieta rica em frutas, vegetais, leite e com teor reduzido de gorduras saturadas.
- Assegurar ingestão adequada de potássio com muitas frutas.
- Evitar lanches rápidos e processados.
- Fazer exercícios físicos regulares e ser exemplo.
- Evitar o fumo passivo.
- Fazer leitura de rótulos para verificar o conteúdo do alimento.

As escolas e creches devem incluir conteúdos curriculares sobre nutrição, noções de higiene alimentar, equilíbrio da alimentação e utilização racional dos recursos alimentares na formação de seus professores.

ESTRATÉGIAS PREVENTIVAS SECUNDÁRIAS

Medidas preventivas pós-natais – atenção para:

- Recém-nascidos de baixo peso e prematuros extremos.
- Nutrição pós-natal.
- Monitorização da albuminúria e da pressão arterial.
- Abordagem adequada e precoce da sepse e possibilidade de lesão renal aguda.

- Correção precoce dos distúrbios metabólicos (poliúria, hipercalemia, bicarbonatúria, outros).
- Redução de massa nefrônica: nos casos de agenesia renal, refluxo vesicoureteral IV e V, obstruções das junções ureteropélvica e ureterovesical extensas.
- Atenção para drogas nefrotóxicas (inibidores da enzima conversora, bloqueadores de receptores da angiotensina, anti-inflamatórios não esteroides, antibióticos – aminoglicosídeos).
- Cuidado com o uso de contrastes – nefrotoxicidade.
- Correção precoce da hipovolemia e choque, com reposição rápida e manutenção de volume.
- Abordagem adequada e precoce da infecção do trato urinário, especialmente nos dois primeiros anos de vida.
- Abordagem adequada e precoce das glomerulopatias (proteinúria, pressão arterial, dislipidemias).
- Controle das doenças metabólicas (controle glicêmico, dislipidemia, proteinúria, pressão arterial).
- Doenças raras.

Deve-se tentar evitar a hipóxia neonatal, instituir tratamento adequado de um sofrimento respiratório, realizar manejo hemodinâmico quando necessário, evitar a hipovolemia com oferta adequada de fluidos e eletrólitos, evitar o uso de fármacos nefrotóxicos e limitar os cateterismos umbilicais venosos e arteriais, que podem causar trombose de veia ou artéria renal. Essas medidas reduzem a incidência de hipertensão arterial secundária e de lesão renal aguda com suas possíveis sequelas[52].

A presença de infecção do trato urinário (ITU) deve ser considerada como sinal de anomalia anatômica ou funcional do aparelho urinário, pois as uropatias são causas muito frequentes de DRC na criança e no adolescente. A recorrência das infecções urinárias febris está relacionada à ocorrência de cicatrizes renais secundárias. Essas cicatrizes podem resultar em hipertensão arterial em 10% dos casos, proteinúria e evolução para DRC. Trinta e oito a 50% de adultos com cicatrizes renais tornam-se hipertensos, com risco de deterioração da função renal durante a gravidez[53].

O desenvolvimento de hábitos miccionais e intestinais adequados reduz a ocorrência das disfunções de trato urinário, assim como seu diagnóstico e tratamento precoces são importantes para evitar altas pressões vesicais e infecções urinárias recorrentes que podem causar danos renais. Atualmente, os sintomas de enurese, escapes urinários diurnos, urgência miccional, manobras retentoras, alterações de jato urinário ou mesmo micções muito frequentes são sinais de disfunção e devem ser considerados a partir da idade que já deveriam apresentar continência normal. As possibilidades de tratamento farmacológico ou fisioterápico permitem não só a melhora dos sintomas, mas também a prevenção de refluxo vesicoureteral secundário e nefropatia de refluxo[54].

Crianças com malformações congênitas, como por exemplo as hipoplasias, displasias ou agenesia renais apresentam redução de massa renal funcionante e é necessário proteger os néfrons restantes. Em alguns casos, o uso de drogas como inibidores da enzima conversora ou bloqueadores dos receptores da angiotensina está indicado como prevenção da progressão da DRC[54].

Algumas nefropatias, como a glomerulonefrite por imunodepósitos de IgA, podem ser detectadas precocemente em rastreamento escolar, com o achado de proteinúria e/ou hematúria. Esse rastreamento é aplicado sistematicamente no Japão, mas a Academia Americana de Pediatria não recomenda a realização sistemática, já que são baixos os resultados positivos que possibilitam modificar a conduta terapêutica. Nos casos de glomerulopatias agudas, como glomerulonefrite difusa aguda, síndrome hemolítico-urêmica, é recomendado acompanhamento periódico com eventual intervenção precoce, uso de drogas que retardam a progressão e controle de hipertensão arterial. A monitorização da proteinúria é importante, pois é fator de risco de progressão de doença renal. O objetivo deve ser manter proteinúria menor que $300mg/m^2/dia$[54].

Se há histórico familiar de nefropatias hereditárias (doença policística, nefronoftise, síndrome de Alport, síndrome nefrótica familiar, cistinose), o acompanhamento periódico com eventuais medidas de proteção renal e aconselhamento genético é mandatório.

O diagnóstico precoce e o tratamento oportuno das tubulopatias, especialmente a acidose tubular distal e a síndrome de Bartter, podem evitar evolução para nefrocalcinose. Deve-se suspeitar do diagnóstico na presença de atraso de crescimento, raquitismo, alterações dos equilíbrios hídrico, eletrolítico e ácido básico, hipertensão arterial e urolitíase[54].

A urolitíase atua causando obstrução e favorece as infecções urinárias. Pode estar acompanhada de nefrocalcinose. É importante eliminar os cálculos com técnicas adequadas, mas também realizar um correto estudo anatômico e metabólico, de forma a diminuir ou eliminar os fatores litogênicos. Algumas destas alterações têm base genética e tratamento específico[55].

A bexiga neurogênica é uma situação especial, quase sempre secundária a defeitos do tubo neural, e é fundamental realizar os estudos anatômico e urodinâmico precoces, possibilitando detectar as bexigas de alta pressão relacionadas à maior ocorrência de dano renal e DRC. Podem-se indicar farmacoterapia e cateterismo intermitente precoce. Em estudo com 312 portadores de mielomeningocele, 23% apresentavam cicatrizes renais com correlação positiva com ITU febril, refluxo vesicoureteral e hiperatividade de detrusor com dissinergia[56].

As disfunções de trato urinário inferior causam infecção recorrente, refluxo vesicoureteral em cerca de 30%, sendo bastante frequentes na infância e aparecendo em 5 a 10% dos casos aos 7 anos idade. Nos casos mais graves, a obstrução funcional pode levar à DRC. O tratamento é longo com anticolinérgicos, *biofeedback* de assoalho pélvico e neuromodulação e, além da melhora da incontinência urinária, tem o objetivo de proteção renal.

A hipertensão arterial é causa de dano renal progressivo. Pode-se suspeitar de sua existência precocemente em rastreamento escolar ou no consultório do pediatra e pode ser confirmada por meio da monitorização ambulatorial da pressão arterial (MAPA) que tem boa reprodutibilidade na faixa pediátrica. A causa mais frequente é renal, mas cada vez mais aumenta a prevalência de hipertensão arterial primária relacionada a obesidade, síndrome metabólica e história familiar[54,57]. O uso de drogas renoprotetoras permite controlar a hipertensão, reduzir eventual proteinúria e melhorar a sobrevida renal. Essas drogas têm ação vasodilatadora de arteríolas, reduzem a pressão glomerular e a hiperfiltração, têm ações antiproteinúrica, antiproliferativa e antifibrótica e reduzem a angiotensina II[54].

O diagnóstico precoce de enfermidades hereditárias pouco comuns e doenças raras com potencial para desenvolver DRC (cistinose, doença de Fabry, sìndrome hemolítico-urêmica atípica, entre outras) é muito importante, pois a intervenção terapêutica pode retardar ou prevenir a evolução para DRC. Perspectivas futuras de desenvolvimento na área de biologia molecular permitirão determinar os marcadores genéticos para muitas afecções, possibilitando o diagnóstico e tratamento precoce.

Algumas situações especiais podem ser observadas em adolescentes e devem ser consideradas, como as glomerulopatias secundárias a infecções por sífilis, hepatite B e HIV, ou a neoplasias, como linfoma, e colagenoses, como lúpus eritematoso sistêmico.

ESTRATÉGIAS PREVENTIVAS TERCIÁRIAS

Para as medidas preventivas terciárias, serão citadas as mais importantes e serão objeto de outro capítulo:

- Controle da pressão arterial.
- Controle da proteinúria.
- Controle da dislipidemia.
- Controle da dieta (proteína e fósforo).
- Controle da anemia.
- Normalização da vitamina D.
- Controle da doença mineral óssea.
- Controle da acidose metabólica.

CONCLUSÕES

Grande número de condições clínico-patológicas pode gerar danos renais em crianças e adolescentes. A antecipação, o reconhecimento precoce e a instituição de medidas preventivas podem reduzir a morbidade, a mortalidade e o ônus econômico devidos à DRC. Cuidados devem ser instituídos sempre para evitar o aparecimento e a progressão da DRC na infância. Campanhas de educação e prevenção primária para melhorar a saúde cardiovascular e renal têm sido desenvolvidas em adultos, mas é necessário lembrar que a maioria dos fatores de risco no adulto pode ter seu início na infância, como obesidade, hipertensão arterial, dislipidemia, diabetes, aterosclerose, pielonefrite crônica por infecção urinária recorrente ou uropatias obstrutivas.

Como resultado de campanhas realizadas em escolas particulares e públicas em Curitiba, entre 1.299 crianças com idade de 5 a 6 anos, 14% já haviam apresentado pelo menos um episódio de infecção do trato urinário, 12% apresentavam enurese, 12% perdas urinárias diurnas e 7% uma média de três medidas de pressão arterial superior ao percentil 95 para sexo, idade e estatura (Bernardes, dados pessoais não publicados). Finalmente, destaca-se que as ações de prevenção devem ser desenvolvidas desde a infância.

"A prevenção da doença renal começa antes da gravidez, durante a gravidez e na infância! Nós médicos, pais, cuidadores, escolas e comunidade somos responsáveis!"

REFERÊNCIAS BIBLIOGRÁFICAS

1. Warady BA, Chadha V. Chronic kidney disease in children: The global perspective. *PediatrNephrol* 2007; **22**: 1999-2009.
2. Ardissino G, Dacco V, Testa S *et al.* Epidemiology of chronic renal failure in children: data from the ItalKid project. *Pediatrics* 2003; **111**: e382-e387.
3. Collaborative Studies NAPRTCS, 2014 Annual Transplant Report. 2014;102. Disponível em: https://web.emmes.com/study/ped/annlrept/annualrept2014.pdf (accessed February 2020).
4. Peco-Antic A, Bogdanovic R, Paripovic D *et al*, on behalf of the Serbian Pediatric Registry of Chronic Kidney Disease (SPRECKID). Epidemiology of chronic kidney disease in children in Serbia. *Nephrol Dial Transplant* 2012; **27**: 1978-1984.
5. Harambat J, van Stralen KJ, Kim JJ, Tizard EJ. Epidemiology of chronic kidney disease in children. *Pediatr Nephrol* 2012; **27**: 363-373.
6. Greenbaum LA, Warady BA, Furth SL. Current advances in chronic kidney disease in children: growth, cardiovascular, and neurocognitive risk factors. *Semin Nephrol* 2009; **29**: 425-434.
7. Rees L. Long-term outcome after renal transplantation in childhood. *Pediatr Nephrol* 2009; **24**: 475-484.
8. Shroff R, Rees L, Trompeter R *et al*. Long-term outcome of chronic dialysis in children. *Pediatr Nephrol* 2006; **21**: 257-264.
9. Levey AS, Schoolwerth AC, Burrows NR *et al*. Centers for Disease Control and Prevention Expert Panel. Comprehensive public health strategies for preventing the development, progression, and complications of CKD: report of an expert panel convened by the Centers for Disease Control and Prevention. *Am J Kidney Dis* 2009; **53**: 522-535.
10. Levey AS, Andreoli SP, DuBose T *et al*. Chronic kidney disease: common, harmful, and treatable – World Kidney Day 2007. *Am J Kidney Dis* 2007; **49**: 175-179.
11. Filler G, Rayar MS, da Silva O *et al*. Should prevention of chronic kidney disease start before pregnancy?*Int Urol Nephrol* 2008; **40**: 483-488.
12. Barker DJP. The fetal and infant origins of adult disease. The womb may be more important than the home. *BMJ* 1990; **301**: 1111.
13. Bateson P, Barker D, Clutton-Brock T *et al*. Developmental plasticity and human health. *Nature* 2004; **430**: 419-421.

14. Fowden AL, Giussani DA, Forhead AJ. Intrauterine programming of physiological systems: causes and consequences. *Physiology (Bethesda)* 2006; **21**: 29-37.

15. Casanello P, Krauseb BJ, Castro-Rodrigueza JA, Uauya R. Programación fetal de enfermedades crónicas: conceptos actualesy epigenética. *Rev Chil Pediatr* 2015; **86**: 135-137.

16. Maliqueo M, Echiburú B. Programación Fetal de lãs Enfermedades Metabólicas. *Rev Farmacol Chile* 2014; **7**: 33-46.

17. Casanello P, Schneider D, Herrera EA *et al*. Endothelial heterogeneity in the umbilico-placental unit: DNA methylation as an innuendo of epigenetic diversity. *Front Pharmacol* 2014; **5**: 49.

18. Jansson T, Powell TL. Role of the placenta in fetal programming: Underlying mechanisms and potential interventional approaches. *Clin Sci* 2007; **113**: 1-13.

19. Boersma GJ, Bale TL, Casanello P *et al*. Long-term impact of early life events on physiology and behaviour. *J Neuroendocrinol* 2014; **26**: 587-602.

20. McMillen IC, MacLaughlin SM, Muhlhausler BS *et al*. Developmental origins of adult health and disease: The role of periconceptional and fetal nutrition. *Basic Clin Pharmacol Toxicol* 2008; **102**: 82-89.

21. Kramer MS. The epidemiology of adverse pregnancy outcomes: An overview. *J Nutr* 2003; **133**: 1592S-1596S.

22. King JC. Maternal obesity, metabolism, and pregnancy outcomes. *Annu Rev Nutr* 2006; **26**: 271-291.

23. Hershkovitz D, Burbea Z, Skorecki K, Brenner BM. Fetal Programming of Adult Kidney Disease: Cellular and Molecular Mechanisms. *Clin J Am Soc Nephrol* 2007; **2**: 334-342.

24. Zandi-Nejad K, Luyckx VA, Brenner BM. Adult hypertension and kidney disease: The role of fetal programming. *Hypertension* 2006; **47**: 502-508.

25. Brenner BM, Chertow GM. Congenital oligonephropathy: an inborn cause of adult hypertension and progressive renal injury? *Curr Opin Nephrol Hypertens* 1993; **2**: 691-695.

26. Woods LL, Weeks DA, Rasch R. Programming of adult blood pressure by maternal protein restriction: Role of nephrogenesis. *Kidney Int* 2004; **65**: 1339-1348.

27. Luyckx VA, Brenner BM. Birth weight, malnutrition and kidney-associated outcomes - A global concern. *Nat Rev Nephrol* 2015; **11**: 135-149.

28. Bertram JF, Douglas-Denton RN, Diouf B *et al*. Human nephron number: Implications for health and disease. *Pediatr Nephrol* 2011; **26**: 1529-1533.

29. Brenner BM, Garcia DL, Anderson S. Glomeruli and blood pressure. Lessofone, more theother? *Am J Hypertens* 1988; **1**: 335-347.

30. Luyckx VA, Bertram JF, Brenner BM *et al*. Effect of fetal and child health on kidney development and long-term risk of hypertension and kidney disease. *Lancet* 2013; **382**: 273-283.

31. Nenov VD, Taal MW, Sakharova OV, Brenner BM. Multi-hit nature of chronic renal disease. *Curr Opin Nephrol Hypertens* 2000; **9**: 85-97.

32. White SL, Perkovic V, Cass A *et al*. Is low birth weight an antecedent of CKD in later life? A systematic review of observational studies. *Am J Kidney Dis* 2009; **54**: 248-261.

33. Hsu CW, Yamamoto KT, Henry RK *et al*. Prenatal risk factors for childhood CKD. *J Am Soc Nephrol* 2014; **25**: 2105-2111.

34. Vikse BE, Irgens LM, Leivestad T *et al*. Low birth weight increases risk for end-stage renal disease. *J Am Soc Nephrol* 2008; **19**: 151-157.

35. Yzydorczyk C, Armengaud JB, Peyter AC *et al*. Endothelial dysfunction in individuals born after fetal growth restriction: cardiovascular and renal consequences and preventive approaches. *J Dev Orig Health Dis* 2017; **8**: 448-464.

36. The Low Birth Weight and Nephron Number Working Group. The Impact of Kidney Development on the Life Course: A Consensus Document for Action. *Nephron* 2017; **136**: 3-49.

37. Pecoraro C. Prevention of Chronic kidney disease (CKD) in children. *Italian J Pediatrics* 2015; **41**: A56.

38. Mong Hiep TT, Ismaili K, Collart F *et al*. Clinical characteristics and outcomes of children with stage 3-5 chronic kidney disease. *Pediatr Nephrol* 2010; **25**: 935-940.

39. Bek K, Akman S, Bilge I *et al*. Chronic kidney disease in children in Turkey. *Pediatr Nephrol* 2009; **24**: 797-806.

40. Orta-Sibu N, Exeni RA, Garcia C. Latin America. In Avner ED, Harmon WE, Niaudet P, Yoshikawa N (eds). *Pediatric Nephrology*. Springer-Verlag: Heidelberg, 2009, pp 1969-1974.

41. Lagomarsimo E, Valenzuela A, Cavagnaro F, Solar E. Chronic renal failure in pediatrics 1996. Chilean Survey. *Pediatr Nephrol* 1999; **13**: 288-291.

42. Al-Eisa A, Naseef M, Al-Hamad N *et al*. Chronic renal failure in Kuwaiti children: an eight-year experience. *Pediatr Nephrol* 2005; **20**: 1781-1785.

43. Hamed RM. The spectrum of chronic renal failure among Jordanian children. *J Nephrol* 2002; **15**: 130-135.

44. Anochie I, Eke F. Chronic renal failure in children: a report from Port Harcourt, Nigeria (1985-2000). *Pediatr Nephrol* 2003; **18**: 692-695.

45. Konstantyner T, Sesso R, de Camargo MF *et al*. Pediatric chronic dialysis in Brazil: epidemiology and regional inequalities. *PLoS One* 2015; **10**: e0135649.

46. Caggiani M, Halty M. Conceptos de nefroprevención. *Arch Pediatr Urug* 2009; **80**: 216-219.

47. Wani M, Kalra V, Agarwal SK. Low birth weight and its implication in renal disease. *J Assoc Physicians India* 2004; **52**: 649-652.

48. Mezzomo CL, Garcias GL, Sclowitz ML *et al*. Prevention of neural tube defects: prevalence of folic acid supplementation during pregnancy and associated factors in Pelotas, Rio Grande do Sul States, Brazil. *Cad Saude Publica* 2007; **23**: 2716-2726.

49. Bacchetta J, Cochat P. Le rein des anciensprematurésest-ilmenacé? What about the long-term renal outcome of premature babies? *Arch Pediatr* 2008; **15**: 1212-1222.

50. Expert Panel on Integrated Guidelines for Cardiovascular Health and Risk Reduction in Children and Adolescents, National Heart, Lung, and Blood Institute. Expert panel on integrated guidelines for cardiovascular health and risk reduction in children and adolescents: summary report. *Pediatrics* 2011; **128(Suppl 5)**: S213.

51. Faludi AA, Izar MCO, Saraiva JFK *et al*. Atualização da Diretriz Brasileira de Dislipidemias e Prevenção da Aterosclerose – 2017. *Arq Bras Cardiol* 2017; **109**: 1-76.

52. Bresolin N, Silva C, Halllal A *et al*. Prognosis for children with acute kidney injury in the intensive care unit. *Pediatr Nephrol* 2009; **24**: 537-544.

53. Vachvanichsanong P. Urinary Tract Infection one lingering effect of childhood kidney diseases. *J Nephrol* 2007; **20**: 21-28.

54. Vijayakumar M, Nammalwar BR, Prahlad N. Prevention of chronic kidney disease in children. *Indian J Nephrol* 2007; **17**: 47-52.

55. Penido MGMG, Tavares MS. Pediatric primary urolithiasis: symptoms, medical management and prevention strategies. *World J Nephrol* 2015; **4**: 444-454.

56. Ozel Z, Dokumcu C, Akyildiz A *et al*. Factors affecting renal scar development in children with spina bifida. *Ulman Urol Int* 2007; **79**: 133-136.

57. Salvadori M, Sontrop JM, Garg AX *el al*. Elevated blood pressure in relation to overweight and obesity among children in rural Canadian community. *Pediatrics* 2008; **122**: 821-827.

SEÇÃO 7

Lesão Renal Aguda

◆

34

ASPECTOS ATUAIS DA LESÃO RENAL AGUDA PÓS-CONTRASTE: O QUE HÁ DE NOVO?

Artur Quintiliano Bezerra da Silva
Marcel Rodrigues Gurgel Praxedes

◆

INTRODUÇÃO

O meio de contraste iodado (CI) é essencial para procedimentos radiológicos de diagnóstico e intervenção, porém tem potencial nefrotóxico. Neste capítulo, pretende-se discutir os avanços recentes e realizar uma revisão sobre o estudo da lesão renal aguda (LRA) pós-contraste.

Quanto à nomemclatura, o comitê de drogas e meios de contraste do *American College of Radiology* (ACR) traz em seu mais recente manual[1] uma proposta utilizando os termos nefropatia induzida por contraste (NIC) e LRA pós-contraste. A LRA pós-contraste é um termo genérico utilizado para descrever a súbita deterioração da função renal que ocorre em 48 horas após a administração intravascular de meio de contraste. Essa lesão pode ocorrer independentemente de o meio de contraste ter sido a causa da deterioração e o diagnóstico é correlativo. A NIC é um termo específico usado para descrever a súbita deterioração da função renal exclusivamente causada pela administração intravascular de meio de CI. Portanto, a NIC é um subgrupo de LRA pós-contraste.

EPIDEMIOLOGIA

A incidência de LRA pós-contraste varia entre 1 e 25% no ambiente hospitalar, conforme a população estudada[2], representando a terceira causa de LRA hospitalar[3]. Esses dados variam largamente de acordo com os fatores de risco do paciente e do procedimento realizado. Análise retrospectiva multicêntrica de um milhão de cineangiocoronariografias percutâneas mostrou que a incidência de LRA, pelo critério diagnóstico *Acute Kidney Injury Network* (AKIN)[4], foi de 7,1% e os pacientes que evoluíram para diálise totalizaram 0,3%. Os principais fatores de risco (e respectivos valores de aumento de risco) para ocorrência de LRA pós-contraste, em ordem decrescente, foram: doença renal prévia (3,59×), choque cardiogênico (2,92×), síndrome coronariana com supradesnivelamento do segmento ST (2,60×), uso de balão intra-aórtico (2,13×), insuficiência cardíaca descompensada (2,04×) e anemia (1,92×)[5].

ENTENDENDO OS CONTRASTES IODADOS

Os meios de contrastes são substâncias capazes de melhorar a definição das imagens obtidas por métodos radiológicos, tornando-as mais nítidas à medida que é incorporada maior quantidade de iodo na sua molécula. Os CIs têm nas suas estruturas moleculares anéis de carbono benzênicos, nos quais se ancoram nas posições 2, 4 e 6 átomos de iodo, de elevado peso atômico e com grande núcleo capaz de absorver a radiação. As outras posições do anel são ocupadas por cadeias laterais destinadas a proporcionar ao meio de contraste alta solubilidade em água e baixa toxicidade. Todos os tipos de compostos são de baixo peso molecular, altamente solúveis em água, baixa afinidade com proteína e não reativos[6].

A figura 34.1 apresenta as propriedades dos meios de contraste.

A primeira geração de CI surgiu no começo do século passado e são moléculas iônicas e monoméricas, as quais, devido à alta dissociação, têm uma razão de iodo por molécula de 1,5:1. Com o objetivo de se garantir boas imagens e menor quantidade de iodo por molécula, é necessário elevado número de moléculas (alta osmolaridade: 1.500-1.800mOsm/kg). Esses CIs de alta osmolaridade já não são utilizados na prática clínica atual[8].

A segunda geração de contraste duplicou a razão de iodo por molécula (3:1), uma vez que eram substâncias com baixo pK_i (não iônicos e monoméricos) ou com alto pK_i, mas com dois anéis benzênicos capazes de albergar 6 átomos de iodo (iônicos e diméricos). A osmolaridade média dessas substâncias varia de 600 a 750mOsm/kg e foram denominadas de contrastes de "baixa osmolaridade"/hipo-osmolar, por causa da comparação com os CIs da primeira geração[8]. Essa geração leva à menor incidência de NIC em relação aos contrastes de alta osmolaridade[9].

A última geração de CI trouxe o avanço de ambas as características – não iônicas e diméricas –, com uma razão de átomos de iodo por molécula de 6:1 e osmolaridade semelhante ao plasma 290mOsm/kg[8].

FISIOPATOLOGIA DA LESÃO PELO CONTRASTE

A LRA pós-contraste caracteriza-se, etiopatogenicamente, por ser multifatorial: NIC, ateroembolismo, fatores hemodinâmicos, inflamatórios e nefrotóxico, entre outros. Os CIs são livremente filtrados pelo glomérulo e, ao entrarem no sistema tubular do néfron, afetam o compartimento tubulointersticial e o compartimento vascular por três diferentes mecanismos: vasoconstrição, toxicidade tubular direta e estresse oxidativo[10-12].

VASOCONSTRIÇÃO

A molécula de CI atua como gatilho para a liberação de substâncias vasoconstritoras renais (endotelina e adenosina), gera influxo de cálcio para a musculatura lisa arte-

Polímero	Ionização	Estrutura	Osmolaridade	Exemplo
Monômetro	Iônico	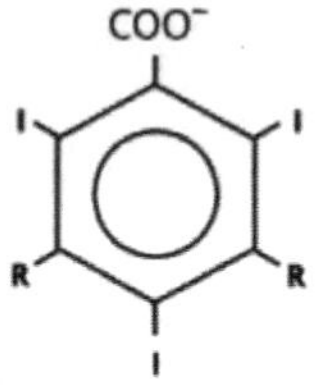	1.500-2.000 mOsm/kg Hiperosmolar	Iotalamato
Monômetro	Não iônico	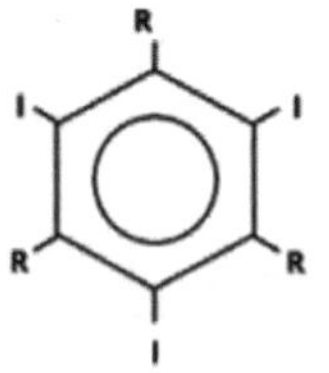	750mOsm/kg Hipo-osmolar	Iohexol
Dímero	Iônico	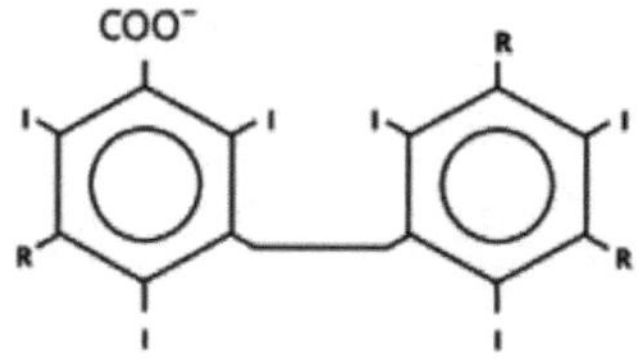	600mOsm/kg Hipo-osmolar	Ioxaglato
Dímero	Não iônico	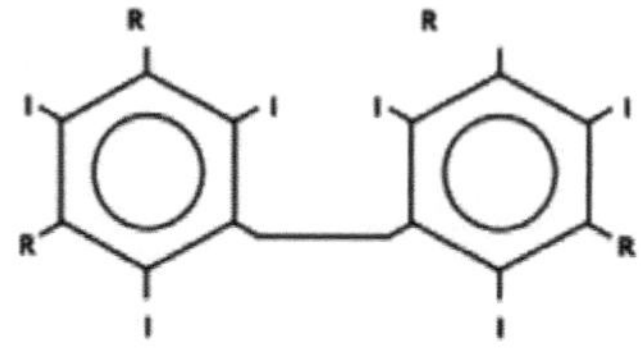	290mOsm/kg Iso-osmolar	Iodixanol

Figura 34.1 – Propriedades dos meios de contraste. Adaptado de Pasternak *et al*[7].

riolar renal e diminui a atividade da óxido nítrico sintase; todos esses fatores geram, em última análise, intensa isquemia da microvasculatura parenquimatosa renal, levando à agressão hipóxica/isquêmica e necrose tubular aguda.

TOXICIDADE TUBULAR DIRETA

Na luz tubular, o contraste é reabsorvido na superfície apical da célula endotelial tubular por meio de endocitose, desencadeando vacuolização, perda da polaridade celular e necrose tubular, alterações que, em conjunto, caracterizam a "nefrose osmótica". A alta viscosidade dos CIs aumenta o tempo de contato dessas moléculas com o epitélio tubular.

ESTRESSE OXIDATIVO

Após a morte celular ocasionada pelos dois mecanismos descritos anteriormente, a liberação de espécies reativas de oxigênio e do conteúdo mitocondrial, atuando como catalisador, por meio das reações de Fenton e Haber-Weiss, gera mais estresse oxidativo e os perigosos radicais hidroxila, alastrando a lesão tubulointersticial.

CONTROVÉRSIAS NA NEFROPATIA INDUZIDA POR CONTRASTE

Desde a década de 1960, os resultados de estudos experimentais e clínicos sugeriram uma associação entre exposição ao material de CI e NIC. Uma relação causal entre os dois foi apoiada e frequentemente citada, o que levou muitos pesquisadores a considerar qualquer LRA após uso de CI como NIC[13]. Por décadas, a NIC foi vista como risco importante em pacientes que receberam CI.

No entanto, publicações recentes emergiram questionando o potencial nefrotóxico dos CIs, principalmente na administração por via intravenosa. Os argumentos arrolados são de que os estudos iniciais envolviam CI hiperosmolar, sabidamente mais nefrotóxico, mas com seu uso praticamente abolido nos dias atuais. Boa parte dos estudos envolve coronariografias percutâneas, onde a LRA pós-contraste decorre em grande parte de outros fatores diferentes da NIC; dificultam a análise a incapacidade de a creatinina sérica ser precisa como marcador da lesão renal em pacientes com reserva funcional e a flutuação esperada dos seus níveis séricos em pacientes internados (*non steady-state*) e boa parte dos ensaios sem grupo controle[13-15].

Além disso, esses estudos mais recentes incluíram grupos controle de pacientes não expostos ao meio de CI e a maioria não encontrou evidências de NIC[16]. Esse menor risco tem sido atribuído mais tradicionalmente à administração por via intravenosa dos CIs[1].

Dessa forma, o risco historicamente magnificado de NIC reflete armadilhas logísticas e intelectuais que continuam a confundir o estudo dessa doença. Avanços recentes esclareceram que a incidência de NIC é muito menor do que se pensava anteriormente[13], mas há questões remanescentes. A NIC é provavelmente real, mas é mais rara do que se tem estimado nos dias atuais[1].

ESTRATÉGIAS DE PROFILAXIA

A LRA pós-contraste enseja uma estratégia de profilaxia bastante oportuna, já que o momento, o tipo e a magnitude da lesão renal são conhecidos. A seguir, abordaremos cada medida individualmente.

QUANTIDADE E TIPOS DE CONTRASTE

Existe associação positiva já consolidada entre contraste e NIC, o que faz com que os CIs sejam utilizados no melhor volume possível[2]. É difícil definir uma dose (volume) "segura" para a administração de contraste devido à interação de múltiplos fatores de risco para NIC. Uma fórmula foi proposta para orientar a dosagem ideal de contraste de baixa osmolaridade e estimar o risco de aumento da creatinina sérica após cineangiocoronariografias percutâneas, na qual uma relação volume de contraste/*clearance* de creatinina > 3,7 mostrou ser preditora de modo significativo e independente de piora da função renal nessa população (*odds ratio* 3,84; IC 95%: 2,0-7,3, p < 0,001)[17].

O uso de contrastes de alta osmolaridade tornou-se praticamente obsoleto na atualidade. Uma metanálise[18] buscou avaliar superioridade entre contrastes iso-osmolares e hipo-osmolares, não encontrando diferença, exceto no cenário de infusão intra-arterial em pacientes com doença renal crônica prévia, situação em que o iodixanol (iso-osmolar) mostrou-se superior ao io-hexol (hipo-osmolar), porém não superior em relação aos demais CIs hipo-osmolares. Com base nessas observações, o uso de contraste hipo-osmolar é o mais difusamente utilizado, visto que é mais de baixo custo e não foi demonstrada inferioridade desse em relação às opções iso-osmolares.

USO DE FÁRMACOS

Metformina

Embora a metformina não seja diretamente nefrotóxica[19], foi postulado que pode prejudicar a gliconeogênese a partir do lactato e levar ao acúmulo de lactato em circunstâncias como LRA[20], situação que, apesar de rara, tem mortalidade em torno de 50%[2]. Em pacientes diabéticos que recebem metformina, essa condição pode ser observada no cenário de LRA após a administração de meios de contraste, evoluindo com NIC.

Dessa forma, apesar de a descontinuação da metformina poder estar associada a efeitos prejudiciais no controle glicêmico e aumento do risco cardiovascular em diabéticos submetidos a intervenções coronarianas percutâneas[21], a possibilidade de evolução com LRA após uso de contraste leva à recomendação de interromper seu uso antes do procedimento e retornar após 48 horas, depois da reavaliação da função renal[22]. Em pacientes com ritmo de filtração glomerular estimada (RFGe) > 30mL/min/1,73m², que irão se submeter ao uso de contraste por via intravenosa, não é obrigatório descontinuar o uso pelo baixo risco de complicação[2].

N-acetilcisteína

A eficácia da N-acetilcisteína (NAC) em reduzir a incidência de NIC é controversa. Os estudos divergem quanto à sua eficácia na redução da LRA pós-contraste[23,24]. A diretriz de LRA do *Kidney Disease Improving Global Outcomes* (KDIGO)[2] sugere o uso da NAC isolada ou associada com cristaloides isotônicos (nível de recomendação 2D), apesar de reconhecer que o benefício do uso da NAC é inconsistente. A sugestão deve-se ao seu efeito antioxidante, associado a baixo perfil de eventos adversos e custos reduzidos[25-27].

Sugere-se fazer uma dose em *bolus* de 600mg de NAC pré-procedimento e depois 1.200mg, 12/12 horas, durante 48 horas, à semelhança do que foi feito por Marenzi *et al*, que descreveram um efeito dose-dependente de NAC para a proteção de NIC[28].

Inibidores de enzima conversora da angiotensina (IECA) e bloqueadores de receptores da angiotensina (BRA)

O uso de IECA tem sido implicado tanto no aumento do risco quanto na proteção para NIC. No momento, não há evidências convincentes para iniciar ou interromper IECA/BRA antes de angiografia ou intervenção coronariana. Alguns serviços têm como rotina a descontinuação do IECA/BRA, quando o risco de NIC é significativo, dada a falta de benefício renal convincente no curto prazo, associado à continuação de IECA/BRA antes da angiografia e à possibilidade real de dano pela interferência na autorregulação renal[29,30].

Outros fármacos

Demonstrou-se que as estatinas, drogas principalmente associadas aos efeitos de redução do colesterol das lipoproteínas de baixa densidade, possuem efeitos pleiotrópicos que incluem aumento da produção de óxido nítrico endotelial[31], ações anti-inflamatórias e antioxidantes[32], devem ser consideradas candidatas para a prevenção de NIC.

No entanto, estudos focados na terapia com estatinas como medidas profiláticas específicas da NIC tiveram resultados conflitantes[33,34]. Metanálise[35] mostrou que estatinas podem reduzir a incidência de NIC (RR = 0,51; IC 95% 0,34-0,76, p = 0,001; I^2 = 0%), mas não a necessidade de diálise (RR = 0,33, IC 95% 0,05-2,10, p = 0,24; I^2 = 0%). Devido a várias limitações dos estudos incluídos, é necessário um estudo grande e bem projetado que incorpore a avaliação de resultados clinicamente relevantes em participantes com diferentes riscos subjacentes à NIC para definir mais adequadamente o papel da estatina na prevenção da NIC.

Fenoldopam, vitamina C, teofilina, endotelina-1, manitol e furosemida também não estão recomendados[1,2].

Expansão volêmica

O uso de cristaloides (soro fisiológico a 0,9%, Ringer--lactato e bicarbonato de sódio) como expansores plasmáticos, buscando antagonizar os efeitos vasoconstritores renais, aumentando a taxa de fluxo de urina e diminuindo a concentração e a viscosidade do contraste no lúmen tubular, é a pedra angular da profilaxia de NIC[36] e a recomendação com mais forte evidência, sendo a única com *status* 1A na diretriz de LRA do KDIGO[2]. Apesar do efeito alcalinizante adicional com possível redução do estresse oxidativo tubular, o bicarbonato de sódio ainda não se mostrou superior às demais medidas[37].

Não há evidências claras na literatura para orientar a escolha do volume, velocidade de infusão e duração ideais da infusão de fluidos na prevenção da NIC, mas a maioria dos estudos sugere que os fluidos devem ser iniciados pelo menos 1 hora antes (3mL/kg) e continuados (1-1,5mL/kg/hora) por 3 a 6 horas após a administração do meio de contraste[23,38].

Outra estratégia é a profilaxia com protocolos direcionados, por meio da otimização da infusão de volume em paralelo com a redução da sobrecarga volêmica, por metas de pressão diastólica final de ventrículo esquerdo (maximizando o aumento da infusão de volume e evitando a sobrecarga volêmica)[38] ou de débito urinário com o uso de dispositivo específico[39] (*RenalGuard System*®), que consiste na administração de volume e furosemida, de acordo com a diurese apresentada pelo paciente. Dois ensaios clínicos relataram que essa terapia guiada pelo *RenalGuard System* é mais eficaz que os protocolos de hidratação convencionais na prevenção de NIC[39,40].

Hemodiálise e diálise peritoneal

Foi proposto que terapias extracorporais, como hemodiálise (HD) e hemofiltração (HF), podem prevenir NIC, visto que os CIs são solúveis em água, minimamente ligados a proteínas e distribuem-se no espaço extracelular. Eles são excretados exclusivamente pelo rim por meio de filtração glomerular sem secreção ou reabsorção tubulares significativas e têm sua eliminação retardada à medida que ocorre declínio da função renal. A meia-vida plasmática varia de 40 minutos a 2 horas na presença de função renal normal, dependendo do tipo de meio de contraste usado, e quase a totalidade do contraste é excretada em 24 horas[41]. Já o agente de contraste iomeprol (não iônico e de baixo peso molecular) tem meia-vida plasmática que varia de 3,7 a 15 horas, dependendo do grau da insuficiência renal do paciente[42].

O meio de contraste pode ser removido com eficiência do sangue pela HD e uma única sessão pode remover efetivamente de 60 a 90% do contraste, a depender de membrana dialítica, duração da diálise, fluxo sanguíneo e pressão transmembrana[43,44]. Com base nessas observações, foi sugerido o valor profilático da HD e da HDF em pacientes com alto risco para o desenvolvimento de NIC[44]. Porém, uma metanálise demonstrou que essas técnicas de purifiação extracorporal não diminuíram a incidência de NIC (RR 1,02; IC 95% 0,54-1,93)[45], provavelmente devido ao fato de que, em alguns casos, o *clearance* do contraste não difere entre os pacientes que realizaram ou não HD[46]. Portanto, não há evidências para apoiar o uso profilático da HD na prevenção da NIC.

Alguns pequenos estudos mostraram que a diálise peritoneal também é eficaz na remoção do contraste, mas muito menos rapidamente que a HD[45,47].

Existem duas grandes preocupações após a administração de CI intravascular em indivíduos em diálise: a) preservação da função renal residual; e b) prevenção de sobrecarga de volume com precipitação de edema agudo de pulmão, especialmente no caso dos contrastes de elevada osmolaridade. Para se ter ideia, a administração de 150mL de meio de contraste de baixa osmolaridade (700mOsm/L), um total de 105mOsm CHECAR AS UNIDADES AQUI (0,150 × 700), seria adicionada ao espaço extracelular, levando a uma expansão equivalente a 350mL no intravascular[8]. Um efeito adverso adicional do meio de contraste é o risco teórico de hipercalemia, secundário ao aumento da osmolaridade plasmática da solução de contraste hiperosmolar, com consequente movimento de potássio do compartimento intracelular para o extracelular. No entanto, não se demonstrou que isso seja significativo[48].

Alguns estudos não observaram complicações no curto prazo em pacientes que receberam meios de CI hipo-osmolares e que não foram dialisados em seguida[8,49]. A menos que um volume incomumente grande de meio de contraste seja administrado ou que haja substancial disfunção cardíaca subjacente, não há necessidade de diálise imediatamente após infusão de CI[50].

Pré-condicionamento isquêmico remoto

O conceito de pré-condicionamento isquêmico (PCIR) foi introduzido após se observar a possibilidade do efeito protetor quando vários e breves episódios de isquemia-reperfusão são causados em determinado órgão antes de uma agressão isquêmica prolongada subsequente[51]. Essa proteção opera não apenas localmente, mas também em tecidos distantes, um fenômeno conhecido como pré-condicionamento isquêmico remoto (PCIR)[52]. O PCIR foi demonstrado pela primeira vez em tecido cardíaco e em seguida em tecidos-alvo remotos, como pulmão, cérebro, intestino, rim ou músculo esquelético[53-55]. O PCIR pode oferecer uma nova estratégia de tratamento não invasiva e de baixo custo para diminuir a incidência de lesão renal aguda em pacientes de alto risco.

Embora tenha ocorrido considerável avançado do conhecimento nessa área, são necessários novos ensaios clínicos randomizados e multicêntricos para demonstrar a intensidade apropriada do PCIR, assim como seleção e monitoramento adequados dos pacientes[56].

GUIA PRÁTICO DE PREPARO RENAL PARA EXAMES ELETIVOS COM CONTRASTES IODADOS

- Discutir o caso com radiologista e/ou médico assistente a fim de estudar alternativas ao exame contrastado, como uso de ultrassonografia com microbolhas, PET *scan*, angiografias com dióxido de carbono, ressonância nuclear magnética com gadolíneo (com compostos macrocíclicos com menor risco de fibrose sistêmica nefrogênica) e avaliações tomográficas que prescindem do uso do CI (como fraturas, litíase renal, outros).
- Administrar a menor quantidade de CI possível. Nesse sentido, evitar ventriculografia, optar por cateterizações seletivas ou superseletivas, uso do *saline-chaser* (bomba para injeção soro fisiológico a 0,9%), avaliar cada série antes de realizar a próxima, evitando projeções desnecessárias, avaliação de estenoses por manometria e gradiente translesional, ajustar dose do contraste em mL/kg e evitar injeções testes.
- Utilizar contraste hipo-osmolar ou iso-osmolar.
- Otimização clínica do paciente por meio da correção da acidemia, volemia e anemia, assim como descontinuação de metformina, IECA, BRA, diuréticos e agentes nefrotóxicos 24-48 horas antes do exame contrastado.
- Realizar expansão com soluções cristaloides isotônicas antes do exame.
- Evitar nova administração de CI pelos próximos 8 dias[57].
- Preferir o acesso radial ao femoral para a realização de cineangiocoronariografia[58].

REFERÊNCIAS BIBLIOGRÁFICAS

1. https://www.acr.org/-/media/ACR/Files/Clinical-Resources/Contrast_Media.pdf.
2. https://kdigo.org/wp-content/uploads/2016/10/KDIGO-2012-AKI-Guideline-English.pdf.
3. Nash K, Hafeez A, Hou S. Hospital-acquired renal insufficiency. *Am J Kidney Dis* 2002; **39**: 930-936.
4. Mehta RL, Kellum JA, Shah SV *et al*. Acute kidney injury network: report of an initiative to improve outcomes in acute kidney injury. *Crit Care* 2007; **11**: R31.
5. Tsai TT, Patel UD, Chang TI *et al*. Contemporary Incidence, Predictors ,and Outcomes of Acute Kidney Injury in Patients Undergoing Percutaneous Coronary Interventions: insights from the NCDR Cath-PCI registry. *JACC Cardiovasc Interv* 2014; **7**: 1-9.
6. Christiansen C. X-ray contrast media–an overview. *Toxicology* 2005; **209**: 185-187.
7. Pasternak JJ, Williamson EE. Clinical pharmacology, uses, and adverse reactions of iodinated contrast agents: a primer for the non-radiologist. *Mayo Clin Proc* 2012; **87**: 390-402.
8. Bahrainwala JZ, Leonberg-Yoo AK. Use of Radiocontrast Agents in CKD and ESRD. *Semin Dial* 2017; **30**: 290-304.
9. Rudnick MR, Goldfarb S, Wexler L *et al*. Nephrotoxicity of ionic and nonionic contrast media in 1196 patients: a randomized trial. The Iohexol Cooperative Study. *Kidney Int* 1995; **47**: 254-261.

10. McCullough PA, Choi JP, Feghali GA *et al*. Contrast-Induced Acute Kidney Injury. *J Am Coll Cardiol* 2016; **68**: 1465-1473.

11. McCullough PA. Radiocontrast-induced acute kidney injury. *Nephron Physiol* 2008; **109**: 61-67.

12. Vlachopanos G, Schizas D, Hasemaki N, Georgalis A. Pathophysiology of Contrast-Induced Acute Kidney Injury (CIAKI). *Curr Pharm Des* 2019; **25**: 4642-4647.

13. Davenport MS , Cohan RH, Khalatbari S *et al*. The challenges in assessing contrast-induced nephropathy: where are we now ? *AJR Am J Roentgenol* 2014; **202**: 784-789.

14. Katzberg RW, Newhouse JH. Intravenous contrast medium-induced nephrotoxicity: is the medical risk really as great as we have come to believe? *Radiology* 2010; **256**: 21-28.

15. McDonald RJ, McDonald JS, Bida JP *et al*. Intravenous contrast material-induced nephropathy: causal or coincident phenomenon? *Radiology* 2013; **267**: 106-118.

16. Aycock RD, Westafer LM, Boxen JL *et al*. Acute kidney injury after computed tomography: a meta-analysis. *Ann Emerg Med* 2018; **71**: 44-53.

17. Laskey WK, Jenkins C, Selzer F *et al*. Volume-to-creatinine clearance ratio: a pharmacokinetically based risk factor for prediction of early creatinine increase after percutaneous coronary intervention. *J Am Coll Cardiol* 2007; **50**: 584-590.

18. Inrich MC, Haberle L, Muller V *et al*. Nephrotoxicity of iso-osmolariodixanol compared with nonionic low-osmolar contrast media: meta-analysis of randomized controlled trials. *Radiology* 2009; **250**: 68-86.

19. Parra D, Legreid AM, Beckey NP, Reyes S. Metformin monitoring and change in serum creatinine levels in patients undergoing radiologic procedures involving administration of intravenous contrast media. *Pharmacotherapy* 2004; **24**: 987-993.

20. D SMWDB-J. Incidence of lactic acidosis in metformin users. *Diabetes Care* 1999; **22**: 925-927.

21. Timmer JR. Ottervanger JP. de Boer MJ *et al*. Hyperglycaemia is an important predictor of impaired coronary flow before reperfusion therapy in ST-segment elevation myocardial infarction. *J Am Coll Cardiol* 2005; **45**: 1999-2002.

22. Namazi MH, Alipour Parsa S, Roohigilani K *et al*. Is it necessary to discontinue metformin in diabetic patients with GFR > 60 ml/min per 1.73 m2 undergoing coronary angiography: a controversy still exists? *Acta Biomed* 2018; **89**: 227-232.

23. Vaitkus PT. N-acetylcysteine in the prevention of contrast-induced nephropathy: publication bias perpetuated by metaanalyses. *Am Heart J* 2007; **153**: 275-280.

24. Stenstrom DA, Muldoon LL, Armijo-Medina H *et al*. N-acetylcysteine use to prevent contrast medium-induced nephropathy: premature phase III trials. *J Vasc Interv Radiol* 2008; **19**: 309-318.

25. Peake SL, Moran JL. N-acetyl-L-cysteine depresses cardiac performance in patients with septic shock. *Crit Care Med* 1996; **24**: 1302-1310.

26. Niemi TT, Munsterhjelm E, Poyhia R *et al*. The effect of N-acetylcysteine on blood coagulation and platelet function in patients undergoing open repair of abdominal aortic aneurysm. *Blood Coagul Fibrinolysis* 2006; **17**: 29-34.

27. Molnar Z, Szakmany T. Prophylactic N-acetylcysteine decreases serum CRP but not PCT levels and microalbuminuria following major abdominal surgery. A prospective, randomised, double-blinded, placebocontrolled clinical trial. *Intensive Care Med* 2003; **29**: 749-755.

28. Marenzi G, Assanelli E, Marana I *et al*. N-acetylcysteine and contrast-induced nephropathy in primary angioplasty. *N Engl J Med* 2006; **354**: 2773-2782.

29. Patel K, King CA. Angiotensin-converting enzyme inhibitors and their effects on contrast-induced nephropathy after cardiac catheterization or percutaneous coronary intervention. *Cardiovasc Revasc Med* 2011; **12**: 90-93.

30. Kalyesubula R, Bagasha P. ACE-I/ARB therapy prior to contrast exposure: what should the clinician do. *Biomed Res Int* 2014; **2014**: 7.

31. John S, Schneider MP, Delles C *et al*. Lipid-independent effects of statins on endothelial function and bioavailability of nitric oxide in hypercholesterolemic patients. *Am Hear J* 2005; **149**: 473.

32. Ridker PM, Rifai N, Clearfield M *et al*. Measurement of C-reactive protein for the targeting of statin therapy in the primary prevention of acute coronary events. *N Engl J Med* 2001; **344**: 1959-1965.

33. Zhou X, Jin YZ, Wang Q *et al*. Efficacy of high dose atorvastatin on preventing contrast induced nephropathy in patients underwent coronary angiography. *Zhonghua Xin Xue Guan Bing Za Zhi* 2009; **37**: 394-396.

34. Attallah N, Yassine L, Musial J et al. The potential role of statins in contrast nephropathy. *Clin Nephrol* 2004;**62**: 273–278.

35. Li Y, Liu Y, Fu L *et al*. Efficacy of short-term high-dose statin in preventing contrast-induced nephropathy: a meta-analysis of seven randomized controlled trials. *PLoS One* 2012; **7**: e34450.

36. Weisbord SD. Prevention of contrast induced nephropathy with volume expansion. *Clin J Am Soc Nephrol* 2008; **3**: 273-280.

37. Zoungas S, Ninomiya T, Huxley R *et al*. Systematic review: sodium bicarbonate treatment regimens for the prevention of contrast-induced nephropathy. *Ann Intern Med* 2009; **151**: 631-638.

38. Brar, SS, Aharonian V, Mansukhani P *et al*. Haemodynamic-guided fluid administration for the prevention of contrast-induced acute kidney injury: the POSEIDON randomised controlled trial. *Lancet* 2014; **383**: 1814-1823.

39. Briguori C, Visconti G, Focaccio A *et al*. Renal Insufficiency After Contrast Media Administration Trial II (REMEDIAL II): Renal-Guard System in high-risk patients for contrast-induced acute kidney injury. *Circulation* 2011; **124**: 1260-1269.

40. Marenzi G, Ferrari C, Marana I *et al*. Prevention of contrast nephropathy by furosemide with matched hydration: the MYTHOS (Induced Diuresis With Matched Hydration Compared to Standard Hydration for Contrast Induced Nephropathy Prevention) trial. *JACC Cardiovasc Interv* 2012; **5**: 90-97.

41. Khan SF. The use of iodinated contrast media in patients with end-stage renal disease. *Semin Dial* 2014; **27**: 607-610.

42. Lorusso V, Taroni P, Alvino S. Pharmacokinetics and safety of iomeprol in healthy volunteers and in patients with renal impairment or end-stage renal disease requiring hemodialysis. *Invest Radiol* 2001; **36**: 309-316.

43. Rodby RA. Preventing complications of radiographic contrast media: is there a role for dialysis? *Semin Dial* 2007; **20**: 19-23.

44. Deray G. Dialysis and iodinated contrast media. *Kidney Int Suppl* 2006; **100**: S25-S29.

45. Cruz DN, Goh CY, Marenzi G *et al*. Renal replacement therapies for prevention of radiocontrast-induced nephropathy: a systematic review. *Am J Med* 2012; **125**: 66-78.

46. Lehnert T, Keller E, Gondolf K *et al*. Effect of haemodialysis after contrast medium administration in patients with renal insufficiency. *Nephrol Dial Transpl* 1998; **13**: 358-362.

47. Susantitaphong P, Eiam-Ong S. Nonpharmacological strategies to prevent contrast-induced acute kidney injury. *Bio Med Res Int* 2014; **2014**: 12.

48. Rudnick MR, Berns JS, Cohen RM. Contrast media associated nephrotoxicity. *Semin Nephrol* 1997; **17**: 15-26.

49. Hamani A, Petitclerc T, Jacobs C. Is dialysis indicated immediately after administration of iodinated contrast agents in patients on haemodialysis? *Nephrol Dial Transpl* 1998; **13**: 1051-1052.

50. Younathan CM, Kaude JV *et al*. Dialysis is not indicated immediately after administration of non ionic contrast agents in patients with end-stage renal disease treated by maintenance dialysis. *AJR Am J Roentgenol* 1994; **163**: 969-971.

51. Murry CE, Jennings RB. Preconditioning with ischemia: a delay of lethal cell injury in ischemic myocardium. *Circulation* 1986; **74**: 1124-1136.

52. Przyklenk K, Bauer B, Ovize M *et al*. Regional ischemic 'preconditioning' protects remote virgin myocardium from subsequent sustained coronary occlusion. *Circulation* 1993; **87**: 893-899.

53. Er F, Nia AM, Dopp H *et al*. Ischemic preconditioning for prevention of contrast medium-induced nephropathy: randomized pilot RenPro Trial (Renal Protection Trial). *Circulation* 2012; **126**: 296-303.

54. Tapuria N, Kumar Y, Habib MM *et al*. Remote ischemic preconditioning: a novel protective method from ischemia reperfusion injury--a review. *J Surg Res* 2008; **150**: 304-330.

55. Jensen HA, Loukogeorgakis S, Yannopoulos F *et al*. Remote ischemic preconditioning protects the brain against injury after hypothermic circulatory arrest. *Circulation* 2011; **123**: 714-721.

56. Zarbock A. Remote ischemic preconditioning and protection of the kidney--a novel therapeutic option. *Crit Care Med* 2016; **44**: 607-616.

57. Koneth I, Weishaupt D. Persistent nephrogram after administration of an isoosmolar contrast medium. *Nephrol Dial Transpl* 2004; **19**: 1654-1655.

58. Vora AN, Stanislawski M, Grunwald GK *et al*. Association between chronic kidney disease and rates of transfusion and progression to end-stage renal disease in patients undergoing transradial versus transfemoral cardiac catheterization – an analysis from the veterans affairs clinical assessment report. *J Am Hear Assoc* 2017; **6**: e004819.

SEÇÃO 8

Doença Renal Crônica

◆

35

SARCOPENIA E DOENÇA RENAL CRÔNICA

Anna Beatriz de Araújo
Rodrigo Bueno de Oliveira

◆

INTRODUÇÃO

O termo sarcopenia deriva do grego *sarcos* (carne) e *penia* (carência)[1]. Refere-se à síndrome caracterizada por perda progressiva e generalizada de massa e força muscular, associada tanto ao processo de envelhecimento fisiológico quanto a doenças crônicas, e que resulta em maior probabilidade de eventos adversos como quedas, incapacidade física, má qualidade de vida e mortalidade[2].

Estima-se que a prevalência de sarcopenia em adultos saudáveis com idade ≥ 60 anos seja de 10%[3]. No entanto, estudos evidenciam variação de sua prevalência, provavelmente devido à aplicação de critérios diagnósticos heterogêneos e ao uso de diferentes métodos diagnósticos[4-7].

Existe especial interesse na relação entre sarcopenia e doença renal crônica (DRC). A DRC predispõe ao desenvolvimento e ao agravamento da sarcopenia por diversos fatores, como aumento da inflamação e alterações tóxicas[8]. A DRC leva a um desequilíbrio entre os processos catabólico e anabólico que controlam a homeostase muscular esquelética, com aumento da degradação e prejuízo da regeneração[9]. Tais fatores fazem com que a sarcopenia seja uma condição prevalente nessa população, associada a complicações cardiovasculares e ao aumento da mortalidade[10,11].

Acredita-se que exista relação entre sarcopenia e doença cardíaca na DRC. Estudos clínicos evidenciaram associação entre a presença de sarcopenia e o agravamento de índices de risco cardiovascular[12]. Especula-se que a lipossubstituição do tecido muscular esquelético produza citocinas com efeito parácrino para promover doença coronariana[13].

Assim como na população geral, a prevalência de sarcopenia em pacientes com DRC apresenta variações conforme os critérios e métodos diagnósticos aplicados, com valores entre 6 e 49%[12,14-16]. Em nosso serviço, evidenciamos uma prevalência de 42% no diagnóstico de dinapenia (redução da força muscular) em pacientes com DRC em diálise peritoneal (dados pessoais não publicados).

Neste capítulo convidamos os leitores para um estudo da sarcopenia no contexto da DRC. Nossos objetivos são apresentar as definições da sarcopenia e seus critérios diagnósticos, descrever mecanismos fisiopatológicos e abordar medidas terapêuticas utilizadas.

DEFINIÇÃO E DIAGNÓSTICO

Uma das definições de sarcopenia mais utilizadas, inclusive no contexto da DRC, é a do *European Working Group of Sarcopenia on Older People* (*EWGSOP*). Publicada em 2010[17], ela acrescentou o componente funcional (baixa força muscular e/ou desempenho físico) ao critério obrigatório: documentação de redução da massa muscular esquelética[18].

Em 2018, uma atualização do *EWGSOP* discriminou a baixa força muscular como parâmetro primário da sarcopenia, uma vez que a força é reconhecidamente melhor que a massa muscular na predição de desfechos negativos, além de ser um parâmetro mais confiável da função muscular[18]. Além disso, a sarcopenia ganhou um espectro de reconhecimento clínico, incluindo dinapenia, sarcopenia provável e sarcopenia (Quadro 35.1).

Quadro 35.1 – Parâmetros diagnósticos de dinapenia e sarcopenia propostos pelo *European Working Group of Sarcopenia on Older People2* (*EGWSOP2*)[18].

Parâmetro	Dinapenia	Sarcopenia provável	Sarcopenia
Força muscular	↓	↓	↓
Quantidade/qualidade muscular	Normal	↓	↓
Desempenho físico	Normal	Normal	↓

↓ = redução do parâmetro em relação aos pontos de corte.

Os testes e os exames indicados pelo *EWGSOP2* para adequada definição da síndrome incluem testes de força muscular, exames para detecção da quantidade muscular e testes de desempenho físico, conforme descrição a seguir:

- **Testes de avaliação da força muscular** – a força de preensão manual tem sido amplamente utilizada por traduzir diminuição da qualidade de vida[19], risco de queda[20] e mortalidade por todas as causas[21]. A medição precisa da força de preensão requer o uso de um dinamômetro portátil calibrado sob condições de teste bem definidas com dados interpretativos de populações de referência apropriadas[22]. Trata-se de medida simples, de baixo custo e com boa correlação com a força dos membros inferiores[23]. Como em todas as medidas de força muscular, deve-se atentar a fatores externos que possam dificultar sua avaliação correta, como cognição e motivação[17]. Outras modalidades de medição de força muscular são a avaliação da força contrátil máxima do músculo quadríceps[24] e ainda o teste de elevação da cadeira, um teste cronometrado que exige que os participantes se levantem de uma cadeira sem usar os braços e retornem à posição sentada, consecutivamente, por cinco vezes[25]. Em atenção primária, em que a disponibilidade de um dinamômetro de preensão manual não é sistemática, o teste de elevação da cadeira pode ser usado como uma medida alternativa da força muscular[26].

- **Exames para detecção da quantidade muscular** – a massa muscular pode ser estimada por diversas técnicas, podendo ser relatada como massa muscular esquelética total (MME), massa muscular esquelética apendicular (MMA), ou como área de secção transversal muscular de grupos musculares específicos ou localizações corporais[18]. Os exames considerados padrão-ouro para sua quantificação não invasiva são a ressonância magnética (RM) e a tomografia computadorizada (TC), que têm seu uso limitado por diversas razões, como alto custo, falta de portabilidade e pontos de corte para baixa massa muscular não bem definidos[26]. A absorciometria por raios X de dupla energia (DXA) é opção, porém com resultados heterogêneos[27]. Ainda assim, trata-se de um instrumento mais amplamente disponível do que a TC e a RM e que pode fornecer uma estimativa reprodutível da MMA em alguns minutos ao usar o mesmo instrumento e pontos de corte[18]. Após a quantificação da massa muscular, o valor absoluto de MME ou MMA deve ser ajustado para o tamanho do corpo de diferentes maneiras: estatura ao quadrado (massa/estatura²), peso (massa/peso) ou índice de massa corporal (massa/IMC)[28]. Por último, a análise de impedância bioelétrica (BIA) tem sido utilizada para a estimativa da MME e MMA com base na condutividade elétrica do corpo, utilizando-se de equipamento acessível, amplamente disponível, portátil e de baixo custo[29]. No entanto, estudos de validação ainda são necessários para o emprego desse método[30].

- **Testes de desempenho físico** – o teste de velocidade da marcha é uma ferramenta rápida, segura e confiável para auxílio à determinação da sarcopenia[31]. O teste prediz resultados adversos relacionados à síndrome[32], sendo recomendado pelo *EWGSOP2* para avaliação do desempenho físico[18]. O desempenho físico pode ainda ser medido por diversos outros testes, como a bateria curta de desempenho físico (SPPB) e o teste *Timed-Up and Go* (TUG)[33]. O SPPB é um teste composto que inclui avaliação da velocidade da marcha, teste de equilíbrio e teste de posição da cadeira[34], e para o teste TUG, solicita-se aos indivíduos que se levantem de uma cadeira comum, caminhem até um marcador a 3m de distância, virem-se, caminhem para trás e se sentem novamente[35]. Assim como nas medidas de força muscular, em determinadas medidas de desempenho físico deve-se atentar à possibilidade de prejuízo do teste por fatores não muscular, como demência, distúrbio da marcha, distúrbio do equilíbrio ou condicionamento físico[18].

Outra definição amplamente reconhecida é a do *Asian Working Group for Sarcopenia* (*AWGS*), que adotou abordagens semelhantes às do *EWGSOP*, mas recomenda medir a força muscular (força de preensão manual) e o desempenho físico (velocidade normal da marcha) como testes de triagem, prosseguindo à medida de massa muscular em caso de alteração de um dos itens iniciais[36]. Há, ainda, o conceito de "sarcopenia com mobilidade limitada", definido por consenso internacional em conferência convocada pela *Society of Sarcopenia, Cachexia and Wasting Disorders*, em 2016, em que se concluiu que a sarcopenia com mobilidade limitada é definida como uma pessoa com perda muscular cuja velocidade de caminhada é igual ou menor que 1m/s ou que anda menos de 400m durante uma caminhada de 6 minutos[37]. Pela mesma definição, a pessoa também deve ter MMA corrigida para a estatura ao quadrado de mais de 2DP abaixo da de pessoas saudáveis entre 20 e 30 anos de idade do mesmo grupo étnico. A limitação da mobilidade não deve ser claramente atribuída ao efeito direto de uma doença específica, como doença vascular periférica com claudicação intermitente, distúrbios do sistema nervoso central ou periférico, demência ou caquexia[38-41].

POTENCIAIS BIOMARCADORES E EXAMES DE IMAGEM

A identificação de um único biomarcador de sarcopenia pode não ser confiável devido à sua patogênese multifatorial[42]. Assim, deve ser considerado o desenvolvimento de um painel de biomarcadores para o auxílio no diagnóstico de sarcopenia[43]. Potenciais biomarcadores poderiam incluir marcadores da junção neuromuscular, de renovação de proteínas musculares, vias mediadas por inflamação, fatores relacionados a oxirredução, hormônios ou outros fatores anabólicos e ainda fatores comportamentais[43].

A análise do tecido muscular na sarcopenia ainda é um item pouco explorado para o diagnóstico da síndrome. Sabe-se que a sarcopenia precoce é caracterizada por uma diminuição no tamanho das fibras musculares e, com o tempo, também ocorre redução na qualidade de tecido muscular. Isso se caracteriza pela substituição das fibras musculares por gordura, aumento da fibrose, alterações no metabolismo muscular, estresse oxidativo e degeneração da junção neuromuscular. Em última análise, isso levaria à perda progressiva da função muscular e à sua fragilidade[44].

Estudo com biópsia tecidual do músculo vasto lateral de 99 homens demonstrou que sujeitos com sarcopenia pelos critérios do *EWGSOP* apresentaram menor densidade de células satélites musculares (1,7 célula/mm^2 *vs.* 3,8 células/mm^2, p = 0,06) e menor proporção de células satélites/fibra (0,02 *vs.* 0,06, p = 0,06) comparados a homens sem sarcopenia. Nesse estudo, achados sobre tamanhos de fibras musculares e relação capilar/fibra não foram significativos[45].

A análise do tecido muscular representa uma técnica invasiva. Especulamos que técnicas mais simples e não invasivas sejam necessárias para o diagnóstico precoce de sarcopenia. Atualmente, nenhuma das definições de sarcopenia inclui o uso da ultrassonografia muscular em seu algoritmo diagnóstico. Acredita-se que a ultrassonografia muscular tem potencial para se tornar um método confiável para essa avaliação[46].

Em estudo preliminar de nosso grupo utilizando ultrassonografia com elastografia muscular encontramos associações entre parâmetros de degeneração muscular com aumento de índices de risco cardiovascular e maior concentração de toxinas urêmicas. Apesar de a interpretação dos resultados da elastografia poder ser influenciado por diversos parâmetros, tais como o tipo de músculo e a natureza da lesão[47-49], em nosso estudo é plausível a interpretação de que a redução da velocidade de propagação das ondas ultrassonográficas em determinados músculos em correlação negativa com o acúmulo de produtos finais da glicação avançada (AGEs) signifique menor rigidez muscular por atrofia e lipossubstituição, compatíveis com o processo evolutivo de sarcopenia (dados pessoais não publicados apresentados no XX Congresso Paulista de Nefrologia, setembro 2019).

SARCOPENIA E DOENÇA RENAL CRÔNICA: MECANISMOS FISIOPATOLÓGICOS

Apesar de a sarcopenia ser frequentemente considerada parte inevitável do envelhecimento, seu grau é variável e depende da presença de doenças crônicas, comorbidades e múltiplos fatores de risco[50]. Pacientes com DRC apresentam diversos mecanismos que aceleram o desenvolvimento da sarcopenia descritos na figura 35.1 e no texto a seguir.

EXERCÍCIO FÍSICO E ESTILO DE VIDA

Acredita-se que a falta de exercício seja o principal fator de risco para a sarcopenia[51]. O declínio na quantidade de fibras musculares e na força muscular é mais pronunciado em pacientes com sedentarismo, em comparação com aqueles fisicamente mais ativos[51]. Na DRC, alterações musculares e sedentarismo funcionam como uma via de mão dupla. A perda de massa muscular nesses pacientes é considerada um importante fator complicador da doença, contribuindo para um estilo de vida sedentário e comprometendo a saúde cardiovascular[11]. Pacientes com DRC em diálise têm nível reduzido de atividade física, o que pode levar à perda de proteínas musculares e à atrofia muscular por meio de mecanismos complexos em adição à inatividade física e falta de treinamento[52].

ALTERAÇÕES HORMONAIS

Diminuições nas concentrações hormonais relacionadas à idade levam à perda de massa e força muscular[44]. Na DRC, diversas alterações hormonais resultam em desequilíbrio da homeostase do tecido muscular. Níveis inadequados de vitamina D prejudicam a proliferação e diferenciação de células musculares esqueléticas[53]. Pacientes com DRC apresentam fase de contração muscular mais prolongada, independentemente dos níveis séricos de cálcio, fosfato e paratormônio[54]. Essas observações sugerem possível papel da vitamina D sobre a miopatia em pacientes com DRC[10].

A resistência ao fator de crescimento insulínico (IGF-1) e a diminuição de seus níveis contribuem para a perda muscular no estado urêmico[55]. As alterações nos níveis ou sinalização desse hormônio podem se dar na DRC pela ação da angiotensina II (uma vez que o sistema re-

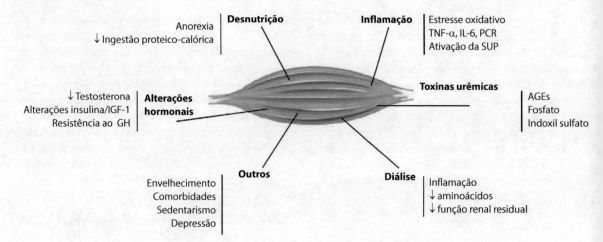

Figura 35.1 – Fatores envolvidos na gênese da sarcopenia em pacientes com doença renal crônica. AGEs = produtos finais da glicação avançada; TNF = fator de necrose tumoral; PCR = proteína C-reativa; IL = interleucina; SUP = sistema ubiquitina-proteassoma; IGF = fator de crescimento insulínico; GH = hormônio do crescimento. ↓ = redução, diminuição ou perda.

nina-angiotensina está ativado, como em diversas situações catabólicas)[56], redução dos níveis de testosterona, presente em mais de metade dos pacientes com DRC[55,57], e ainda resistência ao hormônio do crescimento (GH)[58].

A DRC se associa, ainda, à deficiência de estrógeno desde os estágios iniciais da doença, o que pode levar à redução da musculatura[59] e à resistência à insulina, também associada à perda de proteína muscular, principalmente pela via do sistema ubiquitina-proteassoma (SUP)[60,61].

INFLAMAÇÃO E ACIDOSE METABÓLICA

A inflamação é uma importante causa de perda de massa muscular na população com DRC[62]. Citocinas pró-inflamatórias, como o fator de necrose tumoral-alfa (TNF-α), a interleucina-6 (IL-6) e a proteína C-reativa (PCR), apresentam níveis elevados nesses pacientes e estão associadas à perda muscular por meio de diferentes mecanismos, como alterações na sinalização da via insulina/IGF-1 e a proteólise por ativação do SUP[62,63]. Este último, também ativado pela acidose metabólica, é caracterizado como a principal causa de degradação da massa muscular na DRC[10,64].

ALTERAÇÕES NO APETITE

A anorexia é uma consequência comum e complexa da DRC. Algumas de suas causas citadas incluem alterações no paladar e na capacidade de distinguir sabores, distúrbios dos hormônios reguladores do apetite (como a leptina e a grelina), sintomas gastrintestinais relacionados à uremia e ao uso de medicações como quelantes de fosfato, depressão e ainda a sensação de plenitude relatada por pacientes em diálise peritoneal[65].

FATORES ASSOCIADOS À DIÁLISE

A diminuição da atividade física devido ao repouso durante as sessões de hemodiálise é um fator implicado na gênese da sarcopenia nessa população[52]. A inflamação sistêmica induzida pelo contato do sangue com tubos e membranas artificiais para hemodepuração é também fator implicado na sarcopenia[66]. Ademais, as perdas de aminoácidos e proteínas durante a sessão de diálise, juntamente com a baixa ingestão de nutrientes, afetam o tecido muscular[67]. Sabe-se, ainda, que a diálise com dose inadequada causa a síndrome do desgaste proteico-energético (DPE), e foi demonstrado que a perda da função renal residual contribui para a DPE[67]. A DPE é definida como um estado patológico em que há diminuição ou perda contínua de depósitos de proteínas e reservas de energia, incluindo perda de gordura e músculo[68].

ALTERAÇÃO FUNCIONAL DAS CÉLULAS SATÉLITES MUSCULARES

Na DRC, a função das células satélites musculares está prejudicada[69]. Trata-se de células que são normalmente ativadas após lesão ou exercício, diferenciando-se e fundindo-se na fibra muscular, ajudando a manter a função muscular[44]. Com a redução da função dessas células, há diminuição da produção de fatores regulatórios da miogênese, tais como a miogenina e a proteína de determinação mioblástica, dificultando a regeneração muscular[70].

TOXINAS URÊMICAS

A exposição desses pacientes a toxinas urêmicas também é, em parte, responsável pelo desequilíbrio entre reparação e degradação do tecido muscular[9]. Estudos demonstram que o indoxil sulfato (IS) contribui para o catabolismo muscular por meio de diversos mecanismos – sua presença no organismo gera aumento dos fatores relacionados à degradação do músculo esquelético, como espécies reativas de oxigênio e citocinas inflamatórias (TNF-α, IL-6 e TGF-β1), aumento da produção de genes relacionados à atrofia muscular, aumento de miostatina e de atrogina-1, entre outras vias[71,72].

Em modelo animal com DRC, a espectrometria de massa revelou IS acumulado no tecido muscular[73]. Além disso, foi encontrada associação inversa significativa entre os níveis plasmáticos de IS e a massa muscular esquelética em pacientes com DRC[73].

Os níveis séricos de fosfato também parecem estar relacionados com fadiga muscular em idosos[74]. Há evidências de significativa correlação entre o nível sérico de fosfato e a força muscular em indivíduos com mais de 65 anos de idade, com quartis mais altos de fosfato se associando com baixa força muscular[75].

Especula-se, ainda, que os AGEs estejam envolvidos no desenvolvimento de disfunções musculares e sarcopenia[76-78]. Os AGEs agem diretamente e também via receptores de AGEs (RAGEs) alterando a função das proteínas celulares, resultando em redução do óxido nítrico e aumento das espécies reativas de oxigênio (ROS), citocinas, inflamação, agregação plaquetária e proliferação de células do músculo liso vascular[79].

PROPOSTAS TERAPÊUTICAS

ESTRATÉGIAS NÃO FARMACOLÓGICAS

Uma vez que a inatividade física está ligada à piora de massa e função musculares, exercícios físicos são indicados para o tratamento da sarcopenia. Diversos achados sugerem efeitos benéficos tanto do treinamento aeróbico quanto de resistência na massa muscular em pacientes em pré-diálise e diálise[80-82]. Em estudo realizado em modelo animal, foi evidenciado que o exercício resistido não apenas reduziu a quebra de proteínas musculares, mas também aumentou peso muscular e melhores mediadores de sinalização intracelular que regulam a síntese de proteínas e as funções das células progenitoras[83].

A desnutrição também contribui para o desenvolvimento da sarcopenia. Assim, o suporte nutricional deve fazer parte da abordagem para seu tratamento[84]. Evidências disponíveis sugerem que a suplementação nutricional, administrada por via oral ou parenteral, é eficaz no tratamento de pacientes em diálise com DPE, nos quais a ingestão alimentar de refeições regulares não é suficiente para manter reservas nutricionais adequadas[85]. Diversos estudos realizados em pacientes em hemodiálise demonstram a contribuição da suplementação nutricional (por exemplo, com suplementação por via oral de aminoácidos ou de polímero de glicose) para o anabolismo proteico e para o *status* nutricional geral desses pacientes[85-88]. Ao mesmo tempo que a deficiência de L-carnitina diminui a potência muscular, há evidências de que sua suplementação é eficaz para o aumento da massa muscular, além de parecer exercer um efeito favorável na fadiga de indivíduos idosos[89,90]. Em modelos animais com DRC, o tratamento com L-carnitina melhorou a atrofia

muscular e a capacidade de exercício[91]. O suporte à suplementação herbal para tratamento e prevenção da sarcopenia, com extratos botânicos e seus compostos, é limitado até que novas pesquisas comprovem sua segurança e eficácia em seres humanos[50].

ESTRATÉGIAS FARMACOLÓGICAS

Esteroides androgênicos, como o decanoato de nandrolona (ND), aumentam a massa muscular em adultos saudáveis e em pacientes com DRC[92], porém, informações adicionais são necessárias para que a reposição de testosterona seja amplamente recomendada, especialmente devido a seus efeitos colaterais: entre outras consequências, foram relatados câncer de próstata, apneia do sono e complicações trombóticas[93].

A miostatina vem ganhando atenção como alvo para intervenções farmacológicas em doenças que cursam com perda de massa muscular, uma vez que há melhora funcional do músculo distrófico pelo seu bloqueio[94]. Sabe-se que ratos tratados farmacologicamente com um anticorpo contra a miostatina tiveram sua massa muscular esquelética e força de preensão aumentadas[95]. Em humanos, evidências sugerem que o tratamento com anticorpo contra a miostatina aumenta a massa magra e pode melhorar as medidas funcionais da força muscular[96].

Devido ao papel da angiotensina II na degradação muscular, também há interesse no papel de alguns inibidores da enzima conversora da angiotensina (iECAs) para o tratamento farmacológico da sarcopenia[97]. O uso de perindopril foi associado à melhora da capacidade de exercício em idosos funcionalmente comprometidos e que não apresentavam insuficiência cardíaca[98].

Espindolol, oenantiômero-S do pindolol, é mais um candidato atrativo para o tratamento de pacientes com sarcopenia[99], uma vez que reverteu os efeitos do envelhecimento/sarcopenia, particularmente a perda de massa muscular e o ganho de gordura, em modelos animais[100].

Outros fármacos que apresentam potencial para o tratamento da sarcopenia incluem agonistas da grelina e alguns betabloqueadores[97,101,102].

CONCLUSÕES

Pacientes com DRC apresentam elevada prevalência de sarcopenia. A DRC representa um modelo natural de envelhecimento do ser humano e diversos processos fisiopatológicos levam ao aumento da degradação e ao prejuízo da regeneração do tecido muscular, resultando em sarcopenia. Tal condição está associada à maior mortalidade nesse grupo de pacientes, e especula-se que seu tratamento pode contribuir com a redução da mortalidade e melhora da qualidade de vida de pacientes com DRC.

Nos próximos anos é necessário que o progresso científico esclareça valores de corte adequados para testes diagnósticos de sarcopenia em pacientes com DRC.

Biomarcadores de disfunção e metabolismo do tecido muscular devem ajudar na prevenção e diagnóstico da sarcopenia, assim como o desenvolvimento de métodos de imagem simples, como a ultrassonografia muscular com elastografia.

No momento, exercícios físicos, suporte nutricional adequado, dose adequada de diálise, preservação da função renal residual, controle de toxinas urêmicas, manejo de sintomas gastrintestinais que impedem a alimentação são exemplos de estratégias terapêuticas ao alcance da equipe médica que cuida de pacientes com DRC para o tratamento da sarcopenia.

Agradecimentos

A Cinthia Esbrile Moraes Carbonara (médica assistente do Serviço de Nefrologia do Hospital de Clínicas da UNICAMP), Laís de Faria Fonseca (Mestranda do Programa de Pós-Graduação em Clínica Médica – Programa de Nefrologia Clínica e Molecular – da Faculdade de Ciências Médicas da UNICAMP) e Sérgio San Juan Dertkigil (professor, médico e diretor do Serviço de Radiologia do Hospital de Clínicas da UNICAMP).

REFERÊNCIAS BIBLIOGRÁFICAS

1. Rosenberg IH. Sarcopenia: origins and cliniucal relevance. *J Nutr* 1997; **127**: 990S-991S.
2. Santilli V, Bernetti A, Mangone M, Paoloni M. Clinical definition of sarcopenia. *Clin Cases Miner Bone Metab* 2014; **11**: 177-180.
3. Shafiee G, Keshtkar A, Soltani A *et al*. Prevalence of sarcopenia in the world: a systematic review and meta-analysis of general population studies. *J Diabetes Metab Disord* 2017; **16**: 21.
4. Cruz-Jentoft AJ, Landi F, Schneider SM *et al*. Prevalence of and interventions for sarcopenia in ageing adults: A systematic review. Report of the International Sarcopenia Initiative (EWGSOP and IWGS). *Age Ageing* 2014; **43**: 748-759.
5. Peterson SJ, Braunschweig CA. Prevalence of sarcopenia and associated outcomes in the clinical setting. *Nutr Clin Pract* 2016; **31**: 40-48.
6. Kim H, Hirano H, Edahiro A *et al*. Sarcopenia: Prevalence and associated factors based on different suggested definitions in community-dwelling older adults. *Geriatr Gerontol Int* 2016; **16**: 110-122.
7. Pelegrini A, Mazo GZ, Pinto AA *et al*. Sarcopenia: prevalence and associated factors among elderly from a Brazilian capital. *Fisioter Mov* 2018; **31**: e003102.
8. Stenvinkel P, Larsson TE. Chronic kidney disease: A clinical model of premature aging. *Am J Kidney Dis* 2013; **62**: 339-351.
9. Avin KG, Moorthi RN. Bone is not alone: the effects of skeletal muscle dysfunction in chronic kidney disease. *Curr Osteoporos Rep* 2015; **13**: 173-179.
10. Souza VA, Oliveira D, Mansur HN *et al*. Sarcopenia in chronic kidney disease. *J Bras Nefrol* 2015; **37**: 98-105.
11. Stenvinkel P, Heimbürger O, Paultre P *et al*. Strong association between malnutrition, inflammation, and atherosclerosis in chronic renal failure. *Kidney Int* 1999; **55**: 1899-1911.
12. Lai S, Muscaritoli M, Andreozzi P *et al*. Sarcopenia and cardiovascular risk indices in patients with chronic kidney disease on conservative and replacement therapy. *Nutrition* 2019; **62**: 108-114.
13. Kerr JD, Holden RM, Morton AR *et al*. Associations of epicardial fat with coronary calcification, insulin resistance, inflamma-

tion, and fibroblast growth factor-23 in stage 3-5 chronic kidney disease. *BMC Nephrol* 2013; **14**: 26.
14. Souza VA, Oliveira D, Barbosa SR *et al*. Sarcopenia in patients with chronic kidney disease not yet on dialysis: analysis of the prevalence and associated factors. *PLoS One* 2017; **12**: e0176230.
15. Pereira RA, Cordeiro AC, Avesani CM *et al*. Sarcopenia in chronic kidney disease on conservative therapy: prevalence and association with mortality. *Nephrol Dial Transplant* 2015; **30**: 1718-1725.
16. Kim JK, Choi SR, Choi MJ *et al*. Prevalence of and factors associated with sarcopenia in elderly patients with end-stage renal disease. *Clin Nutr* 2014; **33**: 64-68.
17. Cruz-Jentoft AJ, Baeyens JP, Bauer JM *et al*. Sarcopenia: European consensus on definition and diagnosis: Report of the European Working Group on Sarcopenia in Older People. *Age Ageing* 2010; **39**: 412-423.
18. Cruz-Jentoft AJ, Bahat G, Bauer J *et al*. Sarcopenia: revised European consensus on definition and diagnosis. *Age Ageing* 2019; **48**: 16-31.
19. Sayer AA, Syddall HE, Martin HJ *et al*. Is grip strength associated with health-related quality of life? Findings from the Hertfordshire Cohort Study. *Age Ageing* 2006; **35**: 409-415.
20. Sayer AA, Syddall HE, Martin HJ *et al*. Falls, sarcopenia, and growth in early life: findings from the Hertfordshire cohort study. *Am J Epidemiol* 2006; **164**: 665-671.
21. Gale CR, Martyn CN, Cooper C, Sayer AA. Grip strength, body composition, and mortality. *Int J Epidemiol* 2007; **36**: 228-235.
22. Roberts HC, Denison HJ, Martin HJ *et al*. A review of the measurement of grip strength in clinical and epidemiological studies: towards a standardised approach. *Age Ageing* 2011; **40**: 423-429.
23. Laurentani F, Russo C, Bandinelli S *et al*. Age-associated changes in skeletal muscles and their effect on mobility: an operational diagnosis of sarcopenia. *J Appl Physiol* 2003; **95**: 1851-1860.
24. Edwards RH, Young A, Hosking GP *et al*. Human skeletal muscle function: description of tests and normal values. *Clin Sci Mol Med* 1977; **52**: 283-290.
25. Jones CJ, Rikli RE, Beam WC. A 30-s chair-stand test as a measure of lower body strength in community-residing older adults. *Res Q Exerc Sport* 1999; **70**: 113-119.
26. Beaudart C, McCloskey E, Bruyere O *et al*. Sarcopenia in daily practice: assessment and management. *BMC Geriatr* 2016; **16**: 170.
27. Buckinx F, Landi F, Cesari M *et al*. Pitfalls in the measurement of muscle mass: a need for a reference standard. *J Cachexia Sarcopenia Muscle* 2018; **9**: 269-278.
28. Kim KM, Jang HC, Lim S. Differences among skeletal muscle mass indices derived from height-, weight-, and body mass index-adjusted models in assessing sarcopenia. *Korean J Intern Med* 2016; **31**: 643-650.
29. Janssen I, Heymsfield SB, Baumgartner RN *et al*. Estimation of skeletal muscle mass by bioelectrical impedance analysis. *J Appl Physiol* 2000; **89**: 465-471.
30. Gonzalez MC, Heymsfield SB. Bioelectrical impedance analysis for diagnosing sarcopenia and cachexia: what are we really estimating? *J Cachexia Sarcopenia Muscle* 2017; **8**: 187-189.
31. Bruyère O, Beaudart C, Reginster J-V *et al*. Assessment of muscle mass, muscle strength and physical performance in clinical practice: an international survey. *Eur Geriatr Med* 2016; **7**: 243-246.
32. Cesari M, Kritchevsky SB, Newman AB *et al*. Added value of physical performance measures in predicting adverse health-related events: results from the Health, Aging And Body Composition Study. *J Am Geriatr Soc* 2009; **57**: 251-259.
33. Working Group on Functional Outcome Measures for Clinical Trials. Functional outcomes for clinical trials in frail older persons: time to be moving. *J Gerontol A Biol Sci Med Sci* 2008; **63**: 160-164.

34. https://www.nia.nih.gov/research/labs/leps/short-physical-performance-battery-sppb. *Short Physical Performance Battery*. [citado em 27 de dezembro de 2019].

35. Podsiadlo D, Richardson S. The timed 'Up & Go': a test of basic functional mobility for frail elderly persons. *J Am Geriatr Soc* 1991; **39**: 142-148.

36. Chen LK, Liu LK, Woo J et al. Sarcopenia in Asia: consensus report of the Asian working group for sarcopenia. *J Am Med Dir Assoc* 2014; **15**: 95-101.

37. Morley JE, Abbatecola AM, Argiles JM et al. Sarcopenia with limited mobility: an international consensus. *J Am Med Dir Assoc* 2011; **12**: 403-409.

38. Rasekaba T, Lee AL, Naughton MT et al. The six-minute walk test: A useful metric for the cardiopulmonary patient.*Intern Med J* 2009; **39**: 495-501.

39. Evans WJ, Morley JE, Argiles J et al. Cachexia: a new definition. *Clin Nutr* 2008; **27**: 793-799.

40. Kalantar-Zadeh K, Horich TB, Oreopoulos A et al. Risk factor paradox in wasting diseases. *Curr Opin Clin Nutr Metab Care* 2007; **10**: 433-442.

41. Argiles JM, Anker SD, Evans WJ et al. Consensus on cachexia definitions. *J Am Med Dir Assoc* 2010; **11**: 229-230.

42. Calvani R, Marini F, Cesari M et al. Biomarkers for physical frailty and sarcopenia: state of the science and future developments. *J Cachex Sarcopenia Muscle* 2015; **6**: 278-286.

43. Curcio F, Ferro G, Basile C et al. Biomarkers in sarcopenia: a multifactorial approach. *Exp Gerontol* 2016; **85**: 1-8.

44. Ryall JG, Schertzer JD, Lynch GS. Cellular and molecular mechanisms underlying age-related skeletal muscle wasting and weakness. *Biogerontology* 2008; **9**: 213-228.

45. Patel HP, White MC, Westbury L et al. Skeletal muscle morphology in sarcopenia defined using the EWGSOP criteria: findings from the Hertfordshire Sarcopenia Study (HSS). *BMC Geriatr* 2015; **15**: 171.

46. Ticinesi A, Meschi T, Narici MV et al. Muscle ultrasound and sarcopenia in older individuals: A clinical perspective. *J Am Med Dir Assoc* 2017; **18**: 290-300.

47. Drakonaki EE, Sudoł-Szopi ska I, Sinopidis C et al. High resolution ultrasound for imaging complications of muscle injury: Is there an additional role for elastography? *J Ultrason* 2019; **19**: 137-144.

48. Hatta T, Giambini H, Uehara K et al. Quantitative assessment of rotator cuff muscle elasticity: reliability and feasibility of shear wave elastography. *J Biomech* 2015; **48**: 3853-3858.

49. Gilbert F, Klein D, Weng AM et al. Supraspinatus muscle elasticity measured with real time shear wave ultrasound elastography correlates with MRI spectroscopic measured amount of fatty degeneration. *BMC Musculoskelet Disord* 2017; **18**: 549.

50. Dhillon RJ, Hasni S. Pathogenesis and management of sarcopenia. *Clin Geriatr Med* 2017; **33**: 17-26.

51. Abate M, Di Iorio A, Di Renzo D et al. Frailty in the elderly: the physical dimension. *Europa Medicophysica* 2007; **43**: 407-415.

52. Johansen KL, Shubert T, Doyle J et al. Muscle atrophy in patients receiving hemodialysis: effects on muscle strength, muscle quality, and physical function. *Kidney Int* 2003; **63**: 291-297.

53. Holick MF. Vitamin D deficiency. *N Engl J Med* 2007; **357**: 266-281.

54. Fahal IH, Bell GM, Bone JM, Edwards RH. Physiological abnormalities of skeletal muscle in dialysis patients. *Nephrol Dial Transplant* 1997; **12**: 119-127.

55. Sun DF, Chen Y, Rabkin R. Work-induced changes in skeletal muscle IGF-1 and myostatin gene expression in uremia. *Kidney Int* 2006; **70**: 377-379.

56. Song YH, Li Y, Du J, Mitch WE et al. Muscle-specific expression of IGF-1 blocks angiotensin II-induced skeletal muscle wasting. *J Clin Invest* 2005; **115**: 451-458.

57. Leavey SF, Weitzel WF. Endocrine abnormalities in chronic renal failure. *Endocrinol Metab Clin North Am* 2002; **31**: 107-119.

58. Ding H, Gao XL, Hirschberg R et al. Impaired actions of insulin-like growth factor 1 on protein Synthesis and degradation in skeletal muscle of rats with chronic renal failure. Evidence for a postreceptor defect. *J Clin Invest* 1996; **97**: 1064-1075.

59. Phillips SK, Gopinathan J, Meehan K et al. Muscle strength changes during the menstrual cycle in adductor pollicis. *J Physiol* 1993; **473**: 125P.

60. Fliser D, Pacini G, Engelleiter R et al. Insulin resistance and hyperinsulinemia are already present in patients with incipient renal disease. *Kidney Int* 1998; **53**: 1343-1347.

61. Wang X, Hu Z, Hu J et al. Insulin resistance accelerates muscle protein degradation: Activation of the ubiquitin-proteasome pathway by defects in muscle cell signaling. *Endocrinology* 2006; **147**: 4160-4168.

62. Stenvinkel P, Alvestrand A. Inflammation in end-stage renal disease: sources, consequences and therapy. *Semin Dial* 2002; **15**: 329-337.

63. Kaizu Y, Ohkawa S, Odamaki M et al. Association between inflammatory mediators and muscle mass in long-term hemodialysis patients. *Am J Kidney Dis* 2003; **42**: 295-302.

64. Mitch WE, Goldberg AL. Mechanisms of muscle wasting. The role of the ubiquitin-proteasome pathway. *N Engl J Med* 1996; **335**: 897-905.

65. Fahal IH. Uraemic sarcopenia: aetiology and implications. *Nephrol Dial Transplant* 2014; **29**: 1655-1665.

66. Hirai K, Ookawara S, Morishita Y. Sarcopenia and physical inactivity in patients with chronic kidney disease. *Nephrourol Mon* 2016; **8**: e37443.

67. Carrero JJ, Stenvinkel P, Cuppari L et al. Etiology of the protein-energy wasting syndrome in chronic kidney disease: a consensus statement from the International Society of Renal Nutrition and Metabolism (ISRNM). *J Renal Nutr* 2013; **23**: 77-90.

68. Gracia-Iguacel C, Gonzalez-Parra E, Barril-Cuadrado G et al. Defining protein-energy wasting syndrome in chronic kidney disease: prevalence and clinical implications. *Nefrologia* 2014; **34**: 507-519.

69. Wang XH, Mitch WE. Mechanisms of muscle wasting in chronic kidney disease. *Nat Rev Nephrol* 2014;**10**: 504-516.

70. Zammit PS. Function of the myogenic regulatory factors Myf5, MyoD, Myogenin and MRF4 in skeletal muscle, satellite cells and regenerative myogenesis. *Semin Cell Dev Biol* 2017; **72**: 19-32.

71. Enoki Y, Watanabe H, Arake R et al. Indoxyl sulfate potentiates skeletal muscle atrophy by inducing the oxidative stress-mediated expression of myostatin and atrogin. *Sci Rep* 2016; **6**: 32084.

72. Changchien CY, Lin YH, Cheng YC et al. Indoxyl sulfate induces myotube atrophy by ROS-ERK and JNK-MAFbx cascades. *Chem Biol Interact* 2019; **304**: 43-51.

73. Sato E, Mori T, Mishima E, Suzuki A et al. Metabolic alterations by indoxyl sulfate in skeletal muscle induce uremic sarcopenia in chronic kidney disease. *Sci Rep* 2016; **6**: 36618.

74. Hostrup M, Bangsbo J, Cairns S. Inorganic phosphate, protons and diprotonated phosphate may contribute to the exacerbated muscle fatigue in older adults. *J Physiol* 2019; **597**: 4865-4866.

75. Chen YY, Kao TW, Chou CW et al. Exploring the link between serum phosphate levels and low muscle strength, dynapenia, and sarcopenia. *Sci Rep* 2018; **8**: 3573.

76. Mori H, Kuroda A, Matsuhisa M. Clinical impact of sarcopenia and dynapenia on diabetes. *Diabetol Int* 2019; **10**: 183-187.

77. Dalal M, Ferrucci L, Sun K et al. Elevated serum advanced glycation end products and poor grip strength in older community-dwelling women. *J Gerontol A Biol Sci Med Sci* 2009; **64**: 132-137.

78. Payne GW. Effect of Inflammation on the aging microcirculation: Impact on skeletal muscle blood flow control. *Microcirculation* 2006; **13**: 343-352.

79. Vasdev S, Gill V, Singal PK. Beneficial effect of low ethanol intake on the cardiovascular system: possible biochemical mechanisms. *Vasc Health Risk Manag* 2006; **2**: 263-276.

80. Castaneda C, Gordon PL, Parker RC *et al*. Resistance training to reduce the malnutrition-inflammation complex syndrome of chronic kidney disease. *Am J Kidney Dis* 2004; **43**: 607-616.

81. Roth SM, Ferrell RF, Hurley BF. Strength training for the prevention and treatment of sarcopenia. *J Nutr Health Aging* 2000; **4**: 143-155.

82. Kopple JD, Wang H, Casaburi R *et al*. Exercise in maintenance hemodialysis patients induces transcriptional changes in genes favoring anabolic muscle. *J Am Soc Nephrol* 2007; **18**: 2975-2986.

83. Wang XH, Du J, Klein JD *et al*. Exercise ameliorates chronic kidney disease-induced defects in muscle protein metabolism and progenitor cell function. *Kidney Int* 2009; **76**: 751-759.

84. Konishi M, Ishida J, von Haehling S *et al*. Nutrition in cachexia: from bench to bedside. *J Cachexia Sarcopenia Muscle* 2016; **7**: 107-109.

85. Ikizler TA. Nutrition support for the chronically wasted or acutely catabolic chronic kidney disease patient. *Semin Nephrol* 2009; **29**: 75-84.

86. Sundell MB, Cavanaugh KL, Wu P *et al*. Oral protein supplementation alone improves anabolism in a dose-dependent manner in chronic hemodialysis patients. *J Ren Nutr* 2009; **19**: 412-421.

87. Allman MA, Stewart PM, Tiller DJ *et al*. Energy supplementation and the nutritional status of hemodialysis patients. *Am J Clin Nutr* 1990; **51**: 558-562.

88. Hiroshige K, Sonta T, Suda T *et al*. Oral supplementation of branched-chain amino acid improves nutritional status in elderly patients on chronic haemodialysis. *Nephrol Dial Transplant* 2001; **16**: 1856-1862.

89. Pistone G, Marino A, Leotta C *et al*. Levocarnitine administration in elderly subjects with rapid muscle fatigue: effect on body composition, lipid profile and fatigue. *Drugs Aging* 2003; **20**: 761-767.

90. Watanabe H, Enoki Y, Maruyama T. Sarcopenia in chronic kidney disease: Factors, mechanisms, and therapeutic interventions. *Biol Pharm Bull* 2019; **42**: 1437-1445.

91. Enoki Y, Watanabe H, Arake R *et al*. Potential therapeutic interventions for chronic kidney disease-associated sarcopenia *via* indoxyl sulfate-induced mitochondrial dysfunction. *J Cachexia Sarcopenia Muscle* 2017; **8**: 735-747.

92. Macdonald JH, Marcora SM, Jibani MM *et al*. Nandrolone decanoate as anabolic therapy in chronic kidney disease: a randomized phase II dose-finding study. *Nephron Clin Pract* 2007; **106**: c125-c135.

93. Sakuma K, Yamaguchi A. Sarcopenia and age-related endocrine function. *Int J Endocrinol* 2012; **2012**: 127362.

94. Bogdanovich S, Krag TO, Barton ER *et al*. Functional improvement of dystrophic muscle by myostatin blockade. *Nature* 2002; **420**: 418-421.

95. Whittemore LA, Song K, Li X *et al*. Inhibition of myostatin in adult mice increases skeletal muscle mass and strength. *Biochem Biophys Res Commun* 2003; **300**: 965-971.

96. Becker C, Lord SR, Studenski AS *et al*. Myostatin antibody (LY2495655) in older weak fallers: a proof-of-concept, randomised, phase 2 trial. *Lancet Diabetes Endocrinol* 2015; **3**: 948-957.

97. Morley JE. Treatment of sarcopenia: the road to the future. *J Cachexia Sarcopenia Muscle* 2018; **9**: 1196-1199.

98. Sumukadas D, Witham MD, Struthers AD *et al*. Effect of perindopril on physical function in elderly people with functional impairment: a randomized controlled trial. *CMAJ* 2007; **177**: 867-874.

99. Morley JE. Pharmacologic options for the treatment of sarcopenia. *Calcif Tissue Int* 2016; **98**: 319-333.

100. Pötsch MS, Tschirner A, Palus S *et al*. The anabolic catabolic transforming agent (ACTA) espindolol increases muscle mass and decreases fat mass in old rats. *J Cachexia Sarcopenia Muscle* 2014; **5**: 149-158.

101. Anker SD, Coats AJ, Morley JE. Evidence for partial pharmaceutical reversal of the cancer anorexia-cachexia syndrome: the case of anamorelin. *J Cachexia Sarcopenia Muscle* 2015; **6**: 275-277.

102. Clark AL, Coats AJS, Krum H *et al*. Effect of beta-adrenergic blockade with carvedilol on cachexia in severe chronic heart failure: results from the COPERNICUS trial. *J Cachexia Sarcopenia Muscle* 2017; **8**: 549-556.

36

DOENÇA RENAL CRÔNICA DE CAUSA INDETERMINADA NO BRASIL: PAPEL DA DOENÇA OCUPACIONAL E SEMELHANÇA COM A NEFROPATIA MESOAMERICANA

Maria Luiza Almeida Bastos
Geraldo Bezerra da Silva Junior

◆

INTRODUÇÃO

Em 2000, o Brasil tinha 42.695 pacientes em tratamento dialítico, e em quase duas décadas esse número mais que triplicou, o que representa aumento no custeio do tratamento que, em quase sua totalidade, fica a cargo do Sistema Único de Saúde (SUS). Em 2018, esse número era de mais de 133 mil pacientes, e 92% na modalidade hemodiálise. Segundo dados do censo 2018 da Sociedade Brasileira de Nefrologia, 80% dos pacientes receberam tratamento dialítico custeado pela via pública (SUS)[1], cujo impacto econômico é alto no mundo todo, inclusive em estágios iniciais[2]. Tanto o número de pacientes em diálise quanto os custos anuais vêm aumentando.

Mais de 40% dos pacientes em diálise estão na faixa etária economicamente ativa, e 11% das causas de doença renal crônica (DRC) em estágio avançado não têm etiologia clara. Estudo recente, realizado em Fortaleza, Ceará, revelou uma estimativa alarmante: a causa mais comum de DRC em estágio avançado era de origem indeterminada (com um percentual de mais de 35% do total das causas validadas), contradizendo dados de outras regiões do Brasil, em que a causa mais frequente de DRC estágio final é a hipertensão arterial[3].

Portanto, considerando que um percentual significativo desses pacientes não possui etiologia totalmente esclarecida e o diagnóstico da doença renal de origem ocupacional é raramente cogitado, tornou-se oportuno estudar as exposições ocupacionais e ambientais que o mundo moderno tem nos submetido.

Nos Estados Unidos, assim como no Brasil, não se conhece a contribuição da exposição a substâncias químicas potencialmente nefrotóxicas. No entanto, acredita-se que existe uma parcela significativa da população potencialmente exposta a metais, solventes, agrotóxicos e a condições de trabalho extenuante, calor e taxa metabólica aumentada. Condições essas impostas pelas mudanças no mundo moderno, com novos meios produtivos, contaminações ambientais por substâncias químicas, carência de água potável e calor devido ao aumento da temperatura global média[4-7].

O rim é um órgão particularmente suscetível a exposições ocupacionais e ambientais, estímulos físicos, farmacológicos ou toxicológicos, sendo nosso principal órgão de excreção de toxinas.

Vários estudos epidemiológicos sustentam a hipótese de nefropatias associadas a metais e outros compostos nefrotóxicos, tais como solventes e pesticidas[8-12].

Além disso, o calor associado a condições de trabalho extenuantes, ou mesmo em ambientes sem ventilação adequada ou, ainda, inerente ao processo produtivo como o trabalho em fornos e caldeiras, também tem influenciado a investigação de doenças de redução da filtração glomerular[13], o que demonstra a importância da anamnese minuciosa na investigação da etiologia da doença renal.

Diversos estudos têm demonstrado associações entre fatores ambientais, socioeconômicos e regionais com a redução no ritmo de filtração glomerular (RFG). Estudo de base populacional na África Subsaariana com quase 500 adultos, em idade economicamente ativa, encontrou forte associação entre a doença renal crônica e o meio ambiente urbano, onde a população urbana tem probabilidade superior a 5 vezes de apresentar diminuição no RFG que a população rural[14]. Não obstante, evidências crescentes demonstram que a carga da DRC é maior nos países em desenvolvimento[15-17], que é o caso do Brasil, onde pouco se tem investigado o fator ocupacional como causa de DRC.

É preciso enfatizar as possíveis implicações à saúde renal atribuíveis a fatores pouco investigados na clínica diária em Nefrologia ou Clínica Médica, como as exposições ambientais e ocupacionais a agentes nefrotóxicos. Diante dos estudos epidemiológicos recentes quanto ao impacto na saúde de alterações ambientais e agentes ocupacionais, destacam-se a anamnese clínico-ocupacional, ressaltando as substâncias de manipulação, o tipo de indústria e sua responsabilidade com o meio ambiente, bem como o trabalho executado, tais como as características laborais e do meio ambiente produtivo. Há que se atentar para a dificuldade no reconhecimento dessa etiologia para a DRC em fase avançada, já que exige reconhecimento de fatores potencialmente nefrotóxicos e muitas vezes com longos períodos de latência. Também é necessário tornar público para os profissionais de saúde que assistem pacientes, em especial na Nefrologia, que a contaminação ambiental é uma realidade, como as proximidades das indústrias no meio urbano, com processos de descarte e gerenciamento dos resíduos ainda em expansão, associada a meios produtivos com múltiplos fatores de riscos que, com a promessa de desenvolvimento econômico, geram forte impacto ambiental no entorno das fábricas, capazes de provocar contaminação de toda uma região e ecossistema por diversos poluentes[4,8,9,13,18-20].

Todas essas particularidades, associadas a novos processos produtivos, utilização de aditivos químicos ainda desconhecidos quanto ao seu potencial para a saúde humana, ou mesmo a contaminação da água e do solo por metais, pesticidas e solventes provenientes de diversos meios produtivos, desde a agricultura até a indústria de transformação, tornam essa investigação desafiadora, porém de grande importância para a saúde.

EPIDEMIAS DE DOENÇA RENAL CRÔNICA DE CAUSA DESCONHECIDA

NEFROPATIA MESOAMERICANA

A região da Mesoamérica compreende as áreas geográficas do sudeste do México, estendendo-se para a Guatemala, El Salvador, Nicarágua e Costa Rica. Nas últimas décadas, essa região tem protagonizado o surgimento de uma verdadeira epidemia de DRC avançada de origem ainda desconhecida batizada de nefropatia mesoamericana[20-22].

Por meio de alguns relatos na literatura médica, observa-se que a incidência, a prevalência e a letalidade dessa nefropatia têm avançado e provoca atenção especial na saúde pública e autoridades nos países afetados[20]. Um fator importante é que essa condição afeta homens jovens, em idade produtiva, e progride para DRC avançada sem estabelecer etiologia[21,22].

Essa condição nosológica não obedece aos padrões esperados para a DRC avançada, sendo o paciente "clássico" o homem jovem, proveniente de zonas agrícolas[13,22-25], trabalhador da pesca ou de áreas próximas à mineração[20], que mora e trabalha na região da América Central com temperaturas e umidades muito altas[20,21,23,26], e essas características assemelham-se à de pacientes com DRC avançada de várias regiões do Brasil, daí poder-se-ia aprofundar a investigação etiológica da DRC de origem desconhecida e, talvez, renomeá-la para "nefropatia latino-americana", cujas causas se encontram associadas às inúmeras condições socioambientais, de trabalho e de vida características de toda a América Latina.

A nefropatia mesoamericana é pouco sintomática e muitos pacientes têm diagnóstico já nas fases avançadas de DRC. Quanto aos achados clínicos, não se observam proteinúria importante nem hipertensão e também não está associada a diabetes. O diagnóstico é realizado por meio de manifestações de lesão renal aguda, associado à leucocitúria, e outras manifestações clínicas como febre, vômitos, lombalgia, fraqueza muscular e cefaleia[20]. Os exames de imagem não evidenciam alterações significativas na fase inicial. Portanto, assemelha-se a lesões tubulointersticiais associadas a eventos de hipocalemia, desidratações e litíase renal.

Poucos estudos têm-se reportado a elevações de biomarcadores precoces de lesão renal como a lipocalina associada à gelatinase de neurotrófilos (NGAL) e N-acetil-beta-D-glicosaminidase (NAG), mas foi encontrada associação entre as elevações do NGAL e NAG com a queda no RFG[25,27].

A exposição a altas temperaturas, desidratações frequentes e trabalho físico extenuante têm sido relatados nos estudos e revisões quanto à investigação etiológica da nefropatia mesoamericana[13,22,24,25,27], e são conhecidos riscos ocupacionais para nefropatias[7]. Muitos dos pacientes que desenvolveram essa condição relataram longas jornadas de trabalho e pouco repouso, o que favorece eventos de desidratação.

Também se aventa a hipótese da exposição ambiental a agrotóxicos e metais pesados na gênese dessa doença. Assim como no Brasil[28], a região da América Central tem na agricultura um meio produtivo muito importante para a economia, e o uso dos agrotóxicos é uma realidade nessa região, inclusive com contaminação do ecossistema[29-34], em alguns casos em quantidades acima do permitido pelas autoridades sanitárias locais. Da mesma forma, não é prudente ignorar os potenciais efeitos tóxicos dessas substâncias à saúde humana, onde já existem pesquisas demonstrando associações[32,35,36]. Reforça a hipótese de associação dos agrotóxicos com a nefropatia mesoamericana estudo realizado em comunidades rurais no Sri Lanka e na Índia, evidenciando uma verdadeira epidemia de DRC de etiologia desconhecida em populações expostas a agrotóxicos e com alta poluição ambiental atribuída a metais[8,37].

Quanto à exposição a metais, devemos dar atenção à região geográfica da Mesoamérica, que coincide com regiões vulcânicas potencialmente ricas em metais como cádmio e arsênio. Apesar de os resultados dos estudos serem inconclusivos quanto à associação desses metais e a etiologia da nefropatia mesoamericana, devem-se dar atenção às condições de nefrotoxicidade por metais pesados.

NEFROPATIA INDUZIDA POR METAIS

A exposição a metais é potencialmente capaz de levar à lesão renal aguda, DRC e necrose tubular aguda por nefrite tubulointersticial, englobando diversos mecanismos fisiopatológicos que afetam os túbulos renais e o interstício[8,38]. Os metais mais comumente associados à nefropatia tóxica na indústria de transformação são cádmio, chumbo e mercúrio[39].

O cádmio é um metal pesado, bastante tóxico, presente em vários processos industriais, em especial a galvanoplastia (recobrimento de metais para evitar corrosão). Também é bastante utilizado na indústria de baterias e processos eletroeletrônicos, assim como na mineração[40,41]. O cádmio liga-se a uma proteína plasmática, tioneína ou metalotionaína, e o complexo cádmio-tioneína é absorvido pelas células do túbulo proximal, onde provoca a nefrotoxicidade manifestada por proteinúria tubular e excreção de β2-microglobulina[42]. Também se observa maior prevalência de litíase renal em trabalhadores com história de exposição ao metal[42] e efeitos tóxicos diretos no parênquima renal[40,43]. O cádmio fica mais de 10 anos no córtex renal[44], dessa forma a dosagem do cádmio urinário também pode refletir um passado de exposição ao metal.

O chumbo está presente na indústria metalúrgica, petrolífera, na fabricação de munições, na construção civil, é encontrado em diversos processos industriais, petroquímicos, tintas e alimentos[45]. Atualmente a exposição dietética é um fator importante, associado à munição para abate de animais[45]. É um metal reconhecidamente nefrotóxico capaz de provocar lesão tubular direta. A doença renal identifica lesões internucleares características nos túbulos proximais por intoxicação por chumbo, capaz de levar a DRC[45,46]. Possui efeitos tubulares semelhantes ao cádmio e frequentemente o paciente também apresenta queixas de artrite, conhecida por gota saturnina[42].

O mercúrio é um metal de inúmeras aplicações desde a Antiguidade, na fabricação de espelhos, em instrumentos de medição como termômetros e esfigmomanômetros, tendo também aplicabilidade na indústria de lâmpadas e odontologia. O mercúrio está associado à lesão renal aguda (necrose tubular aguda) e síndrome nefrótica. Estudos de coorte populacionais realizados nos Estados Unidos quanto à exposição a diversos metais concluíram que a associação entre a exposição e o desenvolvimento de lesão renal é subestimada[38]. A lesão renal provocada pelo mercúrio é explicada por uma lesão isquêmica apresentando-se na forma de necrose tubular aguda e síndrome nefrótica. Também foram relatados nefropatia membranosa, doença por lesão mínima e depósito de anticorpo anti-membrana basal glomerular[46].

Além desses compostos, também é conhecida a DRC por exposição a urânio, existindo também associação com a exposição à sílica e solventes orgânicos[46], estes últimos amplamente utilizados em diversos meios de produção desde pequenas atividades com consertos de máquinas, até processos industriais complexos em siderurgias e petroquímicas.

É reconhecidamente difícil o monitoramento de lesões renais para pessoas expostas de forma ocupacional ou ambiental por metais ou solventes, pois muitos dos exames toxicológicos de exposição não guardam relação com o surgimento de doenças. Portanto, o diagnóstico da nefropatia tóxica é essencialmente clínico com associação entre a história ocupacional e social, e a avaliação de pacientes com suspeita de lesão renal associada a qualquer componente externo, como jornadas de trabalho extenuantes, calor, exposição a solventes, metais pesados ou pesticidas, deve ser orientada por meio de anamnese minuciosa.

Em sequência, foi elaborado o quadro 36.1 com alguns achados das lesões renais induzidas por nefrotoxinas exógenas, sua investigação de exposição ocupacional, fontes de possíveis exposições ocupacionais e ambientais e os exames complementares que auxiliam no diagnóstico diferencial. Destaca-se que os critérios de avaliação e controle das exposições ocupacionais mostrados no quadro 36.1 se referem ao que é preconizado pela Conferência Americana de Higienistas Industriais – ACGIH (*American Conference of Governmental Industrial Hygienists*)[47]. Destaca-se que existem outras fontes para a análise de exposições ocupacionais e ambientais, como o NIOSH (*National Institute for Occupational Safety and Health*)[48,49] ou o GESTIS, sistema de informação de substâncias perigosas na Alemanha[50].

Quadro 36.1 – Agentes químicos, lesões renais, investigações ocupacionais e exames clínicos complementares.

	Lesão renal e/ou achado histológico	História ocupacional e ambiental	Investigação sobre exposição ocupacional*	Exames complementares	
				Aguda	Crônica
Metais					
Cromo	NTA	Indústria metalúrgica e beneficiamento do aço	Dosagem de cromo sérico e urinário no final da jornada de trabalho	–	↑ β2-microglobulina, antígenos renais BB-50 e proteína ligada ao retinol
Cádmio	NTA, DRC, Fanconi; alterações de células tubulares	Trabalhadores da solda	Dosagem de cádmio na urina	↑ Cádmio urinário, glicosúria ou aminoacidúria	Proteinúria tubular, β2-microglobulina, PLR e NAG
Mercúrio	NTA, SN, hiperplasia tubular e lesões degenerativas	Indústrias química, elétrica e de transformação; amálgama com ouro, prata e metais; odontologia	Dosagem de mercúrio urinário e sérico no início ou final da jornada de trabalho	↑ NAG	NAG
Chumbo	Tubulointersticial, nefropatia vascular, nefroangiosclerose, SN + HAS + gota (saturnismo)	Indústrias química e metalúrgica e construção civil	Ácido delta aminolevulínico urinário, porfirina eritocitária livre, zinco, protoporfirina	Aminoacidúria, glicosúria, proteinúria glomerular e tubular, NAG	NAG
Solventes orgânicos					
TCC, estireno, clorofórmio, tricloroetileno, tolueno e xileno	NTA, GN mediada por anticorpos antimembrana basal glomerular (depósitos lineares de imunoglobulinas)	Indústria de combustíveis, tintas, petroquímica e metalúrgica	Depende de critérios toxicológicos dos compostos químicos	Hematúria e proteinúria	–
Tolueno	–	Indústria metalúrgica, siderurgia, petroquímica, setores de manutenção de indústrias	Toluenos sérico e urinário (início/final da jornada); O-cresol urinário (final da jornada); AH urinário (EE)**	Gasometria venosa (acidose metabólica)	–
Xileno	–	Indústria metalúrgica, siderurgia, petroquímica, setores de manutenção de diversas indústrias	AMH urinário (EE)**	–	–
Estireno	–	Setores de manutenção de diversos processos industriais	Estireno sérico, ácido mandélico e fenilglioxínico urinário (final da jornada) (EE)**	–	–
Agrotóxicos					
PCF, DNF, OFF, carbamatos, bipiridilo-paraquat	Diminuição da reabsorção tubular de fósforo, DRC	Agricultura e indústria química, ações de controle químico em campanhas públicas, ou dedetização	–	Albuminúria, azotemia	–

*Índice biológico de exposição utilizando critérios da ACGIH – *American Conference of Governmental Industrial Hygienists*.

**Norma Brasileira, NR 7, EE: o indicador biológico é capaz de indicar uma exposição ambiental acima do limite de tolerância, mas não possui, isoladamente, significado clínico ou toxicológico próprio.

NTA = necrose tubular aguda; DRC = doença renal crônica; HAS = hipertensão arterial; GN = glomerulonefrite; SN = síndrome nefrótica; NAG = N-acetil-beta-D-glicosaminidase; TCC = tetracloreto de carbono; OFF = organofosforados; DNF = dinitrofenol; PCF = pentaclorofenol; PLR = proteína ligada ao retinol; AMH = ácido metilhipúrico; AH = ácido hipúrico; ↑ = aumento.

NEFROPATIA DE CAUSA DESCONHECIDA NO BRASIL

A nefropatia de causa desconhecida tem intrigado muitos médicos e pesquisados em todo o mundo[3,51,52], parecendo ocorrer aumento da incidência dessa condição[53], inclusive no Brasil[1,3]. Recente pesquisa realizada no Nordeste do Brasil, abordando a causa primária da DRC avançada, encontrou alta prevalência de etiologia desconhecida, sendo a principal causa de DRC avançada pós-validação (35,3%)[3].

O questionamento é: Existem fatores comuns quanto à etiologia da nefropatia mesoamericana (origem indeterminada) e a nefropatia de origem indeterminada nos vários países do mundo, incluindo o Brasil?

As pesquisas evidenciam semelhanças. Recentemente, estudo de revisão feito no Brasil relatou lesões renais em trabalhadores do corte de cana-de-açúcar[54], concluindo que este trabalho expõe as pessoas a diversos danos à saúde, principalmente relacionados às sobrecargas física e térmica. Fatores nefrotóxicos, lesões relacionadas ao calor e episódios de desidratação ou mesmo uma combinação desses fatores podem estar associados a lesões renais diversas das causas clássicas como hipertensão e diabetes[22], o que deve provocar dúvidas quanto à etiologia das doenças renais.

Os fatores socioambientais mencionados ao longo de todo este capítulo estão presentes de forma expressiva nos diversos estudos, de forma que eles examinaram as etiologias possíveis da nefropatia de causa indeterminada e relataram exposições heterogêneas e que variaram conforme a região do planeta, havendo fatores comuns, como exposição ao calor, trabalho agrícola com exposição a pesticidas e metais.

EXPERIÊNCIA EM SAÚDE OCUPACIONAL

Após assistir mais de cinco mil trabalhadores com exposições ocupacionais diversas, com destaque para a indústria metalúrgica e profissionais de saúde expostos a agrotóxicos (estes últimos são aqueles que labutam nas campanhas de saúde pública no controle químico das endemias no Nordeste do Brasil, com destaque para as aplicações de "fumacê", tecnicamente denominado por aspersão espacial em ultrabaixo volume), foi observado que muitos desses trabalhadores padecem de doenças crônicas não transmissíveis que podem ter em sua cadeia causal um componente relacionado ao trabalho.

No curso do seguimento em saúde ocupacional, deparamo-nos com situações clínicas intrigantes, em que não raramente atribuímos elevações de metabólitos renais a associações com outras doenças crônicas, a exemplo de hipertensão e diabetes, assim como a estilos de vida inadequados. No entanto, subestimamos o risco ocupacional no atendimento a esses trabalhadores, por acreditar em normas antigas que não acompanham a velocidade do conhecimento médico científico.

O Brasil, por ser um país signatário das convenções da Organização Internacional do Trabalho, possui legislações que formalizam o compromisso com as ações de saúde e segurança no mundo produtivo, e suas fiscalizações ocorrem tendo como parâmetros questões e referências publicadas nas normas reguladoras (NR) do Ministério do Trabalho. A NR 7 versa sobre o programa de controle médico em saúde ocupacional[55]. Os médicos do trabalho e engenheiros de segurança no trabalho tomam como ponto de corte índices tão antigos quanto a própria norma para expor os trabalhadores a substâncias químicas e caracterizar suas exposições.

Observa-se que, por problemas óbvios, inerentes à velocidade das tecnologias e estudos em saúde, esses parâmetros, provavelmente, tornaram-se obsoletos e acredita-se que seja necessária uma atualização da legislação e correspondente fiscalização.

A NR 7 torna obrigatória iniciativas em medidas de controle, rastreamento e prevenção de agravos à saúde no trabalho, em especial para a investigação clínico-epidemiológica, que promove poder investigativo aos profissionais em saúde do trabalhador[55]. Em contraste, formaliza monitorização biológica no coletivo, ou seja, em grupos de trabalhadores expostos a riscos semelhantes, situação essa que pode contribuir para um erro sistemático conhecido em epidemiologia como viés do trabalhador sadio.

O efeito do trabalhador sadio corresponde a um importante viés de seleção, em que os trabalhadores que fazem parte da amostra no momento da coleta, importante dar essa ênfase, são aqueles que estão aptos a trabalhar, ou seja, os que estão suficientemente saudáveis para executar suas atividades. Esse fator é um importante contraponto da norma, a mesma norma que versa sobre a manutenção do diagnóstico precoce, que deixa espaço para um erro amostral capaz de descaracterizar os achados clínicos ou laboratoriais, tendo em vista que os trabalhadores potencialmente afetados podem não estar trabalhando no momento da análise, pelas suas próprias condições de saúde que os impedem de manter-se nas atividades laborais. Refletindo em subestimação diagnóstica.

Outro ponto que merece atenção refere-se aos parâmetros de alguns agentes químicos presentes no anexo I da NR 7. O índice biológico máximo permitido – IBMP – corresponde a um valor máximo de indicador biológico em que se supõem que a maioria das pessoas expostas ao agente não está sob risco de adoecimento. Supõe-se que a maioria dos trabalhadores expostos não corra riscos à saúde.

Os indicadores biológicos de exposição em toxicologia, até o momento, não estão associados a nenhuma evidência de doença clinicamente manifesta. A partir desses conceitos mergulhamos em um mar de dúvidas sobre o seguimento ocupacional de trabalhadores. Além disso, não conseguimos realizar uma propedêutica médica adequada aos pacientes que nos procuram em nossos consultórios, esses, muitas vezes, trabalham com substâncias químicas desconhecidas e que não encontramos, até o momento, um nível de exposição tolerável, ou que não provoque riscos à saúde das pessoas.

Dessa forma, o seguimento clínico individualizado torna-se, em nossa compreensão, a forma mais apropriada e ética para o *follow-up* dos nossos pacientes, seja no ambulatório da indústria, seja nas unidades de atendimento no sistema único de saúde, na Medicina de família ou no consultório especializado.

PERSPECTIVAS PARA O FUTURO

A prevenção da nefropatia de causa ocupacional baseia-se na vigilância clínica e nas condições de trabalho. No entanto, é pouco documentada, e a vigilância da nefropatia de possível origem ocupacional não é notificada.

O seguimento ocupacional de trabalhadores fundamenta-se, muitas vezes, apenas em normas ultrapassadas, com a finalidade de fiscalização por instâncias superiores.

Até o momento não existem diretrizes clínico-ocupacionais específicas para investigação de doenças renais a trabalhadores expostos a metais, calor ou solventes orgânicos. Um ponto fundamental que precisa ser considerado é a questão da possível inclusão de novos biomarcadores que detectem precocemente uma lesão renal subclínica, uma vez que a creatinina é sabidamente um marcador tardio de doença renal. A evidência científica tem demonstrado que diversos agentes ocupacionais e ambientais podem ser responsáveis pela DRC de causa desconhecida, e os rastreamentos "tradicionais", por meio do uso de testes laboratoriais de rotina, não são eficazes para o diagnóstico precoce de lesão renal em diversos contextos de toxicidade renal de origem ocupacional[56]. A literatura médica especializada já mostrou evidências epidemiológicas de lesões tubulointersticiais em pacientes com histórico de exposição a diversas substâncias químicas, além do intrigante caso na região da América Central, com doença renal de origem desconhecida que acomete anualmente vários homens jovens e agricultores, em idade produtiva.

Acreditamos que a exposição a diversas substâncias, associadas a causas ambientais e mecanismos de produção, configure uma causa de doença renal de origem indeterminada e potencialmente evitável.

REFERÊNCIAS BIBLIOGRÁFICAS

1. http://www.sbn.org.br/censo (2019). Sociedade Brasileira de Nefrologia. Censo de Diálise 2018 (Acessado Novembro 2019).
2. Silva Junior GB, Oliveira JGR, Oliveira MRB *et al.* Global costs attributed to chronic kidney disease: a systematic review. *Rev Assoc Med Bras* 2018; **64**: 1108-1116.
3. Sarmento LR, Fernandes PFCBC, Pontes MX *et al.* Prevalence of clinically validated primary causes of end-stage renal disease (ESRD) in a State Capital in Northeastern Brazil. *J Bras Nefrol* 2018; **40**: 130-135.

4. Ferreira MJM, Viana Júnior MM, Pontes AGV *et al.* Gestão e uso dos recursos hídricos e a expansão do agronegócio: água para quê e para quem? *Ciên Saúde Colet* 2016; **21**: 743-752.
5. Leão LHC, Vasconcellos LCF. Cadeias produtivas e a vigilância em saúde, trabalho e ambiente/commodity chain and surveillance in health, work and the environment. *Saúde Soc* 2015; **24**: 1232-1243.
6. https://portugues.medscape.com/verartigo/6501473 (2017) Johnson R *et al.* Surto de mortes por insuficiência renal atribuído à exposição ao calor (Acessado novembro 2019).
7. Nerbass FB, Pecoits-filho R. Can your work affect your kidney's health ? *Rev Environ Health* 2019; **34**: 441-446.
8. Lunyera J, Mohottige D, von Isenburg M *et al.* CKD of uncertain etiology: a systematic review. *Clin J Am Soc Nephrol* 2016; **11**: 379-385.
9. Domingo-Relloso A, Grau-Perez M, Galan-Chilet I *et al.* Urinary metals and metal mixtures and oxidative stress biomarkers in an adult population from Spain: The Hortega Study. *Environ Int* 2019; **123**: 171-180.
10. Prudente IRG, Cruz CL, Nascimento LC *et al.* Evidence of risks of renal function reduction due to occupational exposure to agrochemicals: a systematic review. *Environ Toxicol Pharmacol* 2018; **63**: 21-28.
11. Kim SS, Meeker JD, Carroll R *et al.* Urinary trace metals individually and in mixtures in association with preterm birth. *Environ Int* 2018; **121**: 582-590.
12. Mello CM, Silva LF. Fatores associados à intoxicação por agrotóxicos: estudo transversal com trabalhadores da cafeicultura no sul de Minas Gerais. *Epidemiol Serv Saúde* 2013; **22**: 609-620.
13. Dally M, Butler-Dawson J, Krisher L *et al.* The impact of heat and impaired kidney function on productivity of Guatemalan sugarcane workers. *PLoS One* 2018; **13**: e0205181.
14. Stanifer JW, Maro V, Egger J *et al.* The epidemiology of chronic kidney disease in Northern Tanzania: a population-based survey. *PLoS One* 2015; **10**: e0124506.
15. Luyckx VA, Tuttle KR, Garcia-Garcia G *et al.* Reducing major risk factors for chronic kidney disease. *Kidney Int Suppl* 2017; **7**: 71-87.
16. Jagannathan R, Patzer RE. Urbanization and kidney function decline in low and middle income countries. *BMC Nephrol* 2017; **18**: 276.
17. Shen Q, Jin W, Ji S *et al.* The association between socioeconomic status and prevalence of chronic kidney disease. *Medicine (Baltimore)* 2019; **98**: e14822.
18. Liu WS, Lai YT, Chan HL *et al.* Associations between perfluorinated chemicals and serum biochemical markers and performance status in uremic patients under hemodialysis. *PLoS One* 2018; **13**: e0200271.
19. Madrigal JM, Persky V, Pappalardo A, Argos M. Association of heavy metals with measures of pulmonary function in children and youth: Results from the National Health and Nutrition Examination Survey (NHANES). *Environ Int* 2018; **121**: 871-878.
20. Correa-Rotter R, García-Trabanino R. Mesoamerican Nephropathy. *Semin Nephrol* 2019; **39**: 263-271.
21. Organización Panamericana de la Salud. Epidemia de enfermedad renal crónica en comunidades agrícolas de centroamérica. Hoy W, Ordunez P, organizadores. Washington DC; 2017.
22. Johnson RJ, Wesseling C, Newman LS. Chronic kidney disease of unknown cause in agricultural communities. *N Engl J Med* 2019; **380**: 1843-1852.
23. García-trabanino R, Cerdas M, Madero M *et al.* Nefropatía mesoamericana: revisión breve basada en el segundo taller del Consorcio para el estudio de la Epidemia de Nefropatía en Centroamerica y México (CENCAM). *Nefrol Latinoam* 2017; **14**: 39-45.
24. Rotter RC, Trabanino RG. Nefropatia mesoamericana: una nueva enfermedad renal crónica de alta relevancia regional. *Acta Méd Córdoba* 2018; **16**: 16-22.

25. Laws RL, Brooks DR, José Amador J *et al*. Biomarkers of Kidney Injury Among Nicaraguan Sugarcane Workers HHS Public Access. *Am J Kidney Dis* 2016; **67**: 209-217.

26. Quinteros E, Ribó A, Mejía R *et al*. Heavy metals and pesticide exposure from agricultural activities and former agrochemical factory in a Salvadoran rural community. *Environ Sci Pollut Res* 2017; **24**: 1662-1676.

27. Fischer RSB, Vangala C, Mandayam S *et al*. Clinical markers to predict progression from acute to chronic kidney disease in Mesoamerican nephropathy. *Kidney Int* 2018; **94**: 1205-1216.

28. Carneiro FF, Rigotto RM, Augusto LGS *et al*. Dossiê ABRASCO: Um alerta sobre os impactos dos agrotóxicos na saúde. Rio de Janeiro: Associação Brasileira de Saúde Coletiva – ABRASCO. 2015. 624p.

29. Mendez A, Castillo LE, Ruepert C *et al*. Tracking pesticide fate in conventional banana cultivation in Costa Rica: a disconnect between protecting ecosystems and consumer health. *Sci Total Environ* 2018; **613-614**: 1250-1262.

30. Wang S, Steiniche T, Romanak KA *et al*. Atmospheric occurrence of legacy pesticides, current use pesticides, and flame retardants in and around protected areas in Costa Rica and Uganda. *Environ Sci Technol* 2019; **53**: 6171-6181.

31. Carazo-Rojas E, Pérez-Rojas G, Pérez-Villanueva M *et al*. Pesticide monitoring and ecotoxicological risk assessment in surface water bodies and sediments of a tropical agro-ecosystem. *Environ Pollut* 2018; **241**: 800-809.

32. Hyland C, Gunier RB, Metayer C *et al*. Maternal residential pesticide use and risk of childhood leukemia in Costa Rica. *Int J Cancer* 2018; **10**: 1295-1304.

33. Jayasinghe S, Lind L, Salihovic S *et al*. DDT and its metabolites could contribuite to the aetiology of chronic kidney disease of unknown aetiology (CKDu) and more studies are a priority. *Sci Total Environ* 2019; **649**: 1638-1639.

34. Georgiadis G, Mavridis C, Belantis C *et al*. Nephrotoxicity issues of organophosphates. *Toxicology* 2018; **406-407**: 129-136.

35. Faria NM, Fassa AG, Meucci RD *et al*. Occupational exposure to pesticides, nicotine and minor psychiatric disorders among tobacco farmers in southern Brazil. *Neurotoxicology* 2014; **45**: 347-354.

36. Fábio M, Azevedo A, Cristina A *et al*. Prevalência do tremor essencial em população exposta ocupacionalmente a agrotóxicos no Estado do Rio de Janeiro. *Rev Bras Neurol* 2018; **54**: 10-15.

37. Kumaresan J, Seneviratne R. Beginning of a journey: unraveling the mystery of chronic kidney disease of unknown aetiology (CKDu) in Sri Lanka. *Global Health* 2017; **13**: 43.

38. Jin R, Zhu X, Shrubsole MJ *et al*. Associations of renal function with urinary excretion of metals: Evidence from NHANES 2003–2012. *Environ Int* 2018; **121**: 1355-1362.

39. Lim S, Yoon JH. Exposure to environmental pollutants and a marker of early kidney injury in the general population: Results of a nationally representative cross-sectional study based on the Korean National Environmental Health Survey (KoNEHS) 2012–2014. *Sci Total Environ* 2019; **681**: 175-182.

40. Sasaki T, Horiguchi H, Arakawa A *et al*. Hospital-based screening to detect patients with cadmium nephropathy in cadmium-polluted areas in Japan. *Environ Health Prev Med* 2019; **24**: 2-9.

41. Gibb HJ, Barchowsky A, Bellinger D *et al*. Estimates of the 2015 global and regional disease burden from four foodborne metals – arsenic, cadmium, lead and methylmercury. *Environ Res* 2019; **174**: 188-194.

42. Brasil. Ministério da Saúde. Doenças relacionadas ao trabalho: Manual de procedimentos para serviços de saúde. Normas e Manuais Técnicos. Brasília: Ministério da Saúde; 2001, p 580.

43. Zhang H, Reynolds M. Cadmium exposure in living organisms: a short review. *Sci Total Environ* 2019; **678**: 761-767.

44. Brasil. Ministério do Trabalho e Emprego, Fundacentro. Manual de orientação sobre controle médico ocupacional da exposição a substâncias químicas. São Paulo: Fundacentro; 2014, p 84.

45. Green RE, Pain DJ. Risks to human health from ammunition-derived lead in Europe. *Ambio* 2019; **48**: 954-968.

46. Ladou J, Harrison R. *Current Medicina Ocupacional e Ambiental*. 5ª ed. Porto Alegre: Artmed; 2016, p 1693.

47. American Conference of Governmental Industrial Hygienists. Committee Operations Manuals. Disponível em: https://www.acgih.org/tlv-bei-guidelines/policies-procedures-presentations/tlv-bei-committee-operations-manuals. Accessed 06/01/2020.

48. The National Institute for Occupational Safety and Health. NIOSH Pocket Guide to Chemical Hazards. Disponível em: https://www.cdc.gov/niosh/npg/. Accessed 06/01/2020.

49. The National Institute for Occupational Safety and Health. NIOSH Manual of Analytical Methods (NMAM) 5th Edition. Disponível em: https://www.cdc.gov/niosh/nmam/. Accessd 06/01/2020.

50. Institute for Occupational Safety and Health of the German Social Accident Insurance. GESTIS Substance Database. Disponível em: http://gestis-en.itrust.de/nxt/gateway.dll/gestis_en/000000.xml?f=templates$fn=default.htm$vid=gestiseng:sdbeng$3.0. Accessed 06/01/2020.

51. Ranasinghe AV, Kumara GWGP, Karunarathna RH *et al*. The incidence, prevalence and trends of chronic kidney disease and chronic kidney disease of uncertain aetiology (CKDu) in the North Central Province of Sri Lanka: an analysis of 30,566 patients. *BMC Nephrol* 2019; **20**: 338.

52. Bragg-Gresham J, Morgenstern H, Shahinian V *et al*. An analysis of hot spots of ESRD in the United States: Potential presence of CKD of unknown origin in the USA? *Clin Nephrol* 2019; *in press*.

53. Lunyera J, Mohottige D, von Isenburg M *et al*. CKD of uncertain etiology: a systematic review. *Clin J Am Soc Nephrol* 2016; **11**: 379-385.

54. Leite MR, Zanetta DMT, Trevisan IB *et al*. O trabalho no corte de cana-de-açúcar, riscos e efeitos na saúde: revisão da literatura. *Rev Saúde Pública* 2018; **52**: 80.

55. Brasil. Ministério do Trabalho. Norma Regulamentadora – NR 7 – estabelece a obrigatoriedade de elaboração e implementação, por parte de todos os empregadores e instituições que admitam trabalhadores como empregados, do Programa de Controle Médico de Saúde Ocupacional. Disponível em: http://www.trtsp.jus.br/geral/tribunal2/LEGIS/CLT/NRs/NR_7.html. Acessado em 06/01/2020.

56. van der Tol A, van Biesen W, de Groote G *et al*. Should screening of renal markers be recommended in a working population? *Int Urol Nephrol* 2014; **46**: 1601-1608.

37

NOVAS ESTRATÉGIAS DE LETRAMENTO EM SAÚDE NA DOENÇA RENAL CRÔNICA NA ERA DIGITAL

Juliana Gomes Ramalho de Oliveira
Geraldo Bezerra da Silva Junior

◆

INTRODUÇÃO

O mundo vem passando por intensas transformações com o início da era digital e o advento dos microcomputadores, *internet* e *smartphones*. O modo como nos comunicamos, fazemos compras, nos relacionamos e prestamos assistência em saúde tem, atualmente, um novo formato com características impensáveis há alguns anos. Vivemos a era da 4ª Revolução Industrial, marcada, entre outros aspectos, pela robótica, inteligência artificial e *internet* das coisas[1], o que está impactando diretamente o setor saúde.

Com aproximadamente 7 bilhões de assinaturas de telefonia móvel no mundo, em muitos lugares a população tem maior probabilidade de ter acesso a um *smartphone* do que a água potável[2].

De acordo com dados da Pesquisa Nacional por Amostra de Domicílios (PNAD), em 2017, 93,2% dos domicílios brasileiros tinham aparelhos celulares. A pesquisa vem mostrando também a tendência crescente do acesso à *internet* por meio dos *smartphones*, de 94,6% em 2016 para 97% em 2017, e a queda no uso dos microcomputadores para este fim, de 63,7% para 56,6% no mesmo período[3].

A *internet* oferece aos seus usuários facilidades na obtenção, consulta e debate acerca dos mais diversos temas, inclusive das informações de saúde, o que lhes permite se autodiagnosticar e autogerenciar condições clínicas[4].

O perfil das pessoas que procuram os serviços de saúde mudou. Atualmente, grande parte dos pacientes já chega ao consultório munida de informações acerca do seu quadro de saúde, obtidas por meio de *sites* e *blogs*. Entretanto, na prática assistencial percebe-se que, muitas vezes, esse conhecimento precisa ser moldado pelos profissionais de saúde e adaptado às particularidades de cada caso clínico. Segundo Meskó, médico "futurista", os cuidados em saúde não podem avançar sem a participação dos pacientes, e esses devem tomar parte das decisões que impactam sua saúde. O mesmo autor aponta um novo termo: *e-patient*, o "paciente digital", que seria aquele com características de empoderamento, engajado, equipado, ativo e *expert*, uma tendência mundial[5].

Um aspecto muito positivo dessa nova realidade é a possibilidade que temos de fornecer informações e orientações de forma interativa e fazê-las acompanhar os pacientes onde quer que forem, servindo de material de consulta em tempo real. Anteriormente, esse repasse era restrito ao ambiente hospitalar, em consultórios, enfermarias ou salas de espera, de forma verbal ou escrita em informativos e cartilhas, o que, de certa forma, tem alcance limitado.

A parceria do setor saúde e tecnologia da informação e comunicação (TIC) tem produzido excelentes produtos considerados "personalizáveis", ou seja, que chegam cada vez mais próximo às necessidades de cada indivíduo. Para os pesquisadores e desenvolvedores desses sistemas, o advento das tecnologias móveis por meio dos *smartphones* criou uma nova janela de aproximação com o "consumidor final", pois "aproveita-se" das facilidades de baixo custo, transporte fácil e dos outros usos atribuídos aos aparelhos, como relógio, calendário e acesso às mídias sociais, explorando ao máximo essas vantagens e aproximando-se também das suas necessidades em saúde.

De acordo com a Organização Mundial da Saúde (OMS), O Letramento em Saúde (LS), conceito adaptado do inglês *Health Literacy*, "implica a obtenção de um nível de conhecimento, habilidades pessoais e confiança para tomar medidas para melhorar a saúde pessoal e comunitária, alterando estilos de vida pessoais e condições de vida"[6].

Com o avanço das doenças crônicas, a mensuração do LS tornou-se uma meta para a comunidade científica, pois é necessário compreender exatamente o nível em que se encontra a população e os pacientes, em termos de conhecimento e habilidades de autocuidado, para o planejamento de ações de educação em saúde mais direcionadas e, consequentemente, mais efetivas. Estudos recentes mostram que o LS insuficiente é freqüente no mundo todo[7] e nos mais diversos grupos, como hipertensos[8], diabéticos[9], pessoas com doenças cardiovasculares[10] e doença renal crônica (DRC)[11], estando associado a resultados adversos[12].

As deficiências na assistência preventiva no nosso país têm levado ao diagnóstico tardio da DRC, no qual a etapa essencial de preparação, em termos clínicos, psicológicos e até mesmo adaptativos, do paciente e da família é suprimida. Na realidade nacional, observa-se que o início abrupto da terapia renal substitutiva (TRS) é comum e conduz o paciente a um aglomerado de sessões no qual as alterações na rotina e no estilo de vida, a adaptação ao acesso vascular, os desconfortos da instabilidade clínica e a reorganização familiar para o novo cenário de certa dependência são experiências vivenciadas concomitantemente. É muito freqüente, na atualidade brasileira, o paciente iniciar a TRS nos serviços de emergência ao receber o diagnóstico de DRC[13], evidenciando a falha no LS. Nesse processo, muitas informações são deixadas de lado e a apreensão de tantos conceitos novos é fragilizada.

Sabe-se que o conhecimento limitado sobre a DRC é comum entre os pacientes renais crônicos[14,15], a população geral[16,17] e até mesmo entre os profissionais de saúde[18,19], sendo mais grave ainda constatar o baixo conhecimento entre aqueles com risco de desenvolver a doença e com baixa renda[20-22]. Portanto, o desenvolvimento de estratégias de educação em saúde para a difusão do conhecimento em todos os grupos populacionais é fundamental, tendo em vista o crescimento contínuo da DRC no mundo todo.

Diante desse contexto, o desafio é munir os indivíduos com as ferramentas de fácil acesso necessárias para a autogestão do seu tratamento, desconstruindo o papel passivo que sempre ocuparam os "pacientes" e trazendo-os da dependência do saber do outro para uma realidade mais consciente e autônoma.

Neste capítulo descreveremos de forma sucinta o desenvolvimento de algumas estratégias do nosso grupo de pesquisadores que é composto por uma equipe multidisciplinar formada por professores e alunos, de graduação e pós-graduação, das áreas da saúde, Enfermagem e Medicina, Comunicação Social, Audiovisual e Engenharia da Computação. Em nossas ações nesse profícuo campo, trata-se do desenvolvimento de uma abordagem em saúde baseada na elaboração de material educacional digital, como textos e vídeos interativos e lúdicos, sobre as doenças renais, disponibilizado na *internet*, em diferentes plataformas, como perfis nas mídias sociais e no aplicativo *Renal Health*, para difundir informações sobre a prevenção e o tratamento da DRC, além de disponibilizar ferramentas para auxiliar no controle da doença.

MÍDIAS SOCIAIS

Uma das ações propostas pela OMS para a melhora dos índices de LS é a utilização das mídias sociais "como uma plataforma crítica para mensagens de LS, aproveitando o idealismo e entusiasmo da juventude e atingindo um limiar ético de precisão para apoiar, em vez de subverter, o direito à saúde das pessoas"[23]. Pesquisas recentes evidenciam que 72% dos usuários da *internet* buscaram informações relacionadas à saúde no último ano[5].

Com o avanço da *internet*, observaram-se o crescimento e a diversificação de espaços que favorecem a conexão entre as pessoas e os grupos com interesses em comum destinados ao compartilhamento de informações pessoais ou comerciais, as mídias sociais. O termo "redes sociais" também pode ser utilizado para o mesmo fim, entretanto, trata-se de um conceito mais amplo, pois também caracteriza as interações existentes na sociedade em geral.

Compondo uma das atividades *online* mais populares do mundo, estima-se que, em 2018, 2,65 bilhões de pessoas usavam as mídias sociais, com projeções de aumento para 3,1 bilhões em 2021[24]. Alguns estudos já foram desenvolvidos para entender o uso desses ambientes digitais no contexto médico e de saúde, com resultados positivos[25-27]. Observa-se que mesmo os aplicativos de mensagens instantâneas e chamadas de voz, como o *WhatsApp*, têm sido utilizados no setor saúde, inclusive para Telemedicina. Nesse aspecto, alguns estudos já apontam resultados positivos do seu uso tanto no Brasil como em outros países[28-30].

Nesse novo contexto de assistência à saúde, um ponto que merece muita atenção são as leis de proteção de dados e a ética médica no que diz respeito ao atendimento de pacientes por meio das plataformas digitais. Há pesquisas nesse sentido que alertam sobre a necessária cautela na utilização dessas plataformas para esse fim[31,32].

Criar ambientes interativos em que os pacientes renais crônicos se identifiquem com o conteúdo veiculado é uma importante estratégia no processo de aceitação da doença e ampliação do conhecimento acerca do tratamento, além de servir de trocas de experiências entre os pacientes. Trata-se de associar ao complexo contexto da doença o sentimento de pertencimento e de inclusão em um grupo social que compartilha dos mesmos interesses.

Estudos realizados nos Estados Unidos e na França constataram que os pacientes transplantados renais eram assíduos frequentadores da *internet* e das mídias sociais, utilizando-as inclusive como meio de divulgação de assuntos relacionados ao transplante[33,34]. No Brasil, Roso e Kruse (2017) analisaram as postagens de um grupo de transplantados renais no *Facebook* e constataram que os pacientes tinham grande interesse na troca de experiências acerca de variados aspectos do tratamento, como a prática de exercícios físicos, efeitos colaterais dos medicamentos imunossupressores, ganho de peso após o transplante, depressão, entre outros[35].

Estudos mostram que pacientes com DRC usam ativamente a *internet* e as redes sociais[33,36] e relatos de 2012 mostram que essa prática não é recente[37].

INSTAGRAM

Pensando nisso, desenvolvemos, em junho de 2018, um perfil no *Instagram* (Figura 37.1), rede social em ascensão entre o público brasileiro (https://www.instagram.com/renal_health/), para divulgar informações sobre a prevenção da DRC, tendo em vista o crescimento alarmante da doença nos últimos anos, e auxiliar os pacientes renais crônicos no tratamento. Inicialmente, a escolha por essa ambiente digital se deu como um "estudo-piloto" para testar o poder e o alcance desse tipo de iniciativa, porém, devido à excelente aceitação pelo público, o perfil tornou-se nossa principal estratégia de educação em saúde nas mídias sociais.

Ao final de novembro de 2019, o perfil contava com mais de 4 mil seguidores e 500 postagens com temas diversificados sobre a DRC e assuntos relacionados, como saúde mental e mensagens motivacionais, o que consideramos importante para ajudar os pacientes a lidar com a DRC e as diversas comorbidades associadas. Os principais exames diagnósticos, os riscos da carambola para pacientes renais, vacinação após o transplante renal, DRC e gravidez, vantagens da diálise peritoneal, o tratamento da DRC e as alterações no cotidiano de trabalho, atividade física, viagens, informações nutricionais e a doação de órgãos são alguns dos conteúdos abordados.

As informações veiculadas são frutos de pesquisa nos *guidelines*, livros e artigos científicos atualizados, além dos *sites* da Sociedade Brasileira de Nefrologia (SBN), Associação Brasileira de Transplantes de Órgãos (ABTO), Ministério da Saúde, Organização Mundial da Saúde (OMS) e do *World Kidney Day*, uma campanha *da International Society of Nephrology* (ISN) e da *International Federation of Kidney Foundations* (IFKF), com tradução e adaptação cultural do conteúdo, quando necessário, de modo que a linguagem seja de fácil compreensão e acessível à população geral.

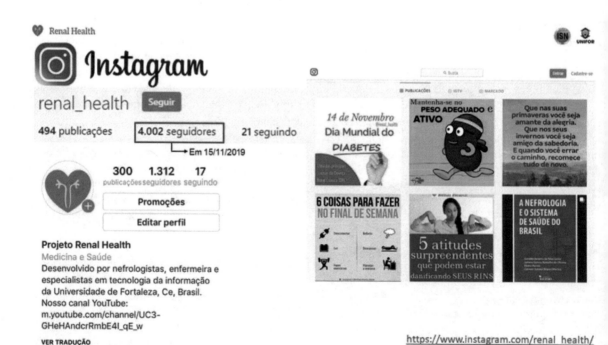

Figura 37.1 – Perfil do *Renal Health* no *Instagram*.

Nesse período temos recebido diversos *feedbacks* positivos sobre o alcance e o poder dessa ferramenta, como podemos constatar nos seguintes comentários dos seguidores em diversas postagens:

"Parabéns por esse caminho... Aprendo muito com vocês".

"Obrigado por todas as informações que nos são concedidas. Parabéns!"

"Muito bom porque cada postagem nos ajuda a entender melhor nosso tratamento. Minhas dúvidas são sempre esclarecidas".

"Página maravilhosa e esclarecedora! Belíssimo trabalho".

"Meu estilo de vida mudou completamente desde que descobri que só tenho um rim e com um leve comprometimento da função renal. Esse canal tem ajudado muito trazendo informações importantíssimas sobre a doença e os cuidados. Diariamente estou aqui de olho nas dicas. Obrigado a toda equipe. Salvando vidas e fazendo o bem".

Regularmente os seguidores do perfil enviam dúvidas que geram novas postagens, pois acredita-se que essas possam ser compartilhadas por um número maior de pessoas. Destaca-se que sempre procuramos responder às dúvidas postadas, o que faz deste canal uma ferramenta de esclarecimentos para os pacientes renais e a população geral.

"Como saber em que estágio estamos da doença (DRC)?"

"Minha outra dúvida é a respeito do PTH. Qual a conclusão quando está alto, baixo?"

"Não sei se é a classificação da doença renal, mas sempre vejo 'estádio final' ou alguma numeração. O que significa a palavra 'estádio'?"

"Existem sintomas na acidose?"

"Só pelo fato da creatinina alterada (1,8) já é condição suficiente para o diagnóstico de doença renal?"

"Glomerulonefrite... Como fazer para não complicar?"

"Quais são as atividades físicas que um paciente em diálise peritoneal pode fazer?"

"Qual o tempo de espera para retirar um cateter, quando se está puncionando uma fístula nova?"

"Gostaria de saber o que faria muito mal para mim que só tenho um rim".

Moraes *et al* (2017) constataram que os pacientes renais crônicos em tratamento conservador (fase pré-dialítica) demonstravam dificuldades em compreender as orientações recebidas e em transformá-las em ações de autocuidado.

Ressalta-se que o esclarecimento das dúvidas é realizado de forma genérica e sempre acompanhado pela orientação de que, para informações mais direcionadas/personalizadas, é aconselhável procurar um profissional, de modo a ficar claro que os esclarecimentos não substituem a consulta (médica, de enfermagem, nutrição ou de qualquer outro profissional de saúde).

Observa-se que atender a essas demandas cria um vínculo com os seguidores e fortalece o papel do perfil como fonte interativa de informações.

"Que bacana essa interação do perfil em responder (...)"
"Muito bom poder contar com vocês!"

O interesse na aquisição de mais conhecimento ficou evidente, por exemplo, no início de uma série de postagens sobre palavras ou expressões que são comumente proferidas pelos profissionais da saúde durante as consultas, mas que, muitas vezes, os pacientes não compreendem o significado:

"Excelente ideia!"
"Sensacional a iniciativa!"
"Gosto muito das postagens dessa página"
"Muito bom!"

Segundo a OMS, investir no LS empodera os indivíduos, pois amplia o acesso às informações de saúde e exercita a capacidade de usá-las de maneira eficaz[38].

Por vezes, uma postagem torna-se o gatilho para a interação entre os seguidores que compartilham suas experiências:

"Na minha opinião, não entendo quem faz hemodiálise se existe diálise peritoneal... eu só melhorei e tive minha vida de volta depois dela... é incrível!"

"Eu tenho taxas normais hoje em dia, não sigo dieta super-restritiva, trabalho normalmente, saio no fim de semana, viajo... é muito bom!"

"De hemodiálise para diálise peritoneal automática mudou totalmente!! Todos os sintomas, tudo! Melhor só mesmo o transplante".

"Tem 1 ano e 4 meses que consegui meu transplante... a qualidade de vida é bem melhor... sou feliz e vivo a vida intensamente...viva os transplantados!"

Nessas situações, os pesquisadores que administram o perfil atuam como mediadores atentos para intervir caso ocorram distorções conceituais e interpretações errôneas acerca do tema discutido.

Tendo em vista o número crescente dos problemas de saúde mental em pacientes renais crônicos, estamos semanalmente postando mensagens de apoio e otimismo que são muito apreciadas pelos seguidores.

"Esta mensagem veio no momento certo! Fé que vai dar tudo certo..."

Destaca-se o interesse de muitos profissionais da área da saúde, enfermeiros, fisioterapeutas, psicólogos, nutricionistas, farmacêuticos e médicos, que, frequentemente, compartilham os conteúdos em seus perfis:

"Parabéns! Agradecemos ao @renal_health por compartilhar informações que auxiliam na prevenção e tratamento da DRC" (Enfermeira).

"@renal_health amo a página de vocês!" (Nutricionista).

"Parabéns pela iniciativa. Os posts são excelentes" (Nutricionista).

Um aspecto interessante a ser destacado é que as postagens sobre doação de órgãos detêm o recorde de apreciação pelos seguidores (838 curtidas), embora o País tenha uma taxa de recusa familiar à doação que pode chegar até 80% em alguns Estados[39]. Este fato pode ser compreendido por tratar-se de um público mais sensibilizado à doação pela aproximação com a causa.

São necessários estudos futuros para a aferição do impacto, em termos da ampliação do LS e aquisição de conhecimentos, após a aproximação com esse tipo de estratégia de educação em saúde.

YOUTUBE

O *YouTube* é a maior plataforma de vídeo *online* do mundo e o segundo *site* mais famoso de redes sociais, classificado pelo número de usuários ativos (1,9 milhão)[24]. Nossa proposta para essa plataforma foi desenvolver, em dezembro de 2017, o canal *Renal Health* (Figura 37.2), onde fosse possível divulgar informações em uma sequência de vídeos sobre as funções dos rins, a definição, o diagnóstico e o tratamento da DRC e orientações gerais sobre a doença. Os vídeos são curtos, de 1 a 2 minutos, com linguagem simples, de modo que toda a população possa entender o conteúdo, sendo alguns já com tradução para a Língua Brasileira de Sinais (Libras).

O *YouTube* possui forte potencial de alcançar pessoas iletradas ou analfabetas funcionais, parcela importante da população brasileira. A taxa de analfabetismo no País, em 2017, era de 7,0%, o que representa, em números absolutos, 11,5 milhões de pessoas que não sabiam ler nem escrever[40]. Além disso, os deficientes auditivos e visuais se beneficiam dessa plataforma, pois os vídeos podem contar com locução e tradução simultânea para Libras.

Durante muitas reuniões entre o grupo multidisciplinar de pesquisadores, foram aplicadas as seguintes etapas: construção de materiais básicos e compactos sobre a DRC, com linguagem acessível para pessoas de todos os níveis educacionais e segmentação lógica da temática. Posteriormente, foram estabelecidos os requisitos tecnológicos necessários para atender às necessidades, tais como a escolha do modelo audiovisual e diagrama de forma explicativa e atraente, padronização do *design* a ser adotado na série de vídeos, definição do projeto gráfico e a escolha do personagem principal. Foi escolhido um personagem principal para os vídeos, um médico chamado Kidney, que responde às perguntas realizadas por uma voz feminina.

Em novembro de 2019, o canal continha 9 vídeos e aproximadamente 708 visualizações. Os assuntos abordados nesses primeiros vídeos produzidos foram: "Noções de nefrologia e conceitos da DRC", "Como o médico descobre que uma pessoa tem DRC", "Tutorial da primeira versão do *app Renal Health*", "Estágios da DRC",

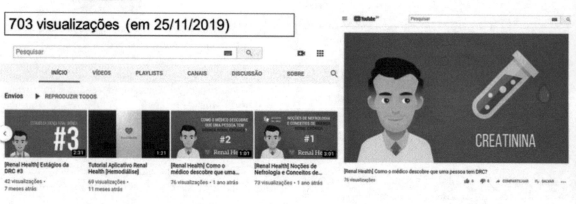

Figura 37.2 – Canal do *Renal Health* no *YouTube*.

"A doença renal tem cura?", "O que é a hemodiálise?", "O que é a diálise peritoneal?", "O que é transplante renal?", "Como podemos prevenir a DRC?".

Acreditamos que essa seja uma estratégia inovadora, uma vez que os vídeos apresentam boa aceitação, com base no número de visualizações, cuja dinâmica traz um conteúdo leve e descontraído conduzido por um personagem empático e que demonstra estar disposto a responder às mais variadas perguntas relacionadas ao tema da doença renal.

Pesquisadores sugerem que o interesse dos pacientes em assistir vídeos relacionados à saúde no *YouTube* está diretamente relacionado à qualidade da comunicação paciente/profissionais de saúde, ou seja, quando os profissionais não gastam tempo suficiente ou dão a oportunidade de fazer perguntas é mais provável que os pacientes busquem informações sobre saúde nas mídias sociais[41]. Nessa perspectiva, canais explicativos como o *Renal Health* podem ser uma estratégia para os profissionais de saúde, servindo como material complementar para as consultas e criando a oportunidade de oferecer ao paciente o empoderamento e a autogestão do cuidado com a própria saúde, o que é uma tendência observada mundialmente.

Embora existam preocupações acerca do impacto das recorrentes buscas na *internet* por informações de saúde, prática conhecida como "consulta ao Doutor Google", nas relações entre pacientes e profissionais da saúde, estudo realizado na Austrália constatou que os pacientes com doenças crônicas preferiam navegar por *sites* indicados pelos profissionais, por considerarem informações mais confiáveis[4].

APLICATIVO *RENAL HEALTH*

Perante as baixas taxas de aderência ao tratamento da DRC, constatadas em estudos anteriores[42-45], o aplicativo *Renal Health* foi concebido com a missão de contribuir para aumentar o esclarecimento acerca da doença, tendo em vista o impacto do baixo conhecimento nas ações de prevenção e controle da doença[14], e auxiliar os pacientes renais crônicos no tratamento visando melhores índices de aderência e, consequentemente, melhores resultados em saúde.

Em julho de 2018, foi lançada na *Google Play* a versão inicial do aplicativo *Renal Health* e, em novembro de 2019, a segunda versão totalmente repaginada do *app*, bem como a versão para iOS com opções de idioma português, inglês e espanhol (Figura 37.3).

Esse Projeto conta com financiamentos da *International Society of Nephrology* (ISN), por meio do *Clinical Research Program*, e da Diretoria de Pesquisa Desenvolvimento e Inovação (DPDI) da Fundação Edson Queiroz/Universidade de Fortaleza, além do apoio institucional da Sociedade Brasileira de Nefrologia (SBN).

O aplicativo possui três sessões para diferentes públicos. As pessoas sem diagnóstico de doença renal têm acesso a informações sobre rins, sinais e sintomas e medidas preventivas da DRC, além de testes, como o ritmo de filtração glomerular, recebendo orientações a procurar um profissional de saúde caso seja detectado algum risco de desenvolver a doença renal. Os pacientes em hemodiálise e transplantados renais se beneficiam com funcionalidades para auxiliá-los no tratamento, como agenda personalizada para medicamentos, exames e consultas, controle do peso e dos líquidos ingeridos, gráficos dos resultados dos exames armazenados, informações direcionadas às especificidades de cada modalidade terapêutica, entre outras. Estamos ainda desenvolvendo outras ferramentas tecnológicas a serem integradas ao aplicativo, para aumentar a adesão ao tratamento, incluindo instrumentos vestíveis (*wearables*) para monitorização de sinais vitais, peso corporal, ferramentas de comunicação entre pacientes e a equipe de saúde, instrumentos para avaliar aderência à tomada de medicações, entre outras.

Pesquisadores acreditam que o potencial desses recursos digitais para melhorar a saúde e oferecer assistência centrada no paciente é evidente, porém, investigar a relação existente entre a doença, a tecnologia e os fatores do paciente e como estes interagem para melhorar os resultados em saúde representa importante campo de investigação para estudos futuros[46]. Atualmente, nosso grupo coordena estudos longitudinais para determinar a eficácia dessas ferramentas na prática assistencial.

CONCLUSÕES

Com base no crescente número de *downloads* e seguidores, podemos concluir que há interesse da população geral e dos pacientes com DRC em melhorar o conhecimento sobre a doença. Embora o conhecimento não determine o comportamento, é evidente que a falta de conhecimento dificulta a adesão às medidas voltadas à prevenção dos problemas de saúde. Portanto, a população, especialmente os grupos de risco para o desenvolvimento da DRC, após ter acesso a informações sobre estratégias de proteção da função renal e diagnóstico precoce, poderá tomar decisões conscientes sobre os estilos de vida e seus efeitos sobre o estado de saúde.

Nas últimas décadas, a chamada Revolução Tecnológica tem mudado o cenário social no mundo todo. A adoção de ferramentas tecnológicas, pautadas na inteligência artificial, aprendizado de máquinas e na *internet*, está ditando tendências, alterando comportamentos, extinguindo profissões, criando outras, agilizando processos e gerando repercussões, inclusive no processo de adoecimento.

No setor saúde, a TIC ampliou as possibilidades de acesso ao paciente e levou os prestadores de saúde a repensarem os processos de assistência na era digital. Alinhar a evolução tecnológica às estratégias para conter o avanço e controlar as doenças crônicas, como a DRC, é o desafio atual da comunidade científica e o pilar do

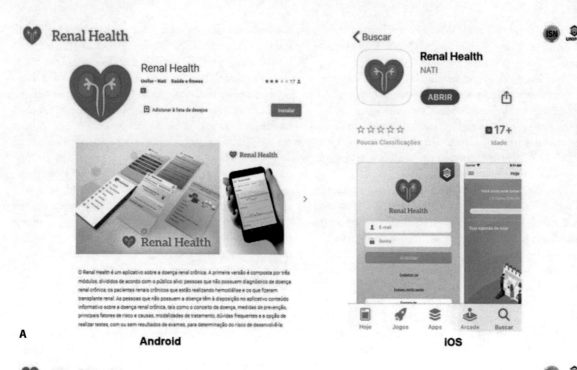

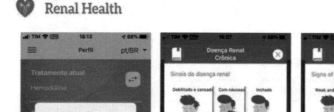

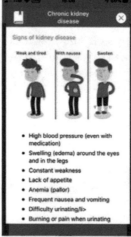

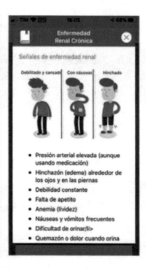

Figura 37.3 – Aplicativo *Renal Health*. **A)** Disponível para *download* nas lojas *Google Play* e *App Store*. **B)** Versões em português, inglês e espanhol.

nosso Projeto *Renal Health*. É possível que possamos dar um primeiro passo em direção à redução nos números crescentes da epidemia de DRC ou pelo menos contribuir para retardar de modo significativo sua progressão, com o apoio da tecnologia e o engajamento consciente dos pacientes e da população.

REFERÊNCIAS BIBLIOGRÁFICAS

1. Schwab K. *A Quarta Revolução Industrial*. Edipro: São Paulo, 2019.
2. World Health Organization (WHO). *Be He@lthy, Be Mobile. Scaling up digital health* [*Internet*]. 2019 [*cited* 2019 Mar 3]. Disponível em: https://www.who.int/ncds/prevention/be-healthy-be-mobile/en/
3. Instituto Brasileiro de Geografia e Estatística (IBGE). Pesquisa Nacional por Amostra de Domicílios (PNAD) Contínua – TIC 2017 [*Internet*]. 2018 [*cited* 2019 Apr 27]. Disponível em: https://agenciadenoticias.ibge.gov.br/agencia-noticias/2012-agencia-de-noticias/noticias/21255-analfabetismo-cai-em-2017-mas-segue-acima-da-meta-para-2015.
4. Lee K, Hoti K, Hughes JD, Emmerton L. Dr Google Is Here to Stay but Health Care Professionals Are Still Valued: An Analysis of Health Care Consumers' Internet Navigation Support Preferences. *J Med Internet Res* 2017; **19**: e210.
5. Mesko B. *The Guide to the Future of Medicine: Technology and the Human Touch*. Webcina Kft: Budapest, 2017.

6. World Health Organization (WHO). Health literacy – The solid facts. Kickbusch I, Pelikan JM, Apfel F, Tsouros AD (eds). WHO Regional Office for Europe: Copenhagen, 2013.

7. Ng CY, Lee ZS, Goh KS. Cross-sectional study on knowledge of chronic kidney disease among medical outpatient clinic patients. *Med J Malaysia* 2016; **71**: 99-104.

8. Borges FM, Silva ARV da, Lima LH de O *et al*. Health literacy of adults with and without arterial hypertension. *Rev Bras Enferm* 2019; **72**: 646-53.

9. Sampaio HA de C, Carioca AAF, Sabry MOD *et al*. Letramento em saúde de diabéticos tipo 2: fatores associados e controle glicêmico. *Cien Saude Colet* 2015; **20**: 865-874.

10. Chehuen Neto JA, Costa LA, Estevanin GM *et al*. Letramento funcional em saúde nos portadores de doenças cardiovasculares crônicas. *Cien Saude Colet* 2019; **24**: 1121-1132.

11. Taylor DM, Fraser SDS, Bradley JA *et al*. A Systematic review of the prevalence and associations of limited health literacy in CKD. *Clin J Am Soc Nephrol* 2017; **12**: 1070-1084.

12. Jain D, Green JA. Health literacy in kidney disease: review of the literature and implications for clinical practice. *World J Nephrol* 2016; **5**: 147-151.

13. Lima R, Silva Junior G, Barros E, Daher E. Emergências hospitalares como porta de entrada na terapia renal substitutiva. In Silva Junior G, Oliveira J, Barros E, Martins C (eds). *A Nefrologia e o Sistema de Saúde do Brasil*. Livraria Balieiro: São Paulo; 2019, pp 124-127.

14. Moraes KL, Brasil VV, Oliveira GF de *et al*. Letramento funcional em saúde e conhecimento de doentes renais em tratamento pré-dialítico. *Rev Bras Enferm* 2017; **70**: 155-162.

15. Lopez-Vargas PA, Tong A, Phoon RK *et al*. Knowledge deficit of patients with stage 1-4 CKD: A focus group study. *Nephrology* 2014; **19**: 234-243.

16. Gheewala PA, Peterson GM, Zaidi STR *et al*. Public knowledge of chronic kidney disease evaluated using a validated questionnaire: A cross-sectional study. *BMC Public Health* 2018; **18**: 371.

17. Roomizadeh P, Taheri D, Abedini A *et al*. Limited knowledge of chronic kidney disease and its main risk factors among Iranian community: an appeal for promoting national public health education programs. *Int J Heal Policy Manag* 2014; **2**: 161-166.

18. Evans R, Rudd P, Hemmila U *et al*. Deficiencies in education and experience in the management of acute kidney injury among Malawian healthcare workers. *Malawi Med J* 2015; **27**: 101-103.

19. Schreider A, Fernandes NM da S. Assessment of knowledge on renal replacement therapy in health care workers of the regions: Juiz de Fora, São João Nepomuceno e Santos Dumont. *J Bras Nefrol* 2015; **37**: 383-384.

20. Faria NV de, Teixeira CM de S, Nunes SFL. Conhecimento dos usuários do programa HIPERDIA sobre a doença renal crônica. *J Manag Prim Heal Care* 2014; **6**: 4-8.

21. Oluyombo R, Ayodele O, Akinwusi P *et al*. Awareness, knowledge and perception of chronic kidney disease in a rural community of South-West Nigeria. *Niger J Clin Pract* 2016; **19**: 161-169.

22. Yann Ng C, Lee ZS, Goh KS. Cross-sectional study on knowledge of chronic kidney disease among medical outpatient clinic patients. *Med J Malaysia* 2016; **71**: 99-104.

23. World Health Organization (WHO). Health Promotion - Health Literacy [Internet]. 2019 [cited 2019 Nov 15]. Disponível em: https://www.who.int/healthpromotion/health-literacy/en/.

24. Statista. Social Media [Internet]. 2019 [cited 2019 Nov 15]. Disponível em: https://www.statista.com.

25. Chan WSY, Leung AYM. Use of Social Network Sites for Communication Among Health Professionals: Systematic Review. *J Med Internet Res* 2018; **20**: e117.

26. Grajales III FJ, Sheps S, Ho K *et al*. Social Media: A Review and Tutorial of Applications in Medicine and Health Care. *J Med Internet Res* 2014; **16**: e13.

27. Ventola CL. Social media and health care professionals: benefits, risks, and best practices. *P T* 2014; **39**: 491-520.

28. Giordano V, Koch H, Godoy-Santos A *et al*. WhatsApp Messenger as an Adjunctive Tool for Telemedicine: An Overview. *Interact J Med Res* 2017; **6**: e11.

29. Carrard VC, Martins MAT, Molina-Bastos CG, Gonçalves MR. WhatsApp: a telemedicine platform for facilitating remote oral medicine consultation and improving clinical examinations–some considerations. *Oral Surg Oral Med Oral Pathol Oral Radiol* 2017; **123**: 408.

30. Mars M, Scott RE. Whatsapp in clinical practice: a literature review. *Stud Heal Technol Inf* 2016; **231**: 82-90.

31. Langarizadeh M, Moghbeli F, Aliabadi A. Application of Ethics for Providing Telemedicine Services and Information Technology. *Med Arch* 2017; **71**: 351-359.

32. Garstka H. Datenschutz bei Telemedizin. *Der Hautarzt* 2019; **70**: 343-345.

33. Mouelhi Y, Alessandrini M, Pauly V *et al*. Internet and social network users' profiles in Renal Transplant Recipients in France. *BMC Nephrol* 2017; **18**: 1-8.

34. Kazley AS, Hamidi B, Balliet W *et al*. Social Media Use Among Living Kidney Donors and Recipients : Survey on Current Practice and Potential. *J Med Internet Res* 2016; **18**: 1-9.

35. Roso CC, Kruse MHL. A vida no Facebook: o cuidado de si de transplantados renais. *Rev Gaúcha Enferm* 2017; **38**: e67430.

36. Muller C, Bazin Kara D, Fourtage M *et al*. Observance et lecture des notices, quel lien et quels médias ? Résultats d'une population avec maladie rénale chronique. *Néphrologie & Thérapeutique* 2016; **12**:443-447.

37. Hanif F, Read JC, Clancy MJ. A Snapshot of Renal Transplant Patients Using Medical Web Browsing. *Exp Clin Transplant* 2012; **10**: 219-223.

38. Nutbeam D. Health promotion glossary. *Health Promot Int* 1986; **1**: 113-127.

39. Associação Brasileira de Transplante de Órgãos (ABTO). Registro Brasileiro de Transplantes. São Paulo, 2018.

40. Instituto Brasileiro de Geografia e Estatística (IBGE). Pesquisa Nacional por Amostra de Domicílios (PNAD) Contínua – Analfabetismo, 2018.

41. Langford A, Loeb S. Perceived Patient-Provider Communication Quality and Sociodemographic Factors Associated With Watching Health-Related Videos on YouTube: A Cross-Sectional Analysis. *J Med Internet Res* 2019; **21**: e13512.

42. Rocha DF, Figueiredo AF, Canabarro ST, Sudbrack AW. Avaliação da adesão à terapia imunossupressora por autorrelato de pacientes submetidos ao transplante renal. *Sci Med* 2017; **27**: 28181.

43. Ghimire S, Castelino RL, Lioufas NM *et al*. Nonadherence to medication therapy in haemodialysis patients: A systematic review. *PLoS One.* 2015; **10**: 1-9.

44. Marsicano EO, Fernandes NS, Colugnati FAB *et al*. Multilevel Correlates of Non-Adherence in Kidney Transplant Patients Benefitting from Full Cost Coverage for Immunosuppressives: A Cross-Sectional Study. Stepkowski S, editor. *PLoS One* 2015; **10**: e0138869.

45. Ibrahim S, Hossam M, Belal D. Study of Non-Compliance among Chronic Hemodialysis Patients and its Impact on Patients ' Outcomes. *Saudi J Kidney Dis Transpl* 2015; **26**: 243-249.

46. Patel R, Chang T, Greysen SR, Chopra V. Social Media Use in Chronic Disease: A Systematic Review and Novel Taxonomy. *Am J Med* 2015; **128**: 1335-1350.

38

TRATAMENTO DA HEPATITE C EM PACIENTES COM DOENÇA RENAL CRÔNICA DIALÍTICA: NOVAS DROGAS E PERSPECTIVAS

Benedito Jorge Pereira.
Ana Catharina de Seixas Santos Nastri

◆

INTRODUÇÃO

O vírus da hepatite C (HCV) foi descoberto em 1989[1]. As partículas virais medem 50-80nm de diâmetro, com um genoma de RNA de fita simples[2]. O genoma do vírus dá origem a uma poliproteína que produzirá as proteínas estruturais *core*, E1 e E2 e as não estruturais (NS, *non--structural*) p7, NS2, NS3, NS4A, NS4B, NS5A e NS5B[3].

Sete genótipos foram identificados, divididos em subtipos e linhagens. Esses genótipos são grupos geneticamente distintos do vírus e o resultado da alta variabilidade genética do HCV[4-6]. Entre os genótipos mais comuns do HCV, o genótipo 1 é a forma mais prevalente nos EUA e na Europa, representando cerca de 70 a 90% do total de infecções[7]. Os genótipos 2 e 3 são responsáveis por 10 a 20% do total de infecções (predominantemente no Japão, Taiwan e Índia); os genótipos 4 e 5 são comuns na África; e o genótipo 6 é comum no sudeste da Ásia[7].

O vírus é hepatotrópico e transmitido por via parenteral, via sexual e vertical. A via parenteral é sem dúvida a mais importante, sendo a transfusão de hemoderivados o meio preponderante de transmissão. A grande maioria (55% a 85%) daqueles que adquirem a infecção pelo HCV não consegue eliminar o vírus e, neles, a infecção se torna persistente[2].

Logo após a descoberta do HCV, ficou claro que pacientes com doença renal crônica (DRC), independentemente da doença subjacente, são particularmente propensos a essa infecção. O clareamento espontâneo do HCV nessa população é raro, ocorrendo em menos de 5%[8].

O tratamento medicamentoso para a infecção pelo HCV tornou-se disponível no início dos anos 1990. No entanto, os tratamentos iniciais, baseados principalmente no interferon (IFN) ou em seu congênere de longa ação (interferon peguilado), com ou sem ribavirina (RBV), foram limitados por baixas taxas de eficácia, eventos adversos frequentes que levaram à interrupção do tratamento, alto custo e necessidade de injeções[4,5].

Com o lançamento em 2011 de novos medicamentos, conhecidos como agentes antivirais de ação direta (*Direct Acting Antiviral agentes* – DAAs), os inibidores de protease de primeira geração. Em 2013 foi lançado o sofosbuvir, o primeiro inibidor de polimerase (NS5B), tornando possível o tratamento da hepatite C sem IFN. Em 2014, houve a liberação da primeira associação de drogas em um único comprimido (sofosbuvir e ledipasvir), com taxas de eficácia superiores a 95%, um excelente registro de segurança, regimes convenientes diários, via de administração oral, e o tratamento de infecção crônica pelo HCV sofreu uma mudança de paradigma. O único desafio para o uso de DAAs em todo o mundo é o alto preço.

Na unidade de hemodiálise do Hospital das Clínicas da Faculdade de Medicina da Universidade de São Paulo (HC-FMUSP), em 2017 tínhamos um grupo 12 de pacientes em tratamento dialítico portadores de sorologias anti-HCV positiva, sendo que 10 apresentavam PCR positivo com carga viral detectável. Os genótipos mais frequentes eram o genótipos 1a (4 pacientes) e 3 (4 pacientes). Alguns pacientes iniciaram o tratamento dialítico antes mesmo de o diagnóstico por meio da dosagem sorológica estar disponível no Brasil, e três foram submetidos ao tratamento com os regimes a base de IFN e RBV, entretanto, devido à baixa tolerância aos efeitos colaterais, acabaram por abandonar o tratamento. Porém com a disponibilidade dos DAAs, desde 2017 iniciaram o tratamento com novos regimes antivirais e tiveram um bom controle da carga viral do HCV depois de doze semanas em média de uso da medicação.

Este capítulo analisa e resume as informações recentes disponíveis sobre as novas opções do tratamento com DAAs na infecção pelo HCV em pacientes com DRC em diálise.

TRATAMENTO DO HCV EM PACIENTES COM DRC

Até recentemente, o tratamento recomendado para pacientes infectados pelo HCV com DRC ou em diálise era um regime de IFN com ou sem RBV[9,10]. No entanto, há escassez de dados de resposta a esses esquemas de tratamento pela sua complexidade, necessidade de monitoramento próximo e risco aumentado de efeitos colaterais em pacientes com DRC, em particular naqueles em diálise.

Estudo observacional realizado em pacientes em hemodiálise (HD) entre 2012 e 2015 (*Dialysis Outcomes and Practice Patterns Study – DOPPS fase V*) constatou que a taxa de tratamento antiviral em pacientes infectados pelo HCV havia aumentado apenas para 2,1% e apenas um número limitado de pacientes foi realmente tratado com DAAs[11]. A razão mais provável para isso foi o fato de que os pacientes com DRC foram excluídos dos grandes estudos com DAAs. Além disso, a segurança do sofosbuvir, que é excretado pelos rins, não havia sido completamente avaliada em pacientes com comprometimento renal. Portanto, não era recomendada como padrão de atendimento nessa população, apenas utilizada em um subgrupo de pacientes com monitorização intensa da função renal. Posteriormente, foi comprovada a segurança dos regimes de tratamento para hepatite C contendo sofosbuvir em pacientes com DRC sob monitorização[12-14].

Com o desenvolvimento de outros DAAs, grupos de pacientes especiais, como pacientes com DRC, indivíduos com glomerulonefrite associada ao HCV e/ou vasculite crioglobulinêmica mista, bem como receptores de transplante renal, tornaram-se elegíveis, na maioria dos casos, para o tratamento.

Atualmente, existem três proteínas não estruturais específicas do vírus como alvos principais dos DAAs que resultam em interrupção da replicação e infecção virais. Os DAAs agem como inibidores de protease 3/4A (NS3/4A), inibidores de polimerase NS5B (análogos de nucleotídeo e não nucleosídeo), ou inibidores de NS5A[9,10].

O quadro 38.1 resume os DAAs usados na DRC, sua via de depuração primária e recomendações sobre o uso e dosagem na DRC.

TRATAMENTO COM SOFOSBUVIR NA DRC

O sofosbuvir é um dos antivirais mais usados nos esquemas de tratamento do HCV. Trata-se de um inibidor análogo de nucleotídeo pan-genótipico da polimerase do

Quadro 38.1 – Via metabólica antiviral de ação direta e guia de dosagem (modificado de *Semin Dial*)[10].

Droga	Posologia	Via metabólica primária	Recomendações e diretrizes da AASLD*
Sofosbuvir	400mg/dia	Renal	Não recomendado para CrCl < 30mL/min
Simeprevir	15mg/dia	Hepática	Sem restrições, mas com dados limitados em combinação com sofosbuvir para CrCl < 30mL/min
Ledipasvir	90mg/dia		
Velpatasvir	100mg/dia		
Daclatasvir	60mg/dia		
Paritaprevir/ritonavir/ombitasvir/dasabuvir	75/50/12,5mg × 2/250mg × 2	Hepática	Não são necessários ajustes de dose para DRC ou DRC terminal
Grazoprevir/elbasvir	100/50mg/dia	Hepática	
Glecaprevir/pibrentasvir	100mg/40mg 3 comprimidos uma vez ao dia		Sem restrições na DRC ou na DRC terminal

*AASLD = *American Association for the Study of Liver Disease*.

HCV NS5B com alta eficácia. Geralmente é administrado na dose de 400mg uma vez ao dia, combinado com outros DAAs, como os inibidores de NS5A (ledipasvir ou daclatasvir) e os de protease NS3 (simeprevir) e RBV[10].

A anemia no tratamento em estágios mais baixos da DRC é preocupante, independentemente de os pacientes serem tratados com outros antivirais. Na recomendação da bula e diretrizes internacionais para tratamento de hepatite C, o sofosbuvir, na dose de 400mg por dia, não é recomendado para ClCl < 30mL/min[15,16]. Esse dado foi reforçado pelas diretrizes atuais publicadas do *KDIGO*, onde esquemas baseados em sofosbuvir não são recomendados em pacientes com eRFG abaixo de 30mL/min/1,73m², devido à excreção renal de sofosbuvir e seu metabólito[17].

As limitações e controvérsias com o sofosbuvir são baseadas no fato de que aproximadamente 78% do metabólito inativo é eliminado por via renal e, nesse contexto, a segurança e a eficácia dessa droga em pacientes com DRC estágios 4 e 5 não foram estabelecidas. Embora essa segurança do sofosbuvir não tenha sido sistematicamente avaliada em pacientes com depuração da creatinina < 30mL/min, vários grupos relataram sua experiência usando esquemas baseados no sofosbuvir nesse cenário clínico[9,12-14].

Com base nos estudos que tiveram bom efeito do sofosbuvir em pacientes em diálise e com poucos efeitos colaterais, são necessárias mais avaliações para a recomendação dos esquemas baseados em sofosbuvir em pacientes infectados pelo HCV com DRC dialítica, com monitorização cuidadosa dos pacientes com lesão renal grave submetidos à terapia, especialmente em pacientes com cirrose avançada. A acidose láctica foi relatada em 14% dos pacientes cirróticos avançados tratados com esquemas baseados em sofosbuvir[18].

Alguns autores especularam que essa complicação possa ter sido causada pela toxicidade mitocondrial dos agentes orais. No entanto, essa afirmação foi contestada na acidose láctica, podendo ser secundária à descompensação hepática durante o curso da terapia com DAA[19].

Certamente, pacientes infectados pelo HCV com insuficiência renal e doença hepática avançada e que são submetidos à terapia antiviral têm maior risco de desenvolver descompensação hepática. A segurança e a eficácia do sofosbuvir em pacientes com DRC são baseadas em algumas séries de casos com número limitado de pacientes e doses e frequência diferentes de sua administração. Até agora, a dose terapêutica apropriada do sofosbuvir nessa população não está estabelecida, porém, se o tratamento for urgente e não houver um regime livre de sofosbuvir, o risco *versus* o benefício do uso de esquemas baseados em sofosbuvir deve ser pesado e esse pode ser indicado. O manejo desses pacientes requer monitorização especializada. Estudos prospectivos maiores ou ensaios clínicos são necessários para determinar a segurança e a frequência ideais de administração de sofosbuvir em pacientes com DRC.

Entre quatro pacientes com DRC terminal em hemodiálise, tratados no HC-FMUSP com sofosbuvir, observou-se a presença de anemia como efeito colateral. Dois pacientes usavam em conjunto RBV e daclastavir. A RBV, quando utilizada nesses pacientes, deve ser administrada em doses menores (iniciar com 250mg/semana) e com avaliação para a detecção de anemia mais frequente[20].

OPÇÕES DE TRATAMENTO PARA PACIENTES EM DIÁLISE EM PAÍSES EM DESENVOLVIMENTO

Em muitos países de baixa renda média, apesar de alta carga de HCV nos pacientes em diálise, o acesso aos regimes descritos como sem restrições na DRC ou na DRC terminal, pan-genotípicos (Quadro 38.1) como associações de glazoprevir/elbasvir e glecaprevir/piberentasvir, é inexistente ou muito limitado. Para contornar esse problema e na tentativa de ampliar o uso de tratamentos contendo sofosbuvir, vários grupos tentaram o uso de meia dose de sofosbuvir, como 200mg por dia ou 400mg em dias alternados, em combinação com daclatasvir em dose completa (60mg/dia)[21-23].

Essas tentativas de uso *off-label* desses medicamentos, disponíveis em baixo preço em muitos países, foram, no passado, extremamente bem-sucedidas, com taxas de eficácia superiores a 90%, independentemente do genótipo do HCV ou do estágio da doença hepática sem falha importante de segurança. Assim, esse regime também é utilizado para pacientes com infecção pelo HCV e DRC que estão em diálise, pelo menos em áreas onde os DAAs não nefrotóxicos não estão disponíveis ou não são acessíveis[21].

Nos pacientes em hemodiálise tratados no HC-FMUSP, a presença de regimes combinados com sofosbuvir em dose de 400mg/dia também foram testados, apresentando boa tolerância e sem efeitos colaterais relevantes.

Em 17 de outubro de 2019, o Ministério da Saúde lançou uma nota informativa (Nº 13/2019-COVIG/CGVP/DIAHV/SVS/MS) com novas alternativas terapêuticas para pacientes com doença renal crônica grave. Para pacientes adultos (≥ de 18 anos), sem tratamento prévio com DAAs com depuração de creatinina inferior a 30mL/min, a combinação de drogas glecaprevir/pibrentasvir foi liberada, independentemente do genótipo viral, para uso por oito semanas nos pacientes sem cirrose e 12 semanas para os pacientes com cirrose Child A. Para pacientes que fizeram uso prévio de esquemas com sofosbuvir ou simeprevir, o tratamento deverá ser estendido para 16 semanas para genótipo 1 e 12 semanas nos pacientes com genótipos 2, 3. Nos pacientes sem cirrose ou com cirrose Child A que não respondedores a tratamento prévio com NS5A, o tratamento deverá ser de 16 semanas, porém os pacientes infectados por HCV genótipo 3 deverão receber em conjunto RBV.

CONSIDERAÇÕES ECONÔMICAS NO TRATAMENTO DA INFECÇÃO PELO HCV EM PACIENTES COM DRC

Considerações econômicas estão no centro de todas as intervenções de saúde. É importante avaliar os ganhos e custos em saúde de várias opções de tratamento e avaliar se os custos valem os ganhos. O tratamento do HCV, usando DAAs, demonstrou ser rentável na população geral nos países desenvolvidos, bem como nos países em desenvolvimento e, de fato, nesta última situação, com a disponibilidade de "genéricos" de baixo custo, o tratamento com HCV é realmente econômico[4].

Essas conclusões econômicas também se aplicam a pacientes com DRC. Como discutido acima, a hepatite C aguda, embora raramente identificada na população geral, é frequentemente encontrada em pacientes em diálise. Como essas pessoas também correm alto risco de transmitir o HCV a outras pessoas, o tratamento precoce da infecção aguda pelo HCV, antes que ocorra a liberação natural, pode servir para reduzir o risco de disseminação.

O tratamento da infecção crônica pelo HCV com grazoprevir/elbasvir demonstrou ser custo-efetivo em pacientes com DRC sem tratamento e naqueles com falha a tratamento anterior.

No HC-FMUSP, os últimos pacientes tratados já não utilizaram o sofosbuvir no tratamento e esquemas com ombitasvir, veruprevir, ritonavir e dasabuvir foram muito bem tolerados.

ALGORITMOS DE TRATAMENTO DO HCV EM PACIENTES COM DRC

No passado, o diagnóstico do genótipo do HCV era crucial para orientar a escolha da terapia. O tratamento é indicado para todos os portadores de hepatite C crônica. No entanto, a disponibilidade de medicamentos pan-genotípicos agora permite o tratamento eficaz do HCV na ausência de informações sobre o genótipo. No caso de falhas a tratamento com DAAs, o sequenciamento do HCV pode ser útil[7]. A identificação de polimorfismos e de substituições associadas à resistência (RAS) antiviral nas variantes genéticas virais que compõem o *pool* de quais espécies do hospedeiro infectado é realizada por meio do sequenciamento do DNA. No Brasil, há alguns estudos que pesquisaram a prevalência de mutações associadas à resistência aos IPs em pacientes com hepatite C. A prevalência variou de 4,4% até 18,9%[24]. Porém, não necessariamente a presença de RAS na população viral do indivíduo infectado leva à falência do tratamento, indicando que outros fatores ou associações de substituições precisam estar presentes para que ocorra a não resposta ao tratamento.

No quadro 38.2 apresentamos um algoritmo do tratamento em pacientes com DRC de acordo com o genótipo 1 do HCV e no quadro 38.3 de acordo com os genótipos 2-6 do HCV. Este algoritmo mostra outras opções de tratamento além daquela disponível no Brasil, no momento.

Quadro 38.2 – Algoritmo de tratamento de pacientes com doença renal crônica (DRC) usando agentes antivirais de ação direta infectados com **genótipo 1** do HCV (modificado de *J Intern Med*)[25].

Pacientes com DRC infectados com HCV com genótipo 1 do HCV		
eRFG ≥ 30mL/min	**eRFG < 30mL/min**	**Diálise**
Os mesmos regimes de DAA para a população geral sem DRC. Nenhum ajuste de dose	1. Elbasvir/grazoprevir por 12 semanas. Sem ajuste posológico 2. Ombitasvir/paritaprevir/ritonavir/dasabuvir 12 semanas. Sem ajuste posológico. Genótipo 1a*: *adicione ribavirina 200mg/dia* 3. Genótipo 1b: daclatasvir/asunaprevir 24 semanas. Ajuste da dose: asunaprevir 100mg 4. Glecaprevir/pibrentasvir	1. Elbasvir/grazoprevir 12 semanas. Sem ajuste posológico 2. Ombitasvir/paritaprevir/ritonavir, dasabuvir 12 semanas. Sem ajuste posológico Genótipo 1a*: *adicione ribavirina 200mg/dia* 3. Genótipo 1b: daclatasvir/asunaprevir 24 semanas. Sem ajuste posológico 4. Glecaprevir/pibrentasvir

Quadro 38.3 – Algoritmo do tratamento de pacientes com doença renal crônica (DRC) usando agentes antivirais de ação direta infectados com **genótipo 2-6** do HCV[25].

Pacientes com DRC infectados com HCV genótipo HCV 2-6	
eRFG ≥ 30mL/min	**eRFG < 30mL/min e em diálise**
Os mesmos regimes de DAA para a população geral sem DRC. Nenhum ajuste de dose	1. Genótipo 2, 3, 5, 6 glecaprevir/pibrentasvir 2. Genótipo 4 (ingênuo): elbasvir/grazoprevir 12 semanas. Sem ajuste posológico 3. Genótipo 4 (experiente em INF): elbasvir/grazoprevir + ribavirina 200mg/dia 16 semanas. Sem ajuste posológico 4. Genótipo 4 (sem cirrose): ombitasvir/paritaprevir/ritonavir, dasabuvir + ribavirina 200mg/dia 12 semanas. Sem ajuste posológico

CONCLUSÕES E DESAFIOS FUTUROS

As opções de tratamento para pacientes com infecção crônica pelo HCV e DRC ou outras formas de envolvimento renal relacionado ao HCV têm sido historicamente limitadas por baixa tolerabilidade. Novas terapias antivirais têm o potencial de melhorar os resultados nessa população vulnerável de pacientes. Dados recentes de ensaios clínicos apoiam o uso de novos regimes de DAA, em pacientes com DRC em estágio 4/5, incluindo aqueles em hemodiálise. Esses regimes são, no entanto, restritos aos genótipos 1 e 4, enquanto o genótipo 3 é globalmente altamente prevalente. No Brasil, o genótipo 1 ainda é o mais prevalente. A necessidade não atendida nos pacientes com DRC genótipo 3 provavelmente é superada com a disponibilidade do regime pan-genótipo de glecaprevir/pibrentasvir.

Embora o sofosbuvir seja uma ótima opção terapêutica em combinação com outros DAAs, ele ainda possui limitações naqueles com doença renal avançada. Combinações contendo sofosbuvir não estão amplamente liberadas para uso, embora alguns grupos tenham utilizado em pacientes com DRC avançada e com poucos efeitos colaterais identificados. Quando disponível, o uso de glecaprevir/pibrentasvir elimina esse problema.

Espera-se que estudos futuros se concentrem no momento ideal da terapia anti-HCV antes e após o transplante renal, com implicações potenciais para ampliar o número de doadores e receptores de transplante renal. A segurança e a eficácia de regimes antivirais contendo sofosbuvir em pacientes com disfunção renal leve a moderada estão bem estabelecidas e não é necessário ajuste da dose.

Hoje, com os excelentes resultados do tratamento em mãos, agora é importante abordar a questão do momento ideal do tratamento e da erradicação do HCV em todas as etapas da DRC.

Agradecimento

Em especial à Dra. Cassia Mendes Correa e ao aluno de graduação de Medicina Wallace Wagnos Ismael Guedes, pelo apoio dado no atendimento e coleta de dados dos pacientes da hemodiálise do HC-FMUSP.

REFERÊNCIAS BIBLIOGRÁFICAS

1. Choo QL, Kuo G, Weiner AJ et al. Isolation of a cDNA clone derived from a blood-borne non-A, non-B viral hepatitis genome. *Science* 1989; **244**: 359-362.
2. Kamal SM. Acute hepatitis C: a systematic review. *Am J Gastroenterol* 2008; **103**: 1283-1297.
3. Gottwein JM, Bukh J. Cutting the gordian knot-development and biological relevance of hepatitis C virus cell culture systems. *Adv Virus Res* 2008; **71**: 51-133.
4. Goel A, Bhadauria DS, Aggarwal R. Hepatitis C virus infection and chronic renal disease: a review. *Indian J Gastroenterol* 2018; **37**: 492-503.

5. Fabrizi F, Donato FM, Messa P. Direct-acting antivirals for hepatitis C virus in patients on maintenance dialysis. *Int J Artif Organs* 2017; **40**: 531-541.
6. Murphy DG, Willems B, Deschênes M et al. Use of sequence analysis of the NS5B region for routine genotyping of hepatitis C virus with reference to C/E1 and 5' untranslated region sequences. *J Clin Microbiol* 2007; **45**: 1102-1112.
7. Pol S, Parlati L, Jadoul M. Hepatitis C virus and the kidney. *Nat Rev* 2019; **15**: 73-86.
8. Lemos LB, Perez RM, Matos CA et al. Clinical and laboratory characteristics of acute hepatitis C in patients with end-stage renal disease on hemodialysis. *J Clin Gastroenterol* 2008; **42**: 208-211.
9. Mendizabal M, Reddy KR. Chronic hepatitis C and chronic kidney disease: Advances, limitations and unchartered territories. *J Viral Hepat* 2017; **24**: 442-453.
10. Bruchfeld A, Lindahl K. Direct acting anti viral medications for hepatitis C: Clinical trials in patients with advanced chronic kidney disease. *Semin Dial* 2019; **32**: 135-140.
11. Goodkin DA, Bieber B, Jadoul M et al. Mortality, hospitalization, and quality of life among patients with hepatitis C infection on hemodialysis. *Clin J Am Soc Nephrol* 2017; **12**: 287297.
12. Singh T, Guirguis J, Anthony S et al. Sofosbuvir-based treatment is safe and effective in patients with chronic hepatitis C infection and end stage renal disease: a case series. *Liver Int* 2016; **36**: 802-806.
13. Nazario HE, Ndungu M, Modi AA. Sofosbuvir and simeprevir in hepatitis C genotype 1-patients with end-stage renal disease on hemodialysis or GFR < 30mL/min. *Liver Int* 2016; **36**: 798-801.
14. Saxena V, Koraishy FM, Sise ME et al. Safety and efficacy of sofosbuvir-containing regimens in hepatitis C infected patients with impaired renal function. *Liver Int* 2016; **36**: 807-816.
15. Pawlotsky JM, Negro F, Aghemo A et al. European Association for the Study of the Liver (EASL) Recommendations on Treatment of Hepatitis C 2018. *J Hepatol* 2018; **69**: 461-511.
16. Ghany MG, Mogan TR, AASLD-IDSA Hepatitis C Guidance Panel. Hepatitis C Guidance 2019 Update: American Association for the Study of Liver Diseases-Infectious Diseases Society of America Recommendations for Testing, Managing, and Treating Hepatitis C Virus Infection. *Hepatology* 2020; **71**: 686-721.
17. KDIGO clinical practice guidelines for the prevention, diagnosis, evaluation, and treatment of hepatitis C in chronic kidney disease. *Kidney Int Suppl* 2008; **109**: S1-S99.
18. Welker M-W, Luhne S, Lange CM et al. Lactic acidosis in patients with hepatitis C virus cirrhosis and combined ribavirin/sofosbuvir treatment. *J Hepatol* 2016; **64**: 790-799.
19. Hoofnagle JH. Hepatic decompensation during direct- acting antiviral therapy of chronic hepatitis C. *J Hepatol* 2016; **64**: 763-765.
20. Constancio NS, Ferraz MLG, Martins CTB et al. Hepatitis C in Hemodialysis Units: diagnosis and therapeutic approach. *J Bras Nefrol* 2019; **41**: 539-549.
21. Goel A, Bhadauria DS, Kaul A et al. Daclatasvir and reduced dose sofosbuvir: an effective and pangenotypic treatment for hepatitis C in patients with eGFR < 30mL/min. *Nephrology (Carlton)* 2019; **24**: 316-321.
22. He YL, Yang SJ, Hu CH et al. Safety and efficacy of sofosbuvir-based treatment of acute hepatitis C in end-stage renal disease patients undergoing haemodialysis. *Aliment Pharmacol Ther* 2018; **47**: 526-532.
23. Taneja S, Duseja A, De A et al. Low-dose sofosbuvir is safe and effective in treating chronic hepatitis C in patients with severe renal impairment or end-stage renal disease. *Dig Dis Sci* 2018; **63**: 1334-1340.
24. Lisboa-Neto G, Noble CF, Pinho JRR et al. Resistance mutations are rare among protease inhibitor treatment-naive hepatitis C genotype-1 patients with or without HIV coinfection. *Antivir Ther* 2015; **20**: 281-287.
25. Kim SM, Song IH. Hepatitis C virus and chronic kidney disease. *Korean J Intern Med* 2018; **33**: 670-678.

SEÇÃO 9

Nefrointervenção e Manobras Dialíticas

◆

39

NEFROLOGIA INTERVENCIONISTA: OS PROCEDIMENTOS REALIZADOS, O IMPACTO ECONÔMICO E A EXPERIÊNCIA DA REALIZAÇÃO DE IMPLANTES DE CATETERES DE DUPLO LÚMEN E BIÓPSIAS RENAIS PELO NEFROLOGISTA

Mariana Gomes Moreira
Mary Carla Estevez Diz

◆

INTRODUÇÃO: BREVE HISTÓRICO DA NEFROLOGIA INTERVENCIONISTA

A Nefrologia Intervencionista é um campo de atuação dentro da Nefrologia, focada na assistência aos pacientes com doenças renais, principalmente em diálise, por meio da realização de procedimentos diagnósticos e terapêuticos. Os principais procedimentos realizados pelo nefrologista intervencionista são: implante de cateter peritoneal, implante de cateter tunelizado e cateter de curta permanência para hemodiálise, angiografia e angioplastia de fístula arteriovenosa, ecografia renal e de acesso para hemodiálise, biópsia renal e biópsia óssea[1].

Na década de 1960, houve grande revolução das máquinas de diálise. Além disso, foi nessa época que se deu o início da confecção das fístulas arteriovenosas, *shunts* e implantes de cateteres. No entanto, à medida que o número de pacientes em diálise crescia, a confecção e os cuidados do acesso vascular eram abandonados pelos nefrologistas aos cirurgiões e radiologistas. Por outro lado, o acesso vascular não foi prioridade para os não nefrologistas e isso preparou o terreno para o surgimento de

nefrologistas diagnósticos e intervencionistas e então tais procedimentos foram abandonados pelos cirurgiões à medida que a demanda de outras cirurgias aumentava. Essa situação se apresentou inicialmente nos Estados Unidos (EUA). Assim, os nefrologistas iniciaram treinamentos para executar tais intervenções e fundaram a Sociedade de Diagnóstico e Nefrologia Intervencionista[2].

Infelizmente, não foi somente nos EUA que essa problemática dos acessos vasculares se instalou. No Brasil, segundo Riella *et al*, há necessidade de se criar novos centros de treinamento para nefrologistas. Realizaram uma pesquisa sobre a Nefrologia Intervencionista no Brasil, no período de outubro de 2004 a fevereiro de 2005. Um total de 239 nefrologistas responderam ao questionário que demonstrou que 85% dos nefrologistas não foram treinados para realizar procedimentos guiados por ultrassonografia (US), 77% não foram treinados para inserção de cateteres e 66% dos nefrologistas encaminham os pacientes aos cirurgiões. Esses dados demonstram que a redução de procedimentos realizados por nefrologistas se deve por déficit na formação acadêmica[3].

PROCEDIMENTOS REALIZADOS PELO NEFROLOGISTA

IMPLANTE DE CATETER DE DUPLO LÚMEN – CURTA PERMANÊNCIA

A hemodiálise requer acesso a vasos sanguíneos capazes de fornecer um fluxo sanguíneo extracorporal rápido. O acesso imediato à hemodiálise deve ser simples, disponível para uso imediato e ter complicações mínimas a curto prazo (dias a semanas). Um cateter de duplo lúmen não tunelizado (os chamados cateteres de curta permanência) é mais frequentemente usado quando surge necessidade imediata da realização de hemodiálise. Se a diálise perdurar por mais de uma semana ou mais o cateter tunelizado com *cuff* deverá ser programado[4].

Os cateteres de diálise geralmente têm pelo menos dois lúmens ligados a duas entradas (de cor azul e vermelha). Por convenção, a entrada vermelha identifica o lúmen "arterial", via de saída do sangue do paciente em direção ao filtro de diálise; e a entrada azul que identifica a luz "venosa", via de retorno sanguíneo, ou seja, por onde o sangue retorna no paciente depois de ter passado pelo filtro de diálise. O trajeto contínuo do sangue, possibilitado pelo *design* de duplo lúmen do cateter, permite fluxos sanguíneos rápidos[4].

Os cateteres não tunelizados são compostos de materiais como poliuretano, polietileno, cloreto de polivinila e silicone. O diâmetro interno do cateter varia de 8 a 13,5 French (Fr) e fornece taxas de fluxo da bomba de sangue de 300 a 400mL/minuto[4]. Têm duas configurações (retas ou curvas) e comprimento variável (9 a 30cm) (Figura 39.1).

A maioria dos cateteres de diálise não tunelizados tem uma ponta pontiaguda e são relativamente rígidos à temperatura ambiente para facilitar a inserção, mas o cateter geralmente amolece à temperatura do corpo para minimizar o potencial de trauma do vaso[4].

O sítio de preferência para inserção venosa é a veia jugular interna direita, pois o trajeto venoso até o átrio é relativamente curto e direto. De modo geral, deve-se evitar a veia subclávia porque está associada à maior incidência de complicações relacionadas à inserção (pneumotórax, hemotórax, perfuração da artéria subclávia, lesão do plexo braquial e estenose venosa). Veias femorais e jugular esquerda também são opções de escolha. O acesso pela veia femoral tem algumas vantagens: a inserção tende a ser mais simples, sobretudo para profissionais inexperientes[5].

Os cateteres não tunelizados possuem rigidez que pode perfurar os grandes vasos e até mesmo o coração, portanto, a verificação do posicionamento correto da ponta do cateter é essencial. A seleção do tipo apropriado de cateter fica a critério exclusivo do profissional que implantará o cateter. Para determinar o comprimento apropriado, o nefrologista intervencionista deve levar em conta a estatura do paciente e o local onde o cateter será inserido. Os cateteres inseridos nas veias do lado esquerdo podem precisar ser mais longos, pois têm uma distância maior para chegar à veia cava superior, na entrada do átrio direito. Orientação de ultrassom deve ser usada durante a inserção. No mínimo, a fluoroscopia ou a radiografia do tórax devem ser obtidas imediatamente após a inserção do cateter e antes de seu uso, para verificar a posição da ponta do cateter e identificar outras complicações imediatas, como pneumotórax e hemotórax[4].

Uma vez indicada a hemodiálise e optado pelo cateter não tunelizado, há que se considerar as contraindicações (absolutas e relativas) à passagem do cateter, como por exemplo: instabilidade hemodinâmica, plaquetopenia, coagulopatias, anatomia desfavorável e também avaliar o potencial de complicações que a inserção poderá acarretar (como, por exemplo, sangramentos, pneumotórax, entre outros)[4].

A vida útil dos cateteres não tunelizados varia com o local de inserção. Mau funcionamento mecânico e complicações infecciosas são as principais razões para a remoção de um cateter de diálise não tunelizado[4].

Após a remoção do cateter, a pressão firme deve ser aplicada por pelo menos um a dois minutos, ou mais, até que o sangramento cesse[4].

IMPLANTES DE CATETERES DE DUPLO LÚMEN DE LONGA PERMANÊNCIA

Os cateteres de duplo lúmen de longa permanência são também chamados de cateteres tunelizados e utilizados principalmente como acesso vascular de hemodiálise de médio ou longo prazo. Têm características peculiares: são maiores que os não tunelizados, têm um *cuff* (material de feltro ou dácron) no seu trajeto, que permite que esse material forme uma aderência ao tecido celular subcutâ-

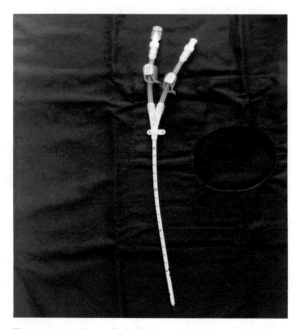

Figura 39.1 – Cateter de duplo lúmen de curta permanência.

neo e fixe naturalmente o cateter, sem a necessidade de pontos no longo prazo, e assim também permite que se forme uma "barreira" que reduz a incidência de infecções. Embora a hemodiálise de pacientes crônicos tenha como preferência um acesso arteriovenoso (AV) ou também chamado de fístula arteriovenosa (FAV), alguns pacientes não possuem condições clínicas e vasculares que permitam a confecção desses acessos, sendo então optado pelo implante de cateter de longa permanência[4].

Os cateteres são compostos de silicone e outros polímeros moles flexíveis, como o poliuretano fino, que são menos trombogênicos do que os materiais usados em cateteres não tunelizados[4].

Os cateteres tunelizados têm em geral um tamanho de diâmetro interno maior que os não tunelizados (15,5 ou 16Fr), permitindo assim maiores taxas de fluxo sanguíneo (> 400mL/minuto). Os diferentes *designs* visam aumentar o fluxo sanguíneo e evitar a obstrução da ponta do cateter[4].

O acesso venoso para cateteres tunelizados é obtido de maneira semelhante aos cateteres não tunelizados. O local de saída do cateter na pele é escolhido, o que determina o comprimento do cateter que será necessário para o posicionamento adequado. Para cateteres tunelizados subclávios e jugulares, o local de saída na parede torácica deve estar localizado abaixo da clavícula em uma posição que não interfira na mobilidade da roupa ou na extremidade do cateter[4].

O primeiro passo para a passagem de cateter tunelizado é a avaliação da veia por meio de ultrassonografia para constatar perviedade, descartar estenoses e tromboses, o que evita intercorrências como punção arterial, reduz chances de pneumotórax e hematomas[6].

Na técnica de inserção, deve-se usar técnica asséptica para inserção do cateter com limpeza adequada da pele, campos cirúrgicos, lavagem de mãos e colocação de avental, touca, máscara e luvas estéreis. Infiltra-se anestésico local na região da inserção e (se possível, com o auxílio da ultrassonografia) insere-se na veia uma agulha para punção acoplada à seringa. Ao puncionar a veia, a seringa é retirada e introduzido o fio guia. Retira-se a agulha e introduz-se um dilatador coaxial pelo fio guia. Após obter a dilatação do trajeto, realiza-se a inserção de um cateter temporário. Quando não se dispõe de fluoroscopia durante a inserção, deve-se fazer radiografia de tórax em incidências PA e perfil para confirmar a posição correta, a profundidade do cateter introduzido de acordo com os arcos costais e verificar possíveis complicações[6].

Após a constatação da posição adequada do cateter temporário e a ausência de complicações, é utilizada novamente técnica asséptica para introdução do fio guia no cateter temporário e sua retirada, deixando apenas o fio guia posicionado. Nesse momento, posiciona-se o cateter tunelizado sobre o sítio de venotomia e, após o cálculo da profundidade do cateter que será introduzido, define-se o tamanho do túnel subcutâneo, bem como o

sítio de saída do túnel. Infiltra-se então anestésico local desde o local de saída até o sítio de venotomia. Realiza-se pequena incisão cutânea no sítio de saída do túnel. Em seguida, o tecido subcutâneo é divulsionado com tunelizador para garantir que os tecidos moles estejam livres, possibilitando boa curvatura do cateter[6].

Em seguida, introduzem-se dilatadores para realizar a dilatação progressiva dos tecidos e do trajeto venoso. Após a dilatação final, introduz-se o dilatador com bainha destacável (*peel away*). O dilatador com a bainha é retirado e o cateter introduzido até a posição final. Por fim, verifica-se se o cateter está funcionando adequadamente com uma seringa de 10mL que deve se encher de sangue rapidamente sem nenhuma interrupção, demonstrando bom fluxo. Realiza-se a sutura do cateter na pele, após confirmação do fluxo na inserção da venotomia, com assepsia local e curativo (Figura 39.2)[6].

É realizada outra radiografia de tórax nas incidências PA e perfil para verificar a curvatura do túnel, ausência de acotovelamentos e posição final do cateter[6].

A maioria das complicações mecânicas (por exemplo, pneumotórax) é detectada no momento da inserção do cateter. As complicações infecciosas, trombóticas e estenoses geralmente ocorrem mais tarde que as complicações mecânicas[4].

BIÓPSIA RENAL

A biópsia renal é uma contribuição de importância extraordinária na avaliação das nefropatias. Atualmente, a biópsia constitui padrão-ouro para o diagnóstico, prognóstico e tratamento de algumas doenças renais, especialmente das glomerulopatias[7].

De modo geral, a biópsia está indicada nas seguintes situações: síndrome nefrótica, síndrome nefrítica com disfunção renal, doenças sistêmicas que evoluem com alteração do sedimento urinário (por exemplo: lúpus eritematoso sistêmico), proteinúria isolada acima do valor normal, hematúria com disfunção renal, glomerulonefrite rapidamente progressiva, disfunção de rim transplantado, alguns casos de hematúria e/ou leucocitúria com ou sem proteinúria associadas e as microangiopatias trombóticas sem etiologia definida[7].

Evita-se biópsia quando há apenas um rim, um distúrbio grave da coagulação sanguínea (contraindicação absoluta caso esse não possa ser reparado) ou mediante hipertensão arterial grave. Se a biópsia for fundamental, esses transtornos devem ser reparados para sua realização. Essas duas últimas situações clínicas aumentam o risco de sangramento renal pós-biópsia. Rins pequenos, contraídos e com perda da diferenciação corticomedular raramente são biopsiados. Nesses casos, o aspecto histológico invariavelmente demonstra graus variados de esclerose, sem que se possa discernir a enfermidade básica[7].

Atualmente, as biópsias são realizadas após marcação ou guiadas com ultrassonografia ou tomografia compu-

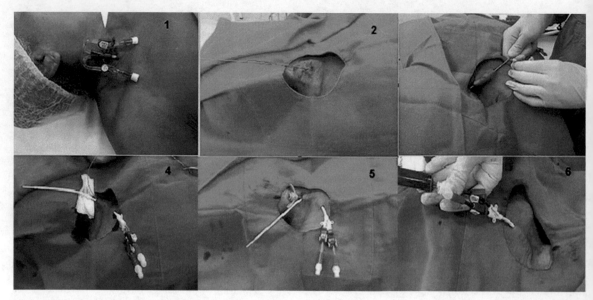

Figura 39.2 – Sequência do implante do cateter venoso central de longa permanência. Nota: 1. cateter de curta permanência (CCP) em veia jugular interna direita (VJID), 2-3cm acima da clavícula; 2. introdução do fio guia e remoção do CCP; 3. criação do túnel subcutâneo; 4. passagem do cateter de longa permanência (CLP) pelo túnel utilizando o tunelizador; 5. confecção de túnel; 6. CLP introduzido e testado fluxo sanguíneo em ambas as vias do cateter[10].

tadorizada (TC). Biópsias renais guiadas por tomografia podem ser mais bem empregadas em paciente de alto risco ou em indivíduos obesos[7].

Antes do procedimento, o paciente é orientado a realizar exames laboratoriais, incluindo hemograma, coagulograma e urocultura. Após avaliação clínica e laboratorial, o paciente deita na posição prona com um travesseiro sob o abdome ao nível do umbigo. Ultrassom/TC então é realizado para localizar o rim e o polo urinário inferior[7].

Rotineiramente, a biópsia renal guiada em tempo real por ultrassonografia (US) é realizada no rim esquerdo para evitar contato com grandes vasos e órgãos, simultaneamente por também ser mais fácil para operadores destros. A pele é limpa com iodopovidona (PVPI) ou clorexidina e então coberta com um campo estéril. O transdutor da US também é coberto com uma cobertura estéril e inserido na pele após colocar gel estéril. Realiza-se anestesia local na forma de lidocaína a 1-2% desde a cápsula renal e por todo o trajeto da biópsia. A agulha de biópsia é então introduzida sob visualização à US[7].

A escolha da agulha é feita pelo operador do procedimento. Podem-se usar agulhas para biópsia renal acoplada ao disparador automático ou agulhas tipo Trucut. O tamanho também pode variar de acordo com a habilidade do operador e as condições clínicas do paciente. É comum usar agulhas de 14 a 18 Gauges, considerando aqui os riscos de sangramento, se o paciente é adulto ou criança e a habilidade do operador. Antes de a agulha atingir a cápsula renal, o paciente é instruído a realizar grande inspiração e a prender o ar para que o polo inferior fique abaixo da ponta da agulha, a qual então é aprofundada, passando pela cápsula e, após, disparado o mecanismo da agulha. No Hospital do Servidor Público Municipal (HSPM), o passo de marcação do rim, antes da introdução da agulha de biópsia propriamente dita, é feito com agulha de raquianestesia. Ao atingir o polo inferior renal, pede-se para o paciente inspirar e expirar para verificar a báscula da agulha. Ao fazer uma leve rotação, indica que a agulha está certamente acoplada ao rim. Em seguida, o paciente é orientado para retornar à ventilação habitual[7].

De forma semelhante à descrição acima, a biópsia marcada previamente por US, realiza-se a marcação do polo inferior do rim e determina-se a profundidade renal a partir da pele. O paciente então é levado à sala de procedimento com a marcação já realizada e, na mesma posição que foi realizada a marcação, é instruído a realizar uma grande inspiração e a prender o ar. Nesse momento, com a inspiração máxima é realizada a introdução da agulha no local marcado, obedecendo à profundidade até a cápsula renal já aferida pelo US (costuma-se fazer a marcação com agulha de raquianestesia). Então deve ser disparada a agulha, de maneira similar à descrição com biópsia guiada. Apenas então é orientado para que o paciente retorne à ventilação habitual[7]. Para essa modalidade de punção, a preferida no HSPM, utilizamos agulhas tipo Trucut, de 14 Gauges, com marcação prévia do rim com agulha de raquianestesia (Figuras 39.3 e 39.4).

Rotineiramente, em nosso serviço, são coletadas duas amostras de tecido renal (um para análise do material por microscopia óptica e o outro para análise de imunoflu-

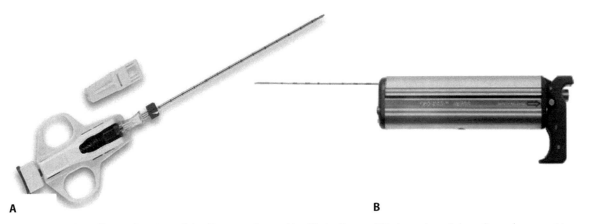

Figura 39.3 – **A)** Agulha para biópsia renal tipo Trucut semiautomática. **B)** Agulha para biópsia renal acoplada ao disparador automático.

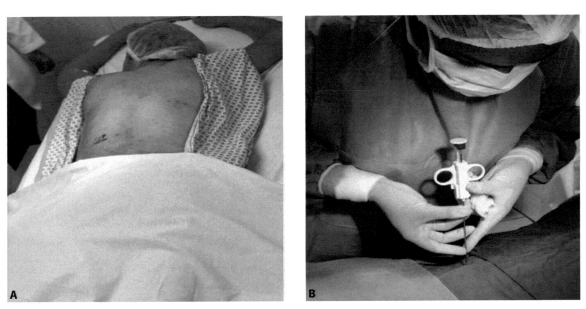

Figura 39.4 – Posicionamanto do paciente, marcação de rim esquerdo e punção com agulha de Trucut.

orescência). Em serviços onde se tem autorizada a realização de microscopia eletrônica, faz-se a coleta de um terceiro fragmento de tecido renal[7].

A técnica usada para realizar a biópsia renal percutânea marcada por tomografia computadorizada (TC) segue os mesmos passos e conceitos iniciais que a biópsia marcada por US. É realizada a marcação do local a ser biopsiado com as imagens guiadas pela tomografia, calculando-se o ângulo a ser colocada a agulha de biópsia e profundidade. A marcação por TC exige um operador do aparelho com experiência para tal. São coletadas de quatro a seis amostras de tecido renal, os fragmentos então são avaliados com uma lente de grande aumento (lupa), para definir, caso seja necessário a obtenção de uma nova amostra[7]. No HSPM, para essa modalidade de biópsia renal, utiliza-se agulha acoplada ao disparador automático e agulha de 16 Gauges.

O material de biópsia renal exige um processamento diferenciado, com o preparo de três fragmentos que são preservados em meios distintos: líquido de Bouin e formaldeído (coloca-se inicialmente o material em Bouin e depois de uma hora transfere-se para o formaldeído) para a microscopia óptica convencional, meio de transporte de Michel para a imunofluorescência e glutaraldeído para a microscopia eletrônica. Evidentemente, a análise depende de um médico com treinamento específico em doença renal[7].

Complicações podem ocorrer, apesar de não frequentes: hematúria microscópica, hematúria macroscópica (ocorre em cerca de 3,5% e geralmente se resolve em 48-72h), hematoma pericapsular (3-4%) e fístula arteriovenosa intrarrenal (15-18%). Muito menos frequentes são: sangramento renal exigindo transfusão sanguínea (0,1-3% dos pacientes) ou cirurgia/nefrectomia (0,3%), obstrução do fluxo urinário por coágulo, infecção e laceração de vísceras. A mortalidade é muito baixa (0,12% em 14.492 biópsias)[7].

IMPLANTE DE CATETER PARA DIÁLISE PERITONEAL (CATETER DE TENCKHOFF)

O cateter de diálise peritoneal (cateter de Tenckhoff) pode ser implantado no paciente cirurgicamente (dissecção cirúrgica a "céu aberto" ou técnica laparoscópica) e por inserção com agulha e fio guia por técnica de Seldinger (às cegas ou guiada por imagem). Dessas, a única que oferece as vantagens da visualização direta de estruturas intraperitoneais (alças intestinais, possíveis aderências e sangramento intraperitoneal) e também determina a melhor posição da porção intra-abdominal do cateter é a técnica cirúrgica "a céu aberto" ou laparoscópica[8]. Existe outra técnica, atualmente pouco utilizada, que é a de passagem de cateter para diálise peritoneal semirrígido, com punção percutânea na linha média do abdome. Pelo maior risco de intercorrências e pelo advento de novos métodos de inserção, tem sido abandonada pela maioria dos nefrologistas[8].

A conveniência da inserção do cateter por técnica de Seldinger está no fato de poder ser realizada à beira leito sob anestesia local com *kits* completos previamente embalados que incluem o cateter de diálise e pode ser feita por um nefrologista treinado[8]. Para essa técnica, no preparo pré-operatório é realizado *fleet* enema ou laxativos na véspera do procedimento. É realizado jejum oral por 12h e profilaxia com cefalosporina 1h antes da inserção do cateter. O paciente é sedado com midazolam 15mg por via oral ou por via intravenosa caso seja necessário[9]. O abdome é preenchido com 1-2,5L de solução de diálise por meio de agulha introdutora 18 Gauges por uma incisão infraumbilical ou paramediana. Por meio da agulha, um fio guia é introduzido na cavidade peritoneal e direcionado para o espaço retrovesical. A agulha é retirada. Um dilatador com bainha é empurrado através da fáscia sobre o fio-guia. O fio guia e o dilatador são retirados. O cateter de diálise é dirigido por meio da bainha em direção à pelve. O *cuff* (material de dácron que se apresenta no curso do cateter) são dois: um mais profundo e distal e um mais proximal (Figura 39.5). O *cuff* profundo é empurrado até o nível da fáscia. As técnicas de inserção percutânea de fio guia geralmente deixam o *cuff* profundo do cateter em posição externa à fáscia. Depois de avaliar a função do fluxo, o cateter é tunelizado até o sítio de saída escolhido[9].

A migração do cateter de diálise peritoneal é uma complicação comum, ocorrendo em cerca de 15 a 35% dos casos, e normalmente levando à perda da função do cateter. O cateter vascular de Fogarty pode ser usado no reposicionamento dos cateteres que sofrem migração. Essa manipulação do cateter de Tenckhoff é segura, efetiva e pode ser feita pelo nefrologista intervencionista à beira do leito com o uso de anestesia local[7].

É necessário que os nefrologistas envolvidos e responsáveis pelos procedimentos acima citados tenham treinamento adequado e estejam devidamente familiarizados ao manejo pré, intra e pós-operatório, conhecendo suas possíveis complicações. Um grupo dedicado à nefrologia intervencionista pode dominar essas técnicas com facilidade e proporcionar alta qualidade em todos os âmbitos relacionados ao acesso e outros aspectos pertinentes ao cuidado dos pacientes que optem por diálise peritoneal[7].

EXPERIÊNCIA DO SERVIÇO DE NEFROLOGIA DO HSPM

No HSPM foram contabilizados 194 procedimentos realizados no setor da nefrologia, de junho de 2018 a junho de 2019.

Foram considerados procedimentos inerentes à nefrologia intervencionista a passagem de cateteres de duplo lúmen de curta permanência para hemodiálise, passagem de cateteres tunelizados para hemodiálise,

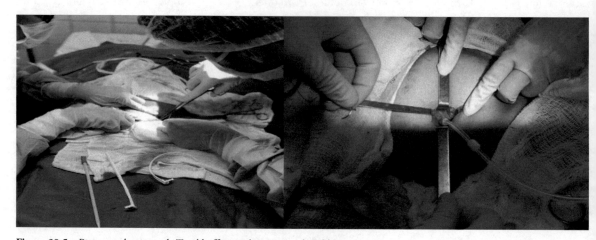

Figura 39.5 – Passagem de cateter de Tenckhoff segundo a técnica de Seldinger.

passagem de cateteres de Tenckhoff para diálise peritoneal, biópsias renais marcadas por US e biópsias renais guiadas por TC. Nessa casuística não incluímos biópsias renais guiadas em tempo real por US, uma vez que nesse período realizamos somente biópsias previamente marcadas por US.

A eficiência dos procedimentos realizados foi caracterizada como: ausência de complicações durante e posteriormente às intervenções. As complicações incluem infecções pós-procedimento (consideramos 7 dias após procedimento), mau funcionamento dos cateteres, mau posicionamento dos cateteres e sangramentos pós-biópsias renais.

Os pacientes nefropatas que deram entrada na unidade com indicação de diálise de urgência foram submetidos à passagem de cateteres de curta permanência, no total de 155 procedimentos, sendo 97% desses com eficiência e 3% com complicações (5 pacientes com as seguintes intercorrências: dois hematomas e três dificuldades de punção com necessidade de mudança de sítio vascular). Os restantes (97%) apresentaram eficiência caracterizada por bom fluxo, sem nenhuma outra intercorrência (Figura 39.6)[8]. Em um período mediano de 10 dias de seguimento desses pacientes, não houve infecções associadas a esse cateter.

Os cateteres de duplo lúmen de curta duração foram implantados pela técnica de Seldinger, sendo 70% optado por sua localização em veia jugular direita.

Quanto aos cateteres de longa permanência, foram realizados 25 procedimentos, com 92% de eficiência e 8% de complicações, sendo estas: um cateter com desvio de trajeto e um cateter com acotovelamento na curvatura do cateter visualizada aos raios X pós-procedimento; ambos necessitaram de troca de cateter (Figura 39.7). Em um período mediano de 60 dias de seguimento desses pacientes, não houve registro de infecção.

Foram executadas 12 bióisias renais que exibiram em sua totalidade 92% de eficiência. Desses, 8% tiveram complicações (1 paciente apresentou sangramento pós--procedimento, sanado com hemostático local – *Gelfoam* – sem necessidade de intervenção cirúrgica, sem necessidade de transfusão sanguínea e sem infeccção local). Vale ressaltar que essa única complicação ocorreu na técnica de biópsia renal guiada por TC (Figura 39.8).

Quanto aos cateteres de diálise peritoneal, foram feitos dois implantes de cateter de Tenckhoff por técnica de Seldinger e com 100% de eficiência[8]. Não houve quadro infeccioso pós-passagens de cateteres. Todos os procedimentos atingiram sua meta de posicionamento e de funcionamento dos cateters de Tenckhoff (Figura 39.9).

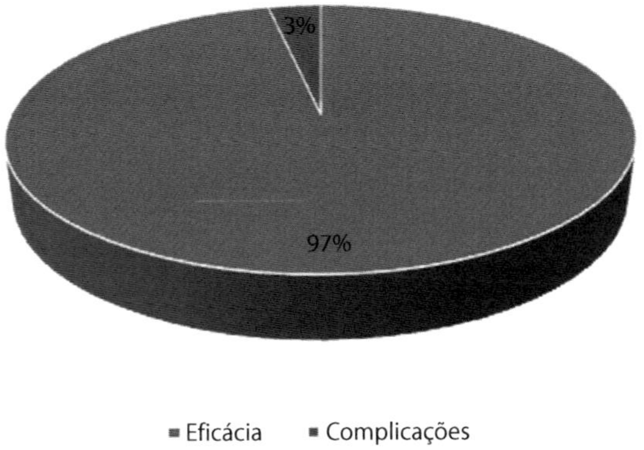

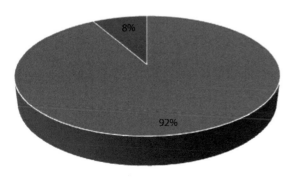

Figura 39.6 – Complicações e eficácia da passagem de cateter de curta permanência.

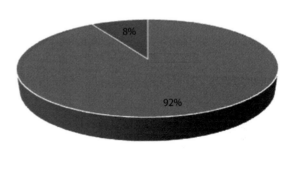

Figura 39.8 – Complicações e eficácia das realizações das biópsias renais.

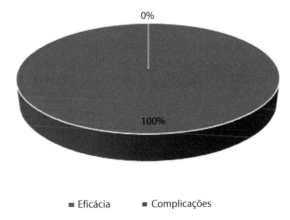

Figura 39.7 – Complicações e eficácia da passagem de cateter de longa permanência.

Figura 39.9 – Complicações e eficácia das passagens de cateter de diálise peritoneal.

Deve-se ressaltar que apenas dois dos 25 cateteres de longa permanência passados pelo nefrologista necessitaram de 1 dia de internação e não foi utilizado centro cirúrgico em nenhum deles. Todos os procedimentos de biópsia renal realizados pelo nefrologista têm como protocolo no HSPM um dia de internação (Figura 39.10).

IMPACTO ECONÔMICO E BENEFICÍOS DOS PROCEDIMENTOS REALIZADOS PELO NEFROLOGISTA

Procedimentos invasivos realizados por nefrologistas, especialmente em áreas de difícil acesso ao cirurgião vascular ou radiologista intervencionista, agilizam a obtenção de acesso vascular definitivo, diminuem complicações e o número de procedimentos no mesmo paciente, bem como geram menos custo para o Sistema Único de Saúde (SUS). Assim, os nefrologistas estão tomando a iniciativa de realizar esses procedimentos e, conforme dados recentes, com segurança, sucesso e excelentes resultados[10].

Rebello Santos *et al* realizaram estudo observacional e prospectivo com análise retrospectiva no Hospital do Servidor Público do Estado de São Paulo, de novembro de 2016 até abril de 2017, que comparou o custo médio do implante de cateter de longa permanência realizado pela equipe da cirurgia vascular e pela nefrologia. Neste estudo, o custo do cateter implantado pela cirurgia vascular foi 375% maior, quando comparado ao implante realizado pela nefrologia[11].

Estudo realizado em hospital privado em São Paulo também encontrou benefício econômico nos procedimentos realizados pela equipe nefrológica, onde se teve um achado de custo 105% maior em comparação aos procedimentos realizados pela equipe cirúrgica[12].

Estudo brasileiro, prospectivo, de pacientes incidentes em hemodiálise no Hospital das Clínicas da Universidade de São Paulo, comparou a conversão de cateteres temporários para cateteres tunelizados de longa permanência realizados por nefrologista, com a implantação cirúrgica *de novo* de cateteres tunelizados. A nefrologia realizou 130 conversões em 122 pacientes em um período de 4 anos (8 pacientes tiveram um segundo procedimento em tempos diferentes durante o estudo), com sucesso técnico de 100% dos casos. Além da segurança do procedimento, a conversão pela equipe de nefrologia intervencionista teve custos menores, se comparados à implantação cirúrgica[12].

O implante do cateter tunelizado pelo nefrologista treinado permite a redução do tempo de uso de cateter de curta duração, preserva assim o acesso venoso do paciente (diminuindo risco de estenoses), reduz taxas de infecção de corrente sanguínea associada a cateter de hemodiálise e concomitantemente os gastos com antibióticos e internações hospitalares[13].

Durante os procedimentos realizados no HSPM foram avaliados os custos com a passagem de cateter de longa permanência e punção de biópsia renal realizados pelo nefrologista e comparados com os custos dos mesmos procedimentos realizados pela equipe cirúrgica.

Para análise desses custos foram considerados valores da diária de internação hospitalar da clínica cirúrgica, valor da diária de internação hospitalar da clínica médica, a hora médica e valor do material utilizado; tais valores foram obtidos e atualizados do DATASUS (http://sigtap.datasus.gov.br/)[14]. No procedimento da biópsia renal, além dos itens acima, foram avaliados também o valor referente aos exames complementares como, por exemplo, TC e US e o valor referente ao contrato para leitura da biópsia pelo patologista.

Para a realização da passagem de cateter de longa permanência pela equipe de nefrologia intervencionista da unidade, utiliza-se um protocolo criado em 2018 descrito anteriormente, para reduzir o tempo de uso de cateteres duplo lúmen de curta permanência. Assim que o paciente é identificado como renal crônico, é realizada a passagem de cateter de longa permanência no mesmo dia da passagem do cateter temporário, caso o paciente não apresente sinais infecciosos.

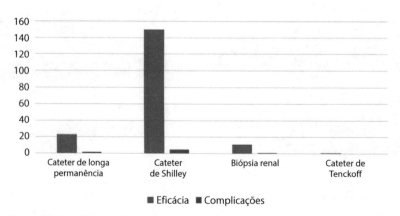

Figura 39.10 – Número de procedimentos realizados no Hospital do servidor Público Municipal. Período de 12 meses. Cateter de Shilley = cateter de curta permanência.

Após a passagem do cateter de longa permanência, o paciente é observado durante 6 horas e liberado para casa, sem necessidade de internação hospitalar. Os pacientes submetidos à passagem de cateter de longa permanência pela equipe da cirurgia vascular são agendados e programados para que o procedimento seja realizado no centro cirúrgico. Todos os procedimentos agendados têm programação de internação em hospital-dia. Além disso, para a passagem cirúrgica, é utilizada fluoroscopia, aumentando os custos em sua totalidade.

Quanto aos custos referentes à passagem de cateteres de longa permanência temos que em um ano foram realizadas 25 passagens de cateteres de longa permanência pela nefrologia. Para os cálculos de custos foram usados os dados apresentados na tabela 39.1.

Tabela 39.1 – Comparação dos custos referentes à passagem de cateteres de longa permanência de acordo com distintas equipes médicas.

	Cirurgia vascular	Nefrologia
Valor do cateter de longa permanência	R$ 1.200,00	R$ 1.200,00
Valor-hora Médico	R$ 75,00	R$ 75,00
Internação hospitalar (dia/SUS)	R$ 593,63 (clínica cirúrgica)	R$ 174,41 (clínica médica)
Valor total	R$ 1.868,63	R$ 1.449,41

Fonte: Auditasus.com.br[15] e *site*: pciconcursos.com.br[16].

Dos 25 procedimentos realizados pela nefrologia, apenas 2 necessitaram de internação. Isso totalizou um gasto de R$ 32.223,82. Ao comparar o mesmo número de procedimentos realizados pela cirurgia vascular o gasto foi de R$ 46.715,75 nos 25 procedimentos. Observa-se que mediante esses dados economiza-se um valor de R$ 14.491,93. Deve-se ressaltar que essa economia de 31,02% não inclui gastos de todos os materiais utilizados, como, por exemplo, a fluoroscopia (utilizada em centro cirúrgico), nem os valores dos profissionais não médicos (os quais estão em maior número no ambiente cirúrgico) (Figura 39.11) (Fonte DATASUS: http://sigtap.datasus.gov.br/)[14].

Quando comparados os procedimentos realizados pela clínica cirúrgica e clínica de nefrologia, observa-se grande gasto, em ambas as clínicas, com o valor do cateter de longa permanência. Outro grande gasto está na internação hospitalar, sendo esse gasto apenas aplicável ao implante cirúrgico, o que onera os custos do implante do cateter pela equipe cirúrgica (Tabela 39.2).

Tabela 39.2 – Comparação dos custos referentes à biópsia renal de acordo com distintas equipes médicas.

	Radiologia Intervencionista	Nefrologia
Valor da agulha para biópsia	R$ 30,78	R$ 85,00
Valor do disparador para biópsia (reusável)	R$3.500,00 (não computado)	–
Biópsia percutânea guiada por TC	R$ 97,00	–
Biópsia renal com marcação por US	–	R$ 70,00
Internação hospitalar (dia/SUS)	R$ 593,63 (clínica cirúrgica)	R$ 174,41 (clínica médica)
Valor da análise da biópsia renal	R$ 527,54	R$ 527,54
Valor total	R$ 1.248,95	R$ 856,95

Fonte: Auditasus.com.br[15].

Em relação à prática de punção para biópsia renal, seguimos o protocolo criado em 2000, descrito anteriormente, no qual o paciente é submetido a uma avaliação clínica e laboratorial para a escolha da indicação de biópsia guiada por TC ou US. Os radiologistas intervencionistas utilizam o tomógrafo e o disparador automático que dispõe de um valor de R$ 3.500, sendo esse reusável, que acopla a agulha de biópsia para a retirada dos fragmentos. Já a nefrologia realiza a marcação renal com US e utiliza-se da agulha de Trucut.

Foram realizadas 12 biópsias renais pela equipe de nefrologia no período de um ano. Os custos para tal foram R$ 10.283,40. Nessa mesma quantidade de pro-

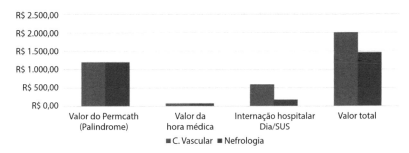

Figura 39.11 – Comparação de custos da passagem de cateter de longa permanência de acordo com distintas equipes médicas.

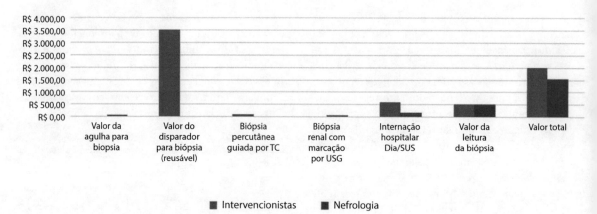

Figura 39.12 – Comparação de valores envolvidos na realização de biópsia renal.

cedimentos realizados pela radiologia intervencionista foi estimado um custo de R$ 14.987,40. Não foi atribuído o valor do disparador automático (R$ 3.500,00) que é utilizado pela equipe de radiologia intervencionista, uma vez que esse material é reutilizável. Além disso, não foram incluídos os valores de todos os materiais utilizados em centro de radiologia intervencionista, nem o valor do profissional não médico.

Comparando ambos os valores gastos houve economia de 31,38% dos custos na punção de biópsia renal realizados pela nefrologia comparados aos mesmos números de procedimentos realizados pela radiologia intervencionista.

Dos custos atribuídos aos procedimentos a figura 39.12 mostra os valores referentes ao material: agulha de biópsia renal, uso de TC ou US, internação hospitalar e valor referente à análise do fragmento pelo patologista.

CONCLUSÃO

Os resultados demonstrados do Serviço de Nefrologia do HSPM de São Paulo permitem concluir que a realização desses procedimentos por médicos nefrologistas é não somente uma prática segura, mas também eficiente e econômica.

Os dados gerados em nosso estudo sugerem que o implante de cateter de longa permanência por nefrologista com formação intervencionista, por meio da conversão de cateter de curta permanência para cateter de longa permanência, em pacientes em diálise é seguro, efetivo e pode servir como alternativa em regiões que não possuem centros cirúrgicos com assistência de fluoroscopia ou profissionais acessíveis.

Além disso, os dados mostram redução substancial nos custos em relação a procedimentos idênticos, realizados por cirurgiões ou radiologistas intervencionistas.

REFERÊNCIAS BIBLIOGRÁFICAS

1. http://www.nefrologiaintervencionista.com.br/sobre/. (Acessado em 01 Jan 2020).
2. Sachdeva B, Abreo K. The history of interventional nephrology. *Adv Chronic Kidney Dis* 2009; **16**: 302-308.
3. Nascimento MM, Chula D, Campos R et al. Interventional nephrology in Brazil: current and future status. *Semin Dial* 2006; **19**: 172-175.
4. https://www.uptodate.com/contents/central-catheters-for-acute-and-chronic-hemodialysis-access. (Acessado em 01 Jan 2020).
5. do Amaral RR, Giacomello CM, Silva DG et al. Acesso vascular para hemodiálise. *Acta med* 2018; **39**: 269-279.
6. Daurgidas JT, Blake PG, Ing TS. Manual de diálise, 5ª ed. Guanabara Koogan: Rio de Janeiro, 2016, pp 101-109.
7. https://www.uptodate.com/contents/indications-for-and-complications-of-renal-biopsy?search=biopsia%20renal&source=search_result&selectedTitle=1~150&usage_type=default&display_rank=1. (Acessado em 01 Jan 2020).
8. https://www.uptodate.com/contents/placement-and-maintenance-of-the-peritoneal-dialysis-catheter. (Acessado em 01 Jan 2020).
9. Daurgidas JT, Blake PG, Ing TS. Manual de diálise, 5ª ed. Guanabara Koogan: Rio de Janeiro, 2016, pp 315-331.
10. Quintiliano A, Praxedes MRG. Eficácia, segurança e redução de custos no implante de cateter venoso central de longa permanência em pacientes dialíticos realizado por nefrologista. *Braz J Nephrol* 2019; **20**: 12-20.
11. Deus AA, Santos RR, Marrocos MS et al. Avaliação do custo médio do implante de cateter de longa permanência pela nefrologia x cirurgia vascular em um hospital de São Paulo. *Revista Científica do IASMPE*. 2018; **7**: 28-33.
12. Motta Elias R, da Silva Makida SC, Abensur H et al. Insertion of tunneled hemodialysis catheters without fluoroscopy. *J Vasc Access* 2010; **11**: 138-142.
13. Assis AR, Badaoui M, Marrocos MS et al. Frequência de bacteremias após passagem de cateter de longa permanência tunelizado por cirurgiões vasculares e nefrologistas em pacientes da hemodiálise. *Revista Científica do IASMPE*. 2018; 10.
14. http://sigtap.datasus.gov.br/. (Acessado em 01 Jan 2020).
15. https://auditasus.com.br/. (Acessado em 01 Jan 2020).
16. https://www.pciconcursos.com.br/. (Acessado em 01 Jan 2020).

40

NEFROINTERVENÇÃO E ACESSOS VASCULARES "ALTERNATIVOS" PARA HEMODIÁLISE: TRANSLOMBAR E TRANS-HEPÁTICO

Artur Quintiliano Bezerra da Silva

Marcel Rodrigues Gurgel Praxedes

◆

INTRODUÇÃO

Até o início do século passado, não havia solução para pacientes com necessidade de terapia renal substitutiva (TRS). Willem "Pim" Kolff (1911-2009), um nefrologista da Holanda, desenvolveu o primeiro hemodialisador clinicamente funcional. De 1943 a 1945, após várias tentativas de dialisar pacientes ele conseguiu salvar a vida de uma mulher de 67 anos com coma urêmico[1]. A partir disso, houve vários avanços nas terapias dialíticas, mas o acesso vascular sempre foi uma dificuldade na trajetória clínica dos pacientes dialíticos.

Tradicionalmente, os acessos para hemodiálise foram delegados a uma variedade de especialistas (cirurgiões gerais, cirurgiões vasculares e radiologistas intervencionistas), levando a uma fragmentação do cuidado e retardo no início da TRS, devido ao atraso para a realização dos procedimentos. Com o aumento da população dialítica, da morbidade causada pelos acessos vasculares e dos custos hospitalares, associados com a preocupação pelos crescentes desfechos clínicos desfavoráveis, nefrologistas tomaram a iniciativa de realizar esses procedimentos[2,3]. Dessa forma, a Nefrologia Intervencionista emergiu como uma subespecialidade da Nefrologia[4].

O objetivo principal da realização de procedimentos vasculares por nefrologistas é tornar o médico assistente protagonista no compromisso de providenciar o acesso definitivo, antecipando-se a problemas clínicos, os quais são familiares da terapia dialítica, pelo fato de o assistente conhecer melhor o contexto social do paciente, sua personalidade e suas necessidades. O sucesso deste objetivo garante o manejo ideal dos pacientes nefropatas com eficácia, segurança e menor custo para o sistema público de saúde. Além disso, os nefrologistas devem ter treinamento adequado e desenvolver as habilidades necessárias nos novos campos como um pré-requisito para o sucesso das intervenções[5].

HISTÓRIA DA NEFROLOGIA INTERVENCIONISTA

Credita-se ao Dr. Gerald Beathard, um nefrologista americano, a fundação da nefrologia intervencionista, nos moldes que ela é praticada na atualidade. Em Austin (Texas), no final dos anos 1980, ele aperfeiçoou suas habilidades de intervenção, coletou e publicou seus dados em revistas especializadas em nefrologia[3,6,7]. Além disso, ele instilou um senso de confiança na comunidade nefrológica que treinou, de que eles eram tão capazes de fazer esses procedimentos quanto os seus colegas cirurgiões, especialmente por causa do questionamento crescente sobre a competência dos nefrologistas em realizar casos de acesso[3]. Várias publicações na literatura nos últimos 15 anos demonstraram a proficiência, eficácia e segurança dos nefrologistas em realizar intervenções sobre acessos disfuncionais[8-10]. Muitos dos nefrologistas treinados por Beathard assumiram papéis de liderança nacional e acabaram formando o grupo central que estabeleceria as bases da *American Society of Diagnosis and Interventional Nephrlogy (ASDIN)*[8].

SEGURANÇA NOS PROCEDIMENTOS REALIZADOS PELO NEFROLOGISTA INTERVENCIONISTA (NI)

Para avaliar o efeito clínico geral de um centro com NIs foram analisados dados do MedCare em um período de 4 anos, de acordo com 47 variáveis diferentes. Isso criou um grupo com 27.613 pacientes, com acessos confeccionados no NI, e um grupo com procedimentos realizados por cirurgiões (n = 27.613). Os pacientes tratados pelos NIs tiveram resultados clínicos significativamente melhores (p ≤ 0,001). Isso incluiu menos infecções relacionadas ao acesso vascular (0,18 *vs.* 0,29), menos hospitalizações relacionadas à sepse (0,15 *vs.* 0,18) e menor taxa de mortalidade (47,9% *vs.* 53,5%)[11]. Esse estudo mostrou que pacientes tratados com NIs tiveram menos procedimentos relacionados com acesso vascular do que aqueles do grupo controle (20,5 *vs.* 23,9, p ≤ 0,01), menos internações hospitalares de todas as causas (2,3 *vs.* 2,8, p ≤ 0,001) e menor número de cateteres (1,3 *vs.* 2,0, p ≤ 0,001). Pacientes que receberam seus cuidados em centro de NI tiveram gasto médio menor de 626 dólares, em relação ao grupo controle (US 3162 *vs.* US 3788; p ≤ 0,001). Isso representou uma economia de US 7012 por paciente por ano ou quase US 200 milhões por ano para a coorte total de 27.613 pacientes estudados[11].

CAMPO DE ATUAÇÃO

ULTRASSONOGRAFIA RENAL

Em 1994, Dr. William O'Neill iniciou um programa acadêmico em ultrassonografia renal na Emory University, em Atlanta (EUA), e ofereceu cursos para a prática de nefrologistas. Ele relatou que a informação diagnóstica e o início rápido das terapias eram facilmente estabelecidos quando um nefrologista estava envolvido[12]. Dados recentes de um centro acadêmico americano mostraram redução significativa do tempo necessário para a realização de ultrassonografia renal, em ambulatório, de média de 46,5 ± 2,4 para 4,7 ± 0,7 dias, quando o procedimento foi realizado pelo serviço de nefrologia[2]. Por outro lado, os nefrologistas devem ser treinados adequadamente em laboratórios de radiologia, onde podem praticar ultrassonografia de rins e vias urinárias ou realizar biópsias renais guiadas por ultrassonografia. A chave para a interpretação bem-sucedida da ultrassonografia renal é a correlação com os problemas clínicos do paciente[13,14].

INSERÇÃO DE CATETER PARA DIÁLISE PERITONEAL

Diálise peritoneal (DP) é um método de TRS, mas que apenas aproximadamente 10% dos pacientes com doença renal terminal estão inseridos neste método, tanto no Brasil como no restante do mundo[15,16]. Um dos motivos disso é a dificuldade de conseguir o implante do cateter pelos cirurgiões. Por esse motivo, o implante de cateter para DP por nefrologistas é fundamental.

O procedimento pode ser realizado por três técnicas: a cirúrgica, cega ou Seldinger modificado ou peritoneoscópica. O primeiro procedimento é realizado por cirurgiões sob anestesia geral, enquanto o último é realizado com maior frequência por nefrologistas, sob anestesia local, usando um pequeno peritoneoscópio. A técnica peritoneoscópica está associada à menor incidência de complicações e oferece a possibilidade única de visualização direta do abdome, onde o cateter é inserido[17].

Os treinamentos para implante de cateter para DP por nefrologista tiveram um impacto positivo nessa modalidade dialítica. A técnica tem sido associada à melhor taxa de sucesso primário, sobrevida superior do cateter, menos dor pós-operatória, menor tempo de internação e menor tempo de interrupção do cateter em comparação com a técnica cirúrgica convencional. O papel dos NIs na colocação do cateter para DP ainda é percebido como um avanço relativamente novo, investigativo por alguns, e muitos nefrologistas e cirurgiões permanecem céticos quanto ao valor dessa opção recente. Um questionamento frequentemente feito é quantos procedimentos são necessários para executar antes de ser considerado competente e quem deve ser credenciado para executar o procedimento ou monitorar os estagiários que o executam. A avaliação da proficiência técnica em uma operação específica é difícil e complexa. A análise de soma cumulativa é uma opção para rastrear o sucesso e o fracasso da habilidade técnica e examinar tendências ao longo do tempo[18].

Há escassez de dados comparando técnica e resultados de cateteres de DP inseridos por cirurgião e nefrologista. Um trabalho indiano analisou, retrospectivamente, 105 implantes de cateteres para DP, sendo 43 por cirurgiões e 62 por nefrologista, sendo o primeiro estudo a fazer essa comparação. O grupo com cateter implantado por nefrologistas teve duas grandes vantagens: menor tempo de internação (p < 001) e possibilidade de iniciar a DP de forma mais precoce. A experiência cumulativa do cateter foi de 1.749 meses-cateteres, sendo 745 e 1.004 meses-cateter nos grupos "cirurgião" e "nefrologista", respectivamente. Os pacientes com cateteres implantados por nefrologista apresentaram melhor sobrevida global do cateter e do paciente e complicações mecânicas foram estatisticamente insignificantes, observadas principalmente em pacientes obesos ou com antecedente de cirurgia abdominal, sem mortes ou perda do cateter. As taxas de peritonite (p = 0,21) e a remoção do cateter devido à peritonite refratária (p = 0,81) foram praticamente iguais. Complicações, principalmente sangramento, foram tratadas de forma conservadora, sem perda de cateter ou mortalidade, e sempre o nefrologista conseguiu manejar as complicações[19].

INSERÇÃO DE CATETERES TUNELIZADOS

Os cateteres de tunelizados de longa permanência (CLP) são utilizados para curto-médio prazo, até a criação de uma fístula arteriovenosa (FAV). No entanto, nos Estados Unidos (EUA), 27% dos pacientes em hemodiálise utilizam CLPs, como acesso vascular definitivo, o que ocorre geralmente quando outros procedimentos para acesso definitivo falham, como confecções sem sucesso de FAVs ou enxertos heterólogos[16].

As diretrizes *KDOQI* afirmam que a fluoroscopia é obrigatória para a inserção de todos os cateteres tunelizados para hemodiálise[20]. Essa recomendação é baseada em evidências limitadas, com estudos randomizados não prospectivos para apoiar a recomendação. A lógica dela é que a inserção de um dilatador rígido em um vaso com estenose pode levar a complicações perigosas. Estudo recente constatou que a estenose oculta está presente em 42% dos pacientes que necessitam de colocação de cateter tunelizado[21].

Essa recomendação desencorajou a realização desses procedimentos pelos nefrologistas, ficando tradicionalmente aos cuidados de cirurgiões e radiologistas intervencionistas, o que resulta em tempo de espera prolongado e no uso inadequado de cateteres de curta permanência[22].

No entanto, trabalho americano comparou os desfechos e custo desse procedimento realizado pela via tradicional, com o uso de fluoroscopia, e sem o uso de fluoroscopia, como é feito pelos nefrologistas, sendo o primeiro trabalho a comparar os *outcomes* dos procedimentos realizados pelos dois grupos de especialidades. Ambos os grupos tiveram excelentes taxas de sucesso no implante (cirurgião – 98% *vs.* nefrologista – 92,3%), sem diferença estatística significante nas taxas de complicação e com custo 48% menor quando o procedimento é realizado por nefrologista e na clínica de diálise[23]. Trabalho brasileiro[24] avaliou o implante de 130 CLPs por nedfrologistas e sem fluoroscopia, em que ocorria a conversão de cateter de curta permanência (CCP) para um de longa permanência (tunelizado). A taxa de sucesso dos procedimentos foi de 100% e uma patência primária de 92%, 82% e 68% aos 30,60 e 120 dias, respectivamente.

PROCEDIMENTOS ENDOVASCULARES PERCUTÂNEOS

FAVs são frequentemente complicados por estenose. Embora a estenose possa ocorrer em qualquer parte do trajeto da fístula, o ponto mais comum de estenose (60%) é a anastomose venosa[4]. A causa da estenose é multifatorial, mas é principalmente atribuída à hiperplasia neoin-

timal. Se a estenose for superior a 50%, deve ser tratada com balão de angioplastia percutânea. O método é realizado com sucesso por nefrologistas treinados com eficácia e segurança[4].

Um número significativo de FAVs (10-25%) não se desenvolve adequadamente e não consegue sustentar a terapia dialítica, sendo isso referido como falha inicial[4,25]. Ocorria desistência do uso dessas FAVs até recentemente, quando Beathard mostrou que a maioria das fístulas recém-confeccionadas não amadurecia devido à estenose no canal venoso ou a uma veia secundária que "roubava" sangue da FAV[25]. O tratamento da estenose com balão de angioplastia percutânea e a obliteração da veia secundária por equipe de nefrologia em estudo prospectivo multicêntrico mostraram resultados bastante satisfatórios[25].

A trombose do acesso vascular, que na grande maioria dos casos é causada por estenose, também está sendo manejada com sucesso por nefrologistas, seja por trombólise mecânica, seja por fármaco-mecânica, em ambulatório. Como a estenose é a principal causa de trombose, é necessário verificar periodicamente o acesso vascular para detectar precocemente a estenose, a fim de prevenir a trombose[26-28].

BIÓPSIA RENAL

Biópsia renal é considerada o padrão-ouro para o diagnóstico e a classificação histológica de doença mineral óssea (DMO). É realizada na crista ilíaca, após dupla marcação com tetraciclina, permitindo que as diferentes alterações histológicas do tecido ósseo que compõem o espectro da DMO possam ser diagnosticadas e classificadas por histomorfometria quantitativa[29].

Em geral, os materiais necessários para a realização da biópsia óssea é um *kit* cirúrgico, contendo 1 pinça reta fina Kelly, 1 pinça de dente de rato, 1 cuba pequena, 1 tesoura reta média, 1 porta-agulhas, 1 seringa (20mL); anestésico, 1 fio de náilon para sutura (3.0); 1 lâmina de bisturi; 1 conjunto de brocas para biópsia óssea e furadeira elétrica.

A biópsia óssea transilíaca mostrou-se segura e associada a pequenas complicações, cuja incidência é de 0,63%. As complicações mais comuns são sangramento, hematoma, infecção, lesão nervosa superficial e dor, em geral com tratamento conservador. A administração rotineira de antibióticos profiláticos não é recomendada. Os antibióticos devem ser reservados para os casos de manipulação excessiva ou contaminação acidental[30].

NEFROLOGIA INTERVENCIONISTA NO BRASIL

Com dados publicados, temos o serviço de Nefrologia da Universidade de São Paulo, onde se tem realizado treinamento em Nefrologia Intervencionista com os residentes, com excelentes desfechos e publicações internacionais[24]. E em Natal – RN, um serviço particular de Nefrologia publicou no Jornal Brasileiro de Nefrologia uma série de 149 casos de implante de cateter de longa permanência, através da conversão de cateter de curta permanência, no centro cirúrgico de clínica de hemodiálise, sem necessidade de sedação e apenas com anestesia local. O referido centro apresentou taxa de sucesso de 93% no implante através dessa técnica[31].

ACESSOS ALTERNATIVOS PARA HEMODIÁLISE

Em 2010, 2 milhões de pessoas em todo o mundo realizaram diálise. Cerca de 5% delas saíram do tratamento por falência de acesso vascular (AV)[32]. Alguns desses pacientes esgotaram os AVs tradicionais, como fístula arteriovenosa (FAV) ou implante de cateteres venosos centrais (CVC). Possíveis alternativas, como cirurgias extensas ou CVC utilizando sítios não convencionais, estão associadas a uma carga significativa de morbidade e tiveram sucesso limitado[33]. Dessa forma, cateter translombar (CTL) e cateter trans-hepático (CTH) emergem como opções seguras e eficazes para esses pacientes com acesso venoso limitado, especialmente com a função de "ponte" para o transplante renal. Outra opção é o uso do átrio direito como acesso direto para um enxerto arteriovenoso. Isso requer exposição cardíaca por meio de toracotomia ou esternotomia e anastomose de um enxerto para o apêndice atrial direito[34].

Apesar de o CTL já ser utilizado desde a década de 1980, especialmente para nutrição parenteral, infusão de quimioterapia e administração de medicações intravenosas em pacientes com falência de acesso vascular, começou a tomar força em Nefrologia a partir de 1995, quando o Departamento de Radiologia da *Johns Hopkins Medical Institutions* publicou uma série de 17 implantes bem-sucedidos de CTL em 12 pacientes[35].

Entre 1995 e 2019, foram publicados cerca de duas dezenas de artigos com relatos de experiências de diversos serviços com relação a CTL em pacientes dialíticos, com os pacientes apresentando uma faixa etária de 22 a 99 anos, com mortalidade relacionada ao procedimento baixa (< 1%), com uma taxa de infecção relacionada a cateter variando entre 0,81 e 2,84/1.000 cateteres/dia (alta em relação aos cateteres tradicionais) e patência geral dessas séries altamente variável, com taxas variando de 25-83% com seis meses e 7-73% com um ano. Devido a essa patência relativamente reduzida, existe necessidade de troca relativamente alta, com 20% dos pacientes precisando ter o cateter substituído[35].

No Brasil, há poucos serviços relacionando esse tipo de procedimento. O Serviço de Radiologia Intervencionista da Universidade Federal do Rio Grande do Norte (UFRN) possui a maior casuística brasileira relatada (N = 12) de implantes de CTL, com patência desses cateteres em 3, 6 e 12 meses de 91%, 75% e 45%. Duas possíveis explicações para essa melhor patência em comparação aos relatados nos demais centros é a busca para o melhor posicionamento possível do cateter no momento do implante pelo radiointervencionista, com detecção meticulosa e correção de eventuais *kinkings* (acotovelamento) do cateter[36].

Com relação à técnica, o paciente é colocado em posição de decúbito oblíquo ou posição prona, os campos cirúrgicos são posicionados abaixo da crista ilíaca e acima das costelas inferiores; e da coluna para o meio do abdome. Uma pequena incisão é feita logo acima da crista ilíaca direita ao nível vertebral de L3. Através dessa incisão, uma agulha de calibre 21 Gauge e 15cm de comprimento é introduzida sob orientação fluoroscópica através dos tecidos subcutâneos e músculos lombares (eretores da espinha e psoas) em direção à veia cava inferior (VCI), abaixo das veias renais. Uma vez que a agulha entra na VCI, um fio guia é colocado por dentro da agulha, que é então removida. Feita a dilatação do trajeto subcutâneo com dilatador, o cateter é introduzido até que a ponta esteja no átrio direito. O *cuff* é escavado sob a pele e suturado. O local da saída do cateter deve estar acima da linha de cintura e o mais lateral possível (por exemplo, linha axilar média posterior) para o conforto do paciente. Os lumens do cateter são preenchidos com heparina, conforme protocolo institucional e recomendação do fabricante do cateter. Para prevenir o sangramento, se a sessão de hemodiálise for realizada nas primeiras 24 horas após o procedimento, a heparina deve ser administrada em dose menor (50UI/kg-5.000UI/mL). O uso de contraste é rotineiro, e o paciente deve ser pré-medicado quando houver alergia conhecida ao contraste. Após colocação do CTL, dor nas pernas e na região lombar é esperada por alguns dias e pode ser tratada com analgésicos simples.

O FUTURO

O futuro da nefrologia intervencionista dependerá, em grande parte, do número e da qualidade de seus programas de treinamento. Os programas de Residência em Nefrologia que contemplem treinamento em NI tenderão a atrair os melhores candidatos e também terão recompensas clínicas, acadêmicas e financeiras. Além disso, a NI poderia ser credenciada como um programa opcional do terceiro ano, como já existe com o transplante renal.

À medida que a demanda por treinamento em NI aumenta, eles terão que lutar contra "batalhas territoriais" com as outras especialidades e operadoras de plano.

CONCLUSÃO

Em conclusão, pacientes com doença renal e particularmente aqueles submetidos à TRS necessitam de procedimentos intervencionistas frequentes. A NI é uma subespecialidade emergente de nefrologia que oferece a oportunidade aos nefrologistas de se submeterem a treinamento nessa área para desenvolver as habilidades de procedimento para realizar intervenções para otimizar o atendimento de seus pacientes. Além disso, a NI tem a possibilidade de realizar os mesmos procedimentos que cirurgiões vasculares ou radiologistas intervencionistas, com mesma taxa de sucesso, sem comprometer a segurança ou aumentar morbidades.

REFERÊNCIAS BIBLIOGRÁFICAS

1. Kolff WJ. *New Ways of Treating Uraemia: The Artificial Kidney, Peritoneal Lavage, Intestinal Lavage*. A Chrurchill LTDA: London, 1947, p 112.

2. Asif A, Byers P, Vieira CF, Roth D. Developing a comprehensive diagnostic and interventional nephrology program at an academic center. *Am J Kidney Dis* 2003; **42**: 229-233.

3. Beathard GA, Litchfield T. Effectiveness and safety of dialysis vascular access procedures performed by interventional nephrologists. *Kidney Int* 1996; **66**: 1622-1632.

4. Asif A, Merrill D, Briones P *et al.* Hemodialysis vascular access: percutaneous interventions by nephrologists. *Sem Dial* 2004; **17**: 528-534.

5. Efstratiadis G, Platsas I, Koukoudis P, Vergoulas G. Interventional nephrology: a new subspecialty of nephrology. *Hippokratia* 2007; **11**: 22-24.

6. Beathard GA, Trerotola SO, Vesely TM *et al.* What is the current and future status of interventional nephrology? *Semin Dial* 2005; **18**: 70-379

7. Beathard GA. Vascular access. *Semin Dial* 2011; **24**: 503-507.

8. Sachdeva B, Abreo K. The history of interventional nephrology. *Adv Chronic Kidney Dis* 2009; **16**: 302-308.

9. Sosa Barrios H, Ibeas López J, Roca Tey R *et al.* Performance of diagnostic and interventional nephrology in Spain. *Nefrología* 2018; **38**: 459-462.

10. Eknoyan G. Nephrology: as it was then, but is not now. *Am J Kidney Dis* 2017; **69**: 129-135.

11. Beathard GA. Role of interventional nephrology in the multidisciplinary approach to hemodialysis vascular access care. *Kidney Res Clin Pr* 2015; **34**: 125-131.

12. O'Neill WC. Renal ultrasonography: a procedure for nephrologists. *Am J Kidney Dis* 1997; **30**: 579-585.

13. Asif A, Byers P, Vieira CF *et al.* Diagnostic and interventional nephrology. *Am J Ther* 2002; **9**: 530-536.

14. O'Neill WC. Sonography of the kidney and urinary tract. *Semin Nephrol* 2002; **22**: 242-253.

15. Thomé FS, Sesso RC, Lopes AA *et al.* Brazilian chronic dialysis survey 2017. *J Bras Nefrol* 2019; **41**: 208-214.

16. Saran R, Robinson B, Abbott KC *et al.* Us Renal Data System 2017 Annual Data Report: Epidemiology of Kidney Disease in the United States. Am J *Kidney Dis* 2018: **71(Suppl 1)**: A7.

17. Asif A. Peritoneal dialysis access-related procedures by nephrologists. *Semin Dial* 2004; **17**: 398-406.

18. Goh BL. Nephrologist-initiated peritoneal dialysis catheter insertion programme: a new paradigm shift. *Contrib Nephrol* 2017; **189**: 79-84.

19. Dogra PM, Hooda AK, Shanmugraj G, Kumar S. Peritoneal dialysis catheter insertion by surgical minilaparotomy: outcome analysis between nephrologist and surgeon. *Indian J Nephrol* 2018; **28**: 265-272.

20. National Kidney Foundation. NKF-K/DOQI Clinical Practice Guidelines for Vascular Access: update 2000. *Am J Kidney Dis* 2001; **37**: S137-S81.

20. Schon D WD. Managing the complications of long-term tunneled dialysis catheters. *Semin Dial* 2003; **16**: 314-322.

21. Taal MW, Chesterton LJ, McIntyre CW. Venograaghy at insertion of tunnelled internal jugular vein dialysis cathetres reveals significant occult stenosis. *Nephrol Dial Transplant* 2004; **19**: 1542-15-45.

22. Schon D, Whittman D. Managing the complications of long-term tunneled dialysis ca tfeters. *Semin Dial* 2003; **16**: 314-322.

23. Yevzlin AS, Song GU, Sanchez RJ, Becker YT. Fluoroscopically guided vs modified tradicional placement of tunneled hemodialysis catheters: clinical outcomes and cost analysis. *J Vasc Access* 2007; **8**: 245-251.

24. Motta Elias R, da Silva Makida SC, Abensur H *et al.* Insertion of tunneled hemodiualysis catheters witthout fluoroscopy. *J Vasc Access* 2010; **11**: 138-142.

25. Beatard GA, Arnold P, Jackson J, Litchfield T. Physician Operators Forum of RMS Lifeline. Aggressive of early fistula failure. *Kidney Int* 2003; **64**: 1487-1494.

26. Schon D, Mishler R. Pharmacomechanical thrombolysis of natural vein fistulas: reduced dose of TPA and long-term follow-up. *Semin Dial* 2003; **16**: 272-275.

27. Schon D, Mishler R. Salvage of occluded autologous arteriovenous fistula. *Am J Kidney Dis* 2000; **36**: 804-810.

28. Beathard GA, Welch BR, Maidment HJ. Mechanical thrombolysis for the treatment of the thrombosed hemodialysis. *Radiology* 1996; **200**: 211-716.

29. Moe S, Drüeke T, Cunningham J *et al.* Kidney Disease: Improving Global Outcomes Definition, evaluation, and classification of renal osteodystrophy: a position statement from Kidney Disease: Improving Global Outcomes (KDIGO). *Kidney Int* 2006; **69**: 1945-1953.

30. Hernandez JD, Wesseling K, Pereira R *et al.* Technical approach to iliac crest biopsy. *Clin J Am Soc Nephrol* 2008; **3**: S164-S169.

31. Quintiliano A, Praxedes MRG. Effectiveness, safety and cost reduction of long-term tunneled central venous catheter insertion in outpatients performed by an interventional nephrologist. *J Bras Nefrol* 2019; **42**: 53-58.

32. Couser WG, Remuzzi G, Mendis S, Tonelli M. The contribution of chronic kidney disease to the global burden of major noncommunicable diseases. *Kidney Int* 2011; **80**: 1258-1270.

33. Liu F, Bennettt S, Arrigain S *et al.* Patency and complications of translumbar dialysis catheters. *Semin Dial* 2015; **28**: 41-47.

34. Inston N, Khawaja A, Mistry H, Valenti D. Options for end stage vascular access: Translumbar catheter, arterial-arterial access or right atrial graft? *J Vasc Access* 2020; **21**: 7-18.

35. Lund GB, Trerotola SO, Scheel PJ Jr. Percutaneous translumbar inferior vena cava cannulation for hemodialysis. *Am J Kidney Dis* 1995; **25**: 732-737.

36. Moura F, Oliveira RA, Quintiliano A *et al.* Trnslumbar hemodialysis long-term catheters: an alternative for vascular access failure. *J Bras Nefrol* 2019; **41**: 89-94.

41

NEFROLOGISTA CIRURGIÃO DE ACESSO VASCULAR PARA HEMODIÁLISE: UMA EXPERIÊNCIA COM 1.798 CIRURGIAS – SOLUÇÃO FUTURA PARA UM PROBLEMA ATUAL

Flavio Menezes de Paula

Edison Régio de Moraes Souza

◆

HISTÓRIA DO DESENVOLVIMENTO DO ACESSO VASCULAR

As notáveis realizações no acesso à circulação venosa e arterial têm sido diretamente responsáveis pelo sucesso da terapia renal substitutiva.

A história da hemodiálise (HD) se confunde com a história do acesso vascular. Em 1943, Willen Kollf, médico holandês, teve acesso tanto à heparina quanto ao papel celofane, proveniente de material que enrolava salsichas, iniciando o desenvolvimento do primeiro modelo dialítico prático para humanos, pelo que recebeu o devido crédito[1].

O entusiasmo prematuro pela unidade de Kolff foi reduzido pelos problemas técnicos associados à HD intermitente. A necessidade de dissecção da artéria e da veia a cada diálise e a posterior ligadura desses vasos ao término de cada procedimento limitaram essencialmente a HD a uma terapia em curto prazo na lesão renal aguda.

O acesso crônico à circulação tornou-se realidade em 1960, quando Quinton, Dillard e Scribner introduziram no procedimento a derivação arteriovenosa *Teflon-Silastic*. Entretanto, devido à presença do dispositivo

externo, e por causa dos riscos de infecção, trombose e outras complicações, continuou-se à busca de técnicas com melhores resultados[2].

Com a introdução da fístula arteriovenosa subcutânea por Brescia, Cimino, Appel e Hurwich em 1966[3], muitos dos problemas e desvantagens foram superados. Eles criaram cirurgicamente uma fístula entre a artéria radial, proximamente ao punho, e a maior veia disponível nas proximidades. Essa abordagem inovadora permanece até hoje como a melhor opção em pacientes que são conduzidos à HD em longo prazo. Posteriormente, ao longo do tempo, foram elaboradas algumas técnicas para criar uma ponte na lacuna entre a artéria e a veia em níveis mais proximais no braço, utilizando procedimentos de transposição e enxertos sintéticos[4]. O acesso para HD foi, continua sendo e será um dos grandes problemas médico-cirúrgicos no tratamento da insuficiência renal crônica terminal, hoje chamada de doença renal crônica avançada (DRCA).

Na década de 1980, o desenvolvimento dos cateteres de dupla luz (CDL) com punções nas veias jugulares e femorais[5] e, posteriormente, os acessos subcutâneos tunelizados[6] permitiram a colocação de pacientes em diálise de urgência até que se definisse se o paciente era portador de lesão renal aguda reversível ou até que um acesso definitivo fosse confeccionado nos pacientes crônicos.

ACESSO VASCULAR NO BRASIL

Atualmente no Brasil, segundo o último censo de 2018, temos aproximadamente 133 mil pacientes em tratamento dialítico, com crescimento anual em torno de 10%[7].

A incidência está em 149 por milhão de população (pmp), e a prevalência, próxima a 450pmp. Esses dados nos colocam entre os 20 países do mundo em incidência e entre os 40 países no mundo em prevalência. Na América do Sul, estamos atrás do Chile e do Uruguai. Para se ter uma ideia do possível crescimento do tratamento dialítico no Brasil, alguns países, como Japão e Taiwan, já ultrapassaram 2.000pmp em prevalência[8].

Conforme o banco de dados do registro brasileiro de diálise da SBN, no período de 2011 a 2017, envolvendo 73 centros de diálise com informações de 24.930 pacientes, observou-se que a grande maioria desses pacientes foi submetida à HD como terapia renal substitutiva inicial e o cateter venoso central foi o acesso vascular predominante (64%). Apenas 35,2% possuíam fístula arteriovenosa confeccionada[9].

Desde 1993, são citados artigos na literatura chamando a atenção para o encaminhamento tardio dos pacientes ao nefrologista[10]. A maioria desses pacientes teve que iniciar diálise em situações bastante descompensadas, em condições não planejadas[11,12] e de emergência[13].

No Brasil, o diagnóstico da DRCA é tardio. Em 1995, Sesso *et al* estudaram 142 pacientes admitidos na unidade de diálise da Disciplina de Nefrologia do Hospital São Paulo, da Escola Paulista de Medicina (UNIFESP), entre outubro de 1992 e junho de 1994, com diagnóstico de DRCA e que necessitaram iniciar tratamento dialítico. Apenas 41 pacientes (28,9%) consultaram um nefrologista antes do início da diálise. Cinquenta e oito (41,1%) souberam ter doença renal a menos de 1 mês do início da diálise. A maioria dos pacientes (60,0%) não fez seguimento ambulatorial antes do início do programa de diálise. Apenas 4 pacientes possuíam fístula arteriovenosa; 76 (53,5%) tiveram acesso dialítico através de cateter venoso central, e 62 (43,7%), de cateter peritoneal[13].

Os pacientes não têm sido encaminhados a tempo para equipes de nefrologia, o que deveria ser feito, segundo os autores, quando a creatinina sérica estivesse maior que 2mg/dL para homens e 1,5mg/dL para mulheres[13].

De acordo com o *United States Renal Data System* (*USRDS*) de 2015[14], o uso do cateter venoso central vem diminuindo timidamente desde 2006, passando de cerca de 27% para cerca de 19%. Porém, um dado ainda assustador é que 80% dos pacientes iniciam a diálise com cateter, configurando mais uma vez que o encaminha-

mento precoce ao nefrologista se mantém insatisfatório. Em um ano, esse número desce para cerca de 20% dos pacientes prevalentes[14].

Entre as complicações da utilização do cateter venoso central, a infecção é a mais frequente. Ainda, segundo a *USRDS*, dos pacientes que iniciam a diálise com cateter há aumento de três a quatro vezes de infecção em comparação com as fístulas, e naqueles pacientes que usam cateteres por mais de 90 dias há aumento de sete vezes nas complicações infecciosas. A mortalidade é 4,3 vezes maior em pacientes que iniciam a diálise com um cateter em comparação com os que a iniciam com uma fístula, sendo a sepse a maior causa. Aproximadamente 26% das pessoas que iniciam a diálise com o cateter morrem em 12 meses, em comparação com 11% daquelas que iniciam com a fístula. Os pacientes com cateter têm aumento de 3,7 vezes na mortalidade total, 2,8 vezes na mortalidade cardiovascular e 6,6 vezes na mortalidade infecciosa, em comparação a pacientes em uso de fístula[14].

Em outro estudo brasileiro, de Minas Gerais, a proporção de pacientes com cateteres temporários por mais de três meses desde o início da terapia é usada como uma avaliação da qualidade das unidades renais. Foi um estudo observacional, prospectivo e não concorrente, utilizando os registros administrativos nacionais de todos os pacientes financiados pelo sistema público de saúde que iniciaram a terapia renal substitutiva (TRS) entre 2000 e 2004 no Brasil e demonstrou que, dos 23.824 pacientes (42,9%) que se submeteram à colocação de fístula, 18,2% mantiveram o cateter temporário por mais de três meses até o acesso definitivo[15].

Em estudo de coorte retrospectivo de 10 anos publicado em 2011, no Jornal Brasileiro de Nefrologia, foram estudados 251 acessos em 61 pacientes, sendo 97 fístulas arteriovenosas e 154 cateteres venosos centrais de curta permanência (CVC). Aqui, 51% iniciaram HD pelo CVC, e a principal causa de retirada de CVC foi infecção, em 35%. A sobrevida média do CVC foi de 40 dias. A falência primária da fístula arteriovenosa foi detectada em 37,8% das fístulas confeccionadas. Para as fístulas funcionantes, a principal causa de falência foi a trombose (84%). A infecção não foi a causa de nenhuma falência de fístula. Comparando-se os tipos de acesso, constatou-se risco de infecção 34 vezes maior para os pacientes em uso de CVC em relação aos em uso de fístula[16].

É fundamental que os pacientes com doença renal crônica, nas suas fases iniciais, tenham seu diagnóstico feito mais precocemente e sejam encaminhados à equipe de nefrologia a tempo para que possam iniciar seu tratamento em melhores condições clínicas possíveis. No período que antecede a diálise, deve ser feito atendimento adequado em relação ao tratamento das complicações inerentes à doença renal crônica, discussão com o paciente e familiares sobre o tipo de terapia renal substitutiva, assim como a possibilidade de realização de transplante renal preemptivo.

É nesse período, com o paciente apresentando *clearance* de creatinina abaixo de 20mL/min/1,73m^2, e no caso de sua concordância, que deve ser estabelecido o acesso vascular. Esse pode ser feito por fístulas arteriovenosas, utilizando-se veias autógenas ou próteses, ou em casos emergenciais por cateteres venosos. Cada uma dessas alternativas de acesso tem suas próprias indicações e restrições de uso.

Em 2006, o *KDOQI* recomendou que nas unidades de diálise as fístulas arteriovenosas fossem usadas como acesso definitivo para HD em mais de 65% dos pacientes[17].

O cateter deveria ser utilizado para o acesso crônico (por mais de três meses, na ausência de acesso permanente em maturação) em menos de 10% dos pacientes sem contraindicação para a confecção de acesso permanente[17].

Segundo o censo de diálise da Sociedade Brasileira de Nefrologia realizado em 2018, de 786 unidades cadastradas na SBN e ativas com programa crônico de diálise, 288 responderam os formulários, perfazendo 49.216 pacientes[7].

Um total de 44.235 (89,9%) pacientes estava em HD convencional, 1.173 (2,4%) pacientes em HD mais frequentes (> 4/semana) e 31 (0,1%) pacientes em HD domiciliar[7].

Com relação à porcentagem de pacientes em uso de cateter venoso central, 9,2% dos pacientes estavam em uso de cateter de curta permanência, 14,4% em uso de cateter de longa permanência e 2,6% dos pacientes em uso de prótese vascular[7].

Infelizmente, o censo de diálise da Sociedade Brasileira de Nefrologia não possui dados referentes ao primeiro acesso para HD nem ao tempo em que os pacientes permanecem com cateter temporário até a confecção da fístula arteriovenosa e o tempo até a sua retirada.

Esse dado seria fundamental para avaliação atual e evolutiva do encaminhamento tardio dos pacientes aos centros de diálise.

NEFROLOGISTA CIRURGIÃO DE ACESSO VASCULAR

O acesso vascular no portador de DRCA sempre foi o calcanhar de Aquiles da terapia renal substitutiva[18].

A dependência de um cirurgião vascular, principalmente nos centros situados no interior dos Estados, ocasiona tempo de permanência de cateter de duplo lúmen alto, um custo elevado e inúmeras consequências negativas ao paciente.

Apesar de a fístula arteriovenosa já ser confeccionada por nefrologistas há muitos anos fora dos Estados Unidos da América, somente poucos nefrologistas no Brasil se dedicam à criação da fístula[19]. Existem várias referências de grandes centros na Europa onde a realização da fístula é realizada por experientes nefrologistas[20,21].

Baseados nesses excelentes trabalhos, Anel *et al*[22], em 2003, propuseram que os nefrologistas intervencio-

nistas dos Estados Unidos deveriam ser habilitados para a criação da fístula a fim de aumentar substancialmente o número de pacientes com o acesso ideal para a HD.

Em publicações da Europa, o termo "nefrologista operador" começou a emergir há algum tempo, para identificar aqueles nefrologistas que foram treinados para a criação da fístula arteriovenosa e em outras cirurgias de acesso vascular. Conforme publicações americanas, se for necessário distinguir os nefrologistas dedicados à cirurgia do acesso vascular, talvez o termo "nefrologista-cirurgião de acesso vascular" seja mais apropriado e traga mais especificidade[23-26].

A literatura é repleta de trabalhos demonstrando os ótimos resultados obtidos na confecção do acesso vascular pelo nefrologista em vários países, como Alemanha[27,28], Itália[29] e Índia[30].

Nos EUA, o grupo do *Arizona Kidney Disease and Hypertension Centers* (*AKDHC*) possui nefrologistas dedicados à confecção da fístula[22,24,26,29,30,32].

Cirurgião, por definição, é o médico que se especializou em realizar cirurgias, mas, assim como outros especialistas, nefrologistas também podem ser treinados para serem cirurgiões.

Nefrologistas dedicados e treinados em cirurgia do acesso vascular talvez sejam os especialistas mais qualificados na criação das fístulas para HD. Assim como novos nefrologistas intervencionistas, nefrologistas-cirurgiões do acesso vascular podem desenvolver um trabalho crucial no cuidado da fístula, uma vez que são especialistas na terapia renal substitutiva e intimamente relacionados ao tratamento de forma integral dos portadores de DRCA que necessitam de diálise.

REALIDADE BRASILEIRA

No Brasil, o médico regularmente inscrito no Conselho Regional de Medicina está apto a exercer a Medicina em qualquer um dos seus ramos, limitando-se essa atuação ao entendimento do profissional de que possui capacidade técnica de realizar os procedimentos propostos, visto que os médicos respondem pelos atos por eles praticados.

A portaria nº 125, de 2 de março de 2005, do Ministério da Saúde, inclui na tabela de serviço/classificação dos sistemas de informações (SNES, SIA e SIH/SUS) o médico nefrologista habilitado como profissional prestador na confecção do acesso para HD[33].

No SIGTAP – Sistema de Gerenciamento da Tabela de Procedimentos, Medicamentos e OPM do SUS, o médico nefrologista (CBO 225109) está habilitado a realizar a confecção de fístula arteriovenosa para HD (procedimento 04.18.01.003-0), confecção de fístula arteriovenosa com enxertia de PTFE (procedimento 04.18.01.001-3), implante de cateter de longa permanência para HD (procedimento 04.18.01.004-8) e implante de cateter tipo Tenckhoff ou similar (procedimento 04.18.01.008-0), não havendo nenhum impedimento ou dificuldade para a realização no faturamento dos procedimentos supracitados[34].

Assim, o que impede o nefrologista brasileiro, regularmente titulado pela Sociedade Brasileira de Nefrologia, a desenvolver a técnica, a habilidade e o cuidado integral na confecção e manutenção da fístula arteriovenosa? A resposta é simples: a falta de treinamento na sua formação e o conceito retrógrado e estanque de que a confecção do acesso vascular é de responsabilidade apenas do cirurgião vascular.

A dependência do cirurgião vascular nos centros de diálise pode acarretar um tempo de espera inaceitável para a criação da fístula com a permanência do cateter de duplo lúmen, que pode chegar a meses. Tal fato não ocorre apenas no interior do Brasil, mas também nos grandes centros urbanos.

É notória a dificuldade de as clínicas de diálise, hoje, no Brasil, proporcionarem aos seus pacientes a fístula de forma rápida e efetiva, e esse fato tornou-se um desafio. As consequências disso são devastadoras. Complicações como infecção, trombose e estenose de veia central são comumente encontradas levando à exaustão do sistema venoso, impossibilitando a confecção do acesso definitivo.

O adequado cuidado ao paciente em HD é inseparável em relação à criação e à manutenção do acesso vascular que deve prover a longevidade com a menor taxa de complicações infecciosas e trombose, além de fornecer um fluxo de sangue adequado para que a dose prescrita da diálise seja atingida com o mínimo de recirculação.

A falha no funcionamento do acesso vascular limita a dose de diálise e tem enorme impacto biológico e econômico.

O problema é enorme, os pacientes que iniciam tratamento em terapia renal substitutiva (TRS) são cada vez mais idosos diabéticos com múltiplas comorbidades cardiovasculares e, obviamente, constata-se a baixa qualidade das artérias e veias periféricas que permitam confecção de fístula arteriovenosa.

No Brasil, a situação não tem mudado ao longo dos últimos anos. A realidade é que temos uma rede falha no atendimento ao portador de doença renal crônica, graus 4 e 5. Poucos são aqueles que conseguem um acesso vascular definitivo nessa fase. Com a evolução da doença, grande parte desses pacientes inicia TRS em caráter emergencial, sendo submetidos a implante de CDL, e assim permanecem com esse acesso temporário por longo período.

Silva *et al*[31] avaliaram a mortalidade de pacientes com DRCA em HD de emergência no serviço de nefrologia do Hospital Municipal Souza Aguiar, no Rio de Janeiro, entre janeiro e dezembro de 2006 até sua transferência para centros de HD ou óbito.

O tempo entre a admissão e a transferência para as clínicas-satélites variou de 26 a 346 dias, sendo a mediana de 84 e a média de 116. A mediana do tempo decorrido desde a admissão até a confecção da fístula arteriovenosa foi de 58,5 dias, a média de 57, e o percentil 75 ficou próximo a 2,5 meses. Dos 63 pacientes transferidos, em apenas 63,5% a fístula foi realizada antes da transferência.

O resultado é um número crescente de pacientes em falência de acesso, muitos dos quais jovens, inclusive evoluindo com a dificuldade de serem submetidos a transplante renal, devido a múltiplos cateteres em veias femorais.

Existe um paradoxo em que de um lado temos máquinas de HD cada vez mais modernas e avanços marcantes no entendimento e no tratamento da doença renal crônica, e por outro lado, a falência de acesso vascular em um número crescente de pacientes, inviabilizando o tratamento e o emprego de toda essa tecnologia.

EXPERIÊNCIA PESSOAL NA CONFECÇÃO DO ACESSO VASCULAR

Em 2006, logo após o início das atividades do serviço de diálise na cidade de Jacobina, situada a 350km da capital Salvador, no Estado da Bahia e, posteriormente, com os serviços de diálise nas cidades de Itaberaba e Irecê, respectivamente, a 270km e a 590km da capital baiana, as dificuldades com relação à criação do acesso vascular para HD foram crescentes. A dependência dos centros de diálise no interior do Estado, por um cirurgião vascular, tornou este contexto muito mais evidente. Os cirurgiões vasculares, oriundos da capital baiana e da alagoana, compareciam ao serviço uma vez por mês ou a cada 2 meses, já que não havia esse profissional na região. O número de pacientes com cateter aumentava exponencialmente. Assim, o nefrologista responsável técnico, primeiro autor deste capítulo, optou por aprender e a confeccionar os acessos vasculares.

O período de treinamento ocorreu em 2009, quando participamos ativamente como primeiro assistente de todos os acessos confeccionados pelo cirurgião vascular. Foram realizadas 156 fístulas naquele ano.

A partir de janeiro de 2010, o nefrologista assumiu a responsabilidade de realizar todos os acessos vasculares para HD. De janeiro de 2010 a janeiro de 2019 foram confeccionados 1.798 acessos, distribuídos da seguinte forma:

- **Fístula radiocefálica: 917 (51,02%)** – figura 41.1.
- **Fístula braquiocefálica: 702 (39,03%)** – figura 41.2.
- **Fístula braquiobasílica com superficialização de veia basílica: 169 (9,39%)** – figura 41.3.
- **Implante de prótese de PTFE: 10 (0,56%)** – figura 41.4.

RESULTADOS E COMPLICAÇÕES

Com um total de 1.798 acessos realizados, 1.709 (95,04%) tinham frêmito presente no pós-operatório imediato.

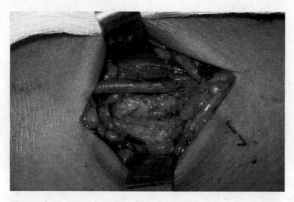

Figura 41.1 – Fístula radiocefálica esquerda.

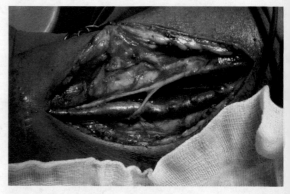

Figura 41.3 – Veia basílica após 30 dias da confecção da fístula braquiobasílica direita. Procedimento de superficialização da veia basílica.

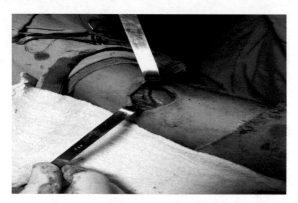

Figura 41.2 – Fístula braquiocefálica esquerda.

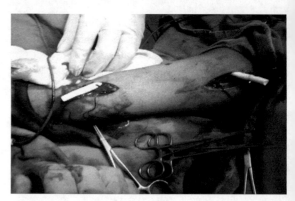

Figura 41.4 – Implante de prótese de PTFE braquiobraquial direita.

Após 30 dias, 1.607 (89,40%) acessos apresentavam frêmito e estavam prontos para punção.

Dos 1.607 acessos funcionais, 1.565 (97,42%) permaneceram pérvios e forneceram um fluxo sanguíneo acima de 300mL/min após 60 dias de sua confecção.

Assim, dos 1.798 acessos, 1.533 (85,26%) permaneceram funcionais após 60 dias da sua confecção.

Infelizmente, até o momento, não existe uma definição padrão para falha precoce da fístula. Diferentes trabalhos têm usado os termos "falha precoce", "falha de maturação" ou "falha primária" como sinônimos; entretanto, há enorme diferença entre a falha de maturação e o sucesso da fístula[35,36].

Uma fístula pode ser considerada bem-sucedida quando permite punções repetidas e fornece um fluxo de sangue adequado ao tratamento dialítico do paciente, encontra-se em uma posição anatômica adequada para a punção, possui um segmento relativamente retilíneo satisfatório para a punção e está localizada a uma distância da pele que possibilita a punção sem dificuldade.

Para fins de discussão, iremos definir falência precoce do acesso a fístula que nunca pôde ser puncionada para diálise ou que falhou em três meses desde sua confecção. Alguns estudos descrevem uma incidência que está entre 20 e 60%[37-39], variando conforme a configuração da fístula.

Podemos citar alguns problemas relacionados à falência precoce do acesso, entre os quais temos: as comorbidades clínicas, anormalidades arteriais preexistentes[40,41], veias estenosadas, além de veias acessórias. Obviamente, a expertise do operador está diretamente relacionada ao sucesso do acesso[42-47].

Em nossa experiência, 1.533 acessos, correspondendo a 85,26% do total das fístulas confeccionadas, permaneceram funcionais por mais de 60 dias.

O tempo de espera do paciente para a confecção da fístula arteriovenosa, que antes poderia chegar a mais de 90 dias, foi reduzido para cerca de 7 dias.

Passamos a incluir a criação do acesso aos portadores de DRCA ainda em tratamento conservador, fato antes praticamente impossível devido à grande lista de pacientes com CDL.

Segundo Al-Balas *et al*, os pacientes que iniciaram diálise com cateter *versus* fístula tiveram procedimentos de acesso vascular percutâneo, cirúrgico e total substancialmente mais frequentes, bem como hospitalizações devido à bacteriemia relacionada ao cateter. O custo anual do gerenciamento de acesso foi substancialmente maior naqueles que iniciaram a diálise com um cateter[48].

Foi possível o tratamento cirúrgico de algumas complicações de fístulas antigas, tais como ressecção de aneurismas e pseudoaneurismas, veias trombosadas, sangramento agudo por ruptura de aneurisma ou em área de necrose de pele, entre outras (Figuras 41.5 e 41.6).

Um total de 36 pacientes chegaram ao serviço com trombose aguda em seus acessos e foram submetidos à nova confecção da fístula com aproveitamento da veia proximal já arterializada sem necessidade de implante de CDL (Figuras 41.7 a 41.11).

Do total de 1.798 acessos realizados, tivemos as seguintes complicações:

Trombose (10,6%), infecção (2,65%), síndrome do roubo (0,9%), necrose de pele (0,3%), hematoma local que necessitou de drenagem cirúrgica (1,08%) e hipertensão venosa (1,05%).

Não houve óbito relacionado ao procedimento.

As complicações dos acessos vasculares para HD representam grandes gastos e são as principais causas de internação[49].

Em uma revisão sistemática, em 2017, das principais complicações relacionadas à fístula arteriovenosa, a trombose da fístula continua sendo a principal complicação do acesso vascular, com taxa mediana de 0,24 evento por 1.000 pacientes/dia e 1,43 evento por 1.000 pacientes/dia nos três meses de acompanhamento[50].

A infecção ocorre em incidência muito baixa nos pacientes submetidos à confecção de fístula autógena. Em trabalho de revisão realizado por Marx et al em 1990[51], a incidência desse tipo de complicação variou entre 0 e 3% para as fístulas arteriovenosas autógenas, sem levar em conta a fase do seguimento nem o tipo da fístula. Por outro lado, costuma ser elevada, oscilando entre 2,5 e 10% quando se utiliza prótese[51]. Segundo Schild et al[52], as infecções perioperatórias (até 30 dias após a criação) tiveram baixa incidência (0,8%) e representaram apenas 6% de todas as infecções no local da fístula[52].

A síndrome de roubo de fluxo com isquemia da mão ocorreu em 16 pacientes (0,9%), com sintomas isquêmicos graves de dor e cianose da mão com necessidade de ligadura da fístula. Nenhum dos 16 pacientes apresentou necessidade de algum tipo de amputação após a ligadura da fístula. A isquemia por síndrome de roubo

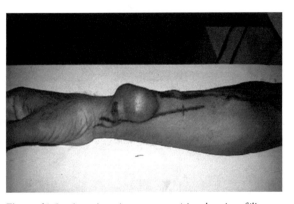

Figura 41.5 – Aneurisma justa-anastomótico da veia cefálica em fístula radiocefálica.

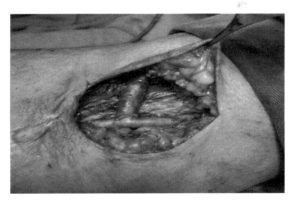

Figura 41.7 – Reanastomose proximal braquiocefálica direita com aproveitamento da veia cefálica arterializada e preservação do acesso.

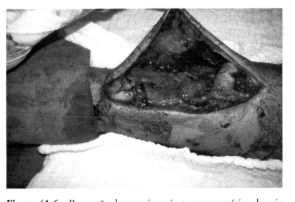

Figura 41.6 – Ressecção de aneurisma justa-anastomótico da veia cefálica em fístula radiocefálica direita. Realizada a reanastomose proximal entre a veia cefálica arterializada e a artéria radial com preservação do acesso.

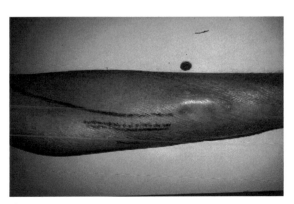

Figura 41.8 – Fístula arteriovenosa radiocefálica esquerda trombosada.

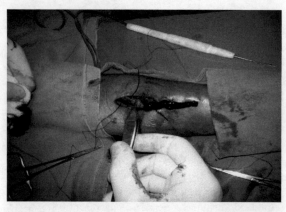

Figura 41.9 – Retirada do trombo da veia cefálica e preparação para reanastomose proximal.

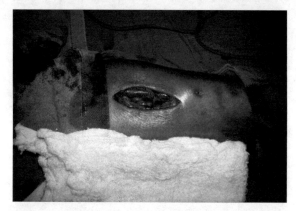

Figura 41.10 – Reanastomose entre a veia cefálica e a artéria radial proximal com manutenção do acesso.

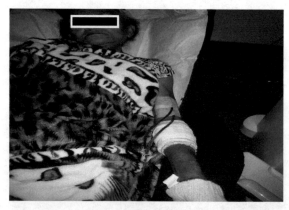

Figura 41.11 – Paciente com punção da veia cefálica proximal arterializada após reanastomose proximal. Não houve necessidade de implante de CDL.

de fluxo foi responsável por 0,2% das complicações no levantamento feito por Porter *et al* em 1985[53] que não considerou tipo de fístula nem o período de aparecimento da complicação.

No trabalho de Podberg *et al*, eles encontraram que a ocorrência de hematoma como complicação cirúrgica ocorreu em 0,48% a 4,2%[54].

Atualmente, as confecções das fístulas arteriovenosas podem ser realizadas como procedimentos ambulatoriais, onde o paciente realiza o procedimento e não necessita permanecer internado. A maioria das cirurgias é realizada com anestesia local ou bloqueio de plexo axilar.

Conforme publicado, em 2019, por Mestres *et al*[55], nos últimos 5 anos, 1.414 procedimentos de acesso vascular foram realizados em 1.012 pacientes em ambulatório. A maioria das cirurgias foi realizada sob anestesia local (59,2%) ou bloqueio do plexo axilar (38,4%) e principalmente em ambiente ambulatorial, sem internação noturna (90,9%). Durante o primeiro seguimento pós-operatório, 9 casos (0,6%) necessitaram de readmissão ou reintervenção; infecção significativa se materializou em 11 (0,8%) e 10 casos (0,7%) mostraram hematoma ou sangramento dignos de nota, apenas três (0,2%) necessitaram de reintervenção. Após análise univariada, concluiu-se que os procedimentos ambulatoriais não foram relacionados a taxas mais altas de complicações ou reinternações[55].

Em artigo de 2019, Hicks *et al* ratificaram que o acesso inicial à HD com fístula arteriovenosa está associado a desfechos clínicos superiores em comparação com o enxerto arteriovenoso e deve ser o procedimento de escolha sempre que possível[56].

CONCLUSÕES

A história natural da doença renal crônica no Brasil segue um fluxo praticamente constante e previsível, principalmente para a maioria dos pacientes dependentes do SUS. Infelizmente, ainda se faz o diagnóstico tardio da doença renal crônica. As portas de entrada desses doentes para acesso aos serviços de nefrologia do SUS são, quase sempre, as grandes emergências das maiores cidades onde se dispõe de serviço de nefrologia e terapia renal substitutiva. Somos treinados a implantar um acesso provisório, iniciar as sessões de HD, melhorar os sintomas urêmicos e o quadro clínico do paciente.

Os pacientes na sua grande maioria, em certos locais perto de 100%, agora com um cateter provisório em uma veia central, esperam internados até que sejam transferidos para uma unidade satélite de diálise conveniada ao SUS. Neste intervalo de tempo, muitos desenvolvem quadro de trombose de veias centrais e infecções relacionadas ao cateter, sendo necessárias várias trocas do acesso, antibioticoterapia e punções venosas periféricas múltiplas para a administração de medicamentos, na maioria das vezes sem critérios para preservação de veias, pensando em uma futura confecção de fístula. Todo esse processo, além de trazer enorme sofrimento aos pacientes, pode inviabilizar a confecção futura de uma fístula.

Após a transferência desses pacientes para uma unidade de diálise ambulatorial, um novo processo se inicia. O paciente é direcionado para o cirurgião, que solicita a realização de um exame de imagem vascular. Com o exame em mãos, o paciente é novamente encaminhado ao cirurgião, que decidirá sobre a viabilidade e o agendamento da cirurgia. Todo esse processo pode demorar semanas a meses.

Diante dessa realidade, nós nefrologistas, especialistas na arte da terapia renal substitutiva, assistimos esse calvário dos pacientes de forma passiva, atuando naquilo em que fomos treinados, trocando cateteres, tratando as infecções e tendo que lidar com um número crescente de pacientes em falência de acesso, muitos dos quais muito jovens.

Esse difícil e doloroso caminho percorrido pelos portadores de doença renal crônica pode ser modificado a partir do momento que o nefrologista assume seu protagonismo em todo o processo, sendo a confecção da fístula arteriovenosa o ponto crucial para essa mudança.

No interior da Bahia, longe dos grandes centros, apenas um nefrologista treinado na arte da confecção da fístula conseguiu mudar essa história. Foram realizados 1.798 acessos em 9 anos com resultados dentro do descrito pela literatura mundial. O tempo de permanência do paciente com cateter venoso central, que antes poderia chegar a mais de 90 dias, foi reduzido para cerca de 7 dias, além de ter sido possível a cirurgia do acesso em pacientes ainda em tratamento conservador. Houve a possibilidade de resgate de fístulas agudamente trombosadas, sem a necessidade de implante de cateteres, realizações que antes eram praticamente impossíveis devido à dependência do centro de diálise de um cirurgião vascular oriundo de outra cidade.

Esse cenário constatado ocorrido no interior da Bahia pode ser ampliado para todo o Brasil. O único fator impeditivo para que o nefrologista faça essa mudança é a falta de treinamento, já que não existe nenhuma proibição legal.

O treinamento pode ser iniciado ainda na residência médica em Nefrologia. No Hospital Universitário Antônio Pedro, da Universidade Federal Fluminense na cidade de Niteroi, RJ, começamos o ensino da nossa técnica de confecção de fístula para os residentes da especialidade, que têm participado ativamente das cirurgias.

A nefrologia intervencionista é uma realidade. Temos vários nefrologistas no Brasil capacitados nos mais diversos procedimentos invasivos da especialidade, tais como implantes de cateter de longa permanência, cateter para diálise peritoneal, procedimentos endovasculares e na confecção da fístula arteriovenosa. O nefrologista-cirurgião que realiza o acesso vascular para HD também pode e deve se tornar comum no Brasil e no mundo, a ponto de pacientes com falência de acesso vascular serem uma exceção, e não uma situação frequente e crescente como temos testemunhado nas últimas décadas.

Os acessos vasculares realizados por nefrologista apresentaram um índice de sucesso satisfatório e com um número de complicações dentro do esperado pela literatura. A independência do centro de HD de um cirurgião vascular proporcionou aos pacientes importante redução do tempo de permanência do acesso provisório.

A criação do acesso vascular definitivo já acontece sistematicamente em muitos países, com excelentes resultados, o que poderia também ser incorporado à rotina nefrológica do Brasil.

Nós, nefrologistas, somos os especialistas na terapia dialítica e intimamente relacionados ao tratamento de forma integral dos portadores de doença renal crônica. A presença do nefrologista capacitado nesses procedimentos nos centros de diálise no Brasil irá proporcionar aos pacientes a possibilidade de um acesso vascular funcional de forma rápida e segura para a realização de uma diálise de qualidade.

"Ser um empreendedor é executar os sonhos, mesmo que haja riscos. É enfrentar os problemas, mesmo não tendo forças. É caminhar por lugares desconhecidos, mesmo sem bússola. É tomar atitudes que ninguém tomou. É ter consciência de que quem vence sem obstáculos triunfa sem glória. É não esperar uma herança, mas construir uma história" (Augusto Cury).

A história da HD se funde com o desenvolvimento do acesso vascular. A atitude, a determinação e os sonhos do Dr. Michael J. Brescia mudaram a nefrologia. Em 1966, Brescia, Cimino, Appel e Hurwich criaram a fístula arteriovenosa. Desde então, essa invenção tem beneficiado milhões de portadores de doença renal crônica no mundo todo.

Em maio de 2010, o Dr. Brescia escreveu uma carta para Dra. Cristina Gatto, nossa colega e esposa do saudoso e falecido nefrologista Prof. Dr. José Roberto Coelho, *fellow* do Dr. Brescia por 2 anos, no *Montefiore Hospital and Medical Center Albert Einstein College of Medicine*, em Nova York, em 1971, onde ficaram amigos. Nessa carta, que gentilmente nos foi dada, ele descreve sua angústia e frustração com todas as tentativas de manter a vida de muitos jovens em lista de espera de um transplante renal, por não fornecer uma diálise adequada devido à falta de acesso vascular capaz de fornecer um fluxo sanguíneo suficiente.

Segundo seu relato, em uma tarde, ele estava sentado em uma cafeteria com Dr. Cimino e Dr. Appel, comendo um bife com molho vermelho. Ele pegou um guardanapo e o colocou na sua frente para aparar qualquer gota do molho que porventura pudesse cair. Nesse guardanapo, ele tinha desenhado uma artéria e uma veia. Um pouco do molho vermelho escorreu de seus lábios e caiu entre a artéria e a veia, estabelecendo assim uma conexão, quando então ele falou: "Meu Deus, poderíamos criar uma fístula?". Dr. Cimino respondeu afirmativamente e Dr. Appel, cirurgião vascular, disse que ele poderia realizar aquela cirurgia. Naquele momento, com aquelas palavras, a fístula se tornou uma realidade.

Nossas conquistas são do tamanho de nossos sonhos e a distância entre o sonho e a conquista se chama atitude. A forma como vivemos é influenciada por uma série de fatores, incluindo as transformações pelas quais a humanidade passou no decorrer do tempo. Parte do que somos e temos hoje é fruto do trabalho e dedicação daqueles que vieram antes de nós, que se empenharam, ousaram realizar seus sonhos e deixar sua marca na história. É assim que podemos fazer uma pequena homenagem ao criador da fístula arteriovenosa, o Prof. Dr. Michael J. Brescia.

A nefrologia atual ganhou um novo capítulo, em que o nefrologista-cirurgião de acesso vascular será o protagonista.

REFERÊNCIAS BIBLIOGRÁFICAS

1. Kollf WJ, Berk HT, Welle M *et al*. The artificial kidney: a dialyser with a great area. *Acta Med Scand* 1944; **117**: 121-134.
2. Quinton WE, Dillard D, Scribner BH. Cannulation of blood vessel for hemodialysis. *Trans Am Soc Artif Intern Organs* 1960; **6**: 104-113.
3. Brescia MJ, Cimino JE, Appel K, Hurwich BJ. Chronic hemodialysis using venipuncture and a surgically created arteriovenous fistula. *N Engl J Med* 1966; **275**: 1089-1092.
4. Baker LD, Johnson JM, Goldfarb D. Expanded polytetrafluorethylene (PTFE) subcutaneous arteriovenous conduit: an improved vascular access for chronic hemodialysis. *Trans Am Soc Artif Intern Organs* 1976; **22**: 282-287.
5. Uldall PR, Woods F, Merchant N *et al*. A double-lumen subclavian cannula (DLSC) for temporary hemodialysis access. *Trans Am Soc Artif Intern Organs* 1980; **26**: 93-98.
6. Gibson SP, Mosquera D. Five years experience with the Quinton Permcath for vascular access. *Nephrol Dial Transplant* 1991; **6**: 269-274.
7. Censo dialise SBN2018.http//www.sbn.org.br (acessado em 2019),
8. Liyanage T, Ninomiya T, Jha V *et al*. Worldwide access totreatment for end-stage kidney disease: a systematic review. *Lancet* 2015; **385(992)**: 1975-1982.
9. Lugon J, Gordan P, Thomé F *et al*. A web-based platform to collect data from ESRD patients undergoing dialysis: methods and preliminary results from the Brazilian dialysis registration. *Int J Nephrol* 2018; **2018**: 9894754.
10. Sesso R, Belasco AG, Ajzen H. Late diagnosis of chronic renalfailure and mortality on maintenance dialysis. *J Am Soc Nephrol* 1994; **5**: 466- 476.
11. Owen WF, Chertow GM. Morbidity and mortality of renal dialysis: an NIH consensus conference statement. Consensus Development Conference Panel. *Ann Intern Med* 1994; **121**: 62-70.
12. Jungers P, Zingraff J, Albouze G *et al*. Late referral to maintenance dialysis: detrimental consequences. *Nephrol Dial Transplant* 1993; **8**: 1089-1093.
13. Sesso R, Belasco AG, Ajzen H. Diagnóstico e tratamento da insuficiência renal crônica terminal. *J Bras Nefrol* 1995; **17**: 219-223.
14. United States Renal Data System. USRDS Annual Data Report. Bethesda, MD: National Institute of Diabetes and Digestive and Kidney Diseases # # 2015. https://www.usrds.org (acessado em 2019).
15. Bonfante GM, Gomes IC, Andade EI *et al*. Duration of temporary catheter use for hemodialysis: an observational, prospective evaluation of renal units in Brazil. *BMC Nephrol* 2011; **17**: 12-63.
16. Souza RA, Oliveira EA, Silva JM *et al*. Avaliação do acesso vascular para HD em crianças e adolescentes: um estudo de coorte retrospectivo de 10 anos. *J Bras Nefrol* 2011; **33**: 93-108.
17. Levin A, Eknoyan G, Rocco M. Clinical practice guidelines for vascular access. *Am J Kidney Dis* 2006; **48**: 244-353.

18. Schab SJ. Hemodialysis vascular access: the Achilles heel remains. *Kidney Int* 2007; **72**: 665-666.
19. Modi G. Interventional Nephrology and vascular access management – AV fistula creation by nephrologist. *J Am Soc Nephrol* 2008; **19** :470-481.
20. Bonucchi D, D`Amelio A,Capelli G *et al*. Management of vascular access for dialysis: an Italian survey. *Nephrol Dial Transplant* 1999; **14**: 2116-2118.
21. Stanziale R, LodiM, D`Andrea E *et al*. Arteriovenous fistula: end-to-end or end-to-side anastomosis? *Hemodial Int* 2011; **40**: 1264-1276.
22. Anel R, Yevzlin A, Ivanovich P. Vascular access and patient outcomes in hemodialysis: questions answered in recent literature. *Artif Organs* 2003; **27**: 237-241.
23. Asif A, Leclercq B, Merrill D *et al*. Arteriovenous fistula creation: should US Nephrologist get involved? *Am J Kidney Dis* 2003; **42**: 1293-1300.
24. Van Glabeke E, Belefant X, Barrou B *et al*. Surgical learning curve for creation of vascular access for hemodialysis: value of medico-surgical collaboration. *Prog Urol* 2005; **15**: 339-343.
25. Ivanovich P, Kahan B, Bergan J *et al*. Stapler for A-V anastomosis: simplified, immediate vascular access. *Trans Am Soc Artif Intern Organs* 1977; **73**: 716-718.
26. O'Neill WC. The new nephrologist. *Am J Kidney Dis* 2000; **35**: 978-979.
27. Konner K, Hulbert-Shearon T, Roys E *et al*. Tailoring the initial vascular access for dialysis patients. *Kidney Int* 2002; **62**: 329-338.
28. Packer J. Unconventional fistula creation- Is KDOQI misleading? Poster presented at American Society of Diagnostic and Interventional Nephrology Scientific Meeting. *Semin Dial* 2010; **23**: 341-342.
29. Ravani P, MarcelliD, Malberti F. Vascular access surgery managed by renal physicians: the choice of native arteriovenous fistulas for hemodialysis. *Am J Kidney Dis* 2002; **40**: 1264-1276.
30. Mishler R, Sands J, Ofsthun N *et al*. Dedicated outpatient vascular access center decreases hospitalization and missed outpatient dialysis treatments. *Kidney Int* 2006; **69**: 393-398.
31. Silva LK, Bregman R, Lessi D *et al*. Study on blindness: mortality of patients with chronic kidney disease during non-elective hemodialysis. *Cien Saude Colet* 2012; **17**: 2971-2980.
32. Bethard GA, Litchfield T. Effectiveness and safety of dialysis vascular access procedures performed by interventional nephrologists. *Kidney Int* 2004; **66**: 1622-1632.
33. Brasil. Ministério da Saúde. Portaria Nº 125 de 02 de março de 2005. O Secretário de Atenção à Saúde, no uso de suas atribuições, considerando a Portaria SAS/MS nº 211, de 15 de junho de 2004, que estabelece a organização das Redes Estaduais/Municipais de Assistência em Nefrologia na alta complexidade; e considerando a Portaria SAS/MS nº 214, de 15 de junho de 2004, que estabelece a adequação e a inclusão de procedimentos referentes aos acessos dialíticos, nas tabelas de procedimentos do Sistema Único de Saúde – SUS, resolve: Incluir na tabela de Serviço/Classificação dos Sistemas de Informações – SCNES, SIA e SIH/SUS, o serviço e suas classificações. Brasília, 02 março de 2005.
34. SIGTAP – Sistema de gerenciamento da Tabela de procedimentos, medicamentos e OPM do SUS. www.sigtap.datasus.gov.br (acessado em julho 2019).
35. Bylsma LC, Gage SM, Reichert H *et al*. Arteriovenous fistulae for haemodialysis: a Systematic Review and Meta-Analysis of Efficacy and Safety Outcomes. *Eur J Vasc Surg* 2017; **54**: 513-522.
36. Siddiqui MA, Ashraff S, Carline T. Maturation of arteriovenous fistula: analysis of key factors. *Kidney Res Clin Pract* 2017; **36**: 318-328.
37. Mishler R. Global vascular access surgery by nephrologists. *Semin Dial* 2005; **18**: 540-541.

38. Beathard GA, Arnold P, Jackson J *et al*. Aggressive treatment of early fistula failure. *Kidney Int* 2003; **64**: 1487-1494.

39. Ascher E, Gade P, Hingorani A *et al*. Changes in practice of angioaccess surgery: impact of dialysis outcome and quality initiative recommendations. *J Vasc Surg* 2000; **31**: 84-92.

40. Allon M, Robbin ML. Increasing arteriovenous fistulas in hemodialysis patients: problems and solutions. *Kidney Int* 2002; **62**: 1109-1124.

41. Demmber LM, Beck GJ, Allon M *et al*. Effect of clopidogrel on early failure of arteriovenous fistulas for hemodialysis: a randomized controlled trial. *JAMA* 2008; **299**: 2164-2171.

42. Robbin ML, Chamberlain NE, Lockhart ME *et al*. Hemodialysis arteriovenous fistula maturity: US evaluation. *Radiology* 2002; **25**: 59-64.

43. Lok CE, Allon M, Moist L *et al*. Risk equation determining unsuccessful cannulation events and failure to maturation in arteriovenous fistulas. *J Am Soc Nephrol* 2006; **17**: 3204-3212.

44. Goldfarb-Rumyantzev AS, Rout P. Characteristics of elderly patients with diabetes and end-stage renal disease. *Semin Dial* 2010; **23**: 185-190.

45. O'Hare AM, Dudley RA, Hynes DM *et al*. Impact of surgeon and surgical center characteristics on choice of permanent vascular access. *Kidney Int* 2003; **64**: 681-689.

46. Choi KL, Salman L, Krishnamurthy G *et al*. Impact of surgeon selection on access placement and survival following preoperative mapping in the "Fistula First" era. *Semin Dial* 2008; **21**: 341-345.

47. Saran R. Elder SJ, Goodkin DA *et al*. Enhanced training in vascular access creation predicts arteriovenous fistula placement and patency in hemodialysis patients: results from the Dialysis Outcomes and Practice Patterns Study. *Ann Surg* 2008; **247**: 885-891.

48. Al-Balas A, Shariff S, Lee T *et al*. Clinical outcomes and economic impact of starting hemodialysis with catheter after predialysis arteriovenous fistula creation. *Am J Nephrol* 2019; **50**: 221-227.

49. Anel RL, Yervzlin AS, Ivanovich P. Vascular access and patient outcomes in hemodialysis: questions answered in recent literature. *Artif Organs* 2003; **27**: 237-241.

50. Al-Jaishi AA, Liu AR, Lok CE *et al*. Complications of arteriovenous fistula: a systematic review. *J Am Soc Nephrol* 2017; **28**: 1839-1850.

51. Marx AB, Landman J, Harder FH. Surgery for vascular access. *Curr Probl Surg* 1 990; **27**: 1-48.

52. Schild AF, Simon S, Prieto J. Single-center review of infections associated with 1,574 consecutive vascular access procedures. *Vasc Endovascular Surg* 2003; **37**: 27-31.

53. Porter JA, Sharp WV, Wash EJ. Complications of vascular access in dialysis population. *Curr Surg* 1985; **42**: 298-300.

54. Podberg FT Jr, Calligaro KD, Sidawy AN. Complications of arteriovenous hemodialysis access: recognition and management. *J Vasc Surg* 2008; **48**: 55-80.

55. Mestres G, Yugueros X, Fontseré N *et al*. Vascular access surgery can be safely performed in an ambulatory setting. *J Vasc Access* 2019; **20**: 195-201.

56. Hicks CW, Wang P, Kernodle A *et al*. Assessment of use of arteriovenous graft vs arteriovenous fistula for first-time permanent hemodialysis access. *JAMA Surg* 2019; **154**: 844-851.

42

DIÁLISE SUSTENTÁVEL – ENTRE A TEORIA E A PRÁTICA

José Andrade Moura Neto
Cassiano Augusto Braga Silva

◆

INTRODUÇÃO

"C'est une triste chose de penser que La nature parle et que Le genre humain ne l'écoute pas"[1]. O clamor do poeta, ativista e ensaísta francês Victor Hugo parece, enfim, ter surtido algum efeito. Em uma perspectiva otimista, o mundo evolui para maior conscientização e responsabilidade socioambiental e, na tentativa de reduzir o impacto causado pela atividade humana, aproxima-se cada vez mais dos três R's da sustentabilidade: Reduzir, Reusar e Reciclar. Essa evolução, entretanto, não é homogênea e países, assim como diferentes setores, caminham em estágios distintos de desenvolvimento.

A diálise é uma das atividades da área de saúde de maior impacto para o meio ambiente, consumindo recursos e gerando resíduos de forma significativa. Atualmente, estima-se que mais de três milhões de pessoas estejam em diálise no mundo[1]. No Brasil, segundo estimativas de 2018 do Censo da Sociedade Brasileira de Nefrologia (SBN), cerca de 133 mil pessoas estão em diálise nos 786 centros de terapia renal substitutiva (TRS)[2]. Esses números cresceram nas últimas décadas e a tendência é que haja um crescimento ainda maior nos próximos anos, em razão do envelhecimento da popula-

ção mundial e da epidemia global de doenças, como hipertensão arterial sistêmica e *diabetes mellitus*, que são fatores de risco para a doença renal.

O conceito de "Diálise Sustentável" – uma tradução livre de *Green Dialysis* ou *Ecodialysis* – emergiu e ganhou espaço na nefrologia mundial na última década. No Brasil, entretanto, apenas recentemente o assunto começou a ser debatido nos meios acadêmicos e na esfera político-associativa da SBN, o que sinaliza uma tendência na nefrologia nacional nos próximos anos. Este capítulo propõe-se a discutir esse conceito, o impacto ambiental da diálise e oportunidades de práticas sustentáveis em centros de TRS.

IMPACTO AMBIENTAL DA DIÁLISE

O tratamento dialítico resulta em geração excessiva de resíduos, principalmente plásticos, e em alto consumo de recursos, como energia e água. Desses, a água talvez seja o gasto mais impactante no processo da diálise, em especial na hemodiálise (HD), modalidade de TRS predominante no Brasil e no mundo.

A HD de manutenção convencional com fluxo médio de dialisato de 500mL/min, 4 horas por sessão, representa um gasto estimado de 400 a 500 litros de água por sessão. No regime tradicional de três sessões semanais são gastos anualmente 63 a 78 mil litros de água por cada

---

[1] "É triste pensar que a natureza fala e que o gênero humano não a ouve" – Victor Hugo.

paciente em tratamento. Esse valor pode variar dependendo não apenas da frequência e duração das sessões, mas também do modelo da máquina de diálise e do sistema de osmose reversa (OR). A estimativa baseia-se: a) no uso da água pura para a produção do dialisato (cerca de 120 litros = 500mL/min 240min; b) na água rejeitada (cerca de 200 litros) pela OR, que pode rejeitar até 60% da água utilizada na produção de água pura; c) em outros gastos, como reúso, esterilização, retrolavagem de filtros e abrandadores, *priming* pré-HD e enxágue pós-HD, além de perdas eventuais por vazamentos[3,4].

O gasto de 63 a 78 mil litros anuais por paciente em HD pode representar um gasto estimado, apenas no Brasil, de 7,8 a 9,6 bilhões de litros de água por ano, considerando cerca de 123 mil pacientes em tratamento hemodialítico em 2018. Para entendermos a magnitude desses números, o consumo anual de água *per capita* em todas as atividades domésticas é de 42.500 litros no Brasil, 54.500 na Austrália e 55.000 na França[5]. No mundo, o gasto estimado com água em HD provavelmente ultrapassa 200 bilhões de litros por ano. O que torna o cenário ainda mais preocupante é que a maior parte dessa água acaba sendo desprezada, apesar de ser água limpa e potável[6,7].

A diálise peritoneal (DP) requer menos água do que a HD. Apesar de o tratamento ser diário, os pacientes utilizam normalmente apenas 6 a 12 litros de solução estéril de DP, muito abaixo dos 400-500 litros por sessão de HD. No entanto, ainda não existem estimativas da quantidade necessária para produzir essa solução estéril, que provavelmente deve ser muito maior do que 12 litros por dia[3,6,8] e muito menor do que 400-500 litros.

O consumo de energia também impressiona. Estudo australiano calculou o gasto de energia por hora por paciente em 1,3kWh em 2012[7]. Em estimativa grosseira, considerando 3 milhões de pacientes em HD em 2020, em um regime de três sessões de 4 horas por semana, o gasto energético anual ultrapassa 2 bilhões de kWh (2,43 bilhões) no mundo. Esse valor é muito superior ao consumo energético anual de alguns países populosos na África, em sua totalidade, como Mali (~ 18 milhões de habitantes, 1,4 bilhão de kWh), Madagascar (~ 25 milhões de habitantes, 1,3 bilhão de kWh) e Níger (~ 20 milhões de habitantes, 1,2 bilhão de kWh). No Brasil, a HD consome cerca de 100 milhões de kWh por ano.

Outro fator que contribui para o impacto ambiental da nefrologia é o "lixo" produzido pela diálise. Um estudo de caso britânico de 2011 estimou a geração de resíduos clínicos sólidos em 2,5kg por sessão de HD, sendo 38% de resíduos plásticos – o que equivale a uma geração anual de 390kg de resíduos por paciente em tratamento. A DP produziu quase o dobro, cerca de 617kg por paciente por ano. Nenhuma dessas estimativas incluiu embalagens[9]. Novamente, os números assustam quando multiplicados pela quantidade total de pacientes em TRS no mundo: 1,35 milhão de tonelada de resíduos produzidos anualmente pelo setor. No Brasil, o impacto ambiental também é significativo; cerca de 54.400 toneladas por ano.

A tabela 42.1 sumariza as estimativas apresentadas neste item referentes ao gasto de água, ao consumo de energia e à geração de resíduos no mundo e no Brasil. A base para o cálculo baseou-se na estimativa de 3,4 milhões de pacientes em diálise no mundo em 2018 – com previsão para atingir 4,9 milhões até 2025[1]. Em 2008, apenas 11% da população em terapia dialítica realizava DP[10]. Por isso, consideramos, de maneira conservadora, 3 milhões de pacientes em HD e 300 mil em DP no mundo. Os dados do Brasil, por sua vez, basearam-se no censo da SBN de 2018, que apontou 133.464 pacientes em diálise, sendo 92,3% em HD e 7,7% em DP[2].

Cumpre ressaltar que algumas diferenças de práticas locais constituem um viés importante nos cálculos, como reúso ou não de dialisadores e linhas, uso de técnicas convectivas (hemodiafiltração e hemofiltração), máquinas de diálise, uso de gerador, sistema de OR, fluxo do dialisato prescrito, tempo e frequência das sessões.

PEGADA DE CARBONO

Embora não exista um conceito universal, a pegada de carbono (*carbon footprint*) pode ser definida como a quantidade total de emissões de dióxido de carbono gerada, direta e indiretamente, por uma atividade ao longo de todo o ciclo de um serviço ou de um produto, incluindo a recuperação e o descarte no final da vida útil. Trata-se de um indicador ambiental relativamente recente e, quando usado de forma apropriada, é importante para a avaliação de desempenho e formulação de políticas[11,12]. Origina-se do conceito da pegada ecológica – uma

Tabela 42.1 – Estimativa do impacto ambiental da diálise por ano.

	Mundo		Brasil	
	HD (3.000.000)	DP (300.000)	HD (123.187)	DP (10.277)
Água (litros)	189-234bilhões	NC	7,8-9,6 bilhões	NC
Energia (kWh)	2,43 bilhões	NC	100 milhões	NC
Resíduos (toneladas)	1,17 milhão	185.100	48.043	6.340

NC = não calculado.

medida do impacto ao meio ambiente expressa como a quantidade de terra necessária para manter os recursos naturais utilizados[13].

A pegada ecológica brasileira, por exemplo, foi calculada em 2,9 hectares globais (gha – *global hectare*) por indivíduo[14], abaixo de países como Estados Unidos da América (11,6gha) e Dinamarca (8,22gha), mas acima do ideal (1,8gha) e da média no mundo (2,7gha). Na prática, significa que, se todos os habitantes do mundo vivessem e consumissem como os brasileiros, seria necessário 1,6 planeta para manter estável os recursos naturais utilizados.

A pegada de carbono, diferentemente da pegada ecológica, refere-se apenas às emissões de dióxido de carbono (ou emissões equivalentes de dióxido de carbono) produzidas em uma determinada atividade, seja um produto, seja um processo ou a prestação de um serviço[15]. Sua unidade de medida é a tonelada de equivalente de dióxido de carbono (ton CO_2eq).

Alguns estudos avaliaram a pegada de carbono da diálise nos últimos anos. Estudo do Reino Unido, publicado em 2011, demonstrou uma pegada de carbono de 3,8 ton CO_2eq por ano por paciente em regime convencional de HD de manutenção, ou seja, três vezes por semana no centro. A maioria das emissões decorreu dos equipamentos médicos (37%), uso de energia (21%) e deslocamento de pacientes (20%)[16].

Esse mesmo estudo também avaliou a pegada de carbono em pacientes em HD domiciliar. Os resultados variaram substancialmente de acordo com a prescrição e com a máquina utilizada. Em pacientes dialisando em máquinas convencionais e em regimes de quatro vezes por semana, quatro horas e meia por sessão, a pegada de carbono foi 4,3 ton CO_2eq. Em regimes de cinco vezes por semana, quatro horas por sessão, o valor medido foi 5,1 ton CO_2eq. Em pacientes em HD seis vezes por semana, com sessões mais curtas (duas horas), a pegada de carbono foi 5,2 ton CO_2eq. Os autores ainda avaliaram a pegada de carbono anual de pacientes em HD noturna em regime de três vezes (3 dias × 7 horas – 3,9 ton CO_2eq) ou de seis vezes por semana (6 dias × 7 horas – 7,2 ton CO_2eq). Como esperado e intuitivo, a pegada de carbono teve maior influência da frequência do que da duração do tratamento[16].

Outro aspecto abordado no estudo britânico foi a avaliação de pacientes em HD domiciliar com máquinas do sistema NxStage (NxStage Medical Inc., Lawrence, Massachusetts, EUA). Além do gasto reduzido de água, a máquina apresentou pegada de carbono relativamente menor do que as máquinas convencionais em esquemas de diálise similares, tanto no regime curto diário (5,5 dias × 6 horas – 1,8 ton CO_2eq) quanto na HD noturna (6 dias × 7 horas – 2,1 ton CO_2eq)[16]. Sugere-se, portanto, que novas máquinas e tecnologias emergentes possam mapear e divulgar oficialmente a pegada de carbono, já que esse pode ser um elemento importante para a tomada de decisão[17].

Estudo australiano publicado dois anos depois, que avaliou uma unidade satélite de HD, apresentou resultado diferente, tendo sido demonstrada uma pegada de carbono maior: 10,2 ton CO_2eq por paciente por ano. Nesse estudo, os maiores contribuintes foram: produtos farmacêuticos (35,7%), equipamentos médicos (23,4%), uso de energia (18,6%) e deslocamento de pacientes e funcionários (8,8%)[17].

GREEN DIALYSIS E GREEN NEPHROLOGY NO MUNDO

Algumas publicações já abordavam a sustentabilidade na diálise e na nefrologia na década anterior[18-22]. No entanto, somente em 2009 o termo *Green Dialysis* foi introduzido, quando o artigo *Conserving water in and applying solar Power to haemodialysis: Green Dialysis through wiser resource utilization* foi publicado *on-line* na conceituada revista *Nephrology*[4]. Desde então, outros artigos também incorporaram o termo recém-criado em seus títulos[6,23,24].

No mesmo ano, no Reino Unido, foi criado o *Green Nephrology Network*, com a participação de médicos, enfermeiros, pacientes, fornecedores e outros *stakeholders*. Essa iniciativa foi responsável por profundas mudanças culturais em um curto período de 3 a 4 anos. A partir de 20 práticas sustentáveis, foi estimada uma economia anual potencial de 7 milhões de libras esterlinas (cerca de 37 milhões de reais), 11.000 ton CO_2eq e 470 milhões de litros de água caso essas iniciativas, já testadas e validadas, pudessem ser replicadas em outros serviços de nefrologia no Reino Unido[25].

Em abril de 2017, o *Lancet* deu início à publicação do periódico *The Lancet Planetary Health*[26], uma iniciativa que sugere tendência de valorização da temática também no campo acadêmico. Na mesma linha, a Sociedade de Nefrologia da Austrália e Nova Zelândia (ANZNS), em parceria com a *Kidney Health Australia*, ofereceu incentivo e premiação para pesquisas em nefrologia com o tema sustentabilidade e meio ambiente[27].

Em 2018, formou-se um grupo internacional, com representantes de diversos países, inclusive Brasil, para debater e promover a sustentabilidade na nefrologia. Essa iniciativa foi capitaneada pelos australianos Katherine Barraclough e John Agar e teve apoio da Sociedade Internacional de Nefrologia (ISN). No *Kidney Week* de 2018, congresso anual da Sociedade Americana de Nefrologia, em San Diego, houve o primeiro encontro desse grupo, reunindo nefrologistas de diversas nacionalidades e com a presença de brasileiros. Foram discutidas iniciativas mundiais de sustentabilidade na nefrologia e planos para disseminar localmente essa missão[28]. Pela primeira vez, um posicionamento (*position statement*) sobre sustentabilidade na nefrologia foi proposto à ISN por esse grupo. O documento foi um esforço colaborativo e tinha a intenção de incluir práticas sustentáveis nas atividades da ISN, estendendo-as, posteriormente, para outras sociedades regionais. Alguns pontos propostos foram adaptados no quadro 42.1.

No Congresso Mundial de Nefrologia de 2019, em Melbourne, Austrália, o ativista ambiental Tim Flannery foi convidado para a palestra de abertura do evento, intitulada *Keeping the Climate Safe*, ratificando a importância que a temática tem alcançado na nefrologia mundial[29].

DIÁLISE SUSTENTÁVEL NO BRASIL

Práticas de sustentabilidade na nefrologia e na diálise já existem há alguns anos no País como iniciativas isoladas e esporádicas. Sabe-se, por exemplo, que algumas clínicas utilizam sistemas de reaproveitamento de água do rejeito. Em uma iniciativa pontual e pioneira em nefrologia no Brasil, o Congresso Sul Brasileiro de 2013 em Gramado mitigou a emissão de gases de efeito estufa nos quatro dias de evento. Cerca de 2.500 toneladas de CO_2eq foram mitigados na ocasião, um cálculo que levou em consideração a energia elétrica utilizada para as máquinas e equipamentos, o gás usado para a produção de alimentos, o transporte dos colaboradores e convidados (incluindo o deslocamento internacional de 18 palestrantes) e a locomoção dos palestrantes do aeroporto até o local do congresso, com o acréscimo de pequeno valor na inscrição dos congressistas[30].

No entanto, apenas recentemente o conceito específico de "Diálise Sustentável" começou a ser discutido no Brasil como um movimento organizado. Em 2019, o Departamento de Diálise da SBN apoiou a Diálise Sustentável como uma das bandeiras educativas da gestão[31]. A missão definida para os primeiros anos foi simples e não

Quadro 42.1 – *Position Statement* proposto à ISN em 2019 (traduzido e adaptado).

Incorporar a sustentabilidade em suas operações	– Considerar a realização das reuniões da ISN por meio de tele ou videoconferência, em vez de presenciais, para minimizar as emissões de carbono relacionadas às viagens – Os organizadores das conferências convocadas pela ISN serão solicitados a planejar e realizar reuniões da maneira mais sustentável possível e a concluir uma lista de itens associada à sustentabilidade para submissão ao Conselho da ISN após a conclusão da conferência – Adequar as aquisições de materiais para a sede da ISN a produtos sustentáveis – Revisar todas as atividades e propriedades da ISN que estejam diretamente ligadas a combustíveis fósseis
Aumentar a conscientização dos profissionais sobre os impactos das mudanças climáticas na saúde renal, os benefícios para a saúde com a mitigação das mudanças climáticas e a necessidade de tornar a nefrologia mais sustentável	– Divulgar este documento à comunidade nefrológica visando a um alcance abrangente – Priorizar, sempre que possível, a inclusão de temas de sustentabilidade em conferências da ISN – Desenvolver e apoiar o desenvolvimento de recursos ligados à "Nefrologia Sustentável" – Incentivar periodicamente iniciativas ambientais entre os membros e disseminar os ensinamentos adquiridos – Publicação periódica de artigos sobre o tema nas revistas da ISN
Considerar oportunidades para apoiar questões relacionadas à sustentabilidade e à nefrologia	– Apoiar a causa ambiental, junto aos formuladores de políticas, para minimizar os danos relacionados a alterações climáticas, trazendo à tona as implicações para a saúde humana e impactos nas doenças renais. Nesse sentido, a ISN se juntaria a uma aliança crescente de serviços de saúde e organizações relacionadas, solicitando ações para a promoção da saúde – Associar possíveis implicações ambientais nas discussões sobre políticas relevantes que visam a melhorar a saúde renal
Considerar as implicações ambientais das atividades de pesquisas propostas	– Para todas as solicitações de pesquisa enviadas à ISN, será necessária uma declaração detalhando as implicações ambientais da pesquisa proposta (se positiva, negativa ou ambas) – Incentivar ou financiar, na medida do possível, a realização de pesquisas que correlacionem as mudanças climáticas ou sustentabilidade ambiental com doenças renais
Colaborar e/ou apoiar a colaboração entre indivíduos, com outras organizações e entidades profissionais em iniciativas relacionadas à sustentabilidade e à nefrologia	– Incentivar a adoção de práticas sustentáveis nas sociedades nacionais de nefrologia associadas à ISN
Revisar e elaborar relatórios sobre o impacto de suas posições e atividades na sustentabilidade ambiental e nefrologia	– Em cada Congresso Mundial de Nefrologia, o presidente da ISN apresentará um relatório ao conselho detalhando o impacto ambiental das atividades da ISN nos quesitos relacionados a operações, apoio, educação e pesquisa

poderia ser diferente em um cenário de profundo desconhecimento: difundir a mensagem da sustentabilidade no contexto da nefrologia e da diálise no Brasil. De alguma forma, sensibilizar os nefrologistas brasileiros em relação à importância da sustentabilidade ambiental na nossa prática. Assim, mais interessados seriam atraídos e, potencialmente, mais práticas sustentáveis adotadas localmente.

O SBN Informa, publicação oficial da SBN, em sua primeira edição de 2019, introduziu oficialmente o tema no País com o artigo "Diálise Sustentável: uma proposta para o Brasil"[28]. Alguns meses depois, o artigo *Callto Action for Sustainability in Dialysis in Brazil* foi publicado no Jornal Brasileiro de Nefrologia, em coautoria com John Agar e Katherine Barraclough[8]. Ainda no segundo semestre de 2019, o livro "Terapia Renal Substitutiva 2" foi publicado[32] e lançado em evento na Academia Nacional de Medicina e no Congresso Paulista de Nefrologia, em Atibaia – SP[33-35]. Um dos capítulos do livro discute o impacto da diálise no meio ambiente e apresenta a "Diálise Sustentável" como uma tendência mundial[36]. Ao longo do ano, outros artigos sobre sustentabilidade na diálise foram publicados, inclusive em revistas leigas, realçando a importância do tema e magnitude do problema[37,38]. Todas essas publicações serviram para apresentar e fundamentar o conceito no País, estabelecendo as bases que possibilitarão os próximos passos.

Em 2020, pela primeira vez, a inclusão de uma sessão científica sobre o tema no XXX Congresso Brasileiro de Nefrologia, em Fortaleza, foi considerada. Finalmente, este capítulo, com a visibilidade e credibilidade da tradicional série "Atualidades em Nefrologia", é mais uma iniciativa de sucesso para reforçar a missão de disseminar práticas sustentáveis na diálise no Brasil[39].

MEDIDAS SUSTENTÁVEIS

Neste item, descreveremos algumas práticas sustentáveis que podem ser adotadas na diálise. Além do benefício ambiental intangível, essas iniciativas devem ser vistas como um diferencial competitivo estratégico. Por um lado, trazendo redução de custos e benefícios econômicos. Por outro, agregando valor à imagem da marca e contribuindo para um posicionamento de mercado adequado e moderno, o que pode ser uma vantagem competitiva e um diferencial na atração e retenção de clientes, que cada vez mais valorizam a responsabilidade ambiental e social das organizações.

FORNECEDORES

Cabe salientar o importante papel das empresas fornecedoras de materiais e insumos no impacto ambiental do setor. A comunidade da nefrologia deve pressionar as indústrias para apresentarem dados transparentes de impacto ao meio ambiente em relação aos seus produtos, desde o processo de fabricação, políticas de descarte ao final da vida útil e desempenho ambiental da organização.

Uma forma objetiva de buscar no mercado empresas mais engajadas em práticas sustentáveis é avaliar as possuidoras do selo ISO 14001, versão 2015. Essa norma incorpora, além de questões estratégicas, um sistema de gestão ambiental que prioriza políticas ambientais demonstrando estar de acordo com práticas sustentáveis a clientes e a organizações externas.

REAPROVEITAMENTO DA ÁGUA DO REJEITO DA OSMOSE REVERSA

Dois componentes hídricos são gerados no processo da HD: o rejeito da OR e o efluente do dialisato utilizado. Enquanto há riscos potenciais com o uso de efluente do dialisato, o rejeito da HD é formado por água pura e filtrada, sem nenhuma exposição a sangue e hemoderivados. Apesar do uso corrente, aplicar o termo "rejeito" à água de tão boa qualidade pode ser considerado impróprio e contraproducente[19].

A água do rejeito, de acordo com todos os padrões, é água potável, como evidenciado no quadro 42.2[36].

Infelizmente, muitos centros de diálise descartam, diretamente no esgoto, a água do rejeito da OR. Alguns sistemas de reaproveitamento têm sido descritos[3,23,24] com múltiplas oportunidades, como o redirecionamento da água para a descarga de vasos sanitários, pias, rega de jardins, lavagem da área externa, autoclave e bebedouro. Há alguma controvérsia em relação ao uso da água do rejeito em bebedouros, pelo sabor e pela maior condutividade[20]. Embora autores relatem não existir diferença perceptível no sabor em comparação à água mineral comercializada, nossa curta experiência na Bahia não foi positiva. Houve reclamações por parte de pacientes, acompanhantes e colaboradores, o que nos levou a retroceder na prática. Há alguns anos, John Agar realizou um "teste de sabor", com cegamento, em um hospital australiano: uma jarra contendo água mineral vendida comercialmente foi comparada a outra contendo uma amostra aleatória de água do rejeito da OR. Curiosamente, não houve diferenciação de sabor pelos participantes do teste[36]. Em nosso caso, entretanto, a utilização da água do rejeito no bebedouro, por questões éticas, foi precedida por avisos na unidade, o que pode ter gerado um viés na percepção do usuário.

A reutilização da água do rejeito para agricultura também tem sido praticada há alguns anos no Marrocos e na Austrália[18,40,41].

Durante a construção de um centro de diálise em Salvador em 2018, um sistema para reaproveitamento da água do rejeito do primeiro passo da OR foi projetado. Funciona da seguinte forma:

1. A OR duplo passo fica situada no quarto pavimento da edificação. Foi instalado um reservatório (reservatório 1) de água no primeiro pavimento. Por gravidade, a água do rejeito do primeiro passo da OR desce para esse reservatório.

Quadro 42.2 – Potabilidade da água do rejeito da osmose reversa da HD.

	Unidade	Limite	Rede HD Sat. 1	ROR Sat. 1	Rede HD Sat. 2	ROR Sat. 2	Padrão EPA	Resultado
Alumínio	mg/L	0,005	0,01	0,01	0,01	0,01	0,2	Aprovado
Arsênico	mg/L	0,001	0,001	0,001	0,001	0,001	0,01	Aprovado
Cádmio	mg/L	0,0002	0,0002	0,002	0,0002	0,0002	0,005	Aprovado
Cobre	mg/L	0,001	0,021	0,009	1,3	0,01	1,3	Aprovado
Ferro	mg/L	0,06	0,05	0,02	0,02	0,002	0,3	Aprovado
Chumbo	mg/L	0,001	0,002	0,001	0,003	0,002	0,015	Aprovado
Manganês	mg/L	0,001	0,001	0,01	0,001	0,002	0,05	Aprovado
Mercúrio	mg/L	0,0001	0,0001	0,0001	0,0001	0,0001	0,002	Aprovado
Zinco	mg/L	0,002	0,014	0,002	0,055	0,008	5	Aprovado
Cálcio	mg/L	0,1	8,4	0,1	8,3	0,1	Sem padrão	Aprovado
Magnésio	mg/L	0,1	5,3	0,1	5,3	0,1	Sem padrão	Aprovado
Sódio	mg/L	0,1	34	140	33	68	200	Aprovado
Dureza total	mg/L	0,1	43	0,1	43	0,1	Sem padrão	Aprovado
Cloreto	mg/L	1	60	150	61	74	250	Aprovado
Nitrato	mg/L	0,01	0,01	0,01	0,01	0,01	10	Aprovado
Nitrito	mg/L	0,01	0,01	0,01	0,01	0,023	1	Aprovado
Sulfato	mg/L	1	9,4	23	9,5	11	250	Aprovado
Dicloramina	mg/L	0,1	0,01	0,1	0,1	0,1	0,8	Aprovado
Condutividade	μS/cm	0,1	280	680	280	340	2500	Aprovado
Fluoreto	mg/L	0,05	0,06	0,15	0,07	0,06	2	Aprovado
Cloro livre	mg/L	0,1	0,1	0,1	0,1	0,1	4	Aprovado
Monocloramina	mg/L	0,1	0,1	0,1	0,1	0,1	4	Aprovado
pH	pH	0,1	7,3	7,5	7,2	7,5	7,5 ± 1,0	Aprovado
Sólidos dissolvidos	mg/L	5	110	320	150	200	500	Aprovado
Tricloramina	mg/L	0,1	0,1	0,1	0,1	0,1	Incerto	Aprovado
Turbidez	NTU	0,1	0,2	0,1	0,1	0,1	2	Aprovado

Análise de água para múltiplas concentrações, em amostras do influxo da água da tubulação de dois centros de diálise satélites (Rede Sat. 1 e Rede Sat. 2) comparadas com a água do rejeito da osmose reversa (ROR) dos respectivos centros (ROR Sat. 1 e ROR Sat. 2). Foram fornecidos os padrões de potabilidade pela Autoridade de Proteção Ambiental (EPA – Environmental Protection Authority) dos EUA. "Aprovado" representa onde ROR Sat. 1 e ROR Sat. 2 satisfazem os padrões da EPA para água potável. Ocorre "falha" no teste quando uma das amostras de água do rejeito da osmose reversa, seja na unidade satélite 1, seja na 2, não alcança os padrões de potabilidade. A análise da água foi realizada pela Autoridade Regional da Água de Barwon (Barwon Regional Water Authority) em 2004 (extraído do livro José A. Moura-Neto.Terapia Renal Substitutiva 2 – Controvérsias e Tendências. São Paulo: Livraria Balieiro, 2019)[32].

2. Na cobertura (sexto pavimento), foi instalado outro reservatório (reservatório 2) com capacidade de 5.000 litros para receber a água do reservatório 1 e distribuir em prumadas para a edificação.

3. O reservatório 2, por decisão estratégica, em razão da experiência previamente descrita, não alimenta nenhum ramal de bebedouro. A água do rejeito foi direcionada para torneiras de uso geral, jardim, pias e descargas.

4. A água é levada do reservatório 1 para o reservatório 2 através de um conjunto de bombas.
5. Do reservatório 2, a água desce por gravidade para abastecer os ramais.
6. O reservatório 2 é também alimentado pelo reservatório principal, se necessário, por meio de um sistema de eletrodos de nível. Esse sistema detecta caso a água do rejeito do primeiro passo da OR não seja suficiente para suprir a demanda da edificação. Nessas situações, o reservatório 2 passa então a ser alimentado também por água tratada da concessionária (no caso em questão, da Embasa).

No caso supracitado, o sistema de reaproveitamento de água do rejeito foi executado durante a edificação do centro e foi parte do projeto original, o que nem sempre é possível. Quando a implementação desse sistema requer modificações estruturais, é importante avaliar previamente os custos para a implantação e a previsão da economia financeira – quase sempre se trata de um bom investimento no médio prazo. Um caso descrito em um hospital na Austrália consistiu na instalação de tanques no terraço e um sistema simples de tubulação para direcionar a água rejeitada para as autoclaves, no departamento de esterilização central, e para os sanitários da enfermaria. O retorno do investimento (*payback*) foi avaliado em menos de três anos (30 meses)[36].

Outra experiência positiva acontece em Senhor do Bonfim, cidade de 80 mil habitantes localizada a 375km de Salvador, de clima quente e que sofre com seca e escassez de água. Desde 2016, o centro de TRS da cidade, responsável pelo tratamento dialítico de 250 pacientes, redireciona, a partir de tubulações, a água do rejeito da OR para a rega de um pequeno jardim em frente à clínica. São utilizados cerca de 600 litros de água do rejeito por dia, divididos em duas regas diárias (manhã e final da tarde) por meio de uma mangueira acoplada a um irrigador automático. O jardim transformou-se em um local agradável após a intervenção, onde familiares de pacientes usualmente esperam o término da sessão em dias de clima ameno (Figuras 42.1 e 42.2). Na tentativa de engajar e sensibilizar pacientes, familiares e colaboradores em práticas sustentáveis, uma arte no muro da clínica comunica a ação e a simbologia da iniciativa (Figura 42.3). O local tornou-se também um ponto de encontro na tradicional pedalada no Dia Mundial do Rim[42], sendo utilizado ainda em um bazar anual dos pacientes e em celebrações de aniversários (Figura 42.4).

"RECICLAGEM" DA ÁGUA DO REJEITO

Além do reaproveitamento da água do rejeito, existem opções para reduzir a quantidade final de água rejeitada pela OR. Descreveremos uma alteração realizada em uma unidade de diálise em Feira de Santana, na Bahia, que denominamos de "reciclagem" da água do rejeito.

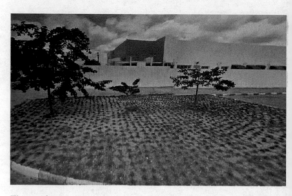

Figura 42.1 – Foto antiga do jardim antes das intervenções e do reaproveitamento da água do rejeito (cortesia da Clinefro, Senhor do Bonfim – BA).

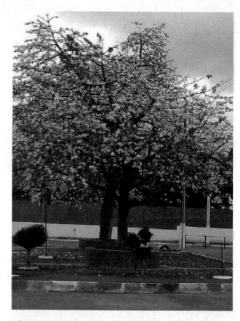

Figura 42.2 – Foto do jardim em 2019, após revitalização, com reaproveitamento da água do rejeito para rega diária (cortesia da Clinefro, Senhor do Bonfim – BA).

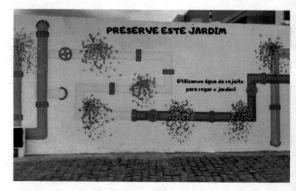

Figura 42.3 – Arte no muro da clínica que comunica o reaproveitamento da água do rejeito (cortesia da Clinefro, Senhor do Bonfim – BA).

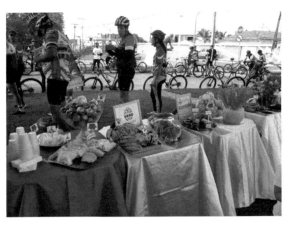

Figura 42.4 – Dia Mundial do Rim na cidade de Senhor do Bonfim em 2019[42], sob a sombra do jardim regado pela água do rejeito (cortesia da Clinefro, Senhor do Bonfim – BA).

Trata-se de uma unidade com cerca de 400 pacientes em HD e, consequentemente, gasto elevado de água. Nessa clínica, a OR duplo passo em questão rejeitaria, normalmente, 44% da água total consumida no processo de tratamento, sendo rejeitado 30% da água no primeiro passo, seguido por uma rejeição de 20% dos 70% do permeado que chega ao segundo passo. Apenas 66% da água utilizada seria, portanto, transformada em água pura para HD (Figura 42.5A).

A alteração previu duas modificações distintas. A primeira consistiu em acoplar uma OR acessória para "reciclar" o rejeito do primeiro passo. Essa OR é menor (em quantidade e no tamanho das membranas), tem um único passo e atua exclusivamente no rejeito do primeiro passo da OR principal, sendo por isso chamada de "OR do rejeito" ou "OR acessória". A segunda alteração consistiu em desviar o rejeito do segundo passo para o tanque de alimentação, diluindo a água potável que chega da concessionária. Com essas alterações, ao término do processo de tratamento de água, há rejeição de apenas 9% da água utilizada para a produção de água pura para HD, já que o rejeito final corresponde ao rejeito de 30% da OR acessória a partir de 30% da água rejeitada no primeiro passo da OR principal. As alterações foram esquematizadas, didaticamente, na Figura 42.5B. Os dados de produção, em litros por hora (L/h), do sistema de OR também estão representados na figura 42.6.

Essas modificações necessitam de algum investimento financeiro. Apenas a OR acessória, por exemplo, custa em torno de R$ 50.000, tendo mais baixo custo do que o sistema de OR principal de duplo passo, que chega a custar de R$130.000 a R$ 200.000, a depender do número e tamanho das membranas. Todavia, os benefícios ambientais e econômicos tendem a suplantar esse investimento inicial. No caso relatado, o rejeito do sistema de OR passou de 44% para apenas 9% da água utilizada.

A diminuição da vida útil da membrana da OR principal é uma preocupação existente. Por ser uma mistura da água da concessionária com o rejeito do segundo passo da OR, a água a ser tratada tem uma condutividade maior do que a esperada. Diante disso, trocas

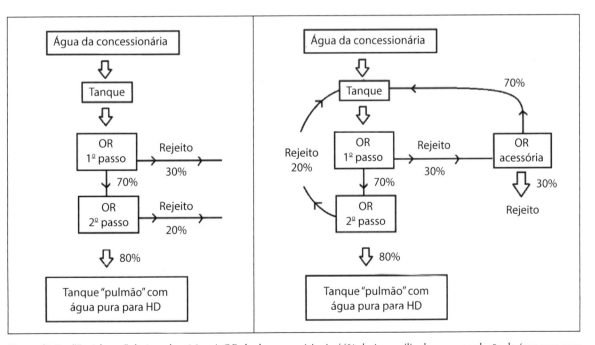

Figura 42.5 – "Reciclagem" da água do rejeito. A OR duplo passo rejeitaria 44% da água utilizada para a produção de água pura para HD (**A**). A modificação consistiu em: 1. acoplar uma OR acessória para o tratamento do rejeito do primeiro passo da OR principal. 2. Desviar o rejeito do segundo passo, em sua totalidade, para o tanque de alimentação, que recebe água potável da concessionária. Após as modificações, o sistema de OR passou a rejeitar apenas 9% da água utilizada para produção de água pura para HD (**B**).

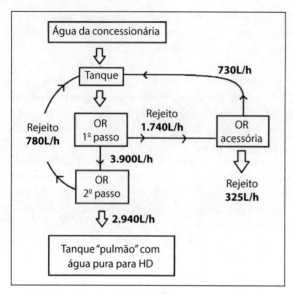

Figura 42.6 – "Reciclagem" da água do rejeito. Esses são os dados da produção em L/h do sistema de OR após realizadas as modificações. Ao final, ainda assim, são rejeitados 325L/h, que também são reaproveitados em pias, descargas e para a limpeza da área externa.

mais frequentes das membranas da OR podem ser necessárias – novamente, a economia financeira e os benefícios ambientais do menor gasto de água superam eventuais custos incorridos com trocas de membranas.

Cumpre ressaltar que a "reciclagem" de parte do rejeito não impede o reaproveitamento do rejeito final, discutido em detalhes no item anterior – são iniciativas complementares e não concorrentes. Não obstante, o objetivo de um centro de diálise sustentável em relação à água deve ser: *"rejeitar" o mínimo possível e reaproveitar o máximo, e da forma mais inteligente possível, desse "rejeito"*.

FONTES DE ENERGIA RENOVÁVEIS

Apesar da busca crescente pelo emprego de energia renovável, ainda são poucos os dados disponíveis acerca da utilização da energia solar e eólica em centros de diálise. A energia solar tem a vantagem de ser uma fonte limpa e inesgotável, além de silenciosa e consistente. A expectativa média de vida das atuais matrizes solares é de 25 a 30 anos[43].

Um estudo de viabilidade previamente à implantação é importante. Os cálculos baseiam-se na exposição solar de cada localidade, que pode ser facilmente medida pelo registro direto da radiação solar ou pelo cálculo da insolação solar (energia da radiação solar recebida em uma área em um determinado tempo). Estimativas desses níveis de exposição podem ser encontradas na *internet*. Após fornecer as coordenadas locais de latitude e longitude, tabelas e gráficos podem ser obtidos para a exposição solar média diária, semanal, mensal ou anual[7,43].

Uma experiência australiana para uso de energia solar em uma unidade de HD domiciliar resultou em redução de 78% nos custos de energia apenas no primeiro ano de funcionamento, projetando o retorno do valor investido (*payback*) em pouco menos de 8 anos (7,7)[43]. Entraram no cálculo os encargos associados a compra dos materiais, custo da instalação, assim como a possibilidade de compartilhamento da energia excedente por meio da compra pelas empresas de energia[20,43]. O valor final depende também de políticas governamentais, regulações e das concessionárias locais de energia. Algumas unidades de diálise na Bahia estão em fase de avaliação e implantação de placas para a geração local de energia solar. O estudo de viabilidade demonstrou um *payback* compatível com a experiência australiana, variando de 5 a 8 anos.

Uma possibilidade para grupos maiores é a usina fotovoltaica, com geração remota de energia – também conhecida como usina solar ou "fazenda solar" (Figura 42.7). Em 2019, um grupo baiano composto por oito unidades de diálise, que totalizam 2.100 pacientes em TRS e com um consumo mensal de 223.880kWh, avaliou a implantação de uma usina fotovoltaica para a produção da própria energia. O terreno era adequado, em tamanho, incidência solar e proximidade de uma subestação de energia elétrica da concessionária local (Coelba). A usina foi dimensionada para atender ao consumo de energia do grupo em sua totalidade. Para isso, foi projetada uma potência instalada de 1.500kW em corrente alternada (AC), com geração média mensal estimada em 224.002kWh (demanda contratada: 750kW das unidades consumidoras + 1.500kW AC da UFV Remota = 2.250kW). O investimento total previsto, no entanto, foi alto (cerca de 9 milhões – que incluíam o projeto, custos com o terreno, licenciamento ambiental, obra, operação e manutenção) e o *payback* calculado foi superior a 15 anos, o que inviabilizou financeiramente o projeto. A insegurança do setor no País, decorrente da instabilidade regulatória e jurídica, também pesou na decisão. No Brasil, ainda são necessários mais incentivos para que iniciativas como essas se tornem viáveis e atrativas também para os pequenos e médios grupos empresariais.

A aplicação da energia eólica em centros de diálise ainda é incipiente e relatos na literatura são escassos, senão inexistentes. Apesar de ser uma fonte limpa e renovável, existem alguns pontos negativos capazes de impactar a popularização da tecnologia, tais como po-

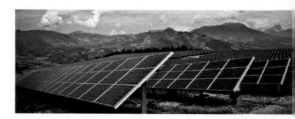

Figura 42.7 – Usina remota de Energia Solar Fotovoltaica, conhecida como "Fazenda Solar".

luição sonora e visual, maior suscetibilidade a influências ambientais e imprevisibilidade em relação à quantidade de energia gerada[43].

Nos EUA, uma transnacional provedora de diálise, em nota divulgada à imprensa em 2019, compartilhou planos ambiciosos para a utilização de 100% de energia renovável até 2022. São dois projetos no estado americano do Texas – um parque eólico e uma usina solar – com previsão para gerar aproximadamente 625.000MWh por ano[44]. No Brasil, ainda não existem planos divulgados com esse intuito e os investimentos das transnacionais parecem estar focados na aquisição de unidades de diálise e na consolidação do setor.

GERENCIAMENTO DE RESÍDUOS

A quantidade gerada de resíduos em uma sessão de HD depende da escolha adequada dos materiais e das práticas locais. Atualmente, um percentual dos materiais descartados é destinado desnecessariamente como lixo hospitalar, ignorando oportunidades de reciclagem. A Política Nacional de Resíduos Sólidos (PNRS) determina que só devem ser descartados em aterros sanitários aqueles resíduos que tiverem todas as possibilidades de reciclagem esgotadas[45].

Neste item, será apresentado, de forma breve, um projeto de reciclagem realizado por centros de diálise em Salvador e Feira de Santana em parceria com uma empresa de reciclagem local, que visa reduzir o volume de plástico descartado. Nessas unidades, são gastos mensalmente cerca de 20 mil frascos de soros – apenas uma minoria é contaminada quimicamente com medicamentos, sendo, por isso, descartada como lixo hospitalar. Apesar de a maior parte dos frascos de soros não serem considerados perigosos, eram também encaminhados para a incineração, com consequente emissão de gases de efeito estufa deletérios ao meio ambiente.

O processo de reciclagem se inicia nas próprias unidades, com segregação do material por funcionários treinados por meio da inspeção cuidadosa, visando o descarte de materiais contaminados e perfurocortantes. Estudo italiano destacou que é necessário apenas 1 minuto para uma diferenciação adequada dos resíduos descartados[46]. Além do treinamento para inspeção, para maior engajamento da equipe, é fundamental sensibilizar previamente os colaboradores da importância ambiental dessa iniciativa que, em contrapartida, significará algum trabalho adicional em suas rotinas diárias.

A coleta é responsabilidade da empresa de reciclagem parceira. Após nova análise visual em busca de não conformidades no material coletado, o primeiro passo dentro da unidade de reciclagem é a moagem (Figura 42.8). Em seguida, o material segue para os tanques de lavagem. Após lavagem e, com o produto seco, procede-se à aglutinação, com a finalidade de complementar a secagem e a compactação para facilitar o processamento. O material aglutinado é, então, despejado em um tanque para aquecimento e amolecimento. O processo de extru-

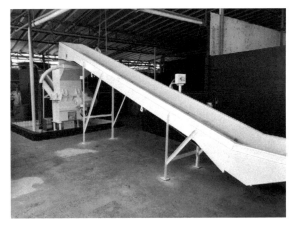

Figura 42.8 – Primeira etapa no processo de reciclagem (cortesia da empresa de reciclagem Bahia Ecologia).

são talvez seja a etapa mais importante e consiste em alimentar o funil da extrusora com o material aglutinado. Ao final do cilindro, o material é forçado contra telas de aço que seguram as impurezas, como metais e borrachas, passando então à matriz onde tomará a forma do produto final, granulados de polietileno, que são armazenados para posterior comercialização (Figura 42.9). Esses granulados são usados, por exemplo, na fabricação de sacolas plásticas e de qualquer peça que utilize polietileno de baixa densidade (PEBD).

OUTRAS MEDIDAS

Aqui vamos descrever algumas medidas genéricas simples e de fácil implementação em centros de diálise, que, somadas, podem ter um impacto ambiental positivo significativo.

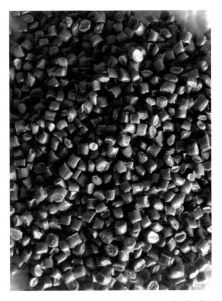

Figura 42.9 – Granulados de polietileno, resultado do processo de reciclagem de frascos de soro utilizados em clínicas de diálise (cortesia da empresa de reciclagem Bahia Ecologia).

Reuniões por videoconferência, além de reduzir custos e otimizar o tempo dos colaboradores, diminuem a frequência das viagens e deslocamentos e, consequentemente, a emissão de gases de efeito estufa. A telemedicina, ainda sem regulamentação no Brasil, também promete reduzir custos na saúde e diminuir o impacto ambiental das viagens. Ainda é incerto como e em qual extensão a telemedicina pode ser aplicada à nefrologia.

O estímulo a meios de transportes limpos, como bicicletas, é outra oportunidade a ser explorada. A instalação de um bicicletário nas unidades, associado à existência de um vestiário adequado para banho e troca de roupa, talvez seja a melhor forma de estimular o uso de bicicletas entre os funcionários. Uma campanha educativa acerca dos benefícios ao meio ambiente e à saúde também contribui para a conscientização. No Brasil, infelizmente, a criminalidade em algumas regiões é um obstáculo para a maior utilização de bicicletas como meio de transporte. Nesses casos, o incentivo ao compartilhamento de caronas entre os colaboradores e o estímulo ao uso do transporte coletivo (metrô e ônibus), em vez de veículos particulares, são alternativas.

Outras medidas também podem ter impacto positivo na unidade. Coleta seletiva de lixo, descargas de vasos sanitários de acionamento duplo ou de comando único com volume reduzido (4,8 litros) e uso responsável de impressoras (reduzindo o uso do papel, impressão frente e verso, impressoras a cera) são alguns exemplos de práticas sustentáveis de fácil implementação.

Um campo ainda pouco explorado é buscar, desde a concepção do projeto, uma arquitetura voltada para minimizar gastos de energia. O isolamento térmico dos edifícios pode ser otimizado para minimizar a perda de calor durante o inverno e o aumento da temperatura interna durante o verão, reduzindo assim as necessidades de aquecimento e refrigeração. Aberturas que permitam maior aproveitamento da luz natural são desejáveis e constituem um desafio para o arquiteto, que deve equilibrar o desejo de maior iluminação natural com a privacidade e segurança requeridas em centros de saúde. O uso de cores claras para refletir a luz solar, em vez de absorvê-la, também é uma prática recomendada. Outras opções para reduzir o consumo de energia são: uso de temporizadores, sensores de movimento ou automação para iluminação e escolha por lâmpadas LED, em vez de lâmpadas incandescentes. Por fim, o telhado e a cobertura da edificação podem ter alguma utilidade, sendo um local possível para a instalação de placas fotovoltaicas ou plantio de hortaliças, por exemplo.

Alguns municípios já possuem programas de certificação sustentável como objetivo de incentivar empreendimentos imobiliários residenciais, comerciais, mistos e institucionais a adotarem práticas sustentáveis e de eficiência energética em suas edificações. A prefeitura de Salvador, a partir do decreto Nº 29.100, instituiu o "IPTU Verde" em 2013, concedendo descontos de até 10% no imposto de acordo com a pontuação alcançada. Os critérios são diversos e envolvem desde o emprego de energia solar ou eólica até o uso de iluminação natural na edificação e a gestão hídrica sustentável, com reaproveitamento de águas pluviais e da água da condensação do sistema de ar condicionado[47].

ALTERAÇÕES CLIMÁTICAS E NEFROLOGIA

Não apenas a diálise e a nefrologia impactam o meio ambiente, mas alterações climáticas também podem influenciar as doenças renais. Apesar do debate constante e com espaço para controvérsia, mudanças no clima já são consideradas uma emergência mundial de saúde pública devido ao impacto na saúde humana, seja na disseminação de vetores e doenças relacionadas ao clima, seja na diminuição da produção de alimentos e insumos agrícolas, na menor disponibilidade de água potável e em eventos climáticos extremos[48,49].

O padrão de distribuição de doenças renais também tende a sofrer mudanças com as alterações climáticas em curso. Alguns estudos associam aumento de admissões hospitalares por lesão renal aguda em regiões que apresentaram períodos com "ondas de calor"[50-54]. Temperaturas mais altas, sabidamente, relacionam-se à maior incidência de nefrolitíase[55]. A prevalência aumentada de doença renal crônica em algumas regiões do mundo tem sido relacionada à falta de acesso à água potável, em combinação com a exposição prolongada a maiores temperaturas[56]. A mudança de clima pode ocasionar número elevado de inundações[57], que, por sua vez, correlacionam-se com doença diarreica e disseminação de doenças transmitidas por vetores, sendo ambas as principais causas de lesão renal aguda em regiões tropicais de baixa renda[58-60].

Outro ponto que merece destaque é que alterações climáticas também são capazes de impactar o tratamento de pacientes com doença renal. Eventos climáticos extremos podem atrapalhar o fornecimento satisfatório de água potável, o adequado provimento de energia para as sessões de HD, o transporte dos suprimentos e dificultar o acesso dos pacientes à TRS[61,62].

CONCLUSÃO

A diálise, ao mesmo tempo que mantém a vida de mais de três milhões de indivíduos, causa de forma paradoxal significativo impacto ambiental. O alto consumo de energia, o gasto elevado de água e a geração de resíduos tornam o tratamento dialítico um dos mais agressivos ao meio ambiente no setor da saúde. Curiosamente, alterações climáticas também modificam o perfil epidemiológico de algumas doenças renais. A boa notícia é que existem oportunidades para minimizar o dano causado, sendo a maioria de fácil implementação e com viabilidade e atratividade econômica. Práticas sustentáveis devem fazer parte da estratégia da nefrologia em suas diversas esferas, na esfera individual (nefrologistas), organizacional (centros de terapia renal substitutiva) e enquanto sociedade (Governo, órgãos de classe e entidades profissionais, entre outros).

Agradecimentos

Para o desenvolvimento deste capítulo, o compartilhamento de informações e práticas e a análise crítica de alguns parceiros foram fundamentais. Gostaríamos de agradecer: aos nefrologistas Ana Flavia Moura, Dirceu Reis, John Agar, Katherine Barraclough, José Moura Jr e Raphael Paschoalin; aos engenheiros Jorge William Rocha, Vitor Luiz Martins Almeida e Victor Passos; aos administradores Luciano Cosme Carneiro, Monica Rosário Lessa, Thiago Agostinho Rocha e Alexandre Souza Pinto. Por fim, agradecer aos sócios e diretores dos centros de terapia renal substitutiva do Grupo CSB, CNS e Clinefro que, há alguns anos, "compraram" a ideia e apoiam iniciativas sustentáveis em suas unidades.

REFERÊNCIAS BIBLIOGRÁFICAS

1. Fresenius Medical Care. Available from: https://www.freseniusmedicalcare.com/en/investors/at-aglance/outlook/.
2. Sociedade Brasileira de Nefrologia. Censo de diálise da SBN 2018. Disponível em: http://www.censo-sbn.org.br/censosAnteriores.
3. Agar JWM. Reusing and recycling dialysis reverse osmosis reject water. *Kidney Int* 2015; **88**: 653-657.
4. Agar JWM. Conserving water in and applying solar power to haemodialysis: "Green Dialysis" through wiser resource utilisation. *Nephrology (Carlton)* 2010; **15**: 448-453.
5. Service de l'observation et des statistiques–Service des statistiques et de la prospective (SOeS-SSP). Enquête Eau 2008. Available from: http://www.developpementdurable.gouv.fr/IMG/pdf/LPS67b.pdf.
6. Agar JW. Green dialysis: the environmental challenges ahead. *Semin Dial* 2015; **28**: 186-192.
7. Agar JW. Personal Viewpoint: hemodialysis-water, power, and waste disposal: rethinking our environmental responsibilities. *HemodialInt* 2012; **16**: 6-10.
8. Moura-Neto JA, Barraclough K, Agar JWM. A call to action for sustainability in dialysis in Brazil. *Braz J Nephrol (J Bras Nefrol)* 2019; **41**: 560-563.
9. Mortimer F. Reduce, reuse, recycle in the dialysis unit: a case study and how-to guide. The Centre for Sustainable Healthcare—Green-Nephrology. Available from: http://www.sustainablehealthcare.org.uk/nephrology-resources/reduce-reuse-recycle accessed December 22, 2019.
10. Jain AK, Blake P, Cordy P, Garg AX. Global trends in rates of peritoneal dialysis. *J Am Soc Nephrol* 2012; **23**: 533-544.
11. Wiedmann T, Minx J. A definition of 'carbon footprint'. *Ecol Econ Res Trends* 2018; **1**: 1-11.
12. Abeydeera LHU, Mesthrige JW, Samarasinghalage TI. Global Research on Carbon Emissions: A Scientometric Review. *Sustainability* 2019; **11**: 3972.
13. Peters GP. Carbon footprints and embodied carbon at multiple scales. *Curr Opin Environ Sustain* 2010; **2**: 245-250.
14. World Wildlife Fund. Pegada Brasileira. Disponível em: https://www.wwf.org.br/natureza_brasileira/especiais/pegada_ecologica/pegada_brasileira/.
15. Geng Y, Dong H, Xi F *et al.* A review of carbon footprint research on climate change. *China Population, Resources and Environment* 2010; **20**: 6-12.
16. Connor A, Lillywhite R, Cooke MW. The carbon footprints of home and in-center maintenance hemodialysis in the United Kingdom. *HemodialInt* 2011; **15**: 39-51.
17. Lim AE, Perkins A, Agar JWM. The carbon footprint of an Australian satellite haemodialysis unit. *Aust Health Rev* 2013; **37**: 369-374.
18. Tarrass F, Benjelloun M, Benjelloun O. Recycling wastewater after hemodialysis: an environmental analysis for alternative water sources in arid regions. *Am J Kidney Dis* 2008; **52**: 54-58.
19. Agar JWM. Reusing dialysis wastewater: The elephant in the room. *Am J Kidney Dis* 2008; **52**: 10-12.
20. Agar JWM, Simmonds RE, Knight R. Using water wisely: New, essential and affordable water conservation practices for both facility and home hemodialysis. *Hemodial Int* 2009; **13**: 32-37.
21. Agar JWM, Wilson S, Magoffin J *et al.* Recycling reject water: A new essential for all facility-based dialysis services. *Nephrology (Carlton)* 2007; **12**: 1012. Abstract A4.
22. Agar JWM, Wilson S, Simmonds RE *et al.* Water-wise home dialysis: New essentials for home-based dialysis installations. *Nephrology (Carlton)* 2007; **12(2)**: 1013. Abstract A4.
23. Ponson L, Arkouche W, Laville M. Toward green dialysis: focus on water savings. *Hemodial Int* 2014; **18**: 7-14.
24. Agar JWM. It is time for "Green Dialysis". *Hemodial Int* 2013; **17**: 474-478.
25. Limb M. NHS could save 1bn by adopting green strategies used in kidney units. *BMJ* 2013; **346**: f588-f588.
26. The Lancet Planetary Health. Welcome to the Lancet Planetary Health Inaugural Edition of Lancet Planetary Health: Editorial. Available from: https://www.thelancet.com/journals/lanplh/article/PIIS2542-5196(17)30013-X/fulltext.
27. Australian and New Zealand Society of Nephrology–ANZSN Awards (2019). Available from: https://www.nephrology.edu.au/awardsfellowshipsandgrants/anzsnawards.asp. Accessed 23 Dec 2019.
28. Moura Neto JA. Diálise Sustentável – Uma proposta para o Brasil. *SBN Informa* 2019; **117**: 22-23. Disponível em: https://arquivos.sbn.org.br/uploads/SBN-Informa-Ed-117.pdf.
29. Flannery T. Keeping the climate safe. Available from: https://cm.theis n.org/cmPortal/searchable/WCN2019/config/normal#!sessiondet ails/0000009350_0.
30. http://www.informamidia.com.br/neutralize-carbono-mitiga-co-2eq-de-congresso-sul-brasileiro-de-nefrologia/.
31. Moura Neto JA. SBN em ação – Departamento de Diálise. *SBN Informa* 2019; **119**: 22. Disponível em: https://arquivos.sbn.org.br/uploads/revista-setembro-site-1.pdf.
32. Moura-Neto JA (ed). *Terapia Renal Substitutiva 2 – Controvérsias e Tendências*. Livraria Balieiro: São Paulo, 2019, pp 1-444.
33. Sociedade Brasileira de Nefrologia. XX Congresso Paulista de Nefrologia terá lançamento do livro Terapia Renal Substitutiva 2. *SBN Informa* 2019; **118**: 3. Disponível em: https://arquivos.sbn.org.br/uploads/SBN-Informa-ultimo.pdf.
34. Sociedade Brasileira de Nefrologia. Lançamento do Livro Terapia Renal Substitutiva 2 – Controvérsias e Tendências. Disponível em: https://sbn.org.br/lancamento-do-livro-terapia-renal-substitutiva-controversias-e-tendencias-2/
35. Sociedade Brasileira de Nefrologia. Simpósio na Academia Nacional de Medicina. Disponível em: https://sbn.org.br/simposio-na-academia-nacional-de-medicina-2/.
36. Agar JWM. Diálise e meio ambiente: em busca de um futuro mais sustentável. In Moura-Neto JA (ed). *Terapia Renal Substitutiva 2 – Controvérsias e Tendências*. Livraria Balieiro: São Paulo, 2019, pp 105-116.

37. Moura Neto, JA. Sustentabilidade na Saúde: um olhar para a diálise. *Revista Visão Hospitalar* 2019; **8**: 62-63. Disponível em: http://fbh.com.br/wp-content/uploads/2019/10/RevistaHospitalar_Ed29_PT_outubro2019_web.pdf.

38. Moura Neto JA. Blog Científico SBN 2019. Disponível em: https://sbn.org.br/blog/confira-o-artigo-redigido-pelo-dr-jose-a-moura-neto-para-revista-visao-hospitalar-sobre-sustentabilidade-e-dialise/.

39. Sociedade Brasileira de Nefrologia. XXX Congresso Brasileiro de Nefrologia. Disponível em: https://www.nefro2020.com.br/.

40. Tarrass F. Research Needs: Treatment of Hemodialysis Wastewater for Agricultural Reuse. *Water Environment Research* 2010; **82**: 291-293.

41. Agar JWM. A holiday gift to the planet from the Outback. Available from: http://www.homedialysis.org/news-and-research/blog/80-a-holiday-gift-to-the-planet-from-the-outback.

42. Sociedade Brasileira de Nefrologia. Eventos do Dia Mundial do Rim – Clinefro – Senhor do Bonfim – Bahia. Disponível em: https://sbn.org.br/eventos-do-dia-mundial-do-rim-clinefro-senhor-do-bonfim-bahia/

43. Agar JWM, Perkins A, Tjipto A. Solar-assisted hemodialysis. *Clin J Am Soc Nephrol* 2012; **7**: 310-314.

44. DaVita Kidney Care. DaVita to use 100 percent renewable energy. Available from: https://pressreleases.davita.com/2019-04-25-DaVita-to-Use-100-Percent-Renewable-Energy.

45. Ministério do Meio Ambiente. Política Nacional de Resíduos Sólidos. Disponível em: https://www.mma.gov.br/cidades-sustentaveis/residuos-solidos/politica-nacional-de-residuos-solidos.

46. Piccoli GB, Nazha M, Ferraresi M *et al*. Eco-dialysis: the financial and ecological costs of dialysis waste products: is a 'cradle-to-cradle' model feasible for planet-friendly haemodialysis waste management? *Nephrol Dial Transplant* 2015; **30**: 1018-1027.

47. Prefeitura de Salvador. IPTU Verde. Disponível em: http://iptuverde.salvador.ba.gov.br/.

48. Watts N, Adger WN, Agnolucci P *et al*. Health and climate change: policy responses to protect public health. *Lancet* 2015; **386(10006)**: 1861-1914.

49. Costello A, Abbas M, Allen A *et al*. Managing the health effects of climate change: Lancet and University College London Institute for Global Health Commission. *Lancet* 2009; **373(9676)**: 1693-1733.

50. Knowlton K, Rotkin-Ellman M, King G *et al*. The 2006 California heat wave: impacts on hospitalizations and emergency department visits. *Environ Health Perspect* 2009; **117**: 61-67.

51. Semenza JC, McCullough JE, Flanders WD *et al*. Excess hospital admissions during the July 1995 heat wave in Chicago. *Am J Prev Med* 1999; **16**: 269-277.

52. Kovats RS, Hajat S, Wilkinson P. Contrasting patterns of mortality and hospital admissions during hot weather and heat waves in Greater London, UK. *Occup Environ Med* 2004; **61**: 893-898.

53. Mastrangelo G, Fedeli U, Visentin C *et al*. Pattern and determinants of hospitalization during heat waves: an ecologic study. *BMC Public Health* 2007; **7**: 200.

54. Hansen AL, Bi P, Ryan P *et al*. The effect of heat waves on hospital admissions for renal disease in a temperate city of Australia. *Int J Epidemiol* 2008; **37**: 1359-1365.

55. Brikowski TH, Lotan Y, Pearle MS. Climate-related increase in the prevalence of urolithiasis in the United States. *Proc Natl Acad Sci USA* 2008; **105**: 9841-9846.

56. Glaser J, Lemery J, Rajagopalan B *et al*. Climate Change and the Emergent Epidemic of CKD from Heat Stress in Rural Communities: The Case for Heat Stress Nephropathy. *Clin J Am Soc Nephrol* 2016; **11**: 1472-1483.

57. Intergovernmental Panel on Climate Change. Fifth Assessment Report. Summary for Policy Makers + Longer Report. https://www.ipcc.ch/pdf/assessment-report/ar5/syr/SYR_AR5_FINAL_full_wcover.pdf.

58. Jha V, Parameswaran S. Community-acquired acute kidney injury in tropical countries. *Nat Rev Nephrol* 2013; **9**: 278-290.

59. Lameire NH, Bagga A, Cruz D *et al*. Acute kidney injury: an increasing global concern. *Lancet* 2013; **382(9887)**: 170-179.

60. Campbell-Lendrum D, Manga L, Bagayoko M, Sommerfeld J. Climate change and vector-borne diseases: what are the implications for public health research and policy? *Phil Trans R Soc B* 2015; **370(1665)**: 20130552.

61. Kopp JB, Ball LK, Cohen A *et al*. Kidney patient care in disasters: lessons from the hurricanes and earthquake of 2005. *Clin J Am Soc Nephrol* 2007; **2**: 814-824.

62. Anderson AH, Cohen AJ, Kutner NG *et al*. Missed dialysis sessions and hospitalization in hemodialysis patients after Hurricane Katrina. *Kidney Int* 2009; **75**: 1202-1208.

43

DECISÃO DE INICIAR TERAPIA DIALÍTICA NO IDOSO: PRÓS E CONTRAS

Mariana Pigozzi Veloso
Rosilene Motta Elias

◆

INTRODUÇÃO

O número de pacientes idosos com doença renal crônica (DRC) avançada e dialítica está gradualmente aumentando. Essa população é considerada de alta complexidade pelo risco cardiovascular e pela presença de comorbidades. Particularmente os pacientes idosos em diálise são caracterizados por grande acometimento dos domínios físicos, psicossociais, cognitivos, nutricionais, comorbidades e consequentemente maior mortalidade quando comparados à população mais jovem com DRC. Nesse contexto, discutem-se atualmente quais pacientes desse subgrupo de idosos se beneficiariam da terapia dialítica, pesando nos prós e contras.

De acordo com os dados americanos, entre 1980 e 2012, houve aumento em 47% de pacientes com idade entre 65 e 74 anos que iniciaram diálise, enquanto no grupo com idade maior ou igual a 75 anos esse aumento foi de 300%. A terapia renal substitutiva (TRS) é um tratamento que visa prolongar a sobrevida, no entanto, a mortalidade em um ano após o início da diálise no grupo idoso foi de 41%, comparado a 28% no grupo com idades entre 65 e 74 anos e 17% no grupo com 45-64 anos[1-3].

Pacientes idosos com DRC apresentam maior prevalência de síndromes geriátricas, como incapacidade funcional, comprometimento cognitivo e principalmente fragilidade. Os sintomas de tais síndromes podem mimetizar manifestações urêmicas e precipitar o início da diálise com a esperança de melhorar o *status* funcional[4]. Descrevemos a seguir um breve resumo sobre fragilidade, diagnóstico com grande implicação no prognóstico do paciente idoso com DRC.

FRAGILIDADE

A fragilidade é uma síndrome clínica que possui várias definições. Destaca-se a classificação de Fried *et al*, em 2001, definindo a presença de fragilidade como três ou mais dos seguintes critérios: perda de peso não intencional, exaustão, fraqueza, diminuição da velocidade de marcha em segundos e baixo nível de atividade física[5]. A prevalência de fragilidade e incapacidade são duas vezes maiores (15%) em pacientes com DRC com mais de 65 anos de idade em comparação com pacientes da mesma idade (6%) com função renal normal[6].

No estudo *Dialysis Morbidity and Mortality Wave*, em coorte de 2.275 pacientes adultos em diálise, a prevalência de fragilidade foi de 67,7% e aumentou com a idade, sendo que 44% dos pacientes com menos de 40 anos, 66,4% dos pacientes entre 50 e 60 anos e 78% dos pacientes com mais de 80 anos demonstraram fragilidade. A mortalidade também aumentou 2,25 vezes nos pacientes frágeis em diálise[7].

DRC também é fator de risco para o desenvolvimento de fragilidade em análise prospectiva. Em estudo, Fried *et al*[8] encontraram associação entre DRC e maior incidência de declínio funcional independente de comorbidade, composição corporal, teste de força e desempenho físico em idosos previamente funcionais. Além disso, pacientes frágeis com DRC têm 2,5 vezes mais risco de óbito ou de iniciar diálise do que aqueles não frágeis[8,9].

TOMADA DE DECISÃO: COMPARTILHAR AS DECISÕES COM O PACIENTE

Mais de 80% dos pacientes com DRC consideram importante estarem cientes de todas as opções de tratamento, incluindo retirada da diálise e gerenciamento de sintomas; no entanto, informações sobre essas escolhas não estão sempre prontamente disponíveis. Davison *et al*[10] mostraram que 61% dos pacientes lamentaram sua decisão de iniciar a diálise, motivada por preferência do médico ou da família. Essa descoberta ilustra a importância da decisão do médico em informar os pacientes sobre os riscos e benefícios, além de explorar suas preferências ao discutir as opções dialíticas ou não dialíticas[4,10].

Estrutura de quatro tópicos

A tomada de decisão compartilhada pode ser executada por meio de uma estrutura de quatro tópicos:

• Indicações médicas.
• Preferências do paciente.
• Qualidade de vida.
• Contextos específicos.

1. As indicações médicas para diálise ou não diálise avaliam se os pacientes são melhores candidatos para uma modalidade ou outra por meio de um ponto de vista exclusivamente médico. Esse processo envolve a avaliação das comorbidades dos pacientes, prognóstico geral e trajetória da doença. Para formular um prognóstico em pacientes idosos com doença renal, a idade funcional deve ser estimada por meio de uma avaliação geriátrica que inclua *status* funcional, fragilidade, testes cognitivos e escores de comorbidade.

2. As preferências do paciente são refletidas no processo de consentimento informado, que explora valores pessoais, crenças e encargos *versus* benefícios da terapia dialítica e incorpora o princípio ético de autonomia. Se o paciente não tiver capacidade para tomar decisões, um familiar ou responsável legal deve ser incluído nessas discussões.

3. A avaliação da qualidade de vida (QV) examina se o tratamento pode auxiliar na melhora dos objetivos pessoais do paciente. Baseia-se nos princípios éticos de autonomia e beneficência. Perguntas iniciais para explorar a QV podem incluir o seguinte: O que faz sua vida valer a pena? Tem alguém em sua família ou entre seus amigos que já estiveram em diálise? Como foi para eles? Como foi para você vê-los recebendo esse tratamento?

4. Características contextuais refletem o princípio ético da justiça e exploram outros aspectos do paciente, tais como sociais, financeiros, institucionais, psicológicos e espirituais que podem afetar a tomada de decisão. A resolução de conflitos entre membros da família ou entre a família e as equipes de saúde, para chegar a um consenso quanto ao tipo de tratamento oferecido ao paciente, é um componente importante deste tópico[4].

Outros itens a serem considerados são os valores de ritmo de filtração glomerular estimado (RFGe), velocidade de redução de RFGe, presença de proteinúria e escores prognósticos.

VALORES DE RITMO DE FILTRAÇÃO GLOMERULAR ESTIMADO

A decisão de iniciar uma terapia renal substitutiva (TRS) não se baseia exclusivamente no RFGe e sim na avaliação de sinais e sintomas associados à uremia, desnutrição proteico-calórica, capacidade de gerenciar com segurança alterações metabólicas e/ou sobrecarga de volume. No subgrupo de paciente idoso, além das indicações acima citadas, torna-se necessária a discussão dos reais benefícios da terapia dialítica e estratégias de tratamento voltadas para as prioridades e necessidades de cada paciente[11].

VELOCIDADE DE REDUÇÃO DE RFG

Fatores que devem ser levados em consideração para a velocidade da tomada de decisão é se o paciente é um progressor rápido ou lento da perda de função renal. A velocidade de perda da função renal sugere uma necessidade próxima ou distante de TRS, sinalizando o momento para iniciar a abordagem e avaliações sobre o benefício ou não da diálise. Esse cálculo pode ser feito comparando as estimativas do RFG no intervalo de um ano, determinado se são progressores lentos ($< 3\text{mL/min}/1,73\text{m}^2/\text{ano}$), médios ($> 3$ e $< 5\text{mL/min}/1,73\text{m}^2/\text{ano}$) ou rápidos ($\geq 5\text{mL/min}/1,73\text{m}^2/\text{ano}$), lembrando que idosos reduzem fisiologicamente cerca de $1\text{mL/min}/1,73\text{ m}^2/\text{ano}$ do RFG[3].

PROTEINÚRIA

Idosos normalmente têm redução lenta do RFG, cerca de 2/3 podem apresentar função renal estável por anos. Tal fato é justificado pela proteinúria como principal determinante da velocidade de perda do RFG. Cerca de 40% dos idosos apresentam etiologia vascular para a DRC com baixos valores de proteinúria[3,12-14].

ESCORES PROGNÓSTICOS

Além dos itens citados acima, é importante avaliar o número de comorbidades desses pacientes e sua estimativa de sobrevida após iniciarem diálise[3].

O Índice de Comorbidade de Charlson (ICC) é uma pontuação baseada na idade, com um ponto para cada década, ao longo de 40 anos e pesos diferentes atribuídos a diferentes comorbidades. O ICC foi validado em pacientes em hemodiálise e diálise peritoneal quanto à previsão de taxas de internação, duração da internação e mortalidade. Pacientes com ICC $\geq$ 8 tiveram maior mortalidade (0,49 por paciente /ano)[15].

A identificação da quantidade de comorbidades é importante, pois existe o princípio de aumento de sobrevida com a diálise. No entanto, em populações e circunstâncias específicas, não se confirma esse benefício. Em um estudo, pacientes com mais de 75 anos de idade que escolheram não dialisar tiveram sobrevida média em 1 e 2 anos de 68% e 47% em comparação com 84% e 76% em uma população semelhante em diálise, respectivamente[16]. Quando pacientes com altos escores de comorbidade ou cardiopatia isquêmica foram comparados, o benefício de sobrevida da diálise foi perdido[16-18].

Alguns escores de sobrevida foram desenvolvidos, como por exemplo o que é encontrado no *site* https://qxmd.com/calculate/calculator_286/3-month-mortality-in-incident-elderly-esrd-patients, que avalia a mortalidade em idosos três meses após iniciar a diálise. Os itens pontuados são gênero, idade, insuficiência cardíaca congestiva, doença vascular periférica, arritmia, neoplasia ativa, transtornos graves do comportamento, mobilidade e albumina sérica[19].

A pergunta "surpresa" (eu [o médico] ficaria surpreso se esse paciente morresse no próximo ano?) é um valioso fator para prever mortalidade em pacientes em diálise; a mortalidade no grupo cuja resposta é "não" é 3,5 vezes maior em comparação com o grupo cuja resposta é "sim". A pergunta surpresa foi adaptada para um escore que prevê a mortalidade em hemodiálise por seis meses disponível *on-line* (http://touchcalc.com/calculators/sq), que também inclui idade, demência, doença vascular periférica e diminuição da albumina[20].

Dados americanos avaliando idosos que iniciaram diálise entre 2009 e 2010 com RFG médio de 12,6mL/min/1,73m^2 apresentaram mortalidade de 12,4% em três meses e 20,4% em seis meses[19].

Estudo francês reportou 1/3 de óbito em idosos três meses após iniciarem diálise. Tal subgrupo apresentava pior *status* functional definido como grande dependência para atividades diárias, incapacidade de deambular ou presença de amputação. Além disso, outros fatores são citados como elevados índices de escores de comorbidade, moradores de casa de repouso, albumina baixa, baixo índice de massa corpórea (IMC), insuficiênica cardíaca sintomática e resposta negativa à pergunta "surpresa" feita pelo nefrologista: "Ficaríamos surpresos se esse paciente falecesse nos próximos doze meses?"[21].

Há ainda um sistema de pontuação validado (Epidemiologia Renal e Rede de Informação Escore de prognóstico – REIN) para mortalidade em seis meses com base em nove variáveis, com pesos diferentes para pacientes em diálise com mais de 75 anos de idade[22].

DIÁLISE DO IDOSO COM LESÃO RENAL AGUDA (LRA)

A maioria dos idosos perde, progressivamente, a função renal, no entanto 51% apresentam episódio de LRA nos seis meses anteriores ao início da terapia e 65% iniciam a diálise internados. Discussões no tratamento conservador sobre o planejamento de cuidados devem incluir os episódios de LRA e internações.

Os pacientes que internam normalmente apresentam RFGe mais elevado, maiores índices de comorbidade e consequentemente maior mortalidade. Muitas vezes, o nefrologista conhece o paciente nesse contexto e encontra-o sem condições de tomada de decisões, familiares fragilizados e um delicado vínculo médico-paciente-familiares ainda em formação.

Repetidas discussões são necessárias para entender as preferências do paciente, no entanto em um ambiente hospitalar o atraso do início da diálise pode não ser uma opção para pacientes com rápido declínio de função renal, hipervolemia, acidose e hipercalemia, por exemplo.

Tanto na fase aguda como na fase crônica pode ser optado por uma tentativa de início de diálise como estratégia voltada tanto para a aquipe médica, como para os familiares e paciente, visando à possível melhora de *status* funcional e/ou qualidade de vida[3].

MANEJO DE SINTOMAS

Indicações clássicas para iniciar diálise incluem hipervolemia refratária, principalmente associada a oligoanúria, pericardite urêmica, hipercalemia refratária e acidose grave. No entanto, a literatura mostra que fadiga e sintomas como náuseas e redução do apetite, além de deterioração nutricional são razões para a maioria das decisões de iniciar diálise[23,24].

Pacientes em diálise continuam com grande quantidade de sintomas como dor, falta de energia, sonolência, dormência e formigamento na boca, falta de apetite, dispneia, edema, dificuldade para dormir e prurido. Apesar da conscientização da carga dos sintomas em pacientes em diálise, o tratamento é parcialmente inadequado devido ao fraco reconhecimento desses.

Existem escores como o Escore de Sintomas em Diálise, constituído por 30 itens que avaliam a gravidade de sintomas físicos e emocionais na última semana[25,26]. Estudos em pacientes dialíticos mostram que um número médio de sintomas variou de 9,0 na população em diálise geral a 10,5 em pacientes dialíticos com altos escores de comorbidade (ICC 8)[27,28].

Pacientes em cuidados paliativos também relatam alto número de sintomas (6,8-17,0), que pode aumentar no mês anterior à morte, principalmente a dor, ocorrendo em 50 a 79% dos pacientes[28,29].

Deve-se recordar que fragilidade pode mimetizar sintomas urêmicos. A presença de sintomas inespecíficos como náuseas, anorexia e deterioração funcional não justificam isoladamente indicação de diálise. Sugere-se sempre a avaliação global do paciente e o compartilhamento conjunto das decisões sobre o início da terapia dialítica[4,30,31].

A tomada de decisão de iniciar ou não diálise deve ser feita levando-se em consideração as possíveis vantagens e desvantagens, conforme ilustrado no quadro 43.1.

Quadro 43.1 – Potenciais vantagens e desvantagens de iniciar diálise *vs.* tratamento conservador em idosos com DRC.

Vantagens	Desvantagens
• Possível maior sobrevida • Melhora do apetite • Mais seguro em algumas situações de LRA • Maior interação social	• Múltiplos procedimentos dolorosos • Perda de função renal residual • Fadiga pós-diálise • Hipotensão • Isquemia cardíaca • Aumento do risco de morte súbita e AVC • Tempo dispendido nas sessões • Hospitalizações • Alta taxa de mortalidade nos 3 meses iniciais • Maior risco de morte intra-hospitalar • Alta taxa de descontinuação do tratamento

LRA = lesão renal aguda; AVC = acidente vascular cerebral.
Modificado de: Rosansky *et al*[3].

No Hospital das Clínicas da Faculdade de Medicina da Universidade de São Paulo, os pacientes idosos com DRC são acompanhados em ambulatório de nefrogeriatria, com abordagem multidisciplinar, onde a tomada de decisão sobre o início da terapia dialítica está pautada na discussão compartilhada com o paciente e familiares, sempre se levando em conta a qualidade de vida e respeitando, acima de tudo, a opinião do paciente.

CONCLUSÃO

A população idosa com DRC está aumentando progressivamente. Perda rápida e progressiva de função renal, comorbidades, episódios de LRA e escores de sobrevida impactam diretamente na indicação da diálise, pois nos auxiliam a identificar qual grupo possivelmente se beneficiaria ou não da diálise.

É essencial o acompanhamento multidisciplinar e discussões com os pacientes e seus familiares sobre preferências e objetivos do paciente no contexto dos poten-

ciais benefícios e malefícios do início da diálise, voltados principalmente para a melhora da qualidade de vida e não exclusivamente para a melhora da sobrevida.

REFERÊNCIAS BIBLIOGRÁFICAS

1. Vandecasteele SJ, Kurella-Tamura MA. Patient-centered vision of care for ESRD: dialysis as a bridging treatment or as a final destination? *J Am Soc Nephrol* 2014; **25**: 1647-1651.
2. Berger JR, Hedayati S. Renal replacement therapy in the elderly population. *Clin J Am Soc Nephrol* 2012; **7**: 1039-1046.
3. Rosansky SJ, Schell J, Shega J et al. Treatment decisions for older adults with advanced chronic kidney disease. *BMC Nephrol* 2017; **18**: 200.
4. Koncicki HM, Swidler MA. Decision Making in Elderly Patients with Advanced Kidney Disease. *Clin Geriatr Med* 2013; **29**: 641-655.
5. Fried LP, Tangen CM, Walston J et al. Frailty in older adults: evidence for a phenotype. *J Gerontol A Biol Sci Med Sci* 2001; **56**: M146-M156.
6. Shlipak MG, Stehman-Breen C, Fried LF et al. The presence of frailty in elderly persons with chronic renal insufficiency. *Am J Kidney Dis* 2004; **43**: 861-867.
7. Johansen KL, Chertow GM, Jin C et al. Significance of frailty among dialysis patients. *J Am Soc Nephrol* 2007; **18**: 2960-2967.
8. Fried LF, Lee JS, Shlipak M et al. Chronic kidney disease and functional limitation in older people: health, aging and body composition study. *J Am Geriatr Soc* 2006; **54**: 750-756.
9. Roshanravan B, Khatri M, Robinson-Cohen C et al. A prospective study of frailty in nephrology-referred patients with CKD. *Am J Kidney Dis* 2012; **60**: 912-921.
10. Davison SN. End-of-life care preferences and needs: perceptions of patients with chronic kidney disease. *Clin J Am Soc Nephrol* 2010; **5**: 195-204.
11. National Kidney Foundation. KDOQI Clinical Practice Guideline for Hemodialysis Adequacy: 2015 Update. et al. *Am J Kidney Dis* 2015; **66**: 884-930.
12. Hallan SI, Ritz E, Lydersen S et al. Combining GFR and albuminuria of ESRD. *J Am SocNephrol* 2009; **20**: 1069-1077.
13. Moranne O, Couchoud C, Vigneau C. PSPA Study Investigators. Characteristics and treatment course of patients older than 75 years, reaching end-stage renal failure in France. The PSPA study. *J Gerontol A Biol Sci Med Sci* 2012; **67**: 1394-1399.
14. Turin TC, James M, Ravani P et al. Proteinuria and rate of change in kidney function in a community-based population. *J Am Soc Nephrol.* 2013; **24**: 1661-1667.
15. Beddhu S, Bruns FJ, Saul M et al. A simple comorbidity scale predicts clinical outcomes and costs in dialysis patients. *Am J Med* 2000; **108**: 609-613.
16. Murtagh FE, Marsh JE, Donohoe P et al. Dialysis or not? A comparative survival study of patients over 75 years with chronic kidney disease stage 5. *Nephrol Dial Transplant* 2007; **22**: 1955-1962.
17. Wong CF, McCarthy M, Williams PS. Factors affecting survival in advanced chronic kidney disease patients who choose not to receive dialysis. *Ren Fail* 2007; **29**: 653-659.
18. Chandna SM, Da Silva-Gane M, Marshall C et al. Survival of elderly patient with stage 5 CKD: comparison of conservative management and renal replacement therapy. *Nephrol Dial Transplant* 2011; **26**: 1608-1614.
19. Thamer M, Kaufman JS, Zhang Y et al. Predicting early death among elderly dialysis patients: development and validation of a risk score to assist shared decision making for dialysis initiation. *Am J Kidney Dis* 2015; **66**: 1024-1032.
20. Cohen LM, Ruthazer R, Moss AH et al. Predicting six-month mortality for patients who are on maintenance hemodialysis. *Clin J Am Soc Nephrol* 2010; **5**: 72-79.

21. Couchoud CG, Beuscart JB, Aldigier JC *et al.* Development of a risk stratification algorithm to improve patient-centered care and decision making for incident elderly patients with end-stage renal disease. *Kidney Int* 2015; **88**: 1178-1186.

22. Couchoud C, Labeeuw M, Moranne O *et al.* A clinical score to predict 6-month prognosis in elderly patients starting dialysis for end-stage renal disease. *Nephrol Dial Transplant* 2009; **24**: 1553-1561.

23. Curtis BM, Barrett BJ, Jindal K *et al.* Canadian survey of clinical status at dialysis initiation 1998-1999: A multicenter prospective survey. *Clin Nephrol* 2012; **58**: 282-288.

24. O'Hare AM, Wong SP, Yu MK *et al.* Trends in the timing and clinical context of maintenance dialysis initiation. *J Am Soc Nephrol* 2015; **26**: 1975-1981.

25. Davison SN. Pain in hemodialysis patients: prevalence, cause, severity and management. *Am J Kidney Dis* 2003; **42**: 1239-1247.

26. Weisbord SD, Fried LF, Mor MK *et al.* Renal provider recognition of symptoms in patients on maintenance hemodialysis. *Clin J Am Soc Nephrol* 2007; **2**: 960-967.

27. Weisbord SD, Fried LF, Arnold RM *et al.* Prevalence, severity and importance of physical and emotional symptoms in chronic hemodialysis patients. *J Am Soc Nephrol* 2005; **16**: 2487-2494.

28. Weisbord SD, Carmody SS, Bruns FJ *et al.* Symptom burden, quality of life, advance care planning and the potential value of palliative care in severely ill haemodialysis patients. *Nephrol Dial Transplant* 2003; **18**: 1345-1352.

29. O'Connor NR, Kumar P. Conservative management of end-stage renal disease without dialysis: a systemic review. *J Palliat Med* 2012; **15**: 228-235.

30. Kurella Tamura M, O'Hare AM, McCulloch CE, Johansen KL. Signs and symptoms associated with earlier dialysis initiation in nursing home residents. *Am J Kidney Dis* 2010; **56**: 1117-1126.

31. Crews DC, Jaar BG, Plantinga LC *et al.* Inpatient hemodialysis initiation: reasons, risk factors and outcomes. *Nephron Clin Pract* 2010; **114**: c19-c28.

44

RECONHECIMENTO DE FENÓTIPOS EM HEMODIÁLISE: CARACTERIZAÇÃO E INFLUÊNCIA NA EVOLUÇÃO CLÍNICA

Karina de Jesus Antonio

Jacqueline Costa Teixeira Caramori

◆

INTRODUÇÃO

A doença renal crônica (DRC) provoca prejuízos na qualidade de vida geral dos pacientes, criando limitações físicas, funcionais, metabólicas, sociais e mentais[1]., As alterações nutricionais na DRC resultam em desnutrição, inflamação, *protein-energy wasting* (PEW), perdas musculares, associada a resultados clínicos adversos, altas taxas de morbimortalidade e aumento dos custos com saúde[1-3]. No mundo, a DRC é considerada um problema de saúde pública, nos dados do censo de Brasil de 2018 estima-se que 133.464 pacientes estavam em tratamento dialítico[4].

É importante reconhecer que pacientes em diálise apresentam múltiplos sintomas[5], alterações hormonais, metabólicas e físicas[2], que resultam em comprometimento funcional, maior risco de quedas, fraturas, alta prevalência de fragilidade, redução da qualidade de vida, maior ocorrência de hospitalização e morte[3,5,6]. Além disso, pacientes em diálise têm menor do que a população geral, contribuindo para a disfunção muscular esquelética, que está associada a pior desempenho físico, função física prejudicada e incapacidade[8,9].

A ocorrência de diversos sintomas reforça a hipótese do processo de envelhecimento prematuro associado à DRC, contribuindo para descrever determinados fenótipos, associados ao envelhecimento vascular, perda de massa muscular, doença óssea, disfunção cognitiva e fragilidade[10]. O envelhecimento precoce é induzido pelo aumento da carga alostática, ativação da "resposta à resistência ao estresse", ativação de mecanismos de promoção da idade e comprometimento de vias antienvelhecimento[11]; à vista disso, doentes renais podem apresentar manifestações senis apesar de relativamente jovens[11,12].

Inicialmente conhecido como um gene antienvelhecimento e expresso principalmente nos rins, o *Klotho*, está significativamente correlacionado com o desenvolvimento e a progressão da DRC e suas complicações. Experimentalmente, camundongos deficientes em *Klotho* e indivíduos com DRC têm fenótipos semelhantes, sugerindo que essa proteína esteja fortemente correlacionada com o mecanismo patogênico da doença[13].

Entre outras alterações clínicas, a DRC caracteriza-se pelo aumento do catabolismo, alta produção de citocinas inflamatórias, acidose metabólica, alterações hormonais, inatividade física, restrições alimentares e perdas de aminoácidos e proteínas durante a diálise[2,14-16], tais condições reforçam o desafio do estado nutricional e refletem em alguns diagnósticos, como desnutrição, caquexia, PEW e sarcopenia[17-20].

A desnutrição, com prevalência variável, entre 18 e 75% na DRC[21], consequência da ingestão insuficiente ou dieta inadequada, é caracterizada por respostas adaptativas ao balanço energético negativo, como diminuição do gasto energético e preservação da massa corporal magra e massa muscular[17]. Em hemodiálise (HD) a etiologia da anorexia foi atribuída a muitos fatores. Suneja et al analisaram, durante um período de três dias, o perfil hormonal do tecido adiposo, intestino e do sistema nervoso, que apresentaram níveis elevados de leptina e hormônio PYY. A grelina acilada, um hormônio intestinal orexigênico, foi menor e não exibiu o pico de pré-refeição, descrevendo anormalidades hormonais envolvidas na regulação da homeostase energética nos pacientes em DRC[22].

Na DRC, a caquexia é uma forma mais grave da PEW, pela diminuição das reservas corporais de proteínas e de gordura, combustíveis energéticos. Essa anormalidade está frequentemente associada à diminuição da capacidade funcional relacionada ao estresse metabólico[23]. Diante do aumento do gasto energético, perda de massa muscular e subutilização relativa da gordura, mostra-se diferente da desnutrição e não pode ser resolvida apenas por esforços nutricionais[18].

Por outro lado, a diminuição de massa muscular e força e/ou função caracterizam a sarcopenia, reconhecida como doença muscular, distúrbio muscular esquelético progressivo e generalizado[24]. Sua prevalência varia de acordo com os critérios empregados, chegando a 73,5% dos pacientes[25], estando associada a resultados clínicos determinantes, ocorrência de complicações cardiovasculares, limitações de mobilidade, hospitalizações, quedas, fraturas e aumento da morbimortalidade[20,26].

Diferente da população normal, em doentes renais existe um "paradoxo da obesidade", também tratada como "epidemiologia reversa", ao se interpretar o índice de massa corporal (IMC), autores apontaram que quando maior estaria associado a um fator de proteção, maior sobrevivência. Tanto o aumento da gordura corporal total quanto o da massa muscular esquelética foram protetores. Prováveis motivos do paradoxo da obesidade incluem perda de proteínas e energia e inflamação[27].

Em 2001, Fried et al caracterizaram doentes renais por possuírem o fenótipo de fragilidade, definido ao incorporarem distúrbios em domínios inter-relacionados: encolhimento, fraqueza, baixa resistência e energia, lentidão e baixo nível de atividade física. Aqueles com três ou mais dos cinco domínios foram considerados frágeis[28-29]. Os autores consideraram que sarcopenia esteja no domínio do fenótipo de fragilidade; diagnóstico de frágil deve ser tratado com atenção, pois a fragilidade geralmente leva a espiral de declínio crescente e risco de desenvolver incapacidade, queda, internações hospitalares e morte[28].

O reconhecimento de diferentes manifestações visíveis ou detectáveis, com base em evidências, é essencial para permitir que os profissionais de saúde identifiquem e diferenciem essas condições. Maior compreensão da diferença e interação de parâmetros têm o potencial de informar o desenvolvimento e incorporar condutas direcionadas, para reduzir a morbimortalidade[30].

Estudos em outras áreas da saúde capturaram a heterogeneidade de pacientes usando técnicas de agrupamento, descrevendo fenótipos, permitindo opiniões personalizadas[31]. Segundo Shoskes, na doença pulmonar obstrutiva crônica, utilizando análises de *cluster*, a fenotipagem pôde identificar condições modificáveis que afetam os sintomas urológicos e resultados das intervenções[32].

Mehta et al mostraram exemplo dessa análise na nefrologia ao aplicar na agressão induzida por drogas, responsável por 19-26% dos casos de lesão renal aguda, assim investigaram fenótipos distintos e de combinação com intuito de desenvolver estratégias para prevenir e gerenciar a condição de toxicidade, revelando uma estrutura consistente para clínicos, investigadores, indústria e agências reguladoras, permitindo avaliarem a nefrotoxicidade de medicamentos em vários contextos[33].

Preocupações comumente identificadas somadas à complexidade da DRC são desafiadoras, manifestações clínicas inespecíficas, etiologia multifatorial, fisiopatologia complexa mostram que geralmente as condições coexistem para revelar diferentes fenótipos, que merecem ser identificados. Oportunidades para validar ferramentas alternativas que interpretem desfechos e gravidade dos pacientes além de reconhecimento e compreensão dos mecanismos fisiopatológicos de grande importância para a pesquisa de intervenções e terapêuticas eficazes[34].

Os estágios finais da DRC são caracterizados por diversidade de sintomas e parâmetros, resultando em má qualidade de vida. Identificar fenótipos e subgrupos de pacientes, com maior risco e associação de condições, por meio de análise de agrupamentos é uma ferramenta inovadora[35].

Na DRC, inflamação sistêmica é reconhecida como um dos principais contribuintes para o fenótipo urêmico, está relacionada a vários processos de envelhecimento e preditor de mortalidade cardiovascular e por outras causas. Certamente a inflamação interage com diversos fatores, além do acúmulo de toxinas urêmicas[36], marcadores inflamatórios, como proteína C-reativa (PCR), interleucina-6 (IL-6), fibrinogênio e moléculas de adesão solúveis, que estão alteradas e são preditores de mortalidade nessa população[37].

ESTRATÉGIAS DE RECONHECIMENTO DE AGRUPAMENTOS CLÍNICOS

Interpretar a DRC baseada apenas na modalidade dialítica parece ser insuficiente, afinal não avança em diagnóstico, as consequências da doença, dependendo da terapia, têm comportamento diverso e complexo. Assim, sugere-se observar pacientes com diferentes fenótipos sob o mesmo tratamento. A abordagem única, apesar de existirem fenótipos diferentes, pode contribuir para a ineficácia da prevenção do diagnóstico e da terapêutica.

Agrupamento de características semelhantes em grupos homogêneos maximinizando a heterogeneidade entre pessoas é obtido por meio da técnica estatística multivariada, *cluster*[38]. A metodologia de *cluster,* em k--médias, consiste em desagregar um conjunto de objetos em subconjuntos menores, segundo suas características (variáveis). Seguindo cálculos matemáticos de distância, é possível atribuir medida de proximidade (similaridade) a todos os pares de objetos e entre cada objeto e os sub-grupos[39]. Adequado para identificar grupos dentro de um conjunto de dados, ou seja, incluir indivíduo que não está claro qual condição pertence. O método produz *clusters* esféricos, forçando-os a subgrupos de tamanhos semelhantes, além disso, é sensível a valores discrepantes[38,40].

Clusters podem ser aplicados em diversas áreas, na área da saúde, e técnicas de análise de agrupamentos foram utilizadas para identificar padrões de expressão de sintomas para definir categorias de diagnóstico[41], como gestão de ferramenta de SUS, na avaliação e monitorização de serviços de saúde, em municípios de grande porte ou em regiões de saúde[39], e investigar pacientes em hemodiálise[42], entre outros. Uma das principais vantagens da análise de *cluster* é a objetividade, possibilidade para incluir múltiplas variáveis que assumem a mesma ponderação, ajudando a minimizar o viés[40].

Cluster de sintomas são definidos como dois ou mais parâmetros de ocorrência simultânea relacionados entre si e não necessariamente compartilham uma etiologia comum[41]. O *cluster* não possui uma definição clara; no entanto, fornece uma base científica e uma nova direção para o atendimento clínico. Um entendimento do agrupamento de sintomas dos pacientes pode ajudar os clínicos a desenvolver ferramentas de avaliação mais abrangentes e úteis, bem como intervenções mais direcionadas e eficazes[42-43].

A pesquisa sobre agrupamentos em pacientes em HD pode ser uma nova direção para o atendimento clínico, entretanto nenhum consenso foi definido sobre a composição, consistência e estabilidade longitudinal de parâmetros na população de HD. Recentemente, a literatura foi revisada e Lockwood *et al* trouxeram conhecimentos sobre diferentes ferramentas de avaliação e variáveis para a construção e acompanhamento dos *clusters*[44].

DESFECHOS DE UMA COORTE DE HEMODIÁLISE INTERPRETADA POR *CLUSTER*

Condições adversas significativas aumentam a morbi-mortalidade e prejudicam a qualidade de vida dos pacientes em HD[45]. Os sintomas da DRC são sub-reconhecidos, e os pacientes apresentam dor, fadiga, cansaço, prurido, anorexia, constipação, mal-estar, falta de apetite e sonolência[46,47]. Tais sintomas são relacionados à qualidade de vida e estão associados à hospitalização, independentemente de fatores demográficos[45].

Na coorte observada no Hospital das Clínicas da Faculdade de Medicina de Botucatu – Universidade Estadual Paulista (HC-FMBUNESP), o registro de todos os pacientes prevalentes em HD permitiu uma análise de *cluster*, com características clínicas, laboratoriais e nutricionais. Investigaram-se infecção, internação, além de acompanhamento de mortalidade ao longo de 24 meses. A análise de agrupamento por *clusters* levou à exclusão de seis pacientes, que não pertenciam ao modelo hierárquico. Para a construção dos *clusters*, foram considerados 174 pacientes.

Na análise de agrupamento, foram identificados cinco *clusters* que apresentaram diferença para variáveis sexo, idade, Kt/V (índice de adequação da diálise), creatinina, ureia, albumina, hematócrito, linfócito, diabetes, 25-hidroxivitamina D, fósforo, ferro, bicarbonato, proteína C-reativa, colesterol total, HDL (lipoproteína de alta densidade), triglicérides, IMC, parâmetros de avaliação da composição corporal e função muscular.

Cluster 1 reuniu predominantemente doentes renais do sexo feminino, sendo 40,6% dos pacientes, pelo IMC de 24,2kg/m², eutróficos, entretanto com massa livre de gordura (MLG), água intracelular, extracelular e água corporal total em quantidade menor que os outros *clusters*; também foi o *cluster* que reuniu maior prevalência de sarcopênicos. O *cluster* 2 agrupou 62,5% dos pacientes do sexo feminino, com prevalência de anemia e linfopenia; este apresentou os menores índice de massa muscular apendicular (MMA).

Cluster 3 agrupou 91,7% dos pacientes do sexo masculino, aqueles com maiores valores de MLG, massa gorda (MG), MMA, valores de água intracelular, extracelular e água corporal total, maiores valores de peso e IMC de 28,93kg/m², e que possuíam força de preensão manual (FPM) maior do que o ponto de corte. O *cluster* 5 diferiu dos demais em relação à idade, agrupou os mais jovens, com menor tempo de diálise, altas concentrações de creatinina, ureia, linfócito, 25-hidroxivitamina D, fósforo e ferro, adequados parâmetros na bioimpedância e da FPM.

Destaque nessa análise foi revelado na observação do *cluster* 4, devido às condições, diabetes, sarcopenia, anemia e linfopenia, idade avançada, sexo masculino marcados por creatinina, ureia, albumina, 25-hidroxivitamina D, ferro e ferritina em baixas concentrações; o oposto para glicemia e proteína C-reativa. Aspectos de função muscular, FPM e MMA estavam com valores baixos, com essas informações ilustrou-se o *cluster* 4 conforme a figura 44.1.

A avaliação precisa do estado nutricional, composição corporal, sintomas e comorbidades tem sido fundamental para proporcionar atendimento ampliado aos pacientes com DRC. Entre as diversas avaliações, consideramos a massa muscular um importante preditor de sobrevida em pacientes em diálise; além disso, vários métodos são válidos para completar essa mensuração. A creatinina sérica é um marcador confiável, de baixo custo e de fácil acesso, sendo menor massa relacionada

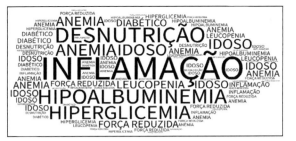

Figura 44.1 – Principais condições clínicas que compõem o *cluster* 4.

com o declínio da creatinina sérica[48]. Baixo IMC e creatinina sérica são marcadores substitutos de fragilidade e sarcopenia e corroboram para o aumento da mortalidade por todas as causas e mortalidade cardiovascular em pacientes idosos[49].

A deficiência de vitamina D (< 20ng/mL) está associada a diversos sintomas e resultados, hiperparatireoidismo secundário, baixa densidade mineral óssea, fraqueza muscular, risco de quedas e mortalidade[50-52].

Inflamação persistente e de baixo grau é outra característica marcante, seja por aumento da produção de citocinas pró-inflamatórias, estresse oxidativo e acidose, infecções crônicas e recorrentes, ou metabolismo alterado do tecido adiposo, estando envolvida no desenvolvimento da mortalidade por todas as causas desses pacientes[53]. Baixos valores de FPM também foram associados à mortalidade independente da modalidade de diálise[54]. Nosso resultado observou no *cluster* 4 piores prognósticos, sintomas e desfechos (Figura 44.2).

Desfechos clínicos, como internação e infecção, não foram estatisticamente significantes. O *cluster* 4 reuniu a maior perda ponderal involuntária, com perda de peso ponderal maior que 5% em 2 anos.

Observando o *cluster* 4, identificaram-se ser frágeis: pacientes idosos, perda de peso não intencional, fraqueza, declínios na massa corporal magra e força. Na população geral, o conceito de fragilidade está associado a piores resultados e aumento de cuidados de saúde[55], concordando com os achados de que o *cluster* frágil teve pior desfecho em relação à mortalidade após dois anos de observação (Tabela 44.1).

A fragilidade é considerada altamente prevalente com avanço da idade e confere alto risco de quedas, incapacidade, hospitalização e mortalidade[29]. A DRC mostra-se uma causa potencial de fragilidade, com fatores vasculares e não vasculares[55]. O rastreamento da fragilidade ainda não foi amplamente implementado nos cuidados de rotina em nefrologia, e os pacientes com DRC apresentam alto risco.

CONCLUSÕES

A motivação desta abordagem foi estabelecer que existem fenótipos clinicamente relevantes, mostramos isso usando análises de *cluster* em dados de prontuários médicos eletrônicos, prontamente disponíveis. Sugerimos que o reconhecimento por *clusters* pode ser um passo para particularizar o acompanhamento e o tratamento, atuando com maior efetividade em agrupamentos clínicos.

Agradecimentos

À Faculdade de Medicina de Botucatu – UNESP, em especial ao programa de pós-graduação em Fisiopatologia em Clínica Médica, à Diálise do Hospital das Clínicas, pelo cenário de ensino, pesquisa e assistência, e à Coordenação de Aperfeiçoamento de Pessoal de Nível Superior (CAPES) pelo apoio financeiro.

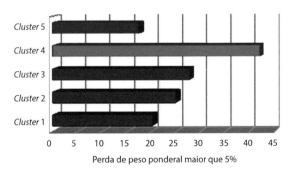

Figura 44.2 – Distribuição do percentual de pacientes nos *clusters* quanto à perda de peso maior que 5% em 2 anos.

REFERÊNCIAS

1. National Kidney Foundation. K/DOQI clinical practice guidelines for chronic kidney disease: evaluation, classification, and stratification. *Am J Kidney Dis* 2002; **39**: S1-266.
2. Carrero JJ, Stenvinkel P, Cuppari L *et al*. Etiology of the protein-energy wasting syndrome in chronic kidney disease: a consensus statement from the international society of renal nutrition and metabolism (ISRNM). *J Ren Nutr* 2013; **23**: 77-90.
3. Kalantar-Zadeh K, Kopple JD, Block G, Humphreys MH. A malnutrition-inflammation score is correlated with morbidity and mortality in maintenance hemodialysis patients. *Am J Kidney Dis* 2001; **38**: 1251-1263.
4. Censo Brasileiro de Nefrologia. http://www.censo-sbn.org.br/inicio. Acessado em 03/01/2020.

Tabela 44.1 – Comparação da mortalidade observada em dois anos de seguimento.

	Cluster 1 N = 64	*Cluster* 2 N = 32	*Cluster* 3 N = 36	*Cluster* 4 N = 19	*Cluster* 5 N = 23	p
Mortalidade %	13 (20,3)	8 (25,0)	9 (25,0)	9 (47,4)	2 (8,7)	0,05

5. Amro A, Waldum B, Dammen T et al. Symptom clusters in patients on dialysis and their association with quality-of-life outcomes. *J Ren Care* 2014; **40**: 23-33.

6. Kraus MA, Fluck RJ, Weinhandl ED et al. Intensive Hemodialysis and health-related quality of life. *Am J Kidney Dis* 2016; **68**: 33-42.

7. Wong RMY, Wong H, Zhang N et al. The relationship between sarcopenia and fragility fracture–a systematic review. *Osteoporos Int* 2019; **30**: 541-553.

8. Fried LF, Lee JS, Shlipak M et al. Chronic kidney disease and functional limitation in older people: health, aging and body composition study. *J Am Geriatr Soc* 2006; **54**: 750-756.

9. Tsai Y-C, Chen H-M, Hsiao S-M et al. Association of physical activity with cardiovascular and renal outcomes and quality of life in chronic kidney disease. *PLoS One* 2017; **12**: e0183642.

10. Kooman JP, van der Sande FM, Leunissen KML. Kidney disease and aging: a reciprocal relation. *Exp Gerontol* 2017; **87**: 156-159.

11. Kooman JP, Kotanko P, Schols AMWJ et al. Chronic kidney disease and premature ageing. *Nat Rev Nephrol* 2014; **10**: 732-742.

12. Johansen KL, Chertow GM, Jin C, Kutner NG. Significance of frailty among dialysis patients. *J Am Soc Nephrol* 2007; **18**: 2960-2967.

13. Zou D, Wu W, He Y et al. The role of klotho in chronic kidney disease. *BMC Nephrol* 2018; **19**: 285.

14. Bogacka A, Sobczak-Czynsz A, Kucharska E et al. Analysis of nutrition and nutritional status of haemodialysis patients. *Rocz Panstw Zakl Hig* 2018; **69**: 165-174.

15. Kalantar-Zadeh K, Block G, McAllister CJ et al. Appetite and inflammation, nutrition, anemia, and clinical outcome in hemodialysis patients. *Am J Clin Nutr* 2004; **80**: 299-307.

16. Kalantar-Zadeh K, Stenvinkel P, Pillon L, Kopple JD. Inflammation and nutrition in renal insufficiency. *Adv Ren Replace Ther* 2003; **10**: 155-169.

17. Mak RH, Ikizler AT, Kovesdy CP et al. Wasting in chronic kidney disease. *J Cachexia Sarcopenia Muscle* 2011; **2**: 9-25.

18. Mak RH. Cachexia in children with chronic kidney disease. *Curr Opin Support Palliat Care* 2016; **10**: 293-297.

19. Sabatino A, Regolisti G, Karupaiah T et al. Protein-energy wasting and nutritional supplementation in patients with end-stage renal disease on hemodialysis. *Clin Nutr* 2017; **36**: 663-671.

20. de Souza VA, de Oliveira D, Mansur HN et al. Sarcopenia in chronic kidney disease. *J Bras Nefrol* 2015; **37**: 98-105.

21. Kalantar-Zadeh K, Ikizler TA, Block G et al. Malnutrition-inflammation complex syndrome in dialysis patients: causes and consequences. *Am J Kidney Dis* 2003; **42**: 864-881.

22. Suneja M, Murry DJ, Stokes JB, Lim VS. Hormonal regulation of energy-protein homeostasis in hemodialysis patients: an anorexigenic profile that may predispose to adverse cardiovascular outcomes. *Am J Physiol Metab* 2011; **300**: 55-64.

23. Fouque D, Kalantar-Zadeh K, Kopple J et al. A proposed nomenclature and diagnostic criteria for protein–energy wasting in acute and chronic kidney disease. *Kidney Int* 2008; **73**: 391-398.

24. Cruz-Jentoft AJ, Bahat G, Bauer J et al. Sarcopenia: revised European consensus on definition and diagnosis. *Age Ageing* 2018; **48**: 16-31.

25. Lamarca F, Carrero JJ, Rodrigues JCD et al. Prevalence of sarcopenia in elderly maintenance hemodialysis patients: the impact of different diagnostic criteria. *J Nutr Health Aging* 2014; **18**: 710-717.

26. Moorthi RN, Avin KG. Clinical relevance of sarcopenia in chronic kidney disease. *Curr Opin Nephrol Hypertens* 2017; **26**: 219-228.

27. Park J, Ahmadi S-F, Streja E et al. Obesity paradox in end-stage kidney disease patients. *Prog Cardiovasc Dis* 2014; **56**: 415-425.

28. Musso CG, Jauregui JR, Macías Núñez JF. Frailty phenotype and chronic kidney disease: a review of the literature. *Int Urol Nephrol* 2015; **47**: 1801-1807.

29. Fried LP, Tangen CM, Walston J et al. Frailty in older adults: evidence for a phenotype. *J Gerontol A Biol Sci Med Sci* 2001; **56**: 146-156.

30. Levey AS, Eckardt K-U, Tsukamoto Y et al. Definition and classification of chronic kidney disease: a position statement from kidney disease: Improving Global Outcomes (KDIGO). *Kidney Int* 2005; **67**: 2089-2100.

31. Rennard SI, Locantore N, Delafont B et al. Identification of five chronic obstructive pulmonary disease subgroups with different prognoses in the eclipse cohort using cluster analysis. *Ann Am Thorac Soc* 2015; **12**: 303-312.

32. Shoskes DA, Vij SC, Shoskes A et al. Development of a clinically relevant men's health phenotype and correlation of systemic and urologic conditions. *Urology* 2018; **114**: 77-82.

33. Mehta RL, Awdishu L, Davenport A et al. Phenotype standardization for drug-induced kidney disease. *Kidney Int* 2015; **88**: 226-234.

34. Makris K, Spanou L. Acute kidney injury: definition, pathophysiology and clinical phenotypes. *Clin Biochem Rev* 2016; **37**: 85-98.

35. Lockwood MB, Lash JP, Pauls H et al. Physical symptom cluster subgroups in chronic kidney disease. *Nurs Res* 2019; **69**: 100-108.

36. Cobo G, Lindholm B, Stenvinkel P. Chronic inflammation in end-stage renal disease and dialysis. *Nephrol Dial Transplant* 2018; **33**: 35-40.

37. Shlipak MG, Fried LF, Crump C et al. Elevations of inflammatory and procoagulant biomarkers in elderly persons with renal insufficiency. *Circulation* 2003; **107**: 87-92.

38. Liao M, Li Y, Kianifard F et al. Cluster analysis and its application to healthcare claims data: a study of end-stage renal disease patients who initiated hemodialysis. *BMC Nephrol* 2016; **17**: 25.

39. Yoshimi-Tanaka O, Drumond Júnior M, Cristo EB et al. Uso da análise de clusters como ferramenta de apoio à gestão no SUS. *Saúde Soc* 2015; **24**: 34-45.

40. Haldar P, Pavord ID, Shaw DE et al. Cluster analysis and clinical asthma phenotypes. *Am J Respir Crit Care* 2008; **178**: 218-224.

41. Everitt BS, Landau S. The use of multivariate statistical methods in psychiatry. *Stat Methods Med Res* 1998; **7**: 253-277.

42. Yu I-C, Huang J-Y, Tsai Y-F. Symptom cluster among hemodialysis patients in Taiwan. *Appl Nurs Res* 2012; **25**: 190-196.

43. Dodd MJ, Miaskowski C, Paul SM. Symptom clusters and their effect on the functional status of patients with cancer. *Oncol Nurs Forum* 2001; **28**: 465-470.

44. Lockwood MB, Chung S, Puzantian H et al. Symptom Cluster Science in Chronic Kidney Disease: A Literature Review. *West J Nurs Res* 2019; **41**: 1056-1091.

45. Mapes DL, Lopes AA, Satayathum S et al. Health-related quality of life as a predictor of mortality and hospitalization: the dialysis outcomes and practice patterns study (DOPPS). *Kidney Int* 2003; **64**: 339-349.

46. Murtagh FEM, Addington-Hall J, Higginson IJ. The prevalence of symptoms in end-stage renal disease: a systematic review. *Adv Chronic Kidney Dis* 2007; **14**: 82-99.

47. Davison SN, Jhangri GS. Impact of pain and symptom burden on the health-related quality of life of hemodialysis patients. *J Pain Symptom Manage* 2010; **39**: 477-485.

48. Kalantar-Zadeh K, Streja E, Molnar MZ et al. Mortality prediction by surrogates of body composition: an examination of the obesity paradox in hemodialysis patients using composite ranking score analysis. *Am J Epidemiol* 2012; **175**: 793-803.

49. Goel K, Gulati R, Reeder GS et al. Low Body Mass Index, Serum Creatinine, and Cause of Death in Patients Undergoing Percutaneous Coronary Intervention. *J Am Heart Assoc* 2016; **5**: e003633.

50. Mucsi I, Almási C, Deák G *et al.* Serum 25(OH)-vitamin D levels and bone metabolism in patients on maintenance hemodialysis. *Clin Nephrol* 2005; **64**: 288-294.

51. Bataille S, Landrier J-F, Astier J *et al.* The "dose-effect" relationship between 25-hydroxyvitamin d and muscle strength in hemodialysis patients favors a normal threshold of 30ng/ml for plasma 25-hydroxyvitamin d. *J Ren Nutr* 2016; **26**: 45-52.

52. Pilz S, Iodice S, Zittermann A *et al.* Vitamin D status and mortality risk in CKD: a meta-analysis of prospective studies. *Am J Kidney Dis* 2011; **58**: 374-382.

53. Mihai S, Codrici E, Popescu ID *et al.* Inflammation-related mechanisms in chronic kidney disease prediction, progression, and outcome. *J Immunol Res* 2018; **2018**: 2000-2016.

54. Vogt BP, Borges MCC, Goés CR de, Caramori JCT. Handgrip strength is an independent predictor of all-cause mortality in maintenance dialysis patients. *Clin Nutr* 2016; **35**: 1429-1433.

55. Chowdhury R, Peel NM, Krosch M, Hubbard RE. Frailty and chronic kidney disease: a systematic review. *Arch Gerontol Geriatr* 2017; **68**: 135-142.

45

DOSE DE DIÁLISE PERITONEAL: UM MESMO Kt/V É IDEAL PARA TODOS OS PACIENTES?

Géssica Sabrine Braga Barbosa
Rosilene Motta Elias

◆

DIÁLISE PERITONEAL E KT/V

A diálise peritoneal (DP) é uma alternativa de terapia renal substitutiva empregada no tratamento de portadores de doença renal crônica (DRC) estágio 5. Mundialmente, cerca de 300.000 pacientes são tratados com DP[1,2].

À semelhança do ocorrido com pacientes em programa de hemodiálise, surgiu a necessidade de se adotar para pacientes em programa de DP um enfoque quantitativo de adequação.

Apesar de a questão das toxinas urêmicas ainda não estar bem definida na literatura especializada, a adequação da terapia dialítica tem sido feita, na maioria dos centros de diálise do mundo, em termos do soluto ureia. Utiliza-se, para tanto, um índice de diálise introduzido por Gotch e Sargen, no ano de 1985, conhecido como Kt/V, no qual, o K corresponde à depuração do dialisador em mL/min; o t, à duração da sessão de hemodiálise em minutos; e o V ao Volume de distribuição de ureia em mL[2].

Para o cálculo do Kt/V semanal em DP, é necessário estimar o componente peritoneal (Kt/Vp) e o renal (Kt/Vr). Para o cálculo do Kt/Vp semanal, é preciso guardar toda a solução de diálise drenada em um período de 24 horas e aferir o volume drenado e sua concentração de ureia. Ao multiplicar a concentração de ureia pelo volume drenado, obtém-se a massa de ureia eliminada em 24 horas no peritônio. A depuração peritoneal de 24 horas é, então, obtida dividindo-se a massa total de ureia eliminada pela concentração plasmática de ureia. Por fim, o Kt/Vp de um dia é obtido dividindo-se a depuração peritoneal de 24 horas de ureia pelo volume de distribuição de ureia. O Kt/Vp semanal corresponde ao Kt/Vp de um dia multiplicado por sete[2].

O cálculo do Kt/Vr semanal é feito coletando-se o volume urinário de 24 horas. O produto da concentração urinária de ureia pelo volume urinário corresponde à massa extraída de ureia na urina. Ao se dividir a massa de ureia extraída na urina pela concentração plasmática de ureia, obtém-se a depuração de ureia renal. O Kt/Vr de um dia obtém-se dividindo a depuração renal de ureia pelo volume de distribuição de ureia. Para obter o Kt/Vr semanal basta multiplicar por sete. O Kt/V semanal em DP é a soma dos componentes peritoneal e renal[2].

O volume de distribuição de ureia, que corresponde ao conteúdo total da água no organismo, pode ser estimado como uma porcentagem fixa do peso corporal (homens 60%, mulheres 55%), por bioimpedância ou pela equação antropométrica de Watson[3].

A tabela 45.1 mostra a variação da água corporal total de acordo com o sexo e a idade[4,5].

Para simplificar a tabela 45.1, extrapola-se o cálculo da composição de água corporal total de acordo com porcentagens fixas de peso, conforme demonstrado na tabela 45.2

Tabela 45.1 – Variação da água corporal total de acordo com o sexo e a idade.

População	Água corporal total, %	Variação, %
Recém-nascido	74	64-84
6 meses-1 ano	60	57-64
1-12 anos	60	49-75
Homens 12-18 anos	59	52-66
Mulheres 12-18 anos	56	49-63
Homens 19-50 anos	59	43-73
Mulheres 19-50 anos	50	41-60
Homens > 51 anos	56	47-67
Mulheres > 51 anos	47	39-57

Adaptada de: Altman PL. 1961[5].

Tabela 45.2 – Cálculo de água corporal total conforme sexo e idade.

Homem < 65 anos	Peso (em kg) × 0,6
Homem ≥ 65 anos	Peso (em kg) × 0,5
Mulher < 65 anos	Peso (em kg) × 0,5
Mulher ≥ 65 anos	Peso (em kg) × 0,45

A equação de Watson também é muito utilizada para o cálculo da composição de água corporal total (TBW)[3]:

Homem TBW =	$2.447 - (0{,}09156 \times idade) + (0{,}1074 \times altura) + (0{,}3362 \times peso)$
Mulher TBW =	$-2.097 + (0{,}1069 \times altura) + (0{,}2466 \times peso)$

A tabela 45.3 demonstra a comparação entre o volume de água corporal em L de acordo com as três possibilidades de cálculo.

Sabe-se, contudo, que a água corporal total varia de acordo com a composição corporal, por exemplo, alguns

Tabela 45.3 – Comparação entre o volume de água corporal em L de acordo com as três possibilidades de cálculo.

	Bioimpedância	Watson	% Peso
Homem, 69 anos, 98kg, 170cm	49	47,3	49
Homem, 23 anos, 76kg, 180cm	51	45,2	45,6
Mulher, 91 anos, 67kg, 160cm	29	31,5	30,1
Mulher, 29 anos, 61kg, 165cm	32	30,6	30,5

tecidos, como o muscular, contêm mais água que o tecido adiposo, além de variabilidade entre grupos raciais e em algumas comorbidades, como diabetes. Dessa maneira, para um mesmo Kt/V de ureia, provavelmente a depuração de ureia efetivamente entregue seja diferente entre os indivíduos.

A perda progressiva da função renal residual compromete o valor de Kt/V, uma vez que reduz o componente renal do Kt/V.

Na revisão das diretrizes americanas de diálise em 2006, ficou estabelecido que o Kt/V semanal total teria que ser no mínimo 1,7, baseado em estudos realizados com o método CAPD (*Continuous Ambulatory Peritoneal Dialysis*). Apesar de a maioria dos autores utilizarem esse alvo de Kt/V em CAPD, ainda se questiona na literatura se esse índice é ou não adequado para avaliar mortalidade e morbidade dessa população. O estudo prospectivo multicêntrico canadense e americano, conhecido como CANUSA, que avaliou 680 pacientes em programa de CAPD durante 2 anos, mostrou que cada incremento no Kt/Vunidades/semana de 0,1 estava associado de forma independente a uma diminuição na mortalidade de 6%. Dessa forma, uma curva hipotética construída com base nesse resultado mostrava que Kt/V de 2,1 levava a uma sobrevida em 2 anos de 80%[6]. Contudo, uma reanálise desse estudo destacou que, na verdade, a redução da mortalidade está associada com a preservação da função renal residual, mais do que propriamente a depuração de ureia[7].

GASTO ENERGÉTICO METABÓLICO NO AJUSTE DE Kt/V

Buscando estabelecer um Kt/V mais adequado para determinado indivíduo, têm surgido propostas na literatura para a avaliação de ajuste da dose de diálise baseada em atividade metabólica. A ureia geralmente é um subproduto do metabolismo intracelular de nitrogênio. Quanto maior o gasto energético, maior a produção de massa de ureia plasmática. Dessa maneira, se considerarmos um mesmo Kt/V em termos de volume de distribuição de ureia (Kt/Vu), indivíduos com maior gasto energético estariam com subdose de diálise, se comparados àqueles com baixo gasto energético.

O gasto energético total é uma composição de taxa metabólica de repouso (condições semelhantes da taxa de metabolismo basal, que compreende 75% do gasto energético total), taxa metabólica associada ao exercício físico (15% do gasto total de energia) e efeito térmico do alimento (10% do gasto total de energia)[8]. Estudo realizado em 2016[1] comparou, para um alvo fixo de Kt/Vu, a depuração de ureia ajustada para gasto energético. Esse estudo calculou os valores de Kt de Kt/Vu semanal de 1,7 (considerada recomendação de valor mínimo de Kt/V) e ajustou para gasto energético total (GET) e gasto energético em repouso (GER), encontrando valores, a partir da razão Kt/GET e Kt/GER, da seguinte maneira:

1. Kt/Vureia = 1,7
2. Kt = 1,7 × Vureia
3. Para ajuste de gasto energético, dividir ambos os lados da fórmula pelo GET e GER, mantendo igualdade:
4. Kt/GET = (1,7 × Vu)/GET.
5. Kt/GER = (1,7 × Vu)/GER.

Sabendo-se os valores de volume (bioimpedância, Watson, superfície corporal, entre outros) e o gasto energético, encontram-se os valores das razões Kt/GET e Kt/GER. Ao comparar grupos opostos (por exemplo, idade > 65 anos e idade < 65 anos; empregado e não empregado, homem e mulher, obeso e não obeso), observou-se que, comparativamente, os valores de razão menores foram encontrados por grupos com maior gasto energético. Para uma mesma dose de diálise, mulheres, jovens, pacientes empregados e pacientes com menos peso receberam menos diálise que homens, idosos, desempregados e pacientes mais obesos. Além disso, pacientes com menos comorbidades e menos fragilidade, não diabéticos, não asiáticos, também receberam menos diálise que aqueles com mais comorbidades, diabéticos,

frágeis e asiáticos[1]. Esse achado leva a concluir que, para valores fixos de Kt/Vu, a dose de diálise é relativamente menor para grupos com maior gasto energético, o que torna necessário um incremento de dose de diálise nesses casos. A tabela 45.4 extraída desse estudo apresenta os valores comparativos dessas razões em mL/kcal/dia (Kt/GET e Kt/GER, utilizando volumes de distribuição de ureia por Watson e bioimpedância).

Portanto, indivíduos com altas taxas de gasto energético total e de repouso tenderiam a receber dose de diálise maior que a recomendada, enquanto aqueles com baixo gasto energético não necessariamente precisariam receber Kt/V estipulado de 1,7.

GASTO ENERGÉTICO NO PACIENTE COM DOENÇA RENAL

Os estudos mostram que o GER se encontra reduzido nos pacientes com doença renal crônica na fase não dialítica. Nos pacientes em hemodiálise e em DP, a maioria dos achados mostra um GER semelhante ao de indivíduos saudáveis. As evidências apontam para o importante papel das comorbidades frequentes nessa população, tais como o diabetes, o hiperparatireoidismo secundário e a inflamação, elevando o GER. É possível supor que, por um lado, fatores associados à redução da

Tabela 45.4 – Valores comparativos das razões em mL/kcal/dia.

Variável	Kt/ASC	Kt/GER$_w$	Kt/GET$_w$	Kt/GER$_{BIA}$	Kt/GET$_{BIA}$
Homem	5,13 ± 0,36	6,15 ± 9,61	4,96 ± 0,71	6,23 ± 0,62	4,93 ± 0,70
Mulher	4,42 ± 0,40	5,50 ± 0,41	4,23 ± 0,65	5,64 ± 0,64	4,27 ± 0,71
< 65 anos	4,83 ± 0,46	5,58 ± 0,55	4,29 ± 0,53	5,93 ± 0,73	4,52 ± 0,81
> 65 anos	4,95 ± 0,42	6,38 ± 0,49	5,18 ± 0,61	6,12 ± 0,62	4,93 ± 0,65
Diabetes	4,96 ± 0,45	6,03 ± 0,58	5,00 ± 0,69	5,92 ± 0,65	4,93 ± 0,69
Não diabetes	4,84 ± 0,46	5,90 ± 0,66	4,53 ± 0,82	6,06 ± 0,71	4,57 ± 0,78
Frágil	4,91 ± 0,47	6,06 ± 0,66	4,96 ± 0,75	6,01 ± 0,61	4,90 ± 0,71
Não frágil	4,86 ± 0,43	5,85 ± 0,60	4,46 ± 0,78	6,01 ± 0,75	4,54 ± 0,78
Muitas comorbidades	4,99 ± 0,43	6,19 ± 0,63	5,14 ± 0,66	5,91 ± 0,63	4,90 ± 0,63
Poucas comorbidades	4,85 ± 0,45	5,87 ± 0,62	4,55 ± 0,80	6,05 ± 0,71	4,62 ± 0,81
Desempregado	4,89 ± 0,43	5,99 ± 0,61	4,87 ± 0,72	5,96 ± 0,73	4,81 ± 0,75
Empregado	4,89 ± 0,54	5,82 ± 0,71	4,07 ± 0,82	6,19 ± 0,51	4,31 ± 0,72
Alto RCP	4,79 ± 0,40	5,91 ± 0,62	4,75 ± 0,78	5,77 ± 0,70	4,56 ± 0,70
Baixo RCP	4,95 ± 0,48	5,98 ± 0,68	4,62 ± 0,87	6,23 ± 0,59	4,81 ± 0,81
Asiático	4,87 ± 0,46	5,97 ± 0,60	4,67 ± 0,85	6,10 ± 0,65	4,71 ± 0,76
Não asiático	4,87 ± 0,42	5,90 ± 0,60	4,79 ± 0,69	5,79 ± 0,76	4,64 ± 0,80

ASC = área de superfície corpórea; GER = gasto energético de repouso; GET = gasto energético total; W = fórmula de Watson; BIA bioimpedância; RCP = ritmo de catabolismo proteico. "Adaptado da publicação" *A single weeklyKt/Vurea target for peritoneal dialysis patients does not provide an equal dialysis dose for all,* Kidney Int. 2016 Dec;90(6):1342-1347 *El-Kateb S, Sridharan S, Farrington K, Fan S, Davenport A, with permission from Elsevier".*

massa renal funcionante podem influenciar, reduzindo o GER nos pacientes com DRC e, por outro lado, as condições catabólicas associadas à doença e ao processo de diálise podem contribuir aumentando o GER nesses pacientes.

A implicação desses achados sobre as recomendações de energia para a população de pacientes com DRC ainda não é conclusiva. Aparentemente, a recomendação atual de energia de 30 a 35kcal/kg/dia parece ser suficiente para atender às necessidades energéticas desses pacientes[8]. No entanto, estudos prospectivos sobre o gasto energético e seus determinantes nos pacientes com DRC são necessários. Além disso, estudos metabólicos considerando fatores como a atividade física e o consumo alimentar seriam necessários para determinar de forma mais contundente as necessidades energéticas dessa população.

CÁLCULO DO GASTO ENERGÉTICO

O gasto energético total envolve o GER, o gasto energético associado ao exercício e o gasto energético do efeito térmico do alimento. Muitas vezes, o gasto energético total é estimado a partir do GER, o qual compreende 75% do GET. Existem diversas equações para o cálculo do GER. Porém, na população de indivíduos com comprometimento renal, devido à influência de múltiplos fatores conforme exposto anteriormente, o cálculo do gasto energético deve ser especializado. Uma fórmula foi desenvolvida e validada para o cálculo do gasto energético em repouso em kcal/dia para pacientes em diálise[9,10], conforme segue:

$$GER = -2,497 \times idade\ (anos) \times fator\ idade + 0,011 \times altura^{2,023}\ (cm) + 83,573 \times peso^{0,6291}\ (kg) + 68,171 \times fator\ sexo$$

Onde *fator idade* é 0 se < 65 anos e 1 se ≥ 65 anos; *fator sexo* é 0 se sexo feminino e 1 se masculino.

O gasto energético decorrente de atividade física pode ser estimado baseando-se nos valores de equivalentes metabólicos de determinada tarefa (MET, *metabolic equivalent task*), conforme descritos em *Compendium of Physical Activities*[4].

O MET ou equivalente metabólico é a unidade que utilizamos para medir a intensidade da atividade física realizada. Um MET é igual ao número de calorias que o corpo consome enquanto está em repouso. Na medida em que nos exercitamos, aumentamos os METs de acordo com a elevação da frequência cardíaca e do gasto energético. Para saber quanto você gasta em uma atividade física basta multiplicar seu peso pelo MET e pelo tempo gasto praticando a atividade em horas. Por exemplo: o MET de pular corda de forma rápida é 12. Uma pessoa de 70kg gasta 840kcal por hora pulando corda, se forem 20 minutos, são 280kcal. Considera-se atividade de leve de 1-3 METs, moderada de 3-6 METs e vigorosa > 6 METs. No quadro 45.1 citamos algumas atividades e seus METs.

Quadro 45.1 – Atividades e seus METs.

1 MET	Ficar deitado, sentado, vendo TV, digitando ou falando ao telefone
2 METs	Lavar, passar ou pendurar roupas, caminhar para pegar ônibus
3 METs	Lavar carro, carregar criança pequena de cerca de 7kg
5 METs	Caminhar carregando peso de meio a 7kg em subidas
6 METs	Fazer faxina, nadar, caminhar em ritmo rápido
7 METs	Futebol casual, correr ou nadar em velocidade lenta
9 METs	Futebol competitivo
12 METs	Correr a aproximadamente 13km/h

https://www.diabetes.org.br/publico/meu-esporte-minha-vida/965--atividade-fisica-e-diabetes.

O gasto energético pelo efeito térmico do alimento corresponde apenas a 10% do GET e compreende o calor da digestão, absorção, metabolismo e armazenamento dos nutrientes.

O gasto energético total em kcal é estimado de acordo com a seguinte equação[10]:

$$GET = gasto\ energético\ em\ repouso\ (60\text{-}75\%) + gasto\ energético\ associado\ ao\ exercício\ físico\ (15\text{-}20\%) + gasto\ energético\ do\ efeito\ térmico\ do\ alimento\ (10\%)$$

APLICANDO NA PRÁTICA CLÍNICA

A função primária dos rins é remover os produtos de metabolismo, porém, na doença renal avançada, a diálise necessita substituir essa função. Entretanto, os métodos usados para avaliar dose de diálise não consideram a taxa de metabolismo energético, mas sim a composição corporal total de água como uma estimativa do volume de distribuição de ureia. A proposta de ajustar a dose de diálise de acordo com metabolismo energético é uma tentativa de adequar dose de diálise de maneira mais individual, não necessariamente em torno de um alvo de Kt/Vu. Dessa maneira, não existe um *cutt-off* padrão proposto para adequação da mesma forma que existe para o Kt/Vu. O que fazemos na prática, portanto, é ser um pouco mais permissivo com Kt/V de ureia mais baixo para aqueles com baixo gasto energético, ou aumentar a dose de diálise para aqueles com maior gasto energético a despeito de um Kt/V bom, considerando sexo, idade, atividade diária e alimentação. O cálculo do gasto energético em repouso e total pode ser realizado para obter melhor visão do padrão de gasto energético do paciente – um homem adulto, 60kg, com gasto médio de repouso de 1.800kcal/dia, por exemplo, pode ser considerado basal. Muitas vezes, é difícil quantificar o gasto energético total, considerando as atividades diárias, sendo o gasto energético em repouso um valor mais exato para o cálculo. O gasto energético do efeito térmico do alimento, por ser < 10% do GET, pode não ter implicação relevante nos cálculos.

No ambulatório de DP do Serviço de Nefrologia do Hospital das Clínicas da FMUSP, os pacientes são atendidos pela enfermeira e pela equipe médica mensalmente e realizam bioimpedância em todas as consultas mensais. A seguir, vamos descrever dois casos que atendemos com discussão voltada para a adequação da dose de diálise pelo gasto energético.

Caso 1

P.J.S., sexo masculino, 25 anos de idade, 76kg, 175cm de altura, em DP há 3 anos, sendo a etiologia da DRC a síndrome de Alport. Estudante em meio período e empregado em atividades administrativas. Paciente comparece em consulta de rotina mensal, sem queixas, bom estado geral, refere desejo de iniciar exercício físico em academia. Exames mostram anemia, hiperparatireoidismo em tratamento, creatinina 15mg/dL, ureia 114mg/dL, sem acidose, potássio 5,2mEq/L, albumina 4,3g/dL. Diurese residual de 200mL. Ultrafiltração satisfatória (em torno de 1.000mL/dia), em DP automatizada noturna por 8 horas.

Assim temos:

- Kt/V renal 0,49 e Kt/Vperitoneal 1,21 → Kt/Vu = 1,7.
- GER = –2,497 × 25 (anos) × 0 + 0,011 × 175^{2,023} (cm) + 83,573 × 76^{0,6291} (kg) + 68,171 × 1 = 1.722kcal.
- GE associado ao exercício físico (GEF) = para atividade leve → 2 METs, considerando 8 horas de atividade diária = 2 (METs) × 8 (h) × 76 (kg) = 1.216kcal.
- Se desconsiderarmos o efeito térmico do alimento, o GET estimado = GER + GEF → 1722 + 1216 = 2.938kcal/dia.

Seguindo o que é preconizado em termos de Kt/V de ureia, esse paciente poderia ser considerado adequado no método. Tem um GER próximo ao basal e iniciará atividade física moderada, com incremento no gasto energético associado ao exercício. Tratando-se de paciente ativo, que passará a ter maior gasto energético, optamos por aumentar a dose de diálise. Dessa forma, acreditamos que o paciente irá se sentir melhor e, após a correção da anemia e controle do hiperparatireoidismo, poderá iniciar treinamento físico em academia.

Caso 2

S.B., sexo feminino, 83 anos de idade, 51kg, 1,60m, em DP há 11 meses, devido à DRC secundária ao *diabetes mellitus*. Paciente aposentada, passa a maior parte do tempo deitada, sendo cuidada pela filha. É trazida pela filha em consulta de rotina mensal, com queixas de náuseas, emagrecida, tristeza e choro fácil, o que parece ser parte de um quadro depressivo. Exames mostram hiperparatireoidismo em tratamento, creatinina 6mg/dL, ureia 90mg/dL, sem acidose, hemoglobina 12,8g/dL, potássio 4mEq/L, albumina 3,7g/dL. Diurese residual de 1.000mL. Ultrafiltração média diária em torno de 400mL/dia, em DP automatizada noturna por 9 horas.

Assim temos:

- Kt/V renal 0,58 e Kt/V peritoneal 1,5 → KT/Vu 2,08.
- GER = –2,497 × 83 (anos) × 1 + 0,011 × 160^{2,023} (cm) + 83,573 × 51^{0,6291} (kg) + 68,171 × 0 = 1100,8kcal.

Da mesma forma que no caso anterior, essa paciente deveria ser considerada adequada do ponto de vista de retirada de moléculas pequenas. O Kt/V total da paciente ultrapassa o preconizado na literatura. Se considerarmos somente o Kt/V de ureia, poderíamos, em teoria, até mesmo diminuir a dose de diálise. É possível que a dose de diálise esteja sendo superestimada (mulher, idosa). Na verdade, a necessidade de diálise é menor, pois o gasto energético em repouso da paciente é baixo. Tratando-se de paciente com depressão e com possível componente de *burnout*, optamos por um dia de folga (sem diálise), além de tratamento com antidepressivo.

Ao analisar esses dois casos, observamos a importância de ter conhecimento do estilo de vida e atividades realizadas pelo paciente, o que implica diretamente tentar ajustar a dose de diálise buscando o bem-estar e a melhora da qualidade de vida. O cálculo do gasto energético, seja em repouso, seja total, fornece esse olhar individualizado para cada paciente, em termos metabólicos, o que implica nossa conduta diariamente em aumentar ou reduzir a dose de diálise, não necessariamente objetivando um alvo fixo de Kt/Vureia.

É importante destacar que a avaliação nutricional também deve fazer parte desses casos, inclusive para evitar altas doses de diálise em pacientes com risco de desnutrição.

Estudos ainda necessitam ser realizados para assegurar a adequação individualizada da dose diálise pelo gasto energético, em termos de melhoria da qualidade de vida, adesão à modalidade de diálise e até mesmo risco de mortalidade. Mas, sem dúvida, uma visão global e individual do paciente é o caminho mais adequado para guiar nossas metas terapêuticas, tentando balancear controle metabólico e nutricional com qualidade de vida e bem-estar.

REFERÊNCIAS BIBLIOGRÁFICAS

1. El-Kateb S, Sridharan S, Farrington K *et al.* A single weekly Kt/Vurea target for peritoneal dialysis patients does not provide an equal dialysis dose for all. *Kidney Int* 2016; **90**: 1342-1347.
2. Vieira Neto OM, Abensur H (eds). *Diálise Peritoneal: Manual Prático*, 2ª ed. Editora Balieiro: Piracicaba, São Paulo, 2016.

3. Watson PE, Watson ID, Batt RD. Total body water volumes for adult males and females estimated from simple anthropometric measurements. *Am J Clin Nutr* 1980; **33**: 27-39.

4. Ainsworth BE, Haskell WL, Whitt MC *et al.* Compendium of physical activities: an update of activity codes and MET intensities. *Med Sci Sports Exerc* 2000; **32(9Suppl)**: S498-S504.

5. Altman PL (ed) . Analysis and compilation. In Dittmer DS (ed). *Blood and Other Body Fluids,* Federation of American Societies for Experimental Biology: Washington, DC, 1961.

6. Adequacy of Dialysis and Nutrition in Continuous Peritoneal Dialysis: Association with Clinical Outcomes. *J Am Soc Nephrol* 1995; **7**: 198-207.

7. Bargman JM, Thorpe KE, Churchill DN, CANUSA Peritoneal Dialysis Study Group. Relative contribution of residual renal function and peritoneal clearance to adequacy of dialysis: a reanalysis of the CANUSA study. *J Am Soc Nephrol* 2001; **12**: 2158-2162.

8. Kamimura MA, Avesani CM, Draibe AS, Cuppari L. Gasto energético de repouso em pacientes com doença renal crônica. *Revista de Nutrição* 2008; **21**: 75-84.

9. Vilar E, Machado A, Garrett A *et al.* Disease-specific predictive formulas for energy expenditure in the dialysis population. *J Renal Nutr* 2014; **24**: 243-251.

10. Sridharan S, Vilar E, Davenport A *et al.* Scaling hemodialysis target dose to reflect body surface area, metabolic activity, and protein catabolic rate: a prospective, cross-sectional study. *Am J Kidney Dis* 2017; **69**: 358-366.

46

AVALIAÇÃO SIMPLIFICADA DA DOSE E INTEGRIDADE DA MEMBRANA PERITONEAL EM DIÁLISE PERITONEAL

Lucas de J. Pereira

Hugo Abensur

◆

INTRODUÇÃO

A diálise peritoneal (DP) é uma alternativa de terapia renal substitutiva e precisa ter sua eficiência monitorizada. O simples acompanhamento clínico e laboratorial é destituído de proatividade, que é a característica de quem busca identificar ou resolver os problemas por antecipação. Por exemplo, não se pode esperar o advento de hipoalbuminemia para, então, perceber que o paciente estava sendo conduzido com dose inadequada de diálise. Por outro lado, os testes para avaliar a dose de diálise e integridade da membrana peritoneal demandam dosagens de diferentes substâncias no sangue, solução de diálise e urina, além de consumirem tempo da equipe de diálise. O objetivo deste capítulo é apresentar maneiras simplificadas para determinar a dose de DP (Kt/V semanal) e o padrão de transporte peritoneal.

AVALIAÇÃO DA DOSE DE DIÁLISE

Assim como na hemodiálise, emprega-se a cinética de ureia para a determinação da dose adequada de diálise na modalidade de DP. O Kt/V de ureia é a razão entre o volume de água corporal depurado de ureia em um período de tempo (Kt) e o volume de distribuição de ureia no organismo, que é o volume de agua corporal (V).

Diferente da hemodiálise, em que se reporta o Kt/V de uma sessão, na DP é reportado o Kt/V de uma semana[1-3].

Para o cálculo do Kt/V semanal em DP, é necessário estimar o componente peritoneal (Kt/Vp) e o renal (Kt/Vr). Para o cálculo do Kt/Vp semanal, é preciso guardar toda a solução de diálise drenada em um período de 24 horas, aferir o volume drenado e dosar a concentração de ureia nesse. Ao se multiplicar a concentração de ureia obtida pelo volume drenado, obtém-se a massa de ureia eliminada durante as 24 horas no peritônio. A depuração peritoneal de 24 horas é, então, obtida dividindo-se a massa total de ureia eliminada através da membrana peritoneal pela concentração plasmática de ureia. Por fim, o Kt/V peritoneal de um dia é obtido ao se dividir a depuração peritoneal de 24 horas de ureia pelo volume de distribuição de ureia. O Kt/Vp semanal corresponde ao Kt/Vp de um dia, multiplicado por 7.

O cálculo do Kt/Vr semanal é feito coletando-se o volume urinário de 24 horas. Esse volume é aferido e a concentração de ureia é dosada nesse. O produto da concentração urinária de ureia pelo volume urinário corresponde à massa de ureia extraída na urina. Ao se dividir a massa de ureia extraída na urina pela concentração de ureia no sangue, obtém-se a depuração renal de ureia. O Kt/Vr de um dia corresponde à divisão da depuração renal de ureia pelo volume de distribuição de ureia e ao multiplicar o Kt/Vr de um dia por 7 obtém-se o Kt/Vr semanal. O Kt/V semanal em DP é a soma dos componentes peritoneal e renal (Figura 46.1).

$$\frac{Kt_U}{V}\,sem = \frac{Kt}{V}\,(perit) \times 7 + \frac{Kt}{V}\,(renal) \times 7$$

$$K_p = \frac{Ud \times Vd}{Up} \qquad K_r = \frac{Uu \times Vu}{Up}$$

Onde: Kt = volume depurado de ureia em 24h; V = volume de distribuição de ureia; U = ureia; Vd = volume drenado de solução de diálise; Vu = volume urinário; p = peritônio; r = renal; u = urina; d = drenado; sem = semana.

Figura 46.1 – Equação do Kt/V semanal de ureia em diálise peritoneal.

O volume de distribuição de ureia, que corresponde ao conteúdo total de água no organismo, pode ser estimado como uma porcentagem fixa do peso corporal (homens 60%, mulheres 55%) ou pela equação antropométrica de Watson[4]. O primeiro método gera resultados de Kt/V superestimados em torno de 5%.

O momento para a coleta das amostras sanguíneas depende da modalidade de DP que o paciente está executando. Em diálise peritoneal ambulatorial contínua (DPAC), a amostra de sangue pode ser coletada em qualquer momento entre o início e o término da coleta de urina e da solução de diálise. Em diálise peritoneal automática (APD), o ideal é coletar a amostra de sangue no meio do período diurno.

O cálculo do Kt/V semanal em DP pode ser simplificado da seguinte maneira. Em DPAC, o tempo da permanência da solução de diálise é longo, mais de 4 horas, então a concentração de ureia na solução de diálise é quase igual à concentração de ureia plasmática, devido ao equilíbrio difusional. Então, assume-se que a relação entre ureia na solução de diálise e ureia plasmática é igual a 1 (Ud/Up = 1). Portanto, o Kt peritoneal é igual ao volume drenado em DPAC (Kt = 1 × Vd). Por exemplo, um paciente em DPAC, que faz 4 trocas de 2L e drena 8,5L (0,5L de ultrafiltração) em 1 dia, terá um Kt de 8,5L e, ao se dividir esse valor pela água corporal (0,6 × peso do paciente), obtém-se o Kt/V peritoneal de um dia; multiplicando-se esse valor por 7, o Kt/V peritoneal é determinado sem a necessidade de coletar a solução de diálise drenada e de dosar a concentração de ureia na solução de diálise e no plasma.

Como em diálise peritoneal intermitente noturna (DPIN), o tempo de permanência da solução de diálise é curto (em torno de 1 hora), a relação ureia na solução de diálise/ureia plasmática é próxima a 0,5. Então, o Kt em DPIN é obtido multiplicando-se 0,5 vez o volume drenado. Se, por exemplo, um paciente faz 6 trocas noturnas de 2L e ultrafiltra 1L, o volume drenado é de 13L, o Kt será de 6,5L (0,5 × 13L) e, ao se dividir este valor pela água corpórea (0,6 × peso do paciente), obtém-se o Kt/V peritoneal de um dia; multiplicando-se esse valor por 7, o Kt/V peritoneal é, então, estimado.

Na modalidade de diálise peritoneal cíclica contínua (DPCC), existem os ciclos curtos à noite e permanência longa durante o dia. Nesse caso, para se obter o Kt, tem que multiplicar o volume drenado à noite por 0,5 e somar o volume de drenagem inicial (volume que ficou na cavidade peritoneal durante o dia). Como o período de permanência foi longo, a relação D/P de ureia nesse volume é 1. Se, por exemplo, um paciente faz 6 trocas de 2L à noite e ultrafiltra 1L, o volume drenado será de 13L e o Kt da noite será de 6,5 L. E se ele deixar 2L na cavidade e drenar à noite 2,5L, o Kt dessa permanência será de 2,5L (1 × volume drenado). Portanto, o Kt total será de 9L (6,5L + 2,5L) e, ao se dividir esse valor pela água corporal (0,6 × peso do paciente), obtém-se o Kt/V peritoneal de um dia; multiplicando-se esse valor por 7, o Kt/V peritoneal é, então, estimado.

Também é possível estimar o Kt/V renal. Nesse caso, assume-se que a relação ureia na urina/ureia plasmática é 4. Portanto, se, por exemplo, um paciente urina 0,5L por dia, o Kt renal será de 2L (4 × 0,5L) e, ao se dividir esse valor pela água corporal (0,6 × peso do paciente), obtém-se o Kt/V peritoneal de um dia; multiplicando-se esse valor por 7, o Kt/V renal é, então, estimado.

Essa estimativa do Kt/V semanal em DP tem sido empregada na unidade de diálise peritoneal do Hospital das Clínicas da Faculdade de Medicina da Universidade de São Paulo e apresenta boa correlação com o Kt/V obtido com as dosagens de ureia no plasma, na solução de diálise e na urina.

AVALIAÇÃO DA INTEGRIDADE DA MEMBRANA PERITONEAL

Em 1987, Twardowski *et al*[5] propuseram o teste de equilíbrio peritoneal (*Peritoneal Equilibration Test – PET*). O teste consiste, de maneira resumida, na determinação da razão entre as concentrações da creatinina na solução de diálise e no soro aos 240 minutos de permanência da solução de diálise na cavidade peritoneal, traduzindo a velocidade do equilíbrio; e a razão entre a concentração de glicose peritoneal aos 240 minutos e sua concentração inicial, refletindo a velocidade da absorção. A partir dos resultados, o paciente é classificado em quatro padrões de transporte peritoneal: transportador lento, transportador médio lento, transportador médio rápido ou transportador rápido. O transporte de soluto através da membrana peritoneal varia entre os pacientes em programa de DP e ao longo do tempo de terapia no mesmo paciente[6]. Esse importante teste demanda dosagens de glicose no líquido peritoneal e dosagens plasmáticas e no líquido peritoneal de creatinina.

A solução de icodextrina a 7,5% (Extraneal®) foi introduzida na década de 1980 como uma alternativa às soluções contendo glicose na diálise peritoneal[7]. A icodextrina é um polímero de glicose de alto peso molecular, derivada do amido, cujas moléculas são ligadas principalmente por ligações α-1,4. A icodextrina exerce pressão coloidal por meio da membrana peritoneal, atuando principalmente nos poros pequenos. Os pacientes transportadores rápidos têm maior vascularização na membrana peritoneal e maior número de poros pequenos e, portanto, apresentam maior ultrafiltração quando empregada a solução de icodextrina[8]. Esse comportamento é o oposto do verificado quando se emprega solução de glicose em pacientes transportadores rápidos. Como a glicose é rapidamente absorvida da cavidade peritoneal nos transportadores rápidos, ocorre rápida dissipação do gradiente osmótico e, como consequência, menor ultrafiltração. Com base nesse princípio, desenvolvemos um teste simples para avaliar o padrão de transporte peritoneal por meio da medida do volume drenado após 4 horas de permanência de uma solução de icodextrina a 7,5%. Os pacientes rápidos e médios rápidos transportadores apresentam volume drenado maior que 141mL. Assim, com a simples medida do volume drenado com icodextrina, podemos ter uma noção do padrão de transporte peritoneal do paciente em programa de DP, sem a necessidade de dosagens de glicose e creatinina. Esse é um resultado parcial de uma tese de mestrado que está sendo executada no Hospital das Clínicas da Faculdade de Medicina da Universidade de São Paulo.

Concluindo, apenas com simples estimativas e medidas de volumes drenados podemos ter uma noção da dose de DP e do padrão de transporte peritoneal de pacientes em DP.

REFERÊNCIAS BIBLIOGRÁFICAS

1. Gotch F, Sargent JA. A mechanistic analysis of the National Cooperative Dialysis Study (NCDS). *Kidney Int* 1985; **28**: 526.
2. Adequacy of dialysis and nutrition in continuous peritoneal dialysis: association with clinical outcomes. Canada-USA (CANUSA) Peritoneal Dialysis Study Group. *J Am Soc Nephrol* 1996; **7**: 198-207.
3. Paniagua R, Amato D, Vonesh E *et al.* for the Mexican Nephrology Collaborative Study Group. Effect of increased peritoneal clearances on mortality rates in peritoneal dialysis: ADEMEX, a prospective, randomized, controlled trial. *J Am Soc Nephrol* 2002; **13**: 1307-1320.
4. Watson PE, Watdon ID, Batt RD. Total body water volumes for adult males and females estimated from simple anthropometric measurements. *Am J Clin Nutr* 1980; **33**: 27-39.
5. Twardowski ZJ, Norph KD, Khanna R *et al.* Peritoneal equilibration test. *Perit Dial Bull* 1987; **7**: 138-147.
6. Davies SJ, Bryan J, Phillips L, Russell GI. Longitudinal changes in peritoneal kinetics: the effects of peritoneal dialysis and peritonitis. *Nephrol Dial Transplant* 1996; **11**: 498-506.
7. Alsop RM. History, chemical and pharmaceutical development of icodextrin. *Perit Dial Int* 1994; **14**: S5-S12.
8. Araújo Teixeira MR, Pecoits-Filho RF, Romão Junior JE *et al.* relationship between ultrafiltrate volume with icodextrin and peritoneal transport pattern according to the peritoneal equilibration test. *Perit Dial Int* 2002; **22**: 229-233.

47

IMPORTÂNCIA DO CONTEÚDO DE CÁLCIO NO DIALISATO NA DIÁLISE PERITONEAL

Maria Clara Teixeira Piraciaba
Rosilene Motta Elias

◆

INTRODUÇÃO

Os distúrbios do metabolismo mineral e ósseo são frequentemente observados nos pacientes com doença renal crônica (DRC), mesmo em seus estágios iniciais[1]. Esses distúrbios incluem alterações no metabolismo de cálcio (Ca), fósforo (P), paratormônio (PTH), vitamina D e fator de crescimento de fibroblastos 23 (FGF-23). Essas alterações, assim como as calcificações vasculares e o acometimento ósseo são denominados em conjunto distúrbios do metabolismo mineral e ósseo da DRC (DMO-DRC) e estão entre as principais complicações em pacientes em diálise.

A diálise peritoneal (DP) é um dos métodos de terapia renal substitutiva para pacientes com DRC estágio 5. Os DMO-DRC também estão presentes nos pacientes em DP[2,3]. Alterações do metabolismo cálcio-fósforo estão associadas à morbidade e à mortalidade cardiovasculares inaceitavelmente altas[4-6]. Devido às diferenças entre os dois métodos dialíticos (hemodiálise – HD e DP), as manifestações dos DMO-DRC nos pacientes tratados com cada método podem ser distintas. Na DP há preponderância de doença óssea de baixo remodelamento ósseo, como, por exemplo, a doença óssea adinâmica (DOA), em relação à doença óssea de alto remodelamento, onde o hiperparatireoidismo é o exemplo clássico[7].

O manejo dos DMO-DRC na DP inclui orientação dietética, uso de quelantes de fósforo e reposição de vita-mina D, conforme recomendado pelas diretrizes. Mudanças na concentração de cálcio no dialisato, embora possam ser utilizadas como parte do arsenal terapêutico, são, porém, raramente empregadas. Na prática clínica, a maioria dos pacientes utiliza dialisato com a maior concentração de cálcio disponível no mercado (3,5mg/dL).

A concentração de cálcio no dialisato – [DCa] – tem um papel essencial na concentração sérica de cálcio, fósforo e PTH. Em teoria, enquanto maior [DCa] pode inibir a secreção de PTH e induzir à hipercalcemia, menor [DCa] pode fazer exatamente o oposto e, dessa forma, aumentar a produção de PTH e, consequentemente, o remodelamento ósseo.

A [DCa] é disponibilizada comercialmente no Brasil nas concentrações 2,5mg/dL e 3,5mg/dL. De modo geral, o dialisato contendo cálcio 3,5mg/dL é considerado padrão em muitos países, inclusive no Brasil, de acordo com dados do BRAZPD (*Brazilian Peritoneal Dialysis Multicenter Study*)[8]. A grande preocupação com o uso dessa concentração é o desenvolvimento de calcificação de tecidos moles e doença óssea adinâmica; uso de [DCa] 2,5mg/dL, por sua vez, pode causar hiperparatireoidismo, como já mencionado.

HOMEOSTASE E PAPEL DO CÁLCIO

O cálcio (Ca) é um elemento essencial que desempenha papel importante na mineralização do esqueleto. Mais de 99% do cálcio total do corpo está presente no esqueleto como complexos de cálcio-fosfato, principalmente hidroxiapatita, que é o principal constituinte do osso. Logo, o osso serve como um reservatório para o Ca ser liberado no soro[9].

O Ca plasmático (pCa) é responsável por menos de 1% do Ca total do organismo e existe em três formas: ligado à proteína, ionizado (livre; iCa) e complexado[10,11]. O Ca ligado às proteínas corresponde a 40% do pCa e não pode ser usado pelos tecidos. Albumina e globulina são as principais proteínas de ligação ao Ca no soro, enquanto a calmodulina é a proteína primária de ligação ao Ca na célula. O Ca complexado, que representa 9% do pCa, permite que o Ca seja absorvido por vários tecidos ou transportado no organismo. O Ca livre, que constitui 51% do pCa, é utilizado para manter as funções fisiológicas.

O Ca desempenha um papel crítico em muitos processos biológicos, incluindo condução e contratilidade cardíaca, regulação do tônus do músculo liso vascular e condução nervosa e, por isso, está firmemente regulado e em constante estado de fluxo com o *pool* de Ca no osso.

A homeostase do Ca é mantida por ações de hormônios que regulam o transporte de Ca no intestino, rins e osso[12]. A concentração de Ca é regulada por várias vias hormonais, incluindo o PTH, 1,25-di-hidroxivitamina D (calcitriol), FGF-23, calcitonina e estrógeno. As glândulas paratireoides liberam PTH em resposta à diminuição no iCa. O PTH atua nos rins para aumentar a reabsorção de Ca na alça ascendente de Henle, no túbulo contornado distal e no ducto coletor. As concentrações plasmáticas de calcitriol são reguladas pelo PTH, e pelas concentrações de Ca, P e FGF-23. O calcitriol aumenta a concentração de Ca através de efeitos no trato gastrintestinal, osso e rim. O PTH atua sobre os ossos para estimular os osteoclastos envolvidos na reabsorção óssea e a liberação de cálcio livre. Todos esses processos contribuem para o aumento do cálcio sérico. Por sua vez, a calcitonina é liberada pelas células parafoliculares da tireoide em resposta a aumento de Ca e atua nos ossos para estimular os osteoblastos a depositar Ca nos ossos. A calcitonina também inibe a reabsorção renal de Ca e inibe a absorção de Ca nos intestinos. Esses processos levam à diminuição do pCa.

A principal função do PTH é regular o metabolismo do cálcio e do fósforo, que promove o acúmulo de cálcio no sangue e a descalcificação dos osteoclastos, enquanto reduz os níveis de fósforo no sangue[13,14].

EFEITO DO CÁLCIO NA DIÁLISE PERITONEAL

O uso em longo prazo de alta [DCa] pode levar a balanço de cálcio positivo no organismo, o que aumenta o risco de calcificação vascular e interfere na formação e renovação ósseas. Esse balanço positivo pode suprimir a secreção e síntese de PTH, contribuindo para a maior prevalência de doença óssea adinâmica nesses pacientes[15].

Uma prescrição mais personalizada da concentração de cálcio na solução de DP pode influenciar o balanço de cálcio. A combinação de líquidos de diálise com concentrações distintas de cálcio permite essa personalização[16].

Alguns fatores influenciam a remoção de cálcio durante a diálise: 1. taxa de ultrafiltração; 2. concentração sérica de cálcio ionizado e de fósforo do paciente; e 3. [DCa][17]. Ainda podemos citar as diferenças no transporte de cálcio na membrana nas diferentes modalidades em DP. Estudo de 2013[18] mostrou que a remoção de Ca em pacientes anúricos em DP automática (DPA) está entre a DP ambulatorial contínua (CAPD) e a HD. A justificativa é que intervalos de tempo curto e trocas mais frequentes na DPA suprimem a remoção transperitoneal de Ca.

Nos pacientes em DP, a entrada de cálcio resulta da absorção intestinal, da secreção endógena e do influxo do dialisato. O transporte transperitoneal de cálcio depende também da ultrafiltração e, portanto, varia conforme a concentração de glicose da bolsa[19]. Assim, para mantermos um balanço de cálcio, maior concentração de glicose é necessária quando se usa banho de diálise com maior concentração de cálcio. No dialisato convencional, as concentrações de glicose, sódio e cálcio são ajustadas de modo a corrigir os distúrbios eletrolíticos e impedir hipoglicemia. Isso reduz o potencial para o transporte difusivo e, portanto, a troca desses íons é altamente dependente do transporte convectivo por "ultrafiltração" (isto é, por osmose induzida pela glicose). Com efeito, estudos anteriores sugeriram que a remoção de solutos na CAPD se correlaciona positivamente com o grau de ultrafiltração[19].

O cálcio pode se difundir através da membrana peritoneal como resultado do gradiente de concentração entre o fluido extracelular e o fluido da DP. Maior [DCa] leva ao influxo de cálcio para o fluido extracelular e, quanto menor a [DCa], maior o efluxo de cálcio do fluido extracelular. O cálcio também pode ser removido durante a ultrafiltração[20].

Fatores que interferem no balanço de cálcio na DP:

1. Absorção intestinal.
2. Secreção endógena.
3. Ultrafiltração.

EFEITOS DO CÁLCIO

Vários estudos[21-23] avaliaram os efeitos de diferentes [DCa] em pacientes em DP e relataram resultados inconsistentes. Metanálise de 2015 analisando [DCa] 2,5mg/dL *versus* 3,5mg/dL[24] constatou que baixa [DCa] foi superior à [DCa] 3,5mg/dL na diminuição dos níveis séricos de Ca total, enquanto os efeitos sobre os níveis de PTH e episódios de peritonite permanecem indefinidos. Não se observou diferença significativa no fósforo sérico.

Nova metanálise foi publicada em 2019 para avaliar a [DCa] ideal para pacientes em DP[25]. O principal achado desse estudo foi que [DCa] de 3,5mg/dL poderia reduzir significativamente a concentração de PTH em comparação com a [DCa] de 2,5mg/dL. No entanto, [DCa] de 2,5mg/dL foi superior à [DCa] de 3,5mg/dL em diminuir o Ca de cálcios sérico e ionizado. Não foram encontradas diferenças significativas nos episódios de peritonite e na concentração de fósforo sérico.

Quatro estudos[22,23,26,27] foram incluídos na metanálise anterior, com comparações entre [DCa] 2,5mg/dL e 3,5mg/dL para pacientes em DP[28]. Os resultados constataram que a [DCa] 3,5mg/dL reduziu significativamente a concentração de PTH em comparação com a dose de 2,5mg/dL. Além disso, a [DCa] 2,5mg/dL foi superior à 3,5mg/dL na diminuição da concentração sérica de Ca total e Ca ionizado. Nenhuma diferença foi encontrada no fósforo sérico, embora a ocorrência de hiperfosfatemia tenha sido comum nesses pacientes.

As diretrizes do KDIGO advertiram que o uso de [DCa] de 3,5mg/dL de cálcio deve ser evitado para impedir sobrecarga de cálcio e doença óssea adinâmica e recomenda o uso de [DCa] 2,5 a 3mg/dL de cálcio[29]. Para essa diretriz, porém, os estudos foram feitos em hemodiálise.

Alteração do metabolismo de fósforo é bem reconhecido por ter papel importante na indução da calcificação vascular na DRC[30,31], mas há evidências experimentais sugerindo que o cálcio pode ser um indutor mais potente da calcificação vascular do que o fósforo[32]. Em resposta a mudanças na concentração de cálcio extracelular, as células musculares lisas vasculares humanas sofrem alteração fenotípica, com liberação de vesículas de matriz, apoptose e calcificação[33,34]. Usando um modelo de cultura *ex vivo* de vasos humanos, demonstrou-se que a calcificação foi induzida de forma mais potente pelo Ca do que pelo P sérico, em um produto Ca × P equivalente. Os efeitos do cálcio e fósforo elevados na indução da calcificação vascular parecem sinérgicos[32]. Cálcio e fósforo compartilham vias comuns na indução da diferenciação osteogênica das células musculares lisas vasculares, aumentando a carga de cálcio na vesícula, a apoptose e a degradação da matriz extracelular, resultando na mineralização da matriz extracelular[31]. Notavelmente, o grau de calcificação foi acentuado nos vasos de pacientes em diálise em comparação com artérias de pacientes não dialisados[32], sugerindo que fatores específicos do meio de diálise aceleram os danos à célula lisa muscular vascular, reduzindo sua capacidade inibitória e promovendo a calcificação.

A relação entre a [DCa] e o risco de calcificação vascular é pouco estudada tanto em HD como em DP. Alguns dados preliminares sugerem relação positiva entre a [DCa] e o enriquecimento vascular tanto em pacientes em HD quanto em DP[35,36]. No entanto, estudos clínicos randomizados são necessários para determinar se menor [DCa] poderia reduzir a progressão da calcificação vascular em pacientes com DP.

Uso de [DCa] < 2,5mg/dL pode resultar em redução na concentração plasmática de Ca. De fato, a [DCa] < 2,5mg/dL pode estar associada à maior incidência de hipotensão, eventos cardiovasculares e morte durante a diálise[37]. Além disso, pode estimular a secreção de PTH e piorar o hiperparatireoidismo secundário[37]. No entanto, embora [DCa] 2,5mg/dL possa estar associada a aumento temporário do nível de PTH em pacientes em DP, a concentração de PTH foi mantida dentro do recomendado no seguimento em longo prazo[38]. Há também sugestões de vários estudos não randomizados de que a deterioração progressiva do enriquecimento arterial é menor com o uso de dialisato de baixo cálcio (ou, mais apropriadamente, denominado "fisiológico" de cálcio) em pacientes com DP e HD[35,36].

EXPERIÊNCIA DO SERVIÇO

Nosso serviço vem utilizando a [DCa] 2,5mg/dL desde dezembro de 2017 como parte de um projeto de pesquisa. Até o momento, 26 pacientes foram incluídos, sendo critério de exclusão a presença de hipocalcemia prévia. Durante o estudo houve necessidade da mudança para hemodiálise em quatro pacientes devido a: peritonite (1), abscesso hepático (1) e falência de ultrafiltração (2). Cinco pacientes usaram cinacalcete concomitante ao dialisato com cálcio 2,5mg/dL e apenas um teve hipocalcemia sintomática, sendo retirado do estudo após seis meses de uso, apesar da reposição por via oral de carbonato de cálcio.

EXISTE UM DIALISATO DE CÁLCIO ÓTIMO?

A [DCa] apropriada deve ser aquela capaz de controlar os DMO-DRC ou pelo menos auxiliar no seu tratamento, mantendo a saúde óssea e vascular dos pacientes em DP. Na prática clínica, no entanto, não existe uma recomendação ideal para todos os pacientes durante todo o período de terapia dialítica. A [DCa] pode levar a um balanço positivo, neutro ou positivo dependendo de taxa de ultrafiltração, do cálcio sérico do paciente e das condições do remodelamento ósseo.

A escolha da melhor [DCa] merece um processo criterioso, levando em conta o estado cardiovascular, os parâmetros do metabolismo mineral, o uso concomitante de drogas como os quelantes de P, cinacalcete ou análogos da vitamina D e a estabilidade hemodinâmica do paciente. A questão prática permanece: qual [DCa] deve ser usada para quem? O que se sabe é que ela deve ser individualizada e é apenas mais um instrumento útil em uma abordagem ampla da doença mineral e óssea.

SOLUÇÕES DISPONÍVEIS

As soluções disponíveis comercialmente para uso no Brasil de acordo com a concentração de cálcio estão resumidas no quadro 47.1.

Quadro 47.1 – Soluções disponíveis no Brasil.

Concentração de glicose, %	Concentração de cálcio, 5mEq/L	Volume das bolsas, L
(Baxter®)		
1,5	3,5	2,5/ 5/ 6
	2,5	2/ 6
2,3	3,5	2,5/ 6
	2,5	2/6
4,25	3,5	2,5/5/6
	2,5	2/6
Fresenius®		
1,5	3,5	2, 2,5 e 6
	2,5	2,5 e 6
2,3	3,5	2, 2,5 e 6
	2,5	2,5 e 6
4,25	3,5	2, 2,5 e 6
	2,5	2,5 e 6

REFERÊNCIAS BIBLIOGRÁFICAS

1. Levin A, Bakris GL, Molitch et al. Prevalence of abnormal serum vitamin D, PTH, calcium, and phosphorus in patients with chronic kidney disease: results of the study to evaluate early kidney disease. Kidney Int 2007; 71: 31-38.
2. Borzych D, Rees L, Ha IS et al. The bone and mineral disorder of children undergoing chronic peritoneal dialysis. Kidney Int 2010; 78: 1295-1304.
3. Heaf JG. Chronic kidney disease-mineral bone disorder in the elderly peritoneal dialysis patient. Perit Dial Int 2015; 35: 640-644.
4. Locatelli F. The need for better control of secondary hyperparathyroidism. Nephrol Dial Transplant 2004; 19 Suppl 5: V15-19.
5. Wang AY, Brimble KS, Brunier G, et al. ISPD Cardiovascular and Metabolic Guidelines in Adult Peritoneal Dialysis Patients Part II – Management of various cardiovascular complications. Perit Dial Int 2015; 35: 388-396.
6. Krediet RT, Balafa O. Cardiovascular risk in the peritoneal dialysis patient. Nat Rev Nephrol 2010; 6: 451-460.
7. de Oliveira RA, Barreto FC, Mendes M et al. Peritoneal dialysis per se is a risk factor for sclerostin-associated adynamic bone disease. Kidney Int 2015; 87: 1039-1045.
8. Fernandes N, Bastos MG, Cassi HV et al. The Brazilian Peritoneal Dialysis Multicenter Study (BRAZPD): characterization of the cohort. Kidney Int Suppl 2008; 73: S145-S151.
9. Kurokawa K. How is plasma calcium held constant? Milieu interieur of calcium. Kidney Int 1996; 49: 1760-1764.
10. Toribara TY, Terepka AR, Dewey PA. The ultrafiltrable calcium of human serum. I. Ultrafiltration methods and normal values. J Clin Invest 1957; 36: 738-748.

11. Loken HF, Havel RJ, Gordan GS et al. Ultracentrifugal analysis of protein-bound and free calcium in human serum. J Biol Chem 1960; 235: 3654-3658.
12. Bronner F, Stein WD. Calcium homeostasis--an old problem revisited. J Nutr 1995; 125: 1987S-1995S.
13. Silva BC, Costa AG, Cusano NE et al. Catabolic and anabolic actions of parathyroid hormone on the skeleton. J Endocrinol Invest 2011; 34: 801-810.
14. Esbrit P, Alcaraz MJ. Current perspectives on parathyroid hormone (PTH) and PTH-related protein (PTHrP) as bone anabolic therapies. Biochem Pharmacol 2013; 85: 1417-1423.
15. Moraes TP, Bucharles SG, Ribeiro SC et al. Low-calcium peritoneal dialysis solution is effective in bringing PTH levels to the range recommended by current guidelines in patients with PTH levels < 150 pg/dL. J Bras Nefrol 2010; 32: 275-280.
16. Matos J, Sampaio EA, Lugon JR. Modality of dialysis and the management of secondary hyperparathyroidism. J Bras Nefrol 2008; 30: 23-26.
17. Wang AY. Calcium balance and negative impact of calcium load in peritoneal dialysis patients. Perit Dial Int 2014; 34: 345-352.
18. Hamada C, Tomino Y. Transperitoneal calcium balance in anuric continuous ambulatory peritoneal dialysis and automated peritoneal dialysis patients. Int J Nephrol 2013; 2013: 863791.
19. Simonsen O, Venturoli D, Wieslander A et al. Mass transfer of calcium across the peritoneum at three different peritoneal dialysis fluid Ca2+ and glucose concentrations. Kidney Int 2003; 64: 208-215.
20. Bushinsky DA. Contribution of intestine, bone, kidney, and dialysis to extracellular fluid calcium content. Clin J Am Soc Nephrol 2010; 5 Suppl 1: S12-S22.
21. Sun J, Wang R, Yu K et al. The effect of low calcium dialysate on calcium-phosphate metabolism and its correlation with other coefficient factors in CAPD. Dial Transplant 2009; 38: 320-323.
22. Liang J, Wang Z, Liu G et al. Association of dialysate calcium concentration with fetuin A level and carotid intima-media thickness in peritoneal dialysis patients. Ren Fail 2014; 36: 65-68.
23. Wang Z, Wen Y, Liang J et al. The influence of low calcium dialysate on left ventricular diastolic function in peritoneal dialysis patients. Ren Fail 2016; 38: 1665-1671.
24. Cao XY, Zhou JH, Cai GY et al. Long term effects on mineral and bone metabolism by low versus standard calcium dialysate in peritoneal dialysis: a meta-analysis. Int J Clin Exp Med 2015; 8: 2031-2037.
25. Jin L, Zhou J, Shao F et al. Long-term effects on PTH and mineral metabolism of 1.25 versus 1.75 mmol/L dialysate calcium in peritoneal dialysis patients: a meta-analysis. BMC Nephrol 2019; 20: 213.
26. Jing SM, Balasanthiran V, Pagar V et al. Catalytic enantioselective hetero-dimerization of acrylates and 1,3-dienes. J Am Chem Soc 2017; 139: 18034-18043.
27. Stein A, Baker F, Moorhouse J et al. Peritonitis rate: traditional versus low calcium dialysate. Am J Kidney Dis 1995; 26: 632-633.
28. Weinreich T, Ritz E, Passlick-Deetjen J. Long-term dialysis with low-calcium solution (1.0 mmol/L) in CAPD: effects on bone mineral metabolism. Collaborators of the Multicenter Study Group. Perit Dial Int 1996; 16: 260-268.
29. Kidney Disease: Improving Global Outcomes CKDMBDWG. KDIGO clinical practice guideline for the diagnosis, evaluation, prevention, and treatment of Chronic Kidney Disease-Mineral and Bone Disorder (CKD-MBD). Kidney Int Suppl 2009; 113: S1-S130.
30. Jono S, McKee MD, Murry CE et al. Phosphate regulation of vascular smooth muscle cell calcification. Circ Res 2000; 87: E10-E17.
31. Shanahan CM, Crouthamel MH, Kapustin A et al. Arterial calcification in chronic kidney disease: key roles for calcium and phosphate. Circ Res 2011; 109: 697-711.

32. Shroff RC, McNair R, Skepper JN *et al*. Chronic mineral dysregulation promotes vascular smooth muscle cell adaptation and extracellular matrix calcification. *J Am Soc Nephrol* 2010; **21**: 103-112.

33. Kapustin AN, Davies JD, Reynolds JL *et al*. Calcium regulates key components of vascular smooth muscle cell-derived matrix vesicles to enhance mineralization. *Circ Res* 2011; **109**: e1-e12.

34. Reynolds JL, Joannides AJ, Skepper JN *et al*. Human vascular smooth muscle cells undergo vesicle-mediated calcification in response to changes in extracellular calcium and phosphate concentrations: a potential mechanism for accelerated vascular calcification in ESRD. *J Am Soc Nephrol* 2004; **15**: 2857-2867.

35. LeBoeuf A, Mac-Way F, Utescu MS *et al*. Impact of dialysate calcium concentration on the progression of aortic stiffness in patients on haemodialysis. *Nephrol Dial Transplant* 2011; **26**: 3695-3701.

36. Demirci MS, Ozkahya M, Asci G, *et al*. The influence of dialysate calcium on progression of arterial stiffness in peritoneal dialysis patients. *Perit Dial Int* 2009; **29 Suppl 2**: S15-17.

37. Bushinsky DA. Clinical application of calcium modeling in patients with chronic kidney disease. *Nephrol Dial Transplant* 2012; **27**: 10-13.

38. Brandi L, Nielsen PK, Bro S *et al*. Long-term effects of intermittent oral alphacalcidol, calcium carbonate and low-calcium dialysis (1.25 mmol L-1) on secondary hyperparathyroidism in patients on continuous ambulatory peritoneal dialysis. *J Intern Med* 1998; **244**: 121-131.

48

RETIRADA DE FÓSFORO PELA DIÁLISE: TEMPO OU FREQUÊNCIA?

Valeria Regina de Cristo Alvares
Rosilene Motta Elias

◆

INTRODUÇÃO

O fósforo (P; peso atômico 31 Daltons) é um mineral amplamente presente na natureza na forma de fosfato. Nos seres humanos desempenha um papel essencial no metabolismo ósseo, sinalização celular, metabolismo nuclear e energético. Cerca de 80 a 85% do fósforo corporal é encontrado nos ossos e dentes como sais de cálcio; cerca de 15 a 20% está presente nos fluidos corporais e nos tecidos moles. Vale ressaltar que os níveis circulantes de fósforo, ou seja, a fração mensurável na prática clínica, representam apenas 0,1% do total corporal de fósforo[1].

A concentração sérica de fósforo permanece dentro dos limites normais até os estágios mais avançados da doença renal crônica (DRC). Assim, a hiperfosfatemia deve ser considerada um indicador muito tardio da retenção de fósforo[2]. Desde os estágios iniciais da DRC, o fator de crescimento de fibroblasto-23 (FGF23) causa uma resposta fosfatúrica, contribuindo para a manutenção de um balanço neutro de fósforo. O risco de um balanço positivo de fósforo aumenta à medida que o ritmo de filtração glomerular diminui, devido à sua excreção glomerular reduzida, levando à cascata compensatória hormonal protagonizada pelo eixo FGF23-*Klotho* e hormônio da paratireoide (PTH)[3]. Essa cascata compensatória geralmente se torna insuficiente nos estágios 3-4 da DRC, levando a aumento progressivo da concentração de fósforo. No entanto, o balanço positivo de fósforo pode antecipar o aumento da fosfatemia. De fato, o fósforo circulante é um marcador tardio de um balanço positivo sustentado de fósforo, representando apenas 1% de todo o conteúdo de fósforo em humanos[4].

Em associação com o aumento do P acima dos limites normais, começamos a reconhecer a doença óssea da DRC com diminuição do calcitriol e hiperparatireoidismo secundário (HPS). Hiperfosfatemia é uma complicação conhecida da DRC e está sabidamente associada com o aumento da mortalidade por todas as causas, mortalidade por causas cardiovasculares e calcificação vascular[5]. O papel desempenhado pelo fósforo como indutor ativo do HPS e de calcificação vascular, e não como um mero biomarcador de resultados desfavoráveis, ainda representa forte justificativa para evitar a sobrecarga de fósforo na DRC[6].

As estratégias terapêuticas destinadas ao controle do fósforo tipicamente incluem:

- Restrição dietética.
- Redução da absorção intestinal com o uso dos quelantes.
- Remoção do fósforo pelos métodos dialíticos.

A despeito dessas abordagens, a normalização da concentração sérica de fósforo não é frequentemente alcançada. O *KDOQI* sugere a manutenção da concentração de fósforo entre 3,5 e 5,5mg/dL em pacientes dialíticos[5], enquanto o *KDIGO* sugere concentrações mais próximas do normal, entre 2,5 e 4,5mg/dL[7]. Dados do *Dialysis Outcomes and Practice Patterns Study* (DOPPS) identificaram que menos de 50% dos pacientes atingem a concentração-alvo de fósforo e que essa proporção não mudou significativamente desde 1999[8]. Além disso, a restrição de fósforo na dieta frequentemente entra em conflito com a necessidade de manter uma ingestão adequada de proteínas. O uso de quelantes de fósforo à base de cálcio aumenta a carga de cálcio e pode causar episódios de hipercalcemia e acelerar a calcificação vascular[9].

Assim, vários estudos examinaram a influência das diversas modalidades de diálise na obtenção do equilíbrio do fósforo.

RETIRADA DE FÓSFORO PELA HEMODIÁLISE

Por volta de 1960, quando a hemodiálise foi utilizada pela primeira vez, a frequência e a intensidade do tratamento eram limitadas pelos equipamentos disponíveis e pelas reações adversas. Ao longo dos primeiros anos de desenvolvimento da técnica, diante da reduzida permeabilidade das membranas e da intolerância dos pacientes à elevação do fluxo sanguíneo, as sessões eram prolongadas, muitas vezes com duração de 8 a 10 horas, mas nem por isso mais eficientes. Até 1974, os nefrologistas prescreviam hemodiálise com base na avaliação clínica, dando mais atenção ao balanço hídrico do que à remoção de toxinas metabólicas. Atualmente, o conceito de adequação não é restrito à remoção de solutos de pequeno peso molecular como a ureia. Com base na observação de concentração média de ureia, com sessões de duração entre 2 e 4 horas, em estudos que incluíram um pequeno número de indivíduos com e sem função renal residual, convencionou-se que a hemodiálise crônica oferecida 3 vezes por semana como sendo adequada e suficiente para restaurar a saúde[10,11]. Sabemos hoje que a hemodiálise, então conhecida como convencional, não é um método eficiente para remover fósforo e corrigir a hiperfosfatemia. Estima-se que seria necessário uma duração média acima de 30 horas semanais para se manter o fósforo normal sem o uso de quelantes.

Apesar dos avanços na tecnologia de diálise e da melhoria da qualidade das membranas, o desafio representado pela remoção de fósforo continua em ritmo desigual ao adotar técnicas de depuração convencionais, mesmo na presença de trocas convectivas de alto fluxo. Hemodiálise convencional, tipicamente prescrita como 4 horas três vezes por semana remove em média 3.000mg de fósforo por semana. Um paciente com DRC em diálise ingere, em uma dieta recomendada, cerca de 3.800mg de fósforo por semana. Ou seja, o padrão de ingestão e retirada com hemodiálise convencional favorecem um balanço positivo de fósforo.

Vários conceitos-chave devem ser mantidos em mente com relação à remoção dialítica de fósforo. A cinética intradialítica de extração de fósforo é completamente diferente da remoção da ureia ou de outras moléculas pequenas para as diferentes distribuições de volume corporal. Além disso, a transferência de massa de fósforo é dificultada porque essa molécula, embora de baixo peso molecular, é revestida com partículas de água, transformando assim uma molécula originalmente pequena em uma molécula média. Assim, seu raio hidratado aumentado dificulta a passagem pelos poros da membrana de diálise[12].

A distribuição multicompartimental do fósforo e seu lento deslocamento do compartimento intracelular para o extracelular e para o plasma tornam o rebote pós-diálise do fósforo complexo e difícil de definir em termos de quantidade e duração[13].

No início da diálise, as concentrações de fósforo no compartimento extracelular caem rapidamente até atingir um platô, momento no qual a concentração de fósforo se mantém inalterada até o final da diálise. E esse platô se mantém em uma concentração-alvo de fósforo que é em torno da concentração fisiológica, porém com correlação significativa com a concentração sérica do fósforo pré-HD[14].

A cinética intradialítica do fósforo plasmático mostra um padrão característico de duas fases: a primeira fase é determinada por um declínio relativamente acentuado dos níveis plasmáticos de P e dura cerca de 2 a 2,5 horas após o início do tratamento[15-17]. Isso é seguido pela segunda fase, durante a qual os níveis plasmáticos de fósforo não diminuem mais, nem aumentam levemente no final da sessão de diálise. Algumas horas após o término da diálise, os níveis plasmáticos de fósforo retornam a valores quase pré-diálise[17]. Essa cinética sugere que durante a primeira fase da diálise predominantemente o fósforo disponível no compartimento extracelular do plasma é removido, enquanto durante a segunda fase a remoção do fósforo ocorre no espaço intracelular com a taxa de alteração nos níveis plasmáticos de fósforo determinada pela taxa de transferência de fósforo de um ou mais compartimentos intracelulares para o compartimento plasmático.

Estudo realizado em nosso serviço (Hospital das Clínicas da Faculdade de Medicina da Universidade de São Paulo)[15] demonstrou queda expressiva na concentração de fósforo sérico após a primeira hora de diálise, 47%, enquanto a retirada medida pelo dialisato foi de apenas 25%, conforme ilustrado na figura 48.1.

Nota-se que a concentração sérica de fósforo reduziu 47% na primeira hora da diálise, enquanto a remoção medida pelo lado do dialisato foi de apenas 25% no mesmo período. Adaptada de Elias *et al*[15].

Dessa forma, repensamos nossos conceitos sobre a retirada maior de fósforo na primeira metade da diálise. Devemos lembrar que a queda da concentração no sangue não é proporcional à remoção medida pelo lado do dialisato. Portanto, a maior extração de fósforo pela he-

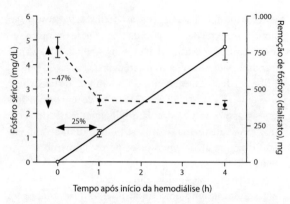

Figura 48.1 – Remoção de fósforo em hemodiálise convencional, diferença entre concentração sérica e massa extraída.

modiálise curta diária demonstrada em alguns estudos pode se dever, na verdade, à retirada mais frequente na semana. Ou seja, a diálise curta frequente retira mais fósforo por ser mais frequente e não porque o fósforo seria depurado mais facilmente na primeira metade da diálise. Essa nossa hipótese se apoia em dados publicados sobre a comparação de hemodiálise curta diária vs. hemodiálise estendida[18]. No estudo citado, os autores mediram a remoção de fósforo pelo dialisato e observaram que a vantagem da hemodiálise estendida em retirar fósforo só foi observada nas últimas 2 horas do procedimento. Ou seja, o fósforo diminui rapidamente no sangue, mas continua sendo removido até o fim da diálise, mesmo durante hipofosfatemia[18]. Hemodiálise mais curta diariamente remove mais fósforo não porque teria o assim chamado "período de ouro" para se retirar mais fósforo, mas porque o faz mais frequentemente na semana. A retirada da massa de fósforo é contínua durante o procedimento, linearmente.

Acredita-se na existência de um terceiro compartimento na remoção de fósforo pela hemodiálise. Estudos em eritrócitos demonstram que o equilíbrio do fósforo do ambiente intra para o extracelular foi atingido com uma concentração de fósforo extracelular maior nos eritrócitos de pacientes em diálise em comparação aos controles, sugerindo adaptação ao ambiente hiperfosfatêmico[19]. Além disso, sugere-se que os glicofosfatos presentes em eritrócitos urêmicos, não presentes em controles saudáveis, poderiam agir como uma fonte de fósforo durante a hemodiálise[19]. A geração de fósforo a partir de um terceiro compartimento pode ser explicada por efluxo de fósforo do osso, a partir de um *pool* ainda não incorporado á matriz óssea, o que indica excesso de fósforo total[14].

Haveria ainda um quarto compartimento localizado no espaço intracelular que forneceria proteção de emergência quando há risco de morte, como, por exemplo, concentrações de fósforo intracelular criticamente baixas. Se essa concentração muito baixa de fósforo intracelular não for atingida durante a diálise, o quarto espaço não será acionado.

Várias estratégias para otimizar a remoção do fósforo durante a HD podem ser formuladas:

1. Otimizar a prescrição de diálise para maximizar a remoção de fósforo com regimes convencionais de hemodiálise três vezes por semana.
2. Aumentar a frequência de diálise com tempos de tratamento mais curtos. Assim, a remoção total semanal será maior.
3. Prolongar o tempo de tratamento dialítico; com essa abordagem, a remoção constante da massa de fósforo durante a diálise é prolongada.

REGIMES DE HEMODIÁLISE CONVENCIONAIS

Com os níveis plasmáticos de fósforo no final da diálise atingindo cerca de 40% dos níveis pré-dialíticos, é evidente que a massa absoluta de fosfato removida por tratamento depende principalmente dos níveis de fósforo na pré-diálise. Para um tratamento de hemodiálise padrão de 240 minutos de duração, há remoção média semanal de fósforo de 2.100-2.700mg (Quadro 48.1). Considerando um consumo diário de fósforo na dieta de 1.000mg, com taxa de absorção gastrintestinal de 70%, a carga semanal de fósforo é de aproximadamente 5.000mg, ou seja, remoção insuficiente.

Quadro 48.1 – Remoção de fósforo com diferentes estratégias de diálise.

Prescrição de hemodiálise	Remoção de P semanal, g
Hemodiálise convencional 3 vezes/semana, 4h	2,3-2,6
Hemodiálise > 5h	3,0-3,6
Hemodiálise 8h	4,5-4,9
Hemodiafiltração pós-dilucional, 4h	3,0-3,3

P = fósforo.

ASPECTOS DA PRESCRIÇÃO QUE INFLUENCIAM NA REMOÇÃO DE FÓSFORO NA HEMODIÁLISE

1. Membrana do dialisador e área de superfície – para qualquer membrana do dialisador, a depuração do fósforo é geralmente menor que a depuração da ureia. Tanto as membranas de baixo fluxo quanto as de alto fluxo aparentemente não diferem se corrigidas para a área de superfície da membrana[20]. A área da superfície da membrana em si tem um impacto potencialmente importante na remoção da massa de fosfato. Para otimizar a remoção do fósforo, um dialisador com uma grande área de superfície de membrana deve ser usado.
2. Fluxo de sangue e fluxo de dialisato – aumentar o fluxo de sangue para > 300mL/min tem efeitos apenas

limitados na remoção de P^{20}. Por outro lado, elevar a taxa de fluxo do dialisato de 300 para 500mL/min pode aumentar em 10% a depuração do P, enquanto aumento de 500 para 800mL/min aparentemente não eleva significativamente a depuração do fósforo[20,21].

IMPACTO DO AUMENTO DA FREQUÊNCIA DE DIÁLISE

O aumento da frequência de diálise de 3 para 5 ou 6 vezes por semana é um esquema de tratamento que pode estar associado a melhor controle de fosfato[22], a depender da duração das sessões. Com um regime de 6 vezes/semana com 2 a 2,5 horas de duração, apenas cerca de 400 a 500mg de fosfato são removidos por sessão. Para obter o controle do fósforo sem o uso de quelantes, uma duração mais longa do tratamento, como 6 vezes/semana durante 3 horas, pode ser necessária[22]. Ayus *et al*[23] demonstraram que a remoção semanal total de fósforo foi 56% maior no grupo em diálise curta diária seis vezes por semana com duração de 2,5-3 horas por sessão.

IMPACTO DO AUMENTO DO TEMPO DE DIÁLISE

O prolongamento do tempo semanal de diálise de 12 para 15 horas semanais aumenta significativamente a remoção da massa de fosfato[26]. Tempos de tratamento ainda mais longos de 6 e 8 horas resultam em maior remoção da massa de fosfato[27]. Isso está de acordo com a cinética intradialítica de fosfato discutida acima e a vantagem do gradiente de difusão sustentado de fosfato durante a segunda fase da diálise. Parece que, com tempos de diálise mais longos, o fosfato é removido com mais eficiência dos compartimentos corporais mais profundos[24].

Esquemas de hemodiálise noturna possibilitam enorme remoção de massa de fósforo de até 8.000mg/semana[25-27]. Nesse regime de diálise, o controle de fósforo é atingido a despeito da interrupção da prescrição de quelantes de fosfato e do aumento significativo da ingestão de proteínas e fósforo na dieta. Hemodiálise longa noturna com frequência de apenas três vezes por semana também é capaz de melhorar o fósforo sérico[27,28].

Em hemodiálise noturna, a redução da concentração de fósforo é acompanhada por uma regressão da hipertrofia ventricular esquerda, demonstrando que a remoção de fósforo também ocorre de tecidos como o miocárdio e das paredes vasculares[29]. Postula-se que a remoção de fósforo de outros compartimentos poderia participar ativamente para tais melhorias funcionais.

CONCLUSÕES

Pacientes com DRC em hemodiálise são propensos a alto risco de sobrecarga de fósforo, que é pouco representada pela concentração sérica. O balanço positivo de fósforo tem grande impacto na saúde vascular e óssea dos pacientes com DRC.

As principais intervenções que os médicos podem implementar para combater a sobrecarga de fósforo são: aconselhamento nutricional, melhora da remoção de fósforo pela diálise e prescrição de quelantes de fósforo. Nenhuma dessas intervenções pode ser resolutiva sozinha e seus benefícios são aditivos.

Especificamente em relação à retirada de fósforo pela hemodiálise, devemos ter em mente que a diminuição da concentração sérica acontece em maior grau na primeira hora do procedimento, enquanto a remoção da massa parece ser linear durante todo o procedimento.

REFERÊNCIAS BIBLIOGRÁFICAS

1. Block GA, Port FK. Re-evaluation of risks associated with hyperphosphatemia and hyperparathyroidism in dialysis patients, recommendations for a change in management. *Am J Kidney Dis* 2000; **35**: 1226-1237.

2. Isakova T, Wahl P, Vargas GS *et al*. Fibroblast growth factor 23 is elevated before parathyroid hormone and phosphate in chronic kidney disease. *Kidney Int* 2011; **79**: 1370-1378.

3. Galassi A, Cupisti A, Santoro A, Cozzolino M. Phosphate balance in ESRD: diet, dialysis and binders against the low evident masked pool. *J Nephrol* 2015; **28**: 415-429.

4. Uribarri J. Phosphorus homeostasis in normal health and in chronic kidney disease patients with special emphasis on dietary phosphorus intake. *Semin Dial* 2007; **20**: 295-301.

5. K/DOQI clinical practice guidelines for bone metabolism and disease in chronic kidney disease. *Am J Kidney Dis* 2003; **42**: S1-S201.

6. Cozzolino M, Bruschetta E, Cusi D *et al*. Phosphate handling in CKD-MBD from stage 3 to dialysis and the three strengths of lanthanum carbonate. *Expert Opin Pharmacother* 2012; **13**: 2337-2353.

7. KDIGO. Treatment of CKD–MBD targeted at lowering high serum phosphorus and maintaining serum calcium. *Kidney Int* 2009; **76**: S50-S59.

8. Young EW, Akiba T, Albert JM *et al*. Magnitude and impact of abnormal mineral metabolism in hemodialysis patients in the Dialysis Outcomes and Practice Patterns Study (DOPPS). *Am J Kidney Dis* 2004; **44**: S34-S38.

9. Chertow GM, Burke SK, Raggi P. Sevelamer attenuates the progression of coronary and aortic calcification in hemodialysis patients. *Kidney Int* 2002; **62**: 245-252.

10. Eknoyan G, Beck GJ, Cheung AK *et al*. Effect of dialysis dose and membrane flux in maintenance hemodialysis. *N Engl J Med* 2002; **19**: 347: 2010-2019.

11. Blagg CR. The early history of dialysis for chronic renal failure in the United States: a view from Seattle. *Am J Kidney Dis* 2007; **49**: 482-496.

12. Cupisti A, Gallieni M, Rizzo MA *et al*. Phosphate control in dialysis. *Int J Nephrol Renovasc Dis* 2013; **6**: 193-205.

13. Bolasco P, Ghezzi PM, Ferrara R *et al*. New method for phosphate kinetics estimation during hemodialysis and on-line hemodiafiltration with endogenous reinfusion. *Blood Purif* 2006; **24**: 301-308.

14. Spalding EM, Chamney PW, Farrington K. Phosphate kinetics during hemodialysis: evidence for biphasic regulation. *Kidney Int* 2002; **61**: 655-667.

15. Elias RM, Alvares VRC, Moysés RMA. Phosphate removal during conventional hemodialysis: a decades-old misconception. *Kidney Blood Press Res* 2018; **43**: 110-114.

16. DeSoi CA, Umans JG. Phosphate kinetics during high-flux hemodialysis. *J Am Soc Nephrol* 1993; **4**: 1214-1218.

17. Gotch FA, Panlilio F, Sergeyeva O *et al.* A kinetic model of inorganic phosphorus mass balance in hemodialysis therapy. *Blood Purif* 2003; **21**: 51-57.

18. Sampaio MS, Ruzany F, Dorigo DM, Suassuna JH. Phosphate mass removal during hemodialysis: A comparison between ekt/v-matched conventional and extended dialysis. *Am J Nephrol* 2012; **36**: 121-126.

19. Pogglitsch H, Estelberger W, Petek W *et al.* Relationship between generation and plasma concentration of inorganic phosphorous. In vivo studies on dialysis patients and in vitro studies on erythrocytes. *Int J Artif Organs* 1989; **12**: 524-532.

20. Gutzwiller JP, Schneditz D, Huber AR *et al.* Increasing blood flow increases Kt/V (urea) and potassium removal but fails to improve phosphate removal. *Clin Nephrol* 2003; **59**: 130-136.

21. Tonelli M, Wang W, Hemmelgarn B *et al.* Phosphate removal with several thrice-weekly dialysis methods in overweight hemodialysis patients. *Am J Kidney Dis* 2009; **54**: 1108-1115.

22. Lindsay RM, Alhejaili F, Nesrallah G *et al.* Calcium and phosphate balance with quotidian hemodialysis. *Am J Kidney Dis* 2003; **42**: S24-S29.

23. Ayus JC, Mizani MR, Achinger SG *et al.* Effects of short daily versus conventional hemodialysis on left ventricular hypertrophy and inflammatory markers: a prospective controlled study. *J Am Soc Nephrol* 2005; **16**: 2778-2788.

24. Eloot S, Van Biesen W, Dhondt A *et al.* Impact of hemodialysis duration on the removal of uremic retention solutes. *Kidney Int* 2008; **73**:756-770.

25. Kjellstrand CM, Ing TS, Kjellstrand PT *et al.* Phosphorus dynamics during hemodialysis. *Hemodial Int* 2011; **15**: 226-233.

26. Kuhlmann M. Phosphate elimination in modalities of hemodialysis and peritoneal dialysis. *Blood Purif* 2010; **29**: 137-144.

27. Pierratos A, Ouwendyk M, Francoeur R *et al.* Nocturnal hemodialysis: three-year experience. *J Am Soc Nephrol* 1998; **9**: 859-868.

28. Chan CT, Arab S, Carasso S *et al.* Impact of frequent nocturnal hemodialysis on myocardial mechanics and cardiomyocyte gene expression. *Circ Cardiovasc Imaging* 2012; **5**: 474-480.

29. Ok E, Duman S, Asci G *et al.* Comparison of 4- and 8-h dialysis sessions in thrice-weekly in-center haemodialysis. *Nephrol Dial Transplant* 2011; **26**: 1287-1296.

49

CINÉTICAS DE FÓSFORO INTRA E EXTRACELULAR EM PACIENTES COM DOENÇA RENAL CRÔNICA DURANTE A HEMODIÁLISE

Marina da Silva Telles Naegeli
Mauricio Younes Ibrahim

◆

INTRODUÇÃO

O fósforo, na forma de íon fosfato (PO_4^{3-}), é um ânion presente nos compartimentos intra e extracelular. Cerca de 80 a 85% do fósforo corporal total está localizado no esqueleto e o restante na forma de fosfatos orgânicos, com predomínio no meio intracelular. A homeostase do fosfato é fundamental para diferentes processos fisiológicos que incluem sistemas tampões, vias de sinalização celular, transporte celular de oxigênio, síntese de ácidos nucleicos, biodisponibilidade de moléculas energéticas, composição da bicamada lipídica das paredes celulares e formação óssea. No plasma, o fósforo encontra-se ionizado (PO_4^{3-}) ou formando complexos ligados às proteínas. A concentração normal no plasma[1], 3,0 a 4,5mg/dL, é composta principalmente por HPO_4^{-2} e $H_2PO_4^{-1}$. Representando o principal ânion no meio intracelular, o fosfato encontra-se nas organelas e ligado a compostos orgânicos, entre eles a adenosina, a creatina e, nos eritrócitos, a 2,3-difosfoglicerato. As concentrações intracelulares de P são influenciadas pelo pH, por hormônios e pelos compartimentos citosólicos (mitocôndrias[2], lisossomas[3] e retículo endoplasmático[4]).

Nesse manuscrito pretendemos destacar a lacuna de conhecimento existente em relação à cinética do fósforo no paciente com insuficiência renal e apresentar uma ferramenta de análise laboratorial que poderá ser de grande utilidade na prática clínica. O termo fósforo (P) será empregado de forma genérica, representando suas diferentes formas de apresentação bioquímica.

FÓSFORO E FUNÇÃO RENAL

Para manter o equilíbrio metabólico, a ingestão por via oral de fósforo (700 a 2.000mg) é balanceada pela sua excreção na urina e fezes. Uma vez no plasma (extracelular), o P absorvido será: 1. captado para o interior das células (intracelular); 2. depositado nos ossos e tecidos moles; ou 3. excretado, majoritariamente, pelos rins. Adultos normais apresentam filtração glomerular de 3.700 e 6.100mg de P por dia, reabsorção tubular de 75 a 85% e excreção urinária entre 600 e 1.500mg/dia[5]. Fatores hormonais regulam a excreção renal e o balanço metabólico do P, notadamente o paratormônio (PTH), fator de crescimento de fibroblasto-23 (FGF-23), *Klotho*, calcitonina e glicocorticoides[6].

A perda de parênquima renal, como ocorre na doença renal crônica (DRC), compromete a excreção de P causando hiperfosfatemia. Os pacientes no estágio 5 da DRC sofrem balanço cumulativo positivo de P com intoxicação progressiva manifestada por hiperfosfatemia e hiperparatireoidismo secundário, passando a depender de suporte dialítico para eliminarem P do organismo[7]. Há muitos anos que a fosfatemia foi identificada como um índice preditivo de mortalidade nessa população. A hiperfosfatemia está fortemente associada ao aumento da morbidade e mortalidade cardiovasculares e risco de calcifilaxia[8-10], sendo, portanto, seu controle um dos parâmetros de adequação para a prescrição da terapia renal substitutiva. Além da diálise, o tratamento atual da hiperfosfatemia envolve dieta e uso de quelantes por via oral para bloquear a absorção alimentar de P[11].

CINÉTICA DO P NA HEMODIÁLISE

A depuração da massa absoluta de P extraída do organismo pelos processos dialíticos requer interpretação complexa, sobretudo se a avaliação estiver limitada ao controle da fosfatemia. Na hemodiálise convencional: 1. os valores plasmáticos de P tendem a se estabilizar entre 90 e 120 minutos e não caem substancialmente ao longo das 2 horas seguintes; 2. quanto maior o tempo de diálise maior é a massa de P removida; e 3. um fenômeno de rebote na fosfatemia ocorre após o término do procedimento[7]. Essas observações são indicativas de que o P é liberado ao longo da diálise a partir dos sítios de armazenagem, para recompor a concentração do meio plasmático, de onde o P é efetivamente depurado na hemodiálise por difusão. Esse mecanismo de recomposição também parece ser limitado na sua compensação, já que, na prática, as estratégias de intensificação da hemodiálise têm na hipofosfatemia uma das complicações iatrogênicas descritas, sobretudo em pacientes com lesão renal aguda[12]. A remoção de P não segue a mesma equação de remoção cinética descrita para a ureia, que se baseia na queda da concentração do soluto distribuída em um volume uniforme, depurada por um só sistema em determinado espaço de tempo. Modelos matemáticos complexos da cinética da depuração de fósforo foram elaborados[13,14] e contemplam a hipótese da remoção dialítica do P a partir de seus compartimentos orgânicos. Além do tempo, o tipo e o tamanho da membrana, os fluxos de sangue e do banho de diálise interferem na depuração de P, sendo que as membranas de alto fluxo, a maior superfície de área e a hemodiafiltração se mostram mais eficientes.

ABORDAGEM BICOMPARTIMENTAL DE FÓSFORO DURANTE A HEMODIÁLISE

A hemodiálise é um método de depuração plasmática para diferentes moléculas, sobretudo as de baixo peso molecular. Estudos remotos do século passado já mostravam a modificação das concentrações intracelulares de P promovidas pela hemodiálise[15]. Naquela época, tanto as membranas como as soluções de hemodiálise eram outras, a eficiência do método mais limitada, mas já havia evidências do movimento bicompartimental na origem do fósforo depurado. As hemácias são as células mais abundantes no organismo (cerca de 25 trilhões) e, por estarem em contato permanente com o plasma, são imediatamente sensíveis às alterações do meio interior promovidas pela hemodiálise. Portanto, além da facilidade na coleta, as hemácias são células muito representativas do impacto dos métodos de depuração sobre a concentração intracelular de P. Para avaliar a massa depurada de P nos compartimentos intra e extracelulares, comparamos as concentrações plasmáticas e intraeritrocitárias de P, nos momentos pré e pós-hemodiálise, em portadores de lesão renal crônica[16]. Os resultados colocam em evidência a limitação da fosfatemia isolada como ferramenta de análise para a compreensão dos distúrbios do metabolismo do fósforo, sobretudo na insuficiência renal. Ilustramos nas figuras 49.1 a 49.4 os fragmentos do nosso estudo[16] com 4 casos de pacientes que se encontravam em tratamento dialítico havia 2, 3, 11 e 59 meses. Optamos por mostrar os dados individuais porque assim melhor representam os diferentes comportamentos cinéticos do P. A técnica de quantificação intraeritrocitária foi desenvolvida pelo nosso grupo[16] e as dosagens de P foram realizadas por meio de reação colorimétrica[17]. Análise de eritrócitos de indivíduos saudáveis foi padronizada como valores controles. As hemodiálises convencionais foram realizadas com membranas de polissulfona, circulação extracorporal a partir de punção de fístula arteriovenosa, com fluxo de sangue de 300mL/min, fluxo de banho de 500mL/min e duração de 4 horas. As coletas de sangue venoso foram efetuadas no início e imediatamente após o término das hemodiálises. Os indivíduos expressaram consentimento livre e esclarecido de acordo com o projeto submetido ao Comitê de Ética em Pesquisa do Hospital Universitário Pedro Ernesto, da Universidade do Estado do rio de Janeiro (HUPE) e aceito sob o número: 296686 datado de 07/06/2013.

Todos os pacientes apresentavam concentrações elevadas de P intraeritrocitário e 3/4 tinham hiperfosfatemia, não havendo correlação direta entre a intensidade das fosfatemias e os respectivos valores intraeritrocitários. Naturalmente, outros fatores como dieta, hiperparatireoidismo, FGF-23 e uso de quelantes de fósforo influenciam os níveis séricos de P, mas essas variáveis não serão aqui consideradas.

Quando analisamos as variações agregadas das concentrações de P nos dois compartimentos (intracelular IC + extracelular EC) expressas, em mmol/L, ainda que não sejam consideradas as eventuais variações de volume produzidas nos compartimentos, fica evidente a relevância da hemodiálise na depuração do P intracelular. Como apresentado nas figuras, o comportamento cinético bicompartimentaldo P durante a hemodiálise não apresenta um padrão uniforme, variando de acordo com as características individualizadas de cada paciente:

Paciente 1, DRC com 2 meses de tratamento por hemodiálise, PTH de 151pg/mL, com variação agregada (IC + EC) de P de 10,26mmol/L, sendo 89% da remo-

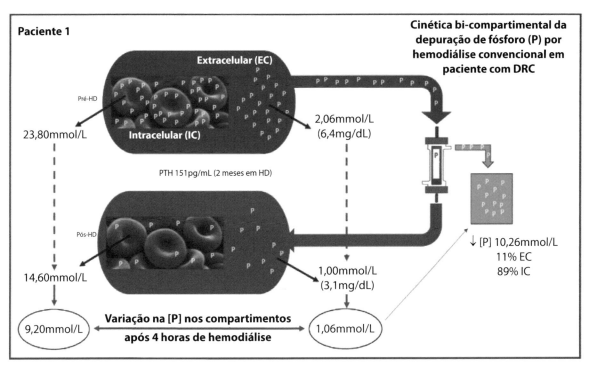

Figura 49-1 – Valores de fósforo em grupo saudável: EC 0,74 a 1,52mmol/L (2,3 a 4,7mg/dL); IC 10,04 a 17,26mmol/L.

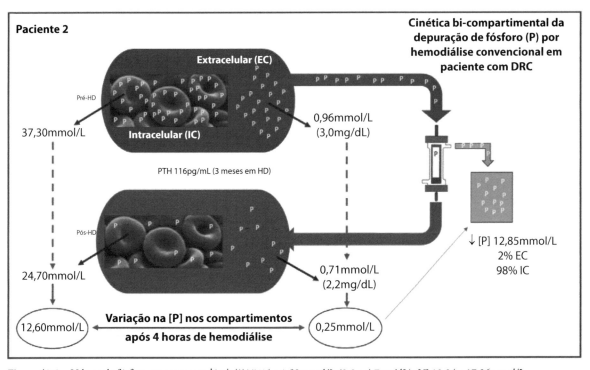

Figura 49-2 – Valores de fósforo em grupo saudável: EC 0,74 a 1,52mmol/L (2,3 a 4,7mg/dL); IC 10,04 a 17,26mmol/L.

ção do soluto observada no compartimento intracelular. Ao final da hemodiálise a fosfatemia variou (1,6mmol/L) de 6,4mg/dL (hiperfosfatemia) para 3,1mg/dL, restabelecendo o nível de P plasmático para a faixa da normalidade. Assim como a fosfatemia, a concentração intraeritrocitária elevada (23,8mmol/L) foi restabelecida (14,60mmol/L) para a faixa da normalidade pela hemodiálise. Com base nessas observações poderíamos supor que uma sessão de hemodiálise adequada seria suficiente para corrigir os níveis de P intra e extracelulares.

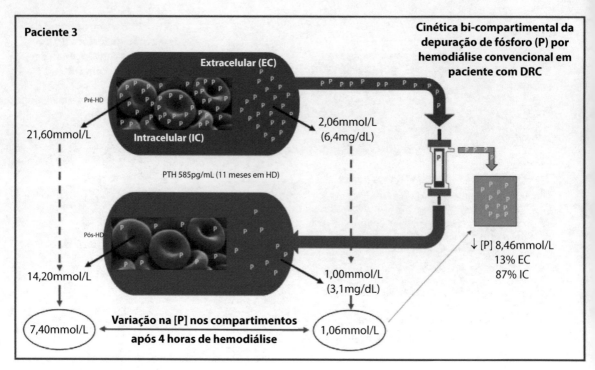

Figura 49-3 – Valores de fósforo em grupo saudável: EC 0,74 a 1,52mmol/L (2,3 a 4,7mg/dL); IC 10,04 a 17,26mmol/L.

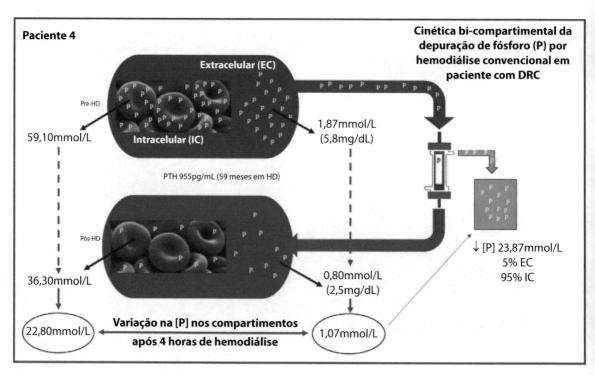

Figura 49-4 – Valores de fósforo em grupo saudável: EC 0,74 a 1,52mmol/L (2,3 a 4,7mg/dL); IC 10,04 a 17,26mmol/L.

O paciente 2, após 3 meses em hemodiálise, apresentava fosfatemia normal (3mg/dL) que variou apenas 0,25mmo/L pós-diálise. Entretanto, a concentração intraeritrocitária que estava elevada (37,3mmol/L) caiu para 12,60mmol/L, ou seja, o compartimento intracelular contribuiu com 98% da variação agregada (IC + EC) de P. Essas observações ilustram, claramente, a origem do P depurado no compartimento intracelular e chama a atenção que, apesar da normofosfatemia inicial, não ocorreu hipofosfatemia ao longo da hemodiálise.

O paciente 3 estava em tratamento hemodialítico havia 11 meses, apresentava PTH elevado (585pg/mL) e hiperfosfatemia (6,4mg/dL), com concentração de P intraeritrocitária elevada (21,60mmol/L), embora abaixo daquela apresentada pelo paciente 2, que, ao contrário deste, apresentava normofosfatemia. Este paciente terminou a hemodiálise com ambas as concentrações de P (intra e extracelular) dentro da faixa da normalidade e teve 87% de variação agregada da concentração de P (IC + EC) devido à depuração intraeritrocitária. Esses dados corroboram para a potencial eficácia do método hemodialítico em restabelecer simultaneamente níveis normais de P nos compartimentos intra e extracelulares.

O paciente 4 se encontrava por mais tempo em tratamento hemodialítico, 59 meses, e apresentava hiperparatireidismo secundário avançado (PTH 955pg/mL), com hiperfosfatemia (5,8mg/dL) e concentração intraeritrocitária muito elevada (59,10mmol/L). A hemodiálise foi capaz de promover uma grande variação agregada (IC + EC) na concentração de P (23,87mmol/L), corrigindo a hiperfosfatemia, mas não foi suficiente para restabelecer a normalidade para o valor intraeritrocitário, mesmo com esse compartimento contribuindo com 95% da variação agregada da concentração de P.

Se os casos apresentados não fornecem volume de dados suficientes para esclarecer a complexidade dos aspectos envolvidos na depuração de P pelos métodos dialíticos, eles contribuem para sedimentar o conceito de que a fosfatemia, isoladamente, não é uma informação suficiente para a compreensão dos distúrbios do metabolismo de fósforo presente na doença renal crônica. Dessa forma, por se tratar do ânion de maior concentração intracelular, a dosagem de fósforo intraeritrocitário parece ser de grande auxílio na interpretação e no planejamento terapêutico das disfosfatemias, além de fornecer informações cinéticas potencialmente importantes para a prescrição e adequação individualizada dos métodos dialíticos. Considerando que as variações agregadas nas concentrações (IC + EC) de P (em mmol/L) dos componentes intraeritrocitários nesses 4 pacientes foram de 87 a 98%, a depuração absoluta de moléculas de P durante a hemodiálise ocorreu, em muito maior escala, no compartimento intracelular.

Em uma série não publicada[16], nossos resultados mostraram que a depuração do P plasmático sofre significativa interferência do Kt/V, com ponto de corte em 1,2, mas não ficou clara a relação do Kt/V > 1,2 com a depuração hemodialítica do P intraeritrocitário.

Estudos amplos com séries de subgrupos robustos devem ser realizados na expectativa de melhor contribuir para o conhecimento da cinética de fósforo na hemodiálise. A expectativa é que o valor de P intraeritrocitário seja um parâmetro a ser incorporado para orientar a prescrição e a adequação dos métodos dialíticos, contri-

buindo efetivamente para a redução do alto risco de morbimortalidade que representa a disfosfatemia nos pacientes com doença renal crônica[9,18].

Agradecimentos

Ao Professor Mauro Velho Castro-Faria e à Eliza Vardiero pelo apoio técnico no desenvolvimento da metodologia; à CAPES pelo fomento ao Curso de Pós-Graduação FISCLINEX-UERJ.

REFERÊNCIAS BIBLIOGRÁFICAS

1. Fuchs R, Peterlik M. Intestinal phosphate transport. In Massry SG, Ritz E, Jahn H (eds). *Phosphate and Minerals in Health and Disease.* Plenum Press: New York, 1980. pp 381-390.
2. Wohlrab H. Molecular aspects of inorganic phosphate transport in mitochondria. *Biochim Biophys Acta* 1986; **853**: 115-134.
3. Pisoni RL, Lindley ER. Incorporation of [^{32}P] orthophosphate into long chains of inorganic polyphosphate within lysosomes of human fibroblasts. *J Biol Chem* 1992; **267**: 3626-3631.
4. Burchell A. Endoplasmic reticulum phosphate transport. *Kidney Int* 1996; **49**: 953-958.
5. Knox FG, Oswald H, Marchand GR *et al.* Phosphate transport along the nephron. *Am J Physiol* 1977; **233**: F261-F268.
6. Torres PA, De Brauwere DP. Three feedback loops precisely regulatingserum phosphate concentration. *Kidney Int* 2011; **80**: 443-445.
7. Haas T, Hillion D, Dongradi G. Phosphate kinetics in dialysis patients. *Nephrol Dial Transplant* 1990;6 Suppl 2: 108-113.
8. Efinger F, Wahn F, Querfeld U *et al.* Coronary artery calcifications in children and young adults treated with renal replacement therapy. *Nephrol Dial Transplant* 2000; **15**: 1892-1894.
9. Block GA, Hulbert-Shearon TE, Levin NW, Port FK. Association of serum phosphorous and calcium x phosphate product with mortality risk in chronic hemodialysis patients: a national study. *Am J Kidney Dis* 1998; **31**: 607-617.
10. Lowrie EG, Lew NL. Death risk in hemodialysis patients: the predictive value of commonly measured variables and an evaluation of death rate differences between facilities. *Am J Kidney Dis* 1990; **15**: 458-482.
11. Barreto FC, Barreto DV, Massy ZA *et al.* Strategies for phosphate control in patients with CKD. *Kidney Int Rep* 2019; **4**: 1043-1056.
12. The RENAL Replacement Therapy Study Investigators. *N Engl J Med* 2009; **361**: 1627-1638.
13. Spalding EM, Chamney PW, Farrington K. Phosphate kinetics during hemodialysis: evidence for biphasic regulation. *Kidney Int* 2002; **61**: 655-667.
14. Messa P, Gropuzzo M, Cleva M *et al.* Behaviour of phosphate removal with different dialysis schedules. *Nephrol Dial Transplant* 1998; **13[Suppl 6]**: 43-48.
15. Lichtman MA. The effect of hemodialysis on intraerythrocytic phosphate compounds and oxygen binding to hemoglobin. *Kidney Int Suppl* 1975; **2**: 134-137.
16. Naegeli MST. *"Análise da Distribuição Compartimental de Fósforo em Pacientes com Disfunção Renal Crônica"* Tese de Doutorado. Rio de Janeiro/FISCLINEX-UERJ, 2016.
17. Gaddum JH. The estimation of phosphorus in blood. *Biochem J* 1926; **20**: 1204-1207.
18. Kestenbaum B, Sampson JN, Rudser KD. Serum phosphate levels and mortality risk among people with chronic kidney disease. *J Am Soc Nephrol* 2005; **16**: 520-528.

50

ALTERAÇÕES NO ESTADO NUTRICIONAL APÓS INÍCIO DE DIÁLISE

Maryanne Zilli Canedo da Silva
Jacqueline Costa Teixeira Caramori

♦

INTRODUÇÃO

Os pacientes com doença renal crônica (DRC) que passam do tratamento conservador para a diálise são submetidos a estresses metabólicos e hemodinâmicos e apresentam maior risco de mortalidade nos primeiros 24 meses após a transição[1]. Esses pacientes são vulneráveis a alterações no estado nutricional afetado por fatores significativos, como presença de comorbidades, rápida perda da função renal residual com aumento das toxinas urêmicas, sobrecarga hídrica, catabolismo associado à diálise, entre outros, os quais levam a consequências adversas[2].

A anorexia e a perda de peso acompanham a progressão da DRC e estão associadas à maior mortalidade. Literatura recente com coortes de pacientes em diálise peritoneal (DP) e hemodiálise (HD) encontrou que a redução do peso maior que 5% por ano antes do início da terapia dialítica foi associada à maior taxa de mortalidade por todas as causas (55 a 60%) após início da terapia[3].

Diminuição nos níveis séricos de albumina também ocorre na transição e está associada a maiores taxas de hospitalização e maiores taxas de mortalidade cardiovascular, por todas as causas e relacionadas à infecção após um ano do início de diálise. Essa redução pode ocorrer devido à presença de processos inflamatórios e condições nutricionais[4]. No entanto, no início da diálise espera-se

a melhora do apetite devido à reversão parcial do estado urêmico e correção de acidose metabólica, com consequente melhora no estado nutricional[5]. Pupim *et al* mostraram que o início da HD foi associado à melhora significativa de marcadores nutricionais após 12 meses e os benefícios nutricionais prevaleceram sobre os potenciais efeitos catabólicos da terapia dialítica[6].

Considerando essas transições, é importante destacar condições que acometem os pacientes e apresentam impacto no estado nutricional, como o *Protein-Energy Wasting* (*PEW*) e a sarcopenia. Além disso, o excesso de peso no contexto da epidemiologia reversa influencia o prognóstico.

PROTEIN-ENERGY WASTING

Entre os fatores de risco que afetam os desfechos de pacientes com DRC, especialmente aqueles com doença renal avançada em diálise, ocorrem distúrbios metabólicos e nutricionais, caracterizando o *PEW*, descrito pela redução nas reservas de energia, particularmente gordura, e proteínas, englobando alterações nutricionais e metabólicas[2,7].

De acordo com a *International Society of Renal Nutrition and Metabolism* (*ISRNM*), o *PEW* é diagnosticado pela presença de pelo menos três dos quatros critérios: 1. redução da albumina, transferrina (pré-albumina) ou colesterol; 2. redução da massa corporal (baixo índice de massa corporal – IMC, perda de peso não intencional ou diminuição da gordura corporal); 3. massa muscular reduzida (circunferência muscular do braço ou área muscular do braço), diminuição da geração de creatinina ou história recente de perda de massa muscular); 4. redução não intencional na ingestão calórica ou proteica[7].

Diversos fatores podem estar relacionados ao desenvolvimento de *PEW*, como ingestão alimentar insuficiente devido a alterações no apetite e restrições alimentares, alterações induzidas pela uremia, como inflamação, acidose e distúrbios endócrinos que levam ao estado de hipermetabolismo com aumento do catabolismo. Além disso, comorbidades associadas à DRC, baixa atividade física, fragilidade e procedimento de diálise, por si só, contribuem para *PEW*[8].

Segundo Carrero *et al*, o *PEW* é comum nos pacientes com DRC, considerando que 90 estudos de 34 países com 16.434 pacientes em diálise de 2000 a 2014, analisados por avaliação subjetiva global (ASG) ou escore de desnutrição-inflamação (*malnutrition-inflammation Score* – MIS), apontaram prevalência de 43% em HD e 36% em DP[9].

O *PEW* desenvolve-se com o acúmulo de toxinas na progressão da DRC e, embora a diálise reverta à uremia, corrija distúrbios metabólicos e atenue a inflamação, considera-se que o procedimento dialítico, por si só, contribui para essa condição. As consequências do *PEW* apresentam impacto negativo no prognóstico, presença de complicações, tratamento, qualidade de vida e custos de saúde, sendo associadas à maior morbidade e mortalidade[8].

SARCOPENIA

Outro diagnóstico que coexiste no cenário nutricional é a sarcopenia, distúrbio muscular esquelético progressivo e generalizado, caracterizado por atrofia da massa muscular com declínio da força e função muscular, podendo estar associado à desnutrição, na qual ocorre a redução das massas magra e gorda[10]. O termo sarcopenia foi inicialmente proposto em 1989 por Irwin Rosenberg, *sarx* que vem do grego e significa carne e *penia* está associada a perda[11].

A patogenia ainda não é clara, mas sabe-se que a sarcopenia pode estar associada a múltiplos fatores, incluindo idade, aumento das citocinas pró-inflamatórias, redução na ingestão proteica, inatividade física, sexo, níveis de vitamina D, entre outros[12,13].

Atualmente, sociedades internacionais reconhecem o papel importante de doenças catabólicas, tais como DRC, na etiologia da sarcopenia. Os distúrbios metabólicos inerentes a DRC e terapia renal substitutiva levam ao catabolismo de proteínas, resultando na redução da massa muscular e função, independentemente da idade[14].

A sarcopenia é considerada "primária" quando está relacionada ao envelhecimento, ou "secundária" quando uma ou mais causas relacionadas à atividade (resultante de repouso no leito, estilo de vida sedentário), à nutrição (decorrente de ingestão alimentar calórica e/ou proteica insuficiente, presença de distúrbios gastrintestinais, uso de medicamentos que causam anorexia) ou à doença (cardíaca, endócrina, hepática, pulmonar, renal) são evidentes[10,15]. Associa-se ao aumento da probabilidade de resultados adversos, incluindo quedas, fraturas, incapacidade física e declínio funcional, maior incidência de hospitalizações e mortalidade, sendo considerado um problema de saúde pública[10,16].

As primeiras definições e consensos diagnosticavam a sarcopenia após avaliação da massa muscular. Baumgartner *et al*, em 1998, apresentaram valores do índice de massa muscular apendicular (IMMA) de acordo com o sexo a partir da absortometria de raios X de dupla energia (DXA)[17]. Em 2002, Janssen *et al*[18] utilizaram dados de bioimpedância elétrica do estudo populacional *Third National Health and Nutrition Examination Survey* (*NHANES III*) para estabelecer pontos de corte considerando a razão entre massa muscular e massa corporal[18]. E em 2004, o mesmo autor propôs valores referentes à massa muscular em relação à estatura[19].

No entanto, reconhecendo que perda de força ou função muscular acompanham a sarcopenia, em 2010 o *European Working Group on Sarcopenia in Older People* (*EWGSOP*) incluiu força e/ou função muscular às definições anteriores, que eram baseadas apenas na detecção de baixa massa muscular[15].

Definições complementares foram publicadas ao longo desse período. O *International Working Group on Sarcopenia* (*IWGS*) destacou como critérios para diagnóstico em idosos a redução da massa muscular e a função muscular[20]. Assim como o *Foundation for the National Institutes of Health – Sarcopenia Project – FNIH*, com diferentes pontos de corte de acordo com o sexo[21]. Em 2014, o *Asian Working Group for Sarcopenia* (*AWGS*) aplicou um algoritmo para o diagnóstico, sendo feitas primeiramente avaliações de força de preensão manual e velocidade de marcha, com posterior mensuração da massa muscular caso houvesse alterações nas avaliações anteriores[22].

Em 2019, o *EWGSOP* foi atualizado para aumentar a conscientização sobre sarcopenia e seu risco para saúde. Os principais pontos foram: 1. destacar a força muscular utilizando a avaliação da redução de massa muscular na confirmação do diagnóstico e o desempenho físico como indicativo de gravidade; 2. atualizar o algoritmo clínico para detecção, diagnóstico, confirmação e determinação da gravidade; e 3. fornecer pontos de corte para caracterização[10].

Dessa forma, com a publicação de alguns consensos e pontos de corte, diferenças na prevalência de sarcopenia são frequentemente relatadas, dificultando comparações entre populações. E embora não haja consenso mundial para sarcopenia, a proposta do *EWGSOP* foi incluída no *guideline* de definições e terminologia em Nutrição Clínica da *The European Society for Clinical Nutrition and Metabolism* (*ESPEN*)[23].

Nos pacientes em DP, a prevalência de sarcopenia foi investigada por quatro estudos e variou de 4 a 15,5%[24-27]. Em HD, a prevalência variou de 13,7 a 31,5%[12,28], sendo maior em pacientes com idade superior a 60 anos, com valores de 33,3[12] a 37%[29]. Bataille *et al* identificaram que pacientes sarcopênicos em HD eram tinham mais idade, apresentavam maior tempo de diálise, menor IMC e circunferência do braço, além de menor pré-albumina[28].

EXCESSO DE PESO NO CONTEXTO DA EPIDEMIOLOGIA REVERSA

A prevalência de obesidade cresce mundialmente, sendo cada vez maior o número de indivíduos obesos com indicação de terapia renal substitutiva[30]. Essa condição foi relacionada à melhora na sobrevida de pacientes em diálise e esse achado se contrapõe com a associação entre maiores valores de IMC e piores desfechos na população geral, conceito chamado de "epidemiologia reversa" ou paradoxo da obesidade[31].

Na população geral, maiores valores de IMC estão associados ao aumento da doença cardiovascular e mortalidade por todas as causas. Nos pacientes em diálise há uma taxa de mortalidade aumentada, principalmente decorrente de doenças cardiovasculares[30]. O IMC mostrou associação com sobrevida de pacientes em HD, menores valores foram considerados fortes preditores de risco de mortalidade, e valores aumentados, normalmente vistos como fatores de risco, ofereceram maior sobrevida para essa população[31]. Entretanto, o IMC pode ser indicador impreciso do estado nutricional em pacientes em diálise, pois não diferencia massa muscular e massa gorda ou fornece informações sobre a distribuição de gordura corporal[32].

Recentemente, Imam *et al* questionaram o benefício da obesidade na sobrevida na população em diálise – mais especificamente na DP –, visto que aqueles com maior massa muscular parecem ter melhor sobrevida, destacando que a composição corporal é um aspecto importante[30]. Também pode estar mais fortemente associada à mortalidade em pacientes em diálise do que a mensuração do IMC em um único momento[32].

Em hemodiálise, o aumento do peso seco e consequentemente do IMC estão associados à maior sobrevida, principalmente se houver elevação concomitante da creatinina sérica, refletindo a massa muscular, visto que a redução desse marcador está associada com aumento da mortalidade nessa população[33].

Segundo Ladhani *et al*, na metanálise de 2017, o aumento de 1kg/m² no IMC associa-se a menor risco de mortalidade por todas as causas e cardiovascular em 3% e 4%, respectivamente, em pacientes em hemodiálise, sem associação nos pacientes em DP[34].

Em longo prazo, é possível que os pacientes com excesso de peso possam sofrer mais consequências cardiovasculares[31] e, em algumas circunstâncias, intervenções para a perda de peso podem ser recomendadas para pacientes obesos em diálise que estão em uma lista de espera para transplante, a fim de aumentar o acesso a essa terapia[32].

ALTERAÇÕES NA COMPOSIÇÃO CORPORAL

O parâmetro menos específico que reflete a composição corporal é o peso, alterações nesse marcador após o início da diálise podem refletir alterações na hidratação, massa magra ou massa gorda. O declínio inicial no peso é sugerido como diminuição no volume extracelular devido à remoção do excesso de líquido e o aumento posterior pode refletir melhora no estado nutricional[35].

Dessa forma, avaliar a composição corporal dos pacientes em diálise por meio de outros parâmetros, além do peso, é de extrema importância, visto que alterações no estado nutricional parecem ter impacto no prognóstico.

Outros marcadores são úteis, como albumina, creatinina e proteína C-reativa (PCR), embora se associem com outras condições além das nutricionais. A albumina sofre alterações em decorrência do estado inflamatório, sendo importante avaliar em conjunto os níveis de PCR. Creatinina pode ser considerada o marcador de massa muscular, entretanto seu aumento também reflete perda da função renal residual[4]. Dessa forma, a avaliação por meio de diferentes marcadores é necessária.

COMPOSIÇÃO CORPORAL NA DIÁLISE PERITONEAL

Pacientes em DP estão expostos à carga de dextrose do dialisato que varia de 1,5 a 4,25%, cuja absorção pode contribuir de 50 a 300 calorias/dia, correspondendo a valores superiores a 30% da ingestão calórica diária[36]. Essa absorção peritoneal pode reduzir o apetite, ingestão proteica e massa muscular, com risco para desnutrição. Além disso, favorece alterações metabólicas como hiperinsulinemia, hiperglicemia e obesidade[37].

Estudo prévio mostrou que a maioria dos pacientes em DP apresentou aumento do peso corporal (50,6%) e massa gorda (65,9%) após um ano do início da terapia, sendo que mudanças na composição corporal foram evidentes em baixos transportadores, sem diferença com relação à carga de glicose ofertada. Além disso, 41,2% dos pacientes avaliados apresentaram redução na massa magra[37].

Jin *et al*[38] encontraram redução na massa magra e aumento na massa gorda de pacientes incidentes em DP, sendo que aqueles com menor massa muscular apendicular apresentaram pior taxa de sobrevida, fator de risco independente para mortalidade[38].

Avaliando pacientes em DP em quatro momentos após o início da terapia, sete dias, seis, 12 e 24 meses, Choi *et al* identificaram que peso corporal e creatinina aumentaram continuamente durante os 24 meses de acompanhamento. Já as gorduras visceral e subcutânea aumentaram apenas nos primeiros 12 meses. Além disso, a interleucina-6 (IL-6) apresentou correlação com gordura subcutânea, sendo risco para mortalidade[39].

Em três anos de acompanhamento, pacientes prevalentes em DP sofreram mudanças na composição corporal, como aumento na massa gorda e seu percentual, enquanto a massa magra permaneceu inalterada, havendo apenas redução no seu percentual[40].

Na diálise do Hospital das Clínicas da Faculdade de Medicina de Botucatu (HC-FMB), pacientes em DP foram avaliados por antropometria, força de preensão manual, marcadores bioquímicos e bioimpedância elétrica em até 30 dias do início da terapia e após um ano, de 2015 a 2019. Observaram-se aumento na prega cutânea do tríceps (p = 0,036), percentual de massa gorda (n = 0,023), circunferência do braço (p = 0,038) e redução no percentual de massa magra (p = 0,015).

Com relação aos marcadores bioquímicos, a creatinina (p = 0,016) apresentou aumento entre as avaliações, conforme mostrado na tabela 50.1.

COMPOSIÇÃO CORPORAL NA HEMODIÁLISE

Nos pacientes em hemodiálise, Pupim *et al* mostraram que o início da hemodiálise foi associado à melhora nos níveis séricos de albumina, pré-albumina, creatinina, ingestão proteica, reatância e ângulo de fase provenientes da avaliação por bioimpedância elétrica e alterações na composição corporal, principalmente decorrente do aumento de massa gorda, sendo que o estado nutricional no início da terapia dialítica influenciou na melhora dos marcadores nutricionais durante o primeiro ano de tratamento[6].

Keane *et al* observaram tendência na redução da massa magra e aumento no tecido adiposo nos primeiros dois anos, sem alterações no peso seco, sendo que o aumento de 1kg na massa magra durante o primeiro ano de diálise foi associado à redução no risco de mortalidade em 7%[42].

Tabela 50.1 – Marcadores nutricionais e bioquímicos em diálise peritoneal no início e após um ano de tratamento.

Variáveis	Avaliação inicial (n = 96)	Avaliação após um ano (n = 96)	p
Peso atual (kg)	68,80 (55,85-81,58)	71,45 (57,70-86,50)	0,140
Índice de massa corporal (kg/m²)	25,27 (21,88-29,54)	26,58 (23,05-31,10)	0,097
Circunferência do braço (cm)	29,25 (25,85-33,00)	31,00 (27,08-35,00)	**0,038**
Circunferência abdominal (cm)	94,00 (83,00-109)*	98,00 (90,50-110)**	0,137
Circunferência muscular do braço (cm)	24,45 ± 3,67	25,26 ± 3,56	0,122
Área muscular do braço (cm²)	48,81 (36,10-58,42)	50,68 (39,40-61,65)	0,146
Prega cutânea do tríceps (mm)	15,00 (10,00-20,75)	18,00 (11,00-25,00)	**0,036**
Gordura corporal – antropometria (%)	28,95 ± 8,14[†]	30,88 ± 8,06[††]	0,141
Força de preensão manual (kg)	20,00 (13,25-30,00)•	22,00 (16,00-30,00)	0,208
Ângulo de fase (°)	5,59 (4,91-6,40)	5,61 (4,90-6,71)	0,377
Massa magra (%)	73,73 ± 8,62	70,79 ± 8,00	**0,015**
Massa gorda (%)	26,93 ± 8,12	29,79 ± 9,13	**0,023**
Água corporal total (litros)	36,20 (30,20-43,70)	35,75 (31,20-44,27)	0,849
Água intracelular (%)	52,00 (48,88-55,05)	51,32 (48,88-55,55)	0,954
Água extracelular (%)	48,03 (44,95-51,12)	48,69 (44,45-51,12)	0,913
Sobrecarga volêmica (L)•	1,50 (−0,62-3,27)	0,40 (−1,82-2,77)	0,109
Albumina (g/dL)	3,50 (3,00-3,90)	3,60 (3,20-3,90)	0,450
Creatinina (mg/dL)	7,10 (5,85-9,40)	8,40 (5,85-10,45)	**0,016**
Proteína C-reativa (mg/dL)	0,70 (0,50-1,40)	0,50 (0,50-1,10)	0,172

*n = 51; **n = 63; [†]n = 79, [††]n = 76; •n = 92; •diferença entre água corporal total e estimada (calculada pela fórmula de Watson *et al*)[41].

Alterações no IMC após o início da hemodiálise foram relatadas em estudo realizado com 8.227 pacientes, no qual houve incremento de cerca de 0,6kg/m² em 24 meses decorrente do aumento do índice de massa gorda em 0,95kg/m² e diminuição no índice de massa muscular de 0,4kg/m². Essas mudanças na composição corporal foram associadas a sexo, idade avançada, presença de diabetes e valores basais dos índices de massa gorda e massa magra[5].

No estudo internacional MONDO (*MONitoring Dialysis Outcomes*) com pacientes prevalentes em hemodiálise, observou-se melhor sobrevida naqueles com índice de massas magra e gorda dentro dos valores de referência, enquanto menores índices e especialmente a combinação entre eles foram associados à maior mortalidade[43].

A combinação entre esses índices pode prever com maior precisão a mortalidade por todas as causas quando comparadas ao IMC isolado. Portanto, devem ser avaliados simultaneamente nessa população[44].

Outro aspecto importante é a sobrecarga de volume nos pacientes em hemodiálise, frequentemente presente antes do início da diálise. Assim, observa-se melhora após o início da terapia dialítica[35]. Na presença de hipervole-mia, manifestam-se hipertensão, hipertrofia ventricular esquerda, edema pulmonar e insuficiência cardíaca. Remoção de líquidos é necessária, entretanto, pode haver aumento no risco de hipotensão intradialítica, contribuindo para menor eficiência dialítica. Hwang *et al* encontraram na metanálise realizada que o índice de hiper-hidratação e o baixo índice de massa magra foram associados à alta taxa de mortalidade em pacientes prevalentes em HD[45].

Na diálise do HC-FMB, pacientes em hemodiálise foram avaliados por antropometria, força de preensão manual, marcadores bioquímicos e bioimpedância elétrica em até 30 dias do início da terapia e após um ano, de 2015 a 2019. Observaram-se aumento no ângulo de fase (p = 0,042), percentual de massa gorda (n = 0,022) e melhora na sobrecarga volêmica (p = 0,001), além de redução no percentual de massa magra (p = 0,035). Com relação aos marcadores bioquímicos, albumina (p = 0,000) e creatinina (p = 0,000) apresentaram aumento entre as avaliações e houve redução na PCR (p = 0,007), conforme mostrado na tabela 50.2.

Aspectos relacionados à ingestão alimentar e adesão alimentar podem estar relacionados com as mudanças na

Tabela 50.2 – Marcadores nutricionais e bioquímicos em hemodiálise no início e após um ano de tratamento.

Variáveis	Avaliação inicial (n = 127)	Avaliação após um ano (n = 127)	p
Peso atual (kg)	69,50 (59,80-81,15)	72,70 (60,10-81,00)	0,699
Índice de massa corporal (kg/m²)	25,83 (22,64-29,84)	26,35 (23,61-29,86)	0,586
Circunferência do braço (cm)	30 (26,00-33,00)	30,00 (27,00-33,50)	0,255
Circunferência abdominal (cm)	95,75 (87,6-105,4)*	94,00 (89,00-103)**	0,661
Circunferência muscular do braço (cm)	24,78 ± 3,92	25,20 ± 3,83	0,384
Área muscular do braço (cm²)	47,21 (37,98-58,43)	49,21 (41,90-60,87)	0,262
Prega cutânea do tríceps (mm)	15,00 (9,00-24,00)	16,00 (10,00-24,00)	0,425
Gordura corporal – antropometria (%)	29,35 ± 8,80	28,66 ± 8,35	0,606
Força de preensão manual (kg)	16,50 (12,00-27,25)[†]	19,00 (12-28)[††]	0,319
Ângulo de fase (°)	5,79 (5,01-7,08)	6,20 (5,52-7,06)	**0,042**
Massa magra (%)	69,80 ± 9,51	67,43 ± 8,29	**0,035**
Massa gorda (%)	30,07 ± 9,61	32,69 ± 8,41	**0,022**
Água corporal total (litros)	35,20 (30,40-41,40)	33,60 (29,60-39,90)	0,258
Água intracelular (%)	52,51 (49,04-56,83)	53,72 (50,52-57,07)	0,127
Água extracelular (%)	47,75 (43,17-50,96)	46,28 (42,97-49,53)	0,177
Sobrecarga volêmica (L)♦	–0,71 (-2,74-2,10)	–1,74 (–3,38-0,14)	**0,001**
Albumina (g/dL)	3,60 (3,10-3,90)	3,90 (3,60-4,20)	**0,000**
Creatinina (mg/dL)	7,20 (5,90-9,20)	8,70 (6,50-10,80)	**0,000**
ProteínaC-reativa (mg/dL)	1,00 (0,50-2,10)	0,70 (0,50-1,50)	0,007

*n = 48; **n = 35; [†]n = 122, [††]n = 124; ♦diferença entre água corporal total e a estimada (calculada pela fórmula de Watson *et al*)[41].

composição corporal. Lim *et al* avaliaram pacientes em hemodiálise há menos de um ano, 1-5 anos e com mais de cinco anos e observaram que a ingestão calórica e proteica em todos os grupos estava abaixo da recomendação, além disso, pacientes com maior tempo de diálise apresentavam consumo significativamente menor de proteínas quando comparado aos pacientes com menor tempo. Outro achado importante foi com relação à adesão das orientações nutricionais, pacientes com menor tempo de diálise referiram maior controle alimentar quando comparados aos outros grupos[46].

CONCLUSÕES

Este capítulo destaca a importância do acompanhamento nutricional e o uso de diversos parâmetros na avaliação dos pacientes. Dependendo da modalidade dialítica, mostraram-se determinadas evidências após um ano de tratamento. A hemodiálise repercutiu positivamente no ângulo de fase e massa gorda, houve redução na sobrecarga volêmica e melhora nos níveis de albumina, creatinina e PCR. Já na DP, observaram-se aumento na massa gorda e creatinina. Em ambas as terapias houve redução na massa magra, conforme já descrito pela literatura.

Sugerimos que esses parâmetros de avaliação nutricional possam ser incorporados e reconhecidos, permitindo detectar alterações no estado nutricional e implementar estratégias.

Agradecimentos

À Faculdade de Medicina de Botucatu – UNESP, em especial ao Programa de Pós-Graduação em Fisiopatologia em Clínica Médica e à Diálise do Hospital das Clínicas, pelo cenário de ensino, pesquisa e assistência.

REFERÊNCIAS BIBLIOGRÁFICAS

1. Kalantar-Zadeh K, Kovesdy CP, Streja E *et al*. Transition of care from pre-dialysis prelude to renal replacement therapy: the blueprints of emerging research in advanced chronic kidney disease. *Nephrol Dial Transplant* 2017; **32**: ii91-ii98.
2. Ikizler TA, Cano NJ, Franch H *et al*. International Society of Renal Nutrition and Metabolism. Prevention and treatment of protein energy wasting in chronic kidney disease patients: a consensus statement by the International Society of Renal Nutrition and Metabolism. *Kidney Int* 2013; **84**: 1096-1107.
3. Ku E, Kopple JD, Johansen KL *et al*; CRIC Study Investigators. Longitudinal weight change during CKD progression and its association with subsequent mortality. *Am J Kidney Dis* 2018; **71**: 657-665.
4. Hsiung JT, Kleine CE, Naderi N *et al*. Association of pre-end-stage renal disease serum albumin with post-end-stage renal disease outcomes among patients transitioning to dialysis. *J Ren Nutr* 2019; **29**: 310-321.
5. Marcelli D, Brand K, Ponce P *et al*. Longitudinal changes in body composition in patients after initiation of hemodialysis therapy: results from an international cohort. *J Ren Nutr* 2016; **26**: 72-80.
6. Pupim LB, Kent P, Caglar K *et al*. Improvement in nutritional parameters after initiation of chronic hemodialysis. *Am J Kidney Dis* 2002; **40**: 143-151.

7. Fouque D, Kalantar-Zadeh K, Kopple J *et al*. A proposed nomenclature and diagnostic criteria for protein-energy wasting in acute and chronic kidney disease. *Kidney Int* 2008; **73**: 391-398.
8. Carrero JJ, Stenvinkel P, Cuppari L *et al*. Etiology of the protein-energy wasting syndrome in chronic kidney disease: a consensus statement from the International Society of Renal Nutrition and Metabolism (ISRNM). *J Ren Nutr* 2013; **23**: 77-90.
9. Carrero JJ, Thomas F, Nagy K *et al*. Global Prevalence of Protein-Energy Wasting in Kidney Disease: A Meta-analysis of Contemporary Observational Studies From the International Society of Renal Nutrition and Metabolism. *J RenNutr* 2018; **28**: 380-392.
10. Cruz-Jentoft AJ, Bahat G, Bauer J, et al. Sarcopenia: revised European consensus on definition and diagnosis. *Age Ageing* 2019; **48**: 16-31.
11. Rosenberg I. Summary comments: epidemiological and methodological problems in determining nutritional status of older persons. *Am J Clin Nutr* 1989; **50**: 1231-1233.
12. Ren H, Gong D, Jia F *et al*. Sarcopenia in patients undergoing maintenance hemodialysis: incidence rate, risk factors and its effect on survival risk. *Ren Fail* 2016; **38**: 364-371.
13. Fahal IH. Uraemic sarcopenia: aetiology and implications. *Nephrol Dial Transplant* 2014; **29**: 1655-1665.
14. Pereira RA, Cordeiro AC, Avesani CM *et al*. Sarcopenia in chronic kidney disease on conservative therapy: prevalence and association with mortality. *Nephrol Dial Transplant* 2015; **30**: 1718-1725.
15. Cruz-Jentoft AJ, Baeyens JP, Bauer JM *et al*. Sarcopenia: European consensus on definition and diagnosis: Report of the European Working Group on Sarcopenia in Older People. *Age Ageing* 2010; **39**: 412-423.
16. Beaudart C, Zaaria M, Pasleau F *et al*. Health outcomes of sarcopenia: a systematic review and meta-analysis. *PloS One* 2017; **12**: e0169548.
17. Baumgartner RN, Koehler KM, Gallagher D *et al*. Epidemiology of sarcopenia among the elderly in New Mexico. *Am J Epidemiol* 1998; **147**: 755-763.
18. Janssen I, Heymsfield SB, Ross R. Low relative skeletal muscle mass (sarcopenia) in older persons is associated with functional impairment and physical disability. *J Am Geriatr Soc* 2002; **50**: 889-896.
19. Janssen I, Baumgartner RN, Ross R *et al*. Skeletal muscle cutpoints associated with elevated physical disability risk in older men and women. *Am J Epidemiol* 2004; **159**: 413-421.
20. Fielding RA, Vellas B, Evans WJ *et al*. Sarcopenia: an undiagnosed condition in older adults. Current consensus definition: prevalence, etiology, and consequences. International working group on sarcopenia. *J Am Med Dir Assoc* 2011; **12**: 249-256.
21. Studenski SA, Peters KW, Alley DE *et al*. The FNIH sarcopenia project: rationale, study description, conference recommendations, and final estimates. *J Gerontol A Biol Sci Med Sci* 2014; **69**: 547-558.
22. Chen LK, Liu LK, Woo J *et al*. Sarcopenia in Asia: consensus report of the Asian Working Group for Sarcopenia. *J Am Med Dir Assoc* 2014; **15**: 95-101.
23. Cederholm T, Barazzoni R, Austin P *et al*. ESPEN guidelines on definitions and terminology of clinical nutrition. *Clin Nutr* 2017; **36**: 49-64.
24. Silva MZC, Vogt BP, Reis NSC, Caramori JCT. Update of the European consensus on sarcopenia: what has changed in diagnosis and prevalence in peritoneal dialysis? *Eur J Clin Nutr* 2019; **73**: 1209-1211.
25. As'habi A, Najafi I, Tabibi H, Hedayati M. Prevalence of sarcopenia and dynapenia and their determinants in iranian peritoneal dialysis patients. *Iran J Kidney Dis* 2018; **12**: 53-60.
26. Abro A, Delicata LA, Vongsanim S, Davenport A. Differences in the prevalence of sarcopenia in peritoneal dialysis patients using hand grip strength and appendicular lean mass: depends upon guideline definitions. *Eur J ClinNutr* 2018; **72**: 993-999.

27. Kamijo Y, Kanda E, Ishibashi Y, Yoshida M. Sarcopenia and frailty in PD: impact on mortality, malnutrition, and inflammation. *Perit Dial Int* 2018; **38**: 447-454.

28. Bataille S, Serveaux M, Carreno E *et al*. The diagnosis of sarcopenia is mainly driven by muscle mass in hemodialysis patients. *Clin Nutr* 2017; **36**: 1654-1660.

29. Giglio J, Kamimura MA, Lamarca F *et al*. Association of sarcopenia with nutritional parameters, quality of life, hospitalization, and mortality rates of elderly patients on hemodialysis. *J Ren Nutr* 2018; **28**: 197-207.

30. Imam TH, Coleman KJ. Obesity and mortality in end-stage renal disease. Is it time to reverse the "reverse epidemiology" - at least in peritoneal dialysis? *J Ren Nutr* 2019; **29**: 269-275.

31. Kalantar-Zadeh K, Block G, Humphreys MH, Kopple JD. Reverse epidemiology of cardiovascular risk factors in maintenance dialysis patients. *Kidney Int* 2003; **63**: 793-808.

32. Kittiskulnam P, Johansen KL. The obesity paradox: A further consideration in dialysis patients. *Semin Dial* 2019; **32**: 485-489.

33. Kalantar-Zadeh K, Streja E, Kovesdy CP *et al*. The obesity paradox and mortality associated with surrogates of body size and muscle mass in patients receiving hemodialysis. *Mayo Clin Proc* 2010; **85**: 991-1001.

34. Ladhani M, Craig JC, Irving M *et al*. Obesity and the risk of cardiovascular and all-cause mortality in chronic kidney disease: a systematic review and meta-analysis. *Nephrol Dial Transplant* 2017; **32**: 439-449.

35. Broers NJ, Cuijpers AC, Sande FMVD *et al*. The first year on haemodialysis: a critical transition. *Clin Kidney J* 2015; **8**: 271-277.

36. Tennankore KK, Bargman JM. Nutrition and the kidney: recommendations for peritoneal dialysis. *Adv Chronic Kidney Dis* 2013; **20**: 190-201.

37. Caron-Lienert RS, Poli-de-Figueiredo CE, Figueiredo AEPL *et al*. The influence of glucose exposure load and peritoneal membrane transport on body composition and nutritional status changes after 1 year on peritoneal dialysis. *Perit Dial Int* 2017; **37**: 458-463.

38. Jin S, Lu Q, Su C *et al*. Shortage of appendicular skeletal muscle is an independent risk factor for mortality in peritoneal dialysis patients. *Perit Dial Int* 2017; **37**: 78-84.

39. Choi SJ, Park MY, Kim JK, Hwang SD. The 24-month changes in body fat mass and adipokines in patients starting peritoneal dialysis. *Perit Dial Int* 2017; **37**: 290-297.

40. Xu X, Tian X, Chen Y *et al*. Associations of adiponectin, leptin levels and the change of body composition in patients on peritoneal dialysis: a prospective cohort study. *Perit Dial Int* 2018; **38**: 278-285.

41. Watson PE, Watson ID, Batt RD. Total body water volumes for adult males and females estimated from simple anthropometric measurements. *Am J Clin Nutr* 1980; **33**: 27-39.

42. Keane D, Gardiner C, Lindley E *et al*. Changes in body composition in the two years after initiation of haemodialysis: a retrospective cohort study. *Nutrients* 2016; **8**: E702.

43. Marcelli D, Usvyat LA, Kotanko P *et al*. MONitoring Dialysis Outcomes (MONDO) consortium. Body composition and survival in dialysis patients: results from an international cohort study. *Clin J Am Soc Nephrol*. 2015; **10**: 1192-1200.

44. Yajima T, Arao M, Yajima K *et al*. The associations of fat tissue and muscle mass indices with all-cause mortality in patients undergoing hemodialysis. *PLoS One* 2019; **14**: e0211988.

45. Hwang SD, Lee JH, Lee SW *et al*. Risk of over hydration and low lean tissue index as measured using a body composition monitor in patients on hemodialysis: a systemic review and meta-analysis. *Ren Fail* 2018; **40**: 51-59.

46. Lim HS, Kim HS, Kim JK *et al*. Nutritional status and dietary management according to hemodialysis duration. *Clin Nutr Res* 2019; **8**: 28-35.

Seção 10

Transplante Renal

◆

51

SITUAÇÃO DO
TRANSPLANTE RENAL NO BRASIL

Renato Demarchi Foresto
José Osmar Medina de Abreu Pestana

◆

INTRODUÇÃO

Em 1960, Sir Peter Brian Medawar, nascido em Petrópolis/RJ, zoologista formado na Universidade de Oxford, dividiu o Prêmio Nobel de Fisiologia e Medicina com o australiano Frank Burnet pelo trabalho sobre resposta imune primária e tolerância imunológica. Esse trabalho desenvolvido foi essencial para o conhecimento sobre o comportamento do sistema imunológico, permitindo que o transplante de órgãos avançasse. Infelizmente, Medawar perdera a cidadania brasileira quando jovem por não cumprir suas obrigações militares, sendo sua premiação contabilizada para o Reino Unido[1].

Com o conhecimento técnico e biológico adquirido até então, foi possível realizar com sucesso o primeiro transplante renal do mundo em 1954, pelo Dr. Joseph Murray em Boston. Dez anos após, o Brasil realizou seu primeiro transplante de rim, na cidade do Rio de Janeiro. Desde então, o programa brasileiro de transplantes mostrou-se promissor, impulsionado pela descoberta de novas drogas imunossupressoras, como a azatioprina na década de 1960 e a ciclosporina na década de 1970, assim como pela melhoria nas soluções de preservação na década de 1980, aumentando o uso de doadores falecidos com resultados satisfatórios e inesperados até alguns anos antes[2-5].

POLÍTICA E LEGISLAÇÃO

Implementado em 1988, o Sistema Único de Saúde é reconhecido mundialmente como referência de política de saúde universal, integral e equânime. Entre seus diversos programas, destaca-se o Sistema Nacional de Transplantes (SNT), o qual coordena e regulamenta o maior programa público de transplantes do mundo. Estabelecido em 1997, o SNT possui uma logística de alocação de órgãos justa e sem privilégios sociais ou culturais. Mais de 95% dos transplantes são realizados pelo sistema público, com acompanhamento realizado pelas próprias equipes de transplante. Contempla, ainda, atendimento ambulatorial e hospitalar, além de fornecimento de medicamentos gratuitamente para a população, bem como aqueles listados no programa de medicamentos excepcionais[6]. Os outros 5% dos transplantes são realizados em instituições privadas, que também são regulamentadas e monitorizadas pelo governo.

A legislação atual para doação de órgãos no Brasil reconhece morte encefálica sob critérios bem definidos, desenvolvidos pelo Conselho Federal de Medicina. A notificação de potenciais doadores é obrigatória e a doação de órgãos de pacientes em morte encefálica depende de consentimento informado[7].

Atualmente, não existe legislação para doação por morte após parada cardíaca e, portanto, a doação de tais órgãos é proibida no País. A doação em vida é estritamente controlada, permitindo doações entre parentes e entre pessoas não relacionadas como cônjuges e pais adotivos. Porém, outros tipos de doadores não relacionados requerem autorização e aprovação judicial, do comitê de ética do centro de transplante e da Secretaria Estadual de Saúde[8].

361

PROCURA E ALOCAÇÃO DE ÓRGÃOS

O SNT, regulado pelo Ministério da Saúde, é responsável pela procura, distribuição e alocação dos órgãos para transplante, além de realizar a acreditação de novos centros de transplante, regulação de práticas na área de doação de órgãos, apoio à promoção de cursos de aperfeiçoamento e treinamento profissional e alocação de recursos para transplante. Dentro do SNT, cada uma das 27 unidades federativas tem uma Central Estadual responsável pela coordenação das Organizações de Procura de Órgãos (OPOs) e das Comissões Intra-hospitalares de Doação de Órgãos e Tecidos para Transplante (CIHDOTTs)[8].

As OPOs são estrategicamente alocadas regionalmente em cada Estado, sendo responsáveis pelo acompanhamento do diagnóstico da morte encefálica, aquisição do consentimento informado assinado por familiares legais para doação de órgãos, envio de equipe de cirurgiões para a captação de órgãos e comunicação com o laboratório de imunogenética para encaminhamento do material necessário para tipificação HLA e realização do exame de *cross-matching*[6].

As CIHDOTTs são formadas por equipes multiprofissionais da área de saúde, com a finalidade de organizar, em âmbito hospitalar, rotinas e protocolos que possibilitem e garantam o diagnóstico de morte encefálica em tempo hábil e a manutenção adequada do potencial doador, bem como a notificação desses casos para a Central Estadual. É importante salientar que, mesmo que o paciente não seja elegível para ser doador por alguma questão clínica, o diagnóstico e a notificação da morte encefálica são obrigatórios e considerados um direito do paciente e da família. Essas comissões são obrigatórias em todos os hospitais públicos, privados e filantrópicos com mais de 80 leitos[6,8].

Segundo o Registro Brasileiro de Transplantes, em 2019, a taxa de doadores efetivos cresceu 6,5% naquele ano, atingindo 18,1pmp, alavancada pelo crescimento do transplante de doadores falecidos, porém está 10,5% abaixo dos 20pmp previstos para 2019. A notificação de morte encefálica no Brasil ainda é baixa, entretanto a promoção de cursos e campanhas voltados para os profissionais de saúde, bem como a organização de comissões intra-hospitalares têm obtido bons resultados com o crescimento da taxa de notificação, atualmente em 54,7pmp (taxa ideal de 70pmp). Outra boa notícia é que a população brasileira é favorável à doação de órgãos, sendo que 60% das famílias autorizam a doação de órgãos e/ou tecidos no momento do falecimento de um parente[9].

Sobre a alocação de órgãos de doador falecido, a Central Estadual distribui cada rim doado de acordo com cada grupo ABO e com a melhor compatibilidade HLA nos lócus A, B e DR, atribuindo pontos para cada *mismatch* (0MM nos lócus HLA A, B e DR recebe 1, 4 e 10 pontos, respectivamente; 1MM recebe 0,5, 2 e 4 pontos e 2MM não pontua em nenhum dos lócus). Os pacientes são ordenados em ordem decrescente de pontuação e, entre os pacientes com escore semelhante, pontos extras são conferidos de acordo com o tempo em diálise ou em lista de espera para pacientes preemptivos (1 ponto no primeiro ano, 0,5 ponto nos anos adicionais até o máximo de 5 pontos), sensibilização (4 pontos para PRA > 80%, 2 pontos para PRA de 50-79%), pacientes pediátricos (4 pontos) e diabéticos (3 pontos). Por fim, são priorizados os pacientes com impossibilidade total de acessos para diálise, receptores prévios de transplante de órgão sólido e doadores de rim[6,8].

Na população pediátrica, os pacientes menores de 18 anos têm prioridade em relação aos adultos na alocação de órgãos, sendo que rins de doadores menores de 18 anos são alocados prioritariamente para receptores da mesma faixa etária[9]. Também é importante salientar que, no Brasil e no mundo, ocorre expressiva redução no número de doadores mais jovens, decorrentes de morte violenta, com crescimento do número de doadores idosos falecidos por causas cerebrovasculares, passando de 8% para 13% nos últimos 5 anos, fato atribuído principalmente ao envelhecimento populacional[6,9]. Para o transplante de doador vivo, a alocação permite doadores aparentados até o quarto grau ou cônjuges e, assim como no caso do transplante com doador falecido, também se observa crescimento na idade dos doadores, mesmo acima de 70 anos de idade[6].

EVOLUÇÃO DO PROGRAMA BRASILEIRO

Com essa organização, o programa brasileiro de transplantes é considerado o segundo maior do mundo, com 6.284 transplantes de rim realizados em 2019, atrás apenas dos EUA, que realiza mais de 22.000 transplantes anualmente, a maioria com financiamento privado. Atualmente, mais de 130.000 pacientes estão em terapia renal substitutiva, sendo que, destes, 25.163 estão na lista de espera para transplante[9]. Resultante da melhoria da legislação para transplantes e dos investimentos realizados pelo governo federal nos últimos 30 anos, o número de transplantes renais no País teve crescimento expressivo, saltando de 920 transplantes renais realizados em 1988 (5,8pmp) para 1.957 em 1998 (12,2pmp) e chegando a 6.284 (30, pmp) em 2019 (Figura 51.1)[9].

Esse crescimento foi primariamente devido ao aumento no número de doadores efetivos (1,8pmp em 1998 *versus* 18,1pmp em 2019), com aumento correspondente no número de rins transplantados de doadores falecidos (3,8pmp em 1999 *versus* 25,0pmp em 2019). O número de rins transplantados com órgãos de doadores vivos se manteve praticamente constante, com 1.065 (6,7pmp) transplantes em 1998 e 1.073 (5,1pmp) em 2019, em consequência do melhor desempenho do programa de doadores falecidos, o qual correspondeu a 83% do total de transplantes em 2019, e também da

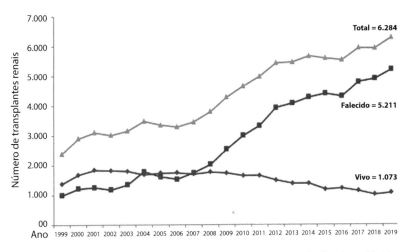

Figura 51.1 – Número de transplantes renais nos últimos 20 anos por doador vivo e falecido.

regulamentação mais restrita, permitindo apenas doação entre doadores vivos relacionados. O número de transplantes pediátricos realizados no Brasil manteve-se estável, em torno de 320 nos últimos 5 anos, sendo 89% deles com doador falecido[9].

Tanto a sobrevida do paciente quanto do enxerto vem alcançando melhoria crescente, fruto de um programa nacional consolidado, do aprimoramento da técnica cirúrgica, do avanço na terapia imunossupressora e dos esforços realizados pelas equipes de transplante. Segundo o Registro Brasileiro de Transplantes de 2019, a sobrevida do paciente é de 97% e 94% ao final de 1 e 5 anos, a sobrevida do enxerto de doador vivo é de 93% e 85% e a sobrevida do enxerto de doador falecido é de 85% e 72%, respectivamente[9]. No Hospital do Rim, a sobrevida do enxerto é comparável aos registros internacionais de centros dos EUA e da Europa, chegando a 98,3% ao final de 1 ano e 90% em 5 anos para doador vivo e 92% e 74%, respectivamente, para doador falecido.

Apesar dessas melhorias, a necessidade estimada de transplante renal por milhão de habitantes ainda é pelo menos 2 vezes maior que o total de transplantes realizados anualmente (da taxa de transplante renal de 60pmp necessária para estabilizar a lista, o Brasil realizou 30,1pmp em 2019)[9]. Essa necessidade só não é maior devido ao substantivo aumento na qualidade de vida e sobrevida proporcionada pela diálise nas últimas décadas[10].

HOSPITAL DO RIM

Em 1998, o Hospital do Rim foi inaugurado em São Paulo e atualmente conta com 151 leitos, a maioria deles dedicados ao transplante renal. O hospital realiza cerca de 950 procedimentos por ano, com 15.498 transplantes realizados em 21 anos, sendo considerado o centro que mais faz transplantes renais (adulto e pediátrico) e transplante pâncreas-rim no mundo[11,12]. Ademais, é uma unidade de ensino certificada parceira da Universidade Federal de São Paulo, recebendo alunos de graduação e residentes desta e de outras instituições do Brasil e de alguns países do exterior. Paralelamente ao seu progresso clínico, desenvolveu um forte programa de especialização em ensino e pesquisa clínica, com 75 ensaios clínicos de fases I a IV finalizados e 4.901 receptores de transplante renal envolvidos em seus protocolos de pesquisa[13-19].

DISPARIDADE GEOGRÁFICA

O Brasil é um País emergente de proporções continentais no qual existem disparidades geográficas evidentes nas áreas econômica, educacional e social entre as 5 regiões nacionais. Na área de transplante de órgãos, embora a organização do programa nacional de transplantes tenha aumentado substancialmente o número de transplante de órgãos no País, a situação de disparidade regional é similar.

Atualmente, há 143 equipes ativas que realizaram transplante renal no último ano, porém, as atividades de notificação de morte encefálica, procura e captação de órgãos e efetivação dos transplantes são extremamente mal distribuídas ao longo do território nacional[9]. Tal conjuntura interfere na taxa de eficiência do País na realização de transplantes. Embora realize um número absoluto expressivo de transplantes, o Brasil possui uma taxa de transplantes renais de 30,1pmp e de doadores efetivos de 18,1pmp, ocupando a 30ª e a 26ª posição no mundo, respectivamente. Na Espanha, cujo programa de transplantes é referência mundial, a taxa de transplantes renais de doador falecido foi de 72,9pmp em 2019[21].

Alguns estados das Regiões Sul e Sudeste têm desempenho semelhante aos países com programas sólidos. Devemos destacar também os estados nordestinos de Pernambuco e Ceará, que nos últimos anos têm realizado um bom trabalho na organização do programa de transplantes e obtido resultados satisfatórios (Tabela 51.1).

Tabela 51.1 – Taxa de transplante renal (pmp), por estado, em 2019.

Estado	Transplante renal (pmp)		
	Vivo	Falecido	Total
Paraná	8,9	42,8	51,7
São Paulo	10,4	34,9	45,3
Santa Catarina	1,0	42,7	43,7
Rio Grande do Sul	2,9	40,4	43,3
Pernambuco	3,2	37,1	40,2
Minas Gerais	9,0	23,5	32,6
Ceará	2,3	30,0	32,3
Goiás	2,7	28,9	31,6
Rio de Janeiro	3,8	25,1	29,0
Distrito Federal	8,1	20,8	28,9
Espírito Santo	7,6	17,6	25,2
Rio Grande do Norte	3,2	20,4	23,6
Bahia	1,1	19,2	20,3
Rondônia	1,7	8,0	9,7
Paraíba	2,0	7,5	9,5
Mato Grosso do Sul	0,7	6,9	7,6
Pará	2,1	4,7	6,8
Piauí	4,3	1,2	5,5
Acre	0,0	4,6	4,6
Maranhão	1,1	2,4	3,6
Alagoas	0,0	2,1	2,1
BRASIL	5,1	25,0	30,1

Fonte: Registro Brasileiro de Transplantes, 2019. Ano XXV, nº 4.

Enquanto o estado do Paraná ocupa a primeira posição em taxa de transplante renal (51,7pmp), alguns estados das Regiões Norte, Nordeste e Centro-Oeste apresentam pequena ou nenhuma atividade de transplante. Das 27 unidades federativas, apenas 20 estados brasileiros, incluindo o Distrito Federal, possuem programa de transplante renal ativo[9]. Na tabela 51.1 verificamos que a taxa de transplante renal por estado varia em até 25 vezes.

Essas diferenças regionais ocorrem também na atividade de procura e captação de órgãos, onde, mais uma vez, os estados do Sul e Sudeste têm números superiores às demais regiões brasileiras. A Região Norte tem o pior resultado, com taxa de doadores efetivos de apenas 3,7pmp, seguida pela Região Centro-Oeste (11,1pmp) e Nordeste (12,7pmp). Acima da média nacional de 18,1pmp, estão somente as taxas de doadores efetivos das Regiões Sudeste (19,7pmp) e Sul (36,1pmp)[9].

Essas disparidades estão diretamente relacionadas à densidade populacional regional, ao produto interno bruto e ao número de médicos com treinamento em transplante. Acompanhando o desafio de atenuar as disparidades regionais no acesso ao transplante, o sistema pode ser aprimorado por esforços em diversas áreas, envolvendo todos os profissionais atuantes na área de transplantes de órgãos.

O FUTURO DO TRANSPLANTE RENAL NO BRASIL

O Brasil está aumentando constantemente suas atividades na área de transplantes, bem como a qualidade da assistência para atender às demandas de uma população em crescimento e envelhecimento. Todavia, medidas estratégicas devem ser debatidas para enfrentar as deficiências estruturais, logísticas e, principalmente, suas disparidades geográficas. Entre as medidas, é plausível incrementar os investimentos por meio da reavaliação da lista de reembolso de procedimentos gerida pelo Ministério da Saúde. Dos itens prioritários, estão reembolso do acompanhamento ambulatorial pós-transplante, inclusão das intercorrências pós-transplante, transplante de pâncreas-rim e inclusão de exames para ingresso em lista de espera.

Além disso, devido à constante escassez de doadores e à necessidade crescente de órgãos para transplante, é essencial a implementação de campanhas nacionais regulares e estratégias educacionais para melhorar o manejo do doador na terapia intensiva, além de se criar novas táticas visando otimizar a logística e reduzir o tempo de isquemia fria, por exemplo, incluindo nacionalmente o uso de *crossmatch* virtual, realizando a tipagem HLA e *crossmatch* por meio de sangue periférico do doador e predefinindo um tempo limite para aceitar ou recusar a oferta de um órgão.

O uso de órgãos com lesão renal aguda, de idosos e com KDPI elevado pode ser uma alternativa viável para aumentar o número de transplantes, porém mais estudos de viabilidade desses órgãos são necessários, principalmente estudos nacionais. Nesse ponto, a discussão de um reembolso adicional para transplantes com risco adicional pode ser um incentivo aos centros para realizar tal tipo de transplante, atualmente restrito a poucos hospitais no Brasil.

Para melhorar os resultados, os benefícios do transplante já foram amplamente difundidos entre a população, assim como a segurança e a adequação do modelo brasileiro, o qual não possui irregularidades em seu programa de transplantes de órgãos. Dessa forma, o Brasil se beneficia da incorporação positiva da imagem do programa de transplantes na cultura da sociedade. Apesar dos desfechos satisfatórios já alcançados, o Brasil ainda tem um longo caminho a percorrer a fim de distribuir de forma mais equilibrada a oportunidade de transplante para suas cinco macrorregiões.

Nossas expectativas para o futuro são que, por meio dos contínuos esforços de gestores, profissionais da saúde e da população, o Brasil permanecerá sendo uma das referências mundiais em transplante renal. Por fim, devemos ressaltar que a retomada dos investimentos em pesquisa básica e clínica é fundamental para o programa brasileiro alavancar sua notoriedade.

REFERÊNCIAS BIBLIOGRÁFICAS

1. Flye MW. History of transplantation. In Flye MW (ed). Principles of organ transplantation. WB SaundersCompany: Philadelphia, 1989, pp 1-17.
2. Merril JP, Murray JE, Harrison JH, Guild WR. Successful homotransplantation of human kidney between identical twins. *JAMA* 1956; **160**: 277-282.
3. Vasconcelos MSF, Menezes PA, Menezes JAV *et al.* O transplante renal no Hospital dos Servidores do Estado – Rio de Janeiro. Revisão de 380 transplantes. *J Bras Transplant* 1998; **1**: 71-83.
4. Murray JE, Merril JP, Harrison JH *et al.* Prolonged survival of human-kidney homografts by immunosuppressive drug therapy. *N Eng J Med* 1963; **2**: 645-651.
5. Carne RY, Rolles K, White OJS *et al.* Cyclosporin A initially as the only immunosuppressant in 34 recipients of cadaveric organs: 32 kidneys, 2 pancreas and 2 livers. *Lancet* 1979; **2(8151)**: 1033-1036.
6. Medina-Pestana JO. Organization of a high-volume kidney transplant program - the "assembly line" approach. *Transplantation* 2006; **81**: 1510-1520.
7. Brasil. Conselho Federal de Medicina. Resolução CFM nº 2.173, de 23 de novembro de 2017. Dispõe sobre os critérios de diagnóstico de morte encefálica. Diário Oficial da União, 15 de dezembro de 2017. Seção 1, p. 274-6.3.
8. Martins SBS, Ferreira BA, Gonçalves VAC *et al.* Kidney allocation system for transplantation in Brazil. *Curr Transpl Rep* 2019; **6**: 209-213.
9. ABTO – Associação Brasileira de Transplante de Órgãos. *Reg Bras Transplant* 2019; **4**: 1-104.
10. Ruppel P, Felipe CR, Medina-Pestana JO *et al.* The influence of clinical, environmental, and socioeconomic factors on five-year patient survival after kidney transplantation. *J Bras Nefrol* 2018; **40**: 151-161.
11. Medina-Pestana JO. Excellence and efficiency through a structured large scale approach: The Hospital Do Rim in São Paulo, Brazil. *Transplantation* 2017; **101**: 1735-1738.
12. Pestana JM. A pioneering healthcare model applying large-scale production concepts: Principles and performance after more than 11,000 transplants at Hospital do Rim. *Rev Assoc Med Bras* (1992). 2016; **62**: 664-671.
13. Silva HT Jr, Felipe CR, Abbud-Filho M *et al.* The emerging role of Brazil in clinical trial conduct for transplantation. *Am J Transplant.* 2011; **11**: 1368-1375.
14. Tedesco-Silva H, Felipe C, Ferreira A *et al.* Reduced incidence of cytomegalovirus infection in kidney transplant recipients receiving everolimus and reduced tacrolimus doses. *Am J Transplant* 2015; **15**: 2655-2664.
15. Vicari AR, Spuldaro F, Sandes-Freitas TV *et al.* Renal transplantation in human immunodeficiency virus-infected recipients: a case-control study from the Brazilian experience. *Transpl Infect Dis* 2016; **18**: 730-740.
16. Galante NZ, Dib GA, Medina-Pestana JO. Severe intellectual disability does not preclude renal transplantation. *Nephrol Dial Transplant* 2010; **25**: 2753-2757.
17. Aguiar WF, Passerotti CC, Claro JF *et al.* Mini-incisions by lombotomy or subcostal access in living kidney donors: a randomized trial comparing pain, safety, and quality of life. *Clin Transplant* 2007; **21**: 269-276.
18. Pascual J, Berger SP, Witzke O *et al.* Everolimus with reduced calcineurin inhibitor exposure in renal transplantation. *J Am Soc Nephrol* 2018; **29**: 1979-1991.
19. Durrbach A, Pestana JM, Pearson T *et al.* A phase III study of belatacept versus cyclosporine in kidney transplants from extended criteria donors (BENEFIT-EXT study). *Am J Transplant* 2010; **10**: 547-557.
20. IRODaT – International Registry in Organ Donation and Transplantation. Worldwide actual disease organ donors 2019. Accessed in 01-Mar-2020 at www.irodat.org.

52

TRANSPLANTE RENAL COM DOADOR VIVO APÓS DESSENSIBILIZAÇÃO COM IMUNOGLOBULINAS POLIVALENTES

Luiz Roberto de Sousa Ulisses
Maria Cristina Ribeiro de Castro

◆

INTRODUÇÃO

O Brasil é o segundo País em número absoluto de transplantes renais no mundo ocidental. Entretanto, pela carência de doadores, o tempo de espera em lista no Brasil é elevado quando comparado ao de outros países. As principais dificuldades encontradas para o aumento dos transplantes renais no País são: taxa de negativa de doações pelos familiares (43%), baixo índice de notificação de morte encefálica e de aproveitamento dos órgãos captados e limitações financeiras dos programas de transplante renal[1].

Na população de pacientes em lista de espera para transplante renal, há uma parcela de pacientes em que o tempo ainda é maior: os sensibilizados. São pacientes que, ao longo do tempo, desenvolveram anticorpos anti--HLA contra a população, ao serem expostos previamente a transfusões de sangue, gestações e/ou transplantes.

A presença de DSAs (*donor specific antibody*), anticorpos específicos contra o doador que são detectados pela prova cruzada positiva no estudo pré-transplante, já foi considerada contraindicação absoluta para a realização do transplante renal. A sensibilização HLA aumenta o tempo de espera em lista e o risco de rejeição, além do risco de perda do enxerto relacionada à presença desses anticorpos (rejeição crônica mediada por anticorpos). Os pacientes sensibilizados apresentam menor transplantabilidade e ficam expostos às complicações decorrentes do maior tempo em diálise: morbimortalidade de causa cardiovascular e infecciosa, além da perda dos acessos vasculares/peritoneal para diálise.

O melhor entendimento dos mecanismos envolvidos na rejeição mediada por anticorpos e o surgimento de novas drogas e técnicas para seu tratamento têm possibilitado melhor resultado do transplante nessa população de alto risco imunológico[2.] Além disso, existem hoje protocolos que objetivam reduzir anticorpos anti-HLA para aumentar a chance de transplante. Os protocolos são variados e em sua maioria utilizam a administração de imunoglobulina humana polivalente (IVIG) associada com sessões de plasmaférese e outras drogas imunodepletoras (por exemplo: rituximabe, bortezomibe). Os tratamentos realizados com essa finalidade são chamados popularmente de dessensibilização e têm apresentado bons resultados de transplantatibilidade e sobrevida de paciente e de enxerto[3].

Pela dificuldade em encontrar doador compatível para os pacientes sensibilizados entre os doadores falecidos disponíveis, o transplante com doador vivo surge como uma opção extremamente interessante para transplantar esses pacientes.

PRINCIPAIS DROGAS UTILIZADAS PARA DESSENSIBILIZAÇÃO

Os protocolos de dessensibilização variam de centro para centro. De forma geral, quando há um doador vivo, a maior parte dos serviços usa doses altas de IVIG associada com sessões de plasmaférese e drogas com efeito imunossupressor dirigido aos linfócitos B (rituximabe) e/ou plasmócitos (bortezomibe). No caso de não existirem doadores vivos, os protocolos excluem as sessões de plasmaférese, uma vez que, nesse caso, não existe doador pronto para o transplante[4,5].

São diversos os protocolos e arsenal terapêutico utilizados para a dessensibilização e que promovem boa sobrevida ao enxerto. Em 2002, Glotz realizou transplante renal após dessensibilização com IVIG em 13 pacientes, com perda de apenas dois enxertos no primeiro ano (uma trombose vascular precoce e uma perda secundária à rejeição)[6]. Em 2004, Jordan et al publicaram um estudo prospectivo com 101 pacientes hipersensibilizados (PRA > 50%) divididos em dois grupos, placebo (n = 50) vs. IVIG (n = 48), com o objetivo de avaliar se o tratamento com IVIG seria capaz de aumentar as chances de realização de um transplante de sucesso nesses pacientes. No grupo placebo, 17% dos pacientes realizaram transplante, contra 35% dos pacientes que receberam IVIG como dessensibilização. Após um seguimento de 2 anos, os grupos apresentaram sobrevida de enxerto semelhante (80% no grupo IVIG vs.75% no grupo placebo)[7].

Após comprovar a eficácia da dessensibilização para a realização do transplante, fizeram-se necessários trabalhos com maior tempo de seguimento, que comprovassem a eficácia da dessensibilização. Jordan, em 2016, publicou trabalho retrospectivo com 177 transplantes com doador vivo, dos quais 66 eram hipersensibilizados e que foram transplantados após protocolo de dessensibilização que incluía rituximabe, IVIG e plasmaferese. Os demais pacientes eram de baixo risco imunológico. Ao final de 6 anos de seguimento, a sobrevida nos grupos de pacientes sensibilizados e pacientes de baixo risco foi de 87,9% e 88,3%, respectivamente, revelando bons resultados da DS em pacientes seguidos por maior tempo[8].

Montgomery et al publicaram, em 2016, um estudo multicêntrico com objetivo inédito e desafiador: mostrar que os pacientes que realizam transplante com doador vivo após dessensibilização possuíam sobrevida maior do que aqueles que não realizam transplante ou ficavam à espera em lista por um doador falecido HLA compatível. Trata-se de estudo multicêntrico, no qual os pacientes foram divididos em três grupos: pacientes que realizaram transplante após dessensibilização (n = 1.025), pacientes que permaneceram em lista de espera por um doador falecido (n = 5.125) e pacientes que se mantiveram em diálise e não realizaram transplante (n = 5.125). Os pacientes dessensibilizados tiveram sobrevida maior do que aqueles que permaneceram em lista em diálise crônica, após um 1 (95% vs. 94% vs. 89,6%), 3 (91,7 vs. 83,6% vs. 72,7%), 5 (86% vs. 74,4% vs. 59.2%) e 8 (76,5% vs. 62,9% vs. 43,9%) anos de seguimento (p < 0,001)[9].

A dessensibilização é capaz de promover a negativação da prova cruzada necessária para a liberação do transplante (CDC ou FACS), mas, na grande maioria dos casos, o anticorpo doador-específico (DSA) encontra-se presente no momento da cirurgia. A presença do DSA antes do transplante é associada, na grande maioria dos trabalhos, a risco elevado de rejeição aguda e/ou crônica e explica o grande receio da comunidade transplantadora com relação a esse perfil de paciente. O trabalho citado acima, de Jordan, 2016, tinha como objetivo secundário avaliar a incidência de rejeição, sendo observada incidência de 30% nos pacientes sensibilizados e de 23% nos pacientes de baixo risco imunológico[8].

A presença de DSA antes do transplante está relacionada com maior risco de RAMA na maioria das publicações, e o grande desafio no seguimento após o transplante dos pacientes sensibilizados é tentar identificar fatores que poderiam ser preditores do risco dessa complicação. Na literatura, não existe consenso se características relacionadas ao DSA (número, intensidade ou classe) poderiam se relacionar ao risco de rejeição[10]. Phelan publicou, em 2009, análise retrospectiva de 64 transplantes com doadores vivos, dos quais 12 receptores apresentavam DSA no momento do transplante e não receberam ATG na sua indução. Durante a evolução, o grupo de pacientes que apresentava DSA não teve nenhum episódio de RAMA e as duas perdas de enxerto ocorreram por recorrência de glomerulosclerose segmentar e focal e morte com enxerto funcionante, após 35 e 32 meses, respectivamente. Nessa série de casos, independentemente das características do DSA, não foi observado nenhum episódio de rejeição[11].

Imunoglobulina humana polivalente

As IVIG são derivadas do plasma de um *pool* de doadores humanos e caracterizam-se por possuir grande quantidade de IgG que tem a reconhecida capacidade de neutralizar alo e autoanticorpos e bloquear os receptores Fc em células efetoras, inibindo assim a ativação de vias inflamatórias. São largamente utilizadas no tratamento de doenças autoimunes (Guillain-Barré, miastenia *gravis*, dermatomiosite) e seu efeito imunomodulador tem-se revelado extremamente importante no transplante dos pacientes hipersensibilizados[13].

Além de IgG, os preparados de IVIG contêm traços de IgM, IgA e anticorpos anti-idiotípicos. Estes últimos têm participação nos efeitos imunomoduladores da IVIG. Os anticorpos anti-idiotípicos ligam-se aos receptores FcIIy de células B, levando a uma *up-regulation* desses receptores. O receptor FcIIy é um sinalizador negativo. Sua expansão inibe a proliferação e induz a apoptose das células B[14]. A IVIG ainda inibe a ativação da cascata do complemento por meio do bloqueio da formação com complexo de ataque à membrana (C5b-C9); acelerando a conversão da fração C3b em sua forma inativa[14].

A droga tem sido utilizada também com sucesso no tratamento de rejeições mediadas por anticorpos (RMA)[13]. Poucos são os efeitos colaterais relacionados à infusão dessa droga. Nos casos mais extremos, existem relatos de trombose vascular, meningite asséptica e anafilaxia grave[15].

Rituximabe

O rituximabe é um anticorpo quimérico anti-CD20 que se liga ao receptor CD20 na superfície das células B e que foi utilizado inicialmente para o tratamento de linfoma não Hodgkin, leucemia linfocítica crônica e artrite reumatoide. O antígeno CD20 é uma fosfoproteína transmembrana expressa na superfície das células B jovens e maduras. Após ligar-se ao antígeno CD20, o rituximabe afeta o funcionamento das células B induzindo: a ativação da cascata de complemento com consequente citotoxicidade; reconhecimento dos linfócitos B pelos macrófagos induzindo fagocitose e ativação das células NK (*natural killer cells*). Rituximabe leva à redução das células B presentes no sangue periférico em cerca de um a três dias após a administração e a uma depleção completa de células B, na maioria dos pacientes, em torno de 6 semanas. A droga tem sido frequentemente utilizada em protocolos de dessensibilização e para o tratamento de RMA[16]. Trata-se de uma droga relativamente segura, mas relacionada com risco maior de infecção (pneumocistose, reativação de hepatite B, citomegalovírus e infecções fúngicas). Neutropenia e trombocitopenia são as alterações hematológicas mais frequentes após seu uso[17,18].

Os protocolos de dessensibilização recebem críticas eventuais em função da menor sobrevida do enxerto quando comparados com a de pacientes não sensibilizados ou que não possuam DSA. No entanto, estudos com seguimento mais longo mostraram resultados positivos de sobrevida do enxerto após dessensibilização com IVIG associado ao rituximabe e/ou plasmaférese (PF)[8].

Plasmaférese

A plasmaférese (PF) constitui um método de remoção mecânica de anticorpos anti-HLA e, além da sua utilização no tratamento da RMA, tem sido utilizada em associação com IVIG em baixas doses (0,1g/kg) para a dessensibilização de pacientes candidatos a transplante renal com doador vivo.

A PF não é utilizada como estratégia para a dessensibilização para transplante com doadores falecidos, pois não garante redução de longa duração dos anticorpos removidos e o transplante necessitaria ser realizado dentro de alguns dias após o tratamento[19,20].

A PF inclui a troca de 1 a 1,5 vez a volemia do paciente usando reposição com albumina ou plasma. Os principais riscos relacionados à PF incluem desde erupção cutânea, rubor, taquicardia, cefaleia, náuseas e vômitos até quadros mais graves como hipocalcemia, dispneia, anafilaxia, edema de vias áreas e sangramentos (pela remoção de fatores de coagulação)[19,20].

Eculizumabe

Trata-se de anticorpo monoclonal humanizado com alta afinidade pela fração C5 do complemento, inibindo a formação do complexo de ataque à membrana (C5-C9) no final da cascata de complemento. A droga foi inicialmente utilizada para o tratamento de hemoglobinúria paroxística noturna e síndrome hemolíco-urêmica atípica. Tem sido utilizada também como droga de resgate para o tratamento de rejeição refratária ao transplante renal, quando mediada por anticorpos[21].

Bortezomibe

O bortezomibe é um inibidor de proteossoma, aprovado para o tratamento de mieloma múltiplo, que altera o processo de degradação de proteínas intracelulares, interrompendo o ciclo celular. Dessa forma, induz apoptose de plasmócitos impedindo a produção de anticorpos[22].

Ides

Essa droga é uma endopeptidase extraída do *Streptococcus pyogenes* e realiza a clivagem de todos os subtipos de IgG em 1 a 6 horas após sua infusão. Os fragmentos de IgG são incapazes de conduzir a citotoxicidade dependente de anticorpo e do sistema complemento. Em termos práticos, a infusão da droga seria capaz de negativar a prova cruzada, fato tão comum entre os pacientes sensibilizados. A droga não propicia inativação permanente da IgG, além de promover rebote na sua produção; por esse motivo ela deve ser associada a drogas que atuem sobre o linfócito B de forma mais duradoura (imunoglobulina, rituximabe ou bortezomibe)[23].

EXPERIÊNCIA DO SERVIÇO DE TRANSPLANTE RENAL: DESSENSIBILIZAÇÃO COM O USO EXCLUSIVO DE IVIG

Para demonstrar o impacto da administração da IVIG sobre a redução dos anticorpos responsáveis por tornar positivas as provas cruzadas e o impacto desse tratamento sobre a taxa de transplantação dos pacientes sensibilizados, foram revisados os dados contidos no prontuário eletrônico de 45 pacientes que foram encaminhados ao Ambulatório de Sensibilizados do Serviço de Transplante Renal do Hospital das Clínicas da Faculdade de Medicina da Universidade de São Paulo, de janeiro de 2003 a dezembro de 2014. Esses pacientes apresentavam um potencial doador vivo contra o qual tinham prova cruzada positiva por citotoxicidade dependente de complemento (CDC) ou citometria de fluxo (FACS) e que, para viabilizar o transplante, foram submetidos ao protocolo de dessensibilização da instituição, que consistiu em terapia com IVIG na dose de 2g/kg por mês.

Dos 45 pacientes, 12 foram excluídos da análise final por não terem realizado corretamente o protocolo de dessensibilização: um paciente não iniciou o tratamento, pois faleceu antes e 11 foram excluídos durante o tratamento (4 por abandono, 4 que mudaram de centro transplantador, 1 por desistência da doadora, 1 que realizou transplante com protocolo que incluiu PF e rituximabe e 1 paciente que conseguiu um doador idêntico após o início do tratamento). Dos 33 pacientes tratados, 22 realizaram transplante renal com doador vivo, 7 com doador falecido e 4 pacientes não conseguiram realizar o transplante durante o período de análise.

As infusões de IVIG foram realizadas durante a hemodiálise (infusão de 4 horas) na clínica de origem dos pacientes (exceto nos que realizavam diálise peritoneal), por meio de acesso calibroso (fístula arteriovenosa ou cateter central). As clínicas de hemodiálise receberam orientações sobre a infusão e cuidados do paciente. Os primeiros pacientes realizaram a infusão de IVIG internados no HC-FMUSP.

Foram avaliados o painel e o perfil de anticorpos anti-HLA dos pacientes periodicamente (após 3 a 6 doses mensais de IVIG), iniciando-se com o material coletado imediatamente antes do início das infusões de IVIg. Para cada paciente foi analisada a evolução do painel, e de cada anticorpo anti-HLA doador específico e das provas cruzadas para células B e T (por citotoxicidade e por citometria de fluxo), utilizando-se os soros encaminhados ao Laboratório de Histocompatibilidade do INCOR – HC-FMUSP.

Os transplantes desses pacientes foram liberados quando, após o tratamento, as provas-cruzadas com linfócitos T e B por citometria de fluxo se tornaram negativas ou limítrofes (diferença menor do que 20 canais com relação ao controle negativo do teste).

O número de DSA e sua intensidade em MFI foram avaliados a partir dos transplantes realizados em 2010 (n = 14), quando o PRA por Single se tornou rotina disponível no serviço.

A avaliação foi feita observando-se:

1. Número de DSAs pré e pós-DS.
2. DSA-MFI do anticorpo imunodominante pré e pós-DS.
3. Somatório dos DSA-MFI pré e pós-DS.

Foi avaliadas ainda a evolução do enxerto renal e a sobrevida dos pacientes, a função renal (por meio dos resultados de creatinina sérica, da relação urinária/plasmática de proteínas e da análise de depuração de creatinina pela fórmula do MDRD IV – *Modificationof Diet in Renal Disease*), além da ocorrência de episódios de rejeição mediada por anticorpos e por células e as causas das perdas de enxerto e dos óbitos.

No momento da indução, todos os pacientes receberam timoglobulina na dose de 6mg/kg de peso durabte 4-7 dias; e 12 pacientes (54,54%) receberam ainda IVIG na dose de 2g/kg nos pós-operatórios 0 e 1.

A imunossupressão de manutenção foi feita com prednisona e tacrolimo em 100% dos casos. Quatro pacientes utilizaram micofenolato motefil (18,18%), e 18, micofenolato sódico (81,82%) como droga antiproliferativa. Todos os pacientes receberam profilaxia para citomegalovírus durante três meses.

As rejeições que ocorreram após a realização do transplante foram classificadas por Banff, 2009, e incluíram a pesquisa de C4d por imunofluorescência ou imunoperoxidase.

Os pacientes foram submetidos a biópsias renais: protocolares nas duas primeiras semanas após o transplante (desde que não houvesse contraindicação ao procedimento) e na presença das seguintes alterações laboratoriais:

– Piora de função renal (estimada pela creatinina sérica em mg/dL).
– Aparecimento de proteinúria.

Os transplantes foram realizados após consentimento informado e com autorização judicial em caso de não parentes, conforme determina a Lei de Transplantes no Brasil.

Este estudo foi aprovado pela Comissão de Ética em Pesquisa do Hospital das Clínicas da FMUSP, com número de parecer 1.629.259 em 8/7/16.

O protocolo de dessensibilização foi aprovado pela Comissão de Ética em Pesquisa do Hospital das Clínicas da FMUSP com o número 503/02 em 25/7/2002.

Os dados apresentados neste capítulo foram extraídos da tese de mestrado do autor, apresentado no *American Transplant Congress* 2019[24].

AVALIAÇÃO PRÉ-TRANSPLANTE DOS PACIENTES QUE REALIZARAM TRANSPLANTE COM DOADOR VIVO (n = 22)

Os pacientes transplantados com doador vivo após dessensibilização eram em sua maioria do gênero feminino (n = 20; 90,91%), de cor branca (n = 15; 68,19%), do tipo sanguíneo A (n = 11; 50%), com idade média de 40 ± 8,53 anos. A forma de terapia renal substitutiva mais comum entre os pacientes foi hemodiálise (n = 18, 81,81%) e o tempo médio em diálise dos pacientes até a realização do transplante foi de 86,62 meses ± 60,28 meses. Um paciente encontrava-se priorizado por ausência de acesso vascular em lista para transplante com doador falecido.

Os pacientes apresentavam, no início do tratamento, a mediana do cPRA de classe I igual a 80,5% (61,25-95,25) e classe II igual 83% (42,594). Após a dessensibilização (antes do transplante), os pacientes apresentavam mediana cPRA de classe I de 62,5 (p = 0,0425) e classe II de 68,5 (p = 0,2188) (Tabela 52.1).

Tabela 52.1 – Evolução imunológica antes e após dessensibilização.

Característica	Pré-DS	Pós-DS	p-*value*
PRA CL I	80,5 (61,25-95,25)	62,5 (48,75-77,75)	**0,0425**
PRA CL II	83 (42,5-94)	68,5 (18-91,75)	0,2188
MFI-DSA somatório	5522 (3967,5-14095,5)	1975 (603-5510)	**0,0002**
MFI-DAS individual	5057,5 (2246-11691,5)	1389,5 (934,25-2492,5)	**< 0,0001**
Número DSA	1 (1-2)	1 (0,5-2)	0,2500

A mediana do número de DSAs dos pacientes foi de 1 e sua intensidade em MFI de 5057,5. Após a dessensibilização, a mediana dos MFI-DSA foi de 1389,5 (p < 0,0001) (Tabela 52.1).

A figura 52.1 ilustra o comportamento dos DSAs (20 anticorpos de 14 pacientes que possuíam Luminex disponível no momento da análise) antes e após DS.

A mediana de infusões mensais de IVIG nos pacientes que realizaram transplante, até a liberação da cirurgia foi de 5,5 (3-16).

Com a finalidade de encontrar algum fator preditor de dificuldade para a dessensibilização, os pacientes foram divididos em grupos de acordo com o número de DSAs, o somatório da intensidade (MFI) desses DSAs e a classe do DAS, não foi observado impacto de nenhuma dessas variáveis (Tabelas 52.2 a 52.4).

Dezoito (81,81%) pacientes apresentavam prova cruzada positiva por FACS e CDC antes da dessensibilização, enquanto 4 (18,19%) apresentavam somente prova cruzada positiva por FACS. A mediana de infusões de IVIG nos pacientes que apresentavam prova cruzada positiva por CDC e FACS no início do tratamento foi 6, enquanto os pacientes que apresentavam somente FACS positivo foi de 5,5 infusões de IVIG (p = 0,6671), não havendo diferença no tempo de dessenbilização necessário para a liberação do transplante nos dois grupos.

Tabela 52.2 – Número de infusões de IVIG *vs.* número de DAS.

Número de DSA	1 (n = 8)	2 (n = 5)	3 (n =1)	p-*value*
Nº IVIG	6,5 (5-9)	6 (4-12,5)	16 (–)	0,2607

Tabela 52.3 – Número de infusões IVIG *vs.* classe de DAS.

Classe DSA	I (n = 7)	II (n = 3)	I e II (n = 4)	p-*value*
Nº IVIG	9 (6-12)	3 (3-5)	9 (5,25-12,75)	0,0514

Tabela 52.4 – Número de infusões de IVIG *vs.* somatório de MFI.

Somatório MFI	< 5.000 (n = 4)	5.000-10.000 (n = 2)	> 10.000 (n = 3)	p-*value*
Nº IVIG	9,5 (5,5-12,75)	5 (–)	3 (3-6)	0,1241

A única intercorrência grave reportada durante as infusões da IVIG foi hipervolemia, que ocorreu em um paciente que necessitou de uma sessão de diálise extra nas infusões seguintes. Cefaleia ocorreu em poucos pacientes.

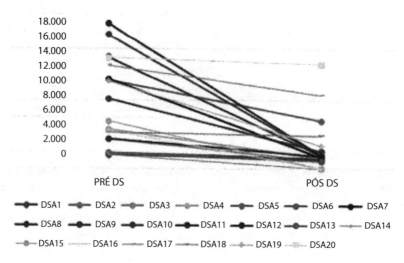

Figura 52.1 – Evolução dos DSA pré e pós-DS.

Entre os anticorpos específicos contra o doador (DSA), aquele com maior intensidade de fluorescência (MFI) foi chamado de DSA imunodominante (iDSA). Após a dessensibilização, observamos redução na mediana do iDSA-MFI (p = 0,0002), conforme observamos na tabela 52.5.

Tabela 52.5 – iDSA antes e após dessensibilização.

iDSA	Pré-DS	Pós-DS	p-value
A2	12.089	8.617	
B7	8.160	1.993	
B15	4.472	0	
B27	4.593	1.206	
B38	3.463	1.478	
B44	17.053	1.500	
B51	1.587	0	
DQ5	13.000	12.228	
DR4	10.499	1.301	
DR8	1.792	924	
DR13	10.337	5.579	
DR16	5.522	0	
DR17	3.452	932	
Mediana (Q1-Q3)	5.522 (3.457,5-11.294)	1.301 (462-3.786)	0,0002

EVOLUÇÃO DOS TRANSPLANTES APÓS DESSENSIBILIZAÇÃO

Dos 33 pacientes tratados, 29 (87,88%) conseguiram transplantar: 22 com doador vivo e 7 com doador falecido. O tempo médio, em meses, em lista até a realização do transplante desses dois grupos foi: 86,62 ± 60,28 e 119,5 ± 48,14.

Entre os que receberam transplante com doador vivo, o tempo médio em lista até o início da dessensibilização foi de 72,33 ± 60,37 meses. Após o início da dessensibilização, o tempo médio para realização do transplante foi de 12,57 ± 10,08 meses (p = 0,0003).

Quatro dos 33 (12,12%) pacientes não conseguiram transplantar após uma média de 7,0 ± 4,18 doses de IVIG, variando de 3 a 14 doses. Um paciente interrompeu o tratamento e saiu de lista após diagnóstico de neoplasia de mama, um paciente descontinuou tratamento por gestação, um faleceu após três infusões (*causa mortis*: falência de múltiplos órgãos de acordo com informação dos familiares) e um paciente permaneceu em dessensibilização, mantendo prova cruzada positiva, após 35 infusões de IVIG e uma infusão de rituximabe. A sobrevida dos pacientes transplantados após 1, 3 e 5 anos foi

de, respectivamente, 95,5%, 95,5%, 85% e a sobrevida do enxerto censurada para óbito de 90,5%, 90,5%, 82,3%.

Durante o seguimento pós-transplante, que foi de 60 meses, foram observadas 10 perdas de enxerto, sendo 40% (n = 4) por rejeição crônica mediada por anticorpos (RCMA), três por óbito com enxerto funcionante (choque séptico, gastroenterocolite e insuficiência respiratória de causa indeterminada), um por trombose arterial, um por rejeição aguda mediada por célula (RAMC) Banff III e um paciente por causa indeterminada.

Os 2 pacientes que tiveram perda precoce de enxerto, ainda na primeira semana (trombose arterial e choque séptico), não foram incluídos nas análises subsequentes. A função renal média dos enxertos após 1, 3 e 5 anos, estimada pela depuração de creatinina (MDRD) foi de 66,21 ± 14,24mL/min/1,73m^2, 60,39 ± 21,19mL/min/1,73m^2 e 60,59 ± 22,80mL/min/1,73m^2. Presença de proteinúria foi detectada em 36,84%, 47,37% e 33,33% dos pacientes após 1, 3 e 5 anos de transplante.

Ao longo do tempo de seguimento, nove pacientes (45%) não apresentaram nenhum episódio de rejeição clínica. Oito pacientes (40%) apresentaram rejeições mediadas por células, e a mediana de tempo de diagnóstico dessas rejeições foi de 88,5 dias. Seis pacientes (27,27%) apresentaram rejeições mediadas por anticorpos, sendo cinco (83,33 %) com C4d positivo à biópsia renal. Apenas uma paciente evoluiu com perda do enxerto após episódio de rejeição aguda; tratava-se de uma RAMC Banff III diagnosticada no 8º PO.

Foram contabilizadas por meio dos registros de prontuários somente aquelas infecções mais frequentemente associadas ao estado de imunossupressão dos pacientes; e foram encontrados 15 episódios de infecção. Dez (50%) pacientes não apresentaram complicações infecciosas significativas durante o seguimento. Dos pacientes que apresentaram complicações infecciosas, mais da metade (n = 6; 60%) não teve episódios de rejeição no seguimento, portanto, não receberam tratamentos imunossupressores adicionais. Os demais pacientes (n = 4) apresentaram incidência de 100% e 50% de RAMC e RAMA, respectivamente.

Dois pacientes que tiveram o diagnóstico de tuberculose (um intestinal e um pleural), terês apresentaram infecções fúngicas (um cromomicose em hálux, um criptococose pulmonar e um esofagite por *Candida*); dois pacientes apresentaram diarreia prolongada crônica por germes oportunistas (criptosporidiose e blastocistose). Entre as infecções virais, foi observado apenas um caso de infecção por citomegalovírus (trato gastrintestinal) e duas infecções por poliomavírus. Um paciente apresentou cistite hemorrágica por adenovírus e três apresentaram reativações cutâneas não complicadas pelo vírus da varicela-zóster. Um paciente apresentou condilomatose por HPV. Nenhuma das complicações infecciosas relatadas foi responsável por perda do enxerto ou óbito do paciente.

O diagnóstico de neoplasia foi complicação pouco frequente nesse grupo de pacientes que realizou transplante renal pós-DS. Uma paciente teve diagnóstico de mieloma múltiplo após três anos (sem acometimento renal), em um momento em que já apresentava disfunção crônica avançada do enxerto. Evoluiu com perda do enxerto e retorno para hemodiálise após a retirada dos imunossupressores.

CONCLUSÃO

Realizando dessensibilização com pulsos mensais de IVIG, obtivemos elevada taxa de transplantação (87,87% dos pacientes) com a realização de 22 transplantes com doador vivo e sete transplantes com doador falecido. Dos quatro pacientes que não realizaram transplante renal durante o período de avaliação, um foi efetivamente considerado falha de tratamento, pois permaneceu em dessensibilização, mantendo prova cruzada positiva (FACS e CDC) mesmo após 35 infusões de IVIG e uma infusão de rituximabe (um DSA de classe I, B8, com intensidade de fluorescência sempre acima de 10.000). Em razão de gestação, apresentava dois DSAs (B57 e DR15) com MFI elevados (> 10.000) e prova cruzada positiva por FACS e CDC.

Em nossa amostra, observamos boa sobrevida de enxerto: 90,5%, 90,5% e 82,3% ao final de 1, 3 e 5 anos. São números animadores que corroboram o sucesso do tratamento, uma vez que são comparáveis à sobrevida de enxerto de doadores vivos, sensibilizados e não sensibilizados, descritos no Registro Brasileiro de Transplantes de 2017 (97%, 96% e 94% ao final do primeiro, terceiro e quinto ano, respectivamente)[25].

Nos pacientes da nossa análise, não observamos RAMA nas biópsias protocolares. Ao longo do seguimento em cinco anos, observamos incidência de 27,27% de RAMA. Nove pacientes, quase metade da coorte analisada, não apresentaram complicações imunológicas durante o período de seguimento, embora todos os pacientes tenham transplantado com DSA contra os respectivos doadores, o que mostra que o transplante com DSA pode apresentar boa evolução.

Temos duas explicações para a baixa prevalência de rejeição nos pacientes do estudo: os transplantes foram liberados somente após negativação da prova cruzada por citometria de fluxo; e 10 pacientes receberam IVIG na indução da imunossupressão.

Observamos redução do painel de classe I durante o tratamento; tal informação possui relevância para validar a dessensibilização como um tratamento capaz de reduzir os níveis dos anticorpos que compõem o painel. Entretanto, seria um raciocínio simplista afirmar que naqueles pacientes, nos quais não se observou a redução do PRA, a dessensibilização não foi eficaz, principalmente, no transplante com doador vivo, quando a redução isolada do anticorpo específico é suficiente para a liberação do transplante, não ocorrendo, necessariamente, redução do valor do painel.

Em nossa análise, nem o número nem a intensidade do DSA antes do transplante se relacionaram com maior risco de RAMA. Tal achado também foi encontrado em análise retrospectiva de 86 transplantes, publicada recentemente pela UNICAMP, avaliando a incidência de RAMA nos pacientes com DSA antes do transplante. Nesses pacientes, a intensidade do DSA (MFI) não se associou com a presença de RAMA[26].

Niederhaus et al têm relacionado a intensidade do DSA imunodominante (iDSA) com maior risco de rejeição[27]. Em nossa análise, a dessensibilização foi capaz de reduzir o iDSA médio dos pacientes, e no momento do início do protocolo de DS observamos iDSA superior a 10.000MFI em três pacientes.

Uma preocupação com os protocolos de dessensibilização é a de maior incidência de infecções graves após o transplante, principalmente pelo uso de medicações como o rituximabe e a plasmaférese na prevenção ou tratamento das rejeições mediadas por anticorpos. Jordan publicou, em 2011, análise retrospectiva de 361 transplantes, com média de seguimento de 18 meses, em que os pacientes foram divididos em dois grupos: baixo risco imunológico versus pacientes submetidos à dessensibilização com rituximabe e IVIG. Os dois grupos não apresentaram diferença quanto à sobrevida de pacientes e enxertos, e chamou a atenção o fato de que ambos apresentaram taxas semelhantes de infecções virais, fúngicas e bacterianas[28].

Em nosso Serviço, observamos baixa incidência de infecções; metade dos pacientes transplantados não apresentaram complicações infecciosas significativas durante o seguimento. Interessante notar que os episódios de infecção também não estiveram relacionados ao uso de tratamento imunossupressor adicional nos pacientes que apresentaram rejeição, uma vez que 60% dos pacientes com infecção não tiveram episódios imunológicos prévios.

A baixa incidência de complicações infecciosas e a ausência de casos de óbito por infecção em nossos pacientes podem também ser explicadas pelo uso isolado de IVIG em nosso protocolo de dessensibilização, uma vez que outras drogas comumente utilizadas nesse processo (rituximabe, bortezomibe, tocilizumabe) estão mais relacionadas ao surgimento de quadros infecciosos graves após o transplante. Outra explicação seria o uso global de profilaxia para citomegalovírus (CMV) e seguimento ambulatorial próximo para o rastreio de replicação viral (CMV e BKV) e tratamento precoce dessas doenças. É interessante lembrar que a IVIG possui importante ação anti-infecciosa, uma vez que possui, no seu preparado, altas taxas de imunoglobulinas anti-CMV e anti-BKV[29].

Em resumo, podemos observar que o transplante renal após dessensibilização com IVIG, em pacientes que apresentavam anticorpos específicos contra seus doadores, foi um tratamento seguro e efetivo, com baixa incidência de complicações infecciosas e imunológicas e boa sobrevida de paciente e enxerto. A importância desse estudo reside no fato de que os pacientes transplantados apresentavam níveis elevados de DSA e por essa razão eram considerados intransplantáveis com esses doadores. Além disso, por serem hipersensibilizados, esperavam há muitos anos por um doador falecido em lista.

Ainda que o transplante com doador vivo após dessensibilização seja mais custoso do que um transplante habitual, apresenta-se como alternativa econômica à permanência em diálise por longos e sofridos anos e permite diminuir a lista de espera para doadores falecidos.

REFERÊNCIAS BIBLIOGRÁFICAS

1. Registro Brasileiro de Transplantes, 2016. Disponível em: <www.abto.org.br>. Acesso em 03 abr. 2018, 11:44 h.

2. Lefaucheur C, Nochy D, Andrade *et al*. Comparison of combination plasmapheresis/IVIG/anti-CD20 versus high dose IVIG in the treatment of antibody-mediated rejection. *Am J Transplant* 2009; **9**: 1099-1107.

3. Abu Jawdeh BG, Cuffy MC, Alloway RR *et al*. Desensitization in kidney transplantation: review and future perspectives. *Clin Transplant* 2014; **28**: 494-507.

4. Jordan SC, Reinsmoen N, Lai CH *et al*. Desensitizing the broadly human leucocyte antigen-sensitized patientawaiting deceased donor kidney transplantation. *Transplant Proc* 2012; **44**: 60-61.

5. Vo AA, Kim I, Louie S *et al*. A Phase I/II Trial of the Interleukin-6 receptor-specific humanized monoclonal (tocilizumab) + intravenous immunoglobulin in difficult to desensitize patients. *Transplantation* 2015; **99**: 2356-2363.

6. Glotz D, Antoine C, Julia P *et al*. Desensitization and subsequent kidney transplantation of patients using intravenous immunoglobulins (IVIg). *Am J Transplant* 2002; **2**: 758-760.

7. Jordan SC, Tyan D, Stablein D *et al*. Evaluation of intravenous immunoglobulin as an agent to lower allosensitization and improve transplantation in highly sensitized adult patients with end-stage renal disease: report of the NIH IGO2 trial. *J Am Soc Nephrol* 2004; **15**: 3256-3262.

8. Kahwaji J, Jordan SC, Najjar R *et al*. Six-year outcomes in broadly HLA-sensitized living donor transplant recipients desensitized with intravenous immunoglobulin and rituximab. *Transpl Int* 2016; **29**: 1276-85.

9. Orandi BJ, Luo X, Massie AB *et al*. Survival benefit with kidney transplants from HLA-incompatible live donors. *N Engl J Med* 2016; **374**: 940-950.

10. Malheiro J, Tafulo S, Dias L *et al*. Analysis of preformed donor-specific anti-HLA antibodies characteristics for prediction of antibody-mediated rejection in kidney transplantation. *Transpl Immunol* 2015; **32**: 66-71.

11. Phelan D, Mohanakumar T, Ramachandran S, Jendrisak MD. Living donor renal transplantation in the presence of donor-specific human leukocyte antigen antibody detected by solid-phase assay. *Hum Immunol* 2009; **70**: 584-588

12. Souza P, Aguirre AR, Bezerra G *et al*. Graft survival in sensitized and non sensitized patients: role of the combination of donor-specific antibodies and acute rejection. [abstract number: D29]. In: 2016 American Transplant Congress. Boston, MA; June 11-15. *Am J Transplant* 2016; **16 (suppl 3)**. Disponível em: http://atc-meeting.org.

13. Jordan SC, Vo AA, Peng A *et al*. Intravenous gamma globulin (IVIG): a novel approach to improve transplant rates and outcomes in highly HLA-sensitized patients. *Am J Transplant* 2006; **6**: 459-466.

14. Jordan SC, Cunningham-Rundles C, McEwan R. Utility of intravenous immune globulin in kidney transplantation: efficacy, safety and cost implications. *Am J Transplant* 2003; **3**: 653-664.

15. Zhang R. Modern Immunosuppressive therapy in kidney transplantation. *Open Journal of Organ Transplant Surgery* 2013; **3**: 22-31.

16. Jordan SC, Vo A, Bunnapradist S *et al*. Intravenous immune globulin treatment inhibits crossmatch positivity and allows for successful transplantation of incompatible organs in living-donor and cadaver recipients. *Transplantation* 2013; **76**: 631-636.

17. Barnett A, Hadjiianastassiou VG, Mamode N. Rituximab in renal transplantation. *Transpl Int* 2013; **26**: 563-575.

18. Zaza G, Tomei Paola, Granata S *et al*. Monoclonal antibody therapy and renal transplantation: focus on adverse effects. *Toxins* 2014; **6**: 869-891.

19. Ahmed T, Senzel L. The role of therapeutic apheresis in the treatment of acute antibody mediated rejection. *J Clin Apher* 2012; **27**: 173-177.

20. Schwartz J, Winters J, Padmanabhan A *et al*. Guidelines on the use of therapeutic apheresis in clinical practice – Evidence-based approach from the writing committee of the American Society of Apheresis: the sixth special issue. *J Clin Apher* 2013; **28**: 145-284.

21. Tan K, Bentall A, Dean PG. Use of Eculizumab for active antibody-medidiated rejection that occurs early post-kidney transplantation: a consecutive series of 15 cases. *Transplantation* 2019; **103**: 2397-2404.

22. Woodle ES, Shields AR, Ejaz NS *et al*. Prospective iterative trial of proteosome inhibitor-based desensitization. *Am J Transplant* 2015; **15**: 101-118.

23. A Jordan SC, Lorant T, Choi J *et al*. IgG Endopeptidase in highly sensitized patients undergoing transplantation. *N Engl J Med* 2017; **377**: 442-253.

24. Ulisses LR, Paixão JO, Castro MCR *et al*. Desensitization using only Polyvalent Immunoglobulins (IVIG) for kidney transplant with living donors (LD). Abstract number 181In: 2019 American Transplant Congress. Boston, MA; June 1-5. *Am J Transplant*. 2019; **19**. Disponível em: http://atcmeeting.org.

25. Registro Brasileiro de Transplantes, 2017. Disponível em: <www.abto.org.br>. Acessado em 22 out. 2018.

26. De Sousa MV, Gonçalez AC, Zollner RL, Mazzali M. Effect of preformed or de novo anti-HLA antibodies on function and graft survival in kidney transplant recipients. *Ann Transplant* 2018; **23**: 457-466.

27. Niederhaus SV, Muth B, Lorentzen DF *et al*. Luminex-based desensitization protocols: the University of Wisconsin initial experience. *Transplantation* 2011; **92**: 12-7.

28. Kahwaji J, Sinha A, Toyoda M *et al*. Infectious complications in kidneytransplant recipients desensitized with rituximab and intravenous immunoglobulin. *Clin J Am Soc Nephrol* 2011; **6**: 2894-2900.

29. Leroy F, Sechet A, AbouAyache R *et al*. Cytomegalovirus prophylaxis with intravenous polyvalent immunoglobulin in high-risk renal transplant recipients. *Transplant Proc* 2006; **38**: 2324-2326.

53

SÍNDROME DA FRAGILIDADE EM CANDIDATOS A RECEPTORES DE TRANSPLANTE RENAL

Tainá Veras de Sandes Freitas
Emiliana Holanda Pedrosa Junqueira

◆

DEFINIÇÃO, PATOGENIA E DIAGNÓSTICO

Fragilidade é uma condição multifatorial de desregulação ou deterioração das reservas fisiológicas e maior vulnerabilidade aos estressores ambientais e internos[1]. Está habitualmente associada ao envelhecimento e ao consequente comprometimento das funções sistêmicas, mas pode ser observada em indivíduos não idosos portadores de determinadas condições clínicas, como a doença renal crônica (DRC). Susceptibilidade genética e fatores ambientais são também fatores de risco para fragilidade em indivíduos idosos e não idosos[2].

A sarcopenia, caracterizada pela redução da massa muscular, da força muscular e/ou do desempenho físico, é uma importante disfunção orgânica associada ao envelhecimento e um componente fundamental ou precursor da fragilidade física. No entanto, por si só, a sarcopenia não explica a fragilidade e essas entidades não devem ser compreendidas como sinônimas[3]. Além da sarcopenia, o estado de desregulação da homeostase que resulta na fragilidade física pode advir de inatividade física, estados inflamatórios crônicos, desregulação endócrina e desnutrição, componentes que participam da fisiopatogenia da fragilidade e da sarcopenia[4].

A fragilidade pode ser ainda entendida como uma vulnerabilidade multidimensional, incluindo, além das perdas físicas, o comprometimento da cognição, de componentes do domínio social (como baixa escolaridade) ou psicológico (como depressão), incapacidade funcional e comorbidades[5]. Tem sido ainda reportada associação entre fragilidade e polifarmácia[6].

Alguns autores descrevem a fragilidade como uma entidade independente da incapacidade funcional e das comorbidades. No entanto, a sobreposição entre essas condições é muito comum e habitualmente é ilustrada por meio do diagrama de Venn[7] (Figura 53.1).

Há diversos instrumentos disponíveis para diagnosticar a fragilidade. Alguns avaliam exclusivamente o fe-

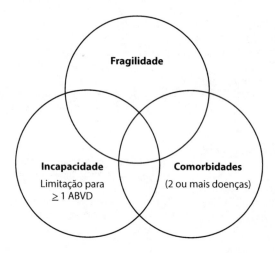

Figura 53.1 – Sobreposição frequente entre fragilidade, doenças crônicas e limitações para realizar atividades básicas de vida diária (ABVD).

nótipo de fragilidade física; outros avaliam a vulnerabilidade de uma forma mais ampla; outros se referem a alguns domínios que compõem a vulnerabilidade[1,8]. O quadro 53.1 resume alguns dos principais instrumentos utilizados para diagnóstico e acompanhamento da síndrome de fragilidade[9,10].

Entre as ferramentas descritas no quadro 53.1, a mais utilizada na prática clínica e a mais reportada em estudos clínicos é a do fenótipo de fragilidade proposto pelo *Cardiovascular Healthy Study (CHS) Collaborative Research Group* e publicado por Fried *et al*, que avalia exclusivamente a reserva física[1,8,9,11]. Essa ferramenta tem como principais vantagens: a objetividade das medidas, minimizando variabilidade e vieses; ter boa capacidade de predizer desfechos; ser um bom instrumento para diagnóstico e para seguimento, permitindo avaliar o impacto de intervenções; e, por fim, é bastante factível sua implementação na prática clínica diária. O quadro 53.2 descreve a ferramenta de avaliação do fenótipo de fragilidade de Fried com mais detalhe.

Quadro 53.1 – Principais instrumentos disponíveis para o diagnóstico de fragilidade.

Nome	Características
Escala de fragilidade do *Cardiovascular Healthy Study (CHS)* ou Fenótipo de Fragilidade Física de Fried[11]	Instrumento proposto pelo grupo de estudo colaborativo *Cardiovascular Healthy Study*. Avalia 5 aspectos físicos: fraqueza, exaustão, perda de peso não intencional, inatividade física e lentidão da marcha. Mais detalhes no quadro 53.2
The Frailty Index ou *Deficit Accumulation Index* ou *Rockwood Accumulation of Deficits Index)*[12,13]	Ferramenta desenvolvida no Canadá a partir de dados do *Canadian Studyof Health and Aging (CSHA)* e que se baseia no modelo conceitual do acúmulo de déficits, enfatizando mais o somatório das limitações e doenças que sua natureza. Avalia 30-70 déficits, incluindo incapacidades, cognição/humor, comorbidades, velocidade de marcha, força muscular, índice de massa corporal, pressão arterial e capacidade pulmonar
Short Physical Performance Battery (SPPB)[14]	Instrumento desenvolvido nos Estados Unidos que combina dados dos testes de velocidade da marcha, de equilíbrio estático e de força de membros inferiores, medida indiretamente por meio do teste de senta-levanta
Edmonton Frail Scale[15]	Ferramenta desenvolvida no Canadá que consiste em questionário com perguntas e testes que abrangem 10 domínios: independência funcional, suporte social, estado geral de saúde, uso de medicamentos, nutrição, humor, continência urinária, cognição (teste do relógio) e equilíbrio e mobilidade (teste *Timed Up and Go*)
FRAIL Scale[16]	Instrumento proposto pela *International Association of Nutrition and Aging* para avaliar aspectos dos instrumentos CHS/Fried e Rockwood, mas podendo ser aplicado através de questionário, sem a necessária presença do paciente. Contém 5 perguntas sobre: fadiga, resistência, deambulação, perda de peso e comorbidades
Tilburg Frailty Indicator (TFI)[17]	Questionário para autorrelato desenvolvido na Holanda para avaliar o indivíduo, considerando, além da fragilidade física, suas vulnerabilidades psicológicas e sociais. Aborda variáveis sociodemográficas (idade, gênero, estado civil, nível educacional, renda e suporte financeiro, existência de cuidador), psicológicas (percepção sobre a saúde em geral, qualidade de vida e sintomas de distúrbios de humor), comorbidades e aspectos físicos (perda de peso, problemas da visão, audição, equilíbrio e força)
Índice de Vulnerabilidade Clínico Funcional (IVCF)-20[18]	Questionário desenvolvido no Brasil contendo 20 perguntas sobre idade, autopercepção da saúde, atividades instrumentais e básicas de vida diária, cognição, humor, perda de peso, continência esfincteriana, marcha, capacidade aeróbica/muscular, alcance/preensão/pinça, acometimento da visão ou audição, polifarmácia e internações recentes
Kihon Checklist[19]	Questionário desenvolvido no Japão contendo 25 perguntas binárias (sim/não) sobre atividades de vida diária, funcionalidade física, peso, apetite, humor, memória e disposição para atividades
Groningen Frailty Index[20]	Questionário desenvolvido na Holanda para autorrelato incluindo 15 perguntas abordando independência para atividades de vida diária, aptidão física, perda de peso, uso de medicamentos, memória e sintomas psicológicos
Clinical Frailty Scale[5]	Ferramenta desenvolvida pelo mesmo grupo canadense que propôs o *The Frailty Index (CSHA)*, mas para avaliar o julgamento do médico a partir das informações clínicas do paciente. Foi adaptado desde sua proposição original e atualmente conta com 9 categorias: robusto, saudável, controlado, vulnerável, fragilidade leve, fragilidade moderada, fragilidade severa, fragilidade muito severa e fragilidade terminal

Quadro 53.2 – Fenótipo de fragilidade de Fried.

Perda de peso	O paciente ganha 1 ponto caso apresente perda de peso não intencional de > 4,5kg ou > 5% de massa corporal nos últimos 12 meses (autorreferida)
Fraqueza	Utilizando um dinamômetro, são realizadas 3 medidas consecutivas da força de preensão manual (FPM) O paciente ganha 1 ponto se a média dos 3 valores for abaixo de 20% do esperado para o sexo e índice de massa corporal (IMC), de acordo com os valores abaixo: **Homens** IMC ≤ 24kg/m²: FPM ≤ 29kg IMC 24,1-26kg/m²: FPM ≤ 30kg IMC 26,1-28kg/m²: FPM ≤ 30kg IMC ≥ 28kg/m²: FPM ≤ 32kg **Mulheres** IMC ≤ 23kg/m²: FPM ≤ 17kg IMC 23,1-26,0kg/m²: FPM ≤ 17,3kg IMC 26,1-29kg/m²: FPM ≤ 8kg IMC ≥ 29kg/m²: FPM ≤ 21kg
Exaustão	São feitas ao paciente as perguntas 7 e 20 do questionário *Center for Epidemiological Studies Depression* (CES-D): *"Com que frequência na última semana sentiu que tudo o que fez exigiu um grande esforço?"* *"Com que frequência na última semana sentiu que não conseguiria levar suas coisas adiante?"* As alternativas são as que seguem: 　(0) Raramente/1 dia 　(1) Poucas vezes/1-2 dias 　(2) Muitas vezes/3-4 dias 　(3) Na maior parte do tempo/sempre O paciente ganha 1 ponto caso responda 2 ou 3 em uma das duas questões
Lentidão	É realizado o teste da caminhada, sendo obtida a média de 3 medidas consecutivas do tempo gasto para percorrer uma distância de 4,6 metros. O paciente pontua (1 ponto) caso não tenha o desempenho mínimo esperado para o sexo e altura, conforme abaixo: **Homens** Altura ≤ 173cm: tempo ≥ 7s Altura ≥ 173cm: tempo ≥ 6s **Mulheres** Altura ≤ 159cm: tempo ≥ 7s Altura ≥ 159cm: tempo ≥ 7s
Baixa atividade	O paciente ganha 1 ponto caso tenha um gasto calórico semanal inferior a 383kcal para homens e 270kcal para mulheres nas duas últimas semanas, com base na versão curta do *Minnesotta Leisure Time Activity*[21].

Após somatório dos pontos, o resultado segue conforme abaixo*:
　0-1 ponto = não frágil
　2 pontos: pré-frágil
　3-5 pontos = frágil

*A classificação original de Fried *et al* considera 1 como pré-frágil. Entretanto, McAdams-DeMarco *et al* propuseram em 2013 uma adaptação para a população com DRC, considerando 1 como não frágil[22].

O recentemente publicado *Report from the American Society of Transplantation on frailty in solid organ transplantation* recomenda avaliação multidimensional do paciente candidato a transplante ou já submetido a transplante renal, incluindo, além da avaliação da reserva física (fenótipo de fragilidade de Fried), a avaliação da força muscular (por meio do instrumento SPPB, descrito no Quadro 53.1), da cognição (por meio do instrumento *Montreal Cognitive Assessment*, MOCA)[23], do engajamento social (por meio do instrumento *Kidney Disease Quality of Life*, KDQol)[24] e do *status* nutricional (dosagem de albumina, vitamina D e cálculo do índice de massa corporal)[2].

EPIDEMIOLOGIA

A prevalência de fragilidade nos diversos estudos é bastante variável, a depender do instrumento utilizado e do cenário. Entretanto, é consenso que, na população geral, essa prevalência aumenta quanto maior a idade e chega a ultrapassar 70% em alguns estudos[8]. Metanálise publicada em 2016 avaliou a prevalência de fragilidade em idosos na América Latina e Caribe. Essa revisão incluiu 29 estudos e 43.083 indivíduos. A prevalência encontrada foi de 19,6%, variando de 7,7 a 42,6%[25]. Mais recentemente, avaliou-se a prevalência de fragilidade em 8.556 participantes do Estudo Longitudinal da Saúde dos Idosos Brasileiros (ELSI-Brasil) entre 2015 e 2016. Utilizando o fenótipo de fragilidade de Fried, o estudo encontrou prevalência de 9% na faixa etária de 50 anos ou mais, 13,5% na faixa etária acima de 60 anos e 16,2% entre aqueles com 65 anos ou mais[7].

Diversos estudo têm demonstrado que portadores de doenças crônicas, como a DRC, têm risco elevado de fragilidade. O mecanismo não está completamente esclarecido, mas é provável que inflamação crônica, anemia, desnutrição, sarcopenia e inatividade estejam implicadas na patogênese[9,26]. Revisão sistemática, incluindo 32 estudos e 36.076 portadores de DRC entre 50 e 83 anos de idade, descreveu que o risco de fragilidade aumenta com a queda do ritmo de filtração glomerular. Esse estudo encontrou prevalências variando de 7% em indivíduos com DRC estágios 1-4 a 73% em pacientes em hemodiálise[9].

Apesar de originalmente entendida no contexto do envelhecimento, pacientes não idosos portadores de DRC podem apresentar o fenótipo de fragilidade. Diversos estudos têm evidenciado que pacientes com DRC adultos jovens apresentam prevalência de fragilidade similar à de idosos sem essa condição[27].

A prevalência de fragilidade em receptores de transplante renal é também maior que a de pacientes da mesma idade da população geral. Entretanto, é possível detectar redução dos escores de fragilidade em todos os grupos etários três meses após o transplante, demonstrando que o procedimento beneficia o paciente. Estudo americano demonstrou que, três meses após o transplante renal, apenas 25,9% dos pacientes frágeis no momento do transplante permanecem com o mesmo diagnóstico, 40,7% tornam-se pré-frágeis e 33,4% tornam-se não frágeis[28]. Evidências robustas indicam que mesmo pacientes com elevados escores de fragilidade se beneficiam do transplante renal quando essa terapia é comparada à permanência em diálise, proporcionando redução da mortalidade e melhora da qualidade de vida[29]. Assim, a fragilidade *per se* não deve ser contraindicação para a realização do transplante.

IMPACTO DA FRAGILIDADE NOS DESFECHOS

Em todas os cenários (idosos da população geral, portadores de DRC pré-diálise, DRC em diálise fora de lista, DRC em lista de espera para o transplante e transplantados renais), a fragilidade está associada a maior risco de mortalidade e comprometimento da qualidade de vida[22,28,30]. Em indivíduos idosos e portadores de DRC pré-diálise, a fragilidade está associada também a maior risco de incapacidade para as atividades diárias, dependência, hospitalização e quedas[22,31]. Pacientes frágeis em lista de espera têm maior risco de ser inativados e retirados da lista[29].

No contexto do transplante, os pacientes frágeis têm maior incidência de *delirium*, função tardia do enxerto, prolongamento da internação e readmissão precoce após a alta[32-35].

PREVENÇÃO E MANEJO DA FRAGILIDADE ANTES E APÓS O TRANSPLANTE

A prevenção do *status* de fragilidade em pacientes com DRC envolve o controle das comorbidades (como hipertensão arterial, diabetes, dislipidemia, obesidade), manejo nutricional adequado, atividade física regular e vaci-

nação. Pacientes com DRC em conservador, em diálise ou transplantados pré-frágeis ou frágeis devem ser reabilitados utilizando abordagem multidisciplinar. Exercícios físicos aeróbicos, resistidos ou combinados podem melhorar a capacidade aeróbica, o débito cardíaco, a velocidade de marcha, a massa e a força muscular, a funcionalidade em geral e a qualidade de vida[36,37].

Tratamento nutricional adequado é fundamental. Há escassas evidências sobre abordagens nutricionais em pacientes frágeis portadores de DRC. Dados de literatura em idosos da população geral sugerem que o manejo nutricional deve focar na adequada oferta calórica e proteica, incluir alimentos com propriedades antioxidantes, ácidos graxos de cadeia longa poli-insaturados e adequada oferta de vitamina D[38].

Os medicamentos de uso crônico devem ser cuidadosamente revistos e aqueles considerados supérfluos devem ser descontinuados. O tratamento medicamentoso deve ser simplificado, evitando a polifarmácia[1,6]. Não há estudos avaliando a melhor estratégia imunossupressora para esses pacientes, nem há evidencias de que a imunossupressão deva ser minimizada. Estudo americano demonstrou que pacientes receptores de transplante renal com fenótipo de fragilidade têm maior risco de redução da dose do micofenolato por intolerância e isso esteve associado à perda do enxerto[39]. Dessa forma, não há uma recomendação uniforme sobre a estratégia imunossupressora e a equipe deverá estar atenta para sinais de excesso de imunossupressão e/ou de imunoativação. Atenção deve ser dada ainda ao risco de má aderência, especialmente naqueles com comprometimento cognitivo. A presença de um cuidador é essencial.

DADOS LOCAIS

Os dados sobre fragilidade em pacientes com DRC em tratamento conservador ou em terapia renal substitutiva no Brasil são escassos. Estudo incluindo 146 pacientes de um centro de Nefrologia em Juiz de Fora (Minas Gerais) mostrou prevalência de 36% em pacientes com DRC pré-diálise, 37,8% em pacientes em hemodiálise e 47,8% em pacientes em diálise peritoneal[40]. Outro estudo do mesmo grupo de Juiz de Fora, incluindo 61 pacientes com DRC estágios 3, 4 e 5 pré-diálise, reportou prevalência de 42,6%[41]. Ambos os estudos acima utilizaram como ferramenta diagnóstica o fenótipo de fragilidade proposto por Fried com algumas modificações. Utilizando a escala de Edmonton, outro estudo unicêntrico brasileiro está disponível em pacientes com DRC. Esse incluiu 60 indivíduos em hemodiálise em uma unidade de São Carlos (São Paulo) e evidenciou prevalência de fragilidade de 38% e 65% quando considerados os indivíduos frágeis e pré-frágeis[42]. Até o momento, não há estudos brasileiros publicados, incluindo pacientes em lista para transplante ou transplantados renais.

Em março de 2019, nosso grupo iniciou um estudo para avaliar a prevalência de fragilidade entre pacientes com DRC no momento em que são chamados para o transplante (dados não publicados). Até o momento, 49 pacientes foram incluídos. A média de idade foi 47 ± 14 anos, com 13 pacientes (26%) com idade igual ou superior a 60 anos. Quarenta pacientes (81%) eram do sexo masculino e 79% pardos. Treze (26%) tinham DRC por diabetes, 11 (22%) por hipertensão arterial, 11 (22%) por doenças glomerulares, 11 (22%) por etiologia não definida e 2 (6%) por outras causas. Utilizando o fenótipo de fragilidade física de Fried, 15 pacientes (31%) foram considerados não frágeis, 16 (33%) pré-frágeis e 9 (18%) eram frágeis. Entre os idosos, o percentual de frágeis foi de 46%. Entre os 9 pacientes considerados frágeis, 5 apresentavam mais de uma morbidade além da DRC e 8 apresentaram algum grau de comprometimento cognitivo de acordo com o instrumento MOCA. A avaliação das incapacidades para a realização das atividades básicas de vida diária (ABVD, medida pelo escore de Katz)[43] ou instrumentais de vida diária (AIVD, medida pelo escore de Lawton-Brody)[44] demonstrou que todos tinham pelo menos um comprometimento para AIVD e um apresentava incapacidade para pelo menos uma ABVD.

CONCLUSÃO

A síndrome de fragilidade é uma condição prevalente em portadores de DRC, incluindo aqueles considerados clinicamente aptos para o transplante renal. Essa condição está comumente associada a déficit cognitivo, dependência, comorbidades, comprometimento da qualidade de vida e impacta negativamente nos desfechos do transplante, incluindo maior risco de mortalidade. Entretanto, não deve ser considerada uma contraindicação para o transplante e essa terapia renal substitutiva parece reverter ao menos parcialmente o *status* de fragilidade. A aplicação de instrumentos para o diagnóstico do fenótipo de fragilidade em pacientes com DRC antes e após o transplante deve ser considerada, a fim de estratificar pacientes de risco e implementar medidas preventivas e de reabilitação.

REFERÊNCIAS BIBLIOGRÁFICAS

1. Morley JE, Vellas B, van Kan GA *et al.* Frailty consensus: a call to action. *J Am Med Dir Assoc* 2013;**14**: 392-397.
2. Kobashigawa J, Dadhania D, Bhorade S *et al.* Report from the American Society of Transplantation on frailty in solid organ transplantation. *Am J Transplant* 2019; **19**: 984-994.
3. Cruz-Jentoft AJ, Kiesswetter E, Drey M, Sieber CC. Nutrition, frailty, and sarcopenia. *Aging Clin Exp Res* 2017; **29**: 43-48.
4. Cruz-Jentoft AJ, Baeyens JP, Bauer JM *et al.* Sarcopenia: European consensus on definition and diagnosis: Report of the European Working Group on Sarcopenia in Older People. *Age Ageing* 2010; **39**: 412-423.

5. Rockwood K, Song X, MacKnight C *et al.* A global clinical measure of fitness and frailty in elderly people. CMAJ 2005; **173**: 489-495.
6. Gutierrez-Valencia M, Izquierdo M, Cesari M *et al.* The relationship between frailty and polypharmacy in older people: A systematic review. *Br J Clin Pharmacol* 2018; **84**: 1432-1444.
7. Andrade JM, Duarte YAO, Alves LC *et al.* Frailty profile in Brazilian older adults: ELSI-Brazil. *Rev Saude Publica* 2018; **52**: 17s.
8. Lourenço RA, Moreira VG, Mello RGB *et al.* Consenso brasileiro de fragilidade em idosos: conceitos, epidemiologia e instrumentos de avaliação. *Geriatr Gerontol Aging* 2018; **12**: 121-135.
9. Chowdhury R, Peel NM, Krosch M, Hubbard RE. Frailty and chronic kidney disease: A systematic review. *Arch Gerontol Geriatr* 2017; **68**: 135-142.
10. Buta BJ, Walston JD, Godino JG *et al.* Frailty assessment instruments: Systematic characterization of the uses and contexts of highly-cited instruments. *Ageing Res Rev* 2016; **26**: 53-61.
11. Fried LP, Tangen CM, Walston J *et al.* Frailty in older adults: evidence for a phenotype. *J Gerontol A Biol Sci Med Sci* 2001; **56**: M146-M156.
12. Searle SD, Mitnitski A, Gahbauer EA *et al.* A standard procedure for creating a frailty index. *BMC Geriatr* 2008; **8**: 24.
13. Mitnitski AB, Mogilner AJ, Rockwood K. Accumulation of deficits as a proxy measure of aging. Scientific World Journal. 2001; **1**: 323-336.
14. Guralnik JM, Simonsick EM, Ferrucci L *et al.* A short physical performance battery assessing lower extremity function: association with self-reported disability and prediction of mortality and nursing home admission. *J Gerontol* 1994; **49**: M85-M94.
15. Rolfson DB, Majumdar SR, Tsuyuki RT *et al.* Validity and reliability of the Edmonton Frail Scale. *Age Ageing* 2006; **35**: 526-529.
16. Morley JE, Malmstrom TK, Miller DK. A simple frailty questionnaire (FRAIL) predicts outcomes in middle aged African Americans. *J Nutr Health Aging* 2012; **16**: 601-608.
17. Gobbens RJ, van Assen MA, Luijkx KG *et al.* The Tilburg Frailty Indicator: psychometric properties. *J Am Med Dir Assoc* 2010; **11**: 344-355.
18. Moraes EN, Carmo JA, Moraes FL *et al.* Clinical-Functional Vulnerability Index-20 (IVCF-20): rapid recognition of frail older adults. *Rev Saude Publica* 2016; **50**: 81.
19. Arai H, Satake S. English translation of the Kihon Checklist. *Geriatr Gerontol Int* 2015; **15**: 518-519.
20. Steverink N. Measuring frailty: Developing and testing the GFI (Groningen Frailty Indicator). *The Gerontologist* 2001; **41**: 236.
21. Lustosa L, Pereira D, Dias R *et al.* Translation and cultural adaptation of the Minnesota Leisure Time Activities Questionnaire in community-dwelling older people. *Geriatr Gerontol Aging* 2011; **5**: 57-65.
22. McAdams-DeMarco MA, Law A, Salter ML *et al.* Frailty as a novel predictor of mortality and hospitalization in individuals of all ages undergoing hemodialysis. *J Am Geriatr Soc* 2013; **61**: 896-901.
23. Nasreddine ZS, Phillips NA, Bedirian V *et al.* The Montreal Cognitive Assessment, MoCA: a brief screening tool for mild cognitive impairment. *J Am Geriatr Soc* 2005; **53**: 695-699.
24. Hays RD, Kallich JD, Mapes DL *et al.* Development of the kidney disease quality of life (KDQOL) instrument. *Qual Life Res* 1994; **3**: 329-338.
25. Da Mata FA, Pereira PP, Andrade KR *et al.* Prevalence of Frailty in Latin America and the Caribbean: A Systematic Review and Meta-Analysis. *PLoS One* 2016; **11**: e0160019.
26. Mansur H, Bastos M. Fragilidade na doença renal crônica Frailty in chronic kidney disease. *Geriatr Gerontol Aging* 2012; **6**: 293-298.
27. Musso CG, Jauregui JR, Macias Nunez JF. Frailty phenotype and chronic kidney disease: a review of the literature. *Int Urol Nephrol* 2015; **47**: 1801-1807.

28. McAdams-DeMarco MA, Law A, King E *et al*. Frailty and mortality in kidney transplant recipients. *Am J Transplant* 2015; **15**: 149-154.

29. Reese PP, Shults J, Bloom RD *et al*. Functional status, time to transplantation, and survival benefit of kidney transplantation among wait-listed candidates. *Am J Kidney Dis* 2015; **66**: 837-845.

30. McAdams-DeMarco MA, Ying H, Olorundare I *et al*. Frailty and Health-Related Quality of Life in End Stage Renal Disease Patients of All Ages. *J Frailty Aging* 2016; **5**: 174-179.

31. McAdams-DeMarco MA, Suresh S, Law A *et al*. Frailty and falls among adult patients undergoing chronic hemodialysis: a prospective cohort study. *BMC Nephrol* 2013; **14**: 224.

32. Garonzik-Wang JM, Govindan P, Grinnan JW *et al*. Frailty and delayed graft function in kidney transplant recipients. *Arch Surg* 2012; **147**: 190-193.

33. McAdams-DeMarco MA, Law A, Salter ML *et al*. Frailty and early hospital readmission after kidney transplantation. *Am J Transplant* 2013; **13**: 2091-2095.

34. McAdams-DeMarco MA, King EA, Luo X *et al*. Frailty, Length of Stay, and Mortality in Kidney Transplant Recipients: A National Registry and Prospective Cohort Study. *Ann Surg* 2017; **266**: 1084-1090.

35. Haugen CE, Mountford A, Warsame F *et al*. Incidence, Risk Factors, and Sequelae of Post-kidney Transplant Delirium. *J Am Soc Nephrol* 2018; **29**: 1752-1759.

36. Sheshadri A, Johansen KL. Prehabilitation for the Frail Patient Approaching ESRD. *Semin Nephrol* 2017; **37**: 159-172.

37. Moorthi RN, Avin KG. Clinical relevance of sarcopenia in chronic kidney disease. *Curr Opin Nephrol Hypertens* 2017; **26**: 219-228.

38. Cruz-Jentoft AJ, Woo J. Nutritional interventions to prevent and treat frailty. *Curr Opin Clin Nutr Metab Care* 2019; **22**: 191-195.

39. McAdams-DeMarco MA, Law A, Tan J *et al*. Frailty, mycophenolate reduction, and graft loss in kidney transplant recipients. *Transplantation* 2015; **99**: 805-810.

40. Mansur HN, Damasceno Vde O, Bastos MG. [Prevalence of frailty in patients in chronic kidney disease on conservative treatment and on dialysis]. *J Bras Nefrol* 2012; **34**: 153-160.

41. Mansur HN, Colugnati FA, Grincenkov FR, Bastos MG. Frailty and quality of life: a cross-sectional study of Brazilian patients with pre-dialysis chronic kidney disease. *Health Qual Life Outcomes* 2014; **12**: 27.

42. de Souza Orlandi F, Dutra Gesualdo G. Avaliação do nível de fragilidade de idosos com doença renal crônica em tratamento hemodialítico. *Acta Paulista de Enfermagem* 2014; **27**: 29-34.

43. Katz S, Ford AB, Moskowitz RW *et al*. Studies of Illness in the Aged. The Index of Adl: A Standardized Measure of Biological and Psychosocial Function. *JAMA* 1963; **185**: 914-919.

44. Lawton MP, Brody EM. Assessment of Older People: Self-Maintaining and Instrumental Activities of Daily Living. *The Gerontologist* 1969; **9**: 179-186.

54

IMUNOSSUPRESSORES MAIS UTILIZADOS NO TRANSPLANTE RENAL

Renato Demarchi Foresto
José Osmar Medina de Abreu Pestana

◆

INTRODUÇÃO

O transplante renal é o tratamento de escolha para a doença renal crônica devido à sua eficácia em restaurar ao paciente as funções de depuração de excretas nitrogenadas e toxinas, equilíbrios hidroeletrolítico e acidobásico, função hormonal (eritropoietina e calcitriol) e também devido ao seu benefício em relação à sobrevida cardiovascular e à qualidade de vida quando comparado à diálise[1,2].

Tanto o avanço do conhecimento na área de imunologia quanto o advento de novas drogas imunossupressoras levaram ao sucesso desse procedimento e à melhoria contínua dos resultados de sobrevida do paciente e do enxerto. Nos últimos anos, no entanto, o avanço nessa área tem-se mostrado lento, tornando-se necessário o uso racional da combinação das drogas imunossupressoras disponíveis em regimes seguros e eficazes para a prevenção de rejeição do enxerto e minimização dos eventos adversos relacionados ao regime imunossupressor.

A terapia imunossupressora usada no transplante renal é classicamente dividida em indução e manutenção. O padrão atual de tratamento foi estabelecido após o estudo *Symphony*, sendo composto por anticorpo monoclonal anti-IL-2 (basiliximabe) como agente de indução seguido da combinação de tacrolimo, micofenolato e corticoide em baixa dose como regime de manutenção[3]. Esse regime resultou em menor incidência de rejeição aguda comprovada por biópsia (12,3% *vs.* 25,8% *vs.* 24,0% *vs.* 37,2%; p < 0,001), sobrevida superior do enxerto em um ano (94,2% *vs.* 89,3% *vs.* 93,1% vs. 89,3%; p = 0,02) e função renal melhor (65,4mL/min *vs.* 57,1mL/min *vs.* 59,4mL/min *vs.* 56,7mL/min; p < 0,001) em comparação à ciclosporina em dose padrão e reduzida e ao regime contendo sirolimo[3].

Melhorias significativas na sobrevida do enxerto renal de curto e médio prazo foram alcançadas, mas ainda existem inúmeras necessidades clínicas não atendidas no manejo em longo prazo de receptores de transplante renal. Os eventos adversos e a baixa tolerabilidade dos medicamentos imunossupressores levam a frequentes mudanças e descontinuações de doses de medicamentos. Além disso, quase todos os pacientes têm uma ou mais comorbidades (hipertensão, diabetes, infecções e neoplasias), induzidas ou agravadas pelo uso crônico dos imunossupressores.

Embora essas e outras questões ainda estejam por resolver, o desenvolvimento de regimes imunossupressores mais seguros e eficazes é cada vez mais desafiador. Por outro lado, nossa compreensão do risco imunológico e das estratégias de monitoramento terapêutico está aumentando, criando oportunidades para o uso mais racional das combinações atuais de medicamentos.

Neste capítulo, revisaremos as drogas imunossupressoras mais comumente usadas no transplante renal, seus mecanismos de ação, dosagens e efeitos colaterais.

TERAPIA DE INDUÇÃO

A escolha da terapia de indução ideal depende de algumas variáveis, como o risco imunológico do receptor e o risco de função tardia do enxerto. Em alguns casos de pacientes com muito baixo risco de rejeição aguda, a indução pode ser preterida, como no caso do receptor de rim de doador vivo HLA idêntico, sem risco adicional ao paciente ou ao enxerto, evitando reações adversas relacionadas à medicação.

ANTICORPOS POLICLONAIS (TIMOGLOBULINA)

Os anticorpos policlonais são amplamente utilizados na terapia de indução e no tratamento de rejeição aguda celular. Na indução, os anticorpos policlonais são utilizados para depletar (por apoptose ou lise celular) e modular a ação dos linfócitos T (redução da adesão linfocitária ao endotélio), intensificando a imunossupressão até que os medicamentos imunossupressores por via oral atinjam concentração sérica terapêutica[4]. Na verdade, seu efeito é ainda mais duradouro, podendo causar linfopenia durante quatro semanas ou mais[5].

O exemplo mais conhecido é a timoglobulina, ou globulina antitimocitária, composta por imunoglobulinas purificadas produzidas por meio da imunização de coelhos com antígenos de timócitos humanos. Devido à sua policlonalidade, é específica para diversos antígenos expressos na superfície dos linfócitos T e B, células dendríticas, células *natural killers* e células endoteliais[6]. Uma de suas vantagens é que a ação não é alterada por outros imunossupressores, pois independe de expressão gênica ou síntese de proteínas[5].

A dose e o esquema de administração dependem do regime imunossupressor utilizado e das características do doador. No Hospital do Rim, à exceção do receptor de rim de doador vivo HLA idêntico, todos os pacientes recebem indução com timoglobulina 3mg/kg dose única no pós-operatório imediato. Comparada à dose usual de 1,0-1,5mg/kg/dose administrada durante quatro dias, a dose única de 3mg/kg tem a mesma eficácia na profilaxia de rejeição aguda, com a vantagem de gerar menor incidência de infecção por citomegalovírus nos pacientes, mesmo naqueles sensibilizados ou em transplantados com rins de critério expandido[7].

A dose é sempre administrada diluída em soro fisiológico e infundida lentamente em bomba de infusão, durante 6 horas. O uso de pré-medicação está indicado para evitar reações anafiláticas, sendo usados dipirona ou paracetamol e hidrocortisona na dose de 300mg. Sua ação depletora pode ser monitorizada pela contagem de linfócitos periféricos ou por dosagem de CD3. Podem ocorrer reações anafiláticas, além de febre, *rash* cutâneo, leucopenia, trombocitopenia, artralgia. Seu uso está associado também à maior incidência de infecção por citomegalovírus e herpes simples, além de risco maior de neoplasias, como a doença linfoproliferativa pós-transplante[6].

ANTICORPOS MONOCLONAIS (BASILIXIMABE)

O basiliximabe é um anticorpo monoclonal quimérico (murino/humano), não depletor de linfócitos, cuja ação envolve a inibição da proliferação linfocitária por meio da ligação ao receptor da IL-2 (anti-CD25) na superfície de linfócitos T[8]. Em relação à timoglobulina, tem menor imunogenicidade, além de causar menos efeitos colaterais.

Está indicado para a prevenção de rejeição aguda celular em transplante renal adulto e pediátrico. Em pacientes de baixo risco imunológico, há estudos que questionam seu uso, já que a incidência de rejeição aguda é semelhante entre pacientes que utilizaram basiliximabe com aqueles que não foram submetidos à indução, seguidos com manutenção com tacrolimo e micofenolato[9]. Não é indicado para o tratamento de episódios de rejeição. A dose usual é de 20mg, por via intravenosa, diluída em soro fisiológico e aplicada na indução anestésica e de 20mg no quarto dia de pós-operatório. Não há necessidade de monitorização de sinais vitais durante seu uso.

Quanto à eficácia da terapia, regimes que utilizam indução com basiliximabe possuem maior incidência de rejeição aguda (25,5% *vs.* 15,6%) e rejeição corticorresistente (8,0% *vs.* 1,4%) em relação aos que utilizam timoglobulina, porém estão relacionados à menor incidência de infecção por citomegalovírus[10]. Em longo prazo, o desfecho combinado de rejeição aguda, a perda do enxerto e a mortalidade são menores nos pacientes que recebem basiliximabe (37% *vs.* 51%)[11].

Os efeitos colaterais mais comuns são obstipação intestinal, náuseas, dor abdominal, diarreia, edema periférico, febre e infecção viral. Apesar dos sintomas citados, é medicação extremamente bem tolerada.

TERAPIA DE MANUTENÇÃO

CORTICOIDE

O corticoide é o imunossupressor mais antigo utilizado no transplante renal e ainda faz parte dos protocolos da maioria dos centros de transplante ao redor do mundo. Os medicamentos mais utilizados são a prednisona, por via oral, e a metilprednisolona, por via intravenosa. A prednisona geralmente é utilizada na terapia de manutenção, já a metilprednisolona é utilizada na indução e no tratamento da rejeição aguda.

Seu mecanismo de ação ocorre por meio da ligação do fármaco a receptores intranucleares, levando à inibição do fator citoplasmático NF-kB, responsável pela transcrição de genes pró-inflamatórios que sintetizam citocinas, tais como IL-1, IL-2, IL-3, IL-6, TNF-alfa e INF--gama, sendo, assim, inibidos todos os estágios de ativação das células T[12].

No Hospital do Rim, é usada metilprednisolona 1g, por via intravenosa, para todos os receptores de transplante renal no intraoperatório. Em 24 horas após o transplante, é iniciada a prednisona 30mg uma vez ao dia. A dose da prednisona é reduzida gradualmente de acordo com o regime imunossupressor, sendo de 5mg a dose de manutenção a partir do 30º dia.

Apesar de amplamente utilizado, alguns estudos têm avaliado a eficácia de regimes sem a utilização dessa medicação em longo prazo. Como é de se esperar, os resultados desses estudos são diversos, porém uma revisão sistemática de 30 estudos clínicos demonstrou que a terapia de manutenção sem corticoide está associada à maior incidência de rejeição aguda e perda do enxerto, exceto nos regimes que incluem tacrolimo e micofenolato[13,14].

Os principais efeitos adversos dos esteroides são: hipertensão, hiperglicemia, catarata, glaucoma, osteoporose, necrose asséptica da cabeça do fêmur, distúrbios psiquiátricos, dislipidemia, acne, hirsutismo, fácies cushingoide e úlcera péptica[15]. Seu uso prolongado também está associado a maior risco de morte por causa cardiovascular ou infecção após o transplante renal[16].

INIBIDORES DE CALCINEURINA

Os representantes dessa classe de medicamentos são: ciclosporina e tacrolimo. A calcineurina é uma fosfatase cálcio-calmodulina dependente, enzima-chave em vários processos celulares, incluindo a ativação dos linfócitos T, e está presente em vários tecidos, tais como ilhotas pancreáticas, células musculares esqueléticas, neurônios e adipócitos.

Os fármacos representantes desse grupo são a ciclosporina (CsA) e o tacrolimo (TAC). A ciclosporina liga-se à ciclofilina, que tem afinidade pela calcineurina, já o tacrolimo forma um complexo com a proteína ligadora FK506, que também se une à calcineurina. Esse bloqueio inibe a fosfatase controladora da translocação do fator nuclear ativador das células T (NFAT) no núcleo e previne a indução de citocinas em seus receptores, etapa necessária para a ativação e proliferação dos linfócitos[17].

A concentração dos inibidores da calcineurina (ICN) deve ser monitorizada no sangue e mantida de acordo com o regime imunossupressor usado e o tempo de transplante. Ambos os fármacos são metabolizados pelas isoenzimas do citocromo P450, especialmente CYP3A4 e CYP3A5. Dessa forma, medicamentos que inibem ou induzem a atividade do citocromo P450, como antifúngicos, antibióticos macrolídeos, tuberculostáticos, antirretrovirais e anticonvulsivantes, interferem com a farmacocinética dos ICN[17].

A nefrotoxicidade é o evento adverso mais comumente associado a essa classe de fármacos, relacionada à vasoconstrição arteríolar por efeito direto no endotélio, levando à redução da perfusão sanguínea glomerular. Outros eventos adversos associados aos inibidores de calcineurina, especialmente a ciclosporina, são microangiopatia trombótica e síndrome hemolítico-urêmica. O mecanismo principal é o dano endotelial causado pela vasoconstrição, além de indução da hiperagregação plaquetária, estimulando os fatores protrombóticos.

Devido a isso, tem-se buscado regimes sem ICN com resultados de eficácia aceitáveis, porém, em análise publicada em 2007, demonstrou-se que pacientes que receberam sirolimo, micofenolato e corticoides apresentaram índices inaceitavelmente maiores de rejeição aguda e menor sobrevida do enxerto e do paciente comparados a regimes com ICN[18].

Apesar do fato de que ambas as drogas inibem a mesma enzima, existem vários estudos moleculares, farmacológicos e farmacodinâmicos que suportam as diferenças observadas na eficácia e no perfil de segurança do TAC e CsA. Embora a maioria dos receptores de transplante renal atualmente receba regimes imunossupressores baseados em TAC, a CsA pode ainda ser considerada em várias situações, especialmente quando o risco presumido de rejeição é baixo e há preocupações com o desenvolvimento de diabetes pós-transplante e infecção por poliomavírus[19].

AZATIOPRINA

A azatioprina é um análogo sintético das bases de purina que inibe a proliferação de linfócitos T e B. É uma pró-droga da 6-mercaptopurina que sofre ativação hepática, tendo sua ação direcionada ao núcleo celular, inibindo a síntese de purinas e interferindo com a síntese e o metabolismo do RNA.

Há poucos estudos comparando diferentes regimes imunossupressores envolvendo a azatioprina, principalmente quando o inibidor de calcineurina utilizado é o tacrolimo. Nos estudos que compararam azatioprina e micofenolato, em regime de manutenção com ciclosporina e corticoide, encontrou-se incidência de rejeição aguda muito inferior quando a terceira droga utilizada era o micofenolato[20-22]. Em metanálise foi demonstrada a eficácia de o micofenolato reduzir em 50% o risco de rejeição aguda e 20% o risco de perda do enxerto censurado por morte em comparação com a azatioprina, mas não houve diferença em relação à sobrevida do paciente ou função renal. Sintomas gastrintestinais e doença por citomegalovírus foram mais frequentes nos pacientes que receberam micofenolato, enquanto os pacientes que receberam azatioprina apresentaram mais elevação de transaminases e plaquetopenia[23]. No Hospital do Rim, sua principal indicação no transplante renal é para terapia de manutenção do paciente de baixo risco imunológico que recebe rim de doador falecido critério padrão ou de doador vivo. A dose utilizada é de 2mg/kg, uma vez ao dia.

Seu principal efeito adverso é a toxicidade medular, manifestando-se com anemia, leucopenia e trombocitopenia. Colestase e hepatite medicamentosa são eventos comuns de hepatotoxicidade que também devem ser monitorizados. Cuidado adicional deve ser tomado quanto à prescrição concomitante de alopurinol, devido à inibição do metabolismo da xantina oxidase e toxicidade medular grave[24].

MICOFENOLATO

O micofenolato mofetil (MMF) é uma pró-droga do ácido micofenólico (MPA) que atua na via da síntese *de novo* das purinas, bloqueando a ação da IMPDH (enzima inosina monofosfatodesidrogenase). Possui metabolização hepática por meio das enzimas do sistema beta-glucuronidase. Sua absorção intestinal pode sofrer interferência de outras drogas como antiácidos, colestiramina, sevelamer e sulfato ferroso por via oral. Os inibidores de bomba de prótons reduzem a absorção do MMF, mas não a do micofenolato de sódio (MPS). Hipoalbuminemia e disfunção renal também interferem na biodisponibilidade do MPA. Diferente da azatioprina, seu uso com o alopurinol não requer cuidado e ajuste de dose[19].

Esse fármaco está disponível em duas apresentações: MMF 500mg e MPS 360mg. O MPS de revestimento entérico foi desenvolvido para se obter melhor tolerabilidade gastrintestinal, sendo absorvido no intestino delgado em vez do estômago, não havendo diferença de eficácia da droga em relação ao MMF e com perfil de segurança semelhante[25-27]. A dose de manutenção é de 1g ou 720mg 12/12h, a depender da formulação utilizada. Importante ressaltar que a exposição ao MPA é menor em pacientes em uso de ciclosporina quando comparado ao tacrolimo, pois o primeiro inibe a recirculação êntero-hepática do MPA. Portanto, pacientes em uso de tacrolimo podem receber doses menores de MMF. A monitorização do nível sérico do medicamento é errática e não é utilizada na prática clínica.

Os principais efeitos colaterais são diarreia, náuseas, vômitos, úlceras orais, anemia, leucopenia e trombocitopenia. Seu uso na gestação é proibido, devido ao risco de malformação e à perda fetal no primeiro trimestre. As pacientes que utilizam micofenolato devem ser convertidas para um regime imunossupressor mais seguro ao engravidarem, sendo que o melhor cenário seria a conversão programada antes da concepção, com ao menos três meses de antecedência. O mesmo cuidado deve ser seguido pelos homens que utilizam micofenolato antes de deixarem de usar um método anticonceptivo[28].

INIBIDORES DA MTOR

Os inibidores da mTOR são representados por: sirolimo e everolimo. As drogas imunossupressoras desse grupo agem por meio da inibição enzimática da mTOR (*mammalian target of rapamycin*). Essa enzima controla a atividade de diversas proteínas envolvidas na transdução de sinais de ativação e proliferação de derivados de receptores da membrana dos linfócitos, principalmente aqueles derivados do receptor de interleucina-2 (IL-2R) e do receptor de coestimulação linfocitário CD28. Os inibidores da mTOR promovem a inibição do ciclo celular na transição da fase G1 para S em diversas linhagens celulares, incluindo os linfócitos (alvo primário do seu efeito imunossupressor) e as células musculares lisas (alvo primário do seu potencial efeito na nefropatia crônica do enxerto)[29]. Os efeitos colaterais mais comuns dessa classe de droga são: anemia, dislipidemia, úlcera oral, dificuldade de cicatrização e proteinúria, diabetes e trombocitopenia.

Em virtude da interação farmacocinética e farmacodinâmica existente entre os ICN e os inibidores da mTOR, os pacientes que receberam essa associação nos diversos estudos clínicos estiveram mais sujeitos ao desenvolvimento de eventos adversos, como a nefrotoxicidade. Esse foi um dos pontos que motivou o estudo TRANSFORM, que comparou o regime de tratamento com micofenolato e dose padrão de ICN *vs.* um regime com inibidor da mTOR com dose reduzida de ICN. Nesse estudo, as taxas de rejeição aguda foram similares entre os grupos EVR com dose reduzida de CNI e MPS com dose plena de CNI. O estudo também demonstrou importante redução nas infecções virais por CMV (3,5% com EVR e 12,5% com MPS) e poliomavírus (3,9% com EVR e 7,2% com MPS)[30].

SIROLIMO

À semelhança do tacrolimo, o sirolimo é um antibiótico macrolídeo produzido pelo fungo *Streptomyces hygroscopicus*. Em 1999, o sirolimo foi aprovado pelo FDA para profilaxia de rejeição no transplante renal.

O sirolimo, assim como o tacrolimo, liga-se à imunofilina FKBP, formando um complexo celular que inibe a atividade da proteína mTOR, impedindo, portanto, o ciclo celular. Assim, diferente dos inibidores da calcineurina, os inibidores da mTOR não afetam a síntese de citocinas, mas impedem a resposta a esses hormônios por bloquearem o sinal de transdução produzido pelos receptores de citocinas[29].

A dose inicial recomendada de sirolimo varia de 2 a 5mg/dia, em uma tomada diária, a depender do protocolo utilizado. Em virtude da baixa disponibilidade, uma dose de ataque de três vezes a dose de manutenção é recomendada pela bula. Em associação com inibidores de calcineurina, as doses de ambos os fármacos devem ser reduzidas.

EVEROLIMO

A meia-vida do everolimo é menor, necessitando de duas tomadas diárias, enquanto o sirolimo pode ser administrado em dose única diária. A concentração sanguínea de ambos deve ser monitorizada e o valor a ser atingido depende do regime imunossupressor utilizado e do tempo de transplante. Assim como os inibidores da calcineurina, os inibidores da mTOR são metabolizados pelo citocromo P450, sendo comum a interação com antifúngicos, anticonvulsivantes e agentes tuberculostáticos. Por suas propriedades antiproliferativas e por provocar inibição do receptor do VEGF, necessário para a angiogênese, são fármacos associados à redução da incidência de malignidade. Há evidências de que pacientes que recebem inibidor da mTOR têm menor incidência de neoplasias de pele, além de serem utilizados no tratamento de pacientes com sarcoma de Kaposi[31].

CONSIDERAÇÕES FINAIS

O regime imunossupressor padrão, estabelecido pelo estudo *Symphony*, é composto por uma terapia de indução seguida por manutenção com corticoide em dose baixa, um inibidor de calcineurina e micofenolato mofetil[3]. Como descrito neste capítulo, há disponíveis diversas outras drogas que podem ser combinadas conforme o perfil clínico do paciente, com resultados de eficácia e segurança aceitáveis para seu uso no transplante renal. Enquanto não são registradas novas drogas imunossupressoras, estudos ainda são necessários para se obter melhor individualização da prescrição das drogas atualmente disponíveis, reduzindo as taxas de rejeição aguda e perda do enxerto.

REFERÊNCIAS BIBLIOGRÁFICAS

1. Wolfe RA, Ashby VB, Milford EL *et al*. Comparison of mortality in all patients on dialysis, patients on dialysis awaiting transplantation, and recipients of a first cadaveric transplant. *N Engl J Med* 1999; **341**: 1725-1730.
2. Kostro JZ, Hellmann A, Kobiela J *et al*. Quality of life after kidney transplantation: a prospective study. *Transplant Proc* 2016; **48**: 50-54.
3. Ekgerg H, Tedesco-Silva H, Demirbas A *et al*. Reduced exposure to calcineurin inhibitors in renal transplantation. *N Eng J Med* 2007; **357**: 2562-2575.
4. Préville X, Flacher M, LeMauff B *et al*. Mechanisms involved in ATG immunosuppressive activity in a nonhuman primate model. *Transplantation* 2001; **71**: 460-468.
5. Mueller TF. Phenotipic changes with immunosuppression in human recipients. *Front Biosci* 2003; **8**: 1254-1274.
6. Deeks ED, Keating GM. Rabbit antithymocyte globulin (thymoglobulin): a review of its use in the prevention and treatment of acute renal allograft rejection. *Drugs* 2009; **69**: 1483-1512.
7. de Paula MI, Bae S, Shaffer AA *et al*. The influence of antithymocyte globulin dose on the incidence of CMV infection in high-risk kidney transplant recipients without pharmacological prophylaxis [published online ahead of print, 2020 Jan 16]. *Transplantation*. 2020;10.1097/TP.0000000000003124.
8. Chapman TM, Keating GM. Basiliximab: a review of its use as induction therapy in renal transplantation. *Drugs* 2003; **63**: 2803-2835.
9. Tanriover B, Zhang S, MacConmara M *et al*. Induction therapies in live donor kidney transplantation on tacrolimus and mycophenolate with or without steroid maintenance. *Clin J Am Soc Nephrol* 2015; **10**: 1041-1049.
10. Brennan DC, Daller JA, Lake KD *et al*. Rabbit antithymocite globulin versus basiliximab in renal transplantation. *N Engl J Med* 2006; **335**: 1967-1977.
11. Brennan DC, Schnitzler MA. Long-term results of rabbit antithymocite globulin and basiliximab induction. *N Engl J Med* 2008; **359**: 1736-1738.

12. Spies CM, Strehl C, Van der Goes MC *et al*. Glucocorticoids. *Best Pract Res Clin Rheumatol* 2001; **25**: 891-900.
13. Pascual J, Zamora J, Galeano C *et al*. Steroid avoidance or withdrawal for kidney transplant recipients. *Cochrane Database Syst Rev* 2009; **21**: CD005632.
14. Pascual J, Royuela A, Galeano C *et al*. Very early steroid withdrawal or complete avoidance for kidney transplant recipients: a systematic review. *Nephrol Dial Transplant* 2012; **27**: 825-832.
15. Veenstra DL, Best JH, Hornberger J *et al*. Incidence and long-term cost of steroid-related side effects after renal transplantation. *Am J Kidney Dis* 1999; **33**: 829-839.
16. Opelz G, Döhler B. Association between steroid dosage and death with a functioning graft after kidney transplantation. *Am J Transplant* 2013; **13**: 2096-2105.
17. Krejci K, Tichy T, Bachleda P, Zadrazil J. Calcineurin inhibitor induced renal allograft nephrotoxicity. *Biomed Pap Med Fac Univ Palacky Olomouc Czech Repub* 2010; **154**: 297-306.
18. Srinivas TR, Schold JD, Guerra G *et al*. Mycophenolate mofetil/ sirolimus compared to other common immunosuppressive regimens in kidney transplantation. *Am J Transplant* 2007; **7**: 586-594.
19. Einecke G, Melke A, Halloran PF. Immunosuppressive agents used in transplantation. In: Floege J, Johnson RJ. *Comprehensive Clinical Nephrology*. 3rd ed. Mosby: Philadelphia, 2007.
20. [No authors listed]. A blinded, randomized clinical trial of mycophenolate mofetil for the prevention of acute rejection in cadaveric renal transplantation. The Tricontinental Mycophenolate Mofetil Renal. Transplantation Study Group. *Transplantation* 1996; **61**: 1029-1037.
21. Sollinger HW. Mycophenolate mofetil for the prevention of acute rejection in primary cadaveric renal allograft recipients. U.S. Renal Transplant Mycophenolate Mofetil Study Group. *Transplantation* 1995; **60**: 225-232.
22. [No authors listed]. Placebo-controlled study of mycophenolate mofetil combined with cyclosporin and corticosteroids for prevention of acute rejection. European Mycophenolate Mofetil Cooperative Study Group. *Lancet* 1995; **345(8961)**: 1321-1325.
23. Wagner M, Earley AK, Webster AC *et al*. Mycophenolic acid versus azathioprine as primary immunosuppression for kidney transplant recipients. *Cochrane Database Syst Rev* 2015; **12**: CD007746.
24. Meggitt SJ, Anstey AV, Mohd Mustapa MF *et al*. British association of dermatologists' guidelines for the safe and effective prescribing of azathioprine 2011. *Br J Dermatol* 2011; **165**: 711-734.
25. Arns W, Breuer S, Choudhury S et al. Enteric-coated mycophenolate sodium delivers bioequivalent MPA exposure compared with mycophenolate mofetil. *Clin Transplant* 2005; **19**: 199-206.
26. Salvadori M, Holzer H, de Mattos A *et al*. Enteric-coated mycophenolate sodium is therapeutically equivalent to mycophenolate mofetil in de novo renal transplant patients. *Am J Transplant* 2004; **4**: 231-236.
27. Sollinger HW, Sundberg AK, Leverson G *et al*. Mycophenolate mofetil versus enteric-coated mycophenolate sodium: a large, single-center comparison of dose adjustments and outcomes in kidney transplant recipients. *Transplantation* 2010; **89**: 446-451.
28. Ostensen M, Lockshin M, Doria A *et al*. Update on safety during pregnancy of biological agents and some immunosuppressive antirheumatic drugs. *Rheumatology (Oxford)* 2008; **47(Suppl 3)**: 28-31.
29. MacDonald A, Scarola J, Buke JT, Zimmerman JJ. Clinical pharmacokinetics and therapeutic drug monitoring of sirolimus. *Clin Ther* 2000; **22(Suppl B)**: 101-121.
30. Pascual J, Berger SP, Witzke O *et al*. Everolimus with reduced calcineurin inhibitor exposure in renal transplantation. *J Am Soc Nephrol* 2018; **29**: 1979 1991.
31. Langone AG, Helderman JH. Mammalian target of rapamycin inhibitors in organ transplantation: an un kept promise. *Chest* 2012; **142**: 734-737.

55

NOVO PERFIL DA INFECÇÃO URINÁRIA NO TRANSPLANTE RENAL: GERMES MULTIRRESISTENTES

Valter Duro Garcia
Rafaela Hoffmann Miranda

◆

INTRODUÇÃO

O transplante renal é a melhor opção para o tratamento da doença renal crônica, pois para a maioria dos pacientes melhora a qualidade de vida e reduz a mortalidade, com menor custo, quando comparado com o tratamento dialítico[1]. Entretanto, a anatomia alterada do trato urogenital e o uso de medicamentos imunossupressores necessários para a prevenção de rejeição aguda colocam os pacientes em maior risco para o desenvolvimento de complicações pós-transplante[2]. Dessas complicações, as infecções são causa importante de morbidade e mortalidade[3], sendo responsáveis por 16% das mortes dos receptores de transplante renal[4,5]. A infecção do trato urinário (ITU) permanece como uma complicação infecciosa particularmente comum nesses pacientes, sendo responsável por 45 a 72% de todas infecções e de 30% de todas internações por sepse em receptores de transplante renal[4,6].

DEFINIÇÕES E CRITÉRIO DIAGNÓSTICO

DEFINIÇÕES

A bacteriúria nos pacientes transplantados é dividida em duas categorias[2,7]:

1. **Bacteriúria assintomática (BA)** – é definida pela presença de > 10^5 unidades de bactérias formando colônias por mililitro de urina (CFU/mL), em amostra de urina apropriadamente coletada, sem sintomas locais ou sistêmicos de ITU[2,4,8].

   Historicamente, BA era considerada o prenúncio de uma infecção mais grave e o paciente era tratado. Evidências recentes indicam que o tratamento da BA pode não ser necessário e não está associada com resultados adversos para o paciente e enxerto[2,9].

2. **Infecção urinária (ITU)** – é definida como a presença de > 10^5CFU/mL em amostra de urina, com sintomas como disúria, polaciúria, dor suprapúbica, dor no flanco ou no enxerto, febre ou calafrios[2,4]. Diferente da BA, ITU pode progredir para sepse, rejeição celular aguda, função alterada do enxerto, perda do enxerto e morte e é, portanto, tratada com antibióticos, de acordo com a suscetibilidade do organismo causador[2,4,7].

   As ITU podem também ser classificadas de outras formas. A ITU que ocorre no cenário de trato urinário normal, sem instrumentação prévia e/ou com sintomas urinários leves é denominada **"não complicada"** ou **cistite simples**, enquanto infecção que é diagnosticada em trato urinário com anormalidade estrutural ou funcional, como a presença de cateteres uretrais e/ou acompanhada por sintomas sistêmicos é denominada **"complicada"**[2,4,8].

Portanto, na **cistite simples**, os pacientes apresentam-se com sintomas locais de disúria, polaciúria, urgência miccional hematúria e dor suprapúbica, sem sintomas sistêmicos, enquanto na **ITU complicada ou pielonefrite aguda** (PNA) apresentam-se com febre e um dos seguintes: dor no enxerto, calafrios, mal-estar ou bacteriemia com o mesmo organismo na urina ou achados de biópsia consistentes com pielonefrite[2,4,8].

Entretanto, alguns autores consideram que a ITU complicada é definida, de forma mais ampla, como uma infecção que está associada com anormalidades estruturais ou funcionais do trato geniturinário, ou com a presença de uma doença de base que aumenta o risco de adquirir infecção ou de falhar o tratamento[4,10]. Por essa definição, todo episódio de ITU sintomática em paciente transplantado pode ser considerado ITU complicada, independente se o envolvimento é do trato urinário superior ou inferior, visto que o estado de imunossupressão pode aumentar o risco de infecção e/ou de falha do tratamento. A Sociedade Europeia de Urologia propõe um sistema de classificação baseado em quatro características: nível anatômico da infecção, nível de gravidade, presença de fatores de risco e grau de suscetibilidade dos patógenos aos antibióticos[11].

A **ITU recorrente** é definida como três ou mais episódios de ITU sintomática em 12 meses ou dois ou mais episódios nos 6 meses prévios[2,4,7]. Há estudos relatando que de 4 a 72% dos pacientes que apresentam um episódio de ITU vão desenvolver ITU recorrente[2,4]. O manejo dos pacientes com ITU recorrente é um desafio, visto que esses estão repetidamente expostos a antibióticos, os quais podem predispor a infecções por organismos resistentes.

Uma cepa bacteriana é definida como **multidroga resistente** (MDR) quando não é suscetível a um ou mais agentes de três ou mais categorias antimicrobianas ativas contra a bactéria isolada. Nos últimos anos, algumas cepas bacterianas estão apresentando falta de suscetibilidade a todas as drogas ativas para o tratamento antimicrobiano, sendo definidas como **pan-resistentes** (PDR). A emergência de patógenos, principalmente os gram-negativos produtores das enzimas ESBL (*extended spectrum β-lactamase*) e carbapenemase, tornou-se o mais importante desafio no tratamento das infecções urinárias nos pacientes transplantados renais. O EBSL, além de ser produzido pela Enterobacteriaceae, pode também ser produzido pela *Pseudomonas aeruginosa* e *Acinetobacter* spp., enquanto as bactérias produtoras de carbapenemase são principalmente a *Klebsiella pneumoniae* e a *Escherichia coli*, com menor participação da *Pseudomonas aeruginosa* e do *Acinetobacter baumannii*[12,13].

CRITÉRIO DIAGNÓSTICO PARA ITU

A BA é diagnosticada por triagem com urocultura em pacientes assintomáticos. Em mulheres, é comumente definida como duas amostras de urina consecutivas colhidas de forma adequada com mais de 24 horas de intervalo, com isolamento do mesmo germe e contagem quantitativa superior a 10^5cfu/mL. Em homens, uma amostra de urina adequadamente colhida com isolamento de um único germe com contagem quantitativa superior a 10^5cfu/mL é suficiente, visto que o risco de contaminação é raro. Pode também ser definida como isolamento de um único germe em contagem quantitativa $\geq 10^2$cfu/mL, em uma única amostra colhida por cateterismo uretral[14].

Os pacientes que apresentarem sinais ou sintomas de ITU devem fazer o teste com a tira reagente (*dipstick*), o exame microscópico e a cultura de urina. Também, hemoculturas devem ser obtidas naqueles com sintomas sugestivos de ITU complicada, como febre ou outros sintomas sistêmicos e/ou dolorimento no enxerto, pois essa é positiva em 9% dos pacientes com ITU[15].

Pacientes com sinais e sintomas de ITU e análise de urina positiva, mas urocultura negativa, devem ser testados para *C. urealyticum,* um organismo de crescimento lento que requer um meio seletivo para isolamento[16]. Deve-se suspeitar de ITU por *C. urealyticum* em pacientes com sintomas crônicos de ITU com uroculturas convencionais negativas e com urina alcalina (pH > 7,0), leucocitúria ou hematúria microscópica sem outra explicação. É resistente aos antibióticos orais mais comumente prescritos para ITU e deve ser tratada com vancomicina[16].

Após o diagnóstico de ITU, em pacientes selecionados é importante a medida do volume vesical residual pós-miccional e exame de imagem para excluir anormalidades estruturais ou funcionais do trato urinário potencialmente corrigíveis. Está indicado ultrassom das vias urinárias em pacientes que não respondem à terapia inicial, apresentam sinais de infecção grave, estão no primeiro mês pós-transplante, têm história de nefrolitíase ou tiveram dois ou três episódios prévios no mesmo ano[7].

Pacientes com ITU recorrente que não apresentam alterações na ultrassonografia podem seguir a investigação com tomografia computadorizada (TC) do trato urinário sem contraste, a qual pode identificar obstrução, cálculo, abscesso ou cistos complexos. Se a TC também for inconclusiva, a uretrocistografia miccional pode ser realizada para identificar refluxo vesicoureteral. Entretanto, como o refluxo é comum nos pacientes transplantados renais, mesmo na ausência de ITU sintomática ou BA, sua presença não justifica correção cirúrgica ou endoscópica em muitos casos[17]. Podem ser realizados estudos urodinâmicos para identificar disfunção vesical ou obstrução do fluxo urinário e, raramente, cistoscopia para detectar anormalidades na uretra ou na bexiga.

Não é necessário realizar exames de imagem ou avaliação urológica em transplantados renais com BA recidivante.

EPIDEMIOLOGIA

A ITU ocorre em cerca de 25% dos pacientes transplantados renais no primeiro ano pós-transplante[8,15,18] e é responsável por 45% das complicações infecciosas[19]. Bacteriúria assintomática, ITU não complicada e ITU complicada compreendem 44%, 32% e 24% dos casos, respectivamente[8,15,18]. Em estudo do Hospital do Rim em São Paulo, foi constatado que 38% dos casos de bacteriemia renais foram secundários à ITU[20].

A prevalência de ITU nos pacientes transplantados renais varia consideravelmente entre os estudos e tem sido reportado ser tão baixa quanto 7% e tão alta quanto 80%[2]. Embora as diferenças na definição de ITU, duração do seguimento, localização geográfica e esquema bacteriano profilático possam contribuir para a variabilidade na incidência de ITU entre os estudos, a ITU é muito comum e afeta muitos receptores de transplante renal em alguma fase de suas vidas[19], sendo mais comum no primeiro ano pós-transplante[21], principalmente nos primeiros três a seis meses[4,19]. No registro espanhol de infecção em receptores de transplante, 84% dos casos de ITU sintomática ocorreram nos primeiros seis meses pós-transplante[22].

Em estudo com 101 pacientes com bacteriúria, foi encontrado que BA, ITU não complicada, ITU complicada e ITU recorrente ocorreram em 44%, 32%, 23% e 14%, respectivamente[8]. Em torno de um terço dos pacientes transplantados que desenvolvem ITU apresentará ITU recorrente, tendo sua prevalência variado de 2,9 a 27% nos estudos publicados[4,19,23].

PATOGÊNESE

A patogênese da ITU tipicamente envolve uma bactéria uropatogênica ascendendo à bexiga via uretra. Para isso, a bactéria utiliza moléculas de adesão, como as fímbrias presentes na E. coli, que são expressas na superfície da bactéria uropatogênica e facilitam a adesão ao uroepitélio[24]. Ao ingressar na bexiga, a bactéria pode multiplicar-se e causar irritação, ocasionando cistite ou deslocar-se para o ureter e causar inflamação e pielonefrite. A ausência de esfíncter entre o ureter transplantado e a bexiga nativa pode predispor os receptores de transplante renal a desenvolver PNA no rim transplantado. A E. coli, que expressa as fímbrias, é responsável por mais de 80% dos germes isolados de pacientes com PNA no hospedeiro não comprometido, e em maior taxa de PNA em pacientes imunossuprimidos[4,14].

A ITU recorrente pode ocorrer por inoculações independentes no trato urinário ou infecção persistente de um corpo estranho (cálculo, stent ou dreno) ou de órgão ou tecido (prostatite, pielonefrite ou abscesso)[24,25]. En-

tretanto, esse modelo não explica satisfatoriamente muitos episódios de ITU recorrente nos quais as cepas bacterianas responsáveis por ambos, infecção inicial e recorrência, são geneticamente idênticas. A hipótese é de que ITU recorrente envolve a formação de comunidades bacterianas intracelulares (IBC). A E. coli uropatogênica e a K. pneumoniae, como exemplo, podem ingressar no citosol das células superficiais da bexiga e multiplicar-se rapidamente formando uma matriz protetora tipo biofilme conhecida como IBC, que dificulta a atuação dos mecanismos de defesa. A formação dessas IBC pode aumentar a capacidade dessas bactérias em estabelecer-se dentro do trato urinário e evitar o fluxo de urina, a ação de células inflamatórias e antibióticos. Essas bactérias intracelulares podem, também, entrar em estado dormente dentro da actina da célula epitelial do hospedeiro e tornar-se um reservatório intracelular quiescente nas células basais e intermediárias da bexiga que periodicamente ressurgirá e causará ITU[2,26].

Na PNA do transplante, elevações agudas da creatinina são comumente observadas e melhoram com o tratamento[4]. Alguns estudos demonstraram que PNA, especialmente nos primeiros três meses pós-transplante, representa um fator de risco para a disfunção do enxerto em longo prazo, mas não afeta a sobrevida do enxerto em cinco anos[25,27].

Mais controverso é o efeito da bacteriúria assintomática nos receptores de transplante renal. Se a preocupação permanece pelo menos em um subgrupo de pacientes, os transplantados precoces, a BA possa representar um estado patológico, pois ainda não está esclarecido se BA precoce pós-transplante pode ser um fator de risco para ITU sintomática, especialmente se associada à leucocitúria[4]. E, também, alguns estudos sugerem que bacteriúria possa estar associada com lesão do enxerto. Em um deles observou-se que os transplantados renais com BA tinham a média dos níveis urinários de citocina IL-8 mais alta que a dos transplantados sem bacteriúria[28], e em outro estudo foram identificadas BA e ITU sintomática como fatores de risco para rejeição[29]. Os dados, entretanto, são ainda conflitantes, e não é conhecido o impacto dos antibióticos na BA.

FATORES DE RISCO

Os fatores de risco para o desenvolvimento de ITU pós-transplante são multifatoriais e estão relacionados a doador, enxerto renal, achados anatômicos do receptor e intervenções pós-transplante no hospital.

Qualquer instrumentação e sua duração são fatores de risco importante para a ITU, como o uso de stents ureterais e cateteres uretrais durante e após o procedimento de transplante[2,30]. Os stents ureterais, utilizados de forma rotineira por algumas equipes ou somente em casos selecionados por outras equipes e no tratamento de complicações, geralmente são mantidos por quatro a seis semanas e então são removidos. Enquanto alguns estudos não encontraram diferenças na taxa de ITU entre pacientes com e sem *stents,* a maioria tem documentado que esses *stents* estão associados com maior taxa de ITU[2,30,31]. Os cateteres e *stents* aumentam o risco de infecção urinária porque servem como reservatório para as bactérias. Suspensão do antibiótico antes da remoção do *stent* pode predispor à ITU recorrente[9].

Muitos clínicos usam profilaxia antibiótica no perioperatório para reduzir o risco de ITU nos pacientes com *stent,* e há evidências que usar sulfametoxazol-trimetoprima (SMZ-TMP) profilático iguala o risco de ITU nos pacientes com e sem *stent*[32]. Alguns grupos têm reservado o uso de *stent* somente para pacientes selecionados, como aqueles com anormalidades no ureter nativo[2]. Também, o *stent* mantido por mais de 30 dias aumenta significativamente o risco de ITU, recomenda-se sua remoção, no máximo, em quatro semanas[4].

Outros fatores de risco implicados incluem sexo feminino, idade avançada, história de ITU antes do transplante, receber rim de doador falecido, função retardada do enxerto e ocorrência de episódios de rejeição aguda[9,15,18,23,25]. O diabetes também foi incluído como fator de risco para ITU bacteriana em alguns estudos, mas os dados são conflitantes. Entretanto, diabetes tem forte associação com ITU fúngica[19], tipicamente causada por *Candida albicans.*

Fatores de risco para bactérias MDR incluem internação prolongada, colonização com essa bactéria, função retardada do enxerto, diabetes, exposição prévia a antibióticos, profilaxia antibiótica e ITU recorrente[33,34].

DIAGNÓSTICO DE ITU

BACTERIÚRIA ASSINTOMÁTICA
É importante detectar potencial ITU tão cedo quanto possível nos receptores de transplante renal, particularmente nos primeiros três meses do transplante. ITU não tratada que ocorre nos primeiros meses pós-transplante está associada com risco aumentado de rejeição do enxerto[18].

A investigação de bacteriúria assintomática é controversa. Há autores que recomendam coletar urocultura e exame microscópico de urina nas semanas 2, 4, 8 e 12 pós-transplante[2]. Não há indicação de rastrear bacteriúria assintomática após três meses de transplante[26], visto que o tratamento após esse período não se mostrou efetivo na prevenção de ITU sintomática, infecção na corrente sanguínea ou rejeição do enxerto[35] e pode levar a administração desnecessária e excessiva de antibióticos e seleção de microrganismos resistentes. Após esse período, realizar esses exames apenas se aparecer sintomas ou sinais de ITU ou elevação da creatinina for observada.

ITU SINTOMÁTICA
Tipicamente, o diagnóstico de infecção urinária é estabelecido pela contagem quantitativa de bactérias ($\geq 10^5$)

de uma amostra de urina coletada adequadamente, na presença de sinais ou sintomas de infecção urinária[2,4].

Deve ser assinalado que nem todos os organismos encontrados nas culturas de urina são patógenos. Por exemplo, *Staphylococcus epidermidis, Lactobacillus* e *Gardnerella vaginalis,* improvavelmente, serão patógenos[2,4].

Em outras situações, patógenos verdadeiros, como *Corynebacterium urealyticum* e *M. tuberculosis,* podem não crescer adequadamente nos meios de cultura de rotina, sendo necessários meios de cultura específicos, que devem ser solicitados se houver suspeita. A infecção por *C. urealyticum* deve ser suspeitada se pacientes transplantados renais apresentarem qualquer dos seguintes: sintomas crônicos de ITU com urocultura convencional negativa, urina alcalina (pH > 7,0), leucocitúria ou hematúria sem outra explicação[2,16].

Culturas de urina contendo múltiplos organismos indicam que a amostra pode estar contaminada ou foi coletada de forma inadequada. Não foi demonstrado que testes com fita para esterase leucocitária sejam úteis em receptores de transplante renal. A presença de leucocitúria (> 10/campo) não necessariamente confirma que o trato urinário está infectado, mas sua ausência deve reconsiderar sobre o diagnóstico de ITU[4].

IMPACTO DA ITU NO RESULTADO DO TRANSPLANTE

Quando pacientes transplantados renais adquirem infecção urinária, o resultado temido é função alterada do enxerto, perda do enxerto e maior risco de morte, mas o significado da associação entre ITU e esses desfechos não está perfeitamente esclarecido[2].

Alguns estudos no início dos anos 2000 observaram que a ITU estava associada com o aumento na mortalidade e maior risco de perda do enxerto[2,23]. Para reforçar esses achados, estudo mais recente mostrou que ITU no primeiro ano pós-transplante foi associada com aumento de 41% no risco de mortalidade e de 29% no de perda do enxerto[36]. Outros estudos mostraram resultado significativamente pior para a perda do enxerto somente quando a ITU foi adquirida nos primeiros três meses pós-transplante[27] e que PNA está associada com declínio da função do enxerto[37,38], mas não necessariamente com a perda do enxerto. Além dos estudos de sobrevida e função do enxerto, estudos mostram que ITU causa outros desfechos negativos, como aumento do tempo de internação hospitalar e risco de reintervenção[37]. Há evidências, também, que ITU não tratada, nos primeiros três meses pós-transplante, pode aumentar o risco de rejeição aguda celular[18].

Entretanto, há estudos que defendem que ITU não tem impacto na sobrevida e na função do enxerto. Em estudo com 36 meses de seguimento, a função do enxerto não diferiu significativamente entre os pacientes com ou sem PNA[39]. Outro estudo com pacientes transplantados na Clínica Mayo entre 2007 e 2009 mostrou que, quando a função renal foi medida por creatinina e RFGe, não houve diferença significativa na função do enxerto entre os receptores de transplante renal com e sem ITU. Entretanto, quando a função renal foi comparada pelo ritmo de filtração glomerular (RFG) com iotalamato, foi significativamente menor nos pacientes que desenvolveram pelo menos uma ITU após o transplante[8].

Além da mortalidade e função do enxerto, a ITU também aumenta o risco de outras complicações. Uma complicação é bacteriemia secundária à migração bacteriana do trato urinário para a corrente sanguínea[18].

Portanto, embora haja debate que a extensão da ITU pode influenciar na morbidade e mortalidade nos pacientes transplantados renais, a maioria dos estudos demonstraram impacto no desfecho do paciente e do enxerto.

MICROBIOLOGIA

Enquanto bactérias são as causas mais comuns de ITU, infecções por fungos e micobactérias também podem ocorrer[36]. A ITU após o transplante renal é usualmente causada por bactérias gram-negativas, sendo a *Escherichia coli* o principal germe causador[8,15,25], *Enterococcus* sp. e *Klebsiella* sp., seguidos pela *Pseudomonas aeruginosa* têm emergido como importantes patógenos causando ITU nessa população[8,15,25,41]. Bactérias gram-positivas como *Staphylococcus saprophyticus*, *Streptococcus* sp., e *Corynebacterium urealyticum* podem, ocasionalmente, causar ITU[16].

Patógenos incomuns do trato urinário incluem *M. tuberculosis*, *Salmonella* sp., citomegalovírus e adenovírus, esse último associado com cistite hemorrágica. *Mycoplasma hominis* ou *Ureaplasma urealyticum*, cuja patogenicidade muitas vezes não está clara quando encontrados no trato geniturinário, podem raramente causar infecção invasiva após o transplante renal[2,4].

Candida spp. são as causas fúngicas mais comuns de ITU em receptores de transplante renal. Embora candidúria seja frequente, ela é na maioria das vezes assintomática[4]. Como no caso da BA, não há testes diagnósticos estabelecidos que confiavelmente distinguem infecção de colonização em pacientes com candidúria assintomática; e também não há estudos que inequivocamente estabeleceram a importância da leucocitúria e/ou de culturas de urina quantitativas para ITU por *Candida*. Candidúria pode incomumente ter sérias consequências e causar infecção ascendente, candidemia e/ou bola fúngica obstrutiva na junção ureterovesical.

UROPATÓGENOS RESISTENTES AOS ANTIBIÓTICOS

Com o aumento na prevalência de bactérias multidrogas resistentes (MDR), tais como as bactérias produtoras de beta-lactamase de amplo espectro (ESBL), as ITU oca-

sionadas por essas bactérias estão impondo um desafio crescente para o tratamento em transplantados renais[33].

Com o amplo uso de antibióticos para prevenção e tratamento, em receptores de transplante renal, a prevalência de resistência aos antibióticos entre as bactérias uropatogênicas está aumentando. Em pacientes recebendo profilaxia com SMX-TMP, 62% das ITU foram reportadas como causadas por germes resistentes a esse antibiótico[41]. O uso de fluoroquinolonas como profilaxia está associado ao aparecimento de *Pseudomonas aeruginosa* resistente às fluoroquinolonas[42]. O uso frequente de antibióticos para o tratamento de bacteriúria assintomática também está associado à resistência antimicrobiana, como mostrado em estudo de pacientes com BA por *E. coli ou E. faecalis*, em que o tratamento levou à seleção de organismos resistentes em 78% dos casos[43].

No estudo do Registro Espanhol de infecções pós-transplante (RESITRA), 26% dos casos de ITU sintomática por *E. coli* foram provocados por organismos produtores de ESBL[22]. Em coorte de receptores de transplante renal no Brasil, a incidência de ITU causada por organismos produtores de ESBL aumentou progressivamente de 13% nos primeiros episódios de infecção para 45% dos pacientes com o terceiro episódio de infecção urinária[44].

A emergência de organismos MDR, incluindo os produtores de ESBL ou produtores de carbapenemase (EPC), está associada a pior prognóstico. Têm ocorrido surtos de infecção por organismos resistentes a todos os antibióticos comumente disponíveis, e opções de tratamento eram restritas a agentes nefrotóxicos como a colistina. A prevalência de resistência aos antibióticos varia consideravelmente entre regiões e países[4].

PREVENÇÃO E PROFILAXIA

PRINCÍPIOS GERAIS

As ITUs são associadas com significante morbidade aos receptores de transplante, especialmente se ocorrem precocemente no pós-transplante. A prevenção dessas infecções inicia antes do transplante com o tratamento de infecções existentes e correção de anormalidades estruturais do trato urinário, quando presentes, nos potenciais receptores. Bexiga neurogênica e, em crianças, disfunção vesical devem ser consideradas e investigadas.

No período pós-transplante imediato, vigilância para infecção transmitida pelo doador é importante, pois a transmissão de infecção via órgão contaminado é uma complicação potencialmente grave do transplante. Há evidências crescentes sugerindo que organismos encontrados nas culturas dos líquidos de preservação, que devem ser realizadas rotineiramente, podem causar infecção no receptor e, portanto, o tratamento é benéfico[4].

A prevenção de ambos, BA e ITU, após o transplante tem melhorado com a introdução de rotina de profilaxia antibiótica perioperatória, minimização do uso de cateteres uretrais e *stents* ureterais e o uso em longo prazo de profilaxia antibiótica para prevenir pneumonia por *Pneumocystis jirovecii*, toxoplasmose e listeriose, que pode ter um benefício adicional na prevenção de ITU em receptores de transplante renal[45].

PROFILAXIA COM ANTIBIÓTICOS

A profilaxia de ITU com antibióticos no período perioperatório é amplamente aceita, entretanto falta um consenso com relação à estratégia ideal de prevenção. Com base em alguns estudos clínicos nos anos 1980 e 1990, a profilaxia atual preponderante é com SMZ-TMP, que é usado também e principalmente para a prevenção de pneumonia por *Pneumocystis jirovecii*[2].

Revisão sistemática e metanálise da profilaxia antibiótica para ITU em transplantados renais mostraram que a administração profilática de SMZ-TMP reduz o risco de sepse e bacteriemia em 8,7% e de desenvolver bacteriúria sintomática e assintomática em 60%[46,47], entretanto, sem redução da perda de enxerto ou da mortalidade.

Há preocupação crescente com o fato de que SMZ--TMP se tornou menos eficiente, à medida que os uropatógenos se tornaram mais resistentes a esse antibiótico[19], mas não há consenso com relação à estratégia de prevenção ótima de ITU, em transplantados renais, na era de aumento da resistência aos antibióticos.

Com relação à dose do SMZ-TMP, um comprimido duplo (160mg de TMP) diário parece superior a um comprimido simples (80mg de TMP)[46]. A duração ideal da profilaxia não está estabelecida. Enquanto a maioria dos centros de transplante utiliza SMZ-TMP durante seis meses a um ano pós-transplante[4], outros, inclusive a Santa Casa de Porto Alegre, recomendam a profilaxia indefinidamente com SMZ-TMP na dose de um comprimido simples (80mg TMP) três vezes por semana após o sexto mês[48], mesmo com a informação de que seu efeito profilático é mais pronunciado durante o primeiro ano após o transplante, e é atenuado com o tempo, tornando-se menos significante no segundo ano[15], por sua eficaz proteção contra pneumonia por *Pneumocystis*.

Para receptores de transplante renal incapazes de receber SMZ-TMP, não está resolvido se outros antibióticos devam ser rotineiramente utilizados para a prevenção de ITU. Ciprofloxacino parece efetivo na prevenção de ITU, mas leva à emergência de resistência a fluoroquinolonas. Também, a cefalexina mostrou-se eficaz[46], entretanto, seu uso profilático aumenta a resistência a outras cefalosporinas de terceira geração[4]. Portanto, a recomendação alternativa ao SMZ-TMP é o uso de nitrofurantoína.

Alguns estudos mostraram que o uso de ciprofloxacino associado ao SMZ-TMP diminuiu a incidência de ITU em 12 a 20%, comparado com apenas SMZ-TMP[2]. O ciprofloxacino usado como profilaxia na remoção do cateter urinário reduziu a incidência de ITU em 40%[49].

Entretanto, metanálises desses estudos não mostraram diferenças em todas as causas de mortalidade, rejeição ou eventos adversos maiores entre os grupos de tratamento[46].

Estudo em pacientes transplantados renais mostrou que a profilaxia com ofloxacino no primeiro mês associado a SMZ-TMP por três meses, comparada com profilaxia apenas com SMZ-TMP, reduziu a incidência em um ano de ITU, de PNA e a necessidade de subsequente terapia com antibióticos. Entretanto, a profilaxia com ofloxacino levou a aumento na resistência da *Pseudomonas aeruginosa* e, portanto, não é recomendada nas diretrizes[2].

Além da profilaxia pós-cirúrgica, alguns centros usam profilaxia perioperatória nos pacientes transplantados durante o transplante. Alguns estudos mostram que a ceftriaxona pode efetivamente prevenir ITU e infecções na ferida operatória[2]. Metanálise da profilaxia com ceftriaxona, na população transplantada, também reforça sua eficácia na prevenção de ITU, embora a resistência bacteriana ainda seja sempre uma preocupação[50]. A duração da profilaxia deve ser a mais curta possível, no máximo de 24 a 48 horas, exceto em pacientes com infecções pré-transplante ou com suspeita de infecção transmitida pelo doador.

O maior problema com o uso profilático de antibióticos é que eles contribuem para o aumento da resistência bacteriana[41]. Administração de SMZ-TMP aumenta a porcentagem de bactérias isoladas resistentes a amoxacilina e SMZ-TMP[41]. Devido ao risco de resistência, alguns autores propõem o uso reduzido de antibióticos com foco em pacientes selecionados de alto risco[2]. A análise da incidência local de ITU é a chave para determinar que nível de profilaxia deve ser usado.

LIMITAÇÃO DO USO DE *STENTS*

Além da terapia farmacológica, modificação dos riscos também é um passo importante na prevenção de ITU. Estudo recente comparando a remoção precoce de *stents* ureterais (1 semana) com a remoção de rotina (4 semanas), em seguimento de três meses o grupo com remoção precoce teve significativamente menor incidência de ITU (5,8% *vs.* 29%) e foi eficaz em prevenir as complicações obstrutivas[30], sugerindo que essa conduta possa ser implantada sem risco.

PREVENÇÃO DA ITU RECORRENTE

Prevenção da ITU recorrente nos pacientes transplantados não está bem investigada, e as terapias atuais tendem a se sobrepor com as estratégias utilizadas para prevenir ITU recorrente na população não transplantada.

A prevenção envolve educação no comportamento, profilaxia antibacteriana e uma variedade de outras intervenções. A educação comportamental é a primeira ferramenta que pode ser universalmente usada para auxiliar na prevenção de ITU em pacientes transplantados e não transplantados. Alguns dos fatores comportamentais que contribuem para ITU recorrente são atividade sexual, novo parceiro sexual e uso de espermicidas. Micção pós-coito e ingestão liberal de líquidos para aumentar a frequência de micção podem ser úteis e, mesmo que esses comportamentos não foram comprovados em estudos controlados, eles não são prejudiciais[2].

Outra estratégia para prevenir ITU recorrente é o uso de supressão antibiótica, embora haja poucos estudos em pacientes transplantados renais. Em pequeno estudo em transplantados renais com ITU recorrente, a nitrofurantoína foi ineficiente na prevenção da recorrência, em contraste com o observado na população não transplantada, na qual SMX-TMP, nitrofurantoína, cefalexina ou norfloxacino reduziram o número de recorrências[2]. Alguns centros utilizam profilaxia antibiótica prolongada, durante três a seis meses, entretanto os benefícios potenciais devem ser cuidadosamente avaliados em relação aos riscos de promover resistência bacteriana[4].

Além dos antibióticos supressivos, terapia com agentes antimicrobianos como o hipurato de metenamina, que reduz a frequência de ITU em pacientes não transplantados sem anormalidades do trato urinário e para o qual as bactérias são menos capazes de desenvolver resistência, é uma alternativa a ser estudada em pacientes transplantados renais[2].

Considerando a terapia não antimicrobiana, estudo mostrou que suco de *cranberry* e L-metionina reduziram a incidência de sintomas de ITU recorrente em pacientes transplantados renais[51]. O suco de *cranberry* reduz a aderência da *E. coli* nas células uroepiteliais, prevenindo a adesão das fímbrias no uroepitélio, enquanto a L-metionina acidifica a urina e possivelmente também diminui a aderência bacteriana às células uroepiteliais, podendo ser usadas como adjunto às terapias mais ativas[2].

Outras estratégias utilizadas em pacientes não transplantados podem oferecer alguma base para futuros estudos em pacientes transplantados renais, como os estrógenos vaginais para mulheres pós-menopausa, a combinação de ácido hialurônico e sulfato de condroitina, o pH vaginal baixo produzido por colonização vaginal de lactobacilos e o uso de probióticos que reduziu a incidência de infecções bacterianas, incluindo ITU em pacientes transplantados hepáticos[2].

Olhando para o futuro, estão sendo desenvolvidas moléculas denominadas pilicidas, que poderiam prevenir a adesão bacteriana ao urotélio, ou ainda moléculas chamadas manosides, que bloqueiam adesinas bacterianas[2].

TRATAMENTO DE INFECÇÕES DO TRATO URINÁRIO

BACTERIÚRIA ASSINTOMÁTICA
Não há consenso se BA deve ser tratada em receptores de transplante renal e, se houver necessidade de tratamento, em qual período pós-transplante[14]. Historicamente, BA era considerada o fator de risco para ITU, PNA e bacteriemia[18,53], os quais poderiam levar à disfunção e à falha precoce do enxerto[53]. Como resultado, muitos grupos tratavam BA[2]. Entretanto, dados recentes mostram que BA não é equivalente a ITU e com o tratamento não houve benefício na ocorrência de PNA, cistite, rejeição aguda, colonização ou infecção por bactéria MDR, infecção por *Clostridium difficile*, função do enxerto e mortalidade[35,53]. Também, não há nenhuma evidência conclusiva que sugira que a triagem para BA melhora os resultados.

Já em 2005, a Sociedade Americana de Doenças Infecciosas publicou, em sua diretriz, que "nenhuma recomendação pode ser feita para triagem ou tratamento da BA em receptores de transplante renal ou de outros órgãos sólidos"[14]. A BA, muitas vezes, desaparece espontaneamente sem antibióticos e o uso de antibióticos pode levar a resistência e outras complicações, como colite por *C. difficile*[43]. Portanto, baseado na informação disponível, deve-se adotar uma medida conservadora no manejo da BA, com observação, sem antibióticos, na maioria dos casos[43].

Entretanto, visto que ITU sintomáticas são mais comuns no período precoce pós-transplante[22] e PNA pode estar associada, pelo menos em curto prazo, com disfunção do enxerto[25,27], e que BA pode teoricamente ser um precursor para ITU sintomática, parece razoável triar e tratar a BA, particularmente se associada com leucocitúria, que ocorre precocemente no pós-transplante, até o primeiro[43,54] ou até o terceiro mês pós-transplante[18]. Já as BA de início tardio, após o terceiro mês, não devem ser tratadas e não há necessidade de solicitar urocultura em pacientes assintomáticos[7].

Para os pacientes com BA selecionados para tratamento, devem-se determinar a identidade e a suscetibilidade aos antibióticos do organismo causador, antes de iniciar o tratamento. A duração ótima do tratamento não é conhecida, geralmente se administram antibióticos durante cinco a sete dias. Os medicamentos comumente usados, por via oral, são nitrofurantoína (filtração glomerular > 30mL/min), amoxicilina e ciprofloxacino[7].

Entretanto, mesmo essa estratégia de triagem e tratamento apenas no período precoce pode ser muito agressiva e levar a tratamento excessivo e seleção de bactérias resistentes. Mais dados são necessários para definir se essa orientação deve ser modificada.

ITU SINTOMÁTICA
Em pacientes com ITU sintomática, recomenda-se a remoção, de preferência, ou a substituição dos cateteres e/ou *stents* urinários.

Cistite simples
Recomenda-se o tratamento empírico de todos os pacientes com sinais e sintomas de cistite simples com antibióticos por via oral. Coletam-se urina para análise

e cultura antes de iniciar o antibiótico. A seleção inicial do antibiótico é baseada no conhecimento dos padrões locais de sua resistência e na história passada dos organismos causadores de infecção no paciente e na experiência com antibiótico. Tratamento definitivo é administrado quando o germe e a suscetibilidade ao antibiótico são identificados[7].

Historicamente, quinolonas, particularmente ciprofloxacino, foram comumente usadas na terapia empírica. Entretanto, a maioria dos centros tem relativamente altas taxas de resistência bacteriana a quinolonas na ITU e em 2016 o FDA declarou que fluoroquinolonas somente devem ser usadas em ITU não complicada para pacientes que não têm opção alternativa de tratamento, devido aos importantes efeitos colaterais. Isso levou a recomendar outras terapias iniciais, incluindo amoxicilina-clavulanato, cefalexina ou nitrofurantoína[2].

Não há estudos que estabeleçam a duração ótima do tratamento com antibióticos, alguns autores recomendam o tratamento durante cinco a sete dias, enquanto para outros, se a cistite ocorre nos primeiros seis meses pós--transplante, deve ser tratada por 7 a 10 dias[55,56]. Tratamento com dose única ou durante três dias não foi estudado e não é recomendado em receptores de transplante renal[55,56].

ITU complicada

O tratamento inicial de receptores que apresentam ITU complicada é com antibióticos por via intravenosa (IV) que cobrem ambos, germes gram-negativos e gram-positivos. Como no caso da cistite simples, a urina é coletada antes de iniciar o tratamento empírico, o qual deve ser seguido pelo tratamento definitivo, uma vez identificados o organismo causador e sua suscetibilidade aos antibióticos.

Antibióticos empíricos devem ter adequada cobertura contra *P. aeruginosa*, organismos entéricos gram--negativos e *Enterococcus* spp. A terapêutica antibiótica de amplo espectro pode ser iniciada com cefepima, piperacilina-tazobactam, meropenem ou associação de vancomicina com cefepima. A dose dos antibióticos deve ser ajustada de acordo com a função renal[4,7].

Em pacientes com infecção grave, a escolha do antibiótico empírico deve levar em conta a história do paciente de ITU prévia com organismos resistentes e dados epidemiológicos locais. E se organismos resistentes forem encontrados, deve ser solicitado ao laboratório de microbiologia a expansão dos testes antimicrobianos para identificar opções de tratamento para completar a terapia. Assim que os testes de sensibilidade estiverem disponíveis, os antibióticos de menor espectro devem ser usados para completar o curso do tratamento, que deve ser de 14 a 21 dias[55,56]. Agentes por via oral podem substituir os por via IV quando o paciente estiver sem sintomas e a suscetibilidade aos antibióticos seja conhecida.

Embora muitos possam considerar ITU nos pacientes transplantados como complicada, na maioria dos casos pacientes sem evidência de envolvimento sistêmico (disfunção renal, dor no enxerto e febre) e sem anormalidades do sistema coletor (hidronefrose ou cálculos) podem ser tratados em ambulatório com terapia por via oral[2].

Em situações clínicas com infecção grave e sepse, a opção de redução/descontinuação da imunossupressão deve também ser considerada.

ITU RECORRENTE

Não há estudos que determinem a duração adequada do tratamento de ITU recorrente[55]. A duração da terapia da ITU complicada em receptores de transplante renal é tipicamente de 14 a 21 dias, mas, em algumas situações, tratamento mais prolongado pode ser necessário. Como exemplo, ITU recorrentes associadas com fonte de permanência do germe, como cistos infectados no rim nativo, podem requerer de quatro a seis semanas de tratamento. Em outras situações, o tratamento para ITU recorrente pode ser descontinuado após um curto período, e o paciente pode ser direcionado para antibiótico profilático.

Seleção do agente antimicrobiano deve ser baseada nos dados epidemiológicos locais e na história do paciente de organismos resistentes. Com o tempo, pacientes com ITU recorrente desenvolvem aumento da resistência das bactérias infectantes, reduzindo as opções de manejo da ITU e podem eventualmente levar à necessidade de terapia por via IV.

BACTÉRIAS RESISTENTES A MÚLTIPLAS DROGAS (MDR)

O aumento da resistência bacteriana é um dos mais importantes desafios que a medicina do transplante atualmente enfrenta. Bactérias gram-negativas produtoras de ESBL e carbapenemase, incluindo *K. pneumoniae* resistente aos carbapenêmicos, são causas crescentes de ITU em pacientes transplantados renais[44,57]. Metanálise recente mostrou incidência de 10% nas ITU causadas por Enterobacteriaceae em pacientes transplantados renais[34].

Diante da crescente resistência bacteriana aos antibióticos comumente usados na ITU, como o ciprofloxacino, poucos antibióticos, por via oral, como nitrofurantoína, fosfomicina e minociclina permanecem ativos contras essas bactérias resistentes, enquanto as opções por via IV incluem carbapenêmicos e piperacilina-tazobactam para bactérias produtoras de ESBL e amicacina e colicistina para CRE[2].

Os carbapenêmicos e a fosfomicina são os antibióticos de escolha para ITU causada por bactérias produtoras de ESBL, visto que têm alto nível de atividade antimicrobiana contra essas bactérias[58-59]. Os carbapenêmicos geralmente são resistentes à hidrólise mediada pelo ESBL[2].

Resistência aos carbapenêmicos começou a aparecer na Enterobacteriaceae, criando um novo desafio no tratamento de ITU causada por enterobactérias produtoras de carbapenemase (EPC). O manejo da ITU por EPC é difícil, visto que requer o uso de antibióticos nefrotóxicos (aminoglicosídeos, polimixinas) que podem ocasionar dano permanente ao enxerto transplantado[60,61], agravado pelo uso de inibidores da calcineurina. Fosfomicina pode ser utilizada no tratamento de ITU causada por EPC se a bactéria permanece sensível.

Das ITU causadas por bactérias MDR, as bactérias ESBL são mais comuns que as infecções CRE, e os pacientes geralmente curam a infecção quando tratados com carbapenêmicos. Relatos de casos têm mostrado que algumas cepas EPC podem ser tratadas com sucesso com colicistina, doxiciclina ou altas doses de meropenem. Entretanto, uma das mais recentes e intrigantes evoluções dos organismos EPC são as bactérias contendo o *New Delhi Metallo-beta-lactamase-1* (NDM-1). Foram relatados na literatura alguns casos de ITU causada pelo NDM-1, alguns tratados com sucesso e outros com falha, levando à enxertectomia[62]. Foi relatado o primeiro caso de tratamento com sucesso de ITU recorrente em transplantado renal com ceftazidima-avibactam, um antibiótico bem tolerado que vem sendo usado com boa resposta em infecções por EPC[63].

Embora muitas drogas possam ser utilizadas para ITU, algumas não concentram bem em vários componentes do trato urinário, para serem seguramente utilizadas em situações selecionadas. Moxofloxacino não penetra bem na urina e, portanto, não é recomendada para o tratamento de ITU ou PNA. A nitrofurantoína e a fosfomicina não devem ser usadas em pacientes com RFG reduzido, e o *clearance* de creatinina deve estar acima de 30mL/min para nitrofurantoína e de 45mL/min para a fosfomicina. Essas medicações geralmente não são utilizadas em casos de PNA devido à concentração limitada no parênquima[2].

CANDIDÚRIA

Enquanto a ITU por fungos aumenta o risco de perda do enxerto e requer tratamento, não há evidências suficientes para indicar o tratamento de candidúria assintomática na população transplantada renal[63], pois em um estudo, o tratamento da candidúria assintomática não proporcionou melhor resultado clínico em transplantados renais[64].

Muitos pacientes assintomáticos com candidúria são tratados pelo potencial risco para o enxerto de envolvimento do trato urinário superior. Entretanto, tratamento da candidúria assintomática é geralmente desencorajado, a menos que o paciente tenha sido submetido a procedimento urológico ou esteja neutropênico[4]. Em pacientes com candidúria sintomática, sensível ao fluconazol, esse é o agente preferido por 14 dias. Anfotericina B por via IV durante um a sete dias deve ser usada somente com extrema cautela, pela sua nefrotoxicidade, e formulações lipídicas de anfotericina não devem ser indicadas para tratar ITU devido a baixos níveis na urina[4].

DADOS DO SERVIÇO DE TRANSPLANTE RENAL DA SANTA CASA DE PORTO ALEGRE

Em estudo realizado em nossa Instituição durante 2009, 130 culturas de urina na primeira micção espontânea após a retirada da sonda vesical da cirurgia do transplante renal mostraram incidência de positividade de 20,8%. A bactéria mais frequente foi a *Escherichia coli* (33,3%), seguida por *Enterococcus* sp. (14,8%) e *Klebsiella pneumoniae*, *Enterobacter* e *Serratia* (11,1%). O tratamento empírico inicial mais utilizado foi quinolona (37%), seguida por cefalosporina de primeira geração (11%). Apenas quatro pacientes (14,8%) precisaram mudar de antibiótico de acordo com o resultado da urocultura, dos quais três por bactérias ESBL. Seis pacientes, sem sintomas, não receberam tratamento, mas três desses vieram a necessitar de tratamento, devido à urocultura positiva persistente e ao surgimento de sintomas. Não houve diferença nos fatores de risco analisados para doença original (alteração do trato urinário: 27% *vs.* outras doenças: 19,8%), idade do receptor ($\geq$ 60 anos: 16,6% *vs.* < 60 anos: 21,4%), sexo (feminino: 22% *vs.* masculino: 20%) e tipo de doador (vivo: 21,8% *vs.* falecido: 20,4%), exceto para o tempo de permanência da sonda vesical por mais de 3 dias (até 3 dias: 6,4% *vs.* > 3 dias: 25%, OR: 4, 89 IC: 1,09-22,01)[65].

No decorrer do tempo, o perfil de bactérias nas uroculturas foi mudando e em 2014 houve o surgimento de EPC. Analisamos os dados dos 248 transplantes realizados em 2014, acompanhados por um ano. Cento e dez pacientes (44,35%) tiveram pelo menos uma urocultura positiva, sendo 52 mulheres e 58 homens. No total foram 314 uroculturas positivas nos 110 pacientes (2,85/paciente/ano). Trinta e seis pacientes (32,7%) tiveram mais de 3 infecções e 18,4% das infecções (58/314) foram complicadas perda de função renal. Os germes mais frequentes foram *Klebsiella pneumoniae/oxytoca*: 139 infecções em 40 pacientes, sendo 13 (9,3%) ESBL e 27 (19,4%) EPC, a função renal esteve diminuída em 27,3% e *E. coli*: 86 infecções em 36 pacientes, sendo 10 (11,6%) ESBL e 11,6% tiveram perda de função renal. *Serratia marscencens/sp.* foi a terceira mais frequente, com 19 infecções em 8 pacientes, com 15,7% de perda de função renal. *Pseudomonas aeruginosa* cresceu em 14 uroculturas de cinco pacientes, dois eram multirresistentes (dados não publicados).

Nossa rotina é ajustar os antibióticos de acordo com o antibiograma e nas infecções por EPC era utilizada polimixina B associada a altas doses de meropemem e ertapenem e a associação com amicacina nos casos com perfil de sensibilidade a ela. No segundo semestre de 2019 passamos a utilizar a ceftazidima + avibactam em casos selecionados com boa tolerância e resposta ao tratamento.

CONCLUSÕES

A ITU permanece como uma das complicações mais frequentes no transplante renal que pode ter repercussões negativas para o paciente e o enxerto. Dados atuais sugerem que BA geralmente não está associada com o desenvolvimento de doença sintomática ou disfunção do enxerto, e não deve ser triada ou tratada a partir do primeiro ou terceiro mês pós-transplante. Para minimizar o aparecimento de resistência, o antibiótico de menor espectro deve ser utilizado no tratamento da ITU.

A ITU recorrente é o maior fator para o aparecimento de resistência e deve ser avaliada para a busca de causas reversíveis e manejada com estratégias supressivas não antibióticas quando possível. Manejo de ITU causada por bactérias MDR tornou-se um grande problema e requer terapia individualizada.

Finalmente, estudos futuros devem avaliar o verdadeiro impacto da ITU na sobrevida do paciente e enxerto nos períodos precoce e tardio do transplante, a evolução da BA nos primeiros 3 meses pós-transplante, com e sem tratamento, a mudança do perfil microbiológico da ITU, a eficácia da profilaxia antibiótica para prevenção da ITU em receptores de transplante renal na era do aumento da resistência aos antibióticos e estratégias ótimas de prevenção e tratamento que diminuam os riscos de morbidade e mortalidade dessa infecção frequente.

REFERÊNCIAS BIBLIOGRÁFICAS

1. Garcia VD, Keitel E, Abbud Filho M. Avaliação econômica do transplanterenal no Brasil. In: Silva Júnior GB, Oliveira JGR, Barros E, Martins CTB (eds). *A Nefrologia e o Sistema de Saúde do Brasil*, Livraria Balieiro: São Paulo, 2019, pp 175-200.
2. Hollyer I, Ison MG. The challenge of urinary tract infections in renal transplant recipients. *Transpl Infect Dis* 2018; **20**: e12828.
3. Fishman JA. Infection in solid-organ transplant recipients. *N Engl J Med* 2007; **357**: 2601-2614.
4. Parasuramana R, Julianb K, and the AST Infectious Diseases Community of Practice. Urinary Tract Infections in Solid Organ Transplantation. *Am J Transplant* 2013; **13**: 327-336.
5. Kahwaji J, Bunnapradist S, Hsu JW et al. Cause of death with graft function among renal transplant recipients in an integrated healthcare system. *Transplantation* 2011; **91**: 225-230.
6. Camargo LF, Esteves AB, Ulisses LR et al. Urinary tract infection in renal transplant recipients: Incidence, risk factors, and impact on graft function. *Transplant Proc* 2014; **46**: 1757-1759.
7. Santos AAQ, Brennan D. Urinary tract infection in kidney transplant recipients. Uptodate (acessado 18 novembro 2019).
8. Ariza-Heredia EJ, Beam EN, Lesnick TG et al. Impact of urinary tract infection on allograft function after kidney transplantation. *Clin Transplant* 2014; **28**: 683-690.
9. Wu X, Dong Y, Liu Y et al. The prevalence and predictive factors of urinary tract infection in patients undergoing renal transplantation: A meta-analysis. *Am J Infect Control* 2016; **44**: 1261-1268.
10. Kumazawa J, Matsumoto T. Complicated urinary tract infections. In: Bergan T (ed). *Urinary Tract Infections*, Karger: New York, 1997, pp 19-26.
11. Grabe M, Bartoletti R, Bjerklund-Johansen TE et al. Guidelines on urological infections. 2015. https://uroweb.org/wp-content/uploads/19-Urological-infections_LR2.pdf (acessado 10 dezembro 2019).
12. Cervera C, van Delden C, GavaldJ, on behalf of the ESCMID Study Group for Infections in Compromised Hosts. Multidrug-resistant bacteria in solid organ transplant recipients. *Clin Microbiol Infect* 2014; **20**: 49-73.

13. Aguado JM, Silva JT, Fernández-Ruiz M et al. Management of multidrug resistant Gram-negative bacilli infections in solid organ transplant recipients: SET/GESITRA-SEIMC/REIPI Recommendations. *Transplant Rev* 2018; **32**: 36-57.
14. Nicolle LE, Bradley S, Colgan R et al. Infectious Diseases Society of America guidelines for the diagnosis and treatment of asymptomatic bacteriuria in adults. *Clin Infect Dis* 2005; **40**: 643-654.
15. Ariza-Heredia EJ, Beam EN, Lesnick TG et al. Urinary tract infections in kidney transplant recipients: role of gender, urologic abnormalities, and antimicrobial prophylaxis. *Ann Transplant* 2013; **18**: 195-204.
16. López-Medrano F, García-Bravo M, Morales JM et al. Urinary tract infection due to Corynebacterium urealyticum in kidney transplant recipients: an underdiagnosed etiology for obstructive uropathy and graft dysfunction-results of a prospective cohort study. *Clin Infect Dis* 2008; **46**: 825-830.
17. Jung GO, Chun JM, Park JB et al. Clinical significance of post-transplantation vesicoureteral reflux during short-term period after kidney transplantation. *Transplant Proc* 2008; **40**: 2339-2341.
18. Lee JR, Bang H, Dadhania D et al. Independent risk factors for urinary tract infection and for subsequent bacteremia or acute cellular rejection: a single-center report of 1166 kidney allograft recipients. *Transplantation* 2013; **96**: 732-738.
19. Alangaden GJ, Thyagarajan R, GruberA S et al. Infectious complications after kidney transplantation: Current epidemiology and associated risk factors. *Clin Transplant* 2006; **20**: 401-409.
20. Silva M Jr, Marra AR, Pereira CA et al. Bloodstream infection after kidney transplantation: Epidemiology, microbiology, associated risk factors, and outcome. *Transplantation* 2010; **90**: 581-587.
21. Rice JC, Safdar N, Practice ASTIDCo. Urinary tract infections insolid organ transplant recipients. *Am J Transplant* 2009; **9 (Suppl 4)**: S267-S272.
22. Vidal E, Torre-Cisneros J, Blanes M et al. Bacterial urinary tract infection after solid organ transplantation in the RESITRA cohort. *Transpl Infect Dis* 2012; **14**: 595-603.
23. Chuang P, Parikh CR, Langone A. Urinary tract infections after-renal transplantation: A retrospective review at two US transplant centers. *Clin Transplant* 2005; **1**: 230-235.
24. Bien J, Sokolova O, Bozko P. Role of uropathogenic Escherichia coli virulence factors in development of urinary tract infection and kidney damage. *Int J Nephrol* 2012; **2012**: 681473.
25. Pellé G, Vimont S, Levy PP et al. Acute pyelonephritis represents a risk factor impairing long-term kidney graft function. *Am J Transplant* 2007; **7**: 899-907.
26. Barber AE, Norton JP, Spivak AM, Mulvey MA. Urinary tract infections. Current and emerging management strategies. *Clin Infect Dis* 2013; **57**: 719-724.
27. Giral M, Pascuariello G, Karam G et al. Acute graft pyelonephritis and long-term kidney allograft outcome. *Kidney Int* 2002; **61**: 1880-1886.
28. Ciszek M, Paczek L, Bartlomiejczyk I, Mucha K. Urine cytokines profile in renal transplant patients with asymptomatic bacteriuria. *Transplantation* 2006; **81**: 1653-1657.
29. Muller V, Becker G, Delfs M et al. Do urinary tract infections trigger chronic kidney transplant rejection in man? *J Urol* 1998; **159**: 1826-1829.
30. Liu S, Luo G, Sun B et al. Early removal of double-J stents decreases urinary tract infections in living donor renal transplantation: A prospective, randomized clinical trial. *Transplant Proc* 2017; **49**: 297-302.
31. Fayek SA, Keenan J, Haririan A et al. Ureteral stents are associated with reduced risk of ureteral complications after kidney transplantation: A large single center experience. *Transplantation* 2012; **93**: 304-308.
32. Mathe Z, Treckmann JW, Heuer M et al. Stented ureterovesical anastomosis in renal transplantation: Does it influence the rate ofurinary tract infections? *Eur J Med Res* 2010; **15**: 297-302.

33. Bodro M, Sanclemente G, Lipperheide I *et al*. Impact of antibiotic resistance on the development of recurrent and relapsing symptomatic urinary tract infection in kidney recipients. *Am J Transplant* 2015; **15**: 1021-1027.

34. Alevizakos M, Nasioudis D, Mylonakis E. Urinary tract infections due to ESBL-producing Enterobacteriaceae in renal transplant recipients: A systematic review and meta-analysis. *Transpl Infect Dis* 2017; **19**: https://doi.org/10.1111/tid.12759.

35. Moradi M, Abbasi M, Moradi A *et al*. Effect of antibiotic therapy on asymptomatic bacteriuria in kidney transplant recipients. *Urol J* 2005; **2**: 32-35.

36. Naik AS, Dharnidharka VR, Schnitzler MA *et al*. Clinical and economic consequences of first-year urinary tract infections, sepsis, and pneumonia in contemporary kidney transplantation practice. *Transpl Int* 2016; **29**: 241-252.

37. Adamska Z, Karczewski M, Cichanska L *et al*. Bacterial infections in renal transplant recipients. *Transplant Proc* 2015; **47**: 1808-1812.

38. Ooms L, Jzermans J, Holt A *et al*. Urinary tract infections after kidney transplantation: A risk factor analysis of 417 patients. *Ann Transplant* 2017; **22**: 402-408.

39. Fiorante S, Fernandez-Ruiz M, Lopez-Medrano F *et al*. Acute graft pyelonephritis in renal transplant recipients: Incidence, risk factors and long-term outcome. *Nephrol Dial Transplant* 2011; **26**: 1065-1073.

40. Gozdowska J, Czerwinska M, Chabros L *et al*. Urinary tract infections in kidney transplant recipients hospitalized at a transplantation and nephrology ward: 1-year follow-up. *Transplant Proc* 2016; **48**: 1580-1589.

41. Green H, Rahamimov R, Gafter U *et al*. Antibiotic prophylaxis for urinary tract infections in renal transplant recipients: a systematic review and meta-analysis. *Transpl Infect Dis* 2011; **13**: 441-447.

42. Rafat C, Vimont S, Ancel PY *et al*. Ofloxacin: new applications for the prevention of urinary tract infections in renal graft recipients. *Transpl Infect Dis* 2011; **13**: 344-352.

43. El Amari EB, Hadaya K, Buhler L *et al*. Outcome of treated and untreated asymptomatic bacteriuria in renal transplant recipients. *Nephrol Dial Transplant* 2011; **26**: 4109-4114.

44. Pinheiro HS, Mituiassu AM, Carminatti M *et al*. Urinary tract infection caused by extended-spectrum betalactamase-producing bacteria in kidney transplant patients. *Transplant Proc* 2010; **42**: 486-487.

45. Batiuk TD, Bodziak KA, Goldman M. Infectious disease prophylaxis in renal transplant patients: A survey of US transplant centers. *Clin Transplant* 2002; **16**: 1-8.

46. Green H, Rahamimov R, Goldberg E *et al*. Consequences of treated versus untreated asymptomatic bacteriuria in the first year following kidney transplantation: retrospective observational study. *Eur J Clin Microbiol Infect Dis* 2013; **32**: 127-131.

47. Singh R, Bemelman FJ, Hodiamont CJ *et al*. The impact of trimethoprim-sulfamethoxazole as Pneumocystis jiroveci pneumonia prophylaxis on the occurrence of asymptomatic bacteriuria and urinary tract infections among renal allograft recipients: a retrospective before-after study. *BMC Infect Dis* 2016; **16**: 90.

48. Horwedel TA, Bowman LJ, Saab G, Brennan DC. Benefits of sulfamethoxazole-trimethoprim prophylaxis on rates of sepsis after kidney transplant. *Transpl Infect Dis* 2014; **16**: 261.

49. Wolters HH, Palmes D, Lordugin E *et al*. Antibiotic prophylaxis at urinary catheter removal prevents urinary tract infection after kidney transplantation. *Transplant Proc* 2014; **46**: 3463-3465.

50. Woodfield JC, Beshay N, van Rij AM. A meta-analysis of randomized, controlled trials assessing the prophylactic use of ceftriaxone. A study of wound, chest, and urinary infections. *World J Surg* 2009; **33**: 2538-2550.

51. Pagonas N, Horstrup J, Schmidt D *et al*. Prophylaxis of recurrent urinary tract infection after renal transplantation by cranberry juice and L methionine. *Transplant Proc* 2012; **44**: 3017-3021.

52. Fiorante S, Lopez-Medrano F, Lizasoain M *et al*. Systematic screening and treatment of asymptomatic bacteriuria in renal transplant recipients. *Kidney Int* 2010; **78**: 774-781.

53. Lee MJ, Kim M, Kim NH *et al*. Why is asymptomatic bacteriuria overtreated? A tertiary care institutional survey of resident physicians. *BMC Infect Dis* 2015; **15**: 289.

54. Nicolle LE, Gupta K, Bradley SF *et al*. Clinical Practice Guideline for the Management of Asymptomatic Bacteriuria: 2019 Update by the Infectious Diseases Society of America. *Clin Infect Dis* 2019; **68**: e83-e110.

55. Saemann M, Horl WH. Urinary tract infection in renal transplant recipients. *Eur J Clin Invest* 2008; **38(Suppl 2)**: 58-65.

56. Mitra S, Alangaden GJ. Recurrent urinary tract infections in kidney transplant recipients. *Curr Infect* 2011; **113**: 579-587.

57. Origuen J, Fernandez-Ruiz M, Lopez-Medrano F *et al*. Progressive increase of resistance in Enterobacteriaceae urinary isolates from kidney transplant recipients over the past decade: Narrowing of the therapeutic options. *Transpl Infect Dis* 2016; **18**: 575-584.

58. Falagas ME, Kastoris AC, Kapaskelis AM, Karageorgopoulos DE. Fosfomycin for the treatment of multidrug-resistant, including extended-spectrum beta-lactamase producing, Enterobacteriaceae infections: A systematic review. *Lancet Infect Dis* 2010; **10**: 43-50.

59. Rupp ME, Fey PD. Extended spectrum beta-lactamase (ESBL)-producing Enterobacteriaceae: Considerations for diagnosis, prevention and drug treatment. *Drugs* 2003; **63**: 353-365.

60. Satlin MJ, Jenkins SG, Walsh TJ. The global challenge of carbapenem-resistant Enterobacteriaceae in transplant recipients and patients with hematologic malignancies. *Clin Infect Dis* 2014; **58**: 1274-1283.

61. Pouch SM, Kubin CJ, Satlin MJ *et al*. Epidemiology and outcomes of carbapenem-resistant Klebsiella pneumonia bacteriuria in kidney transplant recipients. *Transpl Infect Dis* 2015; **17**: 800-809.

62. Karczewski M, Tomczak H, Piechocka-Idasiak I *et al*. Is multiresistant Klebsiella pneumoniae New Delhi metallo-beta-lactamase (NDM-1) a new threat for kidney transplant recipients? *Transplant Proc* 2014; **46**: 2409-2410.

63. Caravaca-Fontan F, Jimenez-Alvaro S Marcén-Letosa R *et al*. Ceftazidime-avibactam in urinary tract infections due to carbapenemase-producing *Klebsiella* in kidney transplantation. *Nefrologia* 2015; **35**: 412-413.

64. Delgado J, Calvo N, Gomis A *et al*. Candiduria in renal transplant recipients: Incidence, clinical repercussion, and treatment indication. *Transplant Proc* 2010; **42**: 2944-2946.

65. Porto FDC, Garcia VD, Goldani JC *et al*. Perfil microbiológico e incidência de infecção do trato urinário após retirada de sonda vesical em receptores de transplante renal. *Anais do XII Congresso Brasileiro de Transplantes*. Associação Brasileira de Transplante de Órgãos. Belém, 1 a 4 de outubro de 2011, p 65.

56

DIAGNÓSTICO SOROLÓGICO E MANEJO DA TUBERCULOSE LATENTE NO PRÉ E PÓS-TRANSPLANTE RENAL

Gisele Meinerz
Elizete Keitel

◆

INTRODUÇÃO

TUBERCULOSE

Patogênese

O *Mycobacterium tuberculosis* é o agente etiológico da tuberculose. O pulmão é o órgão mais frequentemente afetado, embora em até um terço dos casos possa ocorrer comprometimento de outros órgãos. A contaminação ocorre por meio da inalação de gotículas respiratórias de pacientes infectados e a probabilidade de adquirir o bacilo aumenta com o tempo e a proximidade da pessoa afetada[1,2].

Após a inalação, os bacilos alcançam o trato respiratório inferior, onde são fagocitados e parcialmente digeridos por macrófagos alveolares. Os antígenos liberados são captados por células dendríticas e apresentados aos linfócitos T CD4 e CD8 nos linfonodos. A partir de então, ocorre a diferenciação em células T *helper* produtoras de interferon-γ e células T citotóxicas, com consequente liberação de citocinas e formação de anticorpos[3].

Os linfócitos T *helper*1 (Th1) liberam interferon-γ (IFN-γ), levando à diferenciação dos macrófagos em células epitelioides. Essas são, por sua vez, circundadas por linfócitos, com a formação de granulomas que impedem o crescimento e a proliferação das micobactérias. Dependendo da quantidade de bactérias e da qualidade da resposta imune do hospedeiro, pode haver também a destruição dos macrófagos, resultando em necrose central, que será mais intensa se houver resposta T *helper* 2 (Th2) contrabalançando a atividade fagocitária[3].

A formação do granuloma é muito dependente da ação linfocitária, não sendo possível a contenção dos bacilos nas imunodeficiências relacionadas às células T. O granuloma é uma estrutura dinâmica, com constante morte e renovação das células inflamatórias. Por isso, quando utilizamos drogas que bloqueiam as citocinas inflamatórias, em particular o antifator de necrose tumoral alfa (anti-TNF-α), os granulomas se desestruturam e liberam seu conteúdo, composto por bacilos com potencial para se replicar[3].

Após a infecção inicial, o indivíduo pode desenvolver rapidamente doença ativa, chamada tuberculose primária, ou resposta imune capaz de conter o bacilo. Nessa situação, existem presumivelmente bacilos viáveis no organismo, porém não há infecção clínica aparente, sendo por isso chamada tuberculose latente (TL)[4]. Diversos autores defendem que tuberculose doença e tuberculose latente não são dois estados clínicos distintos, mas sim apresentações extremas dentro de um amplo espectro determinado pela interação entre hospedeiro e micobactéria. É uma doença dinâmica do ponto de vista clínico e imunológico, em que a capacidade de defesa do indivíduo afeta marcadamente o risco e a velocidade de desenvolvimento de sintomas ou mesmo permite a eliminação completa dos bacilos sem nem envolver a resposta imune adaptativa[4,5]. A apresentação inclui desde infecção com controle efetivo do bacilo (que poderá se desenvolver no futuro ou não) à infecção assintomática com alterações radiológicas/histológicas, granulomas localizados, envolvimento pulmonar e/ou extrapulmonar, ou doença disseminada com sintomas sistêmicos como febre e perda de peso, denotando diferentes contextos imunológicos[6].

Não é possível determinar por quanto tempo a viabilidade bacilar persiste, podendo ser de anos e até décadas, nem qual a proporção de indivíduos que permanece infectada[3], mas estima-se que 5 a 10% deles desenvolverão tuberculose pós-primária ao longo de suas vidas[4,5]. O risco é maior nas pessoas recentemente infectadas ou nos extremos de idade, pessoas infectadas pelo vírus da imunodeficiência humana (HIV), receptores de transplantes e pacientes com *diabetes mellitus*, gastrectomia, doença renal crônica, desnutrição, etilistas, entre outras[2,4,7].

Impacto global

A Organização Mundial da Saúde (OMS) publica relatórios anuais sobre o impacto global da tuberculose e os desafios no seu controle. Em 2018, a incidência mundial de tuberculose foi estimada em 10 milhões de novos casos, cerca de 132 casos por 100.000 habitantes, com aproximadamente 1,2 milhão de óbitos relacionados à doença[8].

O Brasil faz parte dos 22 países que concentram cerca de 84% de todos os casos de tuberculose no mundo[8]. Segundo o Ministério da Saúde (MS), em 2018 foram notificados mais de 70 mil novos casos de tuberculose no Brasil, uma taxa de incidência de 34,8 casos por 100.000 habitantes. Há grande disparidade entre as unidades da Federação, com registros de 42,4 casos por 100.000 habitantes no Rio Grande do Sul, 72,9 casos por 100.000 habitantes no Estado do Amazonas e 13,7 casos por 100.000 habitantes em Goiás. Porto Alegre está entre as capitais com maiores taxas, com 83,6 casos por 100.000 habitantes[9].

Tuberculose e transplante renal

Os avanços na técnica cirúrgica e na imunossupressão permitiram que países em desenvolvimento implementassem programas bem-sucedidos de transplante renal e a coexistência de imunossupressão com doenças emergentes passou a representar um desafio diagnóstico e terapêutico nessa população[10].

O risco de tuberculose em receptores de transplante é estimado em 20 a 50 vezes o da população geral[7,11,12], mesmo em países desenvolvidos. Revisão sistemática demonstrou que a prevalência da doença na população transplantada está relacionada à predominância local na população geral e chega a ser 83 vezes maior em áreas de baixa a média densidade[13]. A incidência real é difícil de ser estimada, visto que os dados geralmente são retrospectivos, mas é reportada entre 0,35%[13,14] e 15%[15-19] em países desenvolvidos e em desenvolvimento, respectivamente. No Brasil, os relatos variam entre 1,71 e 5,6%[20-26]. Na Santa Casa de Porto Alegre, um levantamento dos transplantes realizados entre 2000 e 2012 demonstrou incidência de 5% no acompanhamento até 2014[27].

Entre os fatores de risco identificados para o desenvolvimento de tuberculose ativa após o transplante, estão infecção prévia por tuberculose, imunossupressão com anticorpos monoclonais ou anticélulas T, tratamento de episódios de rejeição, terapia de manutenção com corticoide em doses elevadas, diabetes, hepatopatia crônica, tabagismo, desnutrição, infecções coexistentes (micoses profundas, citomegalovirose, pneumocistose, nocardiose) e, principalmente, viver em área endêmica[7,11,15,28].

A apresentação pode ser clássica, com febre e tosse prolongadas[26,29], mas frequentemente a doença é disseminada ou extrapulmonar: meningite, artrite séptica, pielonefrite, sepse, linfadenopatia, aplasia de medula[30-32].

Essa diversidade de apresentações traz dificuldades e atrasos no diagnóstico e tratamento, muitas vezes ocorrendo apenas em estágios mais avançados[33]. Em alguns casos, o tratamento padrão não pode ser implementado ou é dificultado por interações medicamentosas com os imunossupressores e por maior toxicidade, e em outros a imunossupressão precisa ser reduzida para permitir o tratamento adequado, trazendo o risco de rejeição do enxerto[34].

As taxas de mortalidade e perda do enxerto são elevadas nos receptores de transplante que desenvolvem tuberculose. A mortalidade pode atingir 15[12,16] a 40%[14,15,22,32] ou ser 100 vezes superior à mortalidade na população geral[12]. A perda de função do enxerto pode ser superior a 25%[35,36].

Em estudo realizado na Santa Casa de Misericórdia de Porto Alegre, a taxa de mortalidade nos pacientes transplantados renais com tuberculose foi de 25%, e a de perda de enxerto, de 21,6%. Em um terço dos casos a perda de função e/ou óbito ocorreram dentro de seis meses do diagnóstico de tuberculose. A sobrevida em cinco anos do paciente e a do enxerto foram significativamente inferiores nos indivíduos que desenvolveram tuberculose, 74% *vs.* 90,2% (p = 0,001) e 58,6% *vs.* 80,2% (p = 0,001), respectivamente[27].

A fonte mais provável de infecção após o transplante parece ser a reativação de foco latente[7,28,30], especialmente em pacientes de alto risco vivendo em países de baixa prevalência da doença. Em países em desenvolvimento, tanto a reativação de foco latente quanto a nova exposição são possíveis[11]. Também existem relatos de transmissão a partir do órgão transplantado (em menos de 5% dos pacientes)[37,38].

Tuberculose latente

Um componente importante do programa para a eliminação da tuberculose da OMS é a identificação e o tratamento de indivíduos com tuberculose latente (TL), um momento em que há oportunidade de adotar medidas medicamentosas visando impedir o desenvolvimento de tuberculose doença[3]. O tratamento da TL com isoniazida pode reduzir o risco de progressão para infecção ativa em 60 a 90% em diferentes populações[39].

Não existe exame padrão-ouro para o diagnóstico de TL. Não é possível identificar a presença de bacilos viáveis nos indivíduos e, por isso, o diagnóstico é baseado na identificação da resposta imune celular Th1 desenvolvida após o contato, na ausência de sinais e sintomas da doença. Existem atualmente dois tipos de testes: o primeiro, mais antigo e usado classicamente, é o teste tuberculínico (TT); o segundo, desenvolvido mais recentemente e representado por duas formas comerciais, mede a liberação de IFN-γ contra antígenos específicos do *M. tuberculosis* (chamadas *interferon-γ release assays*, ou *IGRAs*)[3].

Para a correta interpretação dos dois tipos de testes é importante lembrar que o paciente com doença renal crônica apresenta alterações do sistema imunológico, tanto na resposta imune inata quanto na adaptativa. Por exemplo, há aumento no número de polimorfonucleares circulantes, mas redução na sua capacidade migratória e bactericida e aumento na produção de espécies reativas de oxigênio. Há redução da circulação de células dendríticas, com menor apresentação de antígenos. As células T efetoras estão significativamente reduzidas, com aumento da expressão de receptores de IL-2 e TNF, menor resposta a citocinas, maior apoptose, menor diferenciação em células T específicas. Também existe redução das células T regulatórias e células B, com menor número de células de memória[40]. Há excesso de citocinas, tanto por redução da eliminação renal quanto por aumento da produção em resposta a toxinas urêmicas, estresse oxidativo, sobrecarga de volume e comorbidades[41]. As consequências dessas alterações são observadas com maior taxa de infecções, menor resposta a vacinas, maior risco de neoplasias, maior risco cardiovascular[40] e, caracteristicamente, redução na capacidade de reação cutânea no TT na população com doença renal crônica em fase avançada[41].

O TT consiste na inoculação intradérmica de um derivado proteico do *M. Tuberculosis* para tentar medir a resposta celular por meio de uma reação de hipersensibilidade tardia, que formará enduração cutânea pela infiltração de linfócitos T[3]. O derivado proteico é denominado tuberculina, apesar de ser constituído de antígenos presentes em outras micobactérias, incluindo os antígenos presentes na vacina BCG. A aplicação e a leitura do TT requerem profissionais treinados, mas ainda assim podem ocorrer divergências entre leitores experientes. A leitura é realizada 48 a 72 horas após a aplicação, sendo, portanto, necessárias duas visitas do paciente ao estabelecimento de saúde. O tamanho da enduração cutânea do TT orienta a necessidade de tratamento da tuberculose latente nos diferentes contextos epidemiológicos: nos pacientes imunossuprimidos, como aqueles com doença renal crônica na lista de transplante, considera-se a enduração maior ou igual a 5mm[3,42,43].

Estudos recentes têm questionado a utilização do TT como forma de diagnóstico de tuberculose latente devido ao elevado número de falso-positivos e falso-negativos. Reações cruzadas por infecção por outras micobactérias e pela vacinação prévia com BCG podem tornar o teste falsamente positivo[7,44,45]. O teste pode ser falsamente negativo em pacientes com imunidade deprimida, como os doentes renais crônicos, devido à anergia cutânea conforme descrito anteriormente[10,12,44,46].

Os *IGRAs* são testes laboratoriais que medem a produção *in vitro* de IFN-γ pelas células T de indivíduos sensibilizados após novo encontro com antígenos específicos do *M. tuberculosis*, não compartilhados por outras micobactérias. Estão disponíveis em duas formas comerciais: o QuantiFERON®-TB Gold In-Tube ELISA (Qiagen, Hilden, Germany) (QFT) e T-SPOT®.*TB* (Oxford Immunotec Ltd, Abingdon, UK) (T-Spot). São realizadas reações em paralelo com um controle positivo e um negativo, que permitem avaliar o desempenho do teste em relação às interferências e à resposta T em geral, e podem ajudar a discriminar uma resposta negativa de anergia[3,45]. Ambos os testes têm maior especificidade comparados ao TT e apresentam elevado valor preditivo positivo e negativo[10,47,48], sendo vantajosos especialmente quando utilizados em indivíduos de maior risco de desenvolver a doença[48]. Embora já sejam recomendados pelos órgãos reguladores americanos[49] e europeus[2], nenhum dos dois testes é atualmente utilizado rotineiramente na atenção básica no Brasil.

Alguns estudos compararam os resultados do TT e dos *IGRAs* na mesma população e tentaram relacioná-los aos fatores de risco conhecidos para tuberculose (história prévia da doença, contato com indivíduos infectados, alterações radiológicas compatíveis com infecção prévia) e à vacinação com BCG.

Em estudos com pacientes em diálise, foram encontradas maior proporção de resultados positivos com *IGRAs* em comparação ao TT, com concordância fraca comparando os dois tipos de teste[50], e concordância moderada a elevada dos *IGRAs* entre si[51]. Resultados positivos do QFT foram associados com fatores de risco para tuberculose latente[50,51]. Nos receptores de transplante renal, os resultados foram semelhantes, com melhor correlação dos *IGRAs* com fatores de risco para TL[52,53].

Nenhum dos testes é capaz de diferenciar tuberculose latente, doença ativa ou história prévia de tuberculose, sendo o contexto clínico essencial para determinar a conduta a ser adotada.

Tratamento de tuberculose latente no transplante renal

É muito importante que o candidato a transplante renal e o potencial doador sejam submetidos a cuidadosa avaliação pré-transplante quanto à tuberculose latente[7,28,54]. O tratamento medicamentoso parece efetivo em prevenir doença ativa no período precoce pós-transplante[22] e deve ser oferecido aos pacientes que: 1. tenham resultado positivo no TT ou *IGRA*; 2. tenham história de tuberculose não tratada ou com tratamento incompleto; 3. apresentem alterações radiográficas compatíveis com tuberculose não tratada; 4. Tenham história de contato com tuberculose ativa; ou 5. quando o doador apresentar alguma dessas mesmas condições[17,28,45].

Não há consenso quanto à melhor estratégia terapêutica, tanto em relação à droga de escolha quanto à duração do tratamento. A maior preocupação é hepatotoxicidade, especialmente quando há doença hepática subjacente[12,55,56] e com a aderência ao tratamento prolongado. No Brasil, a recomendação é de tratamento com isoniazida por pelo menos seis meses para pacientes com TT > 5mm em uso de imunossupressão, ou rifampicina por quatro a seis meses em casos específicos[57]. Os pacientes devem receber piridoxina (vitamina B_6) associada à isoniazida devido à neurotoxicidade dessa droga, agravada pelo uso de imunossupressores[2,54].

Alguns estudos demonstraram menor incidência de tuberculose ativa em pacientes que efetivamente receberam isoniazida. A dificuldade maior encontra-se em oferecer tratamento a todos os pacientes com indicação de o receber, visto que nem sempre as informações quanto a exposição, tratamento prévio e resultado do TT estão completas. Estudo brasileiro demonstrou incidência de tuberculose de 0,7% nos pacientes que receberam tratamento e de 3,5% nos que não receberam, p = 0,03, sendo que a avaliação estava completa em apenas 65% dos pacientes[25]. Em outros estudos, foi encontrada incidência de zero[52,58-60] a 3,4%[22,27] nos pacientes que receberam isoniazida e de 8,5%[27] a 22%[14,59] nos que não receberam mas tinham indicação.

O melhor período para iniciar o tratamento também é motivo de discussão. Para alguns autores, deve ser iniciado quando firmado o diagnóstico pré-transplante[28,45,54,61]tanto para receptor quanto para doador vivo, de forma a evitar a interação com os imunossupressores. Quando possível, recomenda-se postergar o transplante até o final do tratamento. Por outro lado, o tempo na lista de espera com doador falecido pode ser bastante longo, e o efeito protetor do tratamento pode não persistir até à época do transplante[62], motivo pelo qual se recomendaria iniciar a terapia depois do primeiro mês, quando a função renal e a dose dos imunossupressores estiverem adequadas[19,54].

Estudo desenvolvido em nosso serviço teve por objetivo avaliar os candidatos a transplante renal e os doadores vivos com *IGRA*, além da avaliação usual pré-transplante. Como destacado anteriormente, esse tipo de teste não está disponível pelo Sistema Único de Saúde e seu custo é elevado. Foi obtido financiamento para a compra dos exames junto à Fundação de Amparo à Pesquisa do Rio Grande do Sul (Fapergs), e o produto escolhido foi o QuantiFERON®-TB Gold In-Tube ELISA. A coleta dos exames foi realizada no momento da confirmação do transplante na maioria dos casos, mas também em alguns pacientes que permaneceram em lista de espera e alguns potenciais doadores vivos que não efetuaram a doação. O processamento dos testes ocorreu em parceria com o Laboratório de Biologia Molecular da Santa Casa de Porto Alegre. O período de estudo foi de abril de 2014 a outubro de 2018.

O QuantiFERON®-TB Gold In-Tube ELISA (QFT) é um teste para diagnóstico *in vitro* de infecção por *Mycobacterium tuberculosis* que utiliza um coquetel de peptídeos simulando as proteínas ESAT-6, CFP-10 e TB7.7(p4), ausentes na vacina BCG e nas outras micobactérias, à exceção de *M. kansasii*, *M. szulgai* e *M. marinum*. Indivíduos infectados normalmente secretam IFN-γ em resposta a esses antígenos, quantificado por ensaio de imunoabsorção enzimática (*enzyme-linked immunosorbent assay*, *ELISA*)[49]. O teste utiliza tubos especiais para colheita de sangue total: um tubo de controle nulo ou negativo (com heparina), um tubo com antígenos micobacterianos e um tubo de controle positivo (com heparina, dextrose e fito-hemaglutinina). Primeiro, os tubos devem ser incubados a 37°C por 16 a 24 horas. Depois, os tubos são centrifugados, o plasma é separado e a quantidade de IFN-γ (UI/mL) secretada é medida por *ELISA*[49]. A resposta imune é avaliada pela diferença da quantidade de IFN-γ medida no tubo com antígenos micobacterianos menos o valor do controle negativo, sendo considerado positivo o teste quando ocorrer diferença acima de 25%. Caso seja usado, o controle positivo é comparado a cada amostra testada. Resposta reduzida no controle positivo (< 0,5UI/mL) indica resultado inconclusivo caso outra amostra de sangue também tenha resposta negativa ao antígeno da tuberculose. Resultados indeterminados podem ocorrer devido a número insuficiente de linfócitos, manuseio inadequado das amostras, preenchimento incorreto dos tubos ou incapacidade dos linfócitos do paciente em gerar IFN-γ. O controle negativo corrige os efeitos de reações não específicas, de anticorpos heterófilos ou IFN-γ não específico em amostras de sangue[49].

No período do estudo foram realizadas 483 coletas do exame e processadas 439 amostras, com perda de cerca de 9,1%. Dezenove resultados foram indeterminados inicialmente e 17 foram repetidos na mesma amostra, com 5 permanecendo indeterminados, 5 negativos e 7 positivos.

No total, foram 314 (71,5%) resultados negativos, 115 (26,1%) positivos e 10 (2,3%) indeterminados. A mediana de idade foi de 47 (18-84) anos, 268 (60,9%) pacientes eram do sexo masculino, e 349 (79,3%), caucasianos.

Foram coletadas 382 amostras de pacientes com doença renal crônica em avaliação para transplante renal, sendo 278 (72,8%) resultados negativos, 95 (24,9%) positivos e 9 (2,4%) indeterminados. A mediana de idade foi de 47 (18-84) anos, 249 (65,2%) pacientes eram do sexo masculino, e 299 (78,3%) caucasianos. Excluindo resultados indeterminados, as variáveis associadas a resultados positivos foram história prévia de tuberculose (p = 0,002), TT positivo (p = 0,002), diabetes (p = 0,003) e idade (p = 0,001). Somente 112 (29,3%) pacientes tinham resultado de TT registrado em prontuário, sendo 21 (18,7%) positivos. O índice de concordância entre os testes foi fraco (k = 0,314).

Foram avaliados como potenciais doadores renais 57 indivíduos saudáveis, sendo que 53 efetivamente doaram um rim para seus familiares. Foram 36 (63,1%) resultados negativos, 20 (35%) positivos e 1 (1,7%) indeterminado. A mediana de idade foi de 47 (21-72) anos, 38 (66,6%) pacientes eram do sexo feminino, e 49 (85,9%), caucasianos. Nenhum doador tinha história prévia de tuberculose. Somente 24 (42,1%) pacientes tinham resultado de TT registrado em prontuário, sendo 9 (37,5%) deles positivos. QFT positivo foi associado a TT positivo (p = 0,005). O índice de concordância entre os testes foi moderado (k = 0,583).

Dos 382 pacientes com doença renal crônica, 296 (77,5%) foram submetidos a transplante renal, e o restante permaneceu em lista durante o acompanhamento. Mais detalhes sobre esses pacientes estão apresentados na tabela 56.1. Foi fornecido tratamento para tuberculose latente com isoniazida para 71 dos 84 receptores de transplante renal com QFT positivo (84,5%). Outros 20 pacientes receberam tratamento por indicação do doador (13), tuberculose prévia (1), TT positivo (4) e alterações radiográficas (2). Houve boa tolerância ao tratamento, com apenas um caso de hepatite ao final dos seis meses, em um paciente recebendo tratamento para citomegalovirose concomitantemente. As alterações se resolveram com a suspensão da isoniazida.

É importante salientar que durante o período de estudo houve falta de reagentes para o teste tuberculínico por diversos meses em todo o Brasil, o que tornou a avaliação usual pré-transplante incompleta para diversos pacientes. Com avaliação usual, 38 (12,8%) receptores teriam sido encaminhados para tratamento com isoniazida. Com o resultado do QFT somente, seriam 98 (33,1%) pacientes. Associando ambas as avaliações, 107 (36,1%) receptores tiveram indicação de tratamento.

Tuberculose após o transplante renal

Sete (2,3%) pacientes desenvolveram tuberculose pós-transplante, em uma mediana de acompanhamento de 1 (0-33) mês.

Dois dos pacientes desenvolveram tuberculose durante o tratamento com isoniazida. Um tinha silicose e iniciou com dispneia e febre duas semanas após iniciar a medicação. A outra teve diagnóstico de artrite séptica do joelho e estava em tratamento guiado por cultura para S. aureus, porém sem melhora do quadro. O resultado da cultura para micobactérias disponível após 6 semanas confirmou o diagnóstico de tuberculose. Ambos os pacientes estão curados e com enxertos renais funcionantes.

Três pacientes desenvolveram tuberculose antes de iniciar o tratamento com isoniazida, com diagnóstico de doença pulmonar dentro de 30 dias do transplante.

Tabela 56.1 – Características dos indivíduos submetidos a transplante renal.

Receptores de transplante renal (n = 296)	QFT positivo (n = 84)	QFT negativo (n = 207)	QFT indeterminado (n = 5)	P
Idade, anos (mediana, min-máx)	51,5 (19-79)	45 (18-82)	43 (35-57)	0,01
Masculino (%)	55 (65,4)	136 (65,7)	3 (60)	0,96
Caucasiano (%)	61 (72,6)	168 (81,1)	5 (100)	0,25
Diabetes (%)	44 (52,3)	81 (39,1)	3 (60)	0,08
História de tuberculose (%)	8 (9,5)	3 (1,4)	0	0,004
Teste tuberculínico ≥ 5mm (n = 90) (%)	10/26 (38,5)	4/63 (6,3)	0/1	0,001
Radiografia de tórax alterada (%)	6 (7,1)	4 (1,9)	0	0,037
Hepatite (%) B C	1 (1,2) 8 (9,5)	3 (1,4) 11 (5,3)	0 0	0,69
Isoniazida (%)	71 (84,5)	19 (9,1)	1 (20)	< 0,0001
Tuberculose ativa após transplante (%)	5 (5,9)	2 (0,9)	0	0,038

Todos tinham QFT positivo e estavam assintomáticos à admissão do transplante e apresentavam radiografia de tórax sem alterações. Um morreu e os outros dois perderam a função do enxerto e retornaram à diálise.

Uma paciente desenvolveu tuberculose disseminada dois anos após completar seis meses de tratamento com isoniazida, indicada por TL do doador vivo (TT e QFT positivos). Ela está curada e com enxerto funcionante.

O sétimo paciente que desenvolveu tuberculose não tinha diagnóstico de TL. Ele estava no terceiro mês após o transplante e teve doença pulmonar. É possível que tenha ocorrido transmissão pelo doador falecido, visto que o receptor do rim contralateral desenvolveu tuberculose renal no mesmo período (mas não faz parte desse estudo).

Todos os casos de tuberculose receberam tratamento quádruplo, com rifampicina, isoniazida, etambutol e pirazinamida, ajustados para a função renal. Nenhum paciente apresentou toxicidade relevante. Os inibidores de calcineurina foram ajustados para manter nível sérico adequado. Não houve nenhum caso de resistência aos tuberculostáticos.

A sobrevida em 12 meses do enxerto renal foi inferior nos pacientes que desenvolveram tuberculose, 89,5% *vs.* 53,6% (p = 0,032). A sobrevida dos pacientes não foi diferente (95,4% *vs.* 85,7% meses, p = 0,32).

CONCLUSÕES

Tuberculose é um problema de saúde pública atual, frequente, e com elevada morbidade e mortalidade. A população com doença renal crônica apresenta maior risco de desenvolver tuberculose ativa ao longo da vida, especialmente após o transplante renal. Nessa população, também é mais difícil fazer o diagnóstico de tuberculose latente com o teste tuberculínico devido à anergia cutânea. Os testes de diagnóstico *in vitro* para tuberculose latente baseados na liberação de interferon-γ (IGRAs) são mais sensíveis e específicos, embora tenham maior custo, não sendo viáveis para rastreamento de grandes populações em países com baixo orçamento. Nesse estudo, o uso do QFT aumentou o diagnóstico de tuberculose latente em quase três vezes nos receptores de transplante renal. Ainda assim, a incidência de tuberculose foi elevada, de 2,3%, com a maior parte dos casos ocorrendo no período precoce após o transplante, em indivíduos que estavam assintomáticos à admissão. É necessário realizar estudos de custo para avaliar se esse tipo de ferramenta será adequado para o uso no Sistema Único de Saúde no Brasil.

REFERÊNCIAS BIBLIOGRÁFICAS

1. CDC. Centers for Disease Control and Prevention, Division of Tuberculosis Elimination. Core curriculum on tuberculosis: what the clinician should know. 6th ed. United States, 2013. Disponível em: http://www.cdc.gov/tb/education/corecurr/default.htm. 2013.

2. NICE. National Institute for Health and Care Excellence. Tuberculosis. Prevention, diagnosis, management and service organisation. NICE NG33. Disponível em: https://www.nice.org.uk/guidance/ng33. 2016.

3. Mack U, Migliori GB, Sester M *et al*. LTBI: latent tuberculosis infection or lasting immune responses to M. tuberculosis? A TB-NET consensus statement. *Eur Respir J* 2009; **33**: 956-973.

4. O'Garra A, Redford PS, McNab FW *et al*. The immune response in tuberculosis. *Annu Rev Immunol* 2013; **31**: 475-527.

5. Modlin RL, Bloom BR. TB or not TB: that is no longer the question. *Sci Transl Med* 2013; **5**: 213-216.

6. Achkar JM, Jenny-Avital ER. Incipient and subclinical tuberculosis: defining early disease states in the context of host immune response. *J Infect Dis* 2011; **204 Suppl 4**: S1179-S1186.

7. Machado CM, Martins TC, Colturato I *et al*. Epidemiology of neglected tropical diseases in transplant recipients. Review of the literature and experience of a Brazilian HSCT center. *Rev Inst Med Trop S Paulo* 2009; **51**: 309-324.

8. OMS. Global tuberculosis report 2018. Geneva: World Health Organization; 2018. Licence: CCBY-NC-SA3.0IGO. 2019.

9. SVS. Secretaria de Vigilância em Saúde. Ministério da Saúde. Brasil livre da tuberculose: evolução dos cenários epidemiológicos e operacionais da doença. *Boletim epidemiológico* 2019; **50**: 1-18. Availableat http://portalarquivos2.saude.gov.br/images/pdf/2019/marco/22/2019-009.pdf. 2019.

10. Morris MI, Daly JS, Blumberg E. *et al*. Diagnosis and management of tuberculosis in transplant donors: a donor-derived infections consensus conference report. *Am J Transplant* 2012; **12**: 2288-2300.

11. Chen CH, Lian JD, Cheng CH *et al*. *Mycobacterium tuberculosis* infection following renal transplantation in Taiwan. *Transpl Infect Dis* 2006; **8**: 148-156.

12. Lopez de Castilla D, Schluger NW. Tuberculosis following solid organ transplantation. *Transpl Infect Dis* 2010; **12**: 106-112.

13. Reis-Santos B, Gomes T, Horta BL *et al.* Tuberculosis prevalence in renal transplant recipients: systematic review and meta-analysis. *J Bras Nefrol* 2013; **35**: 206-213.

14. Singh N, Paterson DL. *Mycobacterium tuberculosis*i infection in solid-organ transplant recipients: impact and implications for management. *Clin Infect Dis* 1998; **27**: 1266-1277.

15. John GT, Shankar V, Abraham AM *et al*. Risk factors for post-transplant tuberculosis. *Kidney Int* 2001; **60**: 1148-1153.

16. Garcia-Goez JF, Linares L, Benito N *et al*. Tuberculosis in solid organ transplant recipients at a tertiary hospital in the last 20 years in Barcelona, Spain. *Transplant Proc* 2009; **41**: 2268-2270.

17. Torre-Cisneros J, Doblas A, Aguado JM *et al*. Tuberculosis after solid-organ transplant: incidence, risk factors, and clinical characteristics in the RESITRA (Spanish Network of Infection in Transplantation) cohort. *Clin Infect Dis* 2009; **48**: 1657-1665.

18. Naqvi R, Naqvi A, Akhtar S *et al*. Use of isoniazid chemoprophylaxis in renal transplant recipients. *Nephrol Dial Transplant* 2010; **25**: 634-637.

19. Canet E, Dantal J, Blancho G *et al*. Tuberculosis following kidney transplantation: clinical features and outcome. A French multicentre experience in the last 20 years. *Nephrol Dial Transplant* 2011; **26**: 3773-3778.

20. de Paula FJ, Azevedo LS, Saldanha LB *et al*. Tuberculosis in renal transplant patients. *Rev Inst Med Trop S Paulo* 1987; **29**: 268-275.

21. Biz E, Pereira CAP, Moura LAR *et al.* The use of cyclosporine modifies the clinical and histopathological presentation of tuberculosis after renal transplantation. *Rev Inst Med Trop S Paulo* 2000; **42**: 225-230.

22. Matuck TA, Brasil P, Alvarenga Mde F *et al*. Tuberculosis in renal transplants in Rio de Janeiro. *Transplant Proc* 2004; **36**: 905-906.

23. Guida JP, Bignotto Rosane D, Urbini-Santos C *et al*. Tuberculosis in renal transplant recipients: a Brazilian center registry. *Transplant Proc* 2009; **41**: 883-884.

24. Marques ID, Azevedo LS, Pierrotti L *et al*. Clinical features and outcomes of tuberculosis in kidney transplant recipients in Brazil: a report of the last decade. *Clin Transplant* 2013; **27**: E169-E176.

25. de Lemos AS, Vieira MA, Halpern M *et al*. Results of implementation of preventive recommendations for tuberculosis after renal transplantation in an endemic area. *Am J Transplant* 2013; **13**: 3230-3235.

26. Costa SD, Sandes-Freitas TVD, Jacinto CN *et al*. Tuberculosis after kidney transplantation is associated with significantly impaired allograft function. *Transpl Infect Dis* 2017; **19**: e12750.

27. Meinerz G, da Silva CK, Goldani JC *et al*. Epidemiology of tuberculosis after kidney transplantation in a developing country. *Transpl Infect Dis* 2016; **18**: 176-182.

28. Aguado JM, Torre-Cisneros J, Fortun J *et al*.Tuberculosis in solid-organ transplant recipients: consensus statement of the group for the study of infection in transplant recipients (GESITRA) of the Spanish Society of Infectious Diseases and Clinical Microbiology. *Clin Infect Dis* 2009; **48**: 1276-1284.

29. Wu W, Yang M, Xu M *et al*. Diagnostic delay and mortality of active tuberculosis in patients after kidney transplantation in a tertiary care hospital in China. *PLoS One* 2018; **13**: e0195695.

30. Holty JE, Sista RR. *Mycobacterium tuberculosis* infection in transplant recipients: early diagnosis and treatment of resistant tuberculosis. *Curr Opin Organ Transplant* 2009; **14**: 613-618.

31. Subramanian A, Dorman S, the AST Infectious Diseases Community of Practice. Mycobacterium tuberculosis in solid organ transplant recipients. *Am J Transplant* 2009; **9 Suppl 4**: S57-S62.

32. Bodro M, Sabe N, Santin M *et al*.Clinical features and outcomes of tuberculosis in solid organ transplant recipients. *Transplant Proc* 2012; **44**: 2686-2689.

33. Muñoz P, Rodríguez C, Bouza E. *Mycobacterium tuberculosis* infection in recipients of solid organ transplants. *Clin Infect Dis* 2005; **40**: 581-587.

34. Munoz L, Santin M. Prevention and management of tuberculosis in transplant recipients: from guidelines to clinical practice. *Transplantation* 2016; **100**: 1840-1852.

35. Aguado JM, Herrero JA, Gavaldá J *et al*. Clinical presentation and outcome of tuberculosis in kidney, liver, and heart transplant recipients in Spain. *Transplantation* 1997; **63**: 1278-1286.

36. Ram R, Swarnalatha G, Prasad N *et al*. Tuberculosis in renal transplant recipients. *Transpl Infect Dis* 2007; **9**: 97-101.

37. Coll E, Torre-Cisneros J, Calvo R *et al*. Incidence of tuberculosis in deceased-organ donors and transmission risk to recipients in Spain. *Transplantation* 2013; **96**: 205-210.

38. Abad CLR, Razonable RR. *Mycobacterium tuberculosis* after solid organ transplantation: A review of more than 2000 cases. *Clin Transplant* 2018; **32**: e13259.

39. Lobue P, Menzies D. Treatment of latent tuberculosis infection: An update. *Respirology* 2010;**15**:603-622.

40. Betjes MG. Immune cell dysfunction and inflammation in end-stage renal disease. *Nat Rev Nephrol* 2013; **9**: 255-265.

41. Kato S, Chmielewski M, Honda H *et al*. Aspects of immune dysfunction in end-stage renal disease. *Clin J Am Soc Nephrol* 2008; **3**: 1526-1533.

42. SBPT. III diretrizes para tuberculose da Sociedade Brasileira de Pneumologia e Tisiologia. *J Bras Pneumol* 2009; **35**: 1018-1048.

43. MS. Ministério da Saúde. Manual de recomendações para o controle da tuberculose no Brasil. Brasília, 2011. Disponível em: http://bvsms.saude.gov.br/bvs/publicacoes/manual_recomendacoes_controle_tuberculose_brasil.

44. Herrera V, Perry S, Parsonnet J *et al*. Clinical application and limitations of interferon-gamma release assays for the diagnosis of latent tuberculosis infection. *Clin Infect Dis* 2011; **52**: 1031-1037.

45. Meije Y, Piersimoni C, Torre-Cisneros J *et al*, on behalf of the ESCMID Study Group of Infection in Compromised Hosts (ESGICH). Mycobacterial infections in solid organ transplant recipients. *Clin Microbiol Infect* 2014; **20(Suppl. 7)**: 89-101.

46. Jazrawi A, Jones M, Kfoury AG *et al*. Tuberculosis in a solid-organ transplant recipient: modern-day implications. *J Heart Lung Transplant* 2009; **28**: 191-193.

47. Diel R, Goletti D, Ferrara G *et al*. Interferon-gamma release assays for the diagnosis of latent *Mycobacterium tuberculosis* infection: a systematic review and meta-analysis. *Eur Respir J* 2011; **37**: 88-99.

48. Diel R, Loddenkemper R, Nienhaus A. Predictive value of interferon-gamma release assays and tuberculin skin testing for progression from latent TB infection to disease state: a meta-analysis. *Chest* 2012; **142**: 63-75.

49. CDC. Centers for Disease Control and Prevention. Updated guidelines for using interferon gamma release assays to detect *Mycobacterium tuberculosis* infection. United States, 2010. MMWR Recomm Rep 2010; **59(RR-5)**: 1-25.

50. Seyhan EC, Sokucu S, Altin S *et al*. Comparison of the QuantiFERON-TB Gold In-Tube test with the tuberculin skin test for detecting latent tuberculosis infection in hemodialysis patients. *Transpl Infect Dis* 2010; **12**: 98-105.

51. Triverio PA, Bridevaux PO, Roux-Lombard P *et al*. Interferon-gamma release assays versus tuberculin skin testing for detection of latent tuberculosis in chronic haemodialysis patients. *Nephrol Dial Transplant* 2009; **24**: 1952-1956.

52. Kim JS, Cho JH, Park GY *et al*. Comparison of QuantiFERON-TB Gold with tuberculin skin test for detection of latent tuberculosis infection before kidney transplantation. *Transplant Proc* 2013; **45**: 2899-2902.

53. Kim SY, Jung GS, Kim SK *et al*. Comparison of the tuberculin skin test and interferon-gamma release assay for the diagnosis of latent tuberculosis infection before kidney transplantation. *Infection* 2013; **41**: 103-110.

54. Subramanian A, Dorman S, Practice AST Infectious Diseases Community of Practice. *Mycobacterium tuberculosis* in solid organ transplant recipients. *Am J Transplant* 2009; **9 Suppl 4**: S57-S62.

55. Adamu B, Abdu A, Abba AA *et al*. Antibiotic prophylaxis for preventing post solid organ transplant tuberculosis. *Cochrane Database Syst Rev* 2014; **2014**: CD008597.

56. Ai JW, Ruan QL, Liu QH *et al*. Updates on the risk factors for latent tuberculosis reactivation and their managements. *Emerg Microbes Infect* 2016; **5**: e10.

57. SVS. Ministério da Saúde. Secretaria de Vigilância em Saúde. Departamento de Vigilância das Doenças Transmissíveis. Protocolo de vigilância da infecção latente pelo Mycobacterium tuberculosis no Brasil. Acessado em http://portalarquivos2.saude.gov.br/images/pdf/2018/setembro/28/Protocolo-de-vigil--ncia-da-ILTB-2018.pdf. *Ministério da Saúde* 2018; 32.

58. Spence RK, Dafoe DC, Rabin G *et al*. Mycobacterial infections in renal allograft recipients. *Arch Surg* 1983; **118**: 356-369.

59. Higgins RM, Cahn AP, Porter D *et al*. Mycobacterial infections after renal transplantation. *Quart J Med* 1991; **78**: 145-153.

60. Yildiz A, Sever MS, Turkmen A *et al*. Tuberculosis after renal transplantation: experience of one Turkish centre. *Nephrol Dial Transplant* 1998; **13**: 1872-1875.

61. Soave R. Prophylaxis strategies for solid-organ transplantation. *Clin Infect Dis* 2001; **33(Suppl 1)**: S26-S31.

62. Currie AC, Knight SR, Morris PJ. Tuberculosis in renal transplant recipients: the evidence for prophylaxis. *Transplantation* 2010; **90**: 695-704.

57

ATUALIZAÇÃO EM TRANSPLANTE DE PÂNCREAS-RIM E PÂNCREAS APÓS RIM

Marcelo Perosa de Miranda
Pedro Tulio Rocha

◆

INTRODUÇÃO

O *diabetes mellitus* (DM) constitui problema maior de saúde mundial, sendo considerado uma epidemia global pela Organização Mundial da Saúde[1]. Estima-se que 2,8 milhões de pessoas ao redor do mundo morrem anualmente em consequência das complicações dessa doença, que representa a terceira causa de morte nos países ocidentais[1]. Estima-se prevalência mundial do DM em 9,3% da população, acometendo 463 milhões de pessoas e com previsão para incremento de 10,2% e 578 milhões de indivíduos em 2030[2].

Nos Estados Unidos (EUA), cerca de 6,3% da população sofre de DM tipo

1 ou 2, que contribuem para cerca de 160 mil óbitos anuais e custo anual aproximado de 130 bilhões de dólares para cuidados relacionados ao diabetes[3]. No Brasil, a situação não é diferente, calculando-se aproximadamente 16,8 milhões de diabéticos, sendo 5 a 10% portadores da forma juvenil da doença, o que o coloca entre os dez países do mundo com maior incidência dessa afecção[3].

O transplante de pâncreas (TP) é o método terapêutico mais eficaz e capaz de estabelecer estado euglicêmico permanente e independente de insulina exógena[4] nos portadores de DM tipo 1, além de melhorar a qualidade de vida e reverter ou estabilizar as complicações secundárias do DM, especialmente aquelas em fases iniciais.

Embora nos últimos 15 anos tenha ocorrido uma tendência à redução do número mundial dos TP nos Estados Unidos e outros países, conforme dados do *International Pancreas Transplant Registry*, os três últimos anos registraram uma tendência a novo crescimento.

A causa da redução dos TP é multifatorial e inclui melhor manejo do DM, menor referenciamento de pacientas ao TP, critérios mais rigorosos na seleção de doadores, além de ser procedimento com morbiletalidade a ser considerada e, por vezes, levar a desincentivos de algumas equipes continuarem com programa ativo.

SELEÇÃO DE DOADORES

De maneira geral, os critérios de aceitação de doadores para TP são mais restritos que os demais órgãos. O critério idade é de extrema relevância nos doadores de pâncreas, com aumento considerável no risco relativo de perda técnica do enxerto pancreático em doadores com mais de 30 anos de idade. Mais de 70% dos doadores de pâncreas nos EUA apresentaram idade inferior a 30 anos nos últimos anos[5], embora recentemente o limite superior de idade tenha sido revisto pela escassez de órgãos disponíveis[6]. A utilização de enxertos pediátricos é limitada pela maior complexidade técnica e menor massa de ilhotas, sendo geralmente utilizado como critério aceite idade mínima de 12 anos e peso acima de 30 quilogramas[7].

Os doadores de causa não cerebrovascular são os preferidos para os TP, visto que a morte por acidente vascular cerebral também configura fator de risco de perda técnica do enxerto. O índice de massa corporal (IMC) nos doadores também é motivo de preocupação, já que a infiltração gordurosa do órgão é comum em doadores mais obesos. Os enxertos pancreáticos gordurosos cursam, comumente com pancreatite, coleções e maior risco de tromboses[8].

Outros aspectos relevantes na seleção de doadores para TP são antecedentes de etilismo crônico e trauma esplênico, visto que podem comprometer a consistência do órgão e a anatomia da cauda do pâncreas com lacerações do parênquima e fístulas pós-TP.

A utilização de enxertos em doadores com morte circulatória vem sendo explorada na última década, inicialmente com resultados ruins, porém em séries recentes mostrando resultados comparáveis a doadores com morte encefálica, principalmente em cenários de doação controlada (categorias de Maastricht III e IV)[9]. Tais doadores não podem ser utilizados no Brasil, pela ausência de legislação autorizando esse método de doação.

Portanto, o doador ideal para TP deve ter, preferencialmente, até 30 anos de idade, magro (IMC < 30) e causa de morte não cerebrovascular.

Apesar dos fatores de risco acima descritos, a decisão final acerca da aceitação do enxerto pancreático deve priorizar a avaliação macroscópica por cirurgião de transplantes experiente. Se o pâncreas, durante o procedimento de retirada, apresentar aspecto saudável, coloração salmão, consistência amolecida e pouco ou nenhum edema, provavelmente será aceito para o transplante[10].

O tempo de isquemia fria (TIF) também é outro importante fator de risco para a perda do enxerto em um ano, havendo clara superioridade em enxertos com TIF < 12 horas quando comparados a enxertos com 12-20 horas[11]. Em nossa experiência, a utilização de técnicas de *crossmatch* virtual reduziu significativamente o TIF, sendo um dos fatores determinantes em melhores resultados clínicos nos últimos cinco anos.

Quanto à solução de preservação ideal, embora a maioria dos centros ainda utilize a solução da Universidade de Wisconsin (UW), estudos recentes mostram que, em TIF inferior a 12 horas, não há diferença em complicações e resultados clínicos entre as três principais formulações (UW, Celsior e Custodiol)[12]. Temos utilizado rotineiramente o Custodiol para tempos de isquemia menores e iniciamos experiência com IGL (solução análoga ao UW) para a previsão de maiores isquemias, com resultados iniciais promissores.

Por fim, a utilização de perfusão por máquinas tem sido explorada em preservação e condicionamento de órgãos abdominais, com maior número de estudos em enxertos hepáticos e renais, mas já é descrita a utilização inicial de perfusão por máquina hipotérmica e normotérmica em enxertos pancreáticos, inclusive com a adição de peptídeos antitrombogênicos[13], o que deve potencialmente aumentar o *pool* de doadores e melhorar os resultados.

SELEÇÃO DE RECEPTORES

A imensa maioria dos candidatos a TP são portadores de DM insulinodependente (DMID) de longa data e distribuem-se em três categorias principais:

Transplante de pâncreas e rim simultâneo (TPRS) – indicado para portadores de DMID com insuficiência renal, em diálise ou fase pré-dialítica, estes últimos desde que a depuração de creatinina seja inferior a 20mL/min/1,73m^2 de superfície corporal.

Transplante de pâncreas após rim (TPAR) – indicado para portadores de DMID já submetidos a transplante renal (TR) e com função estável do enxerto renal, caracterizada por creatinina sérica < 2mg/dL e *clearance* de creatinina > 40mL/min) na vigência de inibidor de calcineurina.

Transplante de pâncreas isolado (TPI) – indicado para portadores de DMID de forma hiperlábil, devidamente caracterizado por endocrinologista, refratário à insulinoterapia intensiva, com frequentes crises de cetoacidose e principalmente hipoglicemia assintomática, geralmente na presença de complicações secundárias como retinopatia, neuropatia, nefropatia incipiente ou doença cardiovascular progressiva. Outra terminologia frequentemente utilizada é o TP solitário, que abriga as categorias TPI e TPAR, já que o enxerto renal não é transplantado simultaneamente.

Os critérios gerais de inclusão para receptores de TP são os relacionados a seguir.

– Presença de DMID (sendo a maioria DM tipo 1, mas incluindo alguns casos de DM tipo LADA, MODY e raros DM tipo 2 como descrito abaixo).
– Condições de tolerar o trauma cirúrgico e da imunossupressão.
– Condição emocional e psicossocial.
– Idade entre 18 e 70 anos.
– Presença de complicações secundárias do DM.

Apesar de a imensa maioria dos receptores de TP ser portadora de DM tipo 1, há tendência de maior indicação principalmente de TPRS para portadores de DM tipo 2 selecionados com comportamento de insulinopênicos, caracterizados por IMC < 30, necessidade de diálise e dose total de insulina < 2UI/kg/dia. Esses indivíduos hoje correspondem a 8% do total de pacientes submetidos a TP nos EUA[14].

Quanto aos critérios de exclusão, especial atenção deve ser dada à avaliação de risco cardiovascular pré-operatório, já que a doença coronariana obstrutiva significativa está presente em até 33% dos potenciais candidatos a TP[15] e eventos cardiovasculares podem acontecer em até 26% dos pacientes no pós-operatório imediato de TP[16]. A modalidade de escolha para avaliação tem mudado na última década, anteriormente com estratificação invasiva com cineangiocoronariografia universal para todos os candidatos, hoje substituída por modalidades não invasivas (cintilografia, ecocoardiograma com estresse farmacológico) em candidatos a TP assintomáticos ou de menor risco cardiovascular[17]. Em nossa experiência, indicamos alguma prova cardiológica não invasiva e com estresse para todo receptor acima de 25 anos de idade e, se positiva para isquemia, procede-se à cineangiocoronariografia. Outra tendência atual é a maior utilização da angioplastia com *stent* em detrimento da cirurgia cardíaca como terapêutica na doença coronariana, mesmo no contexto de acometimento de múltiplos vasos[18].

Outros critérios de exclusão relevantes são os seguintes:

- Vício e abuso de drogas.
- Doença psiquiátrica grave.
- Passado de não aderência a tratamento.
- Infecção ou neoplasia maligna ativa.
- Ausência ou não caracterização de complicações secundárias do DM.
- Obesidade extrema: > 50% peso corporal ideal (IMC > 35kg/m^2).

ASPECTOS CIRÚRGICOS

A cirurgia do receptor inicia-se na verdade com o preparo do enxerto pancreático em cirurgia de mesa. Esse tempo cirúrgico é fundamental, em que se realizam inúmeras ligaduras hemostáticas, evitando-se hemorragia na reperfusão, reconstrói-se o pedículo arterial como abordado abaixo, preserva-se 6 a 8cm de duodeno junto ao pâncreas, além da esplectomia. O enxerto pancreático captado é tipicamente removido com dois pedículos arteriais, a artéria mesentérica superior e a artéria esplênica, que são posteriormente reconstruídos em tronco único, utilizando-se para tal enxerto arterial de ilíacas em "Y" trazido do doador.

Posteriormente à cirurgia de mesa, a cirurgia do receptor propriamente dita é iniciada habitualmente por meio de laparotomia mediana, posicionando-se o pâncreas intra e o rim no espaço intra ou extraperitoneal. O pâncreas geralmente é posicionado à direita, e por esse motivo vale a lembrança aos transplantadores renais de que sempre que se proceder o TR isolado em pacientes diabéticos, futuros candidatos a TP, deve-se escolher a fossa ilíaca esquerda para o implante do rim, deixando intacta a fossa ilíaca direita para eventual TPAR futuro. Mais recentemente, temos utilizado também a técnica de TPRS ipsilateral à direita em casos selecionados, especialmente mulheres com bacia larga, o que abrevia o tempo operatório em cerca de 2 horas[19].

O pâncreas colocado é posicionado preferencialmente dentro da cavidade abdominal, pois há frequente extravasamento de secreções pancreáticas oriundas do parênquima, que são mais facilmente absorvidas se o órgão se encontra em contato com a membrana peritoneal, evitando-se digestão da parede no espaço extraperitoneal e consequentes infecções.

Os tipos de cirurgia no TP são subdivididos de acordo com as técnicas de drenagem venosa e exócrina.

Quanto à drenagem venosa, que determina para onde a isulina será devolvida à circulação, o TP pode ser sistêmico (anastomose venosa do enxerto pancreático em veias ilíacas ou cava) ou portal (anastomose venosa no sistema porta, geralmente na veia mesentérica superior). A drenagem sistêmica é a técnica preferida e utilizada em cerca de 90% dos TP no mundo[20], apesar de incorrer em estado de hiperinsulinemia devido à não passagem da insulina pelo fígado. Não se provou nenhum malefício metabólico do estado de hiperinsulinemia aos pacientes até o momento.

No tocante à drenagem exócrina, o TP pode ser realizado mediante a derivação vesical (DV), técnica bastante popular nos anos 1990 devido à possibilidade de monitorizar amilase urinária como marcador de rejeição[21].

Entretanto, o melhor manejo da imunossupressão, a redução dos episódios de rejeição pancreática, aliados à alta taxa de complicação metabólica (acidose metabólica, desidratação), urogenitais e infecciosas associadas à DV, fizeram com que a drenagem entérica (DE) progressivamente substituísse a DV e atualmente corresponde à técnica empregada em mais de 95% dos TP no mundo (IPTR)[20]. A DE abrange várias vertentes, que pode ser a drenagem para alça no trânsito intestinal, em Y de Roux, ou mesmo para o duodeno nativo.

A experiência de nosso grupo nestes 23 anos de programa de TP acompanhou essa tendência. Nos anos 1990, predominou o uso da DV e sistêmica, sendo substituído gradualmente para entérica e sistêmica e depois portal-sistêmica e portal-duodenal. Nossa conduta mais recente é a de praticar drenagem sistêmica (para cava) e entérica no trânsito para todos os casos, com veia do enxerto ultracurta e orientação cranial do enxerto. Tal técnica minimizou nossas complicações cirúrgicas e perdas de enxerto por trombose de até 20% para 1,5%.

IMUNOSSUPRESSÃO

A incidência de rejeição é reconhecidamente maior no TP e representou grande limitante ao seu sucesso nas décadas de 1970 e 1980. Parte desse achado deve-se à maior imunogenicidade do órgão, por mecanismos não totalmente elucidados. Um dos fatores possivelmente envolvido nesse fenômeno é a maior expressão de MHC classe II em biópsias de enxertos pancreáticos, conforme demonstrado em estudo de nosso grupo[22]. Além disso, fatores relacionados ao paciente, como absorção errátil de imunossupressores em indivíduos com gastroparesia diabética[23], além de possível maior resposta imune relacionado ao DMID, podem contribuir para esse achado. Por essa razão, os esquemas de imunossupressão são habitualmente mais potentes nos TP, o que possibilita nos dias de hoje resultado de longo prazo semelhante ao de outros órgãos.

De forma geral, a rejeição é mais frequente em TP isolado, intermediária em TPAR, e menor no TPRS, mas ainda assim mais frequente do que no TR isolado. Outro conceito recentemente revisto é de que no TPRS o rim serve como "espelho" do que ocorre com o enxerto pancreático, já que a rejeição seria simultânea de ambos os órgãos. Na verdade, em estudo de análise histológica de 21 eventos de rejeição em TPRS, apenas 62% eram simultâneos, sendo entre os discordantes 75% do enxerto pancreático isoladamente[24]. Por esse motivo, e também pelo progressivo desuso da DV no TP, elevações de enzimas pancreáticas devem ser avaliadas com rigor, já que a rejeição do pâncreas exócrino precede a do pâncreas endócrino. Como a hiperglicemia é evento tardio no processo de rejeição e muitas vezes irreversível, qualquer aumento persistente de amilase e lipase séricas, sem causas cirúrgicas aparentes, deve ser indicação de biópsia do enxerto.

A terapia de indução com anticorpos antilinfócitos no TP é utilizada desde seus primórdios pelo alto risco de rejeição e pela menor potência imunossupressora das drogas nas décadas de 1990 e 1980. Ainda hoje, mais de 85% dos centros nos EUA mantém seu uso[25], tanto pela maior imunossupressão exigida como para minimizar a utilização de corticoides e inibidores de calcineurina em longo prazo. O benefício da terapia de indução é demonstrado em todos os grupos de pacientes, mesmo aqueles considerados de baixo risco imunológico (jovens, sexo masculino e painel de reatividade antigênica < 20%), em que a não realização de terapia de indução em receptores de TPRS acarretou maior incidência de rejeição aguda e perda do enxerto em um ano de seguimento[26]. Tipicamente, os regimes de indução consistem da administração nos 10 primeiros dias pós-transplante de uma dose total de 5-7mg/kg de timoglobulina. Nossa experiência mais recente inclui indução com timoglobulina em dose cumulativa de 3-5mg/kg nos TPRS e 7mg/kg nos TP solitários. Eventuais doses de timoglobulina podem ser realizadas em regime hospital-dia, não sendo necessário o adiamento da alta precoce em transplantes com evolução inicial favorável.

Quanto à imunossupressão de manutenção, mais de 80% dos centros utiliza imunossupressão tríplice com micofenolato, tacrolimo e esteroides[20]. Embora a associação destas duas últimas classes de imunossupressores leve à redução na sensibilidade da insulina em 25-50% devido à toxicidade direta à célula beta, esses efeitos são compensados pela boa reserva de massa de ilhotas do enxerto pancreático funcionante protegido de eventos imunológicos e também prevenção da recorrência da lesão autoimune à célula beta[27]. Estratégias de minimização de inibidores de calcineurina e de retirada de corticoides têm sido testadas principalmente em receptores de menor risco imunológico, sempre associadas à terapia de indução[28].

Os inibidores de mTor ganharam notoriedade no cenário do transplante de ilhotas pelos excelentes resultados reportados no protocolo de Edmonton[29]. Entretanto, eles têm menor relevância no cenário do TP e, a despeito de crescente número de estudos publicados, são considerados ainda drogas de segunda linha. Sua utilização dá-se primariamente em indivíduos de menor risco imunológico em estratégia de minimização de imunossupressão ou em cenários específicos, como casos de intolerância ao micofenolato e situações de citomagalo-viroses refratárias[30].

COMPLICAÇÕES

O TP é procedimento de maior morbidade do que o transplante renal e atribui-se tal fato a uma conjunção de fatores como imunossupressão mais intensa, aspectos inerentes ao órgão como a secreção exócrina do pâncreas e sua situação de baixo fluxo sanguíneo, complexidade do ato operatório e fatores relacionados ao paciente e ao DMID. Além das complicações imunológicas anteriormente descritas, incluem-se as de técnicas e as infecciosas.

A principal complicação técnica após os TP são as tromboses vasculares. O pâncreas é o órgão sólido transplantado mais sujeito a eventos trombóticos e sua causa é multifatorial. Em primeiro lugar, devem-se a condições intrínsecas de baixo fluxo em sua microcirculação e da retirada do baço, que é um regulador do seu fluxo sanguíneo. Além disso, citam-se fatores técnicos como a veia porta do enxerto pancreático relativamente curta, gerando anastomose tecnicamente mais difícil e com maior tensão e fenômenos de pancreatite pós-reperfusão. Existem ainda fatores inerentes ao receptor diabético como aterosclerose precoce e trombogênese sabidamente maior nesse grupo de pacientes. A incidência de trombose vascular do enxerto pancreático é significativa e varia de 1 a 35%, sendo a pancreatectomia necessária na maioria dos casos. A maioria dessas tromboses ocorre primariamente no sistema venoso e manifesta-se clinicamente como dor aguda no enxerto seguida de hiperglicemia. O diagnóstico é confirmado por ultrassonografia com *Doppler* e, em casos de dúvida, pode-se usar angiotomografia ou ressonância[31].

Nos últimos anos, a ocorrência de trombose vascular vem diminuindo, devido à melhor preservação do pâncreas e consequente redução de episódios de pancreatites, melhoras na técnica cirúrgica com o emprego rotineiro de enxerto arterial em Y e à realização de anastomose venosa sem tensão, além de a maioria dos centros utilizar rotineiramente alguma forma de anticoagulação profilática precoce, seja ela com heparina não fracionada venosa ou subcutânea, heparina de baixo peso molecular ou mesmo aspirina[31].

Outras complicações técnicas possíveis são as hemorragias, mais frequentes quando se utilizam estratégias mais agressivas de anticoagulação profilática, que por vezes requerem reexploração cirúrgica para a revisão de hemostasia. Outra complicação é o desenvolvimento de pseudoaneurismas com ruptura e hemorragia, geralmente relacionados a processo infeccioso associado.

As complicações infecciosas são importantes causas de perda de enxerto e de morbimortalidade no TP. Vários são os fatores de risco para isso, como a maior intensidade da imunossupressão utilizada (com o emprego quase que universal de terapia de indução) associada a manipulação de alça intestinal (duodeno do enxerto e alças intestinais do receptor), fatores inerentes do receptor com DMID, além de episódios de pancreatite e fístulas com aparecimento de coleções peripancreáticas.

Entre as complicações infecciosas, essas coleções merecem especial atenção, já que são frequentes, podendo estar presentes em 5-22% dos TPs[32]. O tratamento inicial é preferencialmente a drenagem percutânea e a antibioticoterapia, mas, em casos de apresentação inicial grave e/ou que evoluam com piora do quadro infeccioso, a drenagem cirúrgica está indicada, com eventual necessidade de remoção do pâncreas. A ocorrência desses abscessos peripancreáticos é fator de mau prognóstico, geralmente determinando múltiplas intervenções e pancreatectomia do enxerto em 30 a 50% dos casos[32].

RESULTADOS ATUAIS

Historicamente, os resultados do TP melhoraram significativamente a partir da década de 1990, com resultados de sobrevida em um ano do paciente inferiores a 80% na década de 1980, para os atuais 97,6%, conforme reportado pelo IPTR[20]. Da mesma forma, houve melhora expressiva da sobrevida do enxerto pancreático em um ano, com sobrevida em um ano próxima a 60% na década de 1980, contrastando com os atuais 86,4%[20].

Complicações técnicas são as principais causas de perda precoce do enxerto, porém, também apresentam redução na sua ocorrência ao longo dos anos, e a causa imunológica constitui-se como principal razão para perdas mais tardias (> 6 meses), mas também decrescendo com o passar dos anos. No Brasil, dados de 2018 mostram sobrevida reportada em um ano de paciente, enxerto renal e pancreático, respectivamente, de 86%, 83% e 78%, segundo a Associação Brasileira de Transplantes de Órgãos[33].

A experiência de nosso serviço reúne 914 TP em 832 pacientes (82 retransplantes) realizados de janeiro de 1996 até fevereiro de 2020. Nossa sobrevida em um ano de paciente oscilou, ao longo dos anos, entre 85 e 95%, e a de enxerto, de 70% a 85%. A atividade em transplantes tem variado entre 25 e 30 TP anuais nos últimos anos, mas com nítido incremento nos anos 2018 e 2019, onde realizamos 68 e 76 TP, respectivamente, o que colocou nosso grupo como o mais ativo do mundo.

Por fim, é importante ressaltar que o TPRS e o TPAR são a melhor opção terapêutica para o indivíduo com doença renal crônica avançada e DMID. Um dos principais indicadores dessa recomendação é o estudo de 2009 com seguimento de mais de 1.000 TPRS realizados na Universidade de Wisconsin com até 22 anos de seguimento[4]. Esse estudo demonstrou que pacientes com DMID e nefropatia terminal submetidos a TPRS apresentaram sobrevida em cinco anos muito superior aos que permaneciam em diálise (89% contra 28%), e também superior aos submetidos a TR isolado, seja com doador vivo ou falecido, diferença essa mais pronunciada após cinco anos de transplante, possivelmente pelo avanço de outras complicações do DMID.

Tais achados foram corroborados por estudo mais recente[34], que comparou a sobrevida de mais de 7.000 TPRS e quase 4.000 transplantes renais isolados realizados em pacientes com DMID entre 1998 e 2009, com até 10 anos de seguimento. Nele também caracterizou-se a superioridade do TPRS diante do TRI, com melhor sobrevida do paciente e do enxerto renal nos transplantes duplos.

Igualmente importante é o conceito de que, embora o TPRS tenha resultados superiores ao TRI, a mortalidade do paciente diabético urêmico em fila é superior a todos os outros subgrupos de pacientes. Assim, em centros onde a expectativa de tempo de fila for maior que dois anos, é importante considerar a possibilidade de TR isolado com doador vivo e posterior TPAR como melhor estratégia terapêutica, com resultados comparáveis à realização do TPRS[35].

Os autores agradecem aos Drs. Juan Branez, Leon Alvim, Tércio Genzini, Ricardo Gontijo, Walter Antonio Pereira, Gabriela Campos e ao acadêmico de medicina Tiago Genzini de Miranda pela valorosa ajuda na elaboração deste capítulo.

REFERÊNCIAS BIBLIOGRÁFICAS

1. Lovic D, Piperidou A, Monolis A *et al*. The growing epidemic of diabetes mellitus. *Curr Vasc Pharmacol* 2020; **18**: 104-105.
2. Saeedi P, Malanda B, Williams R *et al*. Global and regional diabetes prevalence estimates for 2019 and projections for 2030 and 2045: Results from the International Diabetes Federation Diabetes Atlas, 9th edition. *Diabetes Res Clin Pract* 2019; **157**: 107843
3. King H, Aubert RE, Herman WH. Global burden of diabetes, 1995-2025: prevalence, numerical estimates, and projections. *Diabetes* Care 1998; **21**: 1414-1431.
4. Sollinger HW, Odorico JS, Becker YT *et al*. One thousand simultaneous pancreas-kidney transplants at a single center with 22-year follow-up. *Ann Surg* 2009; **250**: 618-630.
5. Dayoub J, Cortese F, Anzic A *et al*. The effects of donor age on organ transplants: A review and implications for aging research. *Exp Gerontol* 2018; **110**: 230-240.

6. Fridell JA, Stratta RJ. Expanding the pancreas donor pool. *Curr Transplant Resp* 2014; **1**: 100-112.
7. Spaggiari M, Campara M, Benedetti E *et al*. Pancreas transplantation from pediatric donors: a United Network for Organ Sharing registry analysis. *Transplantation* 2017; **101**: 2484-2491.
8. Alhamad T, Lentine KL, Chakkera HA *et al*. Selected mildly obese donors can be used safely in simultaneous pancreas and kidney transplantation. *Transplantation* 2017; **101**: 1159-116.
9. Leemkuil M, Leuvenink HD, Pol RA. Pancreas transplantation from donors after circulatory death: an irrational reluctance? *Curr Diabet Rep* 2019; **19**: 129-137.
10. Verma AR, Papalois V. Evaluating steatosis in pancreas transplant. *Exp Clin Transplant* 2011; **9**: 159-164
11. Rudolph EN, Dunn TB, Finger EB *et al*. Optimizing outcomes in pancreas transplantation: impact of organ preservation time. *Clin Transplant* 2017; **31**: 130-135.
12. Montiel-Casado MC, Ruiz-Esteban P, Santoyo-Santoyo J *et al*. Pancreas preservation with Viaspan, Celsior, and Custodiol solution: an initial experience. *Transplant Proc* 2016; **48**: 3040-3042.
13. Hamahoui K, Papalois V. Machine perfusion and the pancreas: will it increase the donor pool? *Curr Diab Rep* 2019; **19**: 56-68.
14. Sener A, Cooper M, Bartlett ST. Is there a role for pancreas transplantation in type 2 Diabetes Mellitus? *Transplantation* 2010; **90**: 121-123.
15. Ramanathan V, Goral S, Tanriover B *et al*. Screening asymptomatic diabetic patients for coronary artery disease prior to renal transplantation. *Transplantation* 2005; **79**: 1453-1458.
16. Bindi MI, Lugli D, Mosca F *et al*. Pancreas transplantation: problems and prospects in intensive care units. *Min Anest* 2005; **71**: 207-221.
17. Knapper JT, Raval Z, Flaherty JD *et al*. Assessment and management of coronary artery disease in kidney and pancreas transplant candidates. *J Cardiov Med* 2019; **20**: 51-58.
18. Chang TI, Shilane D, Kazi DS *et al*. Multiple vessel coronary artery bypass grafting versus percutaneous coronary intervention in ESRD. *J Am Soc Nephrol* 2012; **23**: 2042-2049.
19. Fridell JA, Shah A, Pescovitz MD *et al*. Ipsilateral placement of simultaneous pancreas and kidney allografts. *Transplantation* 2004; **78**: 1074-1076.
20. Gruessner AC. 2011Update on pancreas transplantation: comprehensive trend analysis of 25,000 cases followed up over the course of twenty-four years at the International Pancreas Transplant Registry. *Rev Diabet Stud* 2011; **8**: 6-16.
21. Sollinger HW, Cook K, Belzer FO *et al*. Clinical and experimental experience with pancreaticocystostomy for exocrine pancreatic drainage in pancreas transplantation. *Transplant Proc* 1984; **16**: 749-751.
22. Oliveira SG, Malheiros DMAC, Perosa M *et al*. Are pancreas allografts more immunogenic than kidney grafts? *Transplantation* 2004; **78**: 340.
23. Rangel EB. The metabolic and toxicological considerations for immunosuppressive drugs used during pancreas transplantation. *Expert Opin Drug Metabol* 2012; **8**: 1532-1548.
24. Troxell ML, Koslin DB, Mittalhenkle A *et al*. Pancreas allograft rejection: analysis of concurrent renal allograft biopsies and posttherapy follow-up biopsies. *Transplantation* 2010; **90**: 75-84.
25. Kandaswamy R, Stock PG, Skeans MA *et al*. OPTN/SRTR 2011 annual data report: pancreas. *Am J Transplant* 2013; **13(Suppl. 1)**: 47-72.
26. Kaufman DB, Burke GW III, Bruce DS *et al*. Prospective, randomized, multi-center trial of antibody induction therapy in simultaneous pancreas-kidney transplantation. *Am J Transplant* 2003; **3**: 855-864.
27. Burke GW, Vendrame F, Pileggi A *et al*. Recurrence of autoimmunity following pancreastransplantation. *Curr Diab Rep* 2011; **11**: 413-419.
28. Cantarovich D, Vistoli F. Minimization protocols in pancreas transplantation. *Transpl Int* 2009; **22**: 61-68.
29. Shapiro AM, Lakey JR, Ryan EA *et al*. Islet transplantation in seven patients with type 1 diabetes mellitus using a glucocorticoid-free immunosuppressive regimen. *N Engl J Med* 2000; **343**: 230-238.
30. Berney T, Andres A, Squifflet JP *et al*. mTOR inhibition & clinical transplantation:pancreas & islet. *Transplantation* 2018; **102 (Suppl.2)**: 30-31.
31. Farney AC, Rogers J, Stratta RJ. Pancreas graft thrombosis: causes, prevention, diagnosis, and intervention. *Curr Opin Organ Transplant* 2012; **17**: 87-92.
32. Ozaki CF, Stratta RJ, Taylor RJ *et al*. Surgical complications in solitary pancreas and combined pancreas-kidney transplantations. *Am J Surg* 1992; **164**: 546-551.
33. Registro Brasileiro de Transplantes da ABTO 2018 Ano XXIV número 4. http://www.abto.org.br/abtov03/Upload/file/RBT/2018/RBT2018-final.pdf (Acessado janeiro 2020).
34. Sung RS, Zhang M, Magee JC *et al*. A reassessment of the survival advantage of simultaneous kidney-pancreas versus kidney-alone transplantation. *Transplantation* 2015; **99**: 1900-1906.
35. Poommipanit N, Sampaio MS, Bunnapradist S *et al*. Pancreas after living donor kidney versus simultaneous pancreas-kidney transplant: an analysis of the organ procurement transplant network/united network of organ sharing database. *Transplantation* 2010; **89**: 1496-1503.

SEÇÃO 11

Hipertensão Arterial

◆

58

FISIOPATOLOGIA DA HIPERTENSÃO ARTERIAL INTRADIALÍTICA

Manuel Carlos Martins de Castro
José Adilson Camargo de Souza

◆

INTRODUÇÃO

Um ciclo da hemodiálise é composto pelo intervalo de tempo intradialítico e interdialítico. Durante o período interdialítico ocorre acúmulo de líquido e expansão do volume de fluido extracelular, com consequente elevação da pressão arterial. Por outro lado, durante a hemodiálise, através de ultrafiltração, o excesso de volume é removido, implicando a progressiva redução da pressão. Em 2004, *The National Kidney Foundation-Kidney Diseases Outcomes Quality Initiative* (KDOQI) definiu hipertensão em pacientes em hemodiálise como uma pressão arterial > 140/90mmHg antes da diálise ou > 130/80mmHg após a diálise[1].

Ao longo da sessão de diálise, dependendo da taxa de ultrafiltração, do volume ultrafiltrado e da velocidade de reenchimento capilar, pode ocorrer hipotensão arterial. Entretanto, paradoxalmente, alguns pacientes desenvolvem elevação da pressão durante a sessão de diálise, implicando o desenvolvimento de hipertensão intradialítica. Tanto pacientes com pressão arterial normal quanto pacientes com hipertensão antes da diálise podem apresentar hipertensão intradialítica.

Está bem estabelecido que episódios frequentes de hipotensão durante a diálise ou a excessiva redução da pressão no período pós-diálise estão associados com aumento na mortalidade e eventos cardiovasculares[2]. Por outro lado, estudos recentes têm mostrado que a elevação da pressão arterial durante a diálise também está associada com aumento de mortalidade e eventos cardiovasculares[3-5]. Dessa maneira, a relação entre mortalidade e variação da pressão arterial apresenta um aspecto de curva em U, em que a excessiva redução ou a elevação da pressão arterial nos períodos intra e pós-diálise estão associadas com o aumento das taxas de mortalidade[6,7].

DEFINIÇÃO

Não existe um consenso em relação à definição de hipertensão intradialítica, o que dificulta o diagnóstico. Estudos clínicos têm utilizado diferentes definições, tais como elevação na pressão arterial média de 15mmHg durante ou após a sessão de diálise, aumento na pressão arterial sistólica (PAS) de 10mmHg entre o pré e o pós-diálise, hipertensão durante a segunda ou terceira hora de hemodiálise que não responde à ultrafiltração, elevação da pressão arterial resistente à ultrafiltração, agravamento de hipertensão arterial preexistente ou desenvolvimento de hipertensão associada à prescrição de agentes estimulantes da eritropoiese[8,9].

Alguns pacientes podem apresentar elevação da pressão arterial em sessões isoladas de hemodiálise sem apresentar hipertensão intradialítica persistente. Isso implica a necessidade de incorporar o conceito de reprodutibilidade na definição de hipertensão intradialítica. Entretanto, nenhuma das definições de hipertensão intradialítica anteriormente citadas considera o critério de reprodutibilidade.

Nesse sentido, em 2011, Van Buren *et al* definiram hipertensão intradialítica como sendo uma elevação da PAS > 10mmHg, em 4 de 6 sessões de hemodiálise consecutivas[10]. Esse mesmo autor, em 2012, utilizou como definição para hipertensão intradialítica uma elevação média da PAS > 10mmHg durante seis meses de observação[11]. Em 2007, Inrig *et al* definiram hipertensão intradialítica como uma elevação da PAS > 10mmHg em 4 sessões consecutivas de hemodiálise[5]. Mas, em 2009, esse mesmo autor utilizou como definição uma elevação da PAS > 10mmHg em apenas três sessões consecutivas de hemodiálise[4].

Na ausência de uma definição consensual, a definição de Van Buren, de 2011, tem sido utilizada com mais freqüência para definir hipertensão intradialítica quando se considera o conceito de reprodutibilidade[10].

Em nossa unidade, avaliamos 228 pacientes prevalentes em programa de hemodiálise. Os pacientes foram agrupados de acordo com a variação da PAS pré e pós-diálise em: < –10mmHg (grupo hipotensão intradialítica), entre –10 e +10mmHg (grupo controle) e > +10mmHg (grupo hipertensão intradialítica). Os pacientes foram avaliados duas vezes em um intervalo de 12 meses. A tabela 58.1 mostra o comportamento da PAS nos dois períodos do estudo.

Tabela 58.1 – Variação da pressão arterial sistólica pré e pós-diálise em dois períodos de avaliação com intervalo de 12 meses.

ΔPAS pré e pós-diálise (mmHg)	1ª avaliação	2ª avaliação
< –10	60 (26,4%)	73 (32%)
Entre –10 e +10	110 (48,2%)	114 (50%)
> +10	58 (25,4%)	41 (18%)

A distribuição percentual dos pacientes nos três grupos foi muito semelhante nas duas avaliações. Entretanto, o comportamento da PAS entre os dois períodos apresentou grande variação. Apenas metade dos pacientes apresentou o mesmo comportamento na variação da pressão intradialítica (Tabela 58.2).

Portanto, além da variabilidade no comportamento da PAS pré e pós-diálise, também ocorre variação no comportamento da pressão ao longo do tempo. Esses diferentes padrões de comportamento dificultam a interpretação e generalização dos resultados observados nos diferentes estudos.

PREVALÊNCIA

Estimar a exata prevalência da hipertensão intradialítica é difícil, pois elevações da pressão arterial durante sessões isoladas de hemodiálise são comuns, sem significar que

Tabela 58.2 – Distribuição do padrão de concordância na variação da pressão arterial sistólica pré e pós-diálise em dois períodos de avaliação com intervalo de 12 meses.

ΔPAS pré e pós-diálise (mmHg)	n	%
ΔPAS semelhante nos dois períodos		
Entre -10 e +10	58	25,4
< –10	33	14,5
> +10	20	8,9
ΔPAS diferente nos dois períodos		
Entre –10 e +10 e < –10	58	25,4
Entre –10 e +10 e > +10	50	21,9
< –10 e > +10	9	3,9

o paciente apresenta hipertensão arterial intradialítica persistente. Estima-se que ao redor de 15 a 20% das sessões de hemodiálise cursam com elevação da PAS > 10mmHg[11,12].

Além disso, como não existe uma definição padrão para hipertensão intradialítica, a estimativa da prevalência torna-se ainda mais complicada. Entretanto, calcula-se que 8 a 15% dos pacientes em programa crônico de hemodiálise apresentam hipertensão intradialítica persistente[4,5,11].

Em nosso estudo, no primeiro período de avaliação a prevalência de hipertensão intradialítica foi de 25,8%, e no segundo período, de 18%. Sebastian *et al* relataram prevalência de 28,4%[13], enquanto Abbasi e Hajisalimi observaram u prevalência de 19,3%[14]. Esses valores são semelhantes aos observados em nosso estudo, entretanto, maiores que os relatados na literatura, podendo refletir o efeito de diferentes critérios para o diagnóstico de hipertensão intradialítica.

CARACTERÍSTICAS CLÍNICAS

A hipertensão intradialítica ocorre com maior frequência em pacientes mais idosos, com menor ganho de peso interdialítico, com menor concentração de ureia, creatinina, bicarbonato e albumina pré-diálise, e em pacientes utilizando mais medicações para controle da pressão arterial[5,15-17]. A interpretação desses resultados é difícil, mas pode apontar para a presença de quadro de desnutrição em associação com sobrecarga de volume, consequente à dificuldade no ajuste do peso seco desses pacientes.

Van Buren *et al*, em estudo prospectivo envolvendo a monitorização ambulatorial da pressão arterial durante 44 horas, mostraram que pacientes com hipertensão intradialítica apresentam pressão arterial ambulatorial sistólica e diastólica maior que os controles[10]. Além disso, apresentam redução gradual da pressão arterial nas primeiras 24 horas pós-diálise, contrastando com a elevação observada nos pacientes sem hipertensão intradialítica[10]. Em resumo, as evidências mostram que a elevação da pressão arterial intradialítica tipicamente resulta em hipertensão pós-diálise; entretanto, o aumento da pressão intradialítica também é observado em pacientes sem hipertensão arterial.

SIGNIFICADO PROGNÓSTICO

Diversos estudos têm mostrado que pacientes com hipertensão intradialítica apresentam um aumento nas taxas de morbidade e mortalidade cardiovascular[4,15,18,19].

Inrig et al, em 2007, mostraram que pacientes com elevação da PAS pós-diálise apresentam uma probabilidade duas vezes maior de hospitalização ou morte. Para cada 10mmHg de elevação na PAS houve uma elevação de 22% na probabilidade ajustada de internação ou morte em seis meses[5]. Similarmente, outro estudo com tempo de observação de 2 anos mostrou que o aumento de 10mmHg na PAS durante a diálise resultou em elevação de 6% no risco ajustado de morte[4].

Em nossa análise, no período de um ano, não houve diferença significativa na sobrevida global não ajustada quando se compararam pacientes com redução da pressão arterial sistólica ≥ 10mmHg ou elevação > 10mmHg (HR = 0,8729; 95% IC 0,3907-1,95; p = 0,73) (Figura 58.1).

Estudos que relacionam hipertensão intradialítica e mortalidade devem ser interpretados com cuidado. Pacientes com hipertensão intradialítica apresentam maior prevalência de hipertensão no período interdialítico, desse modo a hipertensão intradialítica pode representar apenas um agravamento da hipertensão arterial de base. Desse modo, a hipertensão interdialítica seria o principal fator associado com o aumento da mortalidade cardiovascular e não a elevação da pressão arterial intradialítica. Em resumo, permanece indefinido se o aumento no risco de mortalidade em pacientes com hipertensão intradialítica depende da elevação da pressão arterial durante a diálise ou do substrato de hipertensão arterial sistêmica, como demonstrado nos estudos de monitorização ambulatorial da pressão arterial[10].

PATOGÊNESE DA HIPERTENSÃO INTRADIALÍTICA

O quadro 58.1 mostra os principais mecanismos etiopatogênicos envolvidos na gênese da hipertensão intradialítica. Cada um desses fatores pode, de forma isolada ou associada, causar hipertensão intradialítica e serão discutidos individualmente.

Quadro 58.1 – Fatores potencialmente envolvidos na gênese da hipertensão intradialítica.

Sobrecarga de volume
Hiperatividade simpática
Ativação do sistema renina-angiotensina
Disfunção endotelial
Fatores associados à diálise
Balanço positivo de sódio
Elevação do cálcio iônico
Hipocalemia
Fatores associados à medicação
Diálise de medicações anti-hipertensivas
Agentes estimulantes da eritropoiese
Rigidez vascular

SOBRECARGA DE VOLUME

A sobrecarga de volume é um dos principais mecanismos envolvidos na gênese da hipertensão arterial em diálise[20]. Pacientes com hipertensão intradialítica apresentam menor peso corporal e tendem a ganhar menos peso no intervalo interdialítico[4]. Tais características sugerem à equipe médica que esses pacientes devam ser submetidos a menor volume de ultrafiltração durante a diálise. Consequentemente, esses pacientes podem apresentar sobrecarga de volume não diagnosticada na avaliação clínica.

Estudo utilizando bioimpedância multifrequencial comparou a composição corporal de pacientes com diferentes comportamentos da pressão arterial após uma sessão de diálise[12]. Os resultados mostraram que, em relação aos pacientes com redução ou estabilidade da PAS durante a diálise, os pacientes com elevação da PAS > 10mmHg apresentavam relação água extracelular/água corporal total maior antes e após a sessão diálise, além de menor redução do peso corporal após a diálise. Esses desfechos sugerem que os pacientes com hipertensão intradialítica apresentam maior hidratação, particularmente do volume extracelular.

Dois outros estudos envolvendo pacientes com hipertensão intradialítica recorrente, avaliados com bioimpedância elétrica, também mostraram expansão do volume extracelular pós-diálise[21,22].

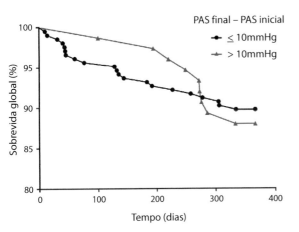

Figura 58.1 – Curva de sobrevida comparando pacientes com redução da pressão arterial sistólica ≥ 10mmHg e elevação > 10mmHg entre pré e pós-diálise.

Em nossa avaliação, o exame de bioimpedância realizado antes da sessão de diálise mostrou que pacientes com hipertensão intradialítica apresentam excesso de água (hiper-hidratação) de 2,9 litros (95% IC 2,39-3,42), enquanto no grupo controle o excesso de água foi de 2,3 litros (95% IC 2,05-2,6), sendo essa diferença estatisticamente significante (p = 0,04). Entretanto, nós não observamos diferença na relação água extracelular/água corporal total ou água extracelular/água intracelular entre os grupos hipertensão intradialítica e controle.

Esses resultados sugerem que pacientes com hipertensão intradialítica podem apresentar uma condição de hiper-hidratação subclínica, devendo, portanto, ser submetidos a uma reavaliação do peso seco com ferramentas complementares à avaliação clínica.

HIPERATIVIDADE SIMPÁTICA

Estudos utilizando técnicas de microneurografia mostram que pacientes com insuficiência renal apresentam aumento na atividade nervosa simpática[23,24]. Essa elevação da atividade simpática pode contribuir para a estabilidade hemodinâmica da hemodiálise e da ultrafiltração, por meio da elevação do débito cardíaco e da resistência vascular periférica[25-27]. Portanto, é razoável supor que a estimulação do sistema nervoso simpático contribua para a hipertensão intradialítica.

No estudo de Chou *et al* não houve elevação nos níveis plasmáticos de epinefrina e norepinefrina para explicar o aumento na resistência vascular periférica observada nos pacientes com hipertensão intradialítica[28]. Entretanto, os níveis circulantes de catecolaminas nem sempre se correlacionam com as variações da pressão arterial.

De qualquer forma, estudos empregando técnicas mais apuradas são necessários para avaliar a importância da atividade nervosa simpática no aumento da resistência vascular periférica na hipertensão intradialítica.

ATIVAÇÃO DO SISTEMA RENINA-ANGIOTENSINA

A redução do volume intravascular secundária à ultrafiltração está associada com a ativação do sistema renina-angiotensina, entretanto, essa resposta nem sempre é consistente. A importância funcional do sistema renina-angiotensina pode ser avaliada por meio do bloqueio da enzima conversora da angiotensina. Nesse sentido, o captopril tem sido eficiente na prevenção da hipertensão durante e após uma sessão de hemodiálise[29].

Por outro lado, em pacientes com hipertensão intradialítica, o estudo de Chou *et al* não encontrou aumento na atividade da renina plasmática antes e pós-diálise[28]. Portanto, mais estudos são necessários para avaliar a

contribuição desse sistema para a gênese da hipertensão intradialítica antes que qualquer conclusão definitiva seja feita.

DISFUNÇÃO ENDOTELIAL

As células endoteliais estão envolvidas na síntese de endotelina 1, um potente vasoconstritor, e óxido nítrico, um potente vasodilatador. A importância do endotélio na estabilidade da pressão arterial durante a diálise foi demonstrada em vários estudos clínicos[30,31].

Pacientes com hipertensão intradialítica mostram desbalanço na síntese de hormônios vasoativos derivados do endotélio, com elevação na produção de endotelina 1 e redução na síntese de óxido nítrico[30-33]. Esse perfil pode explicar o aumento na resistência vascular periférica observado nos pacientes com hipertensão intradialítica. Entretanto, outros estudos não mostraram diferença significativa nos níveis de endotelina 1 antes e pós-diálise entre pacientes com hipertensão intradialítica e hipertensos controles[21,34].

Inrig *et al* mostraram que pacientes com hipertensão intradialítica, definida como elevação da PAS > 10mmHg em pelo menos 4 de 6 sessões de diálise, apresentaram menor vasodilatação mediada por fluxo em comparação aos hipertensos controles em hemodiálise[35]. Nesse estudo, a avaliação da função das células endoteliais foi realizada em um dia sem hemodiálise, portanto, não foi influenciada pela diálise. Os autores constataram, também, que a variação do nível de endotelina 1 antes e pós-diálise não foi diferente entre os pacientes com hipertensão intradialítica e os controles hipertensos[35].

Em resumo, a disfunção das células endoteliais parece ser maior nos pacientes com hipertensão intradialítica. Todavia, mais estudos são necessários para avaliar o mecanismo por meio do qual as células endoteliais influenciam o comportamento da pressão arterial intradialítica. As evidências atuais não permitem estabelecer com segurança a importância da endotelina 1 no aumento da resistência vascular periférica observada nos pacientes com hipertensão intradialítica.

FATORES ASSOCIADOS À DIÁLISE

A concentração de sódio no sangue é um dos principais determinantes da osmolaridade plasmática, enquanto a concentração de sódio no dialisato é um dos fatores envolvidos na estabilidade hemodinâmica da hemodiálise. Portanto, o sódio deve ser considerado um potencial fator na gênese da hipertensão intradialítica.

Durante uma sessão de hemodiálise, a elevação na concentração de sódio do dialisato favorece a translocação de fluido do intra para o extracelular, além de provocar vasoconstrição via síntese de vasopressina. Essas alterações reduzem a ocorrência de hipovolemia e hipotensão intradialítica. Associação direta entre redução do gradiente plasma-dialisato de sódio e a variação da PAS durante a diálise foi observada[36]. Entretanto, ainda existem dúvidas sobre a importância da elevação da concentração de sódio do dialisato sobre a gênese da hipertensão intradialítica. Todavia, ações desse tipo devem ser realizadas com cuidado, pois o aumento na concentração de sódio do dialisato implica maior ganho de peso no período interdialítico e no surgimento ou agravamento da hipertensão.

Estudo recente investigou a influência da variação da concentração de sódio no dialisato sobre o comportamento da pressão arterial em pacientes com hipertensão intradialítica[37]. A diminuição na concentração de sódio no dialisato implicou a redução da PAS e melhora da hipertensão intradialítica, mas não provocou variação significante na endotelina 1 ou óxido nítrico.

A elevação na concentração de cálcio no dialisato está associada com maior estabilidade da pressão arterial durante a diálise, aumento da contratilidade, do débito cardíaco e da resistência vascular periférica[38]. Apesar dessas observações, a importância da concentração de cálcio no dialisato sobre a hipertensão intradialítica não tem sido investigada em detalhes.

Independente da concentração de potássio no dialisato, a hemodiálise tende a provocar balanço negativo de potássio e hipocalemia pós-diálise. A hipocalemia está associada à vasoconstrição periférica e, dessa maneira, poderia estar envolvida na gênese da hipertensão intradialítica. Não existem estudos específicos nesse sentido, mas evidências indiretas não suportam essa associação[28,39]. Além disso, com as concentrações de potássio atualmente utilizadas no dialisato, é pouco provável que a hipocalemia apresente papel relevante na gênese da hipertensão intradialítica.

FATORES ASSOCIADOS À MEDICAÇÃO

Medicações anti-hipertensivas são dialisadas durante a diálise, o que contribui para aelevação da pressão arterial. Paralelamente, a supressão dessas drogas antes da diálise para reduzir episódios de hipotensão intradialítica pode agravar a hipertensão intradialítica. Estudos específicos para avaliar esses aspectos não têm sido realizados, mas essas informações devem ser utilizadas para individualizar a prescrição de medicações anti-hipertensivas nos pacientes com hipertensão intradialítica[8].

A prescrição de agentes estimulantes da eritropoiese é frequente para o tratamento da anemia da doença renal crônica. A administração dessa classe de drogas tem sido associada com elevação da pressão arterial, via aumento da resistência vascular periférica mediada por endotelina 1. Esse efeito parece ser mais intenso quando a droga é utilizada por via intravenosa[40]. Nos pacientes em hemodiálise, os agentes estimuladores da eritropoiese são frequentemente administrados por via intravenosa, imediatamente pós-diálise, podendo, dessa maneira, contribuir para a hipertensão intradialítica.

RIGIDEZ VASCULAR

Pacientes com doença renal crônica são propensos ao enrijecimento vascular secundário à aterosclerose. Essa associação tem sido proposta com uma das causas potenciais da hipertensão intradialítica[41].

TRATAMENTO DA HIPERTENSÃO INTRADIALÍTICA

O tratamento da hipertensão intradialítica tem como objetivo reduzir a elevada taxa de morbidade e mortalidade cardiovascular observada nesses pacientes[5,19]. Em alguns indivíduos pode existir uma condição claramente envolvida na gênese da hipertensão. Por exemplo, pacientes com sobrecarga de volume secundária a faltas nas sessões de diálise devem ser tratados com regularização da frequência e adequada ultrafiltração. Essa é uma condição frequentemente observada em pacientes com hipertensão intradialítica em sessões isoladas de diálise.

Na maioria das vezes, a hipertensão intradialítica não está associada a um mecanismo único, sendo a resultante de múltiplas variáveis atuando em conjunto. Isso é observado com maior frequência nos pacientes com hipertensão intradialítica persistente. Nos casos em que não se observa condição preponderante, diversas intervenções têm sido propostas para o controle da pressão arterial durante a diálise. O quadro 58.2 mostra as principais recomendações para o tratamento da hipertensão intradialítica.

Pacientes com hipertensão intradialítica parecem apresentar sobrecarga crônica de volume, que não é detectada clinicamente. Assim, imprecisões na determinação do peso seco podem resultar em hipervolemia e hipertensão intradialítica. Consequentemente, uma das principais intervenções para o controle da hipertensão

Quadro 58.2 – Recomendações para o manejo da hipertensão intradialítica.

Controle do sódio e volume
    Ajuste do peso seco
    Ajuste da concentração de sódio no dialisato
    Ajuste no tempo de diálise
Tratamento da disfunção endotelial
    Uso de β-bloqueadores vasodilatadores
Inibição do sistema renina-angiotensina
Controle da hiperatividade do sistema nervoso simpático
    Prolongar o tempo de diálise
    Uso de drogas com atividade α e β-adrenérgicas
Administração de drogas
    Administrar anti-hipertensivos com alta dialisância
        após a diálise
    Administrar eritropoietina preferencialmente por
        via subcutânea
Regime de diálise
    Ajustes na relação tempo-frequência da diálise

intradialítica envolve a reavaliação do peso seco, preferencialmente utilizando ferramentas como a bioimpedância elétrica multifrequencial.

O excessivo encurtamento da sessão de diálise com elevação da taxa de ultrafiltração favorece o desenvolvimento de hipovolemia e hipotensão intradialítica. Quando a velocidade de ultrafiltração é superior à velocidade de reenchimento intravascular, pode ocorrer hipotensão mesmo na presença de importante sobrecarga de volume.

Elevações na concentração do sódio do dialisato têm sido utilizadas para acelerar o reenchimento intravascular e reduzir a incidência de hipotensão intradialítica. Isso provoca um balanço positivo de sódio durante a diálise, que favorece o ganho de peso interdialítico e a expansão do volume extracelular. Nesse sentido, estudo para o controle da hipertensão intradialítica por meio da redução na concentração de sódio do dialisato mostrou resultado satisfatório[37].

Por outro lado, em sessões de diálise curtas com elevada taxa de ultrafiltração, a suspensão de medicações anti-hipertensivas antes da diálise, para evitar a hipotensão intradialítica, tende a favorecer o aparecimento e o agravamento de hipertensão intradialítica, principalmente na presença de expansão do volume extracelular, o que acelera o reenchimento intravascular e restabelece rapidamente a hipervolemia intravascular.

Nos pacientes em hemodiálise, uma das maneiras mais eficientes para controlar o volume de água corporal é o manejo adequado da relação tempo-frequência do tratamento. A prescrição de sessões de diálise mais longas, mantendo a frequência, ou de sessões mais curtas, com maior frequência, está associada à melhora dos níveis pressóricos antes, durante e após as sessões de diálise.

Resumindo, o manejo da hipertensão intradialítica deve envolver não só a melhora na acurácia da determinação do peso seco, mas também a possível reavaliação na relação tempo-frequência do tratamento. Para os gestores, essas ações implicam elevação de custos, e para os pacientes, aumento do tempo de tratamento, portanto são medidas de difícil implementação.

O manejo da hipertensão intradialítica por meio de bloqueio farmacológico dos sistemas renina-angiotensina e nervoso simpático, embora atraente do ponto de vista fisiopatológico, na prática não tem sido eficiente. O carvedilol tem a capacidade de reduzir a produção de endotelina em culturas de células endoteliais humanas[42]. Estudo clínico em pacientes com hipertensão intradialítica mostrou que o carvedilol melhorou a vasodilatação mediada por fluxo, reduziu a PAS pós-diálise e ambulatorial de 44 horas e diminuiu a frequência de sessões de hemodiálise com hipertensão intradialítica[43]. Dessa maneira, betabloqueadores com ação vasodilatadora parecem ser uma alternativa para pacientes com hipertensão intradialítica.

Finalmente, pacientes com hipertensão intradialítica frequentemente também apresentam hipertensão interdialítica, sendo submetidos a tratamento com diversas associações de medicações anti-hipertensivas. Essas drogas têm diferentes padrões de remoção durante a diálise, consequentemente, essas informações devem ser utilizadas para individualizar a prescrição das medicações anti-hipertensivas no tratamento da hipertensão intradialítica[8].

CONCLUSÕES

A hipertensão intradialítica é uma condição reconhecida há algum tempo, mas que só recentemente tem despertado o interesse da comunidade nefrológica.

A falta de uma definição padronizada dificulta a interpretação dos estudos clínicos publicados. Características epidemiológicas, clínicas e fisiopatológicas, desfechos adversos, prognóstico e opções de tratamento são ainda aspectos de grande controvérsia.

Visto que a hipertensão intradialítica parece estar associada com o aumento da mortalidade, ela deve ser tratada de maneira vigorosa. O manejo inicial da hipertensão intradialítica requer a aplicação das mesmas recomendações propostas para tratamento dos pacientes hipertensos em diálise. Uma vez que o mecanismo fisiopatológico provavelmente é multifatorial, o tratamento deve ser individualizado; entretanto, existe consenso relativo que essa abordagem deve incluir uma reavaliação do estado volêmico e uma revisão na relação tempo-frequência do tratamento dialítico. Futuros estudos serão necessários para determinar se essas intervenções terapêuticas poderão melhorar o desfecho clínico dos pacientes.

Agradecimento

À Aline de Araujo Antunes, nutricionista do Instituto de Nefrologia de Taubaté, que realizou e interpretou as análises de bioimpedância e colaborou na elaboração e revisão do texto.

REFERÊNCIAS BIBLIOGRÁFICAS

1. Kidney Disease Outcomes Quality Initiative (K/DOQI). K/DOQI clinical practice guidelines on hypertension and antihypertensive agents in chronic kidney disease. *Am J Kidney Dis* 2004; **43**: S1-S290.

2. Zager PG, Nikolic J, Brown RH *et al*. "U" curve association of blood pressure and mortality in hemodialysis patients. *Kidney Int* 1998; **54**: 561-569.

3. Lertdumrongluk P, Streja E, Rhee CM *et al*. Changes in pulse pressure during hemodialysis treatment and survival in maintenance dialysis patients. *Clin J Am Soc Nephrol* 2015; **10**: 1179-1191.

4. Inrig JK, Patel UD, Toto RD, Szczech LA. Association of blood pressure increases during hemodialysis with 2-year mortality in incident hemodialysis patients: a secondary analysis of the Dialysis Morbidity and Mortality Wave 2 Study. *Am J Kidney Dis* 2009; **54**: 881-890.

5. Inrig JK, Oddone EZ, Hasselblad V *et al*. Association of intradialytic blood pressure changes with hospitalization and mortality rates in prevalent ESRD patients. *Kidney Int* 2007; **71**: 454-461.

6. Park J, Rhee CM, Sim JJ *et al*. A comparative effectiveness research study of the change in blood pressure during hemodialysis treatment and survival. *Kidney Int* 2013; **84**: 795-802.

7. Inrig JK. Peri-dialytic hypertension and hypotension: another U-shaped BP-outcome association. *Kidney Int* 2013; **84**: 641-644.

8. Inrig JK. Intradialytic hypertension: a less-recognized cardiovascular complication of hemodialysis. *Am J Kidney Dis* 2010; **55**: 580-589.

9. Georgianos PI, Sarafidis PA, Zoccali C. Intradialysis hypertension in end-stage renal disease patients: clinical epidemiology, pathogenesis, and treatment. *Hypertension* 2015; **66**: 456-463.

10. Van Buren PN, Kim C, Toto R, Inrig JK. Intradialytic hypertension and the association with interdialytic ambulatory blood pressure. *Clin J Am Soc Nephrol* 2011; **6**: 1684-1691.

11. Van Buren PN, Kim C, Toto RD, Inrig JK. The prevalence of persistent intradialytic hypertension in a hemodialysis population with extended follow-up. *Int J Artif Organs* 2012; **35**: 1031-1038.

12. Nongnuch A, Campbell N, Stern E et al. Increased postdialysis systolic blood pressure is associated with extracellular overhydration in hemodialysis outpatients. *Kidney Int* 2015; **87**: 452-457.

13. Sebastian S, Filmalter C, Harvey J, Chothia MY. Intradialytic hypertension during chronic haemodialysis and subclinical fluid overload assessed by bioimpedance spectroscopy. *Clin Kidney J* 2016; **9**: 636-643.

14. Abbasi M, Hajisalimi B. The main determinants of intradialysis hypertension during dialysis in chronic hemodialysis patients; a single-center study. *J Renal Inj Prev* 2018; **7**: 152-159.

15. nrig JK, Patel UD, Toto RD et al. Decreased pulse pressure during hemodialysis is associated with improved 6-month outcomes. *Kidney Int* 2099; **76**: 1098-1107.

16. Park J, Rhee CM, Sim JJ et al. A comparative effectiveness research study of the change in blood pressure during hemodialysis treatment and survival. *Kidney Int* 2013; **84**: 795-802.

17. Raikou VD, Kyriaki D. The association between intradialytic hypertension and metabolic disorders in end stage renal disease. *Int J Hypertens* 2018; **2018**: 1681056.

18. Yang CY, Yang WC, Lin YP. Postdialysis blood pressure rise predicts long-term outcomes in chronic hemodialysis patients: a four-year prospective observational cohort study. *BMC Nephrol* 2012; **13**:12.

19. Choi CY, Park JS, Yoon KT et al. Intra-dialytic hypertension is associated with high mortality in hemodialysis patients. *PLoS ONE* 2017; **12**: e0181060.

20. Agarwal R, Alborzi P, Satyan S, Light RP. Dry-weight reduction in hypertensive hemodialysis patients (DRIP): a randomized, controlled trial. *Hypertension* 2009; **53**: 500-507.

21. Van Buren PN, Zhou Y, Neyra JA et al. Extracellular volume overload and increased vasoconstriction in patients with recurrent intradialytic hypertension. *Kidney Blood Press Res* 2016; **41**: 802-814.

22. Sebastian S, Filmalter C, Harvey J, Chothia MY. Intradialytic hypertension during chronic haemodialysis and subclinical fluid overload assessed by bioimpedance spectroscopy. *Clin Kidney J* 2016; **9**: 636-643.

23. Converse RL Jr, Jacobsen TN, Toto RD et al. Sympathetic over-activity in patients with chronic renal failure. *N Engl J Med* 1992; **327**: 1912-1918.

24. Park J, Campese VM, Nobakht N, Middlekauff HR. Differential distribution of muscle and skin sympathetic nerve activity in patients with end-stage renal disease. *J Appl Physiol* 2008; **105**: 1873-1876.

25. Gunal AI, Karaca I, Celiker H et al. Paradoxical rise in blood pressure during ultrafiltration is caused by increased cardiac output. *J Nephrol* 2002; **15**: 42-47.

26. Boon D, van Montfrans GA, Koopman MG et al. Blood pressure response to uncomplicated hemodialysis: the importance of changes in stroke volume. *Nephron Clin Pract* 2004; **96**: c82-c87.

27. Chaignon M, Chen WT, Tarazi RC et al. Blood pressure response to hemodialysis. *Hypertension* 1981; **3**: 333-339.

28. Chou KJ, Lee PT, Chen CL et al. Physiological changes during hemodialysis in patients with intradialysis hypertension. *Kidney Int* 2006; **69**: 1833-1838.

29. Bazzato G, Coli U, Landini S et al. Prevention of intra- and postdialytic hypertensive crises by captopril. *Contrib Nephrol* 1984; **41**: 292-298.

30. Raj DS, Vincent B, Simpson K et al. Hemodynamic changes during hemodialysis: role of nitric oxide and endothelin. *Kidney Int* 2002; **61**: 697-704.

31. Erkan E, Devarajan P, Kaskel F. Role of nitric oxide, endothelin-1, and inflammatory cytokines in blood pressure regulation in hemodialysis patients. *Am J Kidney Dis* 2002; **40**: 76-81.

32. El-Shafey EM, El-Nagar GF, Selim MF et al. Is there a role for endothelin-1 in the hemodynamic changes during hemodialysis? *Clin Exp Nephrol* 2008; **12**: 370-375.

33. Gutiérrez-Adrianzén OA, Moraes MF, Almeida AP et al. Pathophysiological, cardiovascular and neuroendocrine changes in hypertensive patients during the hemodialysis session. *J Hum Hypertens* 2015; **29**: 366-372.

34. Hompesch C, Ma TW, Neyra JA et al. Comparison of ambulatory blood pressure patterns in patients with intradialytic hypertension and hemodialysis controls. *Kidney Blood Press Res* 2016; **41**: 240-249.

35. Inrig JK, Van Buren P, Kim C et al. Intradialytic hypertension and its association with endothelial cell dysfunction. *Clin J Am Soc Nephrol* 2011; **6**: 2016-2024.

36. Movilli E, Camerini C, Gaggia P et al. Role of dialysis sodium gradient on intradialytic hypertension: an observational study. *Am J Nephrol* 2013; **38**: 413-419.

37. Inrig JK, Molina C, D'Silva K et al. Effect of low versus high dialysate sodium concentration on blood pressure and endothelial-derived vasoregulators during hemodialysis: a randomized crossover study. *Am J Kidney Dis* 2015; **65**: 464-473.

38. Gabutti L, Bianchi G, Soldini D et al. Haemodynamic consequences of changing bicarbonate and calcium concentrations in haemodialysis fluids. *Nephrol Dial Transplant* 2008; **24**: 973-981.

39. Dolson GM, Ellis KJ, Bernardo MV et al. Acute decreases in serum potassium augment blood pressure. *Am J Kidney Dis* 1995; **26**: 321-326.

40. Kang DH, Yoon KI, Han DS. Acute effects of recombinant human erythropoietin on plasma levels of proendothelin-1 and endothelin-1 in haemodialysis patients. *Nephrol Dial Transplant* 1998; **13**: 2877-2883.

41. Mourad A, Khoshdel A, Carney S et al. Haemodialysis-unresponsive blood pressure: cardiovascular mortality predictor? *Nephrology* (Carlton) 2005; **10**: 438-441.

42. Saijonmaa O, Metsarinne K, Fyhrquist F. Carvedilol and its metabolites suppress endothelin-1 production in human endothelial cell culture. *Blood Press* 1997; **6**: 24-28.

43. Inrig JK, Van Buren P, Kim C et al. Probing the mechanisms of intradialytic hypertension: a pilot study targeting endothelial cell dysfunction. *Clin J Am Soc Nephrol* 2012; **7**: 1300-1309.

59

HIPERTENSÃO ARTERIAL RESISTENTE: DO TRATAMENTO CONSERVADOR À DIÁLISE

Ana Flavia Moura
José Andrade Moura Neto

◆

INTRODUÇÃO

A hipertensão arterial sistêmica (HAS) é uma condição clínica multifatorial e considerada uma das principais causas de doença cardiovascular (DCV) e a maior causa de morte no Brasil[1]. Frequentemente, está associada a alterações funcionais e/ou estruturais de órgãos-alvo, como rim, cérebro e coração, além de alterações metabólicas, que aumentam o risco de eventos cardiovasculares e renais[2].

As taxas de controle da pressão arterial (PA) são menores do que o desejado, embora mais da metade da população hipertensa esteja em uso de medicações anti-hipertensivas[3]. A hipertensão arterial resistente (HAR) tem significativa prevalência entre os pacientes hipertensos e sua presença eleva o risco cardiovascular, em relação à HAS controlada[4-6].

Este capítulo se propõe a discutir aspectos teóricos e práticos na identificação, avaliação, diagnóstico e tratamento do paciente com HAR. Para tanto, serão abordadas, de forma resumida, questões conceituais básicas e recomendações das principais diretrizes sobre HAS para embasar e introduzir o estudo da HAR.

HIPERTENSÃO ARTERIAL SISTÊMICA

DEFINIÇÃO

A HAS é definida como pressão arterial sistólica (PAS) igual ou maior que 140mmHg e/ou pressão arterial diastólica (PAD) igual ou maior que 90mmHg, de forma sustentada – segundo o 8ª *Joint* de Hipertensão (JNC 8), a 7ª Diretriz Brasileira de Hipertensão Arterial e a diretriz europeia (*European Society of Cardiology/European Society of Hypertension*)[7-9]. O protocolo proposto em 2017 pelo *American College of Cardiology/American Heart Association* (ACC/AHA), entretanto, sugere parâmetros mais baixos para a definição de HAS, considerando PAS ≥ 130mmHg e/ou PAD ≥ 80mmHg[10]. No Brasil, e na maioria dos países, utiliza-se a primeira definição, sendo a proposta pelo ACC/AHA pouco seguida.

EPIDEMIOLOGIA

Estudos recentes sugerem que a prevalência mundial de HAS varia entre 20 e 30%[3]. No Brasil, estima-se que 32,5% da população adulta seja hipertensa, o que corresponde a cerca de 36 milhões de brasileiros[11]. Se considerarmos somente a população idosa, a prevalência de HAS passa a ser de 60%[11]. Há também uma diferença epidemiológica entre os grupos étnicos; o estudo ELSA-Brasil (Estudo Longitudinal da Saúde do Adulto) evidenciou prevalência de 30,3% de hipertensão na população branca, contra 49,3% na população negra[12].

A importância da HAS na saúde mundial se justifica não só pela alta prevalência, como também pelas consequências associadas à PA persistentemente elevada. Dados de 2015 demonstraram que 69% dos casos de primeiro episódio de infarto agudo do miocárdio (IAM) e 77% dos casos de acidente vascular encefálico (AVE) nos EUA ocorreram em pacientes hipertensos. No Brasil, a hipertensão é responsável por 50% das mortes por DCV[13].

De modo geral, as taxas de mortalidade por causas cardiovasculares vêm caindo no mundo nos últimos anos. Entretanto, a mortalidade por HAS cresceu entre 2002 e 2009, tendendo a uma diminuição a partir de 2010. Entre 2000 e 2013, a mortalidade por HAS variou de 39/100.000 habitantes para 42/100.000 habitantes. No mesmo período, as taxas de doenças isquêmicas cardíacas caíram de 120,4/100.000 habitantes para 92/100.000 habitantes[14].

FATORES ASSOCIADOS

A HAS tem relação linear com a idade, sendo mais prevalente em idosos[15]. Portanto, o aumento da expectativa de vida e, consequentemente, da população idosa no mundo pode explicar a alta prevalência dessa condição clínica.

A elevada ingestão de sódio é considerada um dos principais fatores de risco para HAS. A dieta rica em sal impacta não apenas na PA, como também está associada a maior risco cardiovascular e renal[16,17]. Estudos sugerem que, na maior parte do País, a ingestão diária de sódio por indivíduo supera o dobro do recomendado[18].

Sedentarismo, sobrepeso/obesidade, consumo excessivo e persistente de bebidas alcoólicas e raça negra são outros fatores de risco conhecidos para HAS[18-22].

AVALIAÇÃO E DIAGNÓSTICO

A avaliação do paciente com suspeita de HAS deve incluir aferição da PA, avaliação do risco cardiovascular, investigação de possíveis causas secundárias e lesões de órgão-alvo (LOA). A PA pode ser aferida no consultório ou fora dele, por meio da medição residencial da pressão arterial (MRPA) ou da monitorização ambulatorial da pressão arterial (MAPA)[23-25].

Todas as três formas de aferição, desde que realizadas da maneira correta, são válidas para avaliação da PA e diagnóstico de HAS. Não há superioridade entre os métodos, exceto o fato de que a MAPA é a única que permite avaliação da PA durante o sono. Para cada uma dessas formas de aferição existem valores de referência específicos para o diagnóstico de HAS (Tabela 59.1)[8].

É importante salientar que uma única aferição da PA no consultório não é capaz de diagnosticar o paciente como hipertenso. A elevação da PA precisa ser sustentada para que o diagnóstico seja confirmado.

DIRETRIZES E RECOMENDAÇÕES

O tratamento da HAS deve estimular mudanças no estilo de vida para todos os pacientes. A escolha do anti-hipertensivo oral (AHO) deve objetivar a redução da mortalidade cardiovascular. Assim, as principais drogas recomendadas para o esquema AHO são: diuréticos

Tabela 59.1 – Parâmetros diagnósticos de HAS conforme o método de aferição da PA, segundo a 7ª Diretriz Brasileira de Hipertensão.

Método de aferição	PAS	PAD
PA no consultório	≥ 140mmHg	≥ 90mmHg
MAPA		
Média nas 24h	≥ 130mmHg	≥ 80mmHg
Média na vigília	≥ 135mmHg	≥ 85mmHg
Média durante o sono	≥ 120mmHg	≥ 70mmHg
MRPA	≥ 135mmHg	≥ 85mmHg

(especialmente tiazídicos), inibidor da enzima conversora de angiotensina (IECA), bloqueadores do receptor de angiotensina (BRA) ou bloqueador dos canais de cálcio (BCC)[7-10]. Betabloqueadores têm menor benefício na redução da mortalidade por causas cardiovasculares[26-28], enquanto vasodilatadores diretos e alfabloqueadores não têm vantagens comprovadas[29].

O inibidor direto da renina, conhecido como alisquireno, atualmente não tem seu uso estimulado pelas principais diretrizes. Diversos estudos foram realizados com essa droga, porém grande parte deles não conseguiu demonstrar benefícios clínicos (cardiovasculares ou renais) satisfatórios, apesar de reduzir PA e proteinúria em algumas combinações de AHO[30,31,32]. Além disso, diversos estudos demonstraram efeitos adversos não fatais frequentes, como hipercalemia, principalmente quando combinado com IECA/BRA, sendo contraindicada tal associação[33].

A 7ª Diretriz Brasileira de HAS, publicada em 2017, sugere que a escolha do tratamento seja baseada na classificação representada pela tabela 59.2.

De acordo com essa diretriz, apenas mudanças no estilo de vida devem ser orientadas para pacientes pré-hipertensos, avaliando-se a necessidade de AHO individualmente. Para hipertensos grau 1 com risco cardiovascular leve a moderado, é recomendada a mudança no estilo de vida durante 90 dias. Em caso de PA persistentemente elevada após este período, deve-se iniciar AHO em monoterapia. Já nos pacientes com HAS grau 1 com risco cardiovascular elevado, HAS graus 2 e 3, sugere-se

Tabela 59.2 – Classificação da HAS segundo a 7ª Diretriz Brasileira de Hipertensão Arterial.

Classificação	PAS	PAD
Pré-hipertensão	121-139mmHg	81-89mmHg
HAS estágio 1	140-159mmHg	90-99mmHg
HAS estágio 2	160-179mmHg	100-109mmHg
HAS estágio 3	≥ 180mmHg	≥ 110mmHg

iniciar duas classes diferentes de AHO, em doses baixas. Nos idosos, recomenda-se início mais precoce. A espironolactona deve ser usada apenas como quarta droga[8].

Publicado em 2014, o JNC 8 traz recomendações semelhantes quanto ao tratamento anti-hipertensivo, porém com algumas peculiaridades relacionadas a idade e comorbidades associadas. Para a população idosa ($\geq$ 60 anos), é recomendado início de AHO se PA $\geq$ 150 × 90mmHg, buscando como meta PA < 150 × 90mmHg. Ainda segundo o JNC 8, PAS < 140mmHg não oferece benefício adicional para essa faixa etária[7].

Para a população com idade entre 18 e 60 anos, o JNC 8 sugere o uso de AHO em casos com PA $\geq$ 140 × 90mmHg, com meta < 140 × 90mmHg, inclusive em pacientes com diagnóstico de *diabetes melittus* (DM) e/ou doença renal crônica (DRC). Nos pacientes com DRC, deve-se incluir IECA ou BRA na combinação de AHO, porém o uso combinado dessas duas drogas não é recomendado. Além disso, o JNC 8 sugere o uso de BCC e/ou tiazídicos no esquema terapêutico para pacientes negros[7].

HIPERTENSÃO ARTERIAL RESISTENTE

DEFINIÇÃO E FISIOPATOLOGIA

Estima-se que mais da metade da população hipertensa no mundo esteja em uso de AHO[3]. No entanto, dados sugerem que apenas 27-66% dos hipertensos alcancem as metas de PA preconizadas[3]. Aqueles em uso de três AHO em doses otimizadas de classes diferentes, sendo um deles um diurético, e que mantêm a PA sem controle adequado, são considerados hipertensos resistentes. Também são incluídos nesse grupo os pacientes em uso de quatro drogas AHO ou mais, independente do controle da PA[34-36]. Já os pacientes em uso de cinco drogas ou mais são classificados como portadores de hipertensão arterial refratária (HA refratária)[37].

Trata-se de duas classificações diferentes não apenas no conceito, mas principalmente na fisiopatologia. Embora ainda não totalmente conhecida, a fisiopatologia da HAR costuma estar associada às retenções sódica e volêmica inapropriadas, apresentando-se com peptídeo natriurético cerebral frequentemente elevado. A HA refratária está mais associada à hiperestimulação do sistema nervoso simpático, não respondendo tão bem à terapia diurética como nos casos de HAR[35,38].

EPIDEMIOLOGIA

A HAR apresenta pior prognóstico, com LOA precoce, além de maior risco cardiovascular, quando comparada à HAS controlada. Estima-se que cerca de 10-20% da população hipertensa tenha HAR[38-40] e 5% desses apresentem HA refratária[37]. Estudo americano avaliou a prevalência de HAR entre mais de 470 mil pacientes hipertensos com mais de 17 anos e concluiu que 15,3% dos pacientes tratados se incluíam na definição de HAR[41].

O *National Health and Nutrition Examination Survey* (NHANES) avaliou cerca de 15 mil adultos voluntários não institucionalizados e concluiu que pouco menos de 6 mil eram hipertensos. Dos hipertensos tratados, 12,8% possuíam critérios para HAR[42].

Estudo italiano de 2009, que envolveu 8.299 pacientes hipertensos em uso de AHO, encontrou prevalência de HAR de 17,4%[43]. Ainda, outro estudo realizado na Inglaterra, com mais de 7 mil pacientes hipertensos em tratamento, demonstrou prevalência de HAR de 12%. Apenas 52% dos pacientes estudados tinham HAS controlada[44].

AVALIAÇÃO E DIAGNÓSTICO

Alguns estudos sugerem que 50-80% dos hipertensos não aderem às medicações prescritas, seja total, seja parcialmente[45-48]. Por isso, para o diagnóstico de HAR verdadeira, é necessário garantir que a aferição da PA seja realizada de acordo com a técnica recomendada para cada método, afastar hipertensão "do avental branco" (HAB) e verificar a adesão terapêutica, a fim de excluir pseudorrefratariedade[35,48,49].

A PA do consultório deve ser aferida com o paciente sentado, pernas descruzadas e pés apoiados no chão, após permanecer 3 a 5 minutos em repouso, em ambiente calmo. O paciente deve ser orientado a não conversar durante a aferição e deixar o braço apoiado na altura do coração, com a palma da mão na posição supina. Também é recomendado que o paciente não esteja com a bexiga cheia, não tenha realizado atividades físicas nos 60 minutos anteriores ou fumado nos 30 minutos anteriores e que não tenha ingerido bebidas alcoólicas ou contendo cafeína pouco tempo antes da consulta. Além disso, o manguito utilizado deve ser compatível com a circunferência do braço do paciente[8,23,25].

No caso da MRPA, devem-se realizar três aferições da PA pela manhã (antes do desjejum e das medicações) e três aferições à noite (antes do jantar), por cinco dias consecutivos. Outra opção é obter duas aferições em cada um desses horários durante sete dias[8,24].

FATORES ASSOCIADOS

Os principais fatores associados à HAR são maior sensibilidade ao sal, algumas substâncias exógenas (corticosteroides, anti-inflamatórios não esteroides, anticoncepcionais orais, imunossupressores, quimioterápicos, descongestionantes nasais, álcool, cocaína, entre outros), causas secundárias e estados de hipervolemia (DRC, dieta hipersódica, esquema terapêutico inadequado)[40,51]. A HAR é mais comum entre pacientes sedentários, negros, com idade avançada, obesidade, DRC e DM[35,40]. Alguns estudos sugerem que cerca de 30 a 60% dos hipertensos resistentes apresentam HAB[40,41,52].

A HAB consiste em PA não controlada em aferição no consultório, porém, controlada em aferição domiciliar. Nesses casos, preferencialmente, a aferição domiciliar deve ser confirmada pela MAPA[40]. A HAB está associada a maior risco cardiovascular, mesmo quando diagnosticada em pacientes sem HAR[52].

Controlar esses fatores, por meio de mudanças no estilo de vida, parece ser ainda mais importante na HAR e é consenso em todas as principais diretrizes. Causas secundárias devem sempre ser investigadas em casos de HAR, sendo a mais comum a síndrome da apneia e hipopneia obstrutiva do sono (SAHOS)[43,54,55].

O papel da ingestão de sódio no controle da PA costuma ser pouco valorizado pelos pacientes, porém sua influência está bem demonstrada, principalmente entre pacientes com HAR[52]. A dieta rica em sódio resulta em maior resistência aos AHO[57]. A forma mais eficaz de avaliar a ingestão sódica adequada é por meio da dosagem urinária de sódio na urina de 24 horas[8].

A obesidade está associada à retenção de sal, estimulação do sistema nervoso simpático e SAHOS, resultando, portanto, em resistência à terapia anti-hipertensiva e elevação da PA[58,59].

DIRETRIZES E RECOMENDAÇÕES

Assim como na HAS, o tratamento medicamentoso da HAR visa reduzir o risco cardiovascular. As drogas consideradas de primeira linha são as mesmas preconizadas para a HAS. De acordo com o I Posicionamento Brasileiro de HAR, publicado em 2012 pela Sociedade Brasileira de Cardiologia, o esquema ideal para o tratamento da HAR é conhecido como "trio de ouro" e inclui IECA ou BRA, BCC e diurético tiazídico[60-62]. A clortalidona deve ser o tiazídico de escolha, por apresentar ação anti-hipertensiva superior à hidroclorotiazida e meia-vida mais longa. Para os pacientes com ritmo de filtração glomerular (RFG) < 30mL/min, o diurético de escolha passa a ser a furosemida, preferencialmente em duas tomadas diárias[61].

Nos casos com necessidade de esquema com quatro drogas, a espironolactona é a indicação com maior evidência científica, tendo demonstrado reduções significativas da PA em diversos estudos[34,63]. O estudo PATHWAY-2, por exemplo, comparou a eficácia da espironolactona com o bisoprolol, doxazosina e placebo na redução da PA em portadores de HAR. Ao final de 12 meses de avaliação, o referido estudo demonstrou que a espironolactona foi superior às demais medicações analisadas[64]. Anteriormente ao PATHWAY-2, o ASPIRANT-EXT já havia concluído que a espironolactona contribui eficazmente para o controle da PA na HAR[65]. A dose preconizada é de 25-50mg/dia. Nesses pacientes, deve-se ficar atento à hipercalemia e à disfunção renal.

A escolha da quinta droga, quando necessária, é feita de forma empírica e individualizada, já que essas classes não possuem evidências sólidas quanto à redução do risco cardiovascular. Betabloqueadores, vasodilatadores diretos, agonistas de ação central e bloqueadores alfa-1-adrenérgicos são opções preconizadas para esse uso[60-62].

Em todos os casos de HAR deve-se considerar a administração de uma medicação noturna (cronoterapia), orientada pela MAPA. A cronoterapia tem-se mostrado uma medida eficaz na reversão do padrão não *dipper*, reduzindo a morbimortalidade cardiovascular[66]. Além disso, é imprescindível que sejam adotadas condutas que visem facilitar a adesão terapêutica. A escolha de drogas que exigem menor frequência das doses e que costumam apresentar menores efeitos colaterais é determinante para o sucesso do tratamento.

NOVAS TERAPIAS

Novas modalidades terapêuticas têm sido estudadas, como uso de CPAP, denervação simpática renal, estimulação direta do seio carotídeo (sistema *Rheos*) e anastomose arteriovenosa ilíaca central (dispositivo *coupler*).

A denervação simpática renal surgiu como uma grande promessa, porém segue como uma opção bastante controversa, com alguns estudos favoráveis e outros desencorajadores[67]. Grande estudo randomizado, prospectivo e duplo-cego sobre o assunto, conhecido como *Simplicity HTN-3*, não conseguiu demonstrar benefícios na redução da PA com esse procedimento[68]. Por outro lado, estudo mais recente, o DENERHTN, sugeriu que a denervação renal, associada à terapia com AHO, pode oferecer melhor controle da PA em pacientes com HAR, quando comparada à terapia com AHO apenas[69]. Desse modo, a denervação simpática renal pode ser uma alternativa promissora, porém ainda faltam estudos que corroborem sua eficácia e segurança no tratamento da HAR[70].

A estimulação direta do seio carotídeo é feita por meio de impulsos, gerados por um dispositivo cirurgicamente implantável, semelhante ao marca-passo, que ativa os barorreceptores carotídeos por radiofrequência[71,72]. A estimulação dos barorreceptores leva ao aumento do tônus parassimpático e à redução do tônus simpático, resultando em menor resistência periférica e menor retenção de sódio[72]. O principal estudo sobre essa alternativa terapêutica é o *Rheos Pivotal Trial*, porém não conseguiu demonstrar vantagens significativas no longo prazo[73].

O efeito anti-hipertensivo da CPAP ainda é incerto, mas o tratamento pode ser útil como terapia complementar, principalmente em pacientes que toleram seu uso por períodos superiores a 5 horas por dia[74].

A anastomose arteriovenosa ilíaca central é feita por meio de um dispositivo implantável semelhante a *clipper*, denominado *coupler*. O principal estudo sobre esse dispositivo é o ROX Control HTN. Segundo esse estudo, o dispositivo *coupler* seria capaz de criar uma anastomose arteriovenosa ilíaca central, desviando uma quantidade significativa de sangue para o sistema venoso, reduzindo assim a resistência vascular sistêmica total e, consequentemente, a PA[75]. Os resultados desse estudo são promissores, contudo, ensaios clínicos sobre esse procedimento ainda são incipientes.

Até o momento, nenhuma dessas possibilidades demonstrou superioridade quanto à eficácia em relação ao tratamento medicamentoso. Portanto, os AHO continuam sendo a terapia de escolha para a HAR, ficando as modalidades alternativas restritas a casos específicos.

HIPERTENSÃO ARTERIAL RESISTENTE NA DOENÇA RENAL CRÔNICA

Como o rim tem importante papel na regulação da PA, não é de surpreender que a HAR tenha alta prevalência em pacientes com DRC. Diversos estudos demonstraram que a taxa de HAR aumenta quando a população estudada é limitada a portadores de DRC[76-78].

Estudo publicado em 2013 avaliou a prevalência de HAR em indivíduos em diferentes estágios de DRC. Foi encontrada prevalência de HAR de 15,8% em pacientes com RFG ≥ 60mL/min, 24,9% em pacientes com RFG 45-59mL/min e 33,4% em pacientes com RFG < 45mL/min[78].

Assim como na população geral, a HAR nos portadores de DRC é definida como PAS > 140mmHg e/ou PAD > 90mmHg, em uso de três drogas com doses otimizadas, sendo uma delas um diurético[79]. Nos indivíduos em HD, os critérios para diagnóstico e classificação devem basear-se na aferição da PA domiciliar, especialmente por meio da MAPA[80-82]. A PA pré-HD pode ser influenciada pela hipervolemia, enquanto a PA pós-HD pode sofrer influência da contrarregulação do sistema nervoso simpático em resposta à taxa de ultrafiltração[83]. A importância das pressões arteriais pré-diálise, intradiálise e pós-diálise no manejo da HAS é incerta e, na prática, sua principal utilidade é identificar pacientes que necessitem de uma avaliação complementar da PA. A MAPA, exame padrão-ouro para a avaliação da PA, não é um exame conveniente e pode não estar acessível no Sistema Único de Saúde (SUS) em algumas regiões do Brasil. Nesses casos, a MRPA é uma alternativa viável, devendo o paciente ser instruído a realizar aferições domiciliares adequadas. Uma das vantagens da MAPA é possibilitar a identificação de pacientes com ausência de descenso noturno (não *dippers*), o que aumenta o risco cardiovascular[84,85].

Na população de hipertensos portadores de DRC, a aderência também é o principal fator para garantir o sucesso do tratamento. A existência de medicações que combinam duas classes de drogas em um único comprimido é um facilitador para essa questão. A associação de um IECA ou BRA com um diurético e um bloqueador dos canais de cálcio continua sendo considerada o "trio de ouro", porém com algumas particularidades[79].

IECA/BRA – embora não devam ser usados em conjunto[79], recomenda-se o uso de uma dessas classes no esquema anti-hipertensivo de portadores de DRC com proteinúria associada, sempre que possível[86,87]. Nos indivíduos sem proteinúria, não há comprovação de superioridade dessas drogas em relação às demais[87].

Mesmo nos pacientes com RFG < 30mL/min (DRC estágios 4 e 5), não existe contraindicação absoluta para o uso de IECA ou BRA, exceto em casos que evoluam com hipercalemia ou risco elevado de lesão renal aguda[79]. Nesses estágios, o benefício do uso dessas drogas permanece presente[88].

Diuréticos – em estudo recente, a associação de clortalidona ao esquema anti-hipertensivo de pacientes com RFG 15-29mL/min apresentou redução satisfatória da PA[89-91]. Entretanto, nas fases mais avançadas da DRC (RFG < 30mL/min), ainda é recomendado o uso de diurético de alça, preferencialmente em duas tomadas diárias[92]. Os diuréticos são medicações indispensáveis no tratamento da HAR, devido à importância do sódio e do estado volêmico na sua patogênese.

Já os diuréticos poupadores de potássio têm sido cada vez mais indicados como quarta droga para o tratamento da HAR. Entretanto, precisam ser usados com cautela em indivíduos com DRC devido ao risco de hipercalemia. Esse risco está associado à dose utilizada, ao potássio sérico basal do paciente, ao RFG e às medicações em uso associadas[93,94]. Em pacientes em programa dialítico, eplerenona e espironolactona não são removidas pela hemodiálise convencional.

Bloqueadores do canal de cálcio – seguros para uso em pacientes com DRC, essa classe de medicamentos é uma boa opção para a inclusão no esquema de AHO, visto que existem no mercado diversas combinações dessas drogas com outras classes, facilitando a adesão terapêutica.

Outras drogas – betabloqueadores são recomendados para pacientes com DRC associada a algumas cardiopatias, como cardiopatia isquêmica ou insuficiência cardíaca[95]. Vasodilatadores diretos, alfabloqueadores e drogas de ação central podem ser usados em portadores de DRC. Porém, devido à ausência de evidências robustas, essas drogas devem ser usadas com cautela nessa população[96].

Pacientes em diálise com PAS < 120mmHg não devem iniciar ou manter o uso de AHO, a menos que haja indicação cardiovascular precisa (por exemplo, na prevenção do remodelamento cardíaco em pacientes com insuficiência cardíaca). Nesse grupo, baixos níveis de PAS podem elevar o risco de queda, trombose do acesso vascular e hipotensão, com consequente redução da função renal residual.

Uma armadilha frequente na população em diálise é tentar reduzir a PA por meio da diminuição agressiva do peso seco. Apesar de a hipervolemia estar associada ao nível pressórico, essa conduta pode gerar hipovolemia e, consequentemente, levar à perda da função renal residual. Atingir o peso ideal ainda é um dos desafios da terapia renal substitutiva e o ajuste do peso seco deve ser considerado um adjuvante no tratamento anti-hipertensivo e ser realizado de forma cautelosa.

A escolha do esquema anti-hipertensivo deve ser individualizada, levando em consideração as diretrizes, os efeitos colaterais das drogas, as interações medicamentosas, as comorbidades e o padrão de comportamento da PA. Pacientes que fazem hipotensão intradialítica sintomática ou apresentam quedas significativas da PA durante a HD devem ser desaconselhados ao uso do AHO em horários que precedam a HD. Novamente, a conduta deve ser individualizada. Em geral, deve-se preferir a prescrição de AHO não dialisáveis (Tabela 59.3)[97] e com o menor número de tomadas diárias possível. Além disso, a prescrição de uma dose noturna pode ser benéfica para a manutenção do descenso noturno.

Tabela 59.3 – Dialisância dos principais anti-hipertensivos orais.

Anti-hipertensivo	Remoção na hemodiálise
Bloqueador do receptor de angiotensina (BRA) (losartana, valsartana, irbesartana, candesartana, o olmesartana)	Não
Inibidor da enzima conversora de angiotensina (IECA)	
Enalapril	50%
Lisinopril	50%
Fosinopril	Não
Ramipril	20-30%
Bloqueador do canal de cálcio (anlodipina, nifedipina, diltiazem, verapamil)	Não
Betabloqueador	
Carvedilol	Não
Propranolol	Não
Atenolol	50%
Metoprolol	50%
Vasodilatador direto	
Hidralazina	25-40%
Minoxidil	Não
Bloqueador alfa-adrenérgico (doxazosina, prazosina, terazosina)	Não

Adaptada de Denker e Cohen, 2015[97].

CONSIDERAÇÕES FINAIS

As principais medidas para o controle da HAS, seja de fácil resposta, seja resistente ou refratária, baseiam-se na mudança do estilo de vida, como atividade física, perda de peso, baixa ingestão de sódio e de bebidas alcoólicas e adequada combinação de AHO, com doses otimizadas e em frequência que facilite a adesão terapêutica. A capacidade da equipe assistencial para conscientizar o paciente quanto à importância de aderir às orientações dietéticas e medicamentosas, bem como quanto às complicações associadas à HAS não controlada definirão o sucesso do tratamento.

O arsenal de AHO disponíveis no mercado é amplo. A escolha dessas drogas deve levar em consideração os níveis de evidência quanto à redução do risco cardiovascular, juntamente com o perfil e as comorbidades apresentadas pelo paciente. A avaliação individualizada para a escolha do esquema anti-hipertensivo é fundamental no tratamento da HAR.

REFERÊNCIAS BIBLIOGRÁFICAS

1. Lewington S, Clarke R, Qizilbash N et al. Age-specific relevance of usual bloodpressure to vascular mortality: a meta-analysis of individual data for one million adults in 61 prospective studies. *Lancet* 2003; **361(9362)**: 1060.
2. Weber MA, Schiffrin EL, White WA et al. Clinical practice guidelines for the management of hypertension in the community: a statement by the American Society of Hypertension and the International Society of Hypertension. *J Hypertens* 2014; **32**: 3-15.
3. Joffres M, Falaschetti E, Gillespie C et al. Hypertension prevalence, awareness, treatment and control in national surveys from England, the USA and Canada, and correlation with stroke and ischaemic heart disease mortality: a cross-sectional study. *BMJ Open* 2013; **3**: e003423.
4. Pierdomenico SD, Lapenna D, BucciA et al. Cardiovascular outcome in treated hypertensive patients with responder, masked, false resistant, and true resistant hypertension. *Am J Hypertens* 2005; **18**:1422-1428.
5. Daugherty SL, Powers JD, Magid DJ et al. Incidence and prognosis of resistant hypertension in hypertensive patients. *Circulation* 2012; **125**: 1635-1642.
6. Stergiou GS, Asayama K, Thijs L et al. International Database on Home blood pressure in relation to Cardiovascular Outcome (IDHOCO) Investigators. Prognosis of white-coat and masked hypertension: International Database of Home blood pressure in relation to cardiovascular outcome. *Hypertension* 2014; **63**: 675-682.
7. James PA, Oparil S, Carter BL et al. 2014 Evidence-Based Guideline for the Management of High Blood Pressure in Adults Report From the Panel Members Appointed to the Eighth Joint National Committee (JNC 8). *JAMA* 2014; **311**: 507-520.
8. Sociedade Brasileira de Cardiologia. Departamento de Hipertensão Arterial. 7ª Diretriz Brasileira de Hipertensão Arterial. *Arq Bras Cardiol* 2016; **107**: 1-83.
9. Williams B, Mancia G, Spiering W et al, ESC Scientific Document Group. 2018 ESC/ESH Guidelines for the management of arterial hypertension. *Eur Heart J* 2018; **39**: 3021-3104.
10. Whelton PK, Carey RM, Aronow WS et al. 2017 ACC/AHA/ AAPA/ABC/ACPM/AGS/APhA/ASH/ASPC/ NMA/PCNA Guideline for the Prevention, Detection, Evaluation, and Management of High Blood Pressure in Adults: Executive Summary: A Report of the American College of Cardiology/American Heart Association Task Force on Clinical Practice Guidelines. *Hypertension* 2018; **71**: 1269-1324.
11. Scala LC, Magalhães LB, Machado A. Epidemiologia da hipertensão arterial sistêmica. In: Moreira SM, Paola AV, Sociedade Brasileira de Cardiologia. *Livro Texto da Sociedade Brasileira de Cardiologia*, 2ª ed. São Paulo: Manole, 2015, pp 780-785.
12. Chor D, Ribeiro AL, Carvalho MS et al. Prevalence, awareness, treatment and influence of socioeconomic variables on control of high blood pressure: results of the ELSA-Brasil Study. *PLOS One* 2015; **10**: e0127382.
13. Mozaffarian D, Benjamin EJ, Go AS et al, American Heart Association Statistics Committee and Stroke Statistics Subcommittee. Heart disease and stroke statistics –2015: update a report from the American Heart Association. *Circulation* 2015; **131**: e29-e322.
14. Guimarães RM, Andrade SS, Machado EL et al. Diferenças regionais na transição da mortalidade por doenças cardiovasculares no Brasil, 1980 a 2012. *Rev Panam Salud Publica* 2015; **37**: 83-89.

15. PiconRV, Fuchs FD, Moreira LB, Fuchs SC. Prevalence of hypertension among elderly persons in urban Brazil: a systematic review with meta-analysis. *Am J Hypertens* 2013; **26**: 541-548.

16. He FJ, MacGregor GA. Reducing population salt intake worldwide: from evidence to implementation. *Prog Cardiovasc Dis* 2010; **52**: 363-382.

17. Zhao D, Qi Y, Zheng Z *et al.* Dietary factors associated with hypertension. *Nat Rev Cardiol* 2011; **8**: 456-65.

18. Vigitel Brasil 2014. Vigilância de fatores de risco e proteção para doenças crônicas por inquérito telefônico. [Internet]. [Citado em 2016 Maio 10]. Disponível em: http://portalsaude.saude.gov.br/images/pdf/2015/abril/15/PPT-Vigitel-2014-.pdf. Acessado 19/05/2016.

19. Briasoulis A, Agarwal V, Messerli FH. Alcohol consumption and risk of hypertension in men and women: a systematic review and meta-analysis. *J Clin Hypertens* 2012; **14**: 792-796.

20. Scala LC, Braga FD Jr, Cassanelli T *et al.* Hipertensão arterial e atividade física em uma capital brasileira. *Arq Bras Cardiol* 2015; **105(3supl 1)**: 20.

21. Malta DC, Andrade SS, Stopa SR *et al.* [Brazilian lifestyles: National Health Survey results, 2013]. *Epidemiol Serv Saúde* 2015; **24**: 217-226.

22. Andrade SSA, Stopa SR, Brito AS *et al.* Prevalência de hipertensão arterial autorreferida na população brasileira: análise da Pesquisa Nacional de Saúde, 2013. *Epidemiol Serv Saúde* 2015; **24**: 297-304.

23. O'Brien E, Parati G, Stergiou G *et al.* European Society of Hypertension Working Group on Blood Pressure Monitoring. European Society of Hypertension position paper on ambulatory blood pressure monitoring. *J Hypertens* 2013; **31**: 1731-1768.

24. Parati G, Stergiou GS, Asmar R *et al.* ESH Working Group on Blood Pressure Monitoring. European Society of Hypertension practice guidelines for home blood pressure monitoring. *J Hum Hypertens* 2010; **24**: 779-785.

25. Veiga EV, Nogueira MS, Cárnio EC *et al.* Assessment of the techniques of blood pressure measurement by health professionals. *Arq Bras Cardiol* 2003; **80**: 83-98.

26. Bradley H, Wiysonge CS, Volmink JA *et al.* How strong is the evidence for the use of beta-blockers as first-line therapy for hypertension? Systematic review and meta-analysis. *J Hypertens* 2006; **24**: 2131-2141.

27. Calberg B, Samuelsson O, Lindholm LH. Atenolol in hypertension: is it a wise choice? *Lancet* 2004; **364(9446)**: 1684-1689.

28. Law MR, Morris JK, Wald NJ. Use of blood pressure lowering drugs in the prevention of cardiovascular disease: meta-analysis of 147 randomised trials in the context of expectations from prospective epidemiological studies. *BMJ* 2009; **338**: b1665.

29. Thomopoulos C, Parati G, Zanchetti A. Effects of blood pressure-lowering on outcome incidence in hypertension: 5. Head-to-head comparisons of various classes of antihypertensive drugs-overview and meta-analyses. *J Hypertens* 2015; **33**: 1321-1341.

30. Parving HH, Persson F, Lewis JB *et al.* Aliskiren combined with losartan in type 2 diabetes and nephropathy. *N Engl J Med* 2008; **358**: 2433.

31. Parving HH, Brenner BM, McMurray JJ *et al.* Cardiorenalend points in a trial of aliskiren for type 2 diabetes. *N Engl J Med* 2012; **367**: 2204.

32. Nicholls SJ, Bakris GL, Kastelein JJ *et al.* Effect of aliskiren on progression of coronary disease in patients with prehypertension: the AQUARIUS randomized clinical trial. *JAMA* 2013; **310**: 1135.

33. Rajagopalan S, Bakris GL, Abraham WT *et al.* Complete renin-angiotensin-aldosterone system (RAAS) blockade in high-risk patients: recent insights from renin blockade studies. *Hypertension* 2013; **62**: 444.

34. Alessi A, Brandão AA, Coca A *et al.* First Brazilian position on resistant hypertension. *Arq Bras Cardiol* 2012; **99**: 576-585.

35. Calhoun DA, Jones D, Textor S *et al.* Resistant hypertension: diagnosis, evaluation, and treatment: a scientific statement from the American Heart Association Professional Education Commit-

tee of the Council for High Blood Pressure Research. *Hypertension* 2008; **51**: 1403-1419.

36. Judd E, Calhoun DA. Apparent and true resistant hypertension: definition, prevalence and outcomes. *J Hum Hypertens* 2014; **28**: 463-468.

37. Calhoun DA, Booth JN 3rd, Oparil S *et al.* Refractory hypertension: determination of prevalence, risk factors, and comorbidities in a large, population-based cohort. *Hypertension* 2014; **63**: 451-458.

38. Chia YC, Ching SM. Prevalence and predictors of resistant hypertension in a primary care setting: a cross-sectional study. *BMC Fam Pract* 2014; **15**: 131.

39. Egan BM, Zhao Y, Axon RN *et al.* Uncontrolled and apparent treatment resistant hypertension in the United States, 1988 to 2008. *Circulation* 2011; **124**: 1046-1058.

40. De La Sierra A, Segura J, Banegas JR *et al.* Clinical features of 8295 patients with resistant hypertension classified on the basis of ambulatory blood pressure monitoring. *Hypertension* 2011; **57**: 898-902.

41. Sim JJ, Bhandari SK, Shi J *et al.* Characteristics of resistant hypertension in a large, ethnically diverse hypertension population of an integrated health system. *Mayo Clin Proc* 2013; **88**: 1099-1107.

42. Persell SD. Prevalence of resistant hypertension in the United States, 2003–2008. *Hypertension* 2011; **57**: 1076-1080.

43. Giannattasio C, Cairo M, Cesana F *et al.* Blood pressure control in Italian essential hypertensives treated by general practitioners. *Am J Hypertens* 2012; **25**: 1182-1187.

44. Falaschetti E, Chaudhury M, Mindell J, Poulter N. Continued improvement in hypertension management in England: results from the Health Survey for England 2006. *Hypertension* 2009; **53**: 480-486.

45. Burnier M, Wuerzner G, Struijker-Boudier H, Urquhart J. Measuring, analyzing, and managing drug adherence in resistant hypertension. *Hypertension* 2013; **62**: 218-25.

46. Egan BM, Zhao Y, Li J *et al.* Prevalence of optimal treatment regimens in patients with apparent treatment-resistant hypertension based on office blood pressure in a community-based practice network. *Hypertension* 2013; **62**: 691-697.

47. Muxfeldt ES, de Souza F, Salles GF. Resistant hypertension: a practical clinical approach. *J Hum Hypertens* 2013; **27**: 657-662.

48. Sarafidis PA, Georgianos P, Bakris GL. Resistant hypertension – its identification and epidemiology. *Nat Rev Nephrol* 2013; **9**: 51-58.

49. Wolf-Maier K, Cooper RS, Kramer H *et al.* Hypertension treatment and control in five European countries, Canada, and the United States. *Hypertension* 2004; **43**: 10-17.

50. Pimenta E. Update on diagnosis and treatment of resistant hypertension. *Iran J Kidney Dis* 2011; **5**: 215-227.

51. Pimenta E, Calhoun DA. Treatment of resistant hypertension. *J Hypertens* 2010; **28**: 2194-2195.

52. Roberie DR, Elliott WJ. What is the Prevalence of Resistant Hypertension in the United States? *Curr Opin Cardiol* 2012; **27**: 386-391.

53. Pedrosa RP, Drager LF, Gonzaga CC *et al.* Obstructive sleep apnea: the most common secondary cause of hypertension associated with resistant hypertension. *Hypertension* 2011; **58**: 811-817.

54. Calhoun DA, Nishizaka MK, Zaman MA *et al.* Hyperaldosteronism among black and white subjects with resistant hypertension. *Hypertension* 2002; **40**: 892-896.

55. Pacak K, Eisenhofer G, Ahlman H *et al.* Pheochromocytoma: recommendations for clinical practice from the First International Symposium. October 2005. *Nat Clin Pract Endocrinol Metab* 2007; **3**: 92-102.

56. Pimenta E, Gaddam KK, Pratt-Ubunama MN *et al.* Relation of dietary salt and aldosterone to urinary protein excretion in subjects with resistant hypertension. *Hypertension* 2008; **51**: 339-344.

57. Law MR, Frost CD, Wald NJ. By how much does dietary salt reduction lower blood pressure? III--Analysis of data from trials of salt reduction. *BMJ* 1991; **302(6780)**: 819-824.

58. Bramlage P, Pittrow D, Wittchen HU *et al.* Hypertension in overweight and obese primary care patients is highly prevalent and poorly controlled. *Am J Hypertens* 2004; **17**: 904-910.

59. Lloyd-Jones DM, Evans JC, Larson MG *et al*. Differential control of systolic and diastolic blood pressure: factors associated with lack of blood pressure control in the community. *Hypertension* 2000; **36**: 594-599.

60. Bortolotto LA, Malachias MVB, Passarelli O Jr, Póvoa R. Combinações de fármacos anti-hipertensivos na prática clínica. São Paulo: Segmento Farma, 2010, pp 89-100.

61. Sarafidis PA, Bakris GL. Resistant hypertension: an overview of evaluation and treatment. *J Am Coll Cardiol* 2008; **52**: 1749-1757.

62. Hermida RC, Ayala DE, Mojón A, Fernández JR. Effects of time of antihypertensive treatment on ambulatory blood pressure and clinical characteristics of subjects with resistant hypertension. *Am J Hypertens* 2010; **23**: 432-439.

63. Chapman N, Dobson J, Wilson S *et al*. AngloScandinavian Cardiac Outcomes Trial Investigators. Effect of spironolactone on blood pressure in subjects with resistant hypertension. *Hypertension* 2007; **49**: 839-845.

64. Williams B, MacDonald TM, Morant S *et al*. British Hypertension Society's PATHWAY Studies Group. Spironolactone versus placebo, bisoprolol, and doxazosin to determine the optimal treatment for drug-resistant hypertension (PATHWAY-2): a randomized, double-blind, crossover trial. *Lancet* 2015; **386**: 2059-2068.

65. Vaclavik J, Sedlak R, Jarkovsky J *et al*. Effect of spironolactone in resistant arterial hypertension: a randomized, double-blind, placebo-controlled trial (ASPIRAJNT-EXT). *Medicine* 2014; **93**: 1-9.

66. Hermida RC, Ayala DE, Mojón A, Fernández JR. Effects of time of antihypertensive treatment on ambulatory blood pressure and clinical characteristics of subjects with resistant hypertension. *Am J Hypertens* 2010; **23**: 432-439.

67. Grassi G. Sympathetic neural activity in hypertension and related diseases. *Am J Hypertens* 2010; **23**: 1052-1060.

68. Bhatt DL, Kandzari DE, O'Neill WW *et al*, SYMPLICITY HTN-3 Investigators. A controlled trial of renal denervation for resistant hypertension. *N Engl J Med* 2014; **370**: 1393-1401.

69. Azizi M, Sapoval M, Gosse P *et al*. The Renal Denervation for Hypertension (DENERHTN) Investigators. Optimum and stepped care standardized antihypertensive treatment with or without renal denervation for resistant hypertension (DENERHTN): a multicenter, open-label, randomized controlled trial. *Lancet* 2015; **385**: 1957-1965.

70. Dudenbostel T, Acelajado MC, Pisoni R *et al*. Refractory hypertension: evidence of heightened sympathetic activity as a cause of antihypertensive treatment failure. *Hypertension* 2015; **66**: 126-133.

71. Bisognano JD, Bakris G, Nadim MK *et al*. Baroreflex activation therapy lowers blood pressure in patients with resistant hypertension: results from the double-blind, randomized, placebo-controlled rheos pivotal trial. *J Am Coll Cardiol* 2011; **58**: 765-773.

72. Zhang J, Zhou S, Xu G. Carotid baroreceptor stimulation: a potential solution for resistant hypertension. *Interv Neurol* 2014; **2**: 118-122.

73. Bakris GL, Nadim MK, Haller H *et al*. Baroreflex activation therapy provides durable benefit in patients with resistant hypertension: results of long-term follow-up in the Rheos Pivotal Trial. *J Am Soc Hypertens* 2012; **6**: 152-158.

74. Lozano L, Tovar JL, Sampol G *et al*. Continuous positive airway pressure treatment in sleep apnea patients with resistant hypertension: a randomized, controlled trial. *J Hypertens* 2010; **28**: 2161-2168.

75. Lobo MD, Sobotka PA, Stanton A *et al*. ROX CONTROL HTN Investigators. Central arteriovenous anastomosis for the treatment of patients with uncontrolled hypertension (the ROX CONTROL HTN study): a randomized controlled trial. *Lancet* 2015; **385**: 1634-1641.

76. Daugherty SL, Powers JD, Magid DJ *et al*. Incidence and prognosis of resistant hypertension in hypertensive patients. *Circulation* 2012; **125**: 1635-1642.

77. De Nicola L, Borrelli S, Gabbai FB *et al*. Burden of resistant hypertension in hypertensive patients with non-dialysis chronic kidney disease. *Kidney Blood Press Res* 2011; **34**: 58-67.

78. Tanner RM, Calhoun DA, Bell EK *et al*. Prevalence of apparent treatment resistant hypertension among individuals with CKD. *Clin J Am Soc Nephrol* 2013; **8**: 1583-1590.

79. KDIGOKBPW Group. KDIGO clinical practice guideline for the management of blood pressure in chronic kidney disease. *Kidney Int Suppl* 2012; **2**: 337-414.

80. Agarwal R. Pro: ambulatory blood pressure should be used in all patients on hemodialysis. *Nephrol Dial Transplant* 2015; **30**: 1432-1437.

81. Agarwal R, Sinha AD, Light RP. Toward a definition of masked hypertension and white-coat hypertension among hemodialysis patients. *Clin J Am Soc Nephrol* 2011; **6**: 2003-2008.

82. Alborzi P, Patel N, Agarwal R. Home blood pressure are of greater prognostic value than hemodialysis unit recordings. *Clin J Am Soc Nephrol* 2007; **2**: 1228-1234.

83. Chazot C, Vo-Van C, Deleaval P *et al*. Predialysis systolic blood pressure evolution in incident hemodialysis patients: effects of the dry weight method and prognostic value. *Blood Purif* 2012; **33**: 275-283.

84. Amar J, Vernier I, Rossignol E *et al*. Nocturnal blood pressure and 24-hour pulse pressure are potent indicators of mortality in hemodialysis patients. *Kidney Int* 2000; **57**: 2485-2491.

85. Tripepi G, Fagugli RM, Dattolo P *et al*. Prognostic value of 24-hour ambulatory blood pressure monitoring and of night/day ratio in nondiabetic, cardiovascular events-free hemodialysis patient. *Kidney Int* 2005; **68**: 1294-1302.

86. Maione A, Navaneethan SD, Graziano G *et al*. Angiotensin converting enzyme inhibitors, angiotensin receptor blockers and combined therapy in patients with micro- and macroalbuminuria and other cardiovascular risk factors: a systematic review of randomized controlled trials. *Nephrol Dial Transplant* 2011; **26**: 2827-2847.

87. Jafar TH, Stark PC, Schmid CH *et al*. Progression of chronic kidney disease: the role of blood pressure control, proteinuria, and angiotensin-converting enzyme inhibition: a patient-level meta-analysis. *Ann Intern Med* 2003; **139**: 244-252.

88. Hou FF, Zhang X, Zhang GH *et al*. Efficacy and safety of benazepril for advanced chronic renal insufficiency. *N Engl J Med* 2006; **354**: 131-140.

89. Cirillo M, Marcarelli F, Mele AA *et al*. Parallel-group 8-week study on chlorthalidone effects in hypertensives with low kidney function. *Hypertension* 2014; **63**: 692-697.

90. Dorsch MP, Gillespie BW, Erickson SR *et al*. Chlorthalidone reduces cardiovascular events compared with hydrochlorothiazide: a retrospective cohort analysis. *Hypertension* 2011; **57**: 689-694.

91. Peterzan MA, Hardy R, Chaturvedi N *et al*. Meta-analysis of dose-response relationships for hydrochlorothiazide, chlorthalidone, and bendroflumethiazide on blood pressure, serum potassium, and urate. *Hypertension* 2012; **59**: 1104-1109.

92. Shankar SS, Brater DC. Loop diuretics: from the Na-K-2Cl transporter to clinical use. *Am J Physiol Renal Physiol* 2003; **284**: F11-F21.

93. Bolignano D, Palmer SC, Navaneethan SD *et al*. Aldosterone antagonists for preventing the progression of chronic kidney disease. *Cochrane Database Syst Rev* 2014; **4**: CD007004.

94. Liu G, Zheng XX, Xu YL *et al*. Effect of aldosterone antagonists on blood pressure in patients with resistant hypertension: a meta analysis. *J Hum Hypertens* 2015; **29**: 159-166.

95. Bakris GL, Weir MR, De Quattro V *et al*. Effects of an ACE inhibitor/calciumantagonist combination on proteinuria indiabetic nephropathy. *Kidney Int* 1998; **54**: 1283-1289.

96. Wolley MJ, Stowasser M. Resistant hypertension and chronic kidney disease: a dangerous liaison. *Curr Hypertens Rep* 2016; **18**: 36.

97. Denker MG, Cohen DL. Antihypertensive medications in end-stage renal disease. *Semin Dial* 2015; **28**: 330-336.

60

COEXISTÊNCIA DA NEFROPATIA E DISAUTONOMIA DO DIABETES: IMPORTÂNCIA DA DETECÇÃO E TRATAMENTO DA HIPERTENSÃO SUPINA

Guilherme Palhares Aversa Santos
Luis Cuadrado Martin

◆

INTRODUÇÃO

A doença renal do diabetes (DRD) é importante causa de doença renal crônica (DRC) e a segunda causa de doença renal terminal no Brasil[1]. Na DRD, assim como na DRC, a proteinúria representa importante marcador laboratorial associada a lesão renal, progressão para estágios mais avançados de DRC e aumento de risco cardiovascular[2-4]. A hipertensão arterial (HA) constitui fator preponderante para a progressão de proteinúria na DRD[5]. Os pacientes com essa doença apresentam elevada prevalência de alterações do ciclo sono-vigília da pressão arterial (PA)[6], além de poderem apresentar disautonomia. No caso dos pacientes com DRD e disfunção do sistema nervoso autônomo, podem coexistir hipotensão ortostática e hipertensão arterial na posição supina, a qual, quando não controlada, pode contribuir para a progressão da proteinúria nesse grupo de pacientes.

PROTEINÚRIA COMO FATOR PROGNÓSTICO NA DOENÇA RENAL DO DIABETES

Os pacientes com nefropatia diabética e proteinúria apresentam queda mais rápida do ritmo de filtração glomerular, maior progressão para estágios avançados de DRC e pior prognóstico cardiovascular, quando comparados a pacientes com doença renal do diabetes sem proteinúria[7,8]. Diminuição, controle ou menor aumento da proteinúria ao longo do tempo estão associados a melhor prognóstico cardiovascular e renal nos pacientes com nefropatia diabética[8,9]. Nesse grupo de pacientes, a elevada prevalência de alterações do ritmo sono-vigília da pressão arterial, com descenso noturno atenuado ou aumento da PA durante o sono, confere pior controle de proteinúria, maior risco de mortalidade cardiovascular e evolução mais rápida para doença renal estágio final[10-12].

HIPERTENSÃO ARTERIAL E PROGRESSÃO DA PROTEINÚRIA NA DOENÇA RENAL DO DIABETES

A hipertensão arterial, quando não controlada, atua como fator promotor de piora de proteinúria e de progressão da nefropatia diabética[5]. Nos estágios mais avançados dessa doença, os mecanismos hemodinâmicos tornam-se preponderantes como causadores de lesão renal. Em estudo de Lewis *et al*[13] inicialmente, e no estudo RENA-AL[8], respectivamente, em diabéticos dos tipos 1 e 2, os pacientes com maiores níveis de proteinúria apresentavam maior risco de evoluir para doença renal terminal, além de apresentarem desfechos cardiovasculares adversos, enquanto seu controle ou diminuição se associou à melhora de desfechos renal e cardiovascular, o que significa menor evolução para diálise e aumento de sobrevida[8,13].

ALTERAÇÕES DO RITMO SONO-VIGÍLIA DA PRESSÃO ARTERIAL E EVOLUÇÃO DA PROTEINÚRIA EM PACIENTES COM DOENÇA RENAL DO DIABETES

As alterações do ritmo sono-vigília da pressão arterial na monitorização ambulatorial da pressão arterial (MAPA) de 24 horas, seja o descenso noturno atenuado da PA, seja o aumento da PA (padrões não *dipper* e *riser*, respectivamente), são mais prevalentes nos renais crônicos e diabéticos hipertensos do que na população geral de portadores de hipertensão arterial[6].

Nos pacientes diabéticos do tipo 1 e hipertensos, o descenso atenuado para PA sistólica durante o sono precede o desenvolvimento de albuminúria[14]. Já em pacientes idosos e diabéticos do tipo 2, com HA e albuminúria, o aumento de PA durante o sono (padrão *riser*) consistiu em fator preditor de progressão da proteinúria[15].

COMPORTAMENTO DA PRESSÃO ARTERIAL NOS PACIENTES COM NEFROPATIA DIABÉTICA E DISAUTONOMIA: HIPOTENSÃO ORTOSTÁTICA E HIPERTENSÃO ARTERIAL NA POSIÇÃO SUPINA

Nesse grupo de pacientes, o controle pressórico pode ser desafiador. Em virtude da disfunção do sistema nervoso autônomo, pode haver PA normal no consultório, ou até mesmo hipotensão ortostática. Porém, quando esses pacientes estão deitados, pode haver hipertensão arterial na posição supina. Caso a PA não seja aferida em decúbito dorsal horizontal, corre-se o risco de descontinuar medicações anti-hipertensivas modificadoras de prognóstico cardiovascular e renal.

A hipertensão arterial na posição supina é definida como a presença de PA sistólica (PAS) maior ou igual a 140mmHg e/ou PA diastólica (PAD) maior ou igual a 90mmHg, aferida após 5 minutos em decúbito dorsal horizontal[16].

Os pacientes com hipertensão supina apresentam, à MAPA, padrão sono-vigília alterado de PA[16], com descenso noturno atenuado (não *dipper*) ou com aumento de PA durante o sono (padrão *riser*). Isso confere, em longo prazo, lesões mais intensas em órgãos-alvo, expressas pelo de aumento de proteinúria, hipertrofia miocárdica e espessamento mediointimal das artérias[12,17], o que acarreta pior prognóstico com aumento de mortalidade geral e cardiovascular, além de maior incidência e progressão de DRC[10,11,18,19].

Nos diabéticos do tipo 2 com disautonomia e hipotensão ortostática, as alterações do ritmo circadiano da PA são frequentes, com a prevalência de padrão *riser* na MAPA de 24 horas de 61,7%, em uma coorte chinesa seguida por um intervalo médio de 45 meses[20]. Essa elevação da PA durante o sono se relacionou de modo estatisticamente significante com o aumento de mortalidade geral e de eventos cardiovasculares e cerebrovasculares[20]. Em estudo de coorte retrospectivo, com diabéticos portadores de hipotensão ortostática, durante dez anos de seguimento, a presença de disautonomia grave, definida como presença de hipotensão ortostática, relacionou-se de modo independente com maiores eventos macrovasculares (doença arterial coronariana e cerebrovascular), microvasculares (nefropatia, retinopatia e neuropatia periférica) e mortalidade em diabéticos dos tipos 1 e 2[21].

Existe a possibilidade de que esse processo de lesão de órgão-alvo possa ser atenuado caso seja feito o diagnóstico e o tratamento da hipertensão supina. Tendo em vista que o período de sono pode representar cerca de 30% do período total de horas do dia, as medidas direcionadas para o controle da hipertensão supina têm o potencial de melhorar o controle pressórico nessa importante parte do dia, de modo a poder contribuir com maior sobrevida renal e menos eventos cardiovasculares.

Assim, o controle da PA nesse grupo de pacientes com DRD e disautonomia implica medidas clínicas ambientais e medicamentosas que atenuem a hipotensão ortostática e controlem a hipertensão na posição supina. Porém implica, antes de tudo, o diagnóstico, o que deixa evidente a importância da medida da pressão arterial nas posições deitada e em pé, além do padrão sentado nos pacientes com diabetes de longa data.

MEDIDAS DIRECIONADAS PARA O CONTROLE DA HIPERTENSÃO SUPINA EM DIABÉTICOS COM DISAUTONOMIA: CRONOTERAPIA E ELEVAÇÃO DA CABECEIRA DA CAMA DURANTE O SONO

A cronoterapia consiste na administração das medicações anti-hipertensivas predominantemente no período noturno. No estudo MAPEC (monitorização ambulatorial de pressão arterial e eventos cardiovasculares), ensaio clínico randomizado com número significativo de pacientes conduzido por Hermida *et al*, o grupo que foi tratado de acordo com a cronoterapia obteve melhor controle pressórico e redução de risco de eventos cardiovasculares de modo estatisticamente significante, incluindo morte, quando comparado com o tratamento habitual com medicações anti-hipertensivas administradas apenas no período da manhã[19].

Nesse estudo, no grupo dos pacientes diabéticos do tipo 2, a cada diminuição de PAS durante o sono em 5mmHg, houve redução de 20% no risco de eventos cardiovasculares, de modo a consistir no mais importante preditor de risco cardiovascular para esse grupo de pacientes[11]. Descenso noturno da PAS maior que 12% e diminuição da PAS durante o sono foram fatores que mais fortemente se associaram com a diminuição de incidência de DRC[10].

A cronoterapia pode melhorar a proteinúria, conforme demonstrado em um *trial* de oito semanas. Um dos possíveis mecanismos envolvidos na redução da proteinúria foi a restauração do ritmo sono-vigília de variação da pressão arterial. Nesse estudo, 90% dos pacientes tiveram restabelecimento desse ritmo[22].

A elevação da cabeceira da cama foi utilizada inicialmente por Allen e MacLean para a melhora dos sintomas de hipotensão ortostática em pacientes com disautonomia primária[23]. Foi verificado que, nesse grupo de indivíduos, além de melhorar os sintomas de hipotensão ortostática, havia diminuição da hipertensão na posição supina. Nesse estudo pioneiro, a angulação da elevação de decúbito foi de 12 graus[23]. Diversos outros pesquisadores utilizam essa estratégia para o controle dos sintomas de hipotensão ortostática e para controlar a hipertensão supina. Em média, a angulação utilizada na prática clínica foi de seis graus[24].

A elevação da cabeceira da cama, em termos de fisiopatologia, atuaria para melhorar os sintomas de hipotensão ortostática e controlar a hipertensão supina. Os indivíduos com disautonomia (seja primária, seja secundária) e que apresentam hipotensão ortostática possuem o reflexo barorreceptor disfuncionante, de modo que quando esses indivíduos se deitam há elevação da PA devido ao aumento do retorno venoso. Além disso, essa elevação dos níveis pressóricos durante o sono se traduz em natriurese pressórica com nictúria, menor conservação do estado de hidratação e piora dos sintomas de hipotensão ortostática pela manhã. Ao se elevar a cabeceira da cama durante o sono, ocorre diminuição do retorno venoso, menos natriurese noturna, menos desidratação matutina, controle da hipertensão supina e consequentemente menos sintomas de hipotensão ortostática pela manhã.

EXPERIÊNCIA DE NOSSO SERVIÇO COM AS MEDIDAS DIRECIONADAS PARA O CONTROLE DA HIPERTENSÃO SUPINA NOS PACIENTES COM NEFROPATIA DIABÉTICA E DISAUTONOMIA

No ambulatório de Doenças Renais Crônicas do Hospital das Clínicas da Faculdade de Medicina de Botucatu, a partir de 2016, nos pacientes com nefropatia diabética que apresentavam índice proteinúria/creatininúria (g/g) maior que 1, hipertensão arterial na posição supina e hipotensão ortostática, passaram-se a adotar a cronoterapia e a elevação da cabeceira da cama durante o sono para controlar a PA noturna.

Assim, iniciamos um estudo de série de casos com medidas direcionadas para o controle da hipertensão supina em pacientes com nefropatia diabética, índice proteinúria/creatininúria maior que 1, que apresentavam ao exame físico sinais de disautonomia e hipertensão supina[25]. A esses pacientes foi orientada a utilização de cronoterapia de acordo com os trabalhos de Hermida *et al* e a elevação da cabeceira da cama, de acordo com os trabalhos de Allen e MacLean, para o controle da hipertensão supina.

Os nove pacientes desse estudo receberam a orientação de passar a usar, no período noturno, pelo menos um dos anti-hipertensivos já utilizados, de preferência os medicamentos com ação no sistema renina-angiotensina que já estavam sendo usados em outros horários por todos os pacientes. Também foram orientados a elevar a cabeceira da cama com dois tijolos sólidos empilhados, de modo a se ter um ângulo de elevação em relação ao solo de seis graus (os tijolos das cerâmicas de nossa região têm altura de 9cm, dois tijolos resultam em 18cm; tendo em vista que o comprimento padrão das camas é de 180cm, temos uma inclinação de 0,1; cujo arco seno é de aproximadamente 6°). O desfecho primário avaliado nesse estudo foi o comportamento da proteinúria.

Os resultados obtidos das variáveis clínicas e laboratoriais foram comparados com a de um grupo controle histórico, de pacientes atendidos previamente ao início do estudo, com características clínicas semelhantes, porém sem receber as medidas orientadas.

Os resultados obtidos desse trabalho mostraram a associação das medidas voltadas para o controle da hipertensão supina com diminuição expressiva da proteinúria, conforme demonstrado em figura 60.1, que mostra a evolução da proteinúria nesses pacientes com 11 meses de estudo. Pode-se observar nitidamente nos pacientes do grupo intervenção que houve redução expressiva da proteinúria, enquanto no grupo controle histórico houve aumento.

É de se destacar que entre os pacientes que receberam intervenção houve conversão de proteinúrias nefróticas em não nefróticas na maioria deles. Não ocorreram diferenças estatísticas entre os grupos em relação ao ritmo de filtração glomerular, creatinina, potássio sérico, glicemia de jejum, hemoglobina glicada e MAPA de 24 horas avaliados no momento zero. A tabela 60.1 mostra as variáveis laboratoriais obtidas dos pacientes do grupo intervenção e controle durante o estudo.

O resultado obtido em relação ao desfecho primário do estudo que mostra queda significativa de proteinúria no grupo intervenção foi consistente e sustentado, de modo a descartar a possibilidade de mera regressão à média; na medida em que o nível de proteinúria vinha consistentemente alto (a medida da proteinúria anterior à intervenção era também acentuadamente elevada), depois das medidas implementadas, houve queda sustentada da proteinúria, conforme mostrado em figura 60.2.

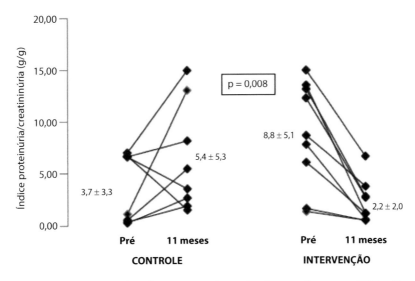

Figura 60.1 – Evolução do índice proteinúria/creatininúria em pacientes com DRD e disautonomia.

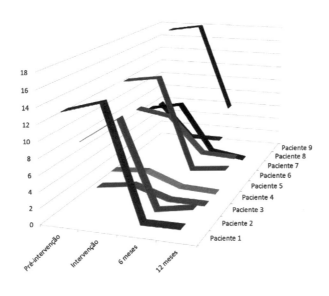

Figura 60.2 – Evolução da proteinúria de 24 horas no grupo intervenção antes e após as medidas direcionadas para o controle de hipertensão supina.

É importante salientar que a maioria dos pacientes do grupo intervenção era portadora de DRC estágio IV no início do estudo, correspondendo à população de pacientes geralmente excluída dos grandes estudos clínicos de nefropatia diabética devido à DRC avançada e à possibilidade de rápida evolução para terapia renal substitutiva.

Os resultados obtidos de diminuição da proteinúria de modo significativo em todos os pacientes do grupo intervenção são animadores, haja vista os benefícios potenciais dessa queda de proteinúria que podem se relacionar à menor progressão para doença renal estágio final, até o aumento de sobrevida por diminuição de eventos cardiovasculares.

CRONOTERAPIA E ELEVAÇÃO DA CABECEIRA DA CAMA DURANTE O SONO: MEDIDAS FACTÍVEIS PARA O CONTROLE DA PROTEINÚRIA EM PACIENTES COM NEFROPATIA DIABÉTICA E DISAUTONOMIA

A cronoterapia foi mais eficaz do que o tratamento habitual no controle da hipertensão arterial[26]. Tendo em vista a possibilidade de restabelecimento do ritmo sono-vigília da PA[27,28], redução de risco cardiovascular e até menor incidência de DRC[26-30] com a utilização dessa estratégia de controle da PA, é de se esperar que seu uso,

Tabela 60.1 – Dados laboratoriais de diabéticos com disautonomia ao início e com 11 meses de seguimento de acordo com a instituição de cronoterapia e proclive do leito.

	Grupo controle (N = 8)			Grupo intervenção (N = 9)			P	
	Inicial	Final	Variação	Inicial	Final	Variação	Inicial	Variação
Índice (g/g)	3,70 ± 3,30	5,40 ± 5,30	1,70 ± 7,10	8,80 ± 5,10	2,20 ± 2,00	−6,60 ± 3,90	0,027	0,008
Cr (mg/dL)	2,20 (1,57; 3,20)	3,20 (1,93; 4,53)	−0,65 ± 0,90	2,60 (2,15; 4,00)	3,10 (2,70; 3,60)	−0,61 ± 0,43	0,312	0,910
Glicemia (mg/dL)	147,60 ± 74,30	185,75 ± 79,12	−38,12 ± 53,41	131,78 ± 48,94	139,11 ± 46,45	−7,33 ± 38,00	0,607	0,187
A1C (%)	8,67 ± 2,78	7,96 ± 2,39	−0,45 ± 2,80	7,80 ± 1,70	7,17 ± 1,35	0,42 ± 1,10	0,313	0,982
RFGe (mL/min/1,73m^2)	29,37 ± 20,32	27,25 ± 23,63	2,12 ± 9,54	24,33 ± 9,31	19,11 ± 6,37	5,22 ± 5,33	0,512	0,414
Potássio (mg/dL)	4,50 (4,17; 5,1)	4,40 (4,20; 4,75)	0,10 ± 0,50	5,20 (4,9; 5,55)	5,00 (4,60; 5,40)	0,30 ± 0,70	0,016	0,510

A1C = hemoglobina glicada; Cr = creatinina; índice = proteinúria/creatininúria; RFGe = ritmo de filtração glomerular estimada pelo CKD-epi; variação = final-inicial. Os parâmetros variação, índice, glicemia, A1C e RFGe comportaram-se como variáveis numéricas paramétricas de distribuição normal e estão representadas em média ± desvio padrão; enquanto Cr e potássio comportaram-se como variáveis numéricas não paramétricas e estão representadas por mediana e percentis 25 e 75.

no manejo da HA nos pacientes com nefropatia diabética, seja mais frequente.

O uso de inibidor da enzima conversora de angiotensina (IECA) ou bloqueador do receptor de angiotensina (BRA) é bem estabelecido como medida modificadora de prognóstico renal nos diabéticos com nefropatia e proteinúria. O uso desses inibidores do sistema renina-angiotensina no período noturno pode contribuir para a restauração do padrão de descenso noturno de PA, quando comparado apenas com a administração diurna dessas classes de medicações inibidoras do sistema renina-angiotensina[18,28]. Esse sistema apresenta seus níveis mais altos de atividade durante a noite com diminuição logo nas primeiras horas da manhã[30]. Por isso, a administração dessas classes de medicações durante a noite mostra-se superior à administração pela manhã, mesmo nos IECA ou BRA com maior meia-vida.

Nos pacientes de nosso trabalho, o uso de inibidores do sistema renina-angiotensina era universal previamente ao início do estudo e, no caso da introdução da cronoterapia, a medicação de escolha para ser tomada no período noturno foi essa classe de medicamentos.

A manobra de elevação da cabeceira da cama durante o sono, além de diminuir os sintomas de hipotensão ortostática, contribui para a redução dos níveis pressóricos durante a noite. Os estudos de pacientes neurológicos com disautonomia primária que se utilizam dessa estratégia para aumentar a tolerância ao decúbito justamente mostram que uma das vantagens em se recomendar o decúbito elevado aos pacientes é o melhor controle da hipertensão supina, presente em muitos pacientes com disautonomia[31].

Em nosso estudo, a elevação da cabeceira da cama com dois tijolos sólidos empilhados correspondeu a um ângulo de elevação de seis graus, condizente com a prática clínica atual[24]. Não houve queixas de dificuldade de dormir nem de edema de membros inferiores entre os pacientes. Trata-se de uma medida comportamental de baixo custo e que não trouxe desconforto.

O controle da PA na posição supina, durante o sono, pode ter contribuído para a diminuição da hipertensão glomerular nos pacientes do grupo intervenção. No início do diabetes, a hipertensão glomerular, derivada da hiperglicemia e de outros fatores como hiperuricemia, contribui para a hiperfiltração compensatória que antecede a nefropatia diabética incipiente[32]. Ao longo do processo de instalação da doença renal diabética, a hipertensão glomerular está presente e assume papel principal sobretudo nas fases avançadas dessa doença, momento em que os mecanismos hemodinâmicos se tornam preponderantes[32]. Assim, a queda de proteinúria evidenciada nos pacientes do grupo intervenção, que atribuímos ao controle da PA noturna, deve estar relacionada com a melhora dos mecanismos hemodinâmicos glomerulares.

Nossa hipótese é que a queda expressiva da proteinúria dos pacientes do grupo intervenção deste trabalho realizado em nosso serviço se deva à restauração do ritmo sono-vigília da PA resultante da aplicação de cronoterapia e à melhora dos níveis pressóricos noturnos resultantes da elevação de decúbito durante o sono, com consequente controle da hipertensão supina, redução da pressão intraglomerular e diminuição dos níveis de proteinúria. A figura 60.3 ilustra a MAPA de 24 horas de um paciente de nosso estudo, anteriormente ao início do estudo e 12 meses após as medidas instituídas para controle da hipertensão supina, mostrando a melhora da hipertensão noturna concomitante à melhora da hipotensão diurna.

As medidas direcionadas para o controle da hipertensão supina, associadas à queda expressiva de proteinúria nos pacientes com nefropatia diabética e disautonomia em nosso estudo, constituem uma possibilidade terapêutica que não havia sido aplicada anteriormente para o controle da proteinúria nesses pacientes. Tais

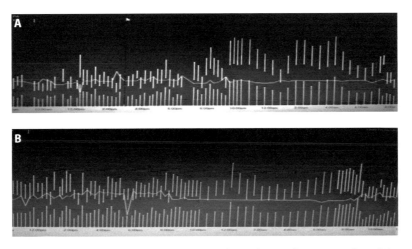

Figura 60.3 – **A**) MAPA de 24 horas de paciente do estudo antes da instituição de medidas direcionadas para o controle de hipertensão supina. **B**) MAPA de 24 horas do mesmo paciente 12 meses após a instituição de medidas direcionadas para o controle da hipertensão supina.

medidas clínicas são de fácil aplicação, baixo impacto financeiro e não foram associadas com efeitos colaterais em nosso trabalho.

Estudos com maior número de pacientes, grupo controle contemporâneo e randomização são necessários para a determinação da relação de causalidade das medidas instituídas com a queda de proteinúria observada nos pacientes do grupo intervenção.

IMPORTÂNCIA DE AFERIR A PRESSÃO ARTERIAL NA POSIÇÃO SUPINA EM PACIENTES COM NEFROPATIA DIABÉTICA E PROTEINÚRIA

O hábito de aferir a PA na posição sentada, na posição supina e em pé nos indivíduos com nefropatia diabética e proteinúria não controlada se traduz clinicamente na possibilidade de diagnóstico da disautonomia e consequentemente da hipertensão supina e no seu tratamento por intermédio das medidas direcionadas para o controle da elevação da PA ao deitar, que, conforme a experiência de nosso serviço[25], pode resultar em queda expressiva de proteinúria, com benefícios potencias importantes relacionados à melhora do prognóstico renal e cardiovascular.

REFERÊNCIAS BIBLIOGRÁFICAS

1. Censo da Sociedade Brasileira de Nefrologia 2018. http://www.censo-sbn.org.br/censosanteriores (Acessed May 2019).
2. Matsushita K, van der Velde M, Astor BC et al. Association of estimated glomerular filtration rate and albuminuria with all-cause and cardiovascular mortality in general population cohorts: a collaborative meta-analysis. Lancet 2010; 375(9731): 2073-2081.
3. Kidney Disease: Improving Global Outcomes (KDIGO) CKD Work Group. KDIGO 2012 Clinical Practice Guideline for the Evaluation and Management of Chronic Kidney Disease. Kidney Int Suppl 2013; 3: 1-150.
4. Remuzzi G, Benigni A, Remuzzi A. Mechanisms of progression and regression of renal lesions of chronic nephropathies and diabetes. J Clin Invest 2006; 116: 288-296.
5. Parving HH, Andersen AR, Smidt UM, Svendsen PA. Early aggressive antihypertensive treatment reduces rate of decline in kidney function in diabetic nephropathy. Lancet 1983; 1(8335): 1175-1179.
6. Hermida RC, Smolensky MH, Ayala DE et al. Abnormalities in chronic kidney disease of ambulatory blood pressure 24 h patterning and normalization by bedtime hypertension chronotherapy. Nephrol Dial Transplant 2014; 29: 1160-1167.
7. Rossing K, Christensen PK, Hovind P et al. Progression of nephropathy in type 2 diabetic patients. Kidney Int 2004; 66: 1596-1605.
8. Keane WF, Brenner BM, de Zeeuw D et al. RENAAL Study Investigators. The risk of developing end-stage renal disease in patients with type 2 diabetes and nephropathy: the RENAAL study. Kidney Int 2003; 63: 1499-1507.
9. Ruggenenti P, Perna A, Gherardi G et al. Chronic proteinuric nephropathies: outcomes and response to treatment in a prospective cohort of 352 patients with different patterns of renal injury. Am J Kidney Dis 2000; 35: 1155-1165.
10. Hermida RC, Ayala DE, Mojón A, Fernández JR. Sleep-Time Ambulatory BP Is an Independent Prognostic Marker of CKD. J Am Soc Nephrol 2017; 28: 2802-2811.
11. Hermida RC, Ayala DE, Mojón A, Fernández JR. Sleep-time blood pressure as a therapeutic target for cardiovascular risk reduction in type 2 diabetes. Am J Hypertens 2012; 25: 325-334.

12. Wang F, Zhao H, Yang C, Kong G et al. Association of blood pressure in the supine position with target organ damage in subjects over 60 years old. J Int Med Res 2017; 45: 123-133.
13. Lewis EJ, Hunsicker LG, Bain RP, Rohde RD. The effect of angiotensin-converting-enzyme inhibition on diabetic nephropathy. The Collaborative Study Group. N Engl J Med 1993; 329: 1456-1462.
14. Lurbe E, Redon J, Kesani A et al. Increase in nocturnal blood pressure and progression to microalbuminuria in type 1 diabetes. N Engl J Med 2002; 347: 797-805.
15. Palmas W, Pickering T, Teresi J et al. Nocturnal blood pressure elevation predicts progression of albuminuria in elderly people with type 2 diabetes. J Clin Hypertens (Greenwich) 2008; 10: 12-20.
16. Fanciulli A, Jordan J, Biaggioni I et al. Consensus statement on the definition of neurogenic supine hypertension in cardiovascular autonomic failure by the American Autonomic Society (AAS) and the European Federation of Autonomic Societies (EFAS): Endorsed by the European Academy of Neurology (EAN) and the European Society of Hypertension (ESH). Clin Auton Res 2018; 28: 355-362.
17. Baker J, Kimpinski K. Management of supine hypertension complicating neurogenic orthostatic hypotension. CNS Drugs 2017; 31: 653-663.
18. Eguchi K, Kario K, Hoshide S et al. Prognostic effect of the nocturnal blood pressure fall in hypertensive patients: The Ambulatory Blood Pressure Collaboration in Patients with Hypertension (ABC-H) Meta-Analysis. Hypertension 2016; 67: 693-700.
19. Hermida RC, Ayala DE, Mojón A, Fernández JR. Influence of circadian time of hypertension treatment on cardiovascular risk: results of the MAPEC study. Chronobiol Int 2010; 27: 1629-1651.
20. Chang J, Hou YP, Wu JL et al. Blood pressure circadian rhythm and adverse outcomes in type 2 diabetes patients diagnosed with orthostatic hypotension. J Diabetes Investig 2018; 9: 383-388.
21. Gaspar L, Kruzliak P, Komornikova A et al. Orthostatic hypotension in diabetic patients-10-year follow-up study. J Diabetes Complications 2016; 30: 67-71.
22. Minutolo R, Gabbai FB, Borrelli S et al. Changing the timing of antihypertensive therapy to reduce nocturnal blood pressure in CKD: An 8-week uncontrolled trial. Am J Kidney Dis 2007; 50: 908-917.
23. MacLean AR, Allen EV. Orthostatic hypotension and orthostatic tachycardia- treatment with the "head-up" bed. JAMA 1940; 115: 2162-2167.
24. Fan CW, Coakley D, Walsh JB, Cunningham CJ. Postal questionnaire survey: the use of sleeping with the head of the bed tilted upright for treatment of orthostatic hypotension in clinical practice. Age Ageing 2006; 35: 529-532.
25. Santos GPA. Cronoterapia e Elevação de Decúbito no Controle de Proteinúria em Diabéticos com Disautonomia. Dissertação de mestrado. Botucatu/FMB-UNESP, 2019.
26. Hermida RC, Crespo JJ, Domínguez-Sardiña M et al. Hygia Project Investigators. Bedtime hypertension treatment improves cardiovascular risk reduction: the Hygia Chronotherapy Trial. Eur Heart J 2019, [Epub ahead of print].
27. Hermida RC, Ayala DE. Chronotherapy with the angiotensin-converting enzyme Inhibitor ramipril in essential hypertension improved blood pressure control with Bedtime dosing. Hypertension 2009; 54: 40-46.
28. Hermida RC, Calvo C, Ayala DE et al. Administration time-dependent effects of valsartan on ambulatory blood pressure in hypertensive subjects. Hypertension 2003; 42: 283-290.
29. Alicic RZ, Rooney MT, Tuttle KR. Diabetic kidney disease: challenges, progress, and possibilities. Clin J Am Soc Nephrol 2017; 12: 2032-2045.
30. Krieger DT (ed). Endocrine Rhythms, Raven: New York, 1979, pp 49-132.
31. Van Lieshout JJ, ten Harkel AD, Wieling W. Fludrocortisone and sleeping in the head-up position limit the postural decrease in cardiac output in autonomic failure. Clin Auton Res 2000; 10: 35-42.
32. Tonneijck L, Muskiet MH, Smits MM et al. Glomerular hyperfiltration in diabetes: mechanisms, clinical significance, and treatment. J Am Soc Nephrol 2017; 28: 1023-1039.

ÍNDICE REMISSIVO

A

Acesso vascular, 289, 290, 292, 294-302
Acidente vascular cerebral, 120
Ácido úrico, 40-43
ACTH, 172
ACTN4, 160-162
Adolescência, 227
Aférese, 103, 105
Agalsidase, 120
Agrupamento, 150, 152, 153
Aminoglicosídeos, 136
ANCA, 201-204
Ancestralidade, 129
Angiotensina, 59, 60, 62
Antimaláricos, 137
Anti-PLA2R, 169
Antivirais, 272-276
Aplicativo, 265, 269, 270
Apolipoproteína 1, 126-130, 161
Aterosclerose, 69, 73
Audiometria, 132, 133, 137
Audição, 132, 133, 135-137
Azatioprina, 382, 383

B

Bacteriúria, 385-394
Basiliximabe, 381
Betabloqueadores, 423
Beta-2-microglobulina, 259, 260

BKV, 372
Biguanida, 97
Biomarcadores, 78-80, 82-84, 251, 254
Biópsia, 170, 185-188, 208-213, 279, 283-288
  renal, 170, 185-188, 279, 283-288
Bloqueador
  alfa-adrenérgico, 423
  de canais de cálcio, 419, 422, 423
  de receptor de angiotensina, 97, 123, 170, 192, 242, 243, 419, 423
Budesonida, 199, 200

C

Cádmio, 259, 260
Calcificação, 337-339
Cálcio, 337-342
Câncer, 72, 73, 86, 87, 89-91, 93
  de próstata, 72, 73
  renal, 86, 87, 90, 92
Carcinoma, 86-92
  de células renais, 86-92
Cateter, 279, 280, 282, 284-288
  de duplo lúmen, 279, 280, 284-286
  de longa permanência, 280-282, 285-288
  implante de, 279, 281, 284-288
  trans-hepático, 289, 292
  translombar, 289, 292
Chikungunya, 113-117, 177, 179, 180
Chumbo, 259, 260

Ciclofosfamida, 197, 199
Ciclosporina, 171
Ciliopatias, 136, 137
Cistite, 385-387, 389, 391
Cluster, 148, 323-325
CMV, 372
Coenzima Q 10, 135
Contraste, 239, 240-243
Corticosteroides, 197-200, 381, 382, 384
Cotransportador sódio-glicose 2
  inibidor do, 96, 97, 99
Crioglobulinemia, 110, 201, 204, 205
Cristais, 33-38
Cromo, 259, 260

D

DDD, 174, 175, 190-194
Denervação, 421
Dengue, 113, 177, 180
Dessensibilização, 366-373
Diabetes, 48-51, 70, 72, 95-97, 99, 149, 185-187, 217-222, 230, 231, 403-407
Dialisato, 337, 339
Diálise, 274-276, 279, 284-288, 352-257, 342-345, 411-416
  peritoneal, 279, 284, 285, 305, 319, 328-332, 334-338, 354, 355
  sustentável, 304, 307, 308, 312, 314, 319, 320

Digital, 264-266, 269
Disautonomia, 426-432
Disbiose, 12-15, 28, 29
Disfunção endotelial, 413-415
Dislipidemia, 70-72
Distúrbio
  mineral, 149
  ósseo, 149
Diurético, 68, 70, 71, 73, 75, 137
Doação, 361-363
Doador, 361-372
Doença
  cardiovascular, 418, 419
  de lesões mínimas, 155-158
  de Charcot-Marie-Tooth, 135
  de Fabry, 119-124
  inflamatória intestinal, 12
  ocupacional, 257-262
  renal crônica, 11-15, 33-35, 37, 40,
    43, 44, 80, 82, 83, 95, 96, 98, 99,
    116, 117, 120, 121, 127-130, 177,
    227-234, 248, 249, 251-254,
    257-262, 265-270, 272-276, 317,
    318, 320, 322-325, 342, 343, 345,
    347-350, 374, 376-378, 420, 422,
    426-429
Doutorado, 4, 5, 7

E

Ensino, 3
Equivalente metabólico, 331, 332
Esquistossomose, 141, 175, 181, 182
Estireno, 260
Everolimo, 383
Exercício físico, 74, 75, 251-254
Exposição ocupacional, 259, 260

F

Febre amarela, 113, 177-180
Fibrose, 34, 35, 37, 38, 40-43, 58, 59,
  61, 62
  tubulointersticial, 42, 43
Fístula arteriovenosa, 296-302
Flaviviroses, 177
Força muscular, 249-251, 253
Fósforo, 342-345, 347
Fragilidade, 317, 318, 320, 374-378

G

Galactose, 197
Gamopatia monoclonal, 174, 175, 192
Gasto energético, 329-332
Glomeruloesclerose segmentar e focal,
  109, 135, 141, 155-158, 160-162,
  163-165

Glomerulonefrite, 81, 115, 173-176
  membranoproliferativa, 115,
    173-176, 190-193
  pós-infecciosa, 192
Glomerulopatia, 148, 150-153,
  181-183, 185-188
  colapsante, 163-166
  diabética, 185-188
  por C3, 190-194
  pós-transplante, 190-194
Graduação, 5, 6
Granulomas, 35

H

Hanseníase, 80-84
HCV, 272-276
Hemodiálise, 242, 243, 273, 274, 276,
  292, 294-297, 299, 301, 304-306,
  308, 309, 311-314, 319, 322-324,
  343-345, 347-351, 412, 414-416
Hepatite B, 141, 175
Hepatite C, 141, 175, 272-276
Hiperatividade simpática, 413-415
Hipertensão arterial, 67, 68, 72, 73,
  75, 149, 409, 411-416
  intradialítica, 411-416
  resistente, 411-416, 418, 420-423
  supina, 426-428
Hiperuricemia, 40, 41, 43, 69, 73
HIV, 127-129, 163, 164, 175, 177
Homeostase, 58-60, 62

I

Idoso(a)(s), 173-176, 217-221,
  318-320
Imunofluorescência, 183
Imunoglobulinas polivalentes, 366,
  372
Imuno-histoquímica, 183
Imunometabolismo, 46
Imunossupressão, 170-172
Imunossupressor, 196-198, 380-384,
  405
INF2, 135
Infância, 227-229, 231-234
Infarto agudo do miocárdio, 120
Infecção
  do trato urinário, 217, 219-222
  genital, 217, 219, 220
  urinária, 385-393
Infecções, 177
  negligenciadas, 177
  reemergentes, 177
  urinárias,
  virais, 177
Inflamação, 33-35, 37, 38, 41, 44

Inflamassoma, 34-36, 43, 44
Inibidor de calcineurina, 171, 382-384
Inibidor de enzima conversora de
  angiotensina, 97, 98, 106, 123, 170,
  192, 242, 243, 419, 423
Integridade, 334, 335
Isquemia, 36

K

Kt/V, 324, 328-332, 334, 335

L

Leptospirose, 78-84
Lesão renal aguda, 33, 36, 37, 48, 52,
  78-80, 83, 117, 177, 179, 180, 239,
  319, 320
Lipodistrofia, 191
Lipogênese, 51-53
Lipotoxicidade, 49, 51, 52
Lúpus, 105, 110, 174, 175, 208, 210,
  211

M

Malária, 141, 175
Malformações, 230
Massa muscular, 249-254, 322-324
MEST, 198
Mestrado, 3, 4, 7
Metabolismo, 46-53
  celular 46, 47, 49-51, 53
  mitocondrial, 53
Metabolômica, 49, 53
Metformina, 241
Micofenolato, 172, 198, 382-384
Microbioma, 12-15
Microbiota, 11-15, 26-30
Microangiopatia trombótica, 104
Mídias sociais, 265, 266
Mieloma múltiplo, 109, 168
Mielomeningocele, 231
Miofibroblastos, 61, 62
Mitocôndrias, 18-24
Mutações, 135, 136
MYH9, 135

N

N-acetilcisteína, 242
NAG, 258, 260
Necrose tubular aguda, 114, 115, 258,
  260
Nefrite
  intersticial, 188
  lúpica, 201, 203, 204, 208-213
  tubulointersticial, 115, 117

Nefrointervenção, 278, 289, 277, 289

Nefrologia, 132, 279, 280, 284, 286, 304-307, 314, 315
  intervencionista, 279, 280, 284, 286

Nefrologista, 279

Nefropatia
  da doença de Fabry, 121
  diabética, 48, 50, 51, 95-98, 426-429, 431, 432
  induzida por metais, 259
  membranosa, 141-146, 168-172, 187, 188
  mesoamericana, 257-259, 261
  por cristais, 33, 37
  por IgA, 187, 188, 196

Neutrófilos, 36

NGAL, 79, 80, 83

O

Obesidade, 87, 89, 90, 92, 231

Ototoxicidade, 132, 136, 137

P

Parvovírus B19, 177

Perda auditiva, 132-137

Pericitos, 58-63

Pielonefrite, 386

PLA2R, 142-146, 168-170, 183

Plasmaférese, 102-109, 111-120

Podócito, 48, 49, 51, 53, 155-158

Poliangeíte, 202

Pós-graduação, 3-8

Prebióticos, 15, 16, 29, 30

Pré-eclâmpsia, 231

Prematuridade, 232

Probióticos, 15, 29

PTH, 337-339, 347-351

R

Rabdomiólise, 117, 177, 178

Radiologista, 279, 286-288
  intervencionista, 286-288

Rebiópsia, 208

Receptores de reconhecimento padrão, 14

Reperfusão, 36

Renina, 58, 60, 62, 96, 98

Resistência vascular, 414, 415

Retinopatia, 185-188

Risco cardiovascular, 148

Rituximabe, 104, 171, 172, 199, 201-206, 366-369, 371, 372

S

Salicilatos, 137

Sarampo, 177, 179, 180

Sarcoma de Kaposi, 382

Sarcopenia, 248, 352-354, 374, 376

Saúde ocupacional, 261

SGLT, 218-222

Síndrome
  brânquio-otorrenal, 135
  de Abruzzo-Erickson, 136
  de Alport, 134, 135, 233
  de Alström, 136
  de Bardet-Biedl, 136
  de Bartter, 136
  de Cockayne, 135
  de Epstein, 135
  de Fabry, 135
  de Fanconi, 121
  de Fechtner, 135
  de Guillain-Barré, 179
  de Muckle-Well, 135
  de Pendred, 136
  de Sebastian, 135
  CHARGE, 136
  EAST, 136
  MELAS, 135
  hemolítico-urêmica, 104, 231, 233
  nefrótica, 160-162
  Townes-Brocks, 135

Sífilis, 141

Simbióticos, 16, 29, 30

Sinalização, 41-43

Sirolimo, 380, 382, 383

Sistema renina-angiotensina, 413-416

Sobrecarga de volume, 412, 413, 415

Sulfonilureia, 97

SuPAR, 158

Surdez, 135, 137

Sustentabilidade, 304, 306-308

T

Tabagismo, 87, 90-92

Tacrolimus, 171

Tenckoff, 284, 286

Terapia
  de reposição enzimática, 120-123
  dialítica, 317-320
  renal de substituição, 119, 120, 123, 227, 304, 305, 310, 312, 314

Tetracloreto de carbono, 260

THSD7A, 142-146, 183

Timoglobulina, 380-384

Toluene, 260

Tonsilectomia, 199

Toxinas urêmicas, 12-16

Transcriptômica, 49

Transplante,
  pâncreas, 403-407
  pâncreas-rim, 403
  pâncreas após rim, 404
  penal, 49, 53, 129, 190-194, 359-373, 376-378, 385-394, 396-401

Tuberculose, 396-401

Tubulopatias, 132, 136

V

Vasculite, 104, 105, 201-205

Vasodilatador, 423

X

Xileno, 260

Z

Zika, 113, 177, 179, 180